T0074190

Zocker, Drogenfreaks & Trunkenbolde

Martin Poltrum

Bernd Rieken

Thomas Ballhausen

(Hrsg.)

Zocker, Drogenfreaks & Trunkenbolde

Rausch, Ekstase und Sucht in Film und Serie

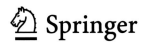 Springer

Martin Poltrum
Sigmund-Freud-Privatuniversität Wien
Fakultät für Psychotherapiewissenschaft
Wien, Austria

Thomas Ballhausen
Literaturhaus Wien
Wien, Austria

Bernd Rieken
Sigmund-Freud-Privatuniversität Wien
Fakultät für Psychotherapiewissenschaft
Wien, Austria

ISBN   978-3-662-57376-1   ISBN 978-3-662-57377-8 (eBook)
https://doi.org/10.1007/978-3-662-57377-8

Die Deutsche Nationalbibliothek verzeichnet diese Publikation in der Deutschen Nationalbibliografie;
detaillierte bibliografische Daten sind im Internet über http://dnb.d-nb.de abrufbar.

Umschlaggestaltung: deblik Berlin
Fotonachweis Umschlag: siehe Kapitel im Innenteil des Buches

Springer ist ein Imprint der eingetragenen Gesellschaft Springer-Verlag GmbH, DE und ist ein Teil von
Springer Nature.
Die Anschrift der Gesellschaft ist: Heidelberger Platz 3, 14197 Berlin, Germany

Vorwort

Legale und illegale Drogen spielen eine große Rolle in populären Spielfilmen, und das Suchtmotiv stellt seit über 100 Jahren ein beliebtes Thema des amerikanischen und europäischen Kinos dar. Von der Stummfilmzeit bis in die Gegenwart werden hedonistischer Drogengebrauch und Sucht aus unterschiedlichen Perspektiven gezeigt und entweder kritisch oder affirmativ abgehandelt. Substanzkonsum, Rausch, Ekstase und Sucht werden im Spielfilm entweder witzig-komisch, melodramatisch-tragisch, präventiv-aufklärerisch, propagandistisch, sozialkritisch oder ästhetisch beleuchtet und spiegeln damit Ängste, Sehnsüchte, Werthaltungen und geschichtliche Einstellung gegenüber alternativen Zuständen des Bewusstseins wider. Spielfilme zur Sucht prägen umgekehrt kraft der Macht ihrer Bilder soziale Einstellungen und das »Image« abweichenden Verhaltens.

Viele Bildungsbürger standen dem Film anfänglich sehr skeptisch gegenüber. Das Kino war in den Augen vieler Intellektueller der damaligen Zeit etwas für Ungebildete und gehörte zu den Vergnügungen der Arbeiterklasse. Der Filmsoziologe Siegfried Kracauer hat diese frühen Vorbehalte gegenüber dem Kino sehr schön und plastisch zusammengefasst: »Der Film in jener ganzen Zeit trug die Züge eines Gassenjungen und war wie ein verwahrlostes Geschöpf, das sich in der Unterschicht der Gesellschaft umhertrieb. … Die Kinos, Attraktionen für junge Arbeiter, Ladenmädchen, Arbeitslose, Bummelanten und für Typen, die sozial nicht einzustufen waren, standen in ziemlich schlechtem Ruf. Sie boten den Armen ein Obdach und den Liebenden eine Zuflucht. Hin und wieder schneite auch ein verrückter Intellektueller herein« (Kracauer 1984, S. 22).

Sehr früh wurde auch der Vergleich zwischen dem Rauschen der Bilder und dem Wein- und Schnapsbedürfnis des Proletariats gezogen, wie z. B. bei Konrad Haemerling, der seine »Sittengeschichte des Kinos« unter dem Pseudonym Curt Moreck veröffentlichte und meinte: »Der Kinorausch ist genau so echt wie ein Wein- oder Schnapsrausch. In ihm ist das Kino Selbstzweck geworden. Der Rauschsüchtige geht ins Kino, um sich zu vergessen, um der Sensation irgendeines tätigen Triebes leichter zugänglich zu sein. Was auf der weißen Fläche vorübersurrt, ist ihm egal« (Moreck 1926, zit. nach Werder 2015, S. 13). Der Kinobesucher, so lesen wir weiter, gehört »meist jener Gesellschaftsklasse an, die den letzten Groschen für das Kino unbedenklich hinwirft, statt ein Stück Brot für den hungernden, knurrenden Magen zu kaufen. Dort ist die Kinosucht eine tiefpackende Leidenschaft geworden, wie in höheren Schichten etwa die Morphinsucht« (ebd., S. 71). Neben dieser sozialpropagandistischen Parallele zwischen Kinorausch, Filmsucht und Betäubung taucht das Thema des Drogenkonsums im Film schon sehr früh auf. Der Konsum von Opium, Morphium, Kokain und Alkohol und die cineastische Darstellung des Rausches finden sich bereits im Stummfilm. Früh taucht auch die Idee auf, den Film als seriöses Medium der Suchtaufklärung einzusetzen. Im Auftrag des Völkerbundes wird so der Film *Narcotica. Die Welt der Träume und des Wahnsinns. Moderne Laster* (1924) gedreht, der in einen Spielfilm verpackt das weltweite Suchtproblem thematisiert. Mitte der 1930er-Jahre findet sich dieses Motiv unter der Mitarbeit des Federal Bureau of Narcotics in einer Reihe von »Antidrogen-Propaganda-Filmen« verdreht und verstellt wieder. Durch Filme wie *Reefer Madness* (1936) oder *Marijuana – The Weed With Roots in Hell* (1938), die nur so vor medizinischen Unwahrheiten strotzen, sollen brave amerikanische Teenager mithilfe eindringlicher Bilder und »wahrer Geschichten« vor der verderbenbringenden Modedroge Marihuana gewarnt werden. Dass es auch anders geht, zeigt bereits Billy Wilders Meisterwerk

The Lost Weekend (1945) – eine vielschichtige Studie eines alkoholkranken Schriftstellers, die auf psychiatrische Expertise zurückgreift. Einmal salonfähig gemacht, erobert das Suchtmotiv das amerikanische und europäische Kino. In Filmen wie *Christiane F. – Wir Kinder vom Bahnhof Zoo* (1981), *Trainspotting* (1996), *Requiem for a Dream* (2000) und vielen anderen Suchtfilm-Klassikern wird das Schicksal einzelner der Drogensucht verfallener Protagonisten beleuchtet und gleichzeitig Kritik an einer rigiden Gesellschaft geübt, die Menschen zur Flucht in illusionäre Welten nötigt. Dass das Thema Sucht nicht nur als Drama verfilmt werden kann, zeigen nicht zuletzt eine Reihe von Kiffer-Komödien wie z. B. *Grasgeflüster* (2000), *Lammbock* (2001) und *Paulette* (F 2013). Das Böse der Ekstase, hemmungslose Gier, exzessiver Drogenkonsum in *The Woolf of Wall Street* (2013) und die Ekstase des Bösen in *Breaking Bad* (2008–2013) oder in *Bad Lieutenant – Cop ohne Gewissen* (2009) zeigen, dass Maßlosigkeit, Sucht, Gier und das Böse zumindest im Film wesensverwandt sind.

Neben der Darstellung klassischer, an Substanzen gebundener Suchtformen wie Alkoholabhängigkeit, Heroinsucht, Kokainsucht und dem Konsum von Cannabis und halluzinogener Drogen werden in einer Reihe von neueren Spielfilmen zusehends auch süchtige Verhaltensweisen wie z. B. das pathologische Spielen oder die Hypersexualität problematisiert. Zocker, Gambler und Glücksspielsüchtige finden sich in Filmen wie *Spiele Leben* (2005) oder in *The Gambler* (2014), und *Shame* (2011), *Nymph()maniac* (2013) und *Don Jon* (2013) thematisieren die Sexsucht.

Dass der hier zusammengestellte Sammelband nur eine kleine Auswahl des Topos Sucht in Film und Serie darstellt, ist uns sehr bewusst, zählt doch allein schon der Überblicksbeitrag zum Thema Sucht im Stummfilm 79 Titel im Zeitraum von 1901–1931. Wie viele Filme und Serien insgesamt das Thema Rausch, Ekstase und Sucht behandeln, kann niemand so genau sagen, da dies niemand mehr überblicken kann. Mit der vorliegenden Publikation möchten wir zur wissenschaftlichen Rezeption unseres Topos im Spielfilm und in Serien beitragen und wünschen viel Freude bei der Lektüre.

Martin Poltrum, Bernd Rieken, Thomas Ballhausen
Oxford und Wien im Juni 2018

Kracauer S (1984, 1947) Von Caligari zu Hitler. Eine psychologische Geschichte des deutschen Films, Suhrkamp Verlag: Frankfurt am Main. – vgl. auch: Kracauer S (1947) From Caligari to Hitler. A psychological history of the German film. Princeton University Press, New York
Moreck C (1926) Sittengeschichte des Kinos, Dresden. In: Werder S (2015) »Kinofusel« – Bilderrausch im frühen Film. Cinema. Unabhängige Schweizer Filmzeitschrift 60:10–19

Inhaltsverzeichnis

Zum Thema: Koksnasen, Crack-Raucher, Kokainmafiosi

Zum Thema: Psychodelische Filme, Kiffer-Komödien, Stoner-Movies

Zum Thema: Wanzenpulver-Junkies, Vampire im Blutrausch, böse Ekstasen

Zum Thema: Hypersexualität, Sexsucht, erotische Obsessionen

Zum Thema: Zocker, Gambler, Spielsüchtige

Zum Thema: Rausch, Ekstase und Sucht in Serien

Über die Autorinnen und Autoren

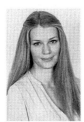

Dr. Nina Arbesser-Rastburg
Studium der Psychotherapiewissenschaft an der Sigmund-Freud-Privatuniversität. Lehrbeauftragte der Sigmund-Freud-Privatuniversität Linz. Als freiberufliche Psychotherapeutin (Individualpsychologie) tätig in der Universitätsambulanz für Kinder und Jugendliche Wieden, im Landesjugendheim Pottenstein sowie in eigener Praxis.

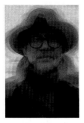

Dr. med. Dirk Arenz
Studium der Medizin in Bonn. Facharzt für Psychiatrie und Psychotherapie 1998. Arbeitstätigkeiten in den Universitätskliniken Bonn, Halle an der Saale und Köln. Darüber hinaus ärztlich tätig in den LVR-Kliniken Bonn, Klinikum Leverkusen und der Rhein-Mosel-Fachklinik Andernach. Seit 2003 Chefarzt der Abteilung für Psychiatrie und Psychotherapie des Marien-Hospitals Euskirchen. Buch- und andere Fachpublikationen in verschiedenen Organen zur klinischen Psychopathologie, seltenen Syndromen in der Psychiatrie, psychiatrischen Aspekten im Film und zur Psychiatriegeschichte.

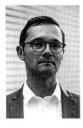

Mag. Dr. Thomas Ballhausen
Studium der Vergleichenden Literaturwissenschaft, der Deutschen Philologie, der Philosophie und der Sprachkunst in Wien. Mitarbeiter an der Dokumentationsstelle für neuere österreichische Literatur am Literaturhaus Wien. Er lehrt u. a. an der Universität Wien und der Universität Mozarteum Salzburg. Internationale Tätigkeiten als Herausgeber, Kurator und Vortragender. Wissenschaftliche und literarische Veröffentlichungen, z. B. »Signaturen der Erinnerung« (Wien, 2015), »Gespenstersprache« (Wien, 2016), »Mit verstellter Stimme« (Horn, 2017) und »Fauna« (gem. mit E. Peytchinska; Berlin, 2018).

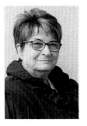

MMag. Dr. Friederike Blümelhuber BA
1967–1973 Studium Chemie und Physik an der Technischen Universität Wien, 1974–1992 AHS-Lehrerin in Linz, 1996 Dissertation an der Johannes Kepler Universität Linz zum Thema forensische Suchtgiftanalyse. 1997–2000 Ausbildung zur Profilerin in den USA. 2005–2010 Studium der Psychotherapiewissenschaft, Fachbereich Psychoanalyse, an der SFU Wien. Gerichtsgutachterin im Bereich Kriminologie, Profiling und Psychotherapiewissenschaft. Psychoanalytische Tätigkeit in freier Praxis in Linz und Wien seit 2009. Tätigkeit als Gerichtsgutachterin in Österreich, Deutschland und Italien seit 1992.

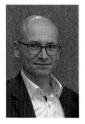

Dipl.-Psych. Patrick Burkard
Studium der Psychologie in Trier. 1996 Diplom in Psychologie. Psychologischer Psychotherapeut (Kognitive Verhaltenstherapie), Systemischer Familientherapeut (Systemische Gesellschaft), Klinischer Hypnotherapeut (Milton-Erickson-Gesellschaft), Weiterbildung in EMDR (EMDRIA). Von 1996 bis 1998 wissenschaftlicher Mitarbeiter an der Universität Trier. Von 1999 bis 2018 Bezugstherapeut, Teamleiter und Leitender Psychologe in der MEDIAN Kliniken Daun – Thommener Höhe. Seit 2019 Bereichsleiter Medizin/Therapie/Psychologie-Psychiatrie im SRH Berufsbildungswerk Neckargemünd. Vorstandsmitglied der Deutschen Gesellschaft für Suchtpsychologie. Mitarbeit, Dozent und Supervisor am Eifeler Verhaltenstherapie-Institut. Freiberufliche Tätigkeit als Coach, Supervisor und Referent. Fachliche Schwerpunkte/Interessen: Sucht, PTBS, Persönlichkeitsstörungen, Anwendung von Hypnose und Imaginativen Verfahren. Leidenschaftlicher Motorradfahrer.

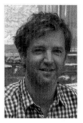

Dr. phil. Tobias Eichinger
Tobias Eichinger arbeitet als Oberassistent am Institut für Biomedizinische Ethik und Medizingeschichte der Universität Zürich. Nach dem Studium der Philosophie, Theater- und Filmwissenschaft sowie Neueren Deutschen Literatur in Erlangen und an der Freien Universität Berlin wurde er mit einer Arbeit zu philosophischen und ethischen Fragen der wunscherfüllenden Medizin promoviert. Am Zürcher Institut ist er Lehrkoordinator und leitet ein Projekt zur Entwicklung eines E-Learning-Tools sowie zum Einsatz eines Videospiels im Medizinethik-Unterricht (»Serious Moral Game«). Seine Forschungsinteressen umfassen die sich wandelnde Identität der Medizin, ethische Fragen von Enhancement und Medikalisierung, didaktische Fragen des Ethik-Trainings sowie die Darstellung von medizinethischen Problemen im Film. Lehraufträge u.a. an der Alpen-Adria-Universität Klagenfurt (A). Mitglied in der Deutschen Gesellschaft für Philosophie (DGPhil) und der Akademie für Ethik in der Medizin (AEM), dort auch in der Arbeitsgruppe »Medizinethik im Film«.

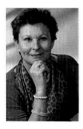

Univ.-Prof. Dr. Jutta Fiegl
Mitbegründerin und Vizerektorin der Sigmund-Freud-Privatuniversität in Wien, Dekanin der Fakultät Psychotherapiewissenschaft, Psychotherapeutin (Systemische Familientherapie), Lehrtherapeutin, Klinische Psychologin, Gesundheitspsychologin; Präsidentin der Vereinigung Österreichischer Psychotherapeutinnen und Psychotherapeuten; Mitglied von interdisziplinären Arbeitsgruppen und ExpertInnenkommissionen des Gesundheitsministeriums und der Stadt Wien. Lehrtätigkeit seit 1988. Zahlreiche Veröffentlichungen zu den Themen Psychosomatik, Psychoonkologie, Sterilität, Systemische Familientherapie und Ausbildungsforschung.

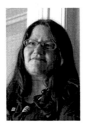

Dr. Brigitte Frizzoni
Geschäftsführerin und Dozentin am Institut für Sozialanthropologie
und Empirische Kulturwissenschaft der Universität Zürich. Studium der
Germanistik, Europäischen Volksliteratur und Filmwissenschaft.
Publikationen: Action! Artefakt, Ereignis, Erlebnis. Würzburg 2017
(hrsgg. mit I. Tomkowiak, M. Trummer); Erschaffen, Erleben, Erinnern.
Beiträge der Europäischen Ethnologie zur Fankulturforschung.
Würzburg 2016 (hrsgg. mit M. Trummer); Macher – Medien – Publika.
Beiträge der Europäischen Ethnologie zu Geschmack und Vergnügen.
Würzburg 2014 (hrsgg. mit K. Maase, C. Bareither, M. Nast); Verhand-
lungen mit Mordsfrauen: Geschlechterpositionierungen im »Frauen-
krimi«. Zürich 2009; Unterhaltung: Konzepte – Formen – Wirkungen.
Zürich 2006 (hrsgg. mit I. Tomkowiak).

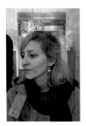

Claudia Geringer
Seit 2011 Studium der Vergleichenden Literaturwissenschaft und der
Philosophie an der Universität Wien und der Maynooth University; seit
2015 Mitarbeiterin der Österreichischen Exilbibliothek im Literaturhaus
Wien; Arbeitsschwerpunkte: Nachlässe (darunter Aufarbeitung der
Sammlungen Oscar Teller und Hanna Kuh); Publikationen: Mitarbeit
bei Der Zeitungsausschnitt. Begleitbuch zur Ringvorlesung (2018),
»… dass ich wegen unseres Essens gespürt hab, dass wir Emigranten
sind«. Erinnerungen an das Essen in der Generationenfolge (2018).

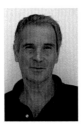

Dr. med. Rainer Gross
Medizinstudium in Wien, Doktor med., Facharzt für Psychiatrie und
psychotherapeutische Medizin, Psychoanalytiker (WPV/IPA), 35 Jahre
Tätigkeit in der Versorgungspsychiatrie (bis Ende 2015 Primarius/
Chefarzt an der Sozialpsychiatrischen Abteilung in Hollabrunn). Aktuell
tätig in freier Praxis in Wien (Psychotherapie/Psychoanalyse/Super-
vision).
Publikationen: Der Psychotherapeut im Film (Kohlhammer); Angst vor
der Arbeit – Angst um die Arbeit (H. Huber) sowie zahlreiche Buchbei-
träge.

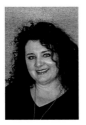

Mag. med. vet. Mag. pth. Martina Heichinger
Studium der Veterinärmedizin an der Veterinärmedizinischen
Universität Wien, Studium der Psychotherapiewissenschaft an der
Sigmund-Freud-Privatuniversität Wien. Lehrbeauftragte der Sigmund-
Freud-Privatuniversität Wien. Eingetragene Psychotherapeutin (Indivi-
dualpsychologie), berufliche Tätigkeit in eigener Praxis sowie im öffent-
lichen Dienst der Stadt Wien.

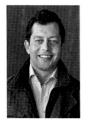

Ass.-Prof. MMag. Dr. Stefan Hampl
Stefan Hampl ist Vizerektor für Lehre an der Sigmund-Freud-Privatuniversität Wien. Er studierte Handelswissenschaften (Wirtschaftsuniversität Wien) und Psychologie (Universität Wien). Promotion im Bereich Kultur- und Medienpsychologie; Lehrtätigkeit an der Universität Wien, Sigmund-Freud-Privatuniversität und der Ferdinand Porsche FernFH; Reviewer von Culture & Psychology; Mitentwickler der Dokumentarischen Methode; Autor einschlägiger Texte zu TV-Shows, Fernsehserien und Filmen sowie zur Bildpolitik der Eurobanknoten.

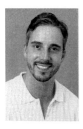

Dr. med. Dennis Henkel
Studium der Medizin (Promotion), Philosophie, Kunstgeschichte, Theater/Film- und Fernsehwissenschaften. Stationsarzt am Helios Klinikum Wuppertal, Universitätsklinikum Witten / Herdecke, Abteilung für Neurologie und Neurophysiologie.

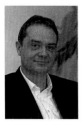

Dr. phil. Ulf Heuner
Arbeitet als Verleger und Lektor in Berlin. Studium der Philosophie und Theaterwissenschaft in Erlangen und Berlin. 1999 Promotion an der Universität Leipzig. Monographien u. a.: Tragisches Handeln in Raum und Zeit. Raum-zeitliche Tragik und Ästhetik in der sophokleischen Tragödie und im griechischen Theater. Metzler: Stuttgart 2001; Wer herrscht im Theater und Fernsehen? Parodos: Berlin 2008.

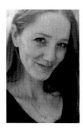

Univ.-Ass. Dr. Anna Jank
Studium der Psychotherapiewissenschaft an der Sigmund-Freud-Privatuniversität Wien. Universitäts-Assistentin und Lehrbeauftragte der Sigmund-Freud-Privatuniversität Wien und Linz und Mitarbeiterin des Instituts für psychoanalytisch-ethnologische Katastrophenforschung. Eingetragene Psychotherapeutin für Individualpsychologie in freier Praxis in Wien.

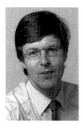

Prof. Dr. med. Axel Karenberg
Geb. in Frankfurt a.M.; Studium der Medizin und Psychologie in Köln und Montpellier (ärztliche Prüfung 1985, Promotion 1987). Facharzt für Neurologie und Psychiatrie, 1994 Habilitation in Geschichte der Medizin, Forschungsaufenthalte u. a. an der UCLA in Los Angeles, seit 2000 apl. Professor am Institut für Geschichte und Ethik der Medizin in Köln und Professeur titulaire an der Université du Luxembourg. Forschungsschwerpunkte: Geschichte des Krankenhauses und der medizinischen Ausbildung, Entwicklung der Neurologie/Psychiatrie, Medizin und Film, Didaktik der medizinischen Terminologie.

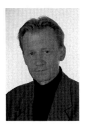

Dr. Günter Krenn

Studium der Philosophie, Theater, Film- und Medienwissenschaften in Wien. Mitarbeiter des Österreichischen Filmmuseums. Nationale und internationale Tätigkeiten als Herausgeber, Kurator und Vortragender. Wissenschaftliche und literarische Veröffentlichungen, u. a. »Walter Reisch: Film schreiben« (2004), »Cocl & Seff. Die österreichischen Serienkomiker der Stummfilmzeit« (2010), »Romy Schneider. Die Biographie« (2007), »Die Welt ist Bühne. Karlheinz Böhm. Die Biographie« (2018).

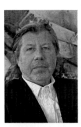

Mag. Heinz Laubreuter

Psychotherapeut, Gründungsmitglied und Kanzler der Sigmund-Freud-Privatuniversität sowie Vorstand der Wiener Gesellschaft für Psychotherapeutische Versorgung.

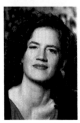

Dr. phil. Christine Lötscher

Studium der Germanistik und Geschichte in Zürich und München. Lehrbeauftragte am Institut für Sozialanthropologie und Empirische Kulturwissenschaft ISEK – Populäre Kulturen der Universität Zürich und freie Literaturkritikerin. Publikationen u. a. zu populären Genres in Literatur und Film, TV-Serien, Kinder- und Jugendmedien, Märchen. Zuletzt erschien: Filmische Seitenblicke. Cinepoetische Exkursionen ins Kino von 1968. Berlin: DeGruyter 2018 (hrsgg. mit H. Kappelhoff und D. Illger).

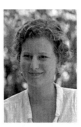

Mag. Johanna Lenhart, MA

Studium der Germanistik und der Vergleichenden Literaturwissenschaft in Wien. Seit 2017 OeAD-Lektorin an der Al-Alsun-Fakultät sowie an der Deutschabteilung der Pädagogischen Fakultät der Ain-Shams-Universität in Kairo, Ägypten.

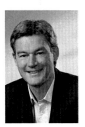

Dr. Roland Mader

Facharzt für Psychiatrie und Neurologie und für psychotherapeutische Medizin (Verhaltenstherapie). Seit 2011 ist er Primarius der Abteilung III am Anton Proksch Institut in Wien. In seiner Laufbahn hat er sich sowohl in seiner klinischen Tätigkeit als auch in zahlreichen Publikationen und Vorträgen den stoffgebundenen Süchten wie der Alkohol- oder Medikamentenabhängigkeit und auch den stoffungebundenen Suchtformen wie der Spielsucht, der Internetsucht und der Sexsucht gewidmet.

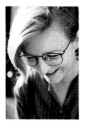

Mag. Dr. Katharina Müller
Kulturwissenschaftlerin, Lehrbeauftragte für Film- und Medienwissen-
schaften an den Universitäten Wien (Institut für Romanistik/Institut für
Theater-, Film- und Medienwissenschaft) und St. Gallen (HSG) sowie
für Kunst- und Kulturwissenschaften an der Akademie der bildenden
Künste Wien und dem Kooperationsschwerpunkt Wissenschaft und
Kunst der Paris Lodron Universität und dem Mozarteum Salzburg.
Arbeitsschwerpunkte: Filmwissenschaft und Techniksoziologie, der
österreichische und französischsprachige Film, audiovisuelles Erbe,
Filmvermittlung und Gender, Science & Technology Studies. Mitar-
beiterin diverser Filmfestivals, u. a. der Diagonale. Diverse Moderations-
und Übersetzungstätigkeiten. Monografie zu Michael Haneke – Haneke:
Keine Biografie (2014).

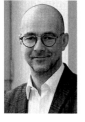

Univ.-Prof. Mag. Dr. Martin Poltrum
Philosoph, Psychotherapeut, Lehrtherapeut. 2003 Promotion. 2014
Habilitation. Universitätsprofessor für Psychotherapiewissenschaft
(PTW) an der Sigmund-Freud-Privatuniversität Wien (SFU). Leiter des
internationalen Doktoratsstudiums in PTW an der SFU. Lehrtherapeut
für Existenzanalyse an der Donau-Universität Krems. Monographien:
Philosophische Psychotherapie. Das Schöne als Therapeutikum, Berlin
2016; Musen und Sirenen. Ein Essay über das Leben als Spiel, Berlin
2013; Klinische Philosophie. Logos Ästhetikus und Philosophische
Therapeutik, Berlin 2010; Schönheit und Sein bei Heidegger, Wien
2005. Federführender Herausgeber von: Rausch – Wiener Zeitschrift
für Suchttherapie, sowie Mitherausgeber des SFU Forschungsbulletin
und Herausgeber von Sammelbänden. Zuletzt erschien bei Springer:
Poltrum, Rieken, (Hg.) Seelenkenner, Psychoschurken. Psychotherapeuten und Psychiater in Film und Serie, Berlin/Heidelberg 2017.

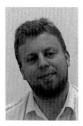

Ing. Mag. Paolo Raile MSc.
Ing. Mag., MSc., studierte Psychotherapiewissenschaft an der Sigmund-
Freud-Privatuniversität Wien und Soziale Arbeit an der Donau
Universität Krems. Aktuell absolviert er ein Doktoratsstudium an der
Universität Wien. Er ist Psychotherapeut, Sozialarbeiter, Lebens- und
Sozialberater sowie Gründer und Leiter des Vereins Psychosocialis,
der InContact GmbH und der ARGE Triplecare. Seine Arbeitsschwer-
punkte sind die psychosoziale Betreuung von Menschen mit schweren
psychischen Erkrankungen sowie das Verfassen wissenschaftlicher
Abhandlungen in Psycho-, Sozial- und Kulturwissenschaften.

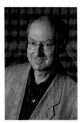

Univ.-Prof. DDr. Bernd Rieken
geb. 1955 in Rispelerhelmt (Ostfriesland), Studium der Deutschen
Philologie, Geschichte, Politikwissenschaft, Philosophie, Psychologie
(LA) und Volkskunde (Europäische Ethnologie) an den Universitäten
Mannheim und Wien. 1984–1998 Gymnasiallehrer in Wien, seit 1996
freiberuflicher Psychotherapeut, seit 2006 Lehranalytiker (SFU/IP), 2005
Habilitation für Europäische Ethnologie an der Universität Wien mit
einer psychoanalytisch-ethnologischen Monografie zur Katastrophen-
forschung, 2005–2006 Vertretungsprofessur am Institut für Volkskunde/
Europäische Ethnologie der LMU München, seit 2007 Professor für
Psychotherapiewissenschaft (PTW) an der Sigmund-Freud-Privatuniversität Wien (SFU) und Leiter des Doktoratsstudiums PTW, des
Instituts für Katastrophenforschung sowie des Fachspezifikums Individualpsychologie.

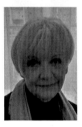

Mag. Lisa Michaela Schätz, MSc.
Studium der Publizistik- und Kommunikationswissenschaften sowie
der Beratungswissenschaften in Wien. Seit 2015 Mitarbeiterin an der
Sigmund-Freud-Privatuniversität in diversen Tätigkeitsbereichen.

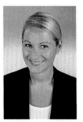

Univ.-Prof. Dr. phil. Brigitte Sindelar
Studium der Psychologie an der Universität Wien, Promotion 1976,
Klinische Psychologin und Psychotherapeutin (Individualpsychologie).
Habilitation für Psychotherapiewissenschaft an der Sigmund-Freud-
Privatuniversität. Dort tätig als Vizerektorin für Forschung, als Leiterin
des Instituts für Kinder- und Jugendlichenpsychotherapie sowie im
akademischen Lehrbetrieb und als Lehrtherapeutin für Individualpsychologie. Leitung einer psychotherapeutischen und klinisch-
psychologischen Praxis (»Sindelar Center«) in Wien. Entwicklung
der »Sindelar-Methode« zur Behandlung von Teilleistungsschwächen,
Aufbau und Leitung der Behandlungszentren »Schmunzelclubs« für
Kinder und Jugendliche in Österreich, Deutschland, Slowakei. Trägerin
des Österreichischen Ehrenkreuzes für Wissenschaft und Kunst.

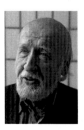

Univ.-Prof. Dr. med. Alfred Springer
Geb. 26.02.1941, Dr. med., Facharzt für Psychiatrie und Neurologie;
Univ.-Prof., Habilitation aus Psychiatrie und Psychotherapie zum Thema
der geschlechtlichen Identität. Psychotherapeut; Psychoanalytiker in
freier Praxis – Mitglied in der Wiener Psychoanalytischen Gesellschaft.
Funktionen: Mitglied des Lehrkörpers der Medizinischen Universität Wien; im Lehrkörper der Sigmund-Freud-Privatuniversität Wien
vertreten. Leiter des Ludwig Boltzmann-Instituts für Suchtforschung
1976–2009. Vorsitzender des Vereins Wiener Sozialprojekte bis Dez. 2011;
Vorsitzender der Wiener Berufsbörse; Vorsitzender ÖGABS (Österreichische Gesellschaft für arzneimittelgestützte Behandlung Suchtkranker).

Wissenschaftliche Arbeit und Publikationen: Publikationen aus den Bereichen Suchtforschung, Substitutionsbehandlung, Sexualwissenschaft, Psychoanalyse, Kultur-/Sozialgeschichte, Jugendkultur und Populärkultur, Präventionsforschung. Wissenschaftliche Expertisen zu heroingestützter Behandlung und zu Konsumräumen.

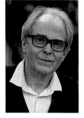

Dr. Otto Teischel

Geboren 1953 in Duderstadt (Kreis Göttingen). Philosoph, Psychotherapeut, Psychoanalytiker und Schriftsteller. Arbeitete als Kleinverleger, Galerist, Buchhändler, Filmkritiker, Dozent in der Erwachsenenbildung und in einer eigenen Philosophischen Praxis. Langjähriger Leiter einer filmtherapeutischen Patientengruppe in der REHA-Klinik für Seelische Gesundheit. Seit 2010 als Psychotherapeut und Psychoanalytiker in eigener Praxis in Klagenfurt am Wörthersee. »Der Mensch zwischen Sucht und Sehnsucht« als Lebensthema und Forschungsprojekt, dem sich auf vielfältige Weise anzunähern versucht wird. Entwurf einer »existenziellen Psychoanalyse« am Beispiel der Filmdeutung.

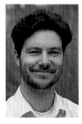

Prof. Dr. Mirko Uhlig

Jahrgang 1981, Magister-Studium der Fächer Volkskunde, Ethnologie sowie Verfassungs-, Sozial- und Wirtschaftsgeschichte an der Rheinischen Friedrich-Wilhelms-Universität Bonn (2001–2008). Wissenschaftliches Volontariat am LVR-Institut für Landeskunde und Regionalgeschichte in Bonn (2008–2010). Wissenschaftlicher Mitarbeiter im DFG-Projekt »Sinnentwürfe in prekären Lebenslagen« an der Johannes Gutenberg-Universität Mainz (2012–2015). 2015 ebendort Promotion im Fach Kulturanthropologie/Volkskunde mit einer ethnografischen Arbeit zum Schamanismus in der Eifel der Gegenwart. Seit 2016 als Juniorprofessor am Institut für Film-, Theater-, Medien- und Kulturwissenschaft der Universität Mainz tätig. Schwerpunkte in Forschung und Lehre sind Reenactment und Erinnerungskultur, Spiritualität und Religiosität im Alltag, Gesundheit und Kultur, Rechtsanthropologie, Methoden der Feldforschung sowie Fachgeschichte. Seit 2016 Vorsitzender der Kommission für Religiosität und Spiritualität in der Deutschen Gesellschaft für Volkskunde (dgv) und redaktionelle Betreuung der Zeitschrift »Curare«. Seit 2017 Mitarbeit am »Handbuch der Religionen« (Leiter des Fachgebiets Volkskunde/Europäische Ethnologie).

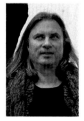

Dr. Christian Zillner

Geb. 1959 in Dornbirn, Dr. phil., Maler, Schreiber, Redakteur und Philosoph. Lebt in Wien. Ausstellungen u. a. Oslo, Budapest, Rom, Wien, Dornbirn. Bücher: Spiegelfeld Versepos (Österreichisches Nationalepos) I bis VIII; Gedichtbände: escapism; rutum erat; Aus dem Schlaf erwacht, verlassen; Aus dem Alltag (mit Nora Fuchs); Rabiblanco (in Arbeit). Magazine: Konzeption und Redaktion von rund 80 verschiedenen Zeitschriften für Unternehmen und Institutionen, darunter das Wissenschaftsmagazin Falter Heureka.

Autorenadressen

Arbesser-Rastburg, Nina, Mag. Dr.
Psychotherapeutin
Linke Wienzeile 128/17, 1060 Wien,
Österreich
office@psychotherapie-arbesser.at

Arenz, Dirk, Dr. med.
Mersbachweg 9, 53881 Euskirchen
D.Arenz@t-online.de

Ballhausen, Thomas, Mag. Dr.
c/o Literaturhaus Wien
Seidengasse 13, 1070 Wien, Österreich
t.ballhausen@gmail.com

Blümelhuber, Friederike, Mag. Dr. BA
Kriminaltechnisches Privatinstitut
Robert Stolzstraße 18/30, 4020 Linz,
Österreich
ktpi@liwest.at

Burkard, Patrick, Dipl.-Psych.
Berufsbildungswerk Neckargemünd GmbH
Im Spitzerfeld 25
69151 Neckargemünd
patrick.burkard@srh.de

Eichinger, Tobias, Dr. phil.
Institut für Biomedizinische Ethik
und Medizingeschichte
Universität Zürich
Winterthurerstraße 30, CH-8006 Zürich
eichinger@ibme.uzh.ch

Fiegl, Jutta, Univ.-Prof. Dr.
Sigmund-Freud-Privatuniversität Wien
Campus Prater, Freudplatz 1, 1020 Wien,
Österreich
jutta.fiegl@sfu.ac.at

Frizzoni, Brigitte, Dr.
Institut für Sozialanthropologie
und Empirische Kulturwissenschaft,
Universität Zürich
Affolternstraße 56, 8050 Zürich, Schweiz
brigitte.frizzoni@uzh.ch

Geringer, Claudia
c/o Literaturhaus Wien
Abt. Österreichische Exilbibliothek
Seidengasse 13
A-1070 Wien, Österreich
cg@literaturhaus.at

Gross, Rainer, Dr.
Freundgasse 2
1040 Wien, Österreich
gross.ordi@gmail.com

Hampl, Stefan, Ass.-Prof. MMag. Dr.
Sigmund-Freud-Privatuniversität Wien
Campus Prater, Freudplatz 1, 1020 Wien,
Österreich
stefan.hampl@sfu.ac.at

Heichinger, Martina, Mag. med. vet. Mag. pth.
Schadekgasse 5/10
1060 Wien, Österreich
martina.heichinger@gmail.com

Henkel, Dennis, Dr. med.
Hohenstein 17, 42283 Wuppertal
henkel.dennis@outlook.com

Heuner, Ulf, Dr.
Traunstein Str. 7, 10781 Berlin
info@parodos.de

Jank, Anna, Mag. Dr.
Sigmund-Freud-Privatuniversität Wien
Campus Prater, Freudplatz 1, 1020 Wien,
Österreich
anna.jank@sfu.ac.at

Karenberg, Axel, Prof. Dr. med.
Institut für Geschichte und Ethik
der Medizin
Universität zu Köln
Joseph-Stelzmann-Straße 20, 50931 Köln
ajg02@uni-koeln.de

Krenn, Günter, Dr.
Österreichisches Filmmuseum
Augustinerstraße 1, 1010 Wien, Österreich
guekrenn@hotmail.com

Laubreuter, Heinz, Mag.
Sigmund-Freud-Privatuniversität Wien
Campus Prater, Freudplatz 1, 1020 Wien,
Österreich
heinz.laubreuter@sfu.ac.at

Lenhart, Johanna, Mag.
Stiegstraße 1
6830 Rankweil, Österreich
johannalenhart@hotmail.com

Lötscher, Christine, Dr. phil.
Universität Zürich
Institut für Sozialanthropologie und
Empirische Kulturwissenschaft (ISEK) –
Populäre Kulturen
Affolternstrasse 56, 8050 Zürich, Schweiz
christine.loetscher@uzh.ch

Mader, Roland, Dr.
Anton Proksch Institut Wien
Gräfin-Zichy-Straße 6, 1230 Wien,
Österreich
roland.mader@api.or.at

Müller, Katharina, Mag. Dr. phil.
Lerchenfelderstraße 32/3–4
1080 Wien, Österreich
katharina.mueller@univie.ac.at

Poltrum, Martin, Univ.-Prof. Mag. Dr.
Sigmund-Freud-Privatuniversität Wien
Campus Prater, Freudplatz 1, 1020 Wien,
Österreich
martin.poltrum@sfu.ac.at

Raile, Paolo, Ing. Mag., MSc
Eichbergstraße 15
2640 Gloggnitz, Österreich
paolo@raile.at

Rieken, Bernd, Univ.-Prof. Mag. DDr.
Sigmund-Freud-Privatuniversität Wien
Campus Prater, Freudplatz 1, 1020 Wien,
Österreich
bernd.rieken@sfu.ac.at

Schätz, Lisa Michaela, Mag. MSc.
Sigmund-Freud-Privatuniversität Wien
Freudplatz 1, 1020 Wien, Österreich
lisa.schaetz@jus.sfu.ac.at

Sindelar, Brigitte, Univ.-Prof. Dr. phil.
Sigmund-Freud-Privatuniversität Wien
Campus Prater, Freudplatz 1, 1020 Wien,
Österreich
brigitte.sindelar@sfu.ac.at

Springer, Alfred, Univ.-Prof. Dr. med.
Salztorgasse 6/5/8
1010 Wien, Österreich
alfred.springer@meduniwien.ac.at

Teischel, Otto, Dr.
Lipizach 37
9065 Ebenthal in Kärnten, Österreich
teischel@mailbox.org

Uhlig, Mirko, Prof. Dr.
Institut für Film-, Theater-, Medien- und
Kulturwissenschaft
Fach Kulturanthropologie/Volkskunde
Johannes Gutenberg-Universität Mainz
Jakob-Welder-Weg 20, 55128 Mainz
uhlig@uni-mainz.de

Zillner, Christian, Dr.
Maler, Schreiber,
Marc-Aurel-Str. 9, 1011 Wien, Österreich
Zillner@falter.at

Dennis Henkel und Axel Karenberg

Stumme Filme, Sucht und Drogen – Die Erkundung einer cineastischen Terra incognita

© Springer-Verlag GmbH Deutschland, ein Teil von Springer Nature 2019
M. Poltrum, B. Rieken, T. Ballhausen (Hrsg.), *Zocker, Drogenfreaks & Trunkenbolde*,
https://doi.org/10.1007/978-3-662-57377-8_1

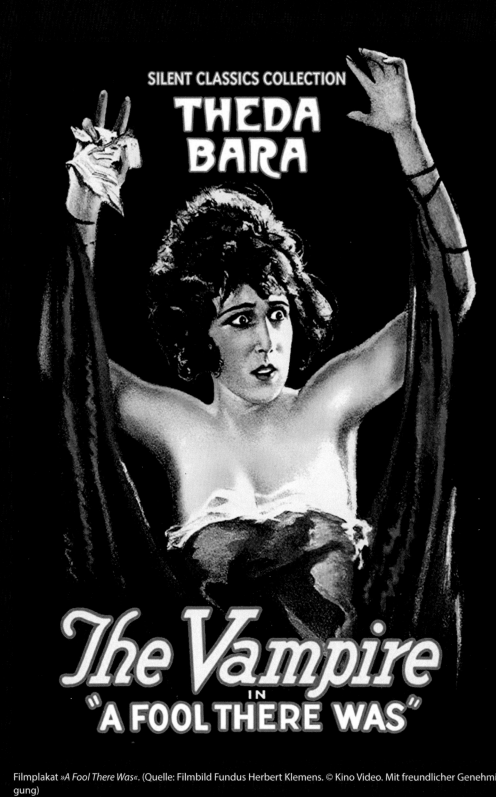

Filmplakat »A Fool There Was«. (Quelle: Filmbild Fundus Herbert Klemens. © Kino Video. Mit freundlicher Genehmigung)

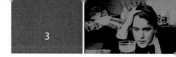

»Silent craving«: Die Erkundung einer cineastischen Terra incognita (1901–1931)

Hand auf's Herz: Wer von den geschätzten Leserinnen und Lesern kennt Stummfilme, in denen Sucht, Rausch und Drogen – »silent craving« eben – ein zentrales oder zumindest prominentes Motiv darstellen? Möglicherweise erinnern sich viele für die Geschichte des Mediums empfängliche Kinogänger zuerst an *Narcotica*, jene berühmt gewordene Produktion aus dem Jahr 1924, welche die schon damals immer drängenderen Probleme in geballter Form in die Lichtspielhäuser brachte (von Dassanowsky 2005). Aber sonst? Sowohl das Interesse des breiten Publikums als auch die einschlägige Forschung (Springer 1982, 1984, 2000; Stevenson 2000; Burrows 2009; Goette 2012; Weber 2002) haben bisher eher einen großen Bogen um den Drogenfilm der Frühzeit gemacht. Ein solches Desinteresse birgt freilich eine ungenutzte Chance: nämlich die Möglichkeit, eine filmhistorische Erkundung und Bewertung dieses weitgehend unbekannten Terrains zu versuchen. Ermutigende Starthilfen für diese Unternehmung geben Film- und Bücherlisten (Starks 1982, S. 218–222; Brownlow 1990, S. 95–136), Bibliographien (Wulff 1999) und Datenbanken (IMDB, silentera.com, lost-films-eu), ebenso spezialisierte Archive und Stiftungen.

Allerdings sollten auch Kenner um etliche Besonderheiten der frühen Epoche des Spielfilms und seiner Erforschung wissen, z. B. was die Überlieferung betrifft. So ist es heute kaum vorstellbar, dass international von allen historischen Stummfilmen (die modernen also ausgeschlossen) weniger als 20 % die Zeiten überlebt haben (Nowell-Smith 1998, S. 20). Manche Filmrollen, die dieses Glück hatten, teilen wiederum ein anderes Schicksal: Sie fristen ihr Dasein in unrestaurierter Form in Archiven irgendwo auf der Welt, oft nur in Form einer einzigen Kopie! Da Sichtungen in der Regel nur vor Ort möglich sind, entziehen sich solche Produktionen der Recherche – etwa *Brutality* von D. W. Griffith und *Her Honor, the Governor* mit Lon Chanley (1912 bzw. 1926; beide in der Library of Congress in Washington, DC); genauso Louis von Kohls *Morfinisten* (1911; im Dänischen Filminstitut) oder Maurice Elveys *London's Yellow Peril* (1915; im British Film Institute).

Doch welche unter den verfügbaren Filmen sind in eine Zusammenschau einzubeziehen und welche nicht? Ein schwieriges und unausweichlich von subjektivem Ermessen geprägtes Unterfangen. Auf den folgenden Seiten werden nur solche Werke betrachtet, in denen Sucht und/oder Drogen ein zentrales Thema für eine Haupt- oder Nebenfigur darstellen, wesentlichen Einfluss auf den »roten Faden« des Plots nehmen oder einen eigenen Handlungsstrang bilden. Auszuschließen waren dagegen Erzählungen, in denen Rauschmittel zwar präsent sind, jedoch keinerlei Effekt auf die Protagonisten bzw. die Entwicklung der Story nehmen. Die konsequente Anwendung einer solchen Methodik führt ebenfalls zu prominenten »Opfern« – wie *La bonne absinthe* (1899, Regisseur: Alice Guy), *Dream Street* (1912, D. W. Griffith), *Die freundlose Gasse* (1925, Georg Wilhelm Pabst) oder *Die Verrufenen* und *Die Unehelichen* (1925 bzw. 1926, beide von Gerhard Lamprecht).

Gleichwohl erwächst aus den Schritten der Identifizierung, Beschaffung und Sichtung aller erreichbaren Produktionen ein überaus lohnendes Ergebnis: Mindestens 79 »Drogenfilme« nämlich haben teilweise über ein Jahrhundert überlebt und lassen sich als mehr oder weniger benutzerfreundliche Kopien miteinander vergleichen (Tab. 1.1). Die künstlerische Qualität etlicher dieser Werke ist unbestritten: Allein von den amerikanischen Produktionen fanden mehr als 12 % Aufnahme in das US National Film Registry – eine staatliche Einrichtung, welche nur solche Filme in ihren Bestand eingliedert, die sie selbst als »culturally, historically or aesthetically significant« einstuft. Auch über Nordamerika hinaus findet man in den für diese Untersuchung gesammelten »silent movies« herausragendes Filmschaffen:

◨ Tab. 1.1   79 »Drogenfilme«

	Titel	Produktionsland	Erscheinungsjahr	Regie
1.	Kansas Saloon Smashers[b]	USA	1901	Edwin S. Porter, George S. Fleming
2.	Manchester Band of Hope Procession[b]	GB	1901	Sagar Mitchell, James Kenyon
3.	Why Mr. Nation Wants a Divorce[c]	USA	1901	Edwin S. Porter, George S. Fleming
4.	Les victimes de l'alcoolisme[c]	Frankreich	1902	Ferdinand Zecca
5.	Buy Your Own Cherries![c]	GB	1904	Robert W. Paul
6.	Dream of a Rarebit Fiend[c]	USA	1906	Edwin S. Porter, Wallace McCutcheon
7.	Le rêve d'un fumeur d'opium[c]	Frankreich	1908	Georges Méliès
8.	Princess Nicotine; or, The Smoke Fairy[c]	USA	1909	J. Stuart Blackton
9.	What Drink Did[c]	USA	1909	D. W. Griffith
10.	A Drunkard's Reformation[c]	USA	1909	D. W. Griffith
11.	Unbekannt (Kopientitel: Une vie gaspillée)[c]	Dänemark	1910	Unbekannt
12.	Pillole portentose[c]	Italien	1910	Unbekannt
13.	Le songe d'un garçon de café[c]	Frankreich	1910	Émile Cohl
14.	Max victime du quinquina[b]	Frankreich	1911	Max Linder
15.	For His Son[c]	USA	1912	D. W. Griffith
16.	The Musketeers of Pig Alley[a]	USA	1912	D. W. Griffith
17.	How a Mosquito Operates[a]	USA	1912	Winsor McCay
18.	Absinthe[c]	USA	1913	George Edwardes Hall, Herbert Brenon
19.	Mabel's Married Life[a]	USA	1914	Mack Sennett
20.	The Squaw Man[a]	USA	1914	Oscar Apfel, Cecil B. DeMille
21.	Regeneration[b]	USA	1915	Raoul Walsh
22.	The Golden Chance[b]	USA	1915	Cecil B. DeMille
23.	A Fool There Was[c]	USA	1915	Frank Powell
24.	A Night Out[c]	USA	1915	Charles Chaplin
25.	One A.M.[c]	USA	1916	Charles Chaplin
26.	Number 16 Martin Street[b]	USA	1916	Lloyd B. Carleton
27.	The Mystery of the Leaping Fish[b]	USA	1916	John Emerson, William Christy Cabanne
28.	The Devil's Needle[c]	USA	1916	Chester Withey
29.	Easy Street[b]	USA	1917	Charles Chaplin

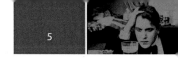

☐ **Tab. 1.1** *(Fortsetzung)*

	Titel	Produktionsland	Erscheinungsjahr	Regie
30.	The Cure[c]	USA	1917	Charles Chaplin
31.	Opium[c]	Deutschland	1918	Robert Reinert
32.	Trois films de prévention[c]	Frankreich	1918	Marius Rossillon
33.	Stella Maris[b]	USA	1918	Marshall Neilan
34.	Good Night, Nurse![b]	USA	1918	Roscoe Arbuckle
35.	Broken Blossoms or The Yellow Man and the Girl[b]	USA	1919	D. W. Griffith
36.	The Fear Woman[b]	USA	1919	J. A. Barry
37.	The Tong Man[b]	USA	1919	William Worthington
38.	Halbblut[b]	Deutschland	1919	Fritz Lang
39.	The Fly Cop[a]	USA	1920	Mort Peebles, Larry Semon, Norman Taurog
40.	Alkohol[c]	Deutschland	1920	Alfred Lind, (André Dupont)
41.	High and Dizzy[a]	USA	1920	Hal Roach
42.	Get Out and Get Under[a]	USA	1920	Hal Roach
43.	The Penalty[a]	USA	1920	Wallace Worsley
44.	Körkarlen[b]	Schweden	1921	Victor Sjöström
45.	The Worldly Madonna[a]	USA	1922	Harry Garson
46.	A Chapter in Her Life[b]	USA	1923	Lois Weber
47.	Lucretia Lombard[b]	USA	1923	Jack Conway
48.	Three Ages[a]	USA	1923	Edward F. Cline, Buster Keaton
49.	The Greatest Menace[c]	USA	1923	Albert S. Rogell
50.	Human Wreckage[c]	USA	1923	John Griffith Wray, Dorothy Davenport
51.	Feet of Mud[a]	USA	1924	Harry Edwards
52.	Narcotica – Die Welt der Träume und des Wahnsinns[c]	Österreich	1924	Leopold Niernberger
53.	The Hansom Cabman[a]	USA	1924	Harry Edwards
54.	Greed[b]	USA	1924	Erich von Stroheim
55.	The Pleasure Garden[b]	USA/GB	1925	Alfred Hitchcock
56.	Parisian Love	USA	1925	Louis J. Gasnier
57.	Alice Solves the Puzzle[a]	USA	1925	Walt Disney
58.	The Strong Man[a]	USA	1926	Frank Capra
59.	Mat[b]	UdSSR	1926	Wsewolod Illarionowitsch Pudowkin

■ Tab. 1.1   *(Fortsetzung)*

	Titel	Produktionsland	Erscheinungsjahr	Regie
60.	Underworld[b]	USA	1927	Josef von Sternberg
61.	Laster der Menschheit[c]	Deutschland	1927	Rudolf Meinert
62.	El puño de hierro[c]	Mexiko	1927	Gabriel García Moreno
63.	The Pace That Kills[c]	USA	1928	William A. O'Connor, Norton S. Parker
64.	The Road To Ruin[c]	USA	1928	Norton S. Parker
65.	Easy Virtue[b]	USA	1928	Alfred Hitchcock
66.	The Gallopin' Gaucho[a]	USA	1928	Ub Iwerks
67.	Romance of the Underworld[a]	USA	1928	Irving Cummings
68.	Our Dancing Daughters[a]	USA	1928	Harry Beaumont
69.	Spione[a]	Deutschland	1928	Fritz Lang
70.	Woos Whoopee[b]	USA	1928	Otto Messmer
71.	The Racketeer[b]	USA	1929	Howard Higgin
72.	Our Modern Maidens[a]	USA	1929	Jack Conway
73.	The Drake Case[b]	USA	1929	Edward Laemml
74.	Chinatown Nights[b]	USA	1929	William A. Wellman
75.	Mutter Krausens Fahrt ins Glück[b]	Deutschland	1929	Phil Jutzi
76.	Square Shoulders[b]	USA	1929	E. Mason Hopper
77.	Blotto[c]	USA	1930	James Parrott
78.	Sinister Harvest[c]	USA	1930	Dwain Esper
79.	The Struggle[c]	USA	1931	D. W. Griffith

[a]Sucht und Drogen werden eher situativ oder zur Charakterisierung von Nebenfiguren eingesetzt; [b]Sucht und Drogen sind ein wichtiges, aber nicht das Hauptmotiv; [c]Sucht und Drogen sind das zentrale Thema der Handlung

Als Meilensteine des jeweiligen nationalen Kinos gelten bis heute *Körkalen/Fuhrmann des Todes* aus Schweden (1921), *Mat/Die Mutter* aus Russland (1926), *El Puño de Hierro/Die Faust aus Eisen* aus Mexiko (1927) oder *Mutter Krausens Fahrt ins Glück* (1929).

Diese Sachlage macht nochmals deutlich: Das Thema verdient eine genauere Betrachtung, als dies bislang geschehen ist. Und wo wäre ein solches Wagnis angebrachter als zu Beginn eines Buches, das sich dem Suchtmotiv in seiner ganzen cineastischen Breite widmet? In einem Wechsel von analytisch ausgerichteten Kapiteln und eingeschobenen Filmbeispielen soll dieses ebenso markante wie verborgene Stummfilmkorpus für Interessierte nun wenigstens in Umrissen erschlossen werden.

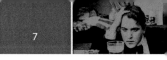

Statistisches: US-amerikanische Dominanz, Genderfragen und soziale Schichten

Ein nüchterner Blick auf die Chronologie (◘ Abb. 1.2) zeigt eine nahezu stetig zunehmende Zahl von Filmproduktionen mit Sucht-/Drogen-Motiv in den Jahren von 1901 bis 1931. Dieser Zuwachs verweist sowohl auf die verbesserten Archivierungsbedingungen im Lauf der Entwicklung der Filmkunst als auch auf die zunehmende soziokulturelle Bedeutung des Leitthemas.

Als mit Abstand am häufigsten vertretenes Produktionsland imponieren die USA, gefolgt von Deutschland, Frankreich und Großbritannien. Wie ist diese Vorrangstellung zu erklären? Zum einen durch das Fehlen verheerender Kriegszerstörungen auf dem Boden der Vereinigten Staaten (man denke an das hoch entzündliche Filmmaterial). Bedeutender erscheinen gleichwohl die kulturellen Eigenarten des Landes in Bezug auf Drogen und Sucht: Kaum eine andere Nation kann auf eine derart vielfältige Mythenbildung um das Thema Alkohol zurückblicken. Die Prohibition und das Abdrängen der Alkoholproduktion in die Unterwelt ebneten ab ca. 1920 den Weg für bekannte Schwarzbrenner des organisierten Verbrechens, von denen Al Capone die größte Berühmtheit erlangte. Das junge Hollywood fand in Vorläufern und Abbildern dieser skrupellosen Kriminellen – oft inszeniert als überraschend ambivalente Schöpfer der neuen Rauschwelt – und deren verführerisch-gefährlichem Mikrokosmos den Stoff für zahlreiche Geschichten.

Betrachtet man die Geschlechterverteilung der Leinwandcharaktere, besticht zunächst die Dominanz des männlichen Süchtigen, der insgesamt 65 von 84 Figuren stellt. (Die Zahl von 84 Figuren bei 79 Filmen resultiert aus dem Auftreten mehrerer Charaktere mit Abhängigkeit im selben Film.) Ein solch deutliches Ungleichgewicht ergibt sich zunächst dadurch, dass die oft anzutreffenden Klischees des trinkenden Ehemanns, des süchtigen Delinquenten oder des jähzornigen »Trinker-Vaters« dramaturgisch ein gerne genutztes und effektives Feindbild abgaben. Teilt man aber die Gesamtproduktion in zwei zeitliche Abschnitte mit einer Zäsur im Jahr 1915, zeichnet sich ein verändertes Verhältnis ab: Bis zu diesem Zeitpunkt stand in den Spielfilmen eine Süchtige 17 Männern gegenüber; danach beträgt die Quote immerhin 18 zu 48. Dieser Anstieg suchtkranker weiblicher Filmfiguren lässt mehrere Deutungen zu; eine naheliegende ist das große Massensterben im Ersten Weltkrieg: Die Millionen

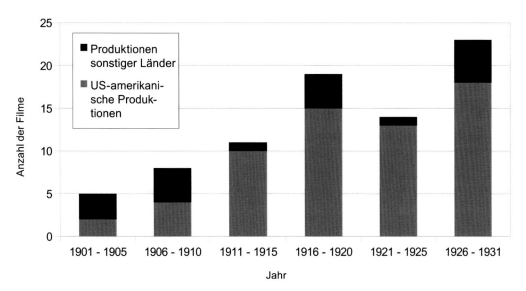

◘ Abb. 1.2 Verteilung der Filme nach Erscheinungsjahr (*n* = 79)

Toten gingen primär zu Lasten des männlichen Anteils der Bevölkerung und die Gesellschaft war infolgedessen ein Stück weiblicher geworden. Es ist durchaus denkbar, dass Filmemacher sich der Feminisierung bewusst waren und ihre Werke der neuen Wirklichkeit anpassen wollten. Zudem war das frühe 20. Jahrhundert von Frauenbewegungen und der Forderung nach Emanzipation geprägt. Viele westliche Industrienationen hatten bis zum Ende der 1920er-Jahre das Frauenwahlrecht eingeführt; die emanzipierte Frau wurde ein immer bedeutenderer Faktor – auch als Konsument und Zielpublikum. So entwickelte sich in Kunst und Kultur eine immer stärkere Annäherung der klassischen Rollenverteilung, die filmisch mit einer Marlene Dietrich im Männeranzug kumulierte (*Der Blaue* Engel, 1929/1930). Zwar imponiert auch der Drogenkonsum in Kino-Darstellungen zunächst als männliche Domäne; umgekehrt aber war die Frau, die es sich selbst erlaubte, dem Manne gleich, ihren Körper durch eine Droge zu schädigen, genauso frei wie dieser. Fast könnte man diese Gleichberechtigung auf Kosten der Gesundheit mit dem Etikett »selbstzerstörerischer Feminismus« versehen.

Weniger klar lässt sich die Zuordnung der Filmfiguren zu sozialen Schichten fassen. Da die damals noch in Entwicklung begriffene »Mittelschicht« als Analysekategorie nicht zur Verfügung steht, fallen 29 Protagonisten eindeutig in die Ober- und 43 eindeutig in die Unterschicht. Die zweigeteilte soziale Stratifizierung verdeutlicht somit, dass Filmemacher der Stummfilmzeit die Suchtleiden vorrangig als Problem gesellschaftlich benachteiligter Menschen ansahen und in Szene setzten. Dennoch ist – wenn man die Filme als Gruppe betrachtet – die Zahl der Abhängigen aus der Oberschicht groß genug, um auf der Leinwand eine zu demonstrative Stigmatisierung der Unterschicht zu vermeiden und Sucht als eine Begleiterscheinung von Armut zu verharmlosen.

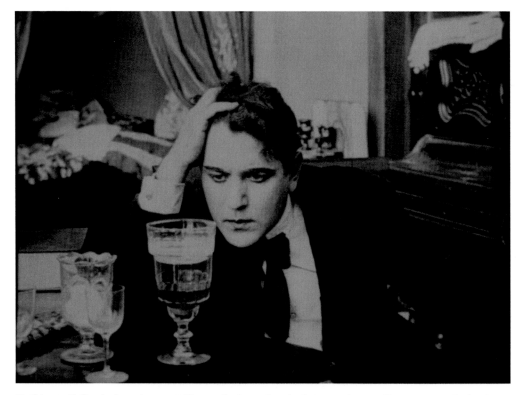

◳ **Abb. 1.3** Phillips hadert mit seiner Willensstärke. (Aus: Absinthe (USA, 1913). © eye film institute netherlands. Mit freundlicher Genehmigung)

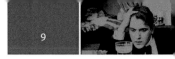

Filmbeispiel 1: *Absinthe* (1913) – Gefährdung durch die »grüne Fee«

Noch in die Zeit vor dem Ersten Weltkrieg fällt eine US-amerikanische, doch in Frankreich gedrehte Filmerzählung der Regisseure George Edwardes Hall und Herbert Brenon, die immerhin knapp 12 Minuten dauert und damit länger als die meisten zuvor entstandenen Werke. Die Handlung ist rasch zusammengefasst: Phillips, ein in einem Atelier angestellter und mit einem ebenfalls dort arbeitenden Modell liierter Maler, wird von seinen Kollegen zum Absinthtrinken verführt. Als ihm eines Tages die Inspiration abhandenkommt, ist wieder ein Berufsgenosse zur Stelle, der auch hierfür das richtige Hilfsmittel kennt: Nun soll die »grüne Fee« auch Phillips' mangelnde Schaffenskraft steigern – ein verhängnisvolles Unterfangen! Trotz vehementer Warnungen seiner Lebenspartnerin gerät der Künstler immer tiefer in eine Suchtspirale (⬛ Abb. 1.3), die in einem halluzinierten Mord gipfelt. Ein christliches, traumartiges Bekehrungsmoment in einem Gotteshaus befreit ihn letztlich aus seinem Wahnzustand und er schwört dem teuflischen Gebräu für immer ab (Radulovic 2010, S. 50).

Dieses kaum bekannte und wenig rezensierte Werk erweist sich zunächst als künstlerisch wenig originell. Von der durchschnittlichen Gestaltung abgesehen, greift der Film allerdings einen zum Mythos gewordenen Topos auf: der Künstler und der Absinth. In der »belle époque« war das Gebräu ein Modegetränk, besonders gerne genutzt von den Malern des Impressionismus; aber auch Literaten wie Oscar Wilde und Ernest Hemingway sollen bekennende Absintheure gewesen sein. Das Getränk stand zu jener Zeit im Ruf, halluzinogen zu wirken (durch den Inhaltsstoff Thujon), was moderne Forschungsergebnisse jedoch infrage stellen. Das Spektakel um die »grüne Fee« ging damals so weit, dass Mediziner ein eigenes Krankheitsbild konstruierten – den durch epileptische Anfälle, Aggressivität und Geisteskrankheit gekennzeichneten »Absinthismus«.

Der rapide Abstieg des Künstlers zum vermeintlichen Meuchelmörder ist durchaus glaubhaft inszeniert, die anstiftenden »Drogenkumpane« – die nur so lange Freund sind, wie man mit ihnen Spaß haben kann – stehen auch nicht fern der Realität. Die Kirche darf als Retter des Gefallenen ihre beste Seite zeigen: Vor einer monumental erhöhten Madonnenfigur, die von einer Schauspielerin dargestellt wird, kniet der Reuige nieder und wird geheilt. Mag die Handlung als Ganzes die Zuschauer nicht in Begeisterungsstürme versetzten, so arbeitet sie dennoch ein oft verklärtes Thema auf. Ebenso hilft der Film zu verstehen, warum sich so viele begabte Männer von dem »grünen Gift« in die Abgründe körperlicher Zerstörung und geistiger Umnachtung haben reißen lassen: um ihrer künstlerischen Produktivität willen. Fazit: Eine Nahaufnahme aus der Welt der Kunst zu Beginn des 20. Jahrhunderts, das Portrait eines zerstörerischen Rauschmittels, ein Exempel für Religion als Heilmethode. Auf den zweiten Blick hat das unauffällige Werk einiges zu bieten.

Psychiatrisches: Substanzklassen, Leinwandsymptome, Suchtmotive

Hinsichtlich der filmisch präsentierten Substanzen kommt in den ersten drei Dekaden des 20. Jahrhunderts wenig überraschend der Alkohol als Verursacher einer Sucht mit Abstand am häufigsten vor, gefolgt von Opium(derivaten) und Kokain (⬛ Abb. 1.4). Zu den Gründen für die Dominanz dürften die legale Erwerbsmöglichkeit, die bis zu einer gewissen Konsummenge permissive Haltung der Gesellschaft sowie die relativ geringen Kosten für das Suchtmittel zählen. Verknüpft man diesen Befund nun mit der Einstufung in soziale Schichten, ergibt sich ein belangvolles Ergebnis: Fast die Hälfte der nichtalkoholischen Suchtmittel wird auf der Leinwand von Drogenkonsumenten der Oberschicht »genutzt«. Alkohol firmiert somit tendenziell als eine Droge der Unterschicht, als »Rauschmittel der Armen«. Natürlich gilt auch der Umkehrschluss: Zuschauerinnen und Zuschauer haben die Möglichkeit, insbesondere Kokain und Opioide als »Rauschgifte der Reichen« wahrzunehmen und zu erkennen.

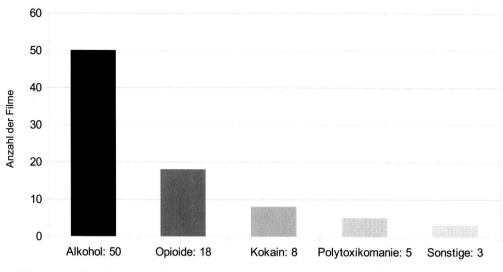

◧ Abb. 1.4 Verteilung der Substanzklassen (*n* = 84)

Zu den obligaten »Leinwandsymptomen« einer Alkoholintoxikation zählen unter anderem koordinative Störungen und die initiale Euphorie. Begleitet werden sie oft von Fremdaggressivität, seltener von Krampfanfällen oder einem Delirium tremens. Analog dazu trifft man im Zusammenhang mit Kokain regelhaft eine starke Antriebssteigerung und bei Opioiden den gegenteiligen Effekt an. Insgesamt aber wird die Alkoholabhängigkeit den Zuschauerinnen und Zuschauern deutlich »symptomatischer« vermittelt – auch wenn man die höhere Anzahl der alkoholthematisierenden Filme berücksichtigt. Knapper formuliert: Im Stummfilm wird der (meist männliche) Alkoholsüchtige als ein ziemlich aggressiver, ja sogar gefährlicher Mensch dargestellt.

Die Funktion des Rauschmittels für den Süchtigen wandelt sich von einer »Starthilfe« bei einer geselligen Unterhaltung in älteren Produktionen (*Les victimes de l'alcoolisme*, 1902; *What Drink Did*, 1909) zur Partydroge in jüngeren (*Our Modern Maidens*, 1929). Ferner lassen sich viele Erzählungen ausmachen, in denen die Droge als Mittel der Selbstwertsteigerung fungiert (*Greed*, 1924; *The Struggle*, 1931). In solchen Szenarien scheint es kaum einen Unterschied zu machen, ob das schwach ausgeprägte Ego des Süchtigen auf tatsächlichen Gegebenheiten wie Armut (*Körkalen*, 1921) oder schwer nachvollziehbaren Befürchtungen beruht. Wie oben am Beispiel von *Absinthe* erläutert, suchen Künstlerfiguren beim Gebrauch von Rauschmitteln einen anderen Effekt: die Steigerung der Kreativität. Eine solche Wirkung wird ebenfalls in Filmen wie *The Devil's Needle* (1916), *Narcotica* (1924) und *The Racketeer* (1929) präsentiert.

Natürlich bildet das Bewältigen von Elend und Leid einen weiteren Ausgangspunkt des Missbrauchs. Oft visualisierte Motive sind in diesem Fall das Ertragenmüssen sozialer Missstände, etwa in *Regeneration* (1915), *Mat* (1926) und *Underworld* (1927). In die gleiche Gruppe gehören Zustände, die heute als posttraumatische Belastungsstörung klassifiziert würden – zum Beispiel bei den Krankenschwestern in *The Devil's Needle* von 1916 und *Square Shoulders* von 1929; manchmal musste einfach die Linderung von Schmerzen (*Lucretia Lombard*, 1923) oder schlicht Überlastung (*Laster der Menschheit*, 1927) als Motiv zur Auslösung einer Suchtkarriere genügen. Wiederholt findet sich auch die Instrumentalisierung von Drogen zu einer Waffe. Das Publikum sieht Verbrecher, die ihre Opfer betäuben, um diese auszurauben; Cowboys, die Indianer gefügig machen; Männer, die Frauen sexuell willig zu stimmen versuchen. Das weibliche Geschlecht ist von dieser filmischen Darbietungsart des Drogenmissbrauchs nicht ausgeschlossen: Den Zuschauern werden wiederholt Damen demonstriert, die Herren mit Drogen von sich abhängig machen oder an ihnen Rache üben.

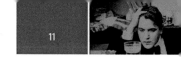

Filmbeispiel 2: *A Fool There Was* (1915) – Die Tragödie als Instrument der Aufklärung

Kaum ein Stummfilm stellt den Missbrauch von Alkohol als Waffe so eindrücklich zur Schau wie dieses amerikanische Drama. Erzählt wird die Geschichte des Anwalts und glücklichen Familienvaters John Schuyler, der im Rahmen seines Berufes zu diplomatischen Verhandlungen nach England reist. Während der Überfahrt trifft er eine Frau, die allgemein nur als »The Vampire« bekannt ist. Schuyler weiß nichts von dem männermordenden Ruf der »femme fatale« und gerät in ihre verführerischen Fänge; selbst die Warnung eines Matrosen hinsichtlich des Suizids ihres letzten Opfers, das der Dämonin vor seinem Ende die bedeutungsschweren Worte

💬 »See what you made of me, and still you prosper, you hell cat!«

entgegenschleudert hatte, lässt seine frisch entflammte Passion nicht abklingen. Er beginnt eine verhängnisvolle Affäre und begibt sich mit der Angebeteten nach Italien. Seine Familie erfährt nach und nach vom Fehltritt des Vaters, doch ihm fehlt es an Entschlossenheit und Kraft, die Liebelei zu beenden. Zu stark ist der erotische Sog des Vamps.

Als er nach Amerika zurückkehrt, bringt er seine Gespielin mit und zieht mit ihr in ein neues Haus; seine Frau denkt derweil über Scheidung nach. Während er dann zum ersten Mal nach seiner Rückkehr tief beschämt und voller Verzweiflung seiner Familie unter die Augen treten muss, verfrachtet seine Geliebte den Wankelmütigen in einen Sessel und langt zielstrebig nach einem Gefäß, aus der sie ein Glas Alkohol für Schuyler abfüllt: Ihr teuflisches Spiel beginnt. Denn kurz darauf wird klar, dass der Griff zur Flasche keine gut gemeinte, eventuell aus der Not entstandene Beruhigung war, sondern den Mann mit voller Absicht in die Sucht treiben soll – mit Erfolg. Schuyler kippt innerhalb weniger Momente gleich drei reichliche Portionen hinunter.

Ein halbes Jahr später ist der Zustand des »fools« desolat. Kaum mehr gehfähig schwankt er durch die Wohnung, reißt – wütend auf sich selbst und die Umstände – die Vorhänge von den Stangen und zerschlägt eines seiner Gläser. Ein hingebungsvoller Rettungsversuch der Noch-Ehefrau scheitert, auch die Worte seines Sohnes

💬 »Papa dear, I want you!«

lassen den Vater scheinbar kalt; bald ist er vollkommen am Ende seiner Kraft. Er kriecht die Treppe seiner Behausung hinunter und trauert einer Erinnerung nach, die ihn und seine Familie in glücklicher Eintracht zeigen. Sein Äußeres wirkt bemitleidenswert. Er robbt weiter zum Kamin und schlägt dort mit einem Stock auf das Inventar ein. Daraufhin nimmt er eine Flasche des Getränks, das seinen Körper so geschunden hat, zertrümmert auch diese, um endlich zusammenzubrechen. Auch wenn für den Zuschauer kein Lebenshauch mehr auszumachen ist, informiert ein Zwischentitel, dass der Tod den Gepeinigten noch nicht erlöst hat:

💬 »Some of him lived, but most of him died.«

Die sadistisch veranlagte Unterdrückerin nähert sich dem Leblosen und beginnt wie in Trance Rosenblätter über ihn zu streuen.

Theda Baras Rolle gilt als der Prototyp des »Vamps«. Sie war es, die den Typus der »femme fatale« popularisiert hat. Aber auch der Produzent – die Fox Studios – agierte kreativ: Der Name der Schauspielerin (eigentlich Theodosia Goodman) wurde zu Theda Bara montiert (einem Anagramm für »Arab

Death«), ihre Abstammung arabisiert und eine märchenhafte Geburt in einer Oase Ägyptens fabuliert. Eine PR-Mystifizierung, die das »Produkt Bara« erfolgreich in die Sphären des Geheimnisvollen rückte (◘ Abb. 1.1, Filmplakat).

Obwohl aus heutiger Perspektive der gesamte Cast stellenweise zur Theatralik neigt, wirkt doch die Darstellung des Schuyler, insbesondere zum Ende seiner Suchtkarriere hin, sehr überzeugend; Bara als Hassobjekt funktioniert ebenfalls herausragend. Die psychologische Tiefe der restlichen Charaktere ist ausnahmslos glaubhaft, packend und mehrdimensional, ohne das Geheimnisvolle der Handlung zu gefährden. Der Autor der Vorlage, Rudyard Kipling, dürfte daran nicht ganz unschuldig sein. Schuyler erinnert fast an einen Charakter des »Sturm und Drang«, der die Leidenschaft über die Vernunft stellt und durch diese egozentrische Handlungsmaxime seiner Umwelt und vor allem sich selbst schadet. So tritt der Film nicht nur für christliche Werte wie die Monogamie ein, sondern hält auch ein Plädoyer für aufgeklärtes Denken und Handeln. Die gelungene Regie unterstreicht die unheimliche Atmosphäre mit düsteren Sets; das vom Vamp dominierte Haus gleicht am Ende einem Kerker. Auch treffende Metaphern sind zu finden; die eindringlichste zu Beginn der Schlussszene, in der Schuyler zombiehaft die Treppe hinunterkriecht, um seine Hand mit einem verzweifelten Blick nach dem verspielten Familienglück von einst auszustrecken. Die Holzlatten des Treppengeländers mutieren zu Stäben einer imaginären Zelle – Sinnbild für ein psychologisches Gefängnis, aus dem es kein Entrinnen mehr gibt.

Die überzeugende Darstellung eines unterjochten Juristen in heruntergekommenem Zustand, die Geburt eines epochemachenden Stereotyps, die literarische Vorlage eines Autors von Weltrang, die atmosphärischen Sets, die stimmige Symbolik, die kulturhistorische Bedeutung und die beispielhafte Darstellung eines ruinösen Rauschmittels: eine Kombination, die *A Fool There Was* zu einem ebenso sehenswerten wie unterschätzten Kunstwerk der Epoche macht.

Therapeutisches: Ohnmacht und Lächerlichkeit der medizinischen Helfer

Repräsentationen der Therapeuten und des medizinischen Systems offenbaren ein klares und eindeutig negatives Bild. Lediglich 15 von rund 80 Produktionen zeigen, dass bzw. wie das Gesundheitssystem in Anspruch genommen wird. Nur zwei dieser Filme bieten eine überwiegend positive Darstellung: *Narcotica – Die Welt der Träume und des Wahnsinns* aus dem Jahr 1924 ist eine davon (George 2009). *The Racketeer*, 1929 entstanden unter der Regie von Howard Higgins, deutet ebenfalls einen erfolgreichen schulmedizinischen Entzug an; dieser wird jedoch lediglich als Randnotiz in einem Brief erwähnt.

Ansonsten ist das Urteil der Filmemacher bzgl. medizinisch-psychiatrischer Institutionen und ihres Personals geradezu niederschmetternd. Das »Irrenhaus« wird als Strafanstalt dargestellt, die Süchtige mit Inbrunst quält – etwa in *Les victimes de l'alcoolisme* von Ferdinand Zecca aus dem Jahr 1902 oder in Roscoe Arbuckles *Good Night, Nurse!* von 1918. Ärzte erscheinen als Dealer (*The Worldly Madonna*, 1922; *El Puño de Hierro*, 1927), Hochstapler (*Greed*, 1924; *The Racketeer*, 1929), selbst der Droge Verfallene (*Opium*, 1918; *High and Dizzy*, 1920; nochmals *Greed*, 1924) oder inkompetent (*A Chapter in Her Life*, 1923). Medikamente entpuppen sich als unwirksam oder gar todbringend; in einem Fall verschreibt sogar der Doktor selbst Alkohol als Therapeutikum (*Max victime du quinquina*, 1911). Will man hier zu einem Urteil gelangen, fällt es beschämend für die kinematografische »Schulmedizin« aus: Irrelevant sei sie, unnütz und gefährlich dazu. Dieses von Medien vermittelte verheerende Image blieb nicht auf die Stummfilmzeit beschränkt.

Aus heutiger Sicht unkonventionelle Heilmethoden kommen in den untersuchten Filmen ungefähr genauso oft vor wie medizinische Behandlungsversuche und verbleiben mithin auf ähnlich niedrigem Niveau. Als entscheidender Gegensatz zur Schulmedizin figuriert hier die Erfolgsquote, denn buchstäblich jede nichtmedizinische Leinwandintervention mündet in einen glücklichen Ausgang. Der theologische Heilansatz ist die »Therapie« mit der größten »Inanspruchnahme«: Es werden Pakte mit Gott geschlossen (*Buy Your Own Cherries!*, 1904), Opfer dargebracht (*What Drink Did*, 1909), Absolution durch die heilige Maria erteilt (*Absinthe*, 1913) oder ganze Familien durch eine Reinkarnation Christi geläutert (*A Chapter in Her Life*, 1923). In dem US-amerikanischen Streifen *The Wordly Madonna* aus dem Jahr 1922 ersetzt ein Kloster alle Funktionen eines Krankenhauses und bewerkstelligt einen verblüffend unkomplizierten Entzug. Eine ganze Kleinstadt vor dem Alkohol zu retten, vermag ein Priester in *The Strong* Man (1926) von Frank Capra.

Ein anderer Versuch Heilung zu finden, bildet die Flucht in die Natur; die beruhigende Einheit mit den Kräften von Wald und Wiesen ermöglicht die rasche Entwöhnung – so eindrucksvoll in *The Devil's Needle* aus dem Jahr 1916. Eine ähnliche Tendenz zeigt *The Pace That Kills* von 1928, denn die Kontrastierung von paradiesischem Dasein auf dem Lande und als Monstrum inszeniertem Stadtleben führt zum gleichen Resultat.

Die Heilungsquote, die in solchen Geschichten vermittelt wird, war selbstverständlich auch damals reine Utopie. Doch unterstreicht sie die vermeintliche Nutzlosigkeit der Schulmedizin: Die alleinige Darstellung des Scheiterns der traditionellen Heilkunde, so könnte man im Rückblick auf drei Jahrzehnte Kinohistorie argumentieren, würde nur die Unheilbarkeit des Zustandes akzentuieren, ohne zwingend die Medizin zu diskreditieren. Stellt man aber summarisch die kurative Omnipotenz jedes alternativen Versuches, einer Sucht Herr zu werden, dem jammervollen Leinwandbild der heilkundigen Experten gegenüber, schwindet jeder vernünftige Zweifel an einer wohl grundsätzlich medizin- und psychiatriekritischen Absicht vieler früher Filmemacher. Bei dieser Deutung sollte man jedoch einen Umstand nicht außer Acht lassen. Vom Beginn des Jahrhunderts bis in die 1920er-Jahre beherrschte vielfach ein »moralisches Modell« der Sucht die gesellschaftliche Wahrnehmung. Süchtiges Verhalten wurde weniger als Krankheit und mehr als moralische Schwäche, geistige Degeneration oder Sünde aufgefasst. Präventive und therapeutische Initiativen fokussierten demzufolge primär auf eine Restriktion des Suchtmittels und die Stärkung einer sozial (und auch religiös) konformen Haltung des betroffenen Individuums. Gerade diese Motive thematisieren nicht wenige Stummfilme (Lewington 1979, S. 22).

Filmbeispiel 3: *Narcotica* (1924) – semidokumentarisch und schockierend

Narcotica – Die Welt der Träume und des Wahnsinns (Österreich, 1924; aka *Moderne Laster*) verfolgt die Schicksale eines drogensüchtigen Künstlers, einer ebenfalls der Sucht verfallenen Gouverneursfrau und der verzweifelten Witwe eines Drogentoten. Dr. Barker, Schulmediziner und Leiter einer Sucht-klinik, nimmt sich der drei an und weist ihnen mit heilkundlich geschulter Expertise den Weg aus ihrer hoffnungslos erscheinenden Situation. Wollte man den Film in einem Wort beschreiben, würde das (Sub-)Genre »Shockumentary« diesem Anspruch wohl gerecht werden. Das Werk reiht Szenen von dokumentarischem Charakter mit nüchternen Diskussionen an absichtlich drastische, die Sensations-lust befriedigende Abschnitte. Diese leicht skurril anmutende Mischung kann als durchaus gewollt angesehen werden, denn der in diesem Metier routinierte Regisseur Leopold Niernberger drehte in den zwanziger Jahren einige solcher »Aufklärungsfilme«.

Leichte Kost bietet das Werk dennoch nicht. Die Informationsflut ist zum Teil gewaltig und erweckt den Eindruck, der Film wäre leichter zu konsumieren gewesen, wenn seine Macher nicht versucht hätten, buchstäblich jeden Aspekt des Themas zu behandeln. Sieht man über die effekthascherischen Szenen (◘ Abb. 1.5) und die enorme Menge dargebotener Fakten hinweg, erweist sich der Film als wahre Fundgrube zum Thema »Sucht und Drogen« im Wien seiner Zeit. Das Publikum sieht sich nicht nur mit Diagnosen von Langzeitfolgen und Komplikationen der Alkoholsucht konfrontiert; auch die Wirkung anderer Rauschmittel sowie der Mechanismus, der zur Abhängigkeit führt (oder führen kann), wird erklärt. Der psychische Zustand der Leidenden erfährt differenzierte Erläuterungen, sicher auch, um die eindringlichen Bilder von Patientinnen und Patienten zu entdämonisieren. Die Hand-lungsfolge identifiziert Leistungssteigerung und Leichtsinn als Hauptrisikofaktoren für die Entwicklung einer Sucht, präsentiert die Abhängigen als nicht für ihre Taten während der Krankheit verantwortlich und beleuchtet die Gefahren der kriminellen Elemente im Drogenmilieu genau. Ferner kritisiert er die medizinische Verwendung von Opiaten zu therapeutischen Zwecken bei Kindern; sogar politische und juristische Aspekte spricht er kurz an. Von besonderem Interesse ist der Behandlungsansatz, der am Ende erscheint: Das Ausschleichen der Droge mit dem Zweck, die Qualen eines kalten Entzugs zu vermeiden, erinnert stark an die moderne Substitutionstherapie.

Der Vorspann gibt an, dass die Faktensammlung und möglicherweise auch die Handlung unter Mitwirkung zahlreicher Fachärzte konzipiert worden sei. Da es sich um ein öffentliches Auftragswerk der Staatlichen Filmhauptstelle in Wien handelte, kann man die präsentierten Daten zumindest als wahrscheinlich glaubwürdig einstufen (George 2009, S. 152). Alles in allem: Ein effekthascherisches, provokantes und fragwürdiges – aber gleichzeitig ein kompetentes, die Empirie bzw. die Schulmedizin propagierendes und in seiner Intention aufrichtiges Werk. Diese Mixtur macht *Narcotica* zu einem Unikat, das in die Sammlung jedes Film- und Psychiatriehistorikers gehört.

Dramaturgisches: Schurken, Helden und »die dazwischen«

Die Figur des Bösewichts hat im frühen Drogenfilm viele Gesichter: das des professionellen Verbrechers, des Schmugglers, des »Asiaten« oder des gewieften Verführers. Gemeinsam ist diesen Filmschuften das völlige Fehlen eines sozialen Gewissens. Vergleichbare Feindbilder – z. B. der Bankräuber, der Einbrecher oder der Betrüger – handeln oft aus sozialem Elend heraus und gefährden das Leben ihrer Opfer meist nicht unmittelbar. Der Dealer aber, so wird in einschlägigen Produktionen dem Publikum unmittelbar ersichtlich, zerstört mit jeder verkauften Droge direkt und fast einem Mörder gleich mit voller Gewissheit ein Leben. Diese Parallelisierung dient als eine indirekte Warnung vor den fatalen Folgeschäden der Sucht.

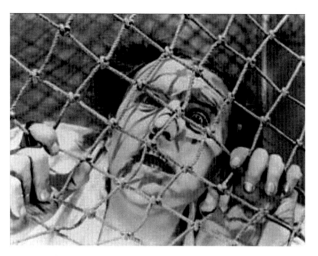

☐ **Abb. 1.5** Ein Patient des Anna-Hospitals, der Suchtklinik von Dr. Barker, leidet unter »Säuferwahnsinn«. (Aus: *Narcotica – Die Welt des Wahnsinns und der Träume* (Österreich 1924; aka Moderne Laster). Quelle: Filmbild Fundus Herbert Klemens. © Kino Video. Mit freundlicher Genehmigung)

Der offensichtliche Grund für Filmemacher, ein so einseitiges Bild zu präsentieren, ist das Schaffen einer Projektionsfläche, die den Zuschauern erlaubt, allen Hass und jede Schuld auf eine einzige Filmfigur zu fokussieren. Die meist obligate Bestrafung des Schurken bewirkt somit beim Kinogänger ein Gefühl der Genugtuung und – wichtiger noch – der übergeordneten Gerechtigkeit. In einer Welt ohne metaphysische, moralisch-richtende Instanz wird die fiktive Erzeugung einer dem Kosmos inhärenten Gerechtigkeit damit zu einem der zentralen Anliegen der Filmkunst.

Eine anders gestaltete Charakterisierung kennzeichnet dagegen die süchtigen Protagonisten. Besonders in den ersten Filmen findet sich der Typus des anständigen Familienvaters, dessen Kontrollverlust in die Katastrophe führt – so etwa in *Buy Your Own Cherries!* aus dem Jahr 1904. Diese Mischung aus gefährlicher Mitwelt und fehlender Selbstkontrolle ist eine »positive« und häufige Form der Darstellung. Die Vorstellung einer »Schuld in Unschuld« erstreckt sich von den zahlreichen Künstlerfiguren über den Juristen und den Professor bis zum Zahnarzt.

Bildet der Süchtige hingegen »nur« eine Nebenfigur, dann bedienen sich Drehbuchschreiber und Regisseure gerne am »Schurkenpotenzial« der oder des Abhängigen. Sie strapazieren dieses Bild ausgiebig: die sadistische Mutter, der prügelnde Ehemann, der zynische Misanthrop oder der mordende Kolonialist aus Alfred Hitchcocks Erstlingswerk *The Pleasure Garden* (1925) – alle müssen sie den Zuschauern als verabscheuungswürdig erscheinen. Die Dämonisierung geht sogar so weit, dass ein Ehebruch als gerechtfertigt dargestellt wird, sobald der Betrogene dem Alkohol verfallen ist (*Easy Virtue*, 1928); als weitere Variation dieses Themas wird einer Frau eine Sucht »angehängt«, um sie zu enterben (*The Drake Case*, 1929). Wieder in einer anderen Abwandlung erweckt die Erniedrigung eines Trinkers zwar Mitleid beim Publikum, demonstriert aber gleichzeitig, mit welcher Herablassung sich ein Abhängiger abzufinden hat (*Underworld*, 1927). Aus moderner Perspektive muss ein solches Bild mehr als kritisch betrachtet werden, denn eine echte Krankenrolle wurde der bzw. dem Süchtigen gemäß dem vorherrschenden »moralischen Modell« zumeist nicht zugestanden.

Was bei der Betrachtung der filmischen Drogenopfer ebenfalls auffällt, verdeutlicht ein abschließender Vergleich mit der Heldenfigur aus der »Poetik« des Aristoteles. Hier wie dort wird der makellose ebenso wie der ausschließlich schlechte Heros abgelehnt und eine Figur »zwischen« diesen Möglichkeiten, die durch einen Fehler den Umschlag vom Glück ins Unglück erleidet, als ideales Vorbild charakterisiert. Das Suchtdrama der Stummfilmzeit kann somit in zentralen Elementen auch als eine der vielen Wiederbelebungen der griechischen Tragödie angesehen werden.

Filmbeispiel 4: *Alkohol* (1920) – Suchtkarrieren und Suchtfolgen

In dieser deutschen Produktion aus dem Jahr 1920 offenbart Erik während eines Faschingstreibens seiner Verlobten Hella, dass seine Mutter Alkoholikerin war und sein ebenfalls suchtkranker Vater als verurteilter Mörder im Zuchthaus sitzt. Unmittelbar nach diesem Geständnis verlässt Erik die Feier, während unvermittelt der aus der Haftanstalt entflohene Vater auftaucht und Hella von seiner kriminellen Karriere berichtet.

Seine Dynamik bezieht der Film nun aus wiederholten Rückblenden. Unter anderem wird gezeigt, wie Eriks Mutter ihn weggegeben hat. Die Zuschauer sehen sie in volltrunkenem Zustand durch einen Schneesturm irren; wie eine Ware bietet sie ihr Kind an einer fremden Haustür an. Empört wird sie abgewiesen:

💬 »Sie sind ja betrunken - - -.«

Sofort nimmt sie weitere große Schlucke aus ihrer Flasche und flößt auch dem Kleinkind die Flüssigkeit in den Mund, bis eine Karosse neben ihr hält und der Kutscher mitleidsvoll das Kind an sich nimmt. Die Frau aber, nun allein, stürzt im Rausch immer wieder zu Boden, bis sie auf einem zugefrorenen See ins eisige Wasser fällt; am nächsten Tag birgt man ihre Leiche. Eine weitere Szene wird mit dem eindringlichen Zwischentitel »Alkohol - -« angekündigt. Eriks Eltern sind gerade ein Paar geworden; beide sitzen im Lokal und trinken eine Flasche Schaumwein nach der anderen. In einer anderen Rückblende erwacht der junge Mann nach einer berauschenden Feier, die seine Frau spontan auf Kosten ihres Mannes ausgerichtet hatte, mit Kopfschmerzen, wird jedoch hellwach, als ihm die Rechnung präsentiert wird. Unfähig den Betrag zu zahlen, nutzt er ein ihm dienstlich anvertrautes Scheckbuch und veruntreut so Geld. Kurz darauf beginnt er mit seiner Frau ein neues Leben als Zirkusartist. Wenig später muss er durch ein Schlüsselloch beobachten, wie seine Frau ihn betrügt: Auch dabei hatte die enthemmende Kraft mehrerer Gläser Champagner eine entscheidende Rolle gespielt. Er führt den Tod des Nebenbuhlers herbei und wandert ins Gefängnis. Wer oder was die Schuld an dieser Misere trägt, ist den Betroffenen schon früh bewusst:

💬 »Durch meine Trinksucht bist du um deine Existenz gekommen …«,

bekennt die Süchtige. Auch nach dem Scheitern der Zirkusexistenz macht sich die Verzweifelte keine Illusionen:

💬 »Meiner Trunksucht wegen wurde ich aus dem Wanderzirkus geworfen …«

Von der Geburt seines Sohnes erfährt er durch einen Brief.

Von dieser Lebensbeichte sichtlich gerührt, gewährt Hella dem alten Mann seinen letzten Wunsch: Sie bringt ihn mit seinem Kind zusammen. Gleichzeitig bricht ein Feuer aus, das ein bewusstloser Betrunkener verursacht hat. Die Flammen breiten sich rasant aus, Hella atmet Rauch ein und ihr schwinden die Sinne. Der Vater rettet die Verlobte seines Sohnes, indem er sie zum Fenster trägt, wo die Feuerwehr wartet. Er selbst springt nicht und bleibt mit einer Flasche Alkohol im lodernden Haus sitzen: Nachdem er seinen Sohn endlich noch einmal sehen konnte, hat er mit seinem Leben abgeschlossen und kann als freier Mann sterben.

Die hohe Erwartung, die gleich zwei namhafte Regisseure (Alfred Lind und André Dupont) wecken, kann der Film nicht gänzlich erfüllen. Das Schauspiel wirkt stellenweise zu extravertiert und die vielen –

beim damaligen Publikum sicher beliebten – Aufnahmen des Karnevals- und Zirkustreibens erscheinen für ein Suchtdrama befremdlich. In den übrigen Szenen weiß das Werk aber eine eigentümlich beklemmende, düstere Atmosphäre zu erzeugen.

Wie sich schon im Titel verrät, ist ein Suchtmittel das Hauptthema. Das Pandämonium der Folgen einer Abhängigkeit wird aufgeführt: die zum Scheitern verurteilten Beziehungen, die im Rausch geschlossen wurden; das Verstoßen eines Kindes; der Unfalltod im Eis; ein Ehebruch mit tödlicher Folge; das verheerende Feuer – all das wäre ohne die durch das Rauschmittel erzeugten Bewusstseinsveränderungen nie geschehen. Die immer wiederkehrenden warnenden Zwischentitel »Alkohol - -« sind ein klares Indiz für die propagandistische Agenda des Films. Diese Aufgabe erfüllt er perfekt; Alkohol als Spaßdroge ist am Ende der Handlung in vollem Umfang diskreditiert. Ein wenig enttäuschend erscheint aus dem Blickwinkel der Gegenwart aber der Umstand, dass das Drehbuch an dieser Stelle aufhört, Fragen zu stellen. Was treibt Menschen in die Sucht? Wie kann man diese vermeiden? Wie kann man ihr entgegenwirken, medizinisch oder als Laie? Ist Süchtigen überhaupt noch zu helfen? Diese und viele weitere Probleme interessieren leider in keiner Weise. In Summe: Klare Feindbilder, die Idee einer allumfassenden Vorbestimmung, eine düstere Atmosphäre und tragische Schicksale. Das Werk mag zwar manche Erwartungen enttäuschen und viele Fragen unbeantwortet lassen. *Alkohol* bleibt dennoch ein Musterbeispiel für den Antidrogenfilm seiner Zeit.

Kulturhistorisches: Konservativismus, Sozialismus, Determinismus – aber kein »mad scientist«

Ein Leitmotiv vieler der hier analysierten Filme ist der Ruf nach dem »Erhalt des Bestehenden«. Die rasante Industrialisierung und Urbanisierung hatten in der westlichen Sphäre zu einem Massenelend geführt, welches das Antlitz der Alltagswelt grundlegend veränderte. Pathetisch formuliert: Das durch die Aufklärung postulierte Individuum wurde zur unbedeutenden Einheit in der Maschinerie der Metropolen. Der Einfluss des aufkommenden Nihilismus ließ Menschen mit Begeisterung in den Krieg strömen, um sie umso bitterer zu desillusionieren. Neue Regierungsformen schienen für Bürgerkriege, Hyperinflation und die Weltwirtschaftskrise verantwortlich – die Welt schien sich zu einer undurchschaubar schnellen Spirale aus Armut, Enttäuschungen und Ungerechtigkeiten zu verdichten. Es überrascht daher kaum, dass man im Beharren auf das Überkommene eine Antwort auf die sozialen Missstände und ein Mittel zur Drogenprävention zu finden glaubte. So erklärt sich die aus den Werken sprechende Sehnsucht nach Allheilmitteln wie strenger Erziehung (*The Road To Ruin*, 1928; *Our Modern Maidens*, 1929) und romantisch-idyllischem Landleben (*The Pace That Kills*, 1928), die fast an eine Renaissance rousseauscher Prinzipien denken lassen.

Der oft diskutierte Zusammenhang mit der US-amerikanischen Prohibition sei nur der Vollständigkeit halber erwähnt. Im untersuchten Filmkorpus thematisieren Werke wie *The Strong Man* (1926), *The Racketeer* (1929), *Blotto* (1930) und *The Struggle* (1931) dieses landesweite Verbot der Herstellung, des Transportes und des Verkaufs von Alkohol in den USA zwischen 1920 und 1933. Wie stark die gesellschaftlichen Krisen der Zeit auch im europäischen Kino mit dem Konsum legaler und illegaler Drogen assoziiert wurden, zeigt deren Nutzung für propagandistische Zwecke. Beispielhaft hierfür stehen der russische Film *Mat* von 1926 und die deutsche Produktion *Mutter Krausens Fahrt ins Glück* von 1929; in beiden Werken symbolisiert die Alkoholsucht den desolaten Zustand der Arbeiterklasse, und beide Werke beleuchten nachdrücklich die politischen Hintergründe im Sinne des Kommunismus bzw. Sozialismus.

Ein weiteres Ideengebäude, das über den Suchtfilm den Weg ins Kino fand, ist die augustinisch-calvinistische Prädestinationslehre. Letztere sieht man besonders in Produktionen wie *The Fear Women* (1919) oder *Alkohol* (1920) akzentuiert: Der Glaube an das eigene, nicht abänderbare Schicksal darf in diesem Kontext allerdings als Relikt eines überholten und überzogenen, doch indirekt wirksamen

Protestantismus gewertet werden. Es bleibt, wie oben aufgezeigt, einfach verwunderlich, dass viele der Filme nicht einmal den Versuch einer Therapie ansprechen, obwohl sie damit eine bedeutsame Änderung der Grundaussage (»Des Menschen Schicksal ist vorherbestimmt«) nicht riskieren würden. Deswegen erscheint der latent vorhandene Glaube an die Prädestination als eine von mehreren Denkströmungen, welche die geringe Anzahl an Behandlungsversuchen in frühen Filmen erklären könnten.

Deutlicher tritt dagegen der biologische Determinismus im bearbeiteten Filmmaterial zutage: Kaum ein Asiat scheint der Drogen Herr werden zu können; amerikanische Ureinwohner trinken, als wäre ihnen der Alkoholkonsum in die Wiege gelegt; der Dunkelhäutige leidet offenbar stets an einer Intelligenzminderung. Bedenkt man die reale historische Entwicklung bis in die 1940er-Jahre, kann das filmische Aufscheinen dieses Gedankengutes (leider!) keine Überraschung hervorrufen – es spiegelt einfach manche, heute erschütternde Aspekte des Zeitgeistes wider. In einer solchen Perspektive verwundert es dann kaum, dass einige Werke die Suchtproblematik sogar als eine dem Okzident durch den Orient aufgezwungene inszenieren (z. B. *Le rêve d'un fumeur d'opium*, 1908; *Opium*, 1918). Zu diskutieren bleibt allerdings, ob man eher ein Klischee oder eine böswillige Unterstellung annehmen sollte. Im Wissen um historische Ereignisse wie die Opiumkriege können solche meinungsmachenden und den Rassismus fördernden Vorurteile leicht als ungerechtfertigt entlarvt werden. Der fortwährende Gebrauch derartiger Zerrbilder hatte allerdings vielerlei Gründe: Wie bei allen Stereotypen war das Erfüllen der Erwartungen des Zuschauers von zentraler Bedeutung; aber auch eine indirekte Rechtfertigung der Ideologien des ausklingenden kolonialen Zeitalters könnte dem einen oder anderen Filmemacher durchaus als persönliche Agenda unterstellt werden.

Erstaunlich erscheint dagegen das Fehlen eines anderen Feindbildes: das des unmoralischen Wissenschaftlers. Man würde erwarten, dass der »Gottersatz Wissenschaft« in einer derart nach Theologie hungernden Epoche mit Schuldzuweisungen diffamiert würde – was aber zumindest auf der Leinwand bei diesem Thema nicht stattfand. Eine Erklärung für die Leerstelle bietet am ehesten die Technik- und Fortschrittsbegeisterung der Zeit. In einer Epoche, in der Henry Ford als Nationalheld gefeiert wurde, die Kunstströmung des Futurismus der Geschwindigkeit und den Maschinen huldigte oder Positivisten wie August Comte einen übersteigerten Fortschrittsglauben zur Doktrin erhoben, war es schwierig, mit Erfolg eine historische Gegenposition zu diesem Zukunftsoptimismus – trotz seiner Schattenseiten – zu präsentieren.

Schlussbemerkungen

Die zurückliegenden Seiten haben die umrisshafte Skizze einer bislang nur unvollständig erschlossenen historischen Filmlandschaft präsentiert; mehr konnte und wollte dieser Beitrag nicht leisten. Zukünftige Untersuchungen werden das Sujet hoffentlich noch viel genauer in den Blick nehmen. Allerdings erschweren bislang methodische Probleme den breiten Zugang zu vielen wenig beachteten Stummfilmen: Da diese Werke – wenn auf ein bestimmtes Thema wie »Sucht und Drogen« fokussiert wird – nur in engen Grenzen systematisch suchbar sind, erscheint das hier vorgestellte Material ebenso unvollständig wie heterogen. Daher verstehen sich manche der folgenden Schlussfolgerungen auch mehr als heuristische Hypothesen, die zwingend der Überprüfung bedürfen:

Das Suchtmotiv ist von Anbeginn der Filmgeschichte an und in nahezu jeder künstlerischen Strömung der Stummfilmzeit exemplarisch vertreten – bei der Avantgarde, im Expressionismus, beim russischen Montagefilm und auch im deutschen Autorenfilm.

Die Liste der Regisseure, die sich früh diesem Sujet gewidmet haben, kommt einem »Who is who« aus den Anfangsjahrzehnten des Kinos gleich; sie reicht von Georges Méliès, D. W. Griffith und Cécile DeMille über Charles Chaplin und Fritz Lang bis zu Erich von Stroheim, Alfred Hitchcock und Josef von Sternberg (◘ Tab. 1.1).

Wie jedes Kunstwerk greift auch der Stummfilm Aspekte der Realität – hier der »Suchtwirklichkeit« – auf. Gleichzeitig kreiert er für Millionen von Kinozuschauern kraft der Unmittelbarkeit seiner Bilder und Geschichten ein »Image« des Leidens. Bestimmte Zustände erfahren dabei auf der Leinwand eine Restriktion im Sinne eines cineastischen Codes mit Wiedererkennungswert, so z. B. die Alkoholintoxikation.

Im hier analysierten Material spielen therapeutische Optionen eine durchaus untergeordnete Rolle. Inwieweit die filmisch vorgespiegelte Inkompetenz von Psychiatrie und Medizin eine angemessene Reflexion des damals tatsächlich existierenden Gesundheitssystems und der verfügbaren Suchttherapien in verschiedenen Ländern abbildet, bedürfte einer genaueren Untersuchung; ebenso der genauere Zusammenhang mit Grundkonzeptionen der Sucht vor 1930. Nur selten allerdings wurde im ersten Drittel des 20. Jahrhunderts die Chance genutzt, auch positiv oder optimistisch besetzte Gegenbilder zu schaffen und so das soziale Image eines Leidens zu verbessern.

Trotz vieler offener Fragen darf eines festgehalten werden: Der frühe Suchtfilm ist zwingend einer Neubewertung zu unterziehen, da seine Rolle als integraler Bestandteil der Filmgeschichte lange verkannt worden ist. Von einem unbedeutenden Subgenre sollte zukünftig nicht mehr die Rede sein. Rausch, Sucht und Drogen dienten gerade in der Anfangszeit des Mediums nicht bloß als exotische Zugabe oder als austauschbarer Kunstgriff, um ein dramatisches Geschehen auf der Leinwand zu erzeugen. Vielmehr sind einige Werke durch eine ernsthafte, gelegentlich sogar präventive Absicht im Kontext ihrer Zeit gekennzeichnet. Unter diesen Gesichtspunkten ist »silent craving« – die Darstellung der Süchte und Drogen im Stummfilm – als bedeutende Errungenschaft des Kinos im frühen 20. Jahrhundert zu bewerten.

Literatur

Bennett C The Silent Era Company (Hrsg) Silentera. Datenbank für Stummfilme. www.silentera.com/index.html. Zugegriffen: 28. Dez. 2017

Burrows J (2009) A vague chinese quarter elsewhere: Limehouse in the cinema 1914–36. J Br Cine Telev 6(2):282–301

Brownlow K (1990) Behind the mask of innocence. Knopf, Los Angeles

von Dassanowsky R (2005) Austrian cinema. A history. McFarland, Jefferson

George XA (2009) Hollywood on the Danube? Vienna and the Austrian silent film of the 1920s. In: Holmes D, Silverman L (Hrsg) Interwar Vienna. Culture between tradition and modernity. Camden House, New York, S 43–161

Goette S (2012) Geschichte des Drogenfilms. Ein historischer Abriss. Rausch – Wien Z Suchtther 3:121–128

Lewington M (1979) Part two: alcoholism in the movies. An overview. In: Cook J, Lewington M (Hrsg) Images of alcoholism. British Film Institute, London, S 22–29

Nowell-Smith G (1998) Geschichte des Internationalen Films. Metzler, Stuttgart

Radulovic J (2010) Die Inszenierung des Absinths im Film. LIT, Münster

Springer A (1982) Drogen und Antidrogenfilme. Wiener Z Suchtforsch 5:21–31

Springer A (1984) Pink Floyd – The Wall. Wiener Z Suchtforsch 7:37–46

Springer A (2000) Drogensucht in medialen Repräsentationen – ein Streifzug. Medienimpulse. Beitr Medienpäd 32:5–22

Starks M (1982) Cocaine fiends and reefer madness. Cornwall Books, New York

Stevenson J (2000) Addicted. The myth and menace of drugs in film. Creation Books, London

Weber M (2002) Drogenabhängigkeit als Thema von Spielfilmen. Diplomarbeit im Fach Medienwissenschaft, Fachhochschule Stuttgart – Hochschule der Medien. www.ifak-kindermedien.de/ifak/pdfs/DA_Weber.pdf. Zugegriffen: 11. Aug. 2015

Wulff HJ (1999) Medienwissenschaft Kiel / Berichte und Papiere, 7. Drogen/Medien: Eine Bibliographie. http://www.uni-kiel.de/medien/berdrogen.html. Zugegriffen: 28. Dez. 2017

Originaltitel	Absinthe
Erscheinungsjahr	1913
Land	USA
Drehbuch	Unbekannt
Regie	George Edwardes Hall, Herbert Brenon
Hauptdarsteller	Sadie Weston, Glen White
Verfügbarkeit	Online auf dem YouTube-Kanal des Restaurators EYE Filmmuseum Amsterdam

Originaltitel	A Fool There Was
Erscheinungsjahr	1915
Land	USA
Drehbuch	Roy L. McCardell, Frank Powell
Regie	Frank Powell
Hauptdarsteller	Theda Bara, Edward José, Mabel Frenyear
Verfügbarkeit	Als englische Import-DVD/BluRay erhältlich

Originaltitel	Alkohol
Erscheinungsjahr	1920
Land	Deutschland
Drehbuch	Alfred Lind, E. A. Dupont
Regie	Alfred Lind, E. A. Dupont
Hauptdarsteller	Emil Birron, Hanni Weisse
Verfügbarkeit	Nicht erhältlich

Originaltitel	Narcotica – Die Welt der Träume und des Wahnsinns
Erscheinungsjahr	1924
Land	Österreich
Drehbuch	Unbekannt
Regie	Leopold Niernberger
Hauptdarsteller	Karl Günther, Arnold Korff, Hugo Werner-Kahle
Verfügbarkeit	Kostenpflichtig bestellbar beim Filmarchiv Austria

Heinz Laubreuter, Lisa Michaela Schätz

Die wilden zwanziger Jahre der Prohibition

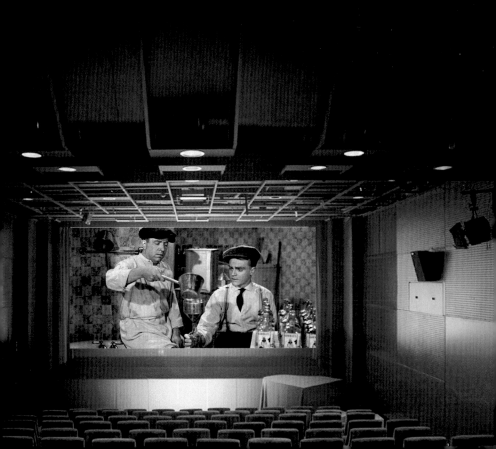

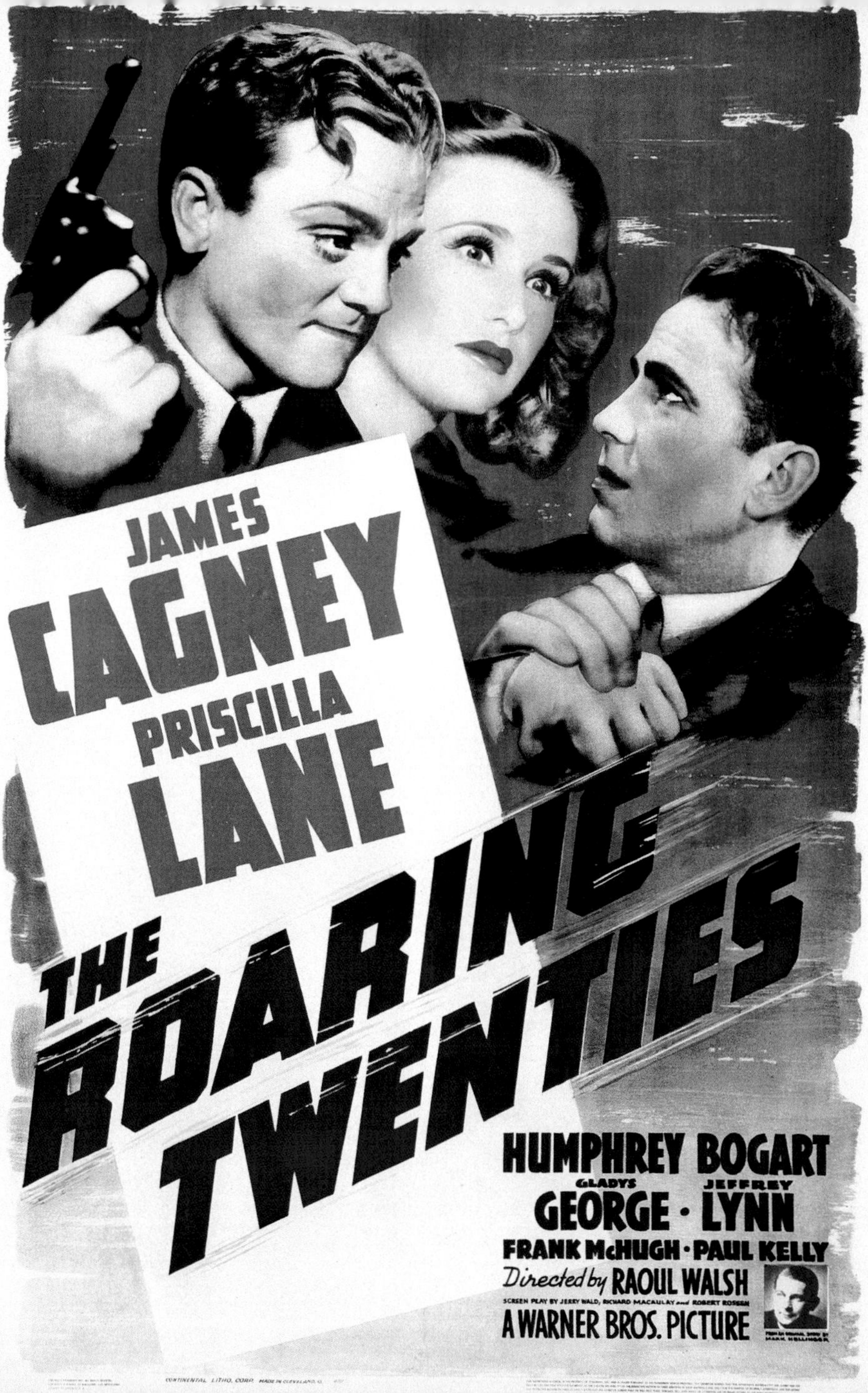
JAMES
CAGNEY
PRISCILLA
LANE
THE
ROARING
TWENTIES
HUMPHREY BOGART
GLADYS
GEORGE ·
JEFFREY
LYNN
FRANK McHUGH · PAUL KELLY
Directed by RAOUL WALSH
SCREEN PLAY BY JERRY WALD, RICHARD MACAULAY and ROBERT ROSSEN
A WARNER BROS. PICTURE
CONTINENTAL LITHO. CORP. MADE IN CLEVELAND, O.

The Roaring Twenties (1939)

The Roaring Twenties, Die wilden Zwanziger, so der deutsche Titel – der Filmtitel zeigt an, dass die darin erzählten persönlichen Geschichten vor allem aus dem Geist der Zeit dargestellt werden wollen (◘ Abb. 2.1). In den deutschsprachigen Ländern die Goldenen Zwanziger Jahre genannt. Neben großem wirtschaftlichen Auf, und dramatischem Ab, sind es vor allem die Veränderungen in Kultur und Alltagskultur, die diesem Jahrzehnt diese euphorischen Zuschreibungen geben.

Am Anfang der »roaring twenties« steht historisch das Ende des Ersten Weltkriegs. Und auch der Film beginnt in einem französischen Bombentrichter, kurz vor Kriegsende (◘ Abb. 2.2).

💬 »Was wirst du machen, wenn diese Scheiße hier vorbei ist«,

fragen einander drei US-Soldaten. Eddie, die Hauptfigur:

💬 »Ich werde in meine Autowerkstatt zurückgehen und irgendwann werde ich genug gespart haben und meine eigene Werkstatt aufmachen.«

Mit ehrlicher Arbeit zum sozialen Aufstieg – so wird dieser Entwurf gemeinhin genannt. Daraufhin blickt der Schützengraben-Nachbar, von Humphrey Bogart als typischer Bösewicht in Szene gesetzt, auf sein Gewehr:

💬 »Ich werde das mitgehen lassen. Werde ich brauchen können.«

Der dritte und jüngste:

💬 »Ich habe mein Jus-Staatsexamen gemacht und möchte eine Anwaltskanzlei in Brooklyn eröffnen.«

Die persönlichen Geschichten werden hier von der Zeit her gezeichnet. Die drei Soldaten finden einander nach dem Krieg wieder. Alle werden an den illegalen Geschäften der Prohibition mitmachen. Am Ende der Prohibitionszeit wird nur einer überleben: der Anwalt. Der bürgerliche Entwurf ist nach diesem Drehbuch dem proletarischen und kriminellen irgendwie überlegen, und er ermöglicht eher ein Überleben – im Film physisch, wohl auch sozial zu verstehen.

Vielleicht nicht zufällig hat der Drehbuchautor für die Hauptfigur Eddie von den vielen möglichen Arbeiterberufen gerade den des Automechanikers gewählt. Schließlich sind die 1920er-Jahre unter anderem auch das Jahrzehnt des Automobils, an deren Ende das Auto zum Massenartikel geworden war. Möglich geworden nicht zuletzt durch jene Produktionsmethoden, die unter dem Begriff Fordismus zusammengefasst werden.

Zurück in der neuen alten Heimat

Eddie, wie viele Kriegsheimkehrer und andere Arbeiter, findet nach seiner Kriegsheimkehr keinen Job. Damals entstand der Begriff von den sog. Abgehängten. Wirtschaftlicher Fortschritt und eine immense Steigerung der Produktivität gehen einher damit, dass nicht allzu viele daran teilhaben können, keine Erwerbsarbeit finden. Eine gewisse Pointe des Films besteht darin, dass dieser Eddie gerade kein Trinker ist. Er verfällt nicht dem sog. Elendsalkoholismus. Nachdem er zufällig in Kontakt mit dem illegalen Alkoholhandel gekommen ist und erstmals eine der rapid zunehmenden Flüsterkneipen besucht, bestellt

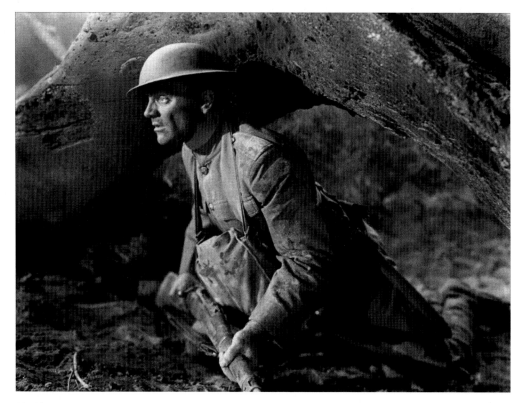

■ **Abb. 2.2** Eddie im Schützengraben. (Quelle: Filmbild Fundus Herbert Klemens. © Warner Bros. Mit freundlicher Genehmigung)

er: ein Glas Milch. Bis zum Ende der Prohibitionszeit wird er nicht trinken. Erst gegen Ende, infolge einer enttäuschten, unerwiderten Liebe, wird er zum Schnaps greifen. Unerwidert bleibt die Liebe zu einer jungen Frau, die einen Anwalt liebt. Jenen aus dem französischen Bombentrichter, der in den Jahren, als Eddie gute Geschäfte mit Alkoholhandel machte, eine Art Mitarbeiter von ihm war. Eddie verkörpert also den instrumentellen Trinker, nicht den habituellen, der die Großgeschäfte in der Prohibition ermöglichte.

Der Film als Spiegel der Realität

Der Film zeigt im Handlungsstrang wenige Szenen des Trinkens oder des Betrunkenseins. Im Hintergrund, in halbdokumentarischen Einblendungen, wird es thematisiert. Im Vordergrund sind die illegalen Alkoholgeschäfte während der Prohibition. Ein Befürworter der Prohibition war bekanntlich Henry Ford. Die Abstinenz, die Nüchternheit scheint ihm passender zu den Arbeitsbedingungen zu passen, wie sie die von ihm errichteten Fabriken mit ihren Fließbändern und in kleine Schritte zerteilte Arbeitsabläufe geschaffen haben. Die Ford Motor Company erließ 1924 sogar ein firmeneigenes »Prohibitionsgesetz«, das ihren Angestellten selbst den Alkoholgenuss zu Hause unter Strafe der Entlassung untersagte und dem Werkschutz auftrug, der Regel durch Bespitzelung Geltung zu verschaffen (Welskopp 2010, S. 23). Ganz anders als die bis zum 1. Weltkrieg in den USA und Europa verbreitete Praxis, den Alkoholkonsum während und außerhalb der Arbeitszeit nicht nur zu tolerieren, sondern zu fördern. Nicht selten waren Alkoholabgaben Bestandteil der Entlohnung. Arbeiten, trinken, essen, schlafen – das war ein weithin verbreiteter Lebensrhythmus.

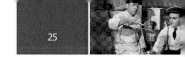
Die beträchtlichen Abwesenheitszeiten nach dem Lohnzahltag, wöchentlich oder zweiwöchentlich, also nachdem ein Teil des Lohns vertrunken wurde, vertrugen sich immer weniger mit den fortschreitenden Rationalisierungen in der Produktion.

Den Ursprung nahm der Kampf gegen den Alkohol der Anti-Saloon-League in der Temperance-Bewegung und ähnlichen, puritanisch religiös inspirierten Bewegungen. 1920, bei Inkrafttreten des Prohibitionsgesetzes, verlautete eine dieser Bewegungen:

>Heute Nacht, eine Minute nach zwölf Uhr wird eine neue Nation geboren werden. Der Schnapsteufel macht sein Testament. Ein Zeitalter des klaren Denkens und der sauberen Lebensart hebt an. … Die Herrschaft der Tränen ist vorbei. … Bald werden die Elendsviertel der Vergangenheit angehören. Die Zuchthäuser und Gefängnisse werden leer stehen; wir werden sie in Fabriken und Kornhallen verwandeln. Alle Männer werden wieder aufrecht gehen, alle Frauen werden lächeln, und alle Kinder lachen. Die Pforten der Hölle sind für immer geschlossen« (vgl. Enzensberger 1978, S. 105).

Denken, Einstellungen und politisches Handeln dieser Art waren es, die Sigmund Freud zu einer Bemerkung über »einen Vorgang in Amerika« in seiner Religionsstudie »Zukunft einer Illusion« (1927) veranlassten

>Dort will man jetzt den Menschen – offenbar unter dem Einfluß der Frauenherrschaft – alle Reiz-, Rausch- und Genussmittel entziehen und übersättigt sie zur Entschädigung mit Gottesfurcht. Auch auf den Ausgang dieses Experiments braucht man nicht neugierig zu sein« (Freud 1927, S. 372).

So ironisch nüchtern – hier im Sinne eines geistigen Habitus – wie Freud sahen nicht alle maßgeblichen Psychiater und Psychotherapeuten damals auf das Thema Alkohol. Bleuler, Forel, Kraeplin, um einige zu nennen, sahen viel Positives an den Anti-Alkohol-Bewegungen und Bemühungen jener Zeit, die es auch in Mitteleuropa gab. Der sog. Elendsalkoholismus, dessen Stoff vorwiegend der Schnaps war, stand im Blickfeld. Forderungen nach allgemeiner Prohibition wurden nicht erhoben. Das Trinken zum Genuss und auch darüber hinaus war auch eine Kultur der bürgerlichen Schichten und sollte nicht angegriffen werden.

Es gab doch etwas naheliegend Beobachtbares. Walter Benjamin, der bekanntlich Drogen-Selbstexperimente durchführte und darüber Aufzeichnungen führte, sprach dieses anscheinend oder scheinbar Offensichtliche in einer Hörfunk-Arbeit für Jugendliche so an:

>Ob ihr schon von der Alkoholfrage gehört habt, weiß ich nicht. Aber ihr habt alle schon Betrunkene gesehen, und man braucht solche Wesen ja nur anzusehen, um zu verstehen, wie Männer dazu kamen, sich die Frage zu stellen, ob man nicht von Staats wegen den Alkoholausschank verbieten könne« (Benjamin 1991, S. 202).

Es gab zu diesen Fragen des Umganges mit dem Thema Alkohol keine eindeutigen und klaren Frontlinien. Auch nicht in der Medizin und Psychologie. Das lag auch daran, dass erst später die therapeutisch relevante Verschiebung vom Thema Alkohol auf das Thema Alkoholismus vollzogen wurde. In Umfragen während der Prohibitionszeit zeigten sich die US-amerikanischen Ärzte gespalten. In einer großen nicht repräsentativen Umfrage des *Literary Digest* befürwortete die Hälfte die Abschaffung der Prohibition, eine Hälfte deren strengen Vollzug bzw. Modifikationen des Vollzugs. Bei einer gleichen Umfrage unter Geistlichen waren ein Drittel für die Aufhebung, zwei Drittel für strengen oder modifizierten Vollzug.

Eine klare Frontlinie versuchte Antonio Gramsci zu zeichnen. 1934, also rückblickend, urteilt er:

>»Der Prohibitionismus, der in den Vereinigten Staaten eine notwendige Bedingung war, damit
>in einer fordisierten Industrie der ihr entsprechende Typus des Arbeiters entwickelt werden
>konnte, ist wegen der Opposition von noch rückständigen, marginalen Kräften gescheitert,
>gewiss nicht wegen der Opposition von Industriellen und Arbeitern« (Gramsci 1967, S. 377).

Dem widerspricht allerdings die Beobachtung, dass die moralisch-religiös inspirierten Anti-Alkohol-Bewegungen gerade in den ländlichen Gebieten Zuspruch fanden und dort deren Vollzug auch in manchen Gebieten durchgesetzt werden konnte. Demgegenüber konnte in den Städten und Industriegebieten das Verbot praktisch nicht durchgesetzt werden.

Wie mit dem Thema Alkohol gesellschaftlich umgegangen werden soll, war also weder in der Medizin noch in einer anderen Wissenschaft geklärt. Es war eher eine Frage der Weltanschauung. Vielleicht reicht es sogar bis zu unterschiedlichen, nicht hinterschreitbaren Weltzugängen. Und selbst innerhalb von Weltanschauungen kam es zu unterschiedlichen Beurteilungen. Gramsci sieht vor allem den Aspekt der damals modernen fordistischen Arbeitswelt und deren hohen Organisationsgrad als Fortschritt der Produktivkräfte. Der Theoretiker der deutschen Sozialdemokratie, Karl Kautsky, formuliert in der Diskussion Ende des 19. Jahrhunderts, als bürgerliche und sozialistische Abstinenz-Bewegungen im Entstehen sind:

>»Für den Proletarier bedeutet in Deutschland der Verzicht auf den Alkohol den Verzicht auf je-
>des gesellige Beisammensein überhaupt; er hat keinen Salon zur Verfügung, er kann seine
>Freunde und Genossen nicht in seiner Stube empfangen; will er mit ihnen zusammenkom-
>men, will er mit ihnen die Angelegenheiten besprechen, die sie gemeinsam berühren, dann
>muss er ins Wirtshaus. Die Politik der Bourgeoisie kann desselben entbehren, nicht aber die
>Politik des Proletariats … Ohne Wirtshaus gibt es für den deutschen Proletarier nicht bloß kein
>geselliges, sondern auch kein politisches Leben. … Das einzige Bollwerk der politischen Frei-
>heit des Proletariats, das ihm so leicht nicht genommen werden kann, ist – das Wirtshaus«
>(Kautsky 1891, zit. nach Albrecht und Groenemeyer 2012, S. 237).

Die Amerikaner jener Zeit kennen kein Wirtshaus, sondern das Inn und den Saloon. Wenn die Vertreter der Anti-Saloon-League diese als Stätte des maßlosen Trinkens anklagten, als Ort, an denen die Arbeiter nach dem Zahltag einen guten Teil des Lohnes durchbrachten – so war das durchaus nicht stark übertrieben. Mit dem Verbot wurden aus den Saloons die »speakeasies«, die Flüsterkneipen. Getarnt hinter einem Ladeneingang, in den meisten Fällen schmucklos. Kaum Licht, Tische, Stühle, Schnaps. Die Gäste wurden aufgefordert, sich leise zu unterhalten. Im Film kommen auch jene Flüsterkneipen in Szene, die gar nicht so leise waren. Musiker und Sänger traten auf. Ohne, noch mehr aber mit Alkohol waren die 1920er-Jahre auch der Entstehungszeitraum dessen, was man Vergnügungsindustrie nennt. Ein Jahr nach Einführung der Prohibition gab es in New York nicht mehr 15.000 legale Lokale sondern 32.000 illegale.

An solche illegalen Flüsterkneipen liefert Eddie im Film Schnaps (◻ Abb. 2.3). Der geschäftliche Erfolg mit dem illegal erzeugten Alkohol entwickelt sich in den 1920er-Jahren sehr gut, ganz im Gegensatz zur Qualität des Alkohols. Unmengen an sog. Fusel, minderwertigem und gefährlichem Alkohol, wird hergestellt. Tatsächlich bewirkt die Prohibition, dass die Zahl der an übermäßigem Alkoholkonsum Verstorbenen in den 1920er-Jahren abnimmt. Allerdings gibt es eine dramatische Zahl von Toten, an Vergifteten, durch irgendwie erzeugten Fusel. 35.000 Menschen besagen die Berichte.

The Roaring Twenties ist kein psychologischer, auch kein sozialkritischer Film über den Alkoholismus. Die Filmkritiker stellen ihn ins Genre der Gangsterfilme. Die Hauptfigur Eddie trinkt vornehmlich

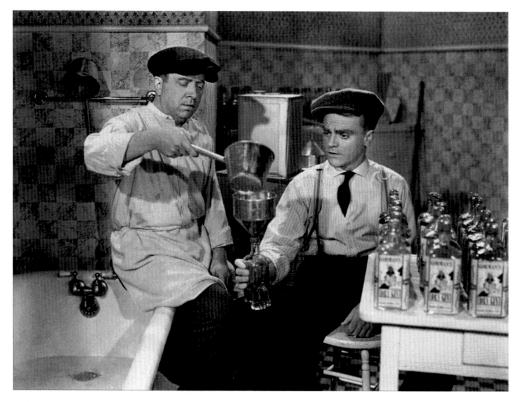

⊡ **Abb. 2.3** Eddie und sein Freund füllen selbstgebrannten Schnaps ab. (Quelle: Filmbild Fundus Herbert Klemens. © Warner Bros. Mit freundlicher Genehmigung)

Milch und Kaffee, macht Karriere als Chef einer eher kleineren Bande im illegalen Alkoholgeschäft. Der einstige Kamerad im Schützengraben macht Karriere als Bootlegger. Also einer, der den Alkohol über Wasser ins Land bringt. Wie so oft: erst Kompagnons, dann Rivalen. Im Showdown des Films erschießen sich die beiden gegenseitig. Die Schlussszene: nach diesem Schusswechsel läuft Eddie schwer verwundet auf die Straße. Dort wartet die ihn unerwidert liebende Frau; sie betreibt Flüsterkneipen und hat ihn seinerzeit in dieses Milieu gebracht. Eddie schleppt sich bis zur Treppe einer nahe gelegenen Kirche. Dort stirbt er in den Armen dieser Frau. Diese Szene entspricht, nebenbei, formal einer Pieta. Schließlich tritt ein Polizist heran und fragt, wer dieser Mann sei. Sie antwortet:

🗩 *»He used to be a big shot«*

(deutsch etwa: »er war einmal wer«).

Zu Beginn der 1920er-Jahre fand in Chicago ein großes Begräbnis statt. Ein Trauerzug von fünftausend. Der Sarg wurde getragen unter anderen von: einem Staatsanwalt, den leitenden Personen der städtischen Oper, zwei Kongressabgeordneten und einigen Stadträten. Am Grab wurde der Choral gesungen: »Nearer, my God, to Thee, nearer to Thee!« Zu Grabe getragen wurde der führende Gangsterboss jener Tage – genannt: Diamanten-Jimmy –, ermordet im Auftrag seines jüngeren Kompagnons. Dieser wurde von seinen Leuten »der Aufsichtsratsvorsitzende« genannt; ein stilistischer Hinweis auf die Veränderung in der Organisationsweise der Kriminalität, die mit der Prohibition begonnen hat. Vier Jahre später lässt dieser Aufsichtsratsvorsitzende den führenden Gangster der Syndikatsunabhängigen ermorden. Kein Präsident, heißt es, wurde bis dahin je mit solchem Pomp bestattet. Vierzigtausend nehmen am Trauerzug teil. Die größte Tageszeitung berichtet: »Silberengel standen ihm zu Häupten und zu Füßen, die Köpfe über den Toten geneigt, im Schimmer der zehn Kerzen, die sie in massiv goldenen Leuchtern hielten. Auf dem Marmorblock, der den Sarg trägt, steht in goldenen Lettern: Lasset die Kindlein zu mir kommen« (Enzensberger 1978, S. 117).

Es ist eine gänzlich einzigartige Mischung aus äußerster Gewalt, Unternehmertum, traditionell vorbürgerlich feudalem Habitus, zur Schau gestellter Religiosität, Archaismen, großbürgerlicher Attitüde (»Wir sind das Kapital, nur ohne Zylinder«, sagte einer von diesen in einem Interview), politischem Konservativismus, gepflegten äußeren Erscheinungsformen und Slang-Sprache.

Die Faszination des Gangsterfilms

Der Erfolg des Genre Gangsterfilm verdankt sich nicht zuletzt dem Phänomen, das Enzensberger so formuliert:

> »Unter den äußerst wenigen mythologischen Figuren des zwanzigsten Jahrhunderts nimmt der Gangster einen hervorragenden Platz ein. Die Einbildungskraft der ganzen Welt hat sich seiner bemächtigt. Eine Beschreibung des Gangsters kann jeder türkische Analphabet und jeder japanische Intellektuelle, jeder burmesische Händler und jeder südamerikanische Arbeiter liefern. Obwohl die wenigsten Leute ihm begegnet sein dürften, ist der Gangster jedermann – vertraut. … Das Phantom des Gangsters geht immer noch um in den Träumen der Welt. Dies und sonst nichts rechtfertigt die Beschäftigung mit ihm. Das einzige, was an Capone und seiner Welt unser Interesse verdient, ist seine mythologische Funktion« (Enzensberger 1978, S. 100).

Was Enzensberger hier die Einbildungskraft der ganzen Welt nennt, hat der sich Al Capone nennende Gangster selbst – in einem Interview am Ende seiner Karriere – so auf den Punkt gebracht: »I am a spook, born of million minds.«

Dieser mythologischen Funktion verdankt auch das Genre des Gangsterfilms seinen Erfolg und seine Attraktivität – und affimiert sie umgekehrt. Der Hauptdarsteller von *The Roaring Twenties*, James Cagney, erzielte seinen sog. Durchbruch 1931 mit dem Film: *Public Enemy*. Die Geschichte eines Kriminellen, der die geradezu typische Karriere durchläuft: proletarische Herkunft, in der Jugend erste kriminelle Handlungen, Aufstieg in der Hierarchie, brutal und in der Reife gentlemanlike in der äußeren Erscheinung. Die Prohibition, wiewohl 1931 gedreht, wurde ausgeklammert.

Eine besondere Wirkung dieses Films war, dass Kleidung, Haltung und Bewegungen des Schauspielers im Film zur Nachahmung besonders bei jüngeren Angehörigen des kriminellen Milieus fanden. Eine Wirkung übrigens, die man später – in geringerem Ausmaß – dem Film *Der Pate* nachsagte.

In *The Roaring Twenties*, 1937 entstanden, also vier Jahre nach Aufhebung der Prohibition, wird ein anderer Typus dargestellt. Kein Krimineller von Jugend an. Er ergreift, eher beiläufig, die sich ihm bietende Möglichkeit des Einstiegs in einen aufstrebenden Wirtschaftsbereich, einen Schattenwirtschaftsbereich. Wollte er zuvor vom Mechaniker zum Werkstattinhaber aufsteigen, so jetzt: vom Chauffeur für Bootleggers zum selbstständigen Betreiber einer kleinen Bande. Es wird sozusagen eine kleinbürgerliche Karriere gezeigt, in einem Wirtschaftsbereich, der von den großen Syndikaten beherrscht und gestaltet wird. Und in dessen Rahmen Platz für kleinere ist. So wie auch Platz wäre – wenn die allgemeine Wirtschaftslage anders wäre – für kleinere Werkstattbetreiber neben den großen der Automobilkonzerne.

Hier wird nicht jene Brutalität dargestellt, wie in *Public Enemy*.

🔲 »Ohne Tote, habe ich gesagt«,

schreit Eddie seinen Partner in einer Szene an. Sozusagen anständig bleiben, trotz allem. Beim Klein-
bürger Eddie kommt das sogar fast glaubwürdig an. Im Gegensatz zu jenen pervertierten Formeln des
Anstands und der Ehre im Big Business der organisierten Kriminalität – dieser Begriff entstand in
den 1920er-Jahren –, die sich auf traditionelle vorbürgerliche Wertvorstellungen stützen oder berufen.
Später, nebenbei, in ganz anderem Kontext, wird diese Pervertierung ihre kaum überbietbare Ausprägung finden im bekannten Ausspruch Heinrich Himmlers vom »anständig geblieben zu sein«. Mit
Bezug auf die Nazi-Verbrechen meint Enzensberger, sie

> »schlossen jede Mythologisierung aus. Sie waren zu groß. Die kollektive Phantasie vermochte
> sie nicht zu fassen. Sie übersteigen heute noch die Kräfte der Imagination. Capones Herrschaft
> ist ein Modell ... fasslich, übersehbar, anschaulich. Das macht es menschlich, ja es verleiht ihm
> eine zweideutige Anziehungskraft« (Enzensberger 1978, S. 136).

Diese zweideutige Anziehungskraft vermittelt auch dieser Film. Umso mehr, als der eher kleine Gangster Eddie in seiner Widersprüchlichkeit noch fasslicher und noch übersehbarer erscheint. Die als Pieta
gestaltete Schlussszene deutet nochmals die vormodern aufgeladene Kultur des Gangstertums an.

In den halbdokumentarischen Einblendungen des Films, wird der gesellschaftlich-politische Rahmen der 1920er-Jahre als Folie des Werdegangs von Eddie dargestellt. Der Erfolg und der sagenhafte
Reichtum der illegalen Geschäftemacher verweisen auch darauf: wie tiefliegend die Frage des Umganges
mit dem Bedürfnis nach Berauschung und Vergnügen ist. So ist in der Prohibitionszeit der Alkoholkonsum gerade jenseits des sog. Elendsalkoholismus gestiegen, fast zur Mode geworden. Auf das ekstatische wie, auf das betäubende Bedürfnis der Berauschung sind politische Antworten nicht eindeutig
zu finden und ein Urteil schwer möglich.

Im deutschsprachigen Raum, vor allem in den Metropolen Berlin und Wien, waren die 1920er-Jahre
nicht zuletzt vom Aufkommen der Vergnügungsindustrie, in all ihren Formen, geprägt. Sehr zugespitzt
könnte man aus einer hiesigen Perspektive anmerken: das puritanische Motiv der Prohibition hat in den
USA die Alkoholtoten verringert, die Vergifteten vermehrt, den Staat unterhöhlt und die Basis für eine
neue Qualität der organisierten Kriminalität geschaffen. In Wien etwa wurden anders herum schlicht
– wenngleich politisch umkämpft – Vergnügungssteuern, wie etwa die Sektsteuer eingeführt, mit der
die Stadt Wien in großem Ausmaß sozialen Wohnbau (wienerisch: Gemeindebauten) betrieb, eine
bis heute einzigartige politische Kulturleistung. Allerdings, um in der Fiktion dieses Films zu bleiben,
auch hier hätte ein Kriegsheimkehrer Eduard – der Wahrscheinlichkeit nach – sich den Traum von
der eigenen Autowerkstatt nicht erfüllen können. Was hätte er hier getan und inwieweit hätte jemand
über ihn gesagt: er war einmal wer?

Literatur

Albrecht G, Groenemayer A (2012) Handbuch soziale Probleme. Springer, Berlin, S 237
Benjamin W (1991) Die Bootleggers. In: Gesammelte Schriften. Band VII/1. Suhrkamp, Frankfurt/M
Enzensberger HM (1978) Politik und Verbrechen. Suhrkamp, Frankfurt/M
Freud S (1927) Gesammelte Werke XIV. Fischer, Frankfurt/M
Gramsci A (1967) Philosophie der Praxis. Fischer, Frankfurt/M
Welskopp Th (2010) Amerikas große Ernüchterung. Schöningh, Paderborn

Originaltitel	The Roaring Twenties
Erscheinungsjahr	1939
Land	USA
Drehbuch	Mark Hellinger
Regie	Raoul Walsh
Hauptdarsteller	James Cagney, Priscilla Lane, Humphrey Bogart, Gladys George
Verfügbarkeit	Als DVD in deutscher Sprache erhältlich

Dennis Henkel, Axel Karenberg

Don der Trinker und Don der Schriftsteller

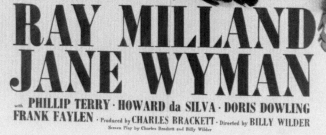

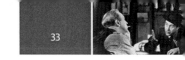

Das verlorene Wochenende (1945)

Im Januar 1946 notierte kein Geringerer als Thomas Mann in seinem Tagebuch folgendes Lob:

> »Abends nach Westwood ins Cinema: *Lost Weekend* nach Jackson. Gut gemachter und als Darstellung der Sucht eindrucksvoller Film« (zit. nach Karasek 1992, S. 281).

Die zeitgenössische Kritik stieß ins gleiche Horn: »Meilenstein des Filmschaffens«, »jeder Zoll ein cineastisches Meisterwerk«, »ein wundervolles Beispiel engagierter Kunstfertigkeit«, »ein Bild von seltener Eindringlichkeit und Ehrlichkeit« – so oder ähnlich lauteten die Kommentare in vielgelesenen US-amerikanischen Zeitungen und Zeitschriften (Jancovich 2011, S. 63). Folglich war es keine große Überraschung, dass die Produktion wenige Monate später mit vier Oscars ausgezeichnet wurde: bester Film, beste Regie, bestes adaptiertes Drehbuch, bester Schauspieler. Im Herbst 1946 gewann das Drama auch die Goldene Palme in Cannes (◘ Abb. 3.1). Nur einem einzigen Film sollte es später nochmals gelingen, die beiden wichtigsten Preise innerhalb eines Kalenderjahres zu erringen.

Doch jenseits des auch kommerziellen Erfolges zeigt ein Blick in die Rezeptionsgeschichte, wie *Das verlorene Wochenende* als ein durchaus zwiespältiges Stück Filmkunst aufgenommen wurde. Schon die Genrezuordnung bereitete Probleme: Film Noir, realitätsnahe Dokumentation oder gar Horrorfilm? Der Gesamteindruck galt einzelnen Autoren später als »ziemlich fade« (Sinyard und Turner 1980, S. 377), die Qualität als »überschätzt« (Panofsky 1999, S. 26). Vor allem die Suchtexperten der Zeit aber taten sich schwer damit. »Eine Enttäuschung, eine wirkungsvolle Darstellung impliziter Fehlinformationen … möglicherweise sogar gefährlich«, gab ein Wissenschaftler im renommierten *Quarterly Journal of Studies on Alcohol* zu Protokoll (Bacon 1945, S. 402). *The Lost Weekend* bot weder das erste Suchtdrama der Kinogeschichte noch die erste Leinwanddarstellung eines Delirium tremens – obwohl dies bis heute immer wieder behauptet wird. Neuere filmwissenschaftliche Analysen folgen allerdings überwiegend Hans J. Wulff, der Mitte der 1980er-Jahre vom »bis heute wohl berühmtesten ›Suchtfilm‹ überhaupt« sprach (Wulff 1985, S. 150).

Wie kann ein einziges Lichtspiel alle genannten, teilweise diametral entgegengesetzten Wertungen hervorrufen? Und welche der Standpunkte sind haltbar? Die folgende Filmbeschreibung möchte solchen Fragen auf den Grund gehen und gleichzeitig neue Interpretationsansätze eröffnen, denn: Dieses Kunstwerk ist vielschichtiger, als es auf den ersten Blick erscheint.

Zur Entstehungsgeschichte

Die Hauptakteure

Billy Wilder

Als ernsthafter Filmemacher etablierte sich der 1906 als Sohn jüdischer Eltern in Galizien geborene, von klein auf »Billie« gerufene und in die USA ausgewanderte Drehbuchautor und Regisseur 1944 mit *Frau ohne Gewissen* (Originaltitel *Double Indemnity*). In den Kino-Olymp erhob ihn aber erst *Das verlorene Wochenende* (Madsen 1968, S. 66–68; vgl. Seidman 1977). Wie Wilder über ein Lektüreerlebnis zu seinem Stoff gelangte, hat er selbst beschrieben:

»Ich fuhr mit dem Zug von Los Angeles nach New York, und beim Umsteigen in Chicago fiel mein Blick auf den Titel *The Lost Weekend*. Der Titel hat mich gereizt, ich habe das Buch gekauft und auf der Fahrt nach New York in einem ›Schluck‹ gelesen. Es war offenbar ein autobiographisches Buch, der Roman eines Schriftstellers, der, weil er seinen eigenen Ansprüchen nicht genügen konnte, zum Säufer geworden war. Mich hat die schonungslose Genauigkeit fasziniert, mit der der Autor zeigt, wohin der Alkohol einen Alkoholiker bringt – es war für mich eine Krankenstudie, die Geschichte eines rapiden Verfalls ohne Beschönigungen. Später habe ich erfahren, daß der Titel … ein Tippfehler war. Jackson hatte *The Last Weekend* schreiben wollen und sich vertippt, und natürlich gefiel dem Verlag der vertippte Titel *The Lost Weekend* besser. Mir auch« (zit. nach Karasek 1992, S. 282).

Eine Rolle bei der Wahl des Sujets spielte sicherlich das Skandalpotenzial, mittels dessen sich Wilder markant von der eskapistischen Filmkost der Kriegsjahre absetzen und ein tatsächliches soziales Problem aufgreifen wollte (Armstrong 2004, S. 41). Umstritten dagegen bleibt, inwieweit persönlichen Erfahrungen Bedeutung zukommt. Möglicherweise diente Wilder der ebenfalls alkoholabhängige Schriftsteller Raymond Chandler – mit dem er kurz zuvor zusammengearbeitet hatte – als Vorbild.

Charles R. Jackson
Dem 1903 in New Jersey geborenen Literaten gelang mit dem 1944 erschienenen Erstlingswerk ein Durchbruch (Moritz 2014; der ursprüngliche deutsche Titel lautete nicht *Das verlorene Wochenende*, sondern *Fünf Tage*). Trotz des mit dem Film weitgehend deckungsgleichen Handlungsrahmens springen markante Unterschiede ins Auge. So thematisiert der literarische Text die latente Homosexualität des Protagonisten; die Jugend des dem Alkohol Verfallenen kommt zur Sprache; der Schluss ist offener gestaltet als in der Kinoversion. Mithilfe eines raffinierten Marketings schnellten die Verkaufszahlen auch für das Buch in die Höhe; es sollte Jacksons einziger Bestseller bleiben. Verarmt und lungenkrank beging er 1965 Suizid in einem New Yorker Hotel.

Charles Brackett
Er agierte in einer Doppelrolle als Produzent und Co-Screenwriter. Die Zusammenarbeit mit Wilder hatte schon Ende der 1930er-Jahre begonnen und setzte sich mit Unterbrechungen bis 1950 fort. Seine Frau war ebenso vom Alkohol abhängig wie eine Tochter.

Ray Milland
Der ehemalige Jockey, Scharfschütze und Pilot aus Wales hatte bereits wiederholt den Part des charmanten Gentleman verkörpert und mit Alfred Hitchcock und Fritz Lang zusammengearbeitet. Anfänglich hatte Milland Vorbehalte gegen die Rolle, weil er einen Karriereknick befürchtete. Wilder wiederum stand Milland reserviert gegenüber, da er angeblich nicht zum geplanten Typus eines Trunkenbolds passte. Die Produktionsgesellschaft setzte sich darüber hinweg, ordnete für den Hauptdarsteller eine harsche Toast-und-Ei-Diät an und verhalf ihm so zu einer seiner eindringlichsten Darbietungen.

Jane Wyman
Die Besetzung der wichtigsten weibliche Rolle mit ihr galt als Überraschung, war sie doch zu Beginn der Dreharbeiten ein nahezu unbeschriebenes Blatt. Ihr Arbeitgeber, die Warner Brothers, lieh sie an Paramount aus, da man für die junge Schauspielerin zu diesem Zeitpunkt keine Verwendung hatte. Auch für Wyman änderte das Alkoholdrama alles und machte sie zum Star. 1949 erhielt sie einen Oscar als beste Hauptdarstellerin.

Dr. George N. Thompson
Er wirkte als ärztlicher Berater und Suchtexperte während der Arbeit am Drehbuch mit (Madsen 1968, S. 152; Phillips 2010, S. 73). Heute ist leider nicht mehr zu klären, inwieweit er den Plot zu beeinflussen vermochte.

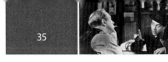
Musik

Miklós Rósza hatte Mitte der 1940er-Jahre schon über 20 Filmpartituren realisiert, darunter jene für das wenig später entstandene Psychiaterdrama *Spellbound*. Allerdings kam er bei diesem Auftrag erst im zweiten Anlauf zum Zug: Nachdem das erste Arrangement – von Wilder als »jazzy xylophonic Gershwinesque« bezeichnet – durchgefallen war, setzte der ungarisch-amerikanische Komponist auf einen symphonischen Soundtrack, arbeitete stark melodramatisch mit schneidend hohen Violinen, tiefen verzweifelten Streichern, verheißungsvollen Blechbläsern und erschütternden Hornstößen. Mit von der Partie war wie kurz darauf in *Spellbound* das Theremin, ein elektronisches Musikinstrument, das sich durch einen wehklagenden Klang auszeichnet und als Leitmotiv den scheinbar unbesiegbaren Alkohol begleitet.

Dreharbeiten

Gedreht wurde vom 1. Oktober 1944 bis zum 30. Dezember 1944 in New York und den Paramount Studios in Hollywood (Madsen 1968, S. 66–68; Phillips 2010, S. 76 f.). Die Freilichtaufnahmen in Manhattan stellen insofern ein Novum dar, als sie zu den ersten mit versteckter Kamera gedrehten Szenen der Filmgeschichte zählen. Dennoch stand die Produktion mehrfach auf der Kippe. Zunächst war das Studio von dem heiklen Stoff alles andere als begeistert. Dann verließen die Zuschauer bei einem Preview im April 1945 scharenweise die Aufführung, weil sie ein Lustspiel zum Thema Alkohol im Stil der Zeit und kein seriöses Suchtdrama erwartet hatten; die darauffolgende Denkpause nutzte Wilder, um nach Europa zu reisen und umfangreiches Filmmaterial der Alliierten, u. a. zur Befreiung des Konzentrationslagers Bergen-Belsen, in seinem einzigen Dokumentarfilm *Die Todesmühlen* (Originaltitel *Death Mills*) zu verarbeiten. Im September desselben Jahres schließlich boten Lobbyisten der Alkoholindustrie den Paramount Pictures fünf Millionen Dollar, falls sie den Film zurückzögen. Doch die Chefs blieben standhaft: Mit neuer Vertonung und veränderter Schlussszene fand das Werk noch im November 1945 seinen Weg in die Kinos (Phillips 2010, S. 82 f.).

Handlung

Tag 1

Der Film beginnt mit einer bedeutungsträchtigen Sequenz. Die Einstellung ruht für einen Moment auf dem gleichgültig und kalt wirkenden Panorama der Stadt New York. Es folgt eine langsame, fast zelebrierte Halbkreisbewegung der Kamera, die in einen Zoom übergeht, sobald sie ein geöffnetes Fenster erfasst hat. Der Blick trifft auf einen Mann jüngeren Alters, der in Begriff ist, einen Koffer zu packen. Die zentrale Botschaft der Szene aber hängt draußen an einer Kordel befestigt, einen halben Meter unter dem Fensterbrett: eine fast volle Flasche. Mithilfe dieses heimlich versteckten Glasgefäßes verrät Wilder dem aufmerksamen Zuschauer, dass drinnen jemand ein Alkoholproblem zu haben scheint. Auch die Kreissymbolik, zuvor durch die Kamerabewegung eingeführt, taucht zum Ende des Zooms erneut auf: Der Griff der Rollo-Schnur pendelt als ringförmiges Menetekel direkt vor dem Gesicht des Kofferpackenden, der sorgenvoll in Richtung des verborgenen Rauschmittels späht.

Ein Schnitt ins Zimmer führt zur Bekanntschaft mit zwei Männern – mit Don Birnam und seinem Bruder Wick, die im Begriff sind, sich für eine Landpartie fertigzumachen. Ein Gespräch der beiden verdeutlicht: Don ist derjenige, der ein Suchtproblem hat. Man erfährt außerdem, dass der Abhängige seine Schreibmaschine benötigt; offenbar ein Schriftsteller. Im Lauf der Unterhaltung, die durch das Eintreffen von Dons Freundin Helen unterbrochen wird, beteuert er nachdrücklich seine zehntägige »Trockenheit«. Dass dies eine routinierte Lüge ist, durchschaut Wick, als er den orakelhaft wie an einem Galgen baumelnden Alkoholvorrat entdeckt und ins Waschbecken kippt. Schließlich gelingt es Don Birnam, die beiden »Störenfriede« aus dem Apartment und in ein Konzert zu verfrachten. Sogleich erliegt er den Verlockungen der Droge wie Odysseus dem Gesang der Sirenen; rastlos sucht

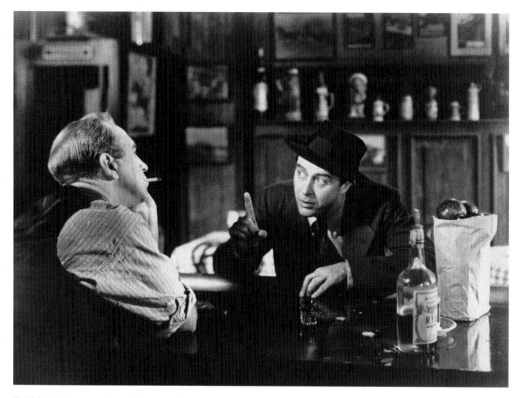

■ **Abb. 3.2** In seiner Stammkneipe ist Birnam in seinem Element – berauscht und redselig. (Quelle: Filmbild Fundus Herbert Klemens. © Paramount Pictures. Mit freundlicher Genehmigung)

er nach Hochprozentigem, das an anderen Stellen der Wohnung versteckt sein könnte – erfolglos. Als die Putzfrau klingelt und auf ihren in einer Zuckerdose deponierten Lohn hinweist, schickt der nun schon Verzweifelte sie fort und nimmt ihr Geld.

Die Beute führt ihn auf schnellstem Weg in den nächsten Schnapsladen. Welche Art von Whiskey Birnam möchte, macht er unzweifelhaft klar: »Den billigsten, den sie haben. Ob er zwölf Jahre im Fass gereift ist oder nicht; schmeckt sowieso einer wie der andere.« Ihm geht es nur um den Rausch, alles andere ist von marginalem Interesse. Schlagartig in seiner Stimmung aufgeheitert, steuert er in eine Bar, die sein Stammlokal zu sein scheint (■ Abb. 3.2).

Der Barmann Nat kennt ihn; man erfährt von Birnams früheren Versuchen, umsonst oder gegen nichtmonetäre Gegenleistungen Alkohol zu erbetteln. Doch diesmal verfügt er über Bargeld und bekommt sein Suchtmittel. Hastig führt er das Glas zum Mund, und als Nat den auf der Theke hinterlassenen Abdruck wegwischen will, widerspricht er:

💬 »Nein. … Lassen Sie mir meinen kleinen Teufelskreis. Ja, der Kreis ist die vollkommene geometrische Figur. Kein Ende, kein Anfang.«

Gloria, eine (auch wenn Wilder es nur andeutet) Prostituierte mit einer Schwäche für den Süchtigen, erhält ihren ersten Auftritt. Nach einem kurzen Geplauder über Dons Pläne, den erstandenen Whiskey an seinem Bruder vorbei ins Reisegepäck zu schmuggeln, versucht der Barkeeper zu intervenieren; der Stammgast solle doch einmal eine Zeit vom Alkohol ablassen. Der Adressat der Botschaft antwortet mit einer scharfen Gegenrede:

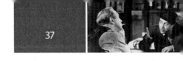

 »Ihr versteht das alle nicht. Man muss nur wissen, dass was da ist, dass man jederzeit rankann, wenn man will. Sonst hält man's nicht aus, man wird verrückt. Das ist
ja das Teuflische, man kommt nicht davon los.«

Dem Barmann ist klar, dass Birnam sich selbst belügt. Es folgt ein überschwänglicher Monolog, in dem
Don mit pathetischen Vergleichen sein Rauscherleben, sein durch »einen Fingerhut voller Träume«
ins Groteske gesteigertes Selbstwertgefühl und seine dadurch auflebende Kreativität auszumalen sucht:

 »Es macht mein Leben kaputt, nicht wahr, Nat? Es zerfrisst meine Nieren, das ist
richtig. Aber was ist mit meinem Kopf, was passiert da? Da werden die Sandsäcke
über Bord geworfen, und der Ballon kann steigen, und er steigt, bis ich oben bin,
hoch über dem Alltag. Und ich bin plötzlich jemand. Ich überschreite auf einem
Hochseil die Niagarafälle. Ich bin einer von den Großen der Welt. Ich bin Michelangelo, der den Bart des Moses modelliert. Ich bin van Gogh, der mit Farben dichtet.
Ich bin Jasha Heifetz, der Brahms' Violinkonzert spielt. Ich bin John Barrymore, bevor die Leinwand ihn umgebracht hat. Ich bin Jesse James und seine beiden Brüder, alle drei in einer Person. Ich bin William Shakespeare, und da draußen, das ist
nicht die Third Avenue, die gibt's nicht mehr. Nein, das ist der Nil, Nat, der Nil. Und
da treibt eben die Barke der Cleopatra vorbei …«

Als Wick und Helen bei ihrer Rückkehr in Dons Wohnung dessen Verschwinden bemerken, verdeutlicht ihr der Bruder die Ausweglosigkeit der Situation:

 »Ich mache das jetzt seit sechs Jahren mit, und ich hab' die Nase voll davon.
… Hör endlich auf, Dir etwas vorzumachen. Wir haben alles versucht, das musst
Du zugeben. Wir haben ihm ins Gewissen geredet, wir haben ihm nachgegeben,
wir haben ihn nicht aus den Augen gelassen. Wir haben auf sein Wort vertraut.
Wie oft hast Du geweint? Wie oft haben wir Angst gehabt, ihm wär' was passiert.
Immer wieder sammeln wir ihn aus der Gosse auf und versuchen, wenigstens ein
bisschen Selbstachtung in ihn reinzupumpen. Aber er kippt wieder um. Es ist je-
des Mal dasselbe, er kippt wieder um.«

Helen erwidert, Don sei ein ebenso ernsthaft kranker Mensch wie ein Lungen- oder Herzpatient, den
man nicht im Stich lassen könne. Der Einwand provoziert ein vernichtendes Resümee des Bruders. Als
fasse er die Resignation und Verzweiflung aller Angehörigen von Süchtigen zusammen, kommentiert
er kurz und knapp:

 »Nennen wir das Kind beim Namen, Helen, belügen wir uns nicht selbst. Er ist ein
hoffnungsloser Alkoholiker.«

Ein Szenenwechsel führt zurück in die Bar, wo mithilfe raffinierter Überblendungen die exorbitant
gestiegene Anzahl an »Teufelskreisen« auf dem Tresen die Vielzahl der inzwischen geflossenen Drinks
verdeutlicht. Als Don die Uhrzeit bemerkt, ist er nicht mehr in Form für den geplanten Aufbruch aufs
Land. Vorbei an Wick und Helen, die jede Hoffnung auf ein Eintreffen des notorisch Unpünktlichen
aufgegeben haben, gelingt es ihm gerade noch, unbemerkt in seine Wohnung zu schleichen. Dort
versteckt er eine der im Laden erworbenen Flaschen in der kreisförmigen Deckenlampe, um mit der

anderen einen Sturztrunk zu beginnen – treffend veranschaulicht, indem Wilder die Kamera in das runde Whiskeyglas eintauchen lässt. Das »verlorene Wochenende« nimmt seinen Lauf.

Tag 2

Am nächsten Morgen sieht man den Verkaterten sein Domizil verlassen, um sofort mit dem letzten Geld in die Bar zu gehen. Nat versucht erneut, den Gast zum Aufhören zu bewegen, doch Don vergleicht die aussichtslose Lage mit einem Karussell, aus dem man nicht mehr aussteigen kann. Dem Hinweis des Barbesitzers, es sei ja noch früh am Morgen, entgegnet er: »Das ist es ja, morgens braucht man's am meisten. Sie haben ja keine Ahnung. Abends ist es ein Getränk, aber morgens ist es Medizin.« Nachdem er sich mit Gloria für den Abend verabredet, schildert er Nat das Anfangskapitel seines geplanten autobiografischen Werkes: das »Tagebuch eines Besiegten«, welches er schlicht »Die Flasche« betiteln möchte.

Ein geschickt einmontierter Rückblick zeigt, wie Birnam drei Jahre zuvor während einer Aufführung von *La Traviata* dem Verlangen nach Alkohol erlag. Allein das Trinklied aus Verdis Oper brachte ihn so weit, dass er die Vorstellung verließ, um eine Whiskeyflasche aus seinem Mantel zu holen. Eine Verwechslung an der Garderobe führte zur Bekanntschaft mit Helen, vor der er seine Sucht nur knapp verbergen konnte. Die Reminiszenz wird kurz unterbrochen und Don berichtet seinem Zuhörer Nat, wie es er damals geschafft habe, sechs Wochen lang nicht zu trinken. Was dann geschah, zieht den Zuschauer in eine weitere Rückblende: Beim ersten Treffen mit Helens Eltern belauschte Don unbemerkt die beiden und vernahm skeptische Aussagen über sich und seinen Lebenswandel. Sein geringes Selbstwerterleben ließ ihn in Panik geraten; der Alkohol sollte den nötigen Mut zurückbringen. Allerdings lief das Vorhaben aus dem Ruder und Wick traf seinen Bruder Stunden später volltrunken in dessen Wohnung an. Auf der Suche nach ihrem Freund fand sich auch Helen im Apartment ein; aber Wicks Versuche, seinen Bruder zu decken, waren vergeblich. Der Trinker gab sich die Blöße, verriet alles und machte seine gescheiterten Ambitionen als Schriftsteller für seine Sucht verantwortlich: »Es gibt nämlich zwei von uns. Don den Trinker und Don den Schriftsteller« – wobei Ersterer zunehmend die Oberhand gewann. Wie ein antiker Arzt seine Kollegen vor der Pest warnte (»Fliehet schnell und weit und kehret spät zurück«), so rät auch John seiner Bekannten in eindringlichen Worten, sich zu retten:

> 🗨 »Hör zu! Wick hat das Pech, mein Bruder zu sein, das ist schlimm genug. Du bist nur zufällig in die Sache reingeraten. Wenn Du nur einen Funken Verstand hast, machst Du auf dem Absatz kehrt und verschwindest. Und lauf' schnell und dreh' Dich nicht nochmal um!«

Eine der kraftvollsten Szenen des gesamten Films, jedoch ohne die beabsichtigte Wirkung in puncto Partnerschaft: Helen bleibt.

Die Rückblende endet. Don fasst, motiviert durch Nat, den Vorsatz, sein Buch nun endlich zu schreiben; doch nur wenig später findet er sich erneut wie besessen seine Wohnung durchsuchend. Er hat nämlich vergessen, wo er die zweite Flasche versteckt hat, und muss einen anderen Weg finden, seine Sucht zu befriedigen. Die Kreisstruktur ist erfüllt: Wieder in der Beschaffungssituation (aber mit »leerer« Zuckerdose); wieder der unerträgliche Suchtdruck. Das Mysterium hat von Don Birnam Besitz ergriffen. Alkohol ist sein Psychopompos, sein Seelengeleiter, geworden.

Der Suchtgeplagte löst das immer wiederkehrende Beschaffungsproblem mit Kriminalität. Er betrinkt sich in einem Lokal und versucht, das fehlende Geld für seine Rechnung einer Dame zu stehlen (der professionell wirkende Vorgang lässt auf eine Wiederholungstat schließen), wird aber erwischt und muss eine erniedrigende Szene über sich ergehen lassen. Wieder in sein Apartment zurückgekehrt, hat der Gedemütigte das vermeintliche Glück, die in der Deckenlampe versteckte Flasche zu entdecken; der nächste Vollrausch folgt sogleich.

Tag 3

Frühmorgens zeigt sich die bekannte Situation: Der Alkoholvorrat ist aufgebraucht, die Geldbörse leer. Das klingelnde Telefon (und damit einen Rettungsversuch Helens) hartnäckig ignorierend, sieht Birnam nur einen Ausweg. Er entschließt sich, jenen Gegenstand zu versetzen, von dem ein potenzieller Lebensunterhalt als trockener Alkoholiker abhängen würde – seine Schreibmaschine. Symbolisch hat damit der Trinker über den Schriftsteller gesiegt. Doch das Vorhaben scheitert, denn aufgrund des jüdischen Feiertages Jom Kippur sind alle Pfandleihen geschlossen. Vergeblich irrt er stundenlang durch das wimmelnde Dickicht der Third Avenue, überschattet von dem im Hintergrund bedrohlich emporragenden Empire State Building. Völlig entkräftet versucht er sein Glück in Nats Taverne. »Ein einziger ist zu viel und hundert sind nicht genug«, sagt dieser zu Birnam, als er ihm aus Mitleid einen Drink spendiert. Das dringend benötigte Geld kann Don kraft seines Charmes von Gloria erflehen, stürzt aber in deren Treppenhaus und verliert das Bewusstsein.

Der Gefallene erwacht auf einer Entzugsstation, »halb Krankenhaus und halb Gefängnis«. In diesem ausladend inszenierten Spital begegnet er dem zynisch-desillusionierten Pfleger Bim Nolan, der den unfreiwillig internierten Birnam mit besorgniserregenden Prophezeiungen traktiert: »Das Delirium gedeiht nur im Schatten der Nacht. Gute Nacht!« Wenig später folgt die »kleine Sonder-vorstellung«, die Bim ankündigt hatte. Schonungslos wird dem Zuschauer die Kehrseite des Sucht-mittels, werden seine schaurigen und zerstörerischen Seelenwirkungen offenbart: Der Säuferwahnsinn bemächtigt sich der Insassen. Eine akustische Mischung aus den Schreckensschreien der Halluzinie-renden und einem dramatischen Musik-Crescendo erzeugt einen starken emotionalen Effekt; dass die Szene im Männer-Wachsaal des New Yorker Bellevue Hospital entstanden ist, unterstützt ihre Glaubwürdigkeit. In dem durch einen Mitpatienten verursachten Tumult kann Birnam schließlich unerkannt entkommen.

Tag 4

Das erneut aufflackernde Problem des fehlenden Suchtmittels löst der Geflüchtete jetzt auf brachiale Weise. Er bedroht einen Ladenbesitzer, bis dieser aus blanker Angst das ersehnte Getränk aushändigt. Als Don die ergaunerte Flasche in seiner Wohnung geleert hat, erfüllt sich noch am gleichen Abend eine der Vorhersagen Bims: Birnam leidet unter schrecklichen Halluzinationen; er fabuliert in seiner Zimmerwand eine Maus, die von einer furchterregend kreischenden Fledermaus zu Tode gebissen wird. Nur die von der Hauswirtin herbeigerufene Helen vermag das alptraumhafte Intermezzo zu beenden.

Tag 5

Kaum erwacht, versetzt Don – während seine Freundin noch schläft – ihren Pelzmantel. Sie bemerkt den Diebstahl und versucht das Kleidungsstück (das sie einst zusammenbrachte) wieder einzulösen. Als sie den Pfandleiher fragt, was John als Gegenwert verlangt hat, nennt dieser eine Pistole. Alarmiert eilt sie zurück in seine Wohnung, wo sie den fest entschlossenen Suizidenten ungewohnt ruhig, ja fast phlegmatisch vorfindet. Ihr Versuch, ihm das fatale Vorhaben auszureden, scheitert.

💬 »Birnam ist längst tot«, entgegnet er ihr, »er ist dieses Wochenende gestorben … an vielen Dingen. An Alkohol. An moralischer Anämie. An Angst, Scham, Grauen.«

Doch plötzlich – fast wie ein Wunder – bringt der Barkeeper Nat die verlorengegangene Schreib-maschine des Lebensmüden. Erst aufgrund dieser unerwarteten Wendung gelingt es Helen, ihren Geliebten zu überzeugen, seinen Roman endlich zu Papier zu bringen und das Trinken aufzugeben. Der »hoffnungslose Alkoholiker« scheint geläutert, das Unglück und die finsteren Folgen seiner Sucht sind – zumindest für den Moment – gebannt. Die Sequenz endet mit einer Umkehr-Version der Kamerafahrt aus der Eröffnungsszene und verharrt am Ende erneut auf dem mitleidlosen Beton der Großstadt. Dazu sind Don Birnams Schlussworte zu hören:

»Und wenn ich jetzt hinausschaue, über den Dschungel aus Stein und Zement, dann frage ich mich, wie viele es da wohl gibt, die so sind wie ich. Arme Kerle, die vor Durst verbrennen und die nicht merken, dass draußen das Leben vorbeigeht, während sie von einer Bar in die andere taumeln und von einem Rausch in den anderen.«

Ein Archetyp des Alkoholismus? Von Don Birnam zum DSM-5

Man könnte mit gutem Grund spekulieren, ob *The Lost Weekend* den Konstrukteuren des DSM-5 als Vorlage für die Abfassung des Kapitels über die »Substanzgebrauchsstörung« gedient hat. In dieser Lesart wäre die Figur des Don Birnam der Index-Patient und die Kunst der Wissenschaft wieder einmal vorausgeeilt – hier um fast 70 Jahre. Denn nicht bloß zwei (»moderate Störung«) oder vier (»schwere Störung«), nein ausnahmslos alle elf operational definierten Kriterien (APA 2013) lassen sich mühelos durch Filmszenen und Zitate belegen: Konsum großer Mengen des Suchtstoffs trotz körperlicher Gefährdung und wiederholter sozialer Probleme; hoher Zeitaufwand für dessen Beschaffung; erfolglose Kontrollversuche; die Aufgabe bedeutsamer Aktivitäten und das Versagen bei wichtigen Verpflichtungen; Craving, Toleranzentwicklung, Entzugssymptome – alle Dimensionen sind in maximaler Verdichtung abgebildet (Wedding et al. 2014, S. 77). So gesehen wäre die »Krankenstudie« von 1945 als zeitloser Lehrfilm für die Ausbildung heutiger Suchttherapeutinnen und -therapeuten nutzbar. Oft unbeachtet ist dagegen geblieben, dass Birnam nicht nur den klassischen Alkoholiker, sondern den typischen Polytoxikomanen seiner Zeit verkörpert: Er ist nämlich auch nikotinabhängig. In der Schlusssequenz wirft er die Zigarettenkippe ins volle Whiskeyglas und signalisiert damit, beiden Suchtmitteln künftig abschwören zu wollen. Darüber hinaus veranschaulicht die Filmhandlung weitere riskante Verhaltensweisen, die von der Forschung der letzten Jahrzehnte identifiziert worden sind: Gebrauch von Alkohol (und Nikotin) als Selbstmedikation, um Verzweiflung und Angst zu mildern; Delinquenz zwecks Beschaffung des Suchtmittels; wiederholte Rückfälle; Suizidgedanken und die Vorbereitung einer Selbsttötung (Hirschmann 1995, S. 124).

Schon eine psychiatrische Kurzanalyse macht somit deutlich, warum der Film als »fast klinische Untersuchung« und »erschütternd real« angesehen wurde (zit. nach Jancovich 2011, S. 63). Doch erst bei näherer Betrachtung entpuppt sich die oberflächliche Ebene von Aktionen und Symptomen als Teil einer sehr viel weiter reichenden ästhetischen Konzeption, deren Grundelement die zirkuläre Handlungsstruktur bildet (Wulff 1985, S. 152). Zum einen nämlich wird der Film dramaturgisch von sich wiederholenden, stereotypen Zyklen vorangetrieben (Don Birnam hat kein Geld, beschafft sich welches, kauft und trinkt Whiskey, ist betrunken); diese Zyklen formen zusätzlich eine Abwärtsspirale, die den Protagonisten auf die zwischenzeitliche Katastrophe zusteuern lässt (eine noch genauere Handlungsanalyse in Form eines Diagramms liefert Wulff 1985, S. 155). Weiter bringen inflationär gehäufte und prominent in Szene gesetzte optische Versatzstücke dem aufmerksamen Betrachter diesen Circulus vitiosus immer wieder in Erinnerung; auch die Kameraführung unterstützt an herausgehobenen Stellen wie Beginn und Schluss diese Wahrnehmung. Schließlich betonen Zitate – am deutlichsten jenes vom Kreis als Figur ohne Anfang und Ende – die Unentrinnbarkeit des Suchtkreislaufs. Und auch der Zuschauer wird zuletzt in das Grundschema einbezogen: Birnam will jene Geschichte aufschreiben, die die Zuschauer gerade gesehen haben. Auf diese Weise entsteht ein ästhetisch durchkomponiertes Gesamtwerk, in dem nichts – aber auch wirklich gar nichts – dem Zufall überlassen bleibt.

Verborgene Theorien: Historische Suchtkonzepte hinter der Leinwand

Unter den immer wieder geäußerten Vorbehalten gegenüber *The Lost Weekend* sticht einer hervor: Der Film kümmere sich zu wenig bzw. gar nicht um die Ursachen von Birnams Suchtkarriere (Denzin 2007,

S. 49, 54). Hier soll die Gegenthese formuliert werden: Die wesentlichen Figuren präsentieren nicht nur eine, sondern mindestens vier wissenschaftliche Suchtkonzeptionen (Lewington 1982, S. 22 f.) – bei einem Spielfilm naturgemäß in bruchstückhafter und unscharfer Form, was dem Zuschauer den »Durchblick« nicht gerade erleichtert und ihn über die diesbezüglichen Absichten der Filmemacher im Unklaren lässt.

- Bis Mitte der 1930er-Jahre dominierte das »moralische Modell«, welches Trunkenheit nicht als Krankheit, sondern als Folge von Willensschwäche und geistiger Degeneration ansah. Alkohol und andere Rauschmittel galten als »böse Dämonen«, die vulnerable Individuen in bestimmten Situationen verführen und langfristig schädigen. Birnam selbst deutet eine solche Vorstellung an: »Irgendwann stand mal jemand hinter mir, blickte mir über die Schulter und flüsterte – ganz hell und hoch klang seine Stimme …: ›Don Birnam‹, flüsterte er, ›… wie wär's mit 'nem kleinen Whiskey?‹« Den unerschütterlichen Advokaten der moralischen Theorie aber gibt sein Bruder Wick, der von mangelnder Selbstachtung ausgeht, dem Süchtigen ins Gewissen redet und ihm befiehlt, sich zusammenzureißen. Wick ergreift auch die theoriekonforme Präventionsmaßnahme: die Verfügbarkeit der Droge einzuschränken und Don so vom Alkohol abzuschneiden. Die Hoffnung auf Heilung hat er freilich längst aufgegeben.

- Um 1935 kam das »medizinische Modell« auf, welches ursprünglich von einer genetisch bedingten körperlichen Allergie gegen die Droge und einer dadurch verursachten »Besessenheit« des Verstandes ausging. Damit rückten die ärztliche Erfassung von Symptomen und die Entwöhnung in einer spezialisierten Einrichtung in den Vordergrund; auch von Don Birnam erfahren die Zuschauer, dass er eine entsprechende Kur, wenn auch ohne Erfolg, bereits hinter sich hat. Das entstigmatisierende Leitbild der Sucht als Krankheit wird dem Zuschauer überdeutlich von Helen vorgeführt, dem mit Abstand positivsten Charakter: »Er kann nichts dafür«, stellt sie zu Anfang fest und rückt seinen Zustand in die Nähe schwerer körperlicher Erkrankungen. Und später präzisiert sie: »Es muss doch einen Grund geben, warum Du trinkst, und der richtige Arzt wird ihn auch finden.«

- In den 1940er-Jahren gewann das »psychoanalytische Modell« an Boden. Auf den ersten Blick bietet *Das verlorene Wochenende* wenig Material für eine solche Deutungsweise. Zum Beispiel verrät der Film im Gegensatz zur Buchvorlage kaum Details aus Birnams früherem Leben (Jackson 2014), verweigert sich also geradezu einer biografischen Rekonstruktion. Man könnte höchstens anführen, dass die auffällige Betonung von Trinken, Rauchen und Reden (Hopp 2003, S. 57) auf eine orale Fixierung des Helden hinweise. Allerdings galt eine unterdrückte und damit »latente« Homosexualität – in Jacksons Roman breit geschildert – vielen frühen Psychoanalytikern als mögliche Ursache für süchtiges Verhalten. Und damit kommt die Figur des eindeutig schwulen Pflegers Bim ins Spiel (Russo 1981, S. 97): Verkörpert er Birnams abgespaltene Anteile, die zur Tretmine wurden? Sieht sich Don Birnam, der in der Krankenhausszene endgültig zum medizinischen Fall geworden ist, seinem ihm unbekannten Alter Ego gegenüber? Die These kann durch vier Argumente gestützt werden. Erstens liest sich der Vorname des Wärters wie der um die drei mittleren Buchstaben beraubte Nachname seines Patienten; es könnte sich also um ein durch Verkürzung entstandenes Pseudonym handeln. Zweitens beabsichtigt der »kurierte« Birnam am Schluss, sein zukünftiges Buch zuallererst Bim zu widmen; erst danach erwähnt er einen Arzt und den Barkeeper Nat. Drittens war Wilder wie andere Hollywood-Größen ein echter Freud-Fan; in den 1920er-Jahren hatte er den Altmeister persönlich besucht (Tresgot 1982). Und viertens kam eine offene Diskussion auf der Leinwand aufgrund der Zensur nicht infrage (»sex perversion prohibited«); das sowieso schon schwierige Sujet wäre mit Sicherheit zum Scheitern verurteilt gewesen. Mittels subtiler Andeutungen gelang es Wilder somit, für die damalige Zeit so brisante psychoanalytische Hypothesen ins Kino zu schmuggeln.

- Seit Ende der 1950er-Jahre war auch ein »sozioökonomisches Modell« verfügbar, das gesellschaftlichen, wirtschaftlichen, kulturellen und damit »Umgebungsfaktoren« wesentlichen Einfluss zusprach. Erforscht wurden nun Variablen wie familiäre Verhältnisse, sozialer Status, Beruf, Alter, Wohnort etc. *Das verlorene Wochenende* nimmt Elemente dieses Entstehungsmodells vorweg und setzt gleichzeitig eine Tradition der Stummfilmzeit fort: die Kontrastierung von paradiesischem Landleben und monströser Großstadt (Henkel 2017). Der 34-jährige, stellungslose Don Birnam stammt aus der Provinz, hat aber in New York sein Talent verloren. Zu Beginn des Plots möchte sein Bruder ihm »auf der Farm … ein langes schönes Wochenende« bieten inmitten von »Wäldern, Wiesen und frischer Luft« mit »Buttermilch und Wasser von der Quelle, die so schön klar ist.« Die Millionenmetropole dagegen wird als Wechselspiel von qualvollem Ballungsraum und entfremdender Anonymität inszeniert, als »urbanes Milieu in seiner ausladendsten und schmutzigsten Form« (McGuire 2013, S. 443–444), das noch dazu den Suchtstoff an jeder Ecke vorhält – sogar auf der Opernbühne! Dass die Großstadt und ihre Bewohner zumindest als Nährboden der Suchtkarriere Birnams verstanden werden, ist kaum zu übersehen.

Man könnte nach weiteren, wissenschaftlich erst später beschriebenen Theorien fahnden – etwa dem Modelllernen: Der verhinderte Schriftsteller eifert ausgerechnet dem alkoholkranken Autor Ernest Hemingway nach (in der Buchvorlage wird noch der ebenfalls abhängige Scott Fitzgerald erwähnt). Insgesamt präsentiert der Film ein Kaleidoskop an Fakten und Deutungen zur Suchtätiologie, die 1945 teils schon obsolet, teils aktuell, teils noch unerforscht waren. Erst in der Rückschau drängt sich das Bild eines »multifaktoriellen Modells« auf, auf das die Filmemacher selbst noch gar nicht abzielen konnten.

Jenseits der Psychiatrie: Literarische Traditionen und Erzählformen

Wie gezeigt, bildet die Filmhandlung Bruchstücke verschiedener, sich teils widersprechender Suchttheorien ab. Da es sich um einen Spielfilm und nicht um eine wissenschaftliche Dokumentation handelt, knüpft die Leinwandstory gleichzeitig an populäre Motive an, die weit vor die Anfänge des Kinos zurückreichenden narrativen Traditionen entstammen. In *Das verlorenen Wochenende* sind nebeneinander Umrisse mindestens vier literarischer Gattungen mit je eigenen Strukturen und Sujets zu entdecken – welche Form der Geschichte der Zuschauer daraus entnimmt, bleibt ihm selbst überlassen.

Die griechische Tragödie
Formal wahrt der Film die drei Einheiten der Aristotelischen Poetik: die der Zeit (ein langes Wochenende), des Ortes (Manhattan) und der Handlung. Auch die schuldlos schuldig werdende Heldenfigur folgt der überlieferten Regel, weder abgrundtief schlecht noch makellos tugendhaft zu agieren. In dieser Sichtweise können der Pfleger Bim und seine Kommentare als Abbild eines antiken Chors und der Barkeeper Nat in der Schlusssequenz als dramaturgisch entscheidender Deus ex machina aufgefasst werden (Wulff 1985).

Die Passionsgeschichte
Entfernt erinnert die Leidensgeschichte Don Birnams auch an eine Imitatio Christi. Am deutlichsten offenbart sich dieser Vergleich in der Jom-Kippur-Szene: Die Third Avenue erscheint als Passionsweg, das hoch aufragende Empire State Building als moderne Version des Hügels Golgatha (Sinyard und Turner 1980, S. 371; ◘ Abb. 3.3). Freilich endet Birnams Zeit der Schmerzen mit der Erlösung, nicht mit der Kreuzigung.

Das Märchen
Trotz der eher gattungsunüblichen Angabe von Zeit und Ort erinnern die leicht fassbare Handlung, der vordergründig schwache und fehlbare Held, vor allem aber dessen ebenso wunderbare wie unglaubwürdige Wandlung am Schluss an ein modernes (medizinisches) Märchen. Die Belohnung des Guten suggeriert nicht nur ein Wunschbild auf der Ebene der Kasuistik (der Trunkenbold Don Birnam

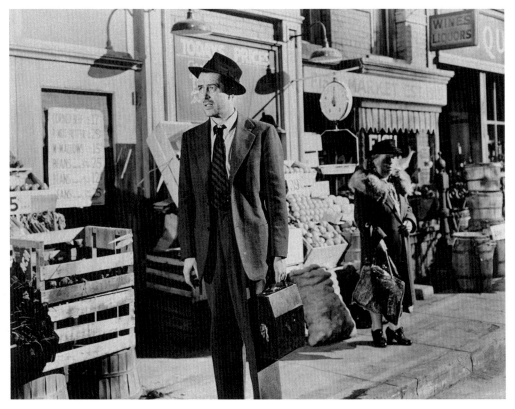

☐ **Abb. 3.3** Verzweifelt vagabundiert Don Birnam durch die Third Avenue. (Quelle: Filmbild Fundus Herbert Klemens. © Paramount Pictures. Mit freundlicher Genehmigung)

lässt den Alkohol hinter sich), sondern vermittelt ohne erhobenen Zeigefinger auch eine soziale Utopie (alle Suchtkranken könnten geheilt werden).

Der Schauerroman

Verschiedene Interpreten betonen Anklänge an das Genre der Gothic Novel und sehen in der Figur des Don Birnam eine filmische Reprise des *Strange Case of Dr. Jekyll and Mr. Hyde* (Denzin 2007, S. 49, 54); dazu fallen Begriffe wie »Doppelperson« bzw. »Doppelung der Person Birnams« (Wulff 1985, S. 157). Als Beleg dient neben dem wahrnehmbaren Erleben und Verhalten des Protagonisten eine Aussage Wilders, der als psychiatrischer Laie von einer »schizophrenen oder gespaltenen Persönlichkeit« sprach (zit. nach Sinyard und Turner 1980, S. 373). Die Analogie ist nicht von der Hand zu weisen, kann aber auch etwas anders verstanden werden: Denn wie Stevenson, der in seinem Roman diese Spaltung nur als Sinnbild für antagonistische Tendenzen innerhalb einer Gesamtperson (und der sie umgebenden Gesellschaft) schuf, nutzen auch die Drehbuchautoren der Filmproduktion von 1945 den populären Topos, um widersprüchliche Aspekte innerhalb ein und desselben fiktiven Charakters zu verdeutlichen – und nicht, um zwei abgekapselte Identitäten darzustellen. Birnam selbst tut am Ende die Rede von den zwei Dons als rein rhetorische Figur ab: »Es klingt zwar sehr hübsch, wenn man's so sagt, aber es gibt nur den einen Don.« Festzuhalten bleibt, dass der Film mit diesem Motiv an die literarische Tradition anschließt und nichts mit der historisch erst sehr viel später einsetzenden psychiatrischen Diskussion um die multiple Persönlichkeitsstörung zu tun hat.

Drei Schlüsselszenen

Die Alkoholikerstation

Die mit Einverständnis der Direktion des Bellevue Hospitals gefilmte Sequenz war akribisch vorbereitet. Wilder ließ seinen Hauptdarsteller Millard vor Drehbeginn eine Nacht im Wachsaal verbringen (Phillips 2010, S. 77), »weil wir eben kein geschöntes Krankenhaus mit sexy aussehenden, gütig lächelnden Schwestern und väterlichen Ärzten zeigen wollten, sondern das Grauen eines großen Saals, in dem delirierende Kranke Bett an Bett liegen« (zit. nach Karasek 1992, S. 284). Der semidokumentarische Anspruch der Szene wird freilich gleich mehrfach durchbrochen: mittels einer expressionistisch anmutenden Lichtführung; mithilfe der melodramatischen Musik; und anhand der Kamera, die das Geschehen aus Don Birnams subjektiver Perspektive aufnimmt. So entsteht die Vision einer Suchtstation als schattenhafter Vorhölle (■ Abb. 3.4).

Der Schockeffekt wird zudem durch die maßlos übertrieben vorgeführte Entzugssymptomatik eines Mitpatienten erreicht, die eher an eine Halluzinose denn an ein Delirium tremens erinnert. Bei all dem geht unter, was dieser Ort des Schreckens unterschwellig für Birnam leistet: den Ausschluss einer Fraktur nach einem Treppensturz und die Vermeidung eines kalten Entzuges, denn ihm wird eine nicht näher definierte Medikation eingeflößt. Allerdings bescheinigte eine Meinungsumfrage dem Filmkrankenhaus ein verheerendes Image: Zwei Drittel der Interviewten fanden das Personal ineffizient, roh oder gleichgültig (Brower 1947, S. 597). Wohl aus diesem Grund gab es dort für Jahre keine Drehgenehmigung mehr (Phillips 2010, S. 77).

Birnams Delirium tremens

Irritieren wird Suchtfachleute auch eine weitere Schlüsselszene: Don Birnams angebliches Alkoholdelir. Auf den emotionalen Höhepunkt der Handlung sind die Zuschauer durch eine Belehrung des Pflegers Bim vorbereitet:

 »Delirium tremens kennen Sie noch nicht? … Die Geschichte, die immer erzählt wird, von den rosa Elefanten, die stimmt nicht; es sind kleine graue Mäuse, ganz kleine Truthähne, die Strohhüte tragen; Miniatur-Äffchen, die durchs Schlüsselloch kommen.«

Kaum 24 Stunden später erlebt Birnam erstmals selbst akustische und optische Halluzinationen – allerdings hat er den ganzen Tag getrunken und hält das halbvolle Whiskeyglas noch in der Hand. Somit kann es sich kaum um eine klassische Entzugssymptomatik handeln, eher um ein seltenes Kontinuitätsdelir; ferner fehlen das abgesunkene Bewusstsein, typische Bewegungsmuster und die üblicherweise ausgeprägten vegetativen Störungen. Ein halbwegs »korrekt« inszeniertes Delir hätte die Filmemacher auch in Zugzwang gebracht: Ihr Protagonist wäre dramaturgisch implodiert, und wie hätten sie die aus seiner Innensicht gezeigten Sinnestäuschungen dann bebildern sollen? Natürlich sind Spielfilmregisseure in keiner Weise einer realitätsgetreuen Darstellung psychiatrischer Syndrome verpflichtet. Wenn sie jedoch auch eine »Krankenstudie« und »schonungslose Genauigkeit« anstreben, erscheint aus medizinischer Sicht ein Hinweis auf solche Ungereimtheiten durchaus angebracht.

Großen interpretatorischen Scharfsinn hat der symbolische, an das oben genannte Motiv der Persönlichkeitsspaltung anknüpfende Gehalt des Pseudodelirs geweckt. Wilder selbst bemerkt dazu: »Die Maus verkörpert den durchschnittlichen Birnam; die Fledermaus … den Künstler, der er gern sein möchte« (zit. nach Sinyard und Turner 1980, S. 373). Nimmt man an, der Regisseur meine hier ein allgemeines Streben nach Künstlertum, so müsste »der Künstler« in einer positiven Bedeutung verstanden

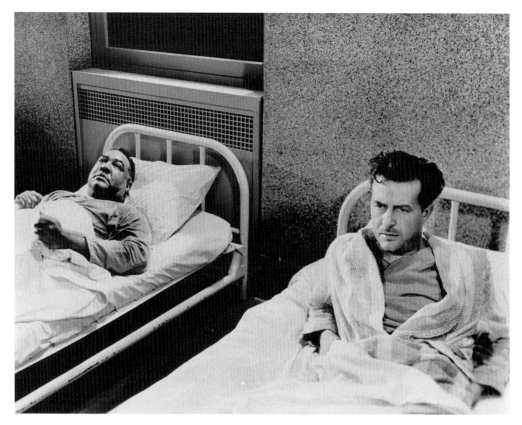

■ **Abb. 3.4** Misstrauisch erwartet der Hospitalisierte die Nacht auf der Alkoholikerstation. (Quelle: Filmbild Fundus Herbert Klemens. © Paramount Pictures. Mit freundlicher Genehmigung)

werden; folglich stände der »durchschnittliche Birnam« für den Suchtkranken. Eine wissenschaftliche Filmanalyse regt eine genau umgekehrte Deutung an: Der Nager stehe für den verhinderten Künstler, das fliegende Säugetier für den Trinker (Wulff 1985, S. 158). Doch eine weitere Erklärung scheint ebenfalls plausibel: Die harmlose graue Maus repräsentiert den Nullachtfünfzehn-Birnam von früher; die bedrohlich inszenierte schwarze Fledermaus hingegen jenen Birnam, der falschen Vorbildern wie Säuferliteraten à la Hemingway nacheifert und sich zu seinem eigenen Schaden mit ihnen identifiziert. Damit wären Don der Trinker und Don der Schriftsteller in einer Daseinsform zusammengefasst – was eher auf die Erklärung hinausliefe, dass fehlkanalisierte künstlerische Ambitionen zu einer Entfremdung von der gesunden Norm und zu selbstzerstörerischen Tendenzen führen; kurz gesagt: dass Genie und Wahnsinn nahe beieinander liegen können.

Der Schluss: Zwei Enden in einem?

Ist das »Happy End« bei einer »Krankheit zum Tode« *die* Schwäche des Films? Inhalt und Form der (nachgedrehten) Schlussszenen haben zu einer bis heute anhaltenden Kontroverse geführt. Denn vom Inszenierungsstil her wirkt das Ende tatsächlich »happy«; so empfanden es auch fast 90 % der befragten Zuschauer (Brower 1947, S. 597). Und bisweilen wurde Birnams Entschluss, ein Buch über sein eigenes Drama zu schreiben, sogar als eine Art Kreativtherapie gesehen; Don der Trinker und Don der Schriftsteller schienen dadurch versöhnt. Wilder selbst wehrte sich gegen ein vereinfachendes Verständnis:

»Wir sagen nicht, daß der Mann geheilt wird, wir versuchen nur anzudeuten, daß Grund zur Hoffnung besteht, wenn es ihm gelingt, seine Krankheit lange genug zu bezwingen, um einige zusammenhängende Worte zu Papier zu bringen« (zit. nach Sinyard und Turner 1980, S. 373).

Bei näherem Hinsehen spricht vieles für diesen Standpunkt. Etliche Dialoge verdeutlichen zur Genüge das Rückfallrisiko; die zirkuläre Struktur (»kein Ende, kein Anfang«) stützt ebenfalls diese Auffassung genauso wie die kaum erkennbare Rückblende der letzten Filmsekunden: Die Handlung kehrt wieder an ihren Startpunkt zurück, zum kofferpackenden Don Birnam. Insgesamt ergibt sich also ein doppeldeutiger Schluss, der zwei unterschiedliche (möglicherweise sogar strategisch so gewollte) Sichtweisen offeriert. Der Regisseur insistierte darauf, das ausschließlich er den Ausgang der Handlung festgelegt habe (Phillips 2010, S. 81). Auch daran bestehen Zweifel: Alkoholismus durfte zu Zeiten der Zensur in Hollywoodfilmen nur gezeigt werden, sofern auch Heilungsmöglichkeiten angesprochen wurden (Wulff 1985, S. 158).

Wirkungen: Die Anonymen Alkoholiker, die Alkoholindustrie und das Publikum

Das verlorene Wochenende war der erste »Alkoholfilm«, bei dessen Vorbereitung die Programmatik der 1935 gegründeten *Alcoholics Anonymous* (AA) eine gewisse Rolle spielte. Vor Beginn des Scriptwriting hatte Wilder Kontakt mit der Organisation aufgenommen und um Übersendung von Literatur gebeten (Denzin 2007, S. 49); er besuchte sogar eine Gruppe und sprach mit Mitgliedern und Ärzten (Phillips 2010, S. 73). Etliche Überzeugungen der AA finden sich im Film wieder: das Bild der Sucht als einer chronischen, potenziell tödlichen Krankheit; die therapeutische Bedeutung des Erzählens der eigenen Geschichte; die Unwichtigkeit individueller Motivationen bzw. Erklärungen für das Trinkverhalten; die Möglichkeit der Heilung im Sinne einer moralischen Konversion. In der Tat bescherte das Suchtdrama den AA einen so immensen Zulauf, dass sie Ende des Jahres 1946 erstmals seit ihrer Gründung finanziell unabhängig dastanden (Clark 2011, S. 95). So gesehen hatte die Leinwandgeschichte einen unerwartet positiven Effekt: Sie schuf zumindest in den USA ein allgemeines Problembewusstsein in Bezug auf Suchtkrankheiten; viele Betroffene erkannten sich selbst als krank und suchten Hilfe. Auch bei der bereits mehrfach erwähnten Meinungsumfrage kurz nach der Premiere des Films hielten nur 12 % der Befragten Alkoholismus für hoffnungslos und unheilbar, 88 % dagegen nicht; 78 % stimmten der Aussage zu, Alkoholiker seien kranke Menschen und benötigten »specialized treatment« (Brower 1947, S. 597). Zumindest waren damit die Befürchtungen der Suchtexperten widerlegt, das erfolgreiche »motion picture« hätte die Prognose zu düster gemalt und das Gesundheitssystem in Verruf gebracht (Bacon 1945, S. 403).

Und die Alkoholindustrie? Nachdem die Lobbyisten bemerkt hatten, dass der Film weder durch viel Geld noch durch Einschalten der Mafia zu stoppen war, verfuhren sie nach dem Prinzip »If you can't beat them, join them.« Sie starteten eine landesweite Pressekampagne, mit der sie die Produktionsfirma zu ihrem Ergebnis beglückwünschten und betonten, die Alkoholhersteller stünden seit langem auf demselben Standpunkt: Man solle trinken, aber mit Maßen – und einige eben nicht (Phillips 2010, S. 84). Der Regisseur selbst war sich unschlüssig, ob der Film eigentlich ein Plädoyer für die Abstinenzbewegung gewesen sei oder nicht (Madsen 1968, S. 69).

»Am Anfang war *Das verlorene Wochenende*« (Denzin 2007, S. 49). Auch wenn es schon lange zuvor Suchtdramen gegeben hatte: Die eindringliche Leinwandadaptation der prominenten Buchvorlage wirkte als der Türöffner schlechthin und als Messlatte für die nächsten mindestens 15 Jahre. Die Story des Trinkers, der allen Anfeindungen und dem sozialen Abstieg zum Trotz am Schluss die Chance erhält, es aus eigener Kraft schaffen zu können – diese Story war fast augenblicklich zum Klassiker avanciert, denn sie passte einfach glänzend in das US-amerikanische Narrativ der jederzeit für jedermann möglichen Selbstoptimierung. Die filmische Darstellung eines Alkoholikers galt von nun an als preiswürdig und das Suchtproblem als anerkanntes Thema des Massenmediums Kino.

Literatur

APA (American Psychiatric Association) (2013) Diagnostic and statistical manual of mental disorders, 5. Aufl. APA, Arlington

Armstrong R (2004) Billy Wilder, American film realist. McFarland, New York

Bacon SD (1945) A student of the problem of alcohol and alcoholism views the motion picture »The Lost Weekend«. Quart J Stud Alcohol 6:402–405

Brower D (1947) An opinion poll on reactions to »The Lost Weekend«. Quart J Stud Alcohol 7:596–598

Clark C (2011) Billy W. goes to Hollywood: the rise and fall of recovering addiction experts. J Med Human 32:89–102

Denzin NK (2007) Hollywood shot by shot. Alcoholism in american cinema, 2. Aufl. Transaction Publishers, New Brunswick

Henkel D (2017) Die mediale Präsentation von Abhängigkeit im frühen Kino: Ein Streifzug. Rausch – Wien Z Suchtther 6:84–98

Hirschmann EC (1995) The cinematic depiction of drug addition: a semiotic account. Semiotica 104:119–164

Hopp G (2003) Billy Wilder. Taschen, Köln

Jackson CR (2014) Das verlorene Wochenende. Deutsch von Bettina Abaarbanell. Dörlemann, Zürich (Original: Farrar und Reinhart 1944, New York)

Jancovich M (2011) Realistic horror: Film Noir and the 1940s horror cycle. In: McNally K (Hrsg) Billy Wilder, Movie-Maker. McFarland, Jefferson, S 56–69

Karasek H (1992) Billy Wilder. Eine Nahaufnahme. Heyne, München

Lewington M (1979) Part two: alcoholism in the movies. An overview. In: Cook J, Lewington M (Hrsg) Images of alcoholism. British Film Institute, London, S 22–29

Madsen A (1968) Billy Wilder. Secker & Warburg, London

McGuire T (2013) Exploring the urban milieu: Billy Wilder, four films, and two cities in the United States, 1944–1960. Quart Rev Film Video 30:435–448

Moritz R (2014) Nachwort. In: Jackson CR (Hrsg) Das verlorene Wochenende. Dörlemann, Zürich, S 339–348

Panofsky E (1999) Stil und Medium im Film & Die ideologischen Vorläufer des Rolls-Royce-Kühlers. Fischer, Frankfurt a M

Philipps GE (2010) Some like It Wilder: The life and controversial films of Billy Wilder. University Press of Kentucky, Lexington

Russo V (1981) The celluloid closet. Homosexuality in the movies. Harper & Row, New York

Seidman S (1977) The film career of Billy Wilder. Redgrave Publishing Company, South Salem

Sinyard N, Turner A (1980) Billy Wilders Filme. Spiess, Berlin

Tresgot A (1982) Portrait d'un homme ›à 60 % parfait‹: Billy Wilder. Dokumentarfilm, Action Films

Wedding D, Boyd MA, Niemiec RM (2014) Movies and mental illness. Using films to understand psychopathology, 4. Aufl. Hogrefe, Boston

Wulff HJ (1985) Die filmische Analyse des Alkoholismus. Einige Anmerkungen zu Billy Wilders The Lost Weekend. In: Wulff HJ (Hrsg) Filmbeschreibungen. MAkS Publikationen, Münster, S 143–172

Originaltitel	The Lost Weekend
Erscheinungsjahr	1945
Land	USA
Drehbuch	Charles Brackett und Billy Wilder
Regie	Billy Wilder
Hauptdarsteller	Ray Milland, Jane Wyman, Phillip Terry
Verfügbarkeit	Als DVD in deutscher Sprache erhältlich

Friederike Blümelhuber

Eine Hommage an die Liebe und den Tod

© Springer-Verlag GmbH Deutschland, ein Teil von Springer Nature 2019
M. Poltrum, B. Rieken, T. Ballhausen (Hrsg.), *Zocker, Drogenfreaks & Trunkenbolde*,
https://doi.org/10.1007/978-3-662-57377-8_4

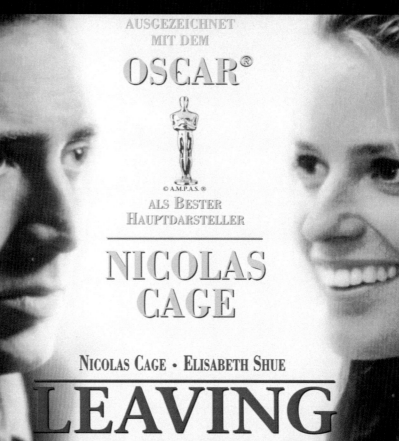

AUSGEZEICHNET
MIT DEM

OSCAR®

© A.M.P.A.S. ®

ALS BESTER
HAUPTDARSTELLER

NICOLAS
CAGE

NICOLAS CAGE · ELISABETH SHUE

LEAVING
LAS VEGAS

LUMIERE PICTURES präsentiert eine LILA CAZES Produktion   Einen MIKE FIGGIS Film
NICOLAS CAGE   ELISABETH SHUE   JULIAN SANDS   „LEAVING LAS VEGAS"
Musik MIKE FIGGIS Schnitt JOHN SMITH Ausstattung WALDEMAR KALINOWSKI Kamera DECLAN QUINN
Executive Producers PAIGE SIMPSON und STUART REGEN nach dem Roman von JOHN O'BRIEN
Drehbuch MIKE FIGGIS Produzenten LILA CAZES und ANNIE STEWART
Regie MIKE FIGGIS
Ein prokino plus / MEDIA PART Film
VON VPS VIDEO

Filmplakat *Leaving Las Vegas*. (Quelle: Filmbild Fundus Herbert Klemens. © VPS Video. Mit freundlicher Genehmigung)

Leaving Las Vegas (1995)

»Dann erst ist es Liebe, wenn du an überhaupt kein Wenn und Aber mehr denkst auf der Welt. Und wenn alle Feuer der Welt zwischen euch wären, würdest du selig in sie hineinrennen, nur um bei ihm zu sein und jauchzen möchtest du, wenn du verbrennst. Wenn du nur seinen Kuß auf deinen Lippen spürst« (Touch of a poet, O'Neill 1957).

Einführung

Dieser faszinierende Film, der mit bescheidenen Mitteln gedreht wurde, hatte ein Budget von lediglich 3,6 Mio. Dollar (■ Abb. 4.1). Im Vorspann zum Film sagt Mike Figgis in einem Interview, die Schauspieler hätten es geliebt, sie spielten den ganzen Tag, 28 Tage lang, ohne Pause. Aus finanziellen Gründen wurde der Film, was für Hollywood-Produktionen höchst ungewöhnlich ist, mit 16 mm Filmmaterial gedreht. Figgis machte die Not zur Tugend und setzte das mit Handkamera gedrehte, 16-mm-Filmformat als stilistisches Mittel ein. Er verwendete hauptsächlich Kameraeinstellungen auf Augenhöhe, um es den Zuschauern zu überlassen, die Hauptcharaktere zu beurteilen. Auf diese Weise gelang es Figgis, Nähe zu seinen Figuren beim Filmpublikum herzustellen. Heftige Auseinandersetzungen im Film werden aus einer anderen Perspektive (höhere Betrachtungswinkel) gezeigt, um zu illustrieren, wer die Konversation dominiert bzw. wer über das stärkste Argument in der Diskussion verfügt. Figgis verwendete auch sog. »point of view shots«, das sind Kameraeinstellungen, die es den Zuschauern ermöglichen, einen Blick durch die Augen einer Figur der dargestellten Handlung zu werfen. Diese Einstellungen verwendet er beispielsweise, wenn Ben betrunken durch die Szene torkelt (Wikipedia 2019 Point-of-View-Shots).

Trotz aller Romantik sind die Charaktere der Protagonisten akribisch gezeichnet, und es gibt weitgehend keine verklärte Darstellung der Realität der Protagonisten wie zum Beispiel in *Pretty Woman*. Nicht nur O'Brien kannte aus eigener Erfahrung die Welt eines Säufers ganz genau (Wikipedia 2019 John O'Brien), sondern auch Nicolas Cage hat, um die Rolle des Ben spielen zu können, zwei Wochen mit heftigstem Trinken verbracht und sich dabei von einem Freund filmen lassen, um genau zu wissen, wie er schwer alkoholisiert spricht und handelt (Wikipedia 2017 Leaving Las Vegas). Auch Shue hat für ihre Rolle der Sera das Rotlichtmilieu gründlich recherchiert. Entstanden ist ein Meisterwerk, das nicht nur emotional aufwühlt, sondern geradezu auch als Lehrfilm für angehende Psychotherapeuten, Psychologen und Psychiater dienen könnte, so präzise ist die Symptomatik dargestellt, und so genau sind die Verhaltensweisen beschrieben. Trotz aller Wirklichkeitsnähe unterscheidet sich der Film dennoch von der tatsächlichen Geschichte des John O'Brien (John O'Brien: Leaving Las Vegas, Wikipedia 2019 John O'Brien). Zwar will auch O'Brien sich zu Tode saufen, er scheitert aber daran, dass ihm das zu beschwerlich wird und zu lange dauert, und er erschießt sich. Auch stirbt er nicht in den Armen einer Frau, die ihn über alles liebt, sondern einsam und verlassen. Er erlebt auch nicht mehr, welchen Erfolg sein semiautobiografischer Roman als Drehbuch für einen sensationell erfolgreichen Film hat.

Der Ort der Handlung

Kommt man bei Nacht am Flughafen von Las Vegas an, so wird schon beim Anflug über die Wüste die Besonderheit dieses Ortes spürbar. Aus der kahlen Wüste heraus ein Lichtermeer, all die vielen Hotels

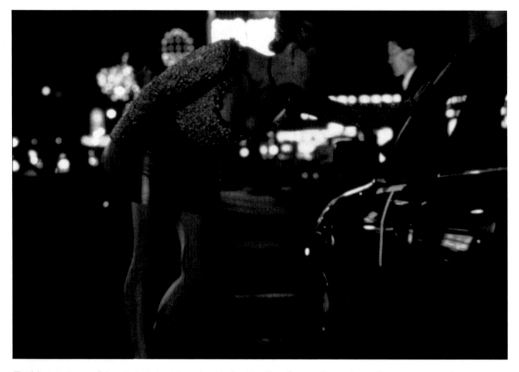

◘ Abb. 4.2 Sera auf dem Strip in Las Vegas bei Nacht. (Quelle: Film Fundus Herbert Klemens. © VPS Video. Mit freundlicher Genehmigung)

mit ihren Lichtreklamen, der kilometerlange Strip, die wichtigste Straße von Las Vegas. Am Flughafen dann die Vielzahl überlanger Stretchlimousinen, die die zahlreichen prominenten Gäste in die Hotels chauffieren (◘ Abb. 4.2).

Schon nach ein, zwei Stunden spürt man die Übersättigung der ungeheuer vielen Events. Schaut man etwas genauer, so werden unter viel Glanz und Gloria die Schattenseiten von Las Vegas sichtbar: zahlreiche Suchtkliniken, Raubüberfälle im erhöhten Ausmaß, um Mittel zur Befriedigung der Sucht zu erhalten, Prostitution aus demselben Grund; immerhin ist Las Vegas die Stadt mit der vierthöchsten Kriminalität der USA: Wo anders als in dieser Umgebung könnte und müsste dieser Film spielen?!

Die Handlung

Ben Sanderson ist ein Filmemacher aus Hollywood. Sein Alkoholismus kostet ihn seine Arbeit, seine Familie und seine Freunde. Als er keinen Grund mehr zum Leben sieht, versehen mit einem respektablen Abfindungscheck seines ehemaligen Arbeitgebers, bricht er nach Las Vegas auf, um sich zu Tode zu saufen. Mike Figgis zeigt dem Zuschauer die bittersüße Liebesromanze zwischen Ben, dem Säufer und Sera, der Hure. Der Film beginnt mit einer Szene im Supermarkt: Ben, illuminiert vom Alkohol, schiebt seinen Einkaufswagen fröhlich pfeifend inmitten einer Fülle von Regalen, die mit hochprozentigem Alkohol gefüllt sind. Er wirkt erleichtert, weil er sein bisheriges Leben hinter sich gelassen hat.

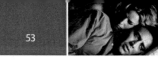

Die Ekstase der Sucht

Man erfährt im Film nichts über den Hintergrund von Bens Sucht. Lebensgeschichtlich frühe Komponenten werden nicht besprochen. Ben befindet sich bereits am Höhepunkt der Suchterkrankung. Schon die erste Filmszene lässt den Zuschauer eintauchen in die verschobene Welt des Ben Sanderson, in der sich alles um die Droge Alkohol dreht. Euphorisch tanzt er durch die Regalreihen in einem Supermarkt, pfeift voll Begeisterung vor sich hin, umgeben von Schnäpsen aller Sorten, Whiskey, Wodka, Tequila, Rum und Brandy. Jeder Griff ist wie eine Verheißung, ist der Himmel auf Erden, wenn es nur gelingt, so viele Flaschen in den Korb zu werfen, dass er sich hemmungslos betrinken kann und ihm der Stoff mit Sicherheit nicht ausgeht. Seine Ehe ist bereits kaputt gegangen, die berufliche Tätigkeit endet schon am Beginn des Films mit dem Rauswurf von Ben. In dieser ersten Szene ist Ben betrunken und glücklich, am Höhepunkt des Kicks. Der Supermarkt mit hochprozentigen Alkoholika, in beliebiger Menge verfügbar, erscheint gleichsam als Paradies auf Erden. Bereits die zweite Szene, in der Ben einen ehemaligen Kollegen in einer Bar um Geld anschnorrt, lässt aber das unausweichliche, traurige Ende erahnen.

Der Verlauf der Suchterkrankung

Sowohl in Szene 1 wie auch in Szene 2 wird die Einsamkeit des Suchtkranken sichtbar. An erster Stelle steht das Suchtmittel, jede wie auch immer geartete Beziehung steht weit hinter der Beziehung zur Droge.

 »Ich weiß nicht, ob ich anfing zu trinken, weil meine Frau mich verlassen hat, oder ob meine Frau mich verlassen hat, weil ich angefangen habe zu trinken. Ist auch sch … egal!«

Er bekommt eine großzügige Abfindung und beschließt, seinen gesamten Besitz zu Geld zu machen und damit nach Las Vegas zu fahren, um sich dort endgültig zu Tode zu saufen. Auf dem Weg nach Las Vegas, betrunken wie immer, überfährt er beinahe Sera am Gehweg und kommt so in Kontakt zu ihr. Sera ist eine Prostituierte, die für einen Zuhälter arbeitet, der sie missbraucht. Es ist Yuri Butso, ein Einwanderer aus Lettland.

 »Sera ist mein Geschenk an euch alle. Ihr werdet ein williges Mädchen für jeden von euch finden … ganz so, wie wir es uns ausgemacht haben.«

Polnische Kriminelle sind hinter Yuri her, deswegen beendet er seine Beziehung zu Sera in der Angst, dass die Polen sie verletzen könnten. An seinem zweiten Tag in Las Vegas sucht Ben nach Sera, stellt sich ihr vor und bietet ihr 500 Dollar an, wenn sie eine Stunde in sein Zimmer kommt. Sera sagt zu, aber Ben will keinen Sex. Stattdessen reden sie, es ist der Beginn einer Beziehung, und Sera lädt Ben schließlich ein, in ihr Apartment zu ziehen. Sich zu verlieben, hat Ben in seinem fortgeschrittenen Zustand des Alkoholismus nicht geplant, es passiert ihm einfach, als er auf Sera trifft, die den Prototyp der amerikanischen blonden Schönheit verkörpert. Das ändert aber nichts daran, dass er nicht im Mindesten daran denkt, um seiner Liebe willen die Sucht zu bekämpfen. Ben fordert Sera auf, ihn nie zu bitten, mit dem Trinken aufzuhören. Sera bittet Ben, ihre Beschäftigung als Prostituierte nicht zu kritisieren. Bei aller gegenseitigen Anziehung vereinbaren sie, nur jeweils an der Oberfläche zu bleiben und keinesfalls an den Problemen des jeweils anderen zu rühren.

 »Mich würde interessieren, wieso du dich umbringen willst?« – »Ich weiß nur, dass ich es will!« – »Willst Du damit sagen, dass die Trinkerei eine Methode ist, dich umzubringen?« – »Mich umzubringen ist eine Möglichkeit zu trinken!« – »Wie lange,

denkst du, wird es dauern, bis du dich totgesoffen hast?« – »Ich schätze etwa vier Wochen. Das was ich habe sind etwa 250 bis 300 Dollar pro Tag.«
Sera: »Das sollte reichen. Wozu bin ich da, reiner Luxus?«
Ben: »Ja. Du bist der Luxus.«

Zunächst funktioniert dieser Deal, sie sind glücklich, bald aber sind sie frustriert, und die Wirklichkeit holt sie ein. Ben und Sera fahren ein paar Tage zusammen in ein Hotel in der Wüste, um zu relaxen. Sie verbringen eine schöne Zeit zusammen, bis Ben volltrunken aus der Rolle fällt und einen Glastisch am Pool ruiniert und die beiden das Hotel verlassen müssen.

Sera bekommt zunehmend Probleme mit ihren Vermietern zu Hause in Las Vegas, weil Ben betrunken vor ihrem Apartment liegt. Seine Eskapaden gefährden ihre Existenz. Obwohl das Apartment Sera heilig ist und sie diesen Zufluchtsort unbedingt braucht, riskiert sie für Ben, dass sie gekündigt wird. Sera bittet Ben, einen Arzt aufzusuchen, das macht ihn wütend. Während Sera auf den Strich geht, geht Ben aus und kommt mit einer anderen Prostituierten in das Apartment. Sera kommt nach Hause, findet Ben mit der Hure in ihrem Bett, wird sehr traurig und wütend und schmeißt Ben hinaus.

Kurz darauf wird Sera im Excalibur Hotel und Casino von drei College-Studenten angesprochen. Sie lehnt zunächst deren Angebot ab und sagt, dass sie immer nur einen Freier bedient, sagt aber dann doch zu, weil sie einen erhöhten Preis erhält. Als sie das Hotelzimmer betritt, ändern die Studenten den Deal und verlangen Analsex, was sie verweigert. Als sie versucht zu fliehen, wird sie Opfer einer analen Gruppenvergewaltigung und wird heftig geschlagen. Am nächsten Morgen, als sie gedemütigt, blau geschlagen und verschwollen nach Hause kommt, wird sie von der Vermieterin rausgeschmissen. Sera erhält einen Anruf von Ben, der im Sterbebett liegt. Sera besucht ihn, und sie lieben sich. Kurz darauf stirbt er.

Prostitution als Reinszenierung erlebter Traumata

Der Film erzählt nichts über die Vorgeschichte von Sera. Aus der Literatur weiß man aber, dass Inzest und sexueller Missbrauch in der Lebensgeschichte von Prostituierten einen ungleich höheren Prozentsatz aufweisen als in der durchschnittlichen Bevölkerung. Man kann also mit einer hohen Wahrscheinlichkeit von einem traumatischen Ereignis sexueller Natur in der Vorgeschichte von Sera ausgehen, wobei man hier die Ausübung der Prostitution durch Sera als eine Form der Kontrolle über die Männer ansehen kann. Demgegenüber steht der Kontrollverlust: einerseits ihrem Zuhälter gegenüber – der Zuhälter schlägt sie (Karlsruher Appell Maier 2018, 2014), als sie nach der mit Ben verbrachten Nacht zu wenig Geld nach Hause bringt – andererseits in erhöhtem Maß der Kontrollverlust bei der Gruppenvergewaltigung durch die College-Studenten.

Sera übernimmt es, alle Probleme, die durch Bens Suchterkrankung entstehen, zu regeln.

Sie holt den betrunken vor ihrem Wohnhaus liegenden Ben herein und entschuldigt sich bei den Vermietern. Sie entschuldigt sich im Hotel in der Wüste wegen der Zerstörung des Glastisches. Sie macht nur einen sehr schwachen Versuch, Ben vom Trinken abzubringen. Sie ist süchtig danach, gebraucht zu werden. Sera übernimmt die Rolle des Koalkoholikers, sie tut alles, um die Unannehmlichkeiten und Probleme, die durch Bens überdimensionalen Alkoholabusus entstehen, auszubügeln.

Bildgebende Verfahren in der Hirnforschung zeigen, dass Traumata zu hirnorganischen Veränderungen führen (Petscan). Es entstehen deutlich rascher Zustände, die die Handlungsfähigkeit beeinträchtigen (Freezing), dabei kann der Mensch bedrohliche Situationen nicht adäquat wahrnehmen und sich wehren; der Mensch wird zu einer leichten Beute. Die biologische Traumaforschung zeigt, dass es eine mögliche suchtartige Abhängigkeit von traumatischen Stimuli gibt. Bindungstheoretisch betrachtet stellen sich Opfer oft ganz auf die Bedürfnisse des Täters ein, nehmen die eigenen Gefühle

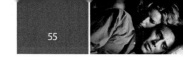

und Bedürfnisse nicht mehr wahr. Hier fungiert die Prostitution als selbstverletzendes Verhalten des Opfers (Scobel 2018).

Der Hintergrund der Suchterkrankung

Auf dem nächsten Planeten wohnte ein Säufer. Dieser Besuch war sehr kurz, doch er stürzte den kleinen Prinzen in tiefe Melancholie.

»Was tust du da?« fragte er den Säufer, der schweigend zwischen ein paar leeren und ein paar vollen Flaschen saß.

»Ich trinke«, antwortete der Säufer trübsinnig.

»Warum trinkst du?« fragte der kleine Prinz.

»Um zu vergessen.« antwortete der Säufer.

»Um was zu vergessen?« wollte der kleine Prinz wissen, der ihn bereits bedauerte.

»Um zu vergessen, dass ich mich schäme«, gestand der Säufer und ließ den Kopf hängen.

»Wofür schämst du dich?«, erkundigte sich der kleine Prinz, der ihm helfen wollte.

»Ich schäme mich, weil ich trinke«, schloss der Säufer und versank endgültig in Schweigen (Aus »Der kleine Prinz«, Saint Exupéry 2015).

Über den Hintergrund, also die Entstehungsgeschichte der Sucht, erfährt der Zuschauer im Film nichts. Erkennbar ist, charakteristisch für Suchterkrankungen, dass der benötigte Stoff (im konkreten Fall Alkohol) die zentrale Rolle im Leben eines Süchtigen spielt. Die Beschaffung von Geld für Alkohol und die Beschaffung von Alkohol dominieren das Leben von Ben Sanderson. Wo immer er sich häuslich einrichtet, ist es für ihn von essenzieller Bedeutung, dass mehr als genug Alkohol vorhanden ist.

Daran ändert auch seine Liebe zu Sera nichts, weder hat er den Wunsch, sich helfen zu lassen, noch mit dem Trinken aufzuhören. Dies artikuliert er auch von allem Anfang an sehr deutlich:

 Ben: »Ich habe mich in dich verliebt, ich bin nicht hergekommen, um deinem Leben eine verkorkste Seele aufzuzwingen.«

Sera: »Das weiß ich.«

Ben: »… wir wissen, dass ich ein Säufer bin ….aber das scheint für dich in Ordnung zu sein. Und ich weiß, dass du eine Nutte bist, also wenn und wann du entscheidest, zum Arbeiten raus zu gehen, was immer deine Motivation ist, das ist deine Sache.«

Sera schenkt Ben einen silberfarbenen Flachmann, um ihm zu zeigen, dass sie seine Trunksucht akzeptiert, Ben schenkt Sera Onyx-Ohrringe, damit sie, wenn sie diese beim Anschaffen trägt, an ihn denkt.

Der Verlauf der Suchterkrankung

Das Publikum erlebt Ben in einem sehr fortgeschrittenen Zustand der Suchterkrankung. Vieles seiner Symptomatik wird im Film sichtbar. Ben ist durch seine Trunksucht enthemmt und demoralisiert. Während Sera auf Tour ist, um Geld beizuschaffen, holt Ben eine Prostituierte in Seras Wohnung. Als sie von der Arbeit nach Hause kommt, erwischt sie ihn und die Prostituierte in flagranti im Bett. Sera ist zutiefst getroffen und schmeißt Ben aus dem Apartment (◘ Abb. 4.3).

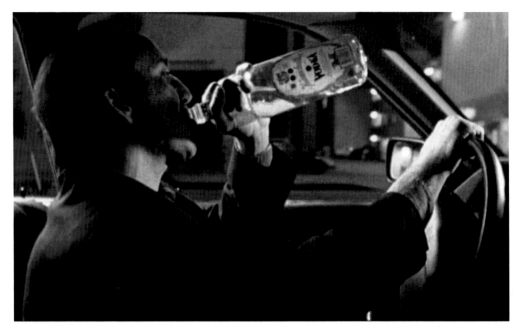

Der ödipale Wunschtraum des Säufers

Im Film endet das Leben von Ben äußerst romantisch, in den Armen einer ihn liebenden schönen, alles verzeihenden Frau. Trotz des Rauswurfs wegen seines Betrugs geht Sera auf die Suche nach Ben, findet ihn in einem schäbigen Hotel, schläft mit ihm, und er stirbt in ihren Armen (◻ Abb. 4.4). Dieses romantische Ende des Alkoholikers hat wenig mit der Realität zu tun. Hat man jemals in seinem Leben das reale Ende eines Säufers mit Aszites (Anhäufung einer riesigen Wassermenge im Körper, der Mensch kann durch die nicht ausscheidbare Wassermenge das Doppelte seines ursprünglichen Lebendgewichts erreichen), Gehirnschäden (völlig planloses verwirrtes Handeln) und letztendlich Leberkoma, Sterben auf der Intensivstation etc. gesehen, dann weiß man, dass das tatsächliche Sterben eines alkoholkranken Menschen so gar nichts Romantisches an sich hat, sondern ein elendiges Verrecken darstellt.

Es dürfte sich hier wohl um einen Wunschtraum des John O'Brien handeln, der ja selbst diese letzten Stufen des Sterbens nicht mehr erfahren wollte, sondern seinem Leben durch Selbstmord durch Erschießen rascher ein Ende setzte. Auch starb er nicht in den Armen einer liebenden Frau, seine eheliche Beziehung ging bereits zwei Jahre vor seinem Suizid zu Ende.

Die Paarbeziehung

Die Rettung der Hure, ein männlicher Tagtraum basierend auf ödipaler Sexualität (Meloy 1998, S. 99 f.) Sera, gespielt von Elisabeth Shue, wird porträtiert als eine, die das fantasierte liebende und nährende Herz aus Gold für ihren selbstzerstörerischen, alkoholkranken Geliebten Ben hat, der vom Academy Award Gewinner Nicolas Cage gespielt wird. Jedoch wird der Film dadurch ergreifend und tragisch, weil keiner der beiden in der Lage ist, den anderen zu retten. Er ist nicht fähig, sie aus der Welt der Prostitution zu retten, in der sie von mehreren Männern vergewaltigt, geschlagen und missbraucht wird. Sie ist nicht fähig, ihn vor seiner schonungslosen, alkoholischen Selbstzerstörung zu retten. Sobald sie zusammenziehen, werden die unbewussten Erwartungen der Zuschauerschaft (oder archetypischer

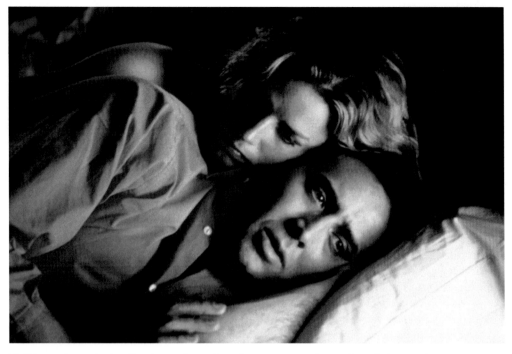

◾ **Abb. 4.4** Ben stirbt. (Quelle: Film Fundus Herbert Klemens. © VPS Video. Mit freundlicher Genehmigung)

Fantasien), dass seine Liebe sie von der Prostitution und ihre Liebe ihn vor sich selbst retten wird, auf den Kopf gestellt, weil das neue Paar mit Geschenken zelebriert, was ihr gegenseitiges Verständnis bedeutet, nämlich, dass sie weiter als Hure arbeiten und er weiter trinken wird. Sie schenkt ihm einen Flachmann. Er schenkt ihr Ohrringe, damit sie ihn spürt, wenn sie mit anderen Männern fickt. Jedes dieser Geschenke bringt ambivalente Tränen in das Auge des anderen.

Am Beginn des Films bietet Sera Ben an, dass sie beim Sex für Geld alles tun wird, was immer er will. Das führt bei Ben lediglich zu dem Wunsch, mit ihr zu reden.

💬 »Für 250 können wir so ziemlich alles machen, was du willst. Du hast getrunken, deshalb ist es vielleicht besser, wenn ich mich draufsetze, aber auf die andere Art ist es auch fein. Ich habe etwas Gel, falls Du meinen Arsch ficken willst … das liegt bei dir. Wenn du auf mein Gesicht kommen willst, versuche es von meinem Haar weg-zuhalten, ich habe es gerade gewaschen, und von meinen Augen … es brennt.«

Als Sera schließlich möchte, dass Ben zu ihr zieht, warnt er sie, bevor er seinen Widerstand aufgibt.

💬 »Denkst du nicht, es wird ganz schön langweilig, mit einem Säufer zusammen zu hausen?« – »Aber ich möchte es gern.« – »Aber die schlimmste Phase kennst Du noch gar nicht. In den letzten Tagen hatte ich mich ziemlich unter Kontrolle. Ich werfe dann alles Mögliche runter und muss mich ständig übergeben. Ich meine, im Augenblick geht's mir richtig gut.«

Persönliche Cinematherapie

Einer der Herausgeber dieses Buches, Martin Poltrum, beschreibt, wie er bei seiner Arbeit in der Sucht-klinik Cinematherapie verwendet, die es seinen Patienten ermöglicht, ganz unterschiedliche Wünsche, Identifikationen etc. auf die Protagonisten der Filme und den Filminhalt zu projizieren.

In ganz ähnlicher Art und Weise hat die Autorin Kino für sich selbst als Kind entdeckt (»Die Couch des Armen«; Guattari 1975). In einer Welt der Armut, in der es vordringlich galt, das Überleben zu sichern, war es für sie faszinierend, die ganz großen Gefühle zu beobachten, die ihr sowohl aufgrund ihres jugendlichen Alters als auch ihres Lebensmilieus sehr fremd waren (Doering et al. 2014; Guattari 1975; Poltrum 2015a).

Gesellschaftskritische Aspekte

Mike Figgis, Musiker, Arrangeur und Regisseur, hat mehrere sozialkritische Filme gedreht. Er ist ein Meister der filmischen Darstellung der »dunklen Seiten«. In *Stormy Monday* wird die Geschichte von Gewalt und Betrug in der Welt der Jazzclubs in Newcastle, Nordengland, gezeigt, in *Internal Affairs* dreht sich die Handlung um einen Sumpf von Korruption, der ein Polizeidepartment in Los Angeles verschlingt. Figgins hält, in einem Interview mit der *New York Times* 1990, von Kenneth Turan darauf angesprochen, das Kino für ein geeignetes Medium, um diese dunklen Seiten aufzuzeigen, und er gibt auch an, außerhalb des Systems arbeiten zu wollen. »Sogar wenn ich eine Komödie machen würde, hätte sie ein düsteres Ende.« Figgis steht der Hollywood-Filmmaschinerie kritisch gegenüber, und er rechnet mit der Heuchelei und bürgerlichen Doppelmoral ab, wenn seine Protagonisten Berührungen mit dem bürgerlichen Leben haben.

Szene an der Bar: Sera macht einen »bürgerlichen Geschäftsmann« an, der ihr zunächst einen Drink spendiert, dann aber angewidert reagiert, als er mitkriegt, dass Sera eine Hure ist. Sie ist peinlich berührt, als er laut wird, und verlässt den Ort des Geschehens.

Figgis erzählt in einem Interview mit dem *Bomb Magazine* (1996), wie ihn Art Peppers Autobiogra-fie, deren zentrales Thema die Heroinsucht des Jazzmusikers ist, fasziniert hat. Der Heroinmissbrauch von Art Pepper war kompromisslos. Pepper schilderte, dass er sich, nachdem er sich nach dem ersten Schuss Heroin im Spiegel betrachtete, »erkannt« habe – er sei ein Junkie und kein Musiker, und das sei seine Bestimmung. Pepper schildert auch, dass er bereits in diesem Moment erkannt habe, dass die Sucht seinen Tod bedeuten würde, aber es sei ihm egal gewesen. Die Geschichte Art Peppers hat Figgis bei der Komposition des Films *Leaving Las Vegas* inspiriert, Ben zeigt ähnliche Züge wie Pepper, er ergibt sich bedingungslos in seine Sucht, versucht nicht sie zu verbergen, und es umgibt ihn dabei eine gewisse heitere Gelöstheit. Figgis verwebt, ohne diese Einstellung zu verherrlichen, die Geschichten von Sera und Ben, die eines gemeinsam haben: ihre Ehrlichkeit, zuzugeben, was sie sind, zwei Desperados vor der glitzernden surreal anmutenden Kulisse von Las Vegas.

Figgis setzt sich in seiner Arbeit gerne mit dem Tod auseinander, er sieht die Aufgabe des Filmema-chers nicht darin, »das Leben zu feiern«. Für ihn ist die Furcht vor dem Tod, die Feigheit zu zelebrieren. Ben hat noch Sinn für das Schöne, er sieht Sera und verfällt ihr; trotzdem ist sein Weg vorgezeichnet, und er klammert sich nicht an sein Leben, das längst von der Sucht bestimmt wird, sondern genießt, wozu er noch fähig ist (Bomb Magazine 1996).

Der unsichtbare Psychotherapeut

Ihren Lebensalltag schildert Sera dem unsichtbaren Therapeuten so:

💬 »Wissen Sie, ich hole das Beste aus den Männern raus, die mich ficken. Ich meine, es ist nicht so leicht, aber ich bin gut. Es ist komisch, ich war lange Zeit aus dem Job raus, aber jetzt bin ich wieder drin, und es flutscht richtig gut, ehrlich. Ich kann mich sehr gut in die Männer reinversetzen. Wenn ich ein Zimmer betrete, weiß ich Bescheid. Ich kann ihre Fantasien lesen und mach sie wahr, das ist mein Service. Naja, ich spiele ihnen was vor, und das mach ich gut. Für mich ist das eine ganz einfache Rechnung, für eine halbe Stunde kostet mein Körper halt, naja, 300 Dollar. Nur dafür, dass ich mit aufs Zimmer gehe, und dann kostet es nochmals 500 Dollar, wissen sie, wir verhandeln. Aber es ist wie eine Rolle, ich spiele nur eine Rolle.«

Dass dieser Lebensalltag durchaus seine Schattenseiten hat, macht Sera in der folgenden Szene klar:

💬 »Ich ging ins Zimmer, und da lag er auf dem Bett. Er hatte die Arme hinter dem Kopf verschränkt, und er war am ganzen Körper behaart. Er war wahnsinnig fett, und er hatte eine gewaltige Erektion. Ich weiß noch, er war wahnsinnig stolz auf seine Riesenerektion, und ich habe ihn gefragt, wo mein Geld sei, er deutete auf den Nachttisch. Ich fragte dann, wie er es will, und er sagte, leg dich hin, ich will oben sein. Er fing an, wie wild in mich reinzustoßen. Ich habe mir auf die Zunge gebissen, nur um nicht zu schreien. Das ging eine Zeit lang so weiter, und dann versuchte ich aufzustehen, er schubste mich zurück und hielt mich an den Haaren hoch und steckte mir seinen Penis in den Mund. Ich versuchte wieder aufzustehen, und er sagte: ›Nicht bewegen, Baby, ich komme über dein Gesicht‹, und das hat er auch getan. Und dann hat er seinen Samen über mein Gesicht gewischt und in meine Haare, und dann warf er mich aus dem Bett und meinte, ich soll verschwinden.«

Der Psychotherapeut fungiert hier als unsichtbarer Erzähler im Roman. Er spricht nicht, wird nicht gesehen und sorgt dennoch dafür, dass die Protagonistin Sera ihre innersten Gefühle, Ängste und Hoffnungen artikulieren kann und die Therapiesituation auch als Rahmen für Rückblenden zur Verfügung steht. So ist quasi der gesamte Film eine einzige Rückblende, in der Sera nach dem tragischen Tod von Ben dem unsichtbaren Therapeuten ihre Liebesgeschichte erzählen kann.

Sera erzählt ihrem Therapeuten, dass sie Ben so akzeptiert habe, wie er war, und dass sie ihn geliebt habe. Von Ben erwartete sie lediglich, dass er da wäre, wenn sie nach der Arbeit frühmorgens in die Wohnung käme. Erst als er ihr Vertrauen missbraucht und in ihrem gemeinsamen Bett mit einer Prostituierten geschlafen hätte, wäre es ihr endgültig zu viel geworden. Sie schmiss ihn hinaus. Sera artikuliert, dass es gerade das Gebrauchtwerden ist, das für sie sehr wichtig ist.

Der Schauspieler Nicolas Cage sagt über den Protagonisten Ben Sanderson: »Wenn er nicht so tief gesunken wäre, hätte er die wahre Liebe nie entdeckt.«

Verlässt man das Kino, so ist man fasziniert und begeistert von der Romantik der Selbstzerstörung und deren brillanter Darstellung, obwohl es sich eigentlich um einen zutiefst traurigen Film handelt.

Wenn ich von dir gehe,
Duften deine Augen,
Und den Druck der Hände
Trag ich noch mit mir

Meine Lippen formen
Noch dein letztes Lächeln,
Deiner Stimme Tonfall
Summ ich vor mich hin (Aus »Die verlorene Geliebte«, Urzidil 1996).

Ein Blick hinter die Kulissen

John O'Brien

Der US-amerikanische Autor John O'Brien veröffentlichte 1990 seinen ersten Roman *Leaving Las Vegas*. Zur Zeit als sein Roman erschien, war der alkoholabhängige John O'Brien bereits mehrfach in Suchtkliniken behandelt worden, 1992 folgte die Scheidung von Ehefrau Lisa, 1994 erschoss sich O'Brien kurz vor Beginn der Dreharbeiten zu *Leaving Las Vegas*. Kurz zuvor hatte er erfahren, dass sein Erstlingsroman verfilmt werden würde.

Mike Figgis

Der Filmregisseur Mike Figgis studierte Musik in London und arbeitete als Komponist, Drehbuchautor, Produzent und Schauspieler. Die beklemmend realistische Darstellung der letzten Tage von Ben Sanderson, der nach Las Vegas kommt, um sich zu Tode zu saufen, brachte ihm Nominierungen für die beste Regie und das beste Drehbuch bei den Academy Awards.

Mit dem Film *Leaving Las Vegas* hat Mike Figgis trotz einfachster Ausstattung (gedreht mit 16 mm Film statt der üblichen 35 mm) den besten Film seiner Laufbahn abgeliefert.

Nicolas Cage

Nicolas Cage, der Hauptdarsteller, besticht durch seine sensible, glaubhafte Darstellung des Säufers Ben Sanderson, der sich selbst aufgibt; nicht umsonst hat er in diesem Film den Oscar für den besten Hauptdarsteller erhalten.

Die erste Szene des Films, in der der Hauptdarsteller Nicolas Cage in der Rolle des Ben Sanderson das Publikum in seine Welt entführt, eine Welt des Alkohols und der Sucht, ist in gleicher Weise faszinierend wie letztendlich auch abstoßend.

Auszeichnungen und Nominierungen

1996:
- Oscar in der Kategorie »Bester Hauptdarsteller« (N. Cage). Außerdem nominiert in den Kategorien »Beste Hauptdarstellerin« (E. Shue), »Beste Regie« und »Bestes adaptiertes Drehbuch«.
- Golden Globe Award in der Kategorie »Bester Hauptdarsteller/Drama« (N. Cage). Außerdem nominiert in den Kategorien »Bester Film/Drama«, »Beste Regie« und »Beste Hauptdarstellerin« (E. Shue).
- Independent Spirit Awards in den Kategorien »Beste Hauptdarstellerin« (E. Shue) und »Bester Featurefilm«, »Beste Regie« und »Beste Kamera«. Außerdem nominiert in den Kategorien »Bester Hauptdarsteller« (N. Cage) und »Bestes Drehbuch«.
- Nominiert für den BAFTA Award in den Kategorien »Bester Hauptdarsteller« (N. Cage), »Beste Hauptdarstellerin« (E. Shue) und »Bestes adaptiertes Drehbuch«.

> ◻ **Tab. 4.1** Auflistung der Musikstücke »Ben and Sera Theme« und »My One and Only Love« (Sting) und die dazugehörigen Szenen aus *Leaving Las Vegas*

Zeit [min]	Musik	Szene
06:00:00	Ben and Sera Theme	»Wir haben noch viel Zeit.«
40:00:00	Ben and Sera Theme	Sera trifft Ben. »Ich habe dich den ganzen Abend gesucht.« »Ich denke, du weißt, dass mir das ernst ist.«
48:34:00	Ben and Sera Theme	Ben geht mit zu Sera.
52:53:00	Ben and Sera Theme	»Oh, ich bin verrückt nach dir.«
58:10:00	My One and Only Love	Ben und Sera gehen ins Casino und spielen auf Automaten. Sera: »Ich liebe dich.«
01:37:00	My One and Only Love	Sera im Taxi. »Eine Frau, die so schön ist wie sie.«
01:43:00	My One and Only Love	Sera sitzt neben dem toten Ben. »Ich hab ihn so akzeptiert wie er ist. Ich hab nicht verlangt dass er sich ändert. Er brauchte mich. Ich hab ihn geliebt. Ich hab ihn wirklich geliebt.«
58:10:00	My One and Only Love	Ben und Sera gehen ins Casino und spielen auf Automaten. Sera: »Ich liebe dich.«
01:37:00	My One and Only Love	Sera im Taxi. »Eine Frau, die so schön ist wie sie.«
01:43:00	My One and Only Love	Sera sitzt neben dem toten Ben. »Ich hab ihn so akzeptiert wie er ist. Ich hab nicht verlangt dass er sich ändert. Er brauchte mich. Ich hab ihn geliebt. Ich hab ihn wirklich geliebt.«

Soundtrack

Folgende Songs sind Bestandteil des Soundtracks:
- »Angel Eyes« – Sting,
- »Lonely Teardrops« – Michael McDonald,
- »Come Rain Or Come Shine« – Don Henley,
- »My One and Only Love« – Sting.

Der unbewusste Anteil

Regisseur Mike Figgis hat Musik studiert, ist Komponist, und es ist ihm gelungen, den Film mit seinen Soundtracks als einzigartige Komposition darzustellen – eine Komposition, die die großen Gefühle auch musikalisch einzigartig darstellt.

Im Debütfilm von Mike Figgis *Stormy Monday* (1988) ließ sich Figgis von den Bildern von Dennis Hopper und vom Jazz eines Lester Young inspirieren. Figgis' Filme sind angelegt wie mehrstimmige Kompositionen, die Figuren sind gleichsam die Instrumente, die im Zusammenspiel agieren. Figgis versteht es auch in *Leaving Las Vegas* meisterhaft, die ganz großen Emotionen im Soundtrack darzustellen.

Musik und limbisches System sind unzertrennlich miteinander verbunden. Das limbische System ist für unsere Emotionen wie Liebe, Hass etc. zuständig. Man hat keinen Einfluss darauf, welche Musik welche Gefühle in einem erwecken. So ist es mithilfe der Filmmusik, insbesondere hier, wo der Filmregisseur gleichzeitig Komponist ist, möglich, die gewünschten Gefühle der romantischen Liebe wie Zärtlichkeit, Leidenschaft etc. zu transportieren. Mike Figgis gelingt dies insbesondere mit dem Song »My One and Only Love«, dessen lyrischer Text zusätzlich die entsprechenden Emotionen transferiert sowie mit dem von ihm aus diesem Song stammenden und variierten Ben- und Sera-Thema.

Literatur

Bomb Magazine (1996) Interview mit Mike Figgis vom 1.1.1996. https://bombmagazine.org/articles/mike-figgis/. Zugegriffen: 30. Jan. 2018

Doering S et al (Hrsg) (2014) Mon amour trifft Pretty woman: Liebespaare im Film. Psychoanalytische Betrachtung von Liebesbeziehungen im Film. Springer, Berlin, Heidelberg, S V–VI

Guattari F (1975) Die Couch des Armen. Die Kinotexte in der Diskussion. B-books Reihe PoLYpeN

Karlsruher Appell Maier (2014, 2018) Prostitution als Reinszenierung erlebter Traumata, Bericht von einer Veranstaltung am 28.3.2014 bei Kofra, Münchenhttp://www.karlsruherappell.com/author/ulrikeroesemaier/. Zugegriffen: 1. Jan. 2018

Meloy JR (1998) The psychology of stalking. Clinical and Forensic Perspectives. Academic Press, Amsterdam

O'Brien J (1995) Leaving Las Vegas. Grove Press, New York

O'Neill E (1957) A touch of the poet. From, London

Poltrum M (2015a) Eros, Liebe, Sexualität – erotische Ressourcen der Cinematherapie. In: Michael M (Hrsg) Spectrum Psychiatrie. Heft 1. MedMedia, Wien, S 20–23

Poltrum M (2015b) Liebe im Therapeutenfilm, Liebe in der Therapie. In: Poltrum M, Heuner U (Hrsg) Ästhetik als Therapie. Therapie als ästhetische Erfahrung. Parodos, Berlin, S 86–109

de Saint Exupéry A (2015) Der kleine Prinz. Anaconda, Köln

Scobel (2018) Psychische Gewalt – Woran man psychische Gewalt erkennen kann. http://www.3sat.de/page/source=/scobel/196436/index.html27. 09. 2018 21:00 Uhr

Urzidil J (1996) Die verlorene Geliebte. Herbig, München

Wikipedia (2017) Leaving Las Vegas. https://de.wikipedia.org/wiki/Leaving_Las_Vegas. Zugegriffen: 20. Dez. 2017

Wikipedia (2018) Point-of-View-Shot. https://de.wikipedia.org/wiki/Point-of-View-Shot Zugegriffen: 24. März 2019

Wikipedia (2019) John O'Brien (Schriftsteller). https://de.wikipedia.org/wiki/John_O%E2%80%99Brien_(Schriftsteller) Zugegriffen: 24. März 2019

»My One and Only Love« ist der musikalische rote Faden, der die desaströse Beziehung von Ben und Sera bis in den Abgrund begleitet. Bei der Darstellung der Emotionen, der heftigen, leidenschaftlichen und zärtlichen und traurigen Gefühle, spielt der Song eine maßgebliche Rolle. Figgis setzt die Musikstücke kontrapunktisch ein, ein Stilmittel, um die depressive Grundstimmung des Films in eine manchmal disparat anmutende Stimmung zu verwandeln. Figgis schafft durch die Musik intime, somnambule Situationen zwischen Absturz und Errettung. Für den Film hat Figgis auch eigens das »Ben- und Sera-Thema«, ein chopineskes Klavierstück, komponiert, das im Film immer gespielt wird, wenn es zu Momenten zärtlicher, erwiderter Liebe zwischen Ben und Sera kommt.

In ◘ Tab. 4.1 sind die Musikstücke »Ben and Sera Theme« und »My One and Only Love« und die dazugehörigen Szenen aufgelistet, um das oben Beschriebene zu verdeutlichen.

Originaltitel	Leaving Las Vegas
Erscheinungsjahr	1995
Land	USA
Drehbuch	John O'Brien
Regie	Mike Figgis
Hauptdarsteller	Nicolas Cage, Elisabeth Shue, Julian Sands
Verfügbarkeit	Als DVD in deutscher Sprache erhältlich

Jutta Fiegl

Alkohol als Fluchthelfer aus der Realität

© Springer-Verlag GmbH Deutschland, ein Teil von Springer Nature 2019
M. Poltrum, B. Rieken, T. Ballhausen (Hrsg.), *Zocker, Drogenfreaks & Trunkenbolde*,
https://doi.org/10.1007/978-3-662-57377-8_5

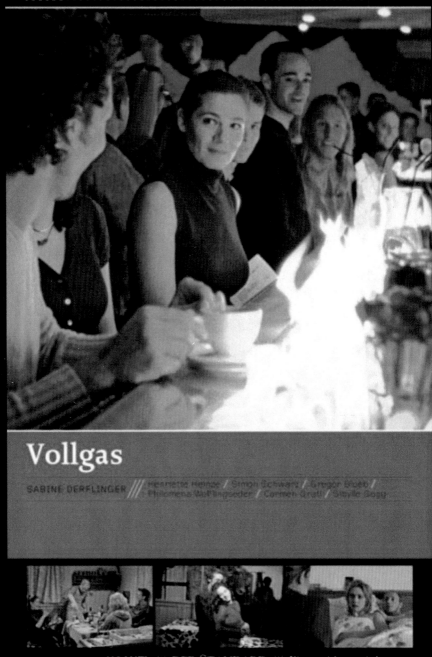

Vollgas

SABINE DERFLINGER /// Henriette Heinze / Simon Schwarz / Gregor Bloéb / Philomena Wolflingseder / Carmen Gratl / Sibylle Bagg

HOANZL /// DER STANDARD /// filmarchiv austria

Filmplakat Vollgas. (Quelle: Filmbild Fundus Herbert Klemens. © ZDF. Mit freundlicher Genehmigung)

Vollgas (2001)

Handlung

Ort der Handlung ist ein Wintersportort in Tirol, in dem die Saisonkellnerin Evi arbeitet. Sie ist alleinerziehende Mutter einer etwa 6-jährigen Tochter. Während Evi arbeiten muss, lebt Paula, die Tochter, bei Evis Schwester Barbara, die mit ihrem Mann in einem Einfamilienhaus im Ort wohnt und hochschwanger ist.

Arbeiten heißt für Evi morgens und mittags im Hotel servieren, nachmittags an der Bar am Fuße der Piste Bier, abends an der Bar in der Disco harte Getränke ausschenken (◘ Abb. 5.1). Die Hotelarbeit bedeutet rasches, korrektes Versorgen der Gäste, Freundlichkeit und jedem Gast das Gefühl zu geben, er sei wichtig. Nachmittags an der Piste ist Schnelligkeit, laute Dauerfröhlichkeit, Animation zum Trinken gefragt, aufpeitschende Musik dröhnt aus den Lautsprechern, die Gäste schnallen im wahrsten Sinne ab – nicht nur die Ski.

Abends Ähnliches in der Disco, nur noch lauter, der Moderator peitscht die gute Laune ein – Vollgas eben – Alkohol muss sein, das erwarten die Gäste von sich selbst, die Gruppe von ihren Mitgliedern und nicht zuletzt das Personal. Gemeinsames rhythmisches »Abfüllen«, schreiend, grölend, tanzend, sich bis zur Lächerlichkeit bloß stellend. Männer werden aufgefordert, die Hosen herunter zu lassen, um als Belohnung eine Flasche Wodka zu bekommen.

Evi macht alles mit, mehr noch, nach der Arbeit werden die Nächte durchgefeiert mit den Kolleginnen und den Kollegen, es wird getrunken bis zum Umfallen. In diesem Zustand in das Auto, während des Fahrens gründlich Alkohol nachgetankt, danach in die Personalunterkunft oder sie lässt sich bereits in der Disco von ebenso betrunkenen Männern zum One-Night-Stand abschleppen.

In der Früh, bevor Evi wieder zur Arbeit geht, holt sie Paula von der Schwester ab, um die Kleine zum Bus zu begleiten, damit sie pünktlich zur Schule kommt.

Dieser Ablauf wiederholt sich Tag für Tag. Der Job ist anstrengend, man darf sich jedoch nichts anmerken lassen nach dem Motto: »Wenn du nicht funktionierst, bist du weg.«

Als die Schwester von Evi eines Abends ausgehen will, muss Evi die Tochter über Nacht bei sich in der Personalunterkunft unterbringen. Als Paula schläft, überfällt Evi die Unruhe, sie kann nicht bei Paula bleiben, sie muss sich trotzdem ins nächtliche Treiben stürzen und lässt Paula alleine zurück. Nach einem Sex-Dreier im Vollrausch mit zwei Hotelgästen wankt sie nachts halb bekleidet in die Hotelbar, um dort weiterzutrinken, bricht aber bewusstlos zusammen. So findet sie ihr Chef, der ihre Hilflosigkeit für sexuelle Übergriffe nützt. Als Evi wieder zu sich kommt, hat sie versäumt, ihre Tochter rechtzeitig zum Bus zu bringen.

Paula ist zutiefst enttäuscht, Evi hat ein schlechtes Gewissen. Sie weiß, so kann es nicht weitergehen, sie spürt, dass ihre Kraft zu Ende geht. Sie beschließt, nur noch tagsüber zu arbeiten, setzt dies auch bei ihrem Chef durch, der wegen seiner nächtlichen Übergriffigkeit Evi gegenüber in der Schuld ist. Evi holt Paula von ihrer Schwester ab, quartiert sie bei sich in der Personalunterkunft ein und nimmt sich fest vor, ab nun ganz für Paula da zu sein.

Im nächsten Abschnitt des Films erlebt der Zuschauer, wie schwierig es ist, so einem Vorhaben nachzukommen. Tourismusindustrie ohne Alkohol, gepushte Fröhlichkeit und Dauereinsatz ist undenkbar. Evi fällt zu Hause die »Decke auf den Kopf«. Als sie nach einem Saufgelage ihrer Kollegen die Küche aufräumt, kann sie nicht widerstehen und trinkt aus den halbleeren Flaschen immer mehr, immer hemmungsloser. Volltrunken setzt sie mit dem Feuerzeug das mit Alkohol getränkte Tischtuch in Brand, wirft es schließlich brennend aus dem Fenster und will ebenfalls aus dem Fenster. Die kleine

Tochter, die aufgewacht ist und aus dem Nebenraum das Geschehen beobachtet, ist geschockt und verängstigt. Zum Glück wird Evi von ihrer Zimmerkollegin Andrea und deren Freund beobachtet und vor dem Absturz aus dem Fenster bewahrt. Sie bringen Paula zur Tante Barbara, Evi ins Krankenhaus. Dort wird ihr geraten, eine Therapie zu machen, um ihr Alkoholproblem behandeln zu lassen. Als sie tags darauf nach der Entlassung nach Hause kommt, steht die Schwester im Raum, packt wortlos und vorwurfsvoll die Sachen von Paula, um das Kind wieder zu sich zu nehmen. Damit bahnt sich die Katastrophe an. Als Evi, wie schon mehrmals, für ihre Tochter als Wiedergutmachung Geschenke kauft und sie Paula, die wieder bei der Tante wohnt, geben will, versteckt diese sich vor der Mutter. Die Stimmung ist eisig, die Schwester macht Evi Vorwürfe, wirft ihr Verantwortungslosigkeit vor und verweigert ihr, Paula zu sehen. Der Schwager wirft Evi schließlich aus dem Haus.

Wütend, trotzig, verzweifelt kündigt Evi daraufhin ihre Arbeitsstelle und fährt – wieder mit genügend Alkohol versorgt – in die Stadt. Aus der »gebrochenen« Evi soll eine neue, wieder lebenshungrige Evi entstehen. Sie will alles hinter sich lassen, verändert ihr Äußeres, trägt eine blonde Kurzhaarperücke und gibt in der nächsten Disco wieder »Vollgas«. Als sie ein Glas wirft und deshalb von der Security aus dem Lokal geworfen wird, bricht auf dem Parkplatz ihr ganzes Elend aus ihr heraus. Sie tobt, zerkratzt Autos und verliert völlig die Kontrolle als ihr ein Fernfahrer helfen möchte. Sie schreit, weint, wirft sich auf den Boden. Der Fernfahrer bringt sie schließlich in seine Fahrerkabine. Noch in der Nacht, während der Fahrer schläft, macht sich Evi auf den Weg. In einer Mischung von Wachsein und Benommenheit betritt sie eine Schnellstraße und geht den dahinrasenden Autos entgegen, sie lächelt und wird schließlich von einem Auto erfasst. Sie kommt mit 2,4 Promille Alkohol im Blut, aber lebend, in die Intensivstation.

Zuhause bekommt Barbara gerade ihr Baby, die Kollegin von Evi, Gikki, übernimmt Paula zur Aufsicht. Inzwischen hat Evis ehemalige Zimmerkollegin Andrea von dem Unfall erfahren. Als Paula immer wieder drängt, dass sie zu ihrer Mama möchte, fährt Andrea mit der Kleinen zum Krankenhaus. Der Film endet damit, dass Paula in der Intensivstation ihre Mama bewusstlos liegen sieht und sich schließlich zu ihr ins Bett kuschelt.

Alkohol als Antreiber in unserer Gesellschaft

Eindrücklich führt der Film vor, wie sozial erlaubt und sogar erwünscht das Trinken in unserer Gesellschaft ist. Pittmann (1967) spricht von einer »Permissivkultur« in Österreich, das bedeutet, dass Alkohol zu Festen, Feiern, Urlauben dazu gehört – sozusagen als eine soziale Konsummotivation (Uhl und Kobrna 2004) mit dem Ziel, sich zu entspannen, Enthemmung zu erleben und Sozialkontakte zu erleichtern. Dazu kommt – wie im gezeigten Wintersportort – laute Musik, dröhnend mit gleichmäßigen, hämmernden Rhythmen, die zum inhaltslosen Spaßhaben auffordert und das Denken abschalten lässt. Alles ist in Bewegung, es gibt kein »Ich«, sondern nur ein »Wir«. Es herrscht gemeinschaftliche Oberflächlichkeit, aufgesetzte Fröhlichkeit, Beziehungslosigkeit. In dieser Scheinwelt arbeitet Evi, die Hauptdarstellerin, gemeinsam mit ihren Arbeitskolleginnen und -kollegen. Ihre Aufgabe ist es, ihren kellnerischen Pflichten nachzukommen, die Gäste zum Konsum – vor allem dem Alkoholkonsum – zu motivieren und sie in Geberlaune zu versetzen. Diese Arbeitswelt ist charakterisiert durch persönliche Einsamkeit, die durch Scheinbeziehung zwischen den Kollegen überdeckt wird, großes und kraftraubendes Arbeitspensum, kargste Freizeit und Abhängigkeit von den Launen der Chefs. Allerdings ist in kaum einem anderen Job in kurzer Zeit so viel Geld zu verdienen und das lockt. Nach dem anstrengenden Arbeitstag wird in der Kollegenschaft »entspannt« – mit viel Alkohol und Sex. Persönliche Probleme bleiben unbeachtet, man hat einfach keine, man verleugnet sie, bagatellisiert sie oder lügt sie vom Tisch. Evi ist darin Meisterin; deshalb wirkt sie nach außen hin stark, unabhängig, selbstbewusst, die sich nichts gefallen lässt, sich wehrt.

Betrachtet man Alkoholkonsum nach beruflichen Branchen, ist zu beobachten, dass Beschäftigte der Gastronomie zu den Arbeitnehmern mit dem höchsten Alkoholkonsum gehören (Uhl 2001). Es ist völlig unproblematisch, an alkoholische Getränke zu kommen, Gäste laden zum Mittrinken ein

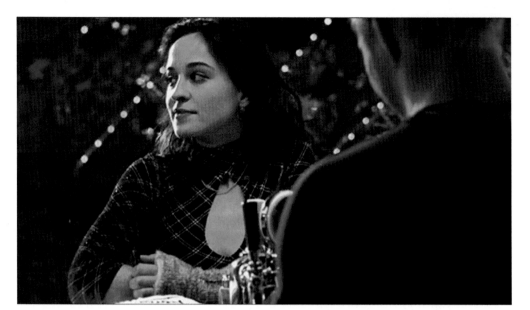

und um authentisch zu wirken, ist Mitmachen wichtig. »Wer nicht mitmacht, ist weg«. Innerhalb der Kollegenschaft ist zu beobachten, dass alle zusammenhalten, solange es lustig ist; sobald es unbequem wird, oder es jemandem schlecht geht, ziehen sich alle zurück und zeigen Desinteresse. Evi bekommt dies ein paarmal zu spüren. Auch wird ihr sichtbar gewordenes Alkoholproblem nicht ernst genommen; im Gegenteil: die Kollegen erwarten von ihr wieder, dass sie bei den Gelagen mitmacht. Hier wird die Eigendynamik, die bei Substanzmissbrauch immer entsteht, deutlich. Suchtmittel werden von anderen Suchtmittelkonsumenten angeboten, das Umfeld versucht, den Süchtigen wieder dazu zu bringen, die Abstinenz aufzugeben, um wieder dazu zu gehören (Musalek 2004). Während ihres schwierigen Versuchs, ohne Alkohol auszukommen, bekommt Evi von ihrem Kollegen zugerufen: »Warst lang genug eing'sperrt, wird Zeit, dass Du wieder am Putz haust!«

Alkohol, als Verführer und Pseudobeziehungsstifter, als Helfer, um zu vergessen, innere Not zuzudecken und nichts mehr spüren zu müssen, als Zerstörer, der in Gefahr bringt, soziale Kompetenzen verschwinden lässt, den Körper und den Geist schädigt (Abb. 5.2).

Die Person Evi und ihre Beziehungen

Vollgas ist das Psychogramm einer jungen Frau, Evi, die immer tiefer und schneller in den Strudel des Alkoholkonsums und dessen Folgen schlittert. Zusätzlicher Tablettenkonsum beschleunigt ihre Entwicklung. Die Arbeitssituation, in der sie sich als Saisonkellnerin befindet, ist nicht leicht auszuhalten. Von den Arbeitskräften wird Totaleinsatz verlangt, wochenlag ohne jeglichen freien Tag, die Gäste müssen in Hochstimmung gebracht werden, sie zahlen für Unterhaltung, Komplimente und Aufmerksamkeit. Alkohol spielt dabei eine wichtige Rolle als Unterhalter, Enthemmer, Stimmungsmacher.

Evi macht alles mit, sie liebt ausgelassenes Treiben, viele Menschen um sich herum; Alkohol nimmt dabei einen wichtigen Platz ein, der Schlaf kommt definitiv zu kurz. »Schlafen ist feig.«

Der Job deckt das ab, was Evi schätzt: »Ich treffe jeden Tag neue Leute, es ist immer was los, genau das Richtige«, außerdem bietet er die Chance, in kurzer Zeit viel Geld zu verdienen.

Die Welt der Schwester ist völlig gegensätzlich: Sie lebt in einer heilen Welt, in einem Eigenheim, das abbezahlt werden muss, ist verheiratet und in baldiger Erwartung eines Babys.

Parallel zu ihrer anstrengenden beruflichen Arbeit ist Evi Mutter einer etwa 6-jährigen Tochter, die Zuwendung braucht und die sie in der Früh zum Schulbus bringt. Aus der Vergangenheit von Evi ist nichts bekannt, ein Vater zu dem Kind wird nie erwähnt und kommt auch nicht vor.

Auf ihre Umgebung wirkt sie als Evi, die Starke, die sich nichts gefallen lässt, die Unabhängige, die ihre ältere Schwester dafür bezahlt, dass sie sich um Paula, die kleine Tochter, kümmert. Barbara, die Schwester, kann das Geld gut gebrauchen für das neu gebaute Eigenheim, in dem sie wohnt. Allerdings ist bei Evi auch ein wenig Neid auf die Schwester und deren feste Beziehung zu spüren.

Die sparsame Handlung des Films lässt eher die Atmosphäre wirken. Es ist auffallend, wie wenig Beziehungsgefühl beim Zusehen aufkommt – weder zur Hauptdarstellerin, noch zu den anderen Personen. Evi ist immer anders, sodass man als Zuschauer auch keine Beziehung zu ihr aufbauen kann.

Am ehesten ist das Kind zu spüren, das in seinem Schweigen, seinen stillen Beobachtungen, manchmal kurz aufblitzender Fröhlichkeit oder Trotz erahnen lässt, dass es nach Verlässlichkeit, Liebe und Beständigkeit sucht.

Sonst überwiegen Beziehungslosigkeit, durch Oberflächlichkeit verdrängte Gefühle, anonymer Sex:

> Er zu Evi: »Sag' mal, wie heißt Du eigentlich? Ich heiß Fabian.«
> Evi: »Ich glaub', das merk ich mir nicht.«
> Er: »Darf ich Dich auf einen Drink einladen?«
> Evi: »… mein Trinken zahl ich mir selber!«

Alles das lässt vermuten, dass Evi »beziehungsenttäuscht« ist, jede emotionale Nähe vermeidet, ihre Autonomie verteidigt und jegliche Form der Abhängigkeit, vor allem von Männern, im Keim erstickt.

Evi ist Vorbild, weil sie »Charakter hat«, wie ihr Chef sagt. Zu den Kolleginnen und Kollegen hat sie gezwungenermaßen näheren Kontakt. Zum einen, weil sie mit einer Arbeitskollegin ihr Apartment im Personaltrakt teilt, zum anderen, weil sie nach der Arbeit als Saufkumpane willkommene Fluchtgefährten aus der Realität sind.

Am ehesten lässt sich noch zu Andrea, ihrer Zimmergenossin, die ihr auch immer wieder aus Schwierigkeiten hilft, bzw. zu ihr steht, etwas wie Beziehung erkennen. Trotzdem lässt Evi niemanden an sich heran, sie lässt keine Herzlichkeit erkennen, kennt kein »Danke« oder Freude über Freundschaftsdienste. Ganz selten öffnet sie sich kurz, umarmt die Schwester oder Andrea. Aus diesen Minisequenzen lässt sich erahnen, dass doch ab und zu Emotionen in Evi Platz greifen.

Evi zeigt ein Verhaltensmuster, das darauf schließen lässt, dass sie im Laufe ihres Lebens seelische Verletzungen erlebt haben muss. Sie öffnet sich niemandem, hat sich scheinbar einen Schutzpanzer zugelegt und erlaubt keinem, ihr Innerstes zu erahnen oder ihre Schmerzen zu erkennen. Keine Beziehung zuzulassen, schützt vor Verlassen-Werden und Enttäuschungen. Geradezu kämpferisch verteidigt sie ihre Haltung: Niemand soll sie je »am Boden« sehen, sie lässt sich sicher nicht unterkriegen. Darum sind die Verzweiflung und die Wut besonders groß, wenn sie durch ihren Alkoholmissbrauch in schwache, hilflose Positionen gerät und sich ausliefert – wie zum Beispiel nach der Sexnacht mit Gästen oder ihrem Kollaps, den ihr Chef ausnützt.

Evi hat es besonders schwer, da sie in dem Saisonbetrieb die Einzige ist, die auch private Verpflichtungen hat.

Immer wieder entsteht der Eindruck, dass Evi deshalb quasi im Zeitraffer – also »Vollgas« – lebt, weil sie am liebsten nicht zum Denken kommen will, ihre Lebenssituation nicht wahrhaben möchte und deshalb im Alkoholrausch abhebt, der Realität entflieht, nur den Augenblick sehen will und auch immer öfter Tabletten gegen aufkommende depressive Stimmungen zu Hilfe nimmt.

Alkoholmissbrauch oder Sucht?

Die Entwicklung einer Alkoholabhängigkeit ist ein mehrdimensionaler Prozess, bei dem individuelle belastende psychosoziale Faktoren und soziokulturelle Rahmenbedingungen eine Rolle spielen (Preinsperger 2004).

Ob Evi tatsächlich alkoholabhängig im strengsten Sinn des Wortes ist, lässt sich im Film nicht feststellen, sie ist jedoch auf dem besten Weg dorthin. Einige Aspekte erfüllt sie durchaus: übermäßigen Gebrauch der Substanz, besonderes Verlangen danach und Kontrollverlust (Musalek 2004). Der Suchtmittelmissbrauch führt zu gefährdenden Situationen, etwa dem Autofahren in betrunkenem Zustand, in dem es Evi auch nicht möglich ist, das Gefahrenpotenzial einzuschätzen. Ein typischer Ausspruch: »No risk, no fun.«

Eine klinische Einordnung und Differenzierung von Alkoholikertypen stammt von Jellinek (1960). Dieser Einteilung zufolge würde am ehesten der »Gamma-Typ« – süchtiger Trinker – auf Evi passen, »… eine sich entwickelnde psychische und physische Abhängigkeit und Kontrollverlust bei erhaltener befristeter Fähigkeit zur Abstinenz«. Kontrollverlust bedeutet, nicht eher aufhören zu können, bis ein Vollrausch erreicht ist (Freyberger und Stieglitz 1996).

Es mutet als eine Art »Bewältigungsverhalten« an, als scheinbarer Versuch, mit Anforderungen der Umwelt aber auch mit eigenen Bedürfnissen, Konflikten und Beziehungen umzugehen und fertig zu werden (Freyberger und Stieglitz 1996). Zunächst überwiegen die funktionalen Seiten, die kehren sich jedoch immer mehr um in destruktive und autoaggressive Seiten. Bei Evi entsteht der Eindruck, dass die Situation, in der sie lebt, Lösungsmöglichkeiten kaum zulässt und ihr wenig Spielraum für Alternativen oder Lebensänderungen gibt. Was jedoch bei Evi immer wieder als typisch für Personen mit Substanzmissbrauch auffällt, ist eine Unfähigkeit, sich in Andere hineinfühlen zu können (oder zu wollen?), emotionale Unverlässlichkeit, Selbstbezogenheit bei gleichzeitiger Suche nach Lebenssinn und schlechtem Gewissen.

Eine körperliche Abhängigkeit ist nicht zu beobachten, jedoch eine stark ausgeprägte autoaggressive Komponente, die sich sowohl in einem sehr bewussten »Zuschütten« Evis bemerkbar macht, als auch in ihrem Umgang mit Sexualität. Evi erweckt den Eindruck einer Mischung aus absichtlich herbeigeführtem Kontrollverlust und Selbstverachtung. Ihre One-Night-Stands, die ausschließlich zur Energieabfuhr dienen und völliges Desinteresse am sogenannten »Lover« spüren lassen, machen Evi weder fröhlich, noch heben sie ihren Selbstwert. Im Gegenteil, der erste emotionale Ausbruch – eine Mischung aus Wut und Verzweiflung – erfolgte nach einem »flotten Dreier« mit zwei männlichen Hotelgästen, die tags darauf Evi durch ihre Sprüche demütigten und die Position der Gäste versus Angestellter ausnützten. Dazu kam noch, dass sie sich nachts halbnackt aus dem Zimmer der beiden Burschen schlich, in der Hotelbar weiter trank und schließlich bewusstlos zusammenbrach. In diesem Zustand fand sie ihr Chef, der immer wieder ein Auge auf Evi geworfen hatte. Trotz ihres Zustandes bekommt sie die sexuellen Annäherungen des Chefs mit. In diesen Situationen erlebt sich Evi ausgeliefert, schwach, macht- und hilflos, etwas, wofür sie sich im nüchternen Zustand verachtet und hasst. Wütend und gleichzeitig verzweifelt, hämmert sie gegen die Fliesenwand der Toilette, in die sie sich nach den anzüglichen Sprüchen der Burschen im Frühstücksraum des Hotels geflüchtet hat. Sie weiß, dass es so nicht weitergehen kann und verspricht sich selbst Änderung.

Für Evi ist damit eine unerträgliche Grenze erreicht. Sie, die von den Kollegen aber auch den Chefs für ihre Stärke, ihre Verlässlichkeit und Tüchtigkeit geschätzt wird, sie, der es besonders wichtig ist, sich nichts gefallen zu lassen, die auch den Chefs die Stirn bietet, hatte sich in so eine entwürdigende Situation gebracht.

Dazu kommt noch, dass sie ihre Tochter Paula bitter enttäuscht hat, da sie durch den Rausch versäumt hat, sie zum Schulbus zu bringen.

Evi und Paula

Die Beziehung zu Paula ist nicht genau identifizierbar. Man weiß nicht so recht, ob Evi sich nur bemüht, den Erwartungen der Umwelt gerecht zu werden (wenn man ein Kind hat, muss man sich auch kümmern), ob es zu ihrem ausgeprägten Unabhängigkeitsbedürfnis gehört, sich die Verantwortung der Obhut nicht abnehmen zu lassen, sondern für Aufsicht zu bezahlen, oder ob sie Paula wirklich liebt und eine emotionale Beziehung zu dem Kind hat. Es entsteht der Eindruck, dass in der Beziehung zu Paula noch am ehesten Gefühle bestehen, die allerdings häufig eher die einer »großen Schwester« anmuten als die einer Mutter.

Evi scheint jedoch echt betroffen zu sein, als ihr die Folgen des vergangenen Alkoholexzesses bewusst werden. Es geht ihr der enttäuschte Vorwurf der Tochter sichtlich nahe; das Bild der unverlässlichen Mutter, das sie sowohl der Tochter gegenüber, aber auch ihrer Schwester gegenüber abgibt, beschämt und ärgert sie. Persönliches Versagen, als etwas, das sie sich keinesfalls gestattet. Evi kann ihre Tochter kurzfristig versöhnen, indem sie ihr eine Winterjacke schenkt, die Paula sich sehr gewünscht hatte. Als Evi bei ihrem Chef durchsetzt, nur noch tagsüber zu arbeiten, nimmt sie Paula ganz zu sich in ihre Unterkunft und bringt sie morgens zum Bus. Paula scheint es zu gefallen, beide spielen immer wieder übermütig miteinander. Ein wenig Vorsicht der Mutter gegenüber ist jedoch bei Paula zu spüren – ganz traut sie der neuen Situation noch nicht – zu Recht, wie sich später herausstellen sollte. Evi scheint bemüht, aber erweckt auch den Eindruck von ein wenig Hilflosigkeit und Überforderung. Zu übergangslos hat sie die Verantwortung für das Kind übernommen.

Im Gegensatz dazu wirkt Paula fast erwachsener als die Mutter. Als Evi eines Abends »die Decke auf den Kopf fällt« und sie das bunte Treiben der Nächte vermisst, lässt sie die schlafende Paula alleine und stürzt sich in das bunte Discotreiben. Als die Situation besonders ausgelassen wird, sie wieder ziemlich viel getrunken hat, steht plötzlich Paula im Schlafanzug da und sagt vorwurfsvoll zur Mutter: »Du hast mich angelogen!« und holt sie nach Hause.

Evi verschläft am Morgen, Paula versucht, sie zu wecken. Da dies nicht gelingt, macht Paula das Frühstück. Paula, das mütterliche Kind, das die Mutter versorgt – eine Parentifizierung, die liebevolle Besorgnis spüren lässt. Das Kind fürchtet neuerliche Enttäuschung, nachdem es sich gefreut hatte, bei der Mutter sein zu können und versucht alles, um die Mutter auf dem seit einigen Tagen eingeschlagenen Weg zu halten.

Eine einschneidende Katastrophe für beide bahnt sich an, als Evi Alkoholreste eines Saufabends ihrer Kollegen in der Küche wegräumen will, nicht widerstehen kann und den Rest aus den Flaschen in sich hineinkippt. In ihrem Alkoholzustand zündet sie das Tischtuch an und wirft es, als es lichterloh brennt, aus dem Fenster. Völlig »zu« klettert sie auf das Fensterbrett. Zum Glück bemerken dies Kollegen, die zufällig unter dem Fenster stehen und retten sie aus dieser gefährlichen Situation. Dies alles bekommt Paula, die aufgewacht ist, mit, ist starr vor Angst, weint und flüchtet sich in ein Kinderlied, das sie vor sich hinsingt.

Mit Vollgas an die Wand

Nachdem die Kollegen Evi aus der Gefahr gerettet haben, wird Evi von ihrer Zimmerkollegin Andrea ins Krankenhaus gebracht. Der männliche Kollege setzt sich unter fadenscheinigen Ausreden ab und lässt die Freundin mit ihrer betrunkenen Kollegin alleine in dieser Situation. Am nächsten Tag holt Andrea Evi aus dem Spital. Evi gibt sich wortkarg wie immer. Als Andrea sie nach der Meinung der Ärzte fragt, erzählt sie: »… dass die Mischung aus Alkohol und Tabletten mich fertig macht«. »Dass ich ein Alkoholproblem hab' – mit Sicherheit.« Andrea erwidert darauf: »Trinkst ja eh nicht immer.«

Nicht einmal nach dieser Eskalation wird Evis Alkoholmissbrauch ernst genug genommen.

Als Evi, wieder zu Hause angekommen, erschöpft und einsam in ihrem Bett liegt, betritt Barbara den Raum, packt wortlos einen Koffer mit Paulas Sachen und verlässt das Zimmer. Paula wohnt nun wieder bei der Tante.

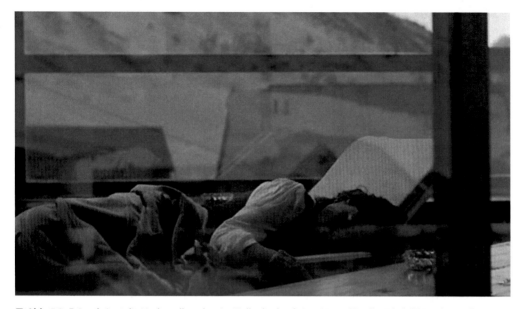

In dieser Szene wird deutlich, wie sich Alkoholmissbrauch einer Person auf das gesamte Umfeld auswirkt: Paula geht traumatisiert aus dem Geschehen heraus, die Schwester ist ein Mensch gewordener Vorwurf, die auch ihre Verachtung Evi gegenüber nicht verbergen kann, die Kollegen verleugnen das Geschehene bzw. wollen nichts damit zu tun haben. Evi schwankt ebenfalls zwischen Verleugnung aber auch schlechtem Gewissen, Hass auf sich selbst, dass sie sich in solche Situationen bringt, in denen sie dann der Hilfe und dem Urteil des Umfeldes ausgeliefert ist.

Andrea vertuscht das Geschehene und schützt Evi, indem sie dem Chef und den Kollegen erzählt, Evi sei krank und liege mit Fieber im Bett. Evi wird in der Nacht von Flash-Backs gequält, sie sieht das brennende Tischtuch, die erschrockene Paula immer wieder vor sich. Schließlich möchte sie wieder in bereits gewohnter Manier die Verzeihung und Zuneigung der Tochter zurückgewinnen, indem sie Geschenke einkauft und an der Bushaltestelle auf Paula wartet. Sie sieht jedoch, wie Paula von der Mutter einer Mitschülerin mitgenommen wird und bleibt alleine zurück. Ihren Schmerz lässt Evi nicht zu, im Gegenteil, sie erzählt einer Kollegin, wie sehr sich Paula über die Geschenke gefreut habe.

Evi geht zu ihrer Schwester, um ihr zu sagen, dass es besser sei, wenn Paula bei ihr bliebe. Die Schwester empfängt sie vorwurfsvoll und als Evi ihr wieder Geld gibt, meint sie: »Du kannst dir nicht alles erkaufen« und »Paula ist kein Spielzeug, du kannst sie nicht hin und her schieben wie du Lust hast.« Barbara fragt mit keinem Wort, wie es Evi gehe oder zeigt Interesse an ihrem Zustand, sondern wirft ihr vor, dass ihr nicht wirklich etwas an Paula läge. Paula versteckt sich indessen vor der Mutter unter dem Tisch und hört alles mit. Barbara verweigert Evi ihre Tochter zu sehen und meint, Paula wolle nichts mehr von ihr wissen und sie solle froh sein, dass sich das Jugendamt noch nicht eingeschaltet habe. Die Situation spitzt sich zu, bis schließlich der Schwager Evi aus dem Haus wirft. Evi ist wütend und verletzt: »Da wünsch ich euch noch viel Glück in eurer scheiß Einfamilienhausidylle« und geht. In diesem Moment geschieht eine Umkehr, die Evi nicht verkraften kann: Die Schwester, die bisher für Kinderdienste von ihr bezahlt wurde, macht nun Evi zur Abhängigen und nimmt ihr Paula weg (◻ Abb. 5.3).

Was bleibt Evi nun noch? Die Schwester schließt sie sozusagen aus deren Leben aus, beendet die Beziehung zu ihr und behält noch dazu Paula. Evi schlägt den ihr vertrauten Weg ein, die Realität in Alkohol zu versenken. Sie möchte nur noch in den Zustand kommen, in dem sich alles gut anfühlt, die Zeit stehenbleibt, das Rundherum verschwimmt, all ihr schlechtes Gewissen verschwindet. Ihre Arbeitskollegen »helfen« ihr dabei, indem sie sie in ihr Gelage im hoteleigenen Schwimmbad mit einbeziehen. Evi erwacht am Morgen auf einer Liege im Hallenbad. Auf ihrem Zimmer versucht sie ihre Verzweiflung vor Andrea zu verbergen, als diese sie fragt, ob sie nicht die Paula zum Bus bringen müsse. Evi antwortet nicht, man sieht aber, dass sie das Weinen unterdrückt. Andrea geht nicht darauf ein, dreht sich um und verlässt den Raum.

Erstmals merkt man Evi an, dass ihr alles zu viel ist, die Gäste nerven sie, die Kollegen auch. Als sie beim Abservieren mit einem Gast zusammenstößt, das Tablett mit dem Geschirr zu Boden fällt, wirft sie alles hin. Sie nimmt ihre Sachen, verlässt das Hotel, fragt Andrea, zu der sie noch am ehesten Beziehung hat, ob sie mitgehen will. »Ich hau ab, kommst Du mit?« Andrea stellt sich ihr in den Weg und möchte mit Evi reden, diese stößt sie weg. Daraufhin kommt es erstmals zu einer persönlichen Auseinandersetzung, in der endlich ausgesprochen wird, was immer atmosphärisch spürbar war. Evi: »Kümmere dich um deinen Dreck.« Da bricht es erstmals aus der sonst so beherrschten Andrea heraus. Andrea:

💬 »So wie Du? Du bist ja so stark, du erträgst alles! Nur wenn's hart auf hart geht, dann sind die anderen da. Glaubst du, nur du hast Probleme? Kannst dir nicht vorstellen, dass es mir auch bis oben hin steht? Glaubst, es macht Spaß, mit so einer wie dir zusammen zu wohnen?«

Aus dem heftigen Wortwechsel werden Handgreiflichkeiten, in denen aufgestaute Wut und Verzweiflung mit der als unbeeinflussbar empfundenen Arbeits- und Lebenssituation entladen wird. Evi kann und will nicht mehr. Es ist spürbar, dass Andrea etwas an Evi liegt, dass sie sie eigentlich zurückhalten möchte. Sie ist traurig, dass Evi einfach geht, sie zurücklässt und darüber keinerlei Ausdruck des Bedauerns zeigt. Andrea, die Verlässliche, die immer zu Evi gehalten hat, loyal war, fühlt sich zurückgestoßen. Doch kann sie nur ihrer Enttäuschung Luft machen und Evi ihren Egoismus vorwerfen und dass sie doch von ihr aus »verrecken« solle. Evis Antwort: »Du bist zu feige, um zu leben!« beendet die Szene.

Die letzte Katastrophe bahnt sich an, Evi setzt sich in ihr Auto, versorgt sich an einer Tankstelle noch mit genügend Alkohol und rast trinkend in die Stadt, sich selbst und andere Straßenteilnehmer extrem gefährdend. Das soziale Gewissen ertrinkt buchstäblich.

Als Zeichen, dass sie ihr altes Leben völlig hinter sich lassen möchte, verändert sie ihr Äußeres, kleidet sie sich neu ein und setzt sich eine blonde Kurzhaarperücke auf. Ihr ist wichtig, weiterhin den Schein der »Starken« und »Unverwüstlichen« zu wahren. Gikki, ihrer Kollegin aus dem Hotel, versichert sie telefonisch, dass es ihr wunderbar gehe und sie sicher wieder zurückkehre.

Als »andere« Person stürzt sie sich neuerlich in das nun städtische Discogetümmel. Bereits schwer alkoholisiert, zertrümmert sie ein Glas und wird von Securities aus dem Lokal geworfen. Nun zeigen sich deutlich die Symptome einer akuten Alkoholintoxikation: völlige Enthemmung, Aggressivität, Einschränkung der Urteilsfähigkeit (Paulitsch 2004). Zunächst richtet sich Evis Aggression nach außen, sie beschädigt geparkte Autos und als ein Fernfahrer sie davon abhalten möchte, artet die Situation in eine Schlägerei aus. Sie prügelt sich mit dem Fahrer, schreit ihre lange verleugnete und verborgene Verzweiflung und ihr Unglück heraus. Schließlich bleibt sie kraftlos auf dem Boden liegen. Der Fernfahrer hilft ihr auf, sie schläft in seiner Fahrerkabine ein. Als sie sich übergeben muss, bricht ihr Überlebenswille in sich zusammen. Der alkoholisierte Zustand trägt noch das seine dazu bei, ihr Streben, endlich alles hinter sich zu haben, in die Tat umzusetzen. Sie torkelt lächelnd auf eine stark befahrene Straße und wankt auf die ihr entgegenkommenden Autos zu bis sie endlich von einem erfasst wird.

Evi überlebt und landet in der Intensivstation verletzt und in tiefer Bewusstlosigkeit. Es wurden bei ihr 2,4 Promille Alkohol im Blut festgestellt.

Langsam in eine ungewisse Zukunft

Im Skiort ging inzwischen das Leben weiter, bei Barbara, der hochschwangeren Schwester von Evi, setzt der Geburtsvorgang ein, Paula wird übergangsmäßig in der Personalunterkunft bei Andrea einquartiert. Im Hotel wissen sie bereits von dem schweren Unfall. Paula, heimatlos, ohne die ihr vertrauten Bezugspersonen, denen sie sich zugehörig fühlt, in völlige Ungewissheit und Unsicherheit gestoßen. Die Tante, selbst Mutter werdend, weckt in Paula ein Gefühl des Verlassenseins und der Sehnsucht nach der eigenen Mutter.

Als Paula sehr vehement den Wunsch äußert, zu ihrer Mama zu fahren, nimmt sich Andrea frei und bringt Paula ins Krankenhaus. Dort wird Paula mit ihrer bewusstlosen Mutter alleine gelassen. Paula beobachtet zunächst die Schlafende, an die viele Schläuche angeschlossen sind, bis sie schließlich zu ihr ins Bett krabbelt und sich zu ihr kuschelt. Paula als einzige Zugewandte und sich Evi zugehörig Fühlende, ein Mensch, dem Evi etwas bedeutet.

Evi hat ihre Tochter wieder, Paula spürt die Nähe der Mutter wieder – wie wird es nun weitergehen? Der Film lässt den Zuschauer mit einem winzigen Hoffnungsschimmer zurück.

Literatur

Freybereger HJ, Stieglitz R-D (Hrsg) (1996) Kompendium der Psychiatrie und Psychotherapie, 10. Aufl. Karger, Basel, S 92
Jellinek EM (1960) Alcoholism, a genus and some of its species. Can Med Ass J 83:1341–1348
Musalek M (2004) Die Diagnose Sucht. In: Brosch R, Mader R (Hrsg) Sucht und Suchtbehandlung; Problematik und Therapie in Österreich. LexisNexis ARD Orac, Wien, S 3–15
Musalek M, Hobl B (2002) Der Affekt als Bedingung des Wahns. In: Fuchs T, Mundt C (Hrsg) Affekt und affektive Störungen. Schöningh, Paderborn
Paulitsch K (2004) Praxis der ICD-10-Diagnostik. Ein Leitfaden für PsychotherapeutInnen und PsychologInnen. Facultas, Wien
Pittmann DJ (1967) International overview: social and cultural factors in drinking patterns, pathological and nonpathological. In: Pittmann DJ (Hrsg) Alcoholism. Harper & Row, New York
Preinsperger W (2004) Alkohol. In: Brosch R, Mader R (Hrsg) Sucht und Suchtbehandlung; Problematik und Therapie in Österreich. LexisNexis ARD Orac, Wien, S 157–175
Uhl A et al (2001) Handbuch Alkohol – Österreich, Zahlen, Fakten, Trends 2001. BM für soziale Sicherheit und Generationen, Wien
Uhl A, Kobrna U (2004) Sucht und Suchtbehandlung; Problematik und Therapie in Österreich. In: Brosch R, Mader R (Hrsg) LexisNexis ARD Orac, Wien, S 43–73

Originaltitel	Vollgas
Erscheinungsjahr	2001
Land	Österreich
Drehbuch	Sabine Derflinger
Regie	Sabine Derflinger
Hauptdarsteller	Henriette Heinze, Simon Schwarz, Gregor Bloéb, Philomena Wolflingseder, Carmen Gratl, Sibylle Gogg, Andreas Pronegg, Rainer Egger
Verfügbarkeit	Als DVD in Deutsch mit englischen Untertiteln

Brigitte Sindelar

Das riskante Leben des Captain William „Whip" Whitaker

© Springer-Verlag GmbH Deutschland, ein Teil von Springer Nature 2019
M. Poltrum, B. Rieken, T. Ballhausen (Hrsg.), *Zocker, Drogenfreaks & Trunkenbolde*,
https://doi.org/10.1007/978-3-662-57377-8_6

DENZEL WASHINGTON

„ZEMECKIS BESTER FILM SEIT
'VERSCHOLLEN – CAST AWAY'."
THE NEW YORK TIMES

„WELTKLASSE-KINO
MIT OSCAR®-REIFEM
DENZEL WASHINGTON"
TV MOVIE

NOMINIERT FÜR
DEN OSCAR®
BESTER HAUPTDARSTELLER
BESTES DREHBUCH

VON OSCAR®-PREISTRÄGER ROBERT ZEMECKIS REGISSEUR VON „FORREST GUMP" UND „CAST AWAY"

F L I G H T

PARAMOUNT PICTURES PRÄSEN... IMAGEMOVERS, PARKES + MACDONALD ... ... ROBERT ZEMECKIS ...
DENZEL WASHINGTON ... FLIGHT ... DON CHEADLE, KELLY REILLY, JOHN GOODMAN, BRUCE GREENWOOD ... MELISSA LEO ... ... ALAN SILVESTRI ... LOUISE FROGLEY ... JEREMIAH O'DRISCOLL
... NELSON COATES ... DON BURGESS, ASC ... ... CHERYLANNE MARTIN ... WALTER F. PARKES, LAURIE MACDONALD, STEVE STARKEY, ROBERT ZEMECKIS, JACK RAPKE
... JOHN GATINS ... ROBERT ZEMECKIS

AB 24. JANUAR IM KINO!

FLIGHT-STUDIOCANAL.DE · FACEBOOK.COM/FLIGHT-DERFILM

Flight (2012)

Handlung

William »Whip« Whitaker ist ein erfahrener Pilot, der einen Kurzstreckenflug von 52 Minuten zu steuern hat. Die Nacht davor verbringt er mit einer schönen Frau, mit viel Alkohol und kaum Schlaf. Es scheint eine Nacht der Ekstase gewesen zu sein. Um seine Flugtauglichkeit – zumindest nach seinem Ermessen – wieder herzustellen, nimmt er eine kräftige Nase Kokain. Ein Anruf seiner geschiedenen Frau stellt klar, dass er mit ihr laufende Konflikte um Geld hat, das sie von ihm für ihren gemeinsamen Sohn verlangt. All dies hindert Whip Whitaker nicht daran, rechtzeitig und mit sicherem Auftreten seinen Dienst als Pilot dieses Fluges anzutreten. Die Service-Crew des Fluges ist mit ihm offensichtlich vertraut. Irritiert über das Verhalten des Piloten im Cockpit und beunruhigt wirkt der junge Co-Pilot dieses Fluges, der den Captain erstmals zum Vorgesetzten hat. Whitaker entscheidet zum Befremden des Co-Piloten, dass der Autopilot nicht verwendet wird. Das Flugzeug gerät kurz nach dem Start in eine heftige Gewitterfront, sodass der Pilot das Servieren von Getränken untersagt. Whitaker fliegt die Maschine mit stark überhöhter Geschwindigkeit aus der Gewitterfront und bringt sie dadurch in sichere Luftschichten. Nur der junge Co-Pilot, nicht aber die Service-Crew ist irritiert darüber, dass Whitaker nun die Steuerung der Maschine ihm übergibt und mit Zetteln vor den Augen ein Nickerchen einschiebt (◘ Abb. 6.1).

Ein paralleler Erzählstrang zeigt die alkohol- und heroinabhängige Nicole, die dringend Nachschub des Suchtmittels braucht und dazu einen Dealer am Set eines Pornofilms aufsucht, der ihr für das Heroin die Zusage abringt, im Film mitzuspielen, sie aber auch davor warnt, den Stoff zu spritzen. Wieder in ihrer Wohnung, gelingt es Nicole, den aufdringlichen Vermieter, der ihr anbietet, die ausständige Miete durch sexuelle Dienste abzuarbeiten, abzuschütteln, ignoriert die Warnung des Dealers und setzt sich einen Schuss, der sie fast das Leben kostet. Sie wird ins Krankenhaus gebracht.

Captain Whitaker muss aus seinem Nickerchen geweckt werden, da die Maschine technische Probleme hat, die sein Einschreiten erfordern. Nachdem jedoch ein Steuerungselement nach dem anderen ausfällt und die Maschine in einen Sturzflug gerät, Teile der Maschine in Brand geraten, scheint der Absturz der Maschine und damit der Tod aller Menschen an Bord unvermeidlich. Captain Whitaker sieht eine letzte Möglichkeit, um das Allerschlimmste abzuwenden, im höchst riskanten Manöver, die Maschine umzudrehen, sodass durch die Kopfüber-Lage der Sturzflug abgebremst wird. Dazu braucht er die Hilfe seines Co-Piloten und einer der Flugbegleiterinnen, die er sogar noch so weit beruhigen kann, während er all sein Können und seine Erfahrung einsetzt, dass sie imstande ist, zum richtigen Zeitpunkt den richtigen Hebel zu bewegen. Während das Flugzeug in dieser Position tatsächlich langsamer wird, stirbt eine der Flugbegleiterinnen bei der Rettung eines Kindes, das durch die Drehung der Maschine, aus dem Sitz geschleudert wurde. Die Maschine fliegt auf dem Rücken liegend und wird kurz vor der Landung wieder umgedreht. Captain Whitaker wird vergleichsweise leicht verletzt, sein Co-Pilot schwer. Sechs Menschen sterben, davon zwei Crewmitglieder. Im Krankenhaus fügen sich die beiden Erzählstränge zusammen: Whip Whitaker lernt Nicole kennen, die nach ihrem Drogenexzess im selben Krankenhaus behandelt wird. Seinem Drogendealer, der ihn im Krankenhaus besucht, teilt er mit, dass er zu trinken aufgehört hat.

Zuerst als Held gefeiert, der das Unmögliche, bei diesem Flugzeugabsturz 96 Menschenleben zu retten, geschafft hat, gerät Captain Whitaker bald ins Visier auf der Suche nach dem Schuldigen, da seine im Krankenhaus abgenommene Blutprobe einen beachtlichen Alkoholspiegel aufweist. Unterstützt von seinem alten Freund und Kollegen Charlie Anderson, der mittlerweile in maßgeblicher

Position in der Pilotengewerkschaft tätig ist, und einem von der Pilotengewerkschaft beigestellten Star-Anwalt beginnt der Kampf um den Unschuldsbeweis des Captains, für den der Nachweis, dass er keinerlei Alkohol- und Drogenprobleme hat, notwendig ist. Während der Vorbereitungen für die Einvernahme durch die Flugsicherheitsbehörde zieht Whip Whitaker auf die Ranch seines Großvaters, die er bereits zum Verkauf ausgeschrieben hatte, und beschließt, Alkohol und Drogen sein zu lassen. Bei einem zufälligen Zusammentreffen mit Nicole rettet er sie aus der Bedrohung durch ihren Vermieter und nimmt sie mit auf seine Ranch – eine innige Liebesbeziehung zwischen den beiden beginnt. Whip Whitaker schafft den Ausstieg aus der Sucht nicht, was letztlich dazu führt, dass Nicole ihn verlässt. Er versucht, mit seinem Sohn zusammenzutreffen und besucht ihn überraschend zu Hause, allerdings wieder in betrunkenem Zustand. Der Sohn und die Exfrau weisen ihn aber heftig zurück, er ist, auf sich alleine gestellt, der Alkoholsucht ausgeliefert.

Einen weiteren Versuch, clean und trocken zu bleiben, unterstützt sein Freund Charlie Anderson, indem er ihn für die letzten Tage vor der Befragung durch die Flugsicherheitsbehörde in seinem Haus aufnimmt und ihn die Nacht im Hotel vor der Einvernahme bewachen lässt, um ihn von Alkohol und Drogen fernzuhalten. Dieser Versuch misslingt durch eine nur angelehnte Tür ins Nebenzimmer, die ihm den Zugang zu einem mit Alkoholika gefüllten Kühlschrank freigibt. Seine Bemühung, der Verführung zu widerstehen, ist erfolglos, und Charlie Anderson und der Anwalt finden am nächsten Morgen hinter der bewachten und verschlossenen Tür zu Whips Hotelzimmer einen schwer betrunkenen und durch einen Sturz im Rausch auch leicht verletzten Captain Whitaker vor. Der rasch herbeigerufene Drogendealer bringt ihn mittels Kokain in einen funktionsfähigen Zustand, sodass die Einvernahme durch die Flugaufsichtsbehörde, die mit großer Zuhörerschaft durchgeführt wird, stattfinden kann. Whip Whitaker beginnt die Einvernahme mit überzeugendem Leugnen seiner Sucht. Seine heldenhafte Landung der Maschine wird anerkennend vorgeführt. Die während des Flugs geleerten Wodkaflaschen, die am Absturzort gefunden wurden, werden der Flugbegleiterin zugeordnet, die beim Absturz ums Leben gekommen ist und bei der ebenfalls Alkohol im Blut gefunden wurde, von der auch eine Geschichte der Alkoholabhängigkeit bekannt ist. Sie ist die Frau, mit der er die Nacht vor dem Flug verbracht hatte. Whip Whitaker erscheint nun reingewaschen vom Verdacht der Suchterkrankung. Schließlich wird Whip Whitaker von der Leiterin der Flugaufsichtsbehörde gefragt, ob er meint, dass der Alkohol am Flug von dieser Flugbegleiterin konsumiert worden sei. Diese Frage stürzt ihn in das Dilemma: bejaht er, ist er durch diese Lüge gerettet und der Held, aber die Flugbegleiterin posthum verurteilt. Verneint er, rettet er die Ehre der toten Flugbegleiterin, verliert aber nicht nur seinen Heldenstatus, sondern seine berufliche Existenz und wird zur Gefängnisstrafe verurteilt werden. Whip Whitaker entscheidet sich gegen die Lüge. Der Film schließt mit einer Szene im Gefängnis, in der er seinen Mithäftlingen seine Geschichte erzählt und die Erzählung mit den Worten beendet, dass er sich nun erstmals in seinem Leben frei fühle. Sein Sohn besucht ihn und bittet ihn um ein Interview zu einem Aufsatz, den er für seine College-Bewerbung zu schreiben hat. Der Titel des Aufsatzes ist: »Der Mensch, den ich am meisten bewundere«. Die erste Frage des Sohnes an den Vater bringt den Inhalt des Films auf den Punkt: »Wer bist du?«

Der Beschützer

Männer mit dem Vornamen William werden zumeist Will oder Bill, seltener Liam, vielleicht noch in der Koseform Willy oder Billy gerufen. Zur Bedeutung des aus dem Althochdeutschen stammenden Vornamens findet sich die Formulierung: der entschlossene Beschützer. William Whitaker wird der Bedeutung seines Vornamens durchaus gerecht: seine genialen Fähigkeiten als Pilot führen das Flugzeug sicher durch den Gewittersturm und retten beim Absturz 96 von 102 Personen an Bord der Unglücksmaschine das Leben. Privat beschützt er die von ihrer Suchterkrankung genesende Nicole aus der Gewalt ihres skrupellosen Vermieters und bietet ihr ein Dach über dem Kopf in seinem ei-

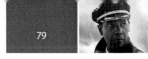

genen Refugium. Und am Ende steigt er aus der Strategie aus, durch ein kunstvolles Lügennetz seinen Kopf zu retten: Er steht zu seiner Sucht und beschützt so das ums Leben gekommene Crewmitglied vor der Verleumdung. Auch wenn sein Entschluss, sich zu seiner Sucht zu bekennen und damit zu verhindern, dass sein unerlaubter Alkoholkonsum während des Fluges nicht ihm, sondern einer Toten zugeschrieben wird, erst im letzten Augenblick seiner Einvernahme durch die Flugsicherheitsbehörde fällt, so ist es genau dieses Einstehen für seinen Alkoholkonsum, das ihm letztlich die persönliche Freiheit schenkt und ihm die liebevolle Wertschätzung seines Sohnes bringt, der ihn vorher verachtete.

Der Mann der Gegensätze

Der Pilot William Whitaker wird von seinen Freunden »Whip« genannt. »Whip« ist die Peitsche oder auch der Einpeitscher, der als Mitglied einer politischen Partei dafür zu sorgen hatte, dass die anderen Parteimitglieder zu Abstimmungen im Parlament anwesend waren und im Sinne ihrer Partei ihre Stimme abgaben. In Großbritannien hatte es dann auch im übertragenen Sinn die Bezeichnung für den zwingenden Auftrag desselben Inhalts, also der Abgabe der Stimme in der von der Partei vorgegebenen Richtung – im deutschsprachigen Raum entspricht dies dem Begriff des Clubzwangs. Aber »Whip« ist auch eine Süßspeise aus geschlagener Sahne oder geschlagenem Ei, die mit Früchten vermischt wird. Der Protagonist des Films entspricht auch seinem Spitznamen (Cambridge Dictionary 2018): So gegensätzlich wie die Peitsche, der Einpeitscher und die Süßspeise ist auch er in seiner Persönlichkeit.

Der Pilot

Whip Whitaker hat eine besondere Haltung gegenüber Autoritäten: Er folgt ihren Vorgaben nicht selbstverständlich, sondern nur dann, wenn sie mit dem, was er selbst für richtig hält, übereinstimmen. So hält er sich an Flugzeiten und erscheint pünktlich zum Abflug, da ihm die Notwendigkeit der Pünktlichkeit offensichtlich sinnvoll erscheint. Dass der Luftverkehr zeitlich geregelt ist, ist nicht eine Vorgabe von Autoritäten, sondern die Realität der Bedingungen des Luftraums. Daher sind Flugzeiten einzuhalten – Whitaker erwähnt vor dem Start auch gegenüber seinem Co-Piloten sich selbst lobend seine Pünktlichkeitsbilanz. Wenn die Flugbedingungen aber so sind, dass es ihm aus seiner professionellen Sicht sinnvoll erscheint, Fluggeschwindigkeitsbegrenzungen zu ignorieren, dann tut er dies und steuert das Flugzeug mit überhöhter Geschwindigkeit durch ein die Sicherheit des Flugzeugs bedrohendes Unwetter. Der Erfolg gibt ihm Recht, als die Maschine die Gewitterfront durchsticht und in ruhigen Luftschichten sanft weiterfliegt. Captain Whitaker ist also der Pilot, der aus gefährlichen Situationen retten kann, trotz seiner Beeinträchtigung durch Alkohol und Kokain. Als die Maschine danach Stück für Stück kaputtgeht, sodass ein Flugzeugabsturz, der allen Menschen an Bord das Leben kosten wird, vorhersehbar ist, rettet er wiederum durch eine Handlung, die gegen alle Vorschriften ist: Er stellt die Maschine auf den Kopf und stabilisiert dadurch das nach unten stürzende Flugzeug so, dass von 102 Menschen 96 überleben.

Whip Whitaker löst Probleme durch Handlungen, die Vorschriften ignorieren, ja sie »auf den Kopf« stellen, wenn das Befolgen der Vorschriften fatale Auswirkungen hätte. Er ist ein Mann der Extreme: Im Zustand kompletter Übermüdung, betrunken und voll Kokain wird er zum Helden. Es drängt sich die Frage auf, ob er in dieser Extremsituation auch ohne Drogen zu solch einer extremen Handlung wie dem Umdrehen des Flugzeugs gegriffen hätte, die die Realitäten der Flugvorschriften völlig ignoriert. Bringt er sich und Menschen in Gefahr oder rettet er sie? Übernimmt er Verantwortung oder handelt er extrem verantwortungslos? Hier prallen seine Unverantwortlichkeit sich selbst gegenüber und seine Verantwortlichkeit in den Aufgaben seines Berufs aufeinander: Er tut wirklich alles, um sich selbst durch Drogen- und Alkoholrausch umzubringen, aber genauso alles, um in einer existenziell prekären Lage die Menschen, die ihm als Flugkapitän anvertraut sind, zu retten.

Der starke Mann

Der Film beginnt in einem Hotelzimmer: Pilot William »Whip« Whitaker hat offensichtlich die Nacht mit einer schönen Frau verbracht, einem Mitglied der Crew. Eine gewisse Kühle, mit der er und die Frau miteinander umgehen, verstärkt die Fantasie des Zuschauers, dass es eine Nacht von ekstatischem Sex, aber nicht von inniger Beziehung gewesen sein könnte. Whip Whitaker hat eine gescheiterte Ehe hinter sich und einen jugendlichen Sohn, der ihn wegen seiner Suchterkrankung ablehnt, nichts mehr mit ihm zu tun haben will. Seine Ex-Frau nimmt nur noch mit ihm Kontakt auf, wenn sie Geld von ihm will. Ist Whip Whitaker ein beziehungsunfähiger Mann? Seine Sehnsucht nach Nähe und Beziehung ist jedoch von Beginn des Filmes an unübersehbar: Der Frau, die in der Nacht vor dem verhängnisvollen Flug das Bett mit ihm geteilt hat, kündigt er versteckt einen Heiratsantrag an:

⬤ »Aber du könntest meine zweite Frau werden.«

Es scheint ihm also doch um eine emotionale Bindung zu gehen.

Captain Whitaker ist ein attraktiver Mann, erfolgreich in einem Beruf mit Sozialprestige, der mit Verantwortung, Fachkompetenz und zugleich mit der Attraktivität des Abenteurers assoziiert ist. Der Pilot ist der Mann, der das Kommando über das Flugschiff hat, so wie einst der Schiffskapitän. Seinem Befehl ist Folge zu leisten, denn er weiß, was er tut, und er tut es zum Zweck der Sicherheit der ihm anvertrauten Passagiere, die auf ihn angewiesen, die ihm ausgeliefert sind. Seine Kraft und seine Stärke lassen die romantische Illusion aufkommen, bei ihm geborgen zu sein. Die Maschine, in deren Bauch die Passagiere aufgehoben sind wie einst im Uterus der Mutter, fliegt über die Welt.

»Über den Wolken muss die Freiheit wohl grenzenlos sein« (Liedtext von Reinhard Mey 1973).

Damit hat der Flug das Potenzial, die basalen menschlichen Bedürfnisse, die zu Sehnsüchten werden, für einen begrenzten Zeitraum zu erfüllen: Frei zu sein und gleichzeitig geborgen zu sein (Hüther 2003). Jeder Mensch, der sich während eines Fluges bildhaft vorstellt, wie weit weg vom Boden er von einem Ort zum anderen bewegt wird, kennt diese bei dieser Vorstellung aufkeimende Angst, die durch das Gefühl, in der sicheren Führung des Flugzeugs durch den Kapitän aufgehoben zu sein, beruhigt werden kann. Nicht umsonst heißt die Maschine auch »Flugschiff«, denn diese Angst ähnelt dem Gefühl des Schiffsreisenden, der sich die Tiefe des Meeres unter dem Boden des Schiffs bewusst macht (◻ Abb. 6.2).

Flugkapitän Whitaker ist ein solcher Mann, der Stärke und Macht ausstrahlt, die ihm zugleich etwas Unnahbares verleiht. Seine Anziehungskraft wird aber nicht durch diese Stärke allein bestimmt, sondern auch durch das Versprechen der Exklusivität, die einer Frau zukommt, die die weichen und auch die schwachen Seiten eines solchen Mannes erreicht, die er nur ganz wenigen Menschen zugänglich macht. Dieses Spannungsfeld zwischen sichtbarer Stärke, in der immer auch eine beträchtliche Aggression mitschwingt, und zu erahnender Bedürftigkeit ist anziehend, da die Stärke Schutz verspricht und die Schwäche als Aufgabe für die weibliche Liebesfähigkeit bereitsteht. Den bedürftigen Seiten eines starken Mannes nahe zu sein, der wegen seiner aggressiven Dominanz respektiert, vielleicht sogar gefürchtet wird, bietet Sicherheit – auch vor ihm selbst. Am größten ist das Gefühl, vor ihm sicher zu sein, wenn man ihm ganz nahe ist, denn unter seinem ausgestreckten Arm ist der Schutz vor seiner geballten Faust am höchsten – der Extremfall dieses Beziehungsmusters findet sich im »Stockholm-Syndrom« (Graham et al. 1994), bei dem das Entführungsopfer Verständnis oder sogar eine Liebesbeziehung zum Entführer entwickelt. Nicoles Beziehung zu Whip beginnt mit seiner Stärke, als er seine Aggression der Gewalt ihres Angreifers, des widerlichen Vermieters, entgegensetzt und sie von ihm befreit. Die Nähe zu ihm erreicht sie durch das, was sie seiner Schwäche anbieten kann: Ihre Fertigkeit als Masseurin, die zu Beginn der Begegnung zwischen den beiden im Krankenhaus noch einen

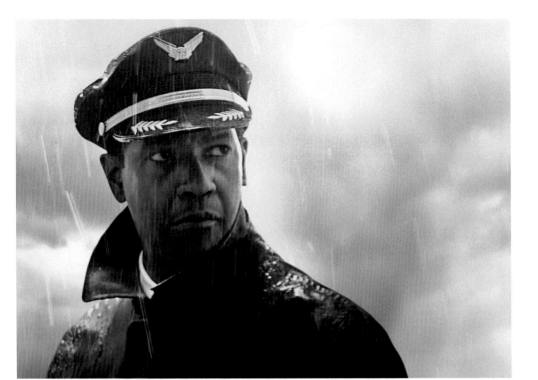

⬛ **Abb. 6.2** Captain Whitaker ist ein souveräner Pilot, der in bedrohlichen Situationen die Ruhe bewahrt. (Quelle: Filmbild Fundus Herbert Klemens. © Paramount Pictures. Mit freundlicher Genehmigung)

sexualisierten Beigeschmack enthielt, wird in der Ranch von Whip, in die er sie aufnimmt, zum Anfang einer zärtlichen Liebesbeziehung: Sie behandelt sein verletztes Knie, ihre heilsame zarte Berührung führt in eine liebevolle Erotik. Eine fast idyllische Liebesbeziehung nimmt ihren Anfang. Und doch ist sie nicht mächtig genug, um sich der Sucht wirkungsvoll entgegenstellen zu können: Nicole verlässt schlussendlich Whip, nachdem er sie in den Alkohol verlassen hat. Der Mann, dessen Stärke sie aus der Gewalt ihres Vermieters und 96 Menschen beim Flugzeugabsturz gerettet hat, ist schwächer als seine Sucht. Die Liebe unterliegt dem Alkohol (⬛ Abb. 6.3).

Der suchtkranke Mensch

Whip Whitaker ist süchtig – er ist Alkoholiker und Drogenkonsument. Mithilfe von Alkohol und Kokain gelingt es ihm, »innere Zustände und Befindlichkeiten von Entspannung oder Anregung immer wieder aufzusuchen oder herbeizuführen«, wobei die Beschreibung des süchtigen Verhaltens noch nichts über das Spezifische der Sucht aussagt (Mentzos 2015, S. 173). Unterschiedliche Theorien zur Sucht haben eine Vielzahl von Definitionen zur Folge, die sich bei aller Unterschiedlichkeit darüber einig sind, »dass Sucht ein unabweisbares Verlangen nach einem bestimmten Erlebniszustand ist« (Renn 2002, S. 10). Aber welchen Erlebniszustand sucht Whip Whitaker? Wenn der Konsum von Alkohol Entspannung liefern, Hemmungen abbauen, die Stimmung aufhellen und Glücksgefühle auslösen kann, verrückt er den Alkoholiker in eine fiktive Welt, in der seine Sehnsucht scheinbar und zeitlich an die Wirkung der Substanz gebunden erfüllt wird, Angst ausgelöscht wird, Traurigkeit verstummt. Whip Whitaker schnupft Kokain, das ihn aus der motorischen und kognitiven Einschränkung, die mit dem

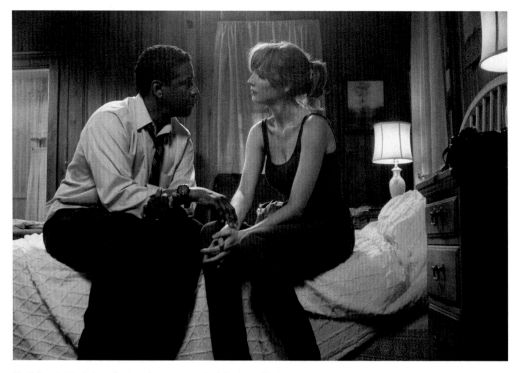

⬚ Abb. 6.3 Die liebevolle Beziehung zu Nicole fällt dem Alkoholismus zum Opfer. (Quelle: Filmbild Fundus Herbert Klemens. © Paramount Pictures. Mit freundlicher Genehmigung)

Alkoholrausch einhergeht, wieder in einen funktionstüchtigen Zustand versetzt. Sein Kokainkonsum ist der Antagonist zum Alkoholkonsum. Und Whip Whitaker ist nikotinabhängig – der Mann, der ihm offensichtlich Drogen lieferte, ist sein einziger Besucher im Krankenhaus, der ihm die gewünschte Stange Zigaretten bringt und ihn dann auch auf die Ranch des Großvaters, einen glücklichen Ort seiner Kindheit, fährt. Das Drogen- und Alkoholangebot des Dealers lehnt Whip Whitaker allerdings ab. Zu diesem Zeitpunkt ist er noch der gefeierte Held, der Unmögliches vollbracht hat, als er das völlig defekte Flugzeug landete und damit vielen Menschen das Leben rettete.

Auf der Ranch angekommen, beginnt der Held Whip Whitaker seinen Kampf gegen die Alkoholabhängigkeit damit, dass er alle Alkoholika radikal entsorgt. Er beschließt, clean zu sein, ohne Hilfe – schließlich ist er der Held, der das Unmögliche geschafft hat, der stärker war als die Schwerkraft, die das Flugzeug nach unten gezogen hat, obwohl er in diesen Augenblicken schwer alkoholisiert und durch Kokain high war. Dies nährt seine Fiktion, die Macht über Alkohol und Kokain zu haben. Er selbst ist zwar unglücklich darüber, dass er nicht alle retten konnte. Aber dennoch ist er in den Augen der Umwelt ein Held, und in der Eigenwahrnehmung wohl auch der, der trotz seines Zustandes der physischen Beeinträchtigung durch Alkohol und Kokain, um die er selbst ja weiß, die unvermeidlich erscheinende Auslöschung von 102 Leben abwenden konnte. Die Flugsicherheitsbehörde lässt mehrere erfahrene Piloten im Flugsimulator den Flug steuern: Sie alle scheitern, Captain Whitaker bleibt somit der beste Pilot. Ist damit seine Sehnsucht erfüllt? Und was ist seine Sehnsucht? Welche Bedürfnisbefriedigung wird durch das Suchtmittel ersetzt? Wenn es ihm darum geht, der beste aller Piloten zu sein, dann ist das nicht die letzte Antwort auf die Frage nach den Gründen für seine Süchte, sondern die Einleitung der nächsten Frage: Was will er mit diesem Streben nach Überlegenheit über andere Piloten erreichen? Wonach ist Whip Whitaker süchtig? Was sucht er in Alkohol und Kokain?

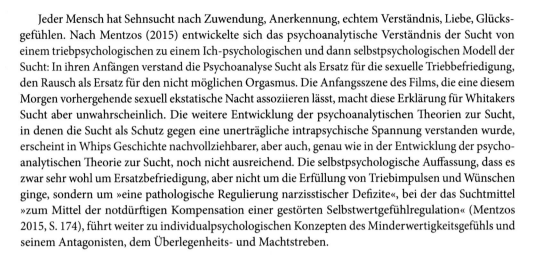

Jeder Mensch hat Sehnsucht nach Zuwendung, Anerkennung, echtem Verständnis, Liebe, Glücksgefühlen. Nach Mentzos (2015) entwickelte sich das psychoanalytische Verständnis der Sucht von einem triebpsychologischen zu einem Ich-psychologischen und dann selbstpsychologischen Modell der Sucht: In ihren Anfängen verstand die Psychoanalyse Sucht als Ersatz für die sexuelle Triebbefriedigung, den Rausch als Ersatz für den nicht möglichen Orgasmus. Die Anfangsszene des Films, die eine diesem Morgen vorhergehende sexuell ekstatische Nacht assoziieren lässt, macht diese Erklärung für Whitakers Sucht aber unwahrscheinlich. Die weitere Entwicklung der psychoanalytischen Theorien zur Sucht, in denen die Sucht als Schutz gegen eine unerträgliche intrapsychische Spannung verstanden wurde, erscheint in Whips Geschichte nachvollziehbarer, aber auch, genau wie in der Entwicklung der psychoanalytischen Theorie zur Sucht, noch nicht ausreichend. Die selbstpsychologische Auffassung, dass es zwar sehr wohl um Ersatzbefriedigung, aber nicht um die Erfüllung von Triebimpulsen und Wünschen ginge, sondern um »eine pathologische Regulierung narzisstischer Defizite«, bei der das Suchtmittel »zum Mittel der notdürftigen Kompensation einer gestörten Selbstwertgefühlregulation« (Mentzos 2015, S. 174), führt weiter zu individualpsychologischen Konzepten des Minderwertigkeitsgefühls und seinem Antagonisten, dem Überlegenheits- und Machtstreben.

Risiko als Lebensstil

Die Individualpsychologie spricht davon, dass sich der in der frühen Kindheit aufgrund der in dieser Lebenszeit gemachten Erfahrungen geprägte Lebensstil in allen Lebensäußerungen zeigt und in der Folge zum Konzept des Lebensstils, der als unbewusster Lebensplan das Denken, Fühlen und Handeln des Menschen bestimmt und immer nach der Überwindung des Minderwertigkeitsgefühls mit dem Ziel der Selbstwertsicherung strebt. Dieser Lebensstil bildet »eine Einheit, weil er sich aus den Schwierigkeiten des früheren Lebens und aus dem Streben nach einem Ziel herausentwickelt hat« (Adler 1978, S. 53). So betrachtet, wird klar, dass Whip Whitakers Lebensstil den roten Faden der Überwindung existenzieller Risikosituationen aufweist, was im Zusammentreffen der drohenden Flugzeugkatastrophe und dem Rauschmittelkonsum Whips kulminiert. Seine Strategie, Risiken durch riskantes Verhalten zu bewältigen, ist offensichtlich. Er lebt im Risiko der Sucht in einem mit Risiko assoziierten Berufsfeld.

Die riskante Situation durch das Unwetter am Beginn des Fluges bewältigt Captain Whitaker, indem er Vorschriften zur zulässigen Höchstgeschwindigkeit ignoriert, also mit einem erhöhten Risikoverhalten das Risiko übersteht. Schon hier kommt der Gedanke auf, wie Whitaker zu dem Menschen geworden sein könnte, der Risiken mit gesteigertem Risikoverhalten besiegt. Whip Whitakers Lebensstil scheint sich an der Leitlinie auszurichten, immer wieder existenzielle Risiken überleben zu müssen. Sein Beruf als Pilot verspricht ihm, potenziell Situationen existenzieller Bedrohungen bereitzustellen. Der Film verrät nicht, ob Whitaker schon auf früheren Flügen in Risikosituationen gekommen ist, aber er zeigt im Handlungsverlauf eine Steigerung des Risikos vom Flug durch ein Unwetter bis zum drohenden Absturz der Maschine mit tödlichem Ausgang für alle Menschen an Bord. Und in beiden Situationen setzt Whitaker der existenziellen Bedrohung ein Risikoverhalten entgegen: In der Unwettersituation erhöht er die Fluggeschwindigkeit auf ein riskantes Niveau und besiegt damit die Gefahr. In der Situation des zunehmend beschädigten Flugzeugs überwindet er für den größten Teil der Menschen an Bord das Risiko, zu sterben, durch die riskante Aktion, die Maschine auf den Kopf zu stellen. Sein riskantes Verhalten besiegt die Risiken. Whitakers Lebensstil ist also auf das Überleben von riskanten Lebenssituationen ausgerichtet. Dies zu erkennen lässt auch besser verstehen, warum er mit der Heldentat, 96 von 102 Menschen gerettet zu haben, nicht zufrieden ist, denn seine Beweisführung vor sich selbst, das Risiko – vielleicht unbewusst konnotiert als der Tod – besiegen zu können, ist nicht vollständig gelungen, da sechs Menschen gestorben sind, und eine Flugbegleiterin dabei sogar durch sein Risikoverhalten, das Flugzeug umzudrehen. Sein unbewusstes Streben nach dem Beweis dafür, gefährliche Situationen überleben zu können, ist auch in seinem Konsum von Alkohol und Kokain zu finden: Wenn ihm das Leben keine Risiken bereitstellt, in denen er seine Überlebensfähigkeit wieder und wieder unter Beweis stellen kann, so bleibt ihm nichts anderes übrig, als sich diese Risiken selbst zu schaffen. Und das tut er mittels Alkohol und Kokain, die er als Antagonisten einsetzt. Er begibt sich also von sich aus ständig in Gefahrensituationen – ein, wie es in der Kindheit Traumatisierte häufig zeigen: »Traumatisierungen im Kindesalter bewirken neben Schuld- und Schamgefühlen und vermindertem Selbstwertgefühl auch ein erhöhtes Risikoverhalten (›novelty seeking‹)« (Lüdecke 2010, S. 13). In der ersten Szene des Films ist Whitaker durch den vorangegangenen Alkoholexzess beeinträchtigt, in weitaus extremerer Form auch zum Zeitpunkt kurz vor der entscheidenden Befragung durch die Flugsicherheitsbehörde. Beide Male setzt er Kokain ein, um die Nachwirkungen des Alkohols auszugleichen und seine Funktionstüchtigkeit als Pilot wiederherzustellen. Kokain versetzt ihn also in einer Art »gesteigerter Normalität, die schon Freud als Eigenerfahrung beschrieben hat«, wenn er betonte, »dass die Droge bei ihm *keine Änderung*, vielmehr eine Steigerung der normalen Gefühle und des herkömmlichen Denkens herbeigeführt habe … beziehungsweise ihm half, diesen Zustand wieder herzustellen, wenn er durch depressive Verstimmungen beeinträchtigt war« (Nitzschke 2008, S. 42; Hervorhebung im Original).

Abhängigkeit oder Bindung?

Wird der psychoanalytischen Theorie zur Sucht noch ein objektbeziehungstheoretischer Aspekt hinzugefügt, der entdecken lässt, »dass der Süchtige das Suchtmittel in gewisser Hinsicht als ein Beziehungsobjekt erlebt, behandelt und von ihm Gebrauch macht« (Mentzos 2015, S. 175), dann eröffnet sich hier ein weiterer Blickwinkel auf die Persönlichkeit Whip Whitakers: seine zwischenmenschlichen Beziehungen, seine Bindungsfähigkeit. Man verdankt John Bowlby und Mary Ainsworth das Wissen um die Bedeutung frühkindlich entwickelter Bindungsstile für die Entwicklung der Persönlichkeit (Bowlby 2005). Mittlerweile liegen umfangreiche empirische Arbeiten vor, die verschiedene psychische Störungen aus der Sicht der Bindungstheorie beleuchten. Die Bindungsforschung hat auch wesentlich zum Verständnis der Ätiopathogenese von Suchterkrankungen beigetragen: Evident wurde ein Zusammenhang zwischen unsicherer Bindung und Substanzenabhängigkeit (Borhani 2013), ebenso zu nicht substanzgebundenen Süchten, wie zum Beispiel der Internetsucht (Eichenberg et al. 2017).

Die Filmgeschichte lässt nur wenig Einblick in die Kindheit des alkoholkranken Whip Whitaker zu. Eine besondere Bezugsperson war offensichtlich der Großvater, auf dessen Ranch, die er zum Verkauf ausgeschrieben hat, Whip Zuflucht aus dem Medienrummel um seine Heldentat sucht und wo er beschließt, sich aus der Alkoholsucht zu befreien. Daraus wird klar, was der süchtige Whip Whitaker sucht: Geborgenheit in der Beziehung zu seinem Großvater, der er die Kraft zuschreibt, aus der fiktiven Wohlfühlwelt des Rausches mit verhängnisvollen Folgen zu entkommen.

Whip restauriert liebevoll das kleine Flugzeug seines Großvaters, was den Gedanken aufkommen lässt, dass er vielleicht Erwartungen seines Großvaters erfüllt hat, indem er Pilot wurde, und damit sogar seinen Großvater überflügelt hat.

Sein Angebot an Nicole, die soeben einen Job angenommen hat und die damit beginnt, Wurzeln in der Realität zu schlagen, mit ihr mit dem Flugzeug des Großvaters nach Jamaika zu fliegen und dort gemeinsam ein neues Leben zu beginnen, entspringt seiner Kindheitserinnerung an einen Flug nach Jamaika in diesem Flugzeug gemeinsam mit seinem Freund. Nicole ist erstaunt darüber, dass Whip als Jugendlicher mit einem Freund mit dieser Maschine nach Jamaika geflogen ist. Diese Erinnerung lässt die Vermutung aufkommen, dass Whips Lebensstil, das Risiko zu suchen, um sich durch dessen Überwindung sicher zu fühlen, aus der Beziehung zwischen Großvater und Enkel erwachsen ist. Seine Fantasie eines neuen Lebens mit Nicole erlaubt zugleich auch einen Blick auf seine Sehnsucht nach dem Paradies, in der Metapher der Strände Jamaikas eingefangen:

● »Es gibt so viele schöne Dinge zu sehen. Bitte, komm mit!«

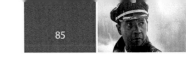

In dieser Szene des Films wird deutlich, dass der Alkohol Whip in eine virtuelle Welt befördert, in der er aber letztlich alleine ist, weil sie nur ihm selbst zugänglich ist. Als Nicole seine Fantasie eines neuen Lebens mit ihr in Jamaika mit der Realität seiner Alkoholabhängigkeit konfrontiert, wird er aggressiv und entwertet sie. Das Beziehungsobjekt Suchtmittel vertreibt und ersetzt wieder das Beziehungsobjekt Nicole, womit der objektbeziehungstheoretische Aspekt der psychoanalytischen Theorie zur Sucht, von Mentzos (2015) als vierter neben dem triebpsychologischen, dem Ich-psychologischen und dem selbstpsychologischen genannt, bestätigt wird.

Offensichtlicher ist der Zusammenhang zwischen Bindung und Sucht bei Nicole: Nicoles Weg in die Alkohol- und Heroinabhängigkeit wird aus der unverarbeiteten Trauer über den Tod ihrer Mutter erklärt, die früh an Brustkrebs verstorben ist. Fotos zeigen sie und ihre Mutter in inniger Verbindung. Auch sie ist offensichtlich durch den Verlust ihrer Mutter, ihrer Bindungsperson, in die Sucht geraten.

Vom Helden mit dem dunklen Geheimnis zum freien Mann im Gefängnis

Whip beginnt seinen Kampf gegen die Alkoholsucht in der Position des Helden. Er selbst sieht seine Heldentat zwar nicht so vollkommen wie seine Umwelt es tut: Der Tod von sechs Menschen tut seiner Fähigkeit, gefährliche Situationen durch riskantes Verhalten zu überwinden, Abbruch, da eine Flugbegleiterin durch genau dieses Verhalten, nämlich das Umdrehen des Flugzeugs, gestorben ist. Aber jedenfalls kann die Zuschreibung, er sei ein Held, seinen Selbstwert so weit stabilisieren, dass er sich am Ort, an dem er familiäre Bindung erfahren hat, im Zustand der von der Umwelt ihm zugeschriebenen Heldenhaftigkeit zutraut, dem Alkohol zu entsagen. Als er allerdings vom Helden, der zwar so vielen Menschen das Leben gerettet hat, aber dies in betrunkenem Zustand und unter Kokaineinfluss, zum Schuldigen wird, wird er vom Mächtigen zum Minderwertigen, dem eine lange Gefängnisstrafe droht. Sein Verdienst löst sich im Vorwurf auf, betrunken den Flug angetreten zu haben. Damit wird seine Identität nun wieder durch die Sucht bestimmt, die er zuerst mit aller Kraft und mit dem Beistand seines Freundes Charly und seines Anwalts zu verheimlichen versucht. Wie sehr er seiner Sucht ausgeliefert ist, wie verführbar er in der Situation des emotionalen Stresses vor der Befragung durch die Flugaufsichtsbehörde ist, zeigt er in der Nacht davor, als er durch eine nicht abgeschlossene Hotelzimmertür an den mit Alkoholika gefüllten Kühlschrank des Nebenzimmers gelangt und sich bis zur Bewusstlosigkeit betrinkt.

Dieses Verhalten, sich in der Nacht vor der Befragung durch die Flugsicherheitsbehörde schwer zu betrinken, ist aber nicht nur ein offensichtlicher Beleg seiner Verführbarkeit durch das »Beziehungsobjekt Suchtmittel«, sondern gibt auch einer weiteren Dimension Raum: Wozu betrinkt sich Whip Whitaker in der Nacht vor der Befragung so sehr? Sich auf die Überlegung der Verführbarkeit durch das Suchtmittel zu beschränken, würde einen wesentlichen Aspekt der Motivation dieses Verhaltens ignorieren: Aus der Sicht der Individualpsychologie hat jedes Symptom einer psychischen Störung ein unbewusstes Ziel, das im Dienst einer Selbstwertsicherung steht, selbst wenn diese fiktiv ist. Was könnte daher die unbewusste Finalität des Alkoholexzesses in der Nacht vor der Befragung sein? Im Flugzeug wurden zwei leere Wodkafläschchen gefunden, deren Inhalt Whip zu Beginn des Fluges konsumiert hatte. Nachdem es dem Anwalt gelungen war, den Blutbefund Whips, der 2,4 Promille Alkohol im Blut auswies, als Beweismittel auszuschalten, lenkte er den Verdacht, diesen Alkohol während des Fluges konsumiert zu haben, auf die Flugbegleiterin Katerina – die Frau, die mit Whip die Nacht davor verbracht hatte, die bei dem Flugzeugabsturz ums Leben kam und bei der ebenfalls Alkohol im Blut gefunden worden war. Die Strategie des Anwalts war, Whip vom Verdacht der Alkoholsucht reinzuwaschen, indem die tote Katerina beschuldigt wird, die Fläschchen ausgetrunken zu haben. In dieser Nacht vor der Befragung weiß Whip bereits um die Verteidigungsstrategie seines Anwalts, ihn zu retten, indem die Frau, der er eine Liebesbeziehung angeboten hatte, beschuldigt würde. Damit steht

Whip Whitaker im moralischen Konflikt, entweder seine berufliche Existenz zu verlieren und zu einer mehrjährigen Gefängnisstrafe verurteilt zu werden, wenn er die Verleumdung Katerinas durch sein Eingeständnis, den Flug alkoholisiert und unter Kokaineinfluss angetreten zu haben, verhindert, oder als freier Mann und Held aus dieser Befragung zu gehen, mit dem Wissen, Katerina verleumdet zu haben. Die Chance, dass dieser Betrug jemals aufgedeckt werden könnte, wäre gering. Whip allerdings stünde damit für alle Zukunft in der Abhängigkeit von seinem Freund Charly und seinem Anwalt. Sich in der Nacht vor der Befragung bis zur Bewusstlosigkeit zu betrinken, sodass er zum Zeitpunkt der Befragung voll betrunken ist, kommt einem handelnden Eingeständnis seiner Sucht gleich, womit die Verleumdung Katerinas abgewendet wäre. Whips Alkoholexzess in dieser Nacht ist damit aus der Sicht der Finalität als seine moralische Entscheidung zu verstehen, zu seiner Suchterkrankung zu stehen anstatt zuzulassen, dass Katerina nach ihrem Tod zu Unrecht beschuldigt wird. Allerdings lassen Charly und sein Anwalt dies nicht zu: der rasch herbeigerufene Drogendealer stellt Whip wieder soweit auf die Beine, dass er funktioniert. In der Figur des Drogendealers personalisiert sich somit die Botschaft, dass Drogen Beziehungen zerstören – diesmal die Beziehung zur verstorbenen Katerina. Denn das Drogendoping, das ihm der Dealer, der ein Könner seines Faches zu sein scheint, verabreicht, verbirgt die Suchtsymptomatik so weit, dass Whip bei der Befragung einen seriösen – und nüchternen – Eindruck machen kann. Während der Befragung wird nochmals seine Heldentat einem großen Publikum vorgeführt – die Verführung zur Lüge, um sich selbst reinzuwaschen, ist perfekt. Whip hätte hier Gelegenheit, aus der Position des Beschuldigten in die Position des Helden zurückzukehren. Narzisstische Verführung und Verführung zum Rausch verbünden sich gegen die Beziehungsfähigkeit und die Bindungsfähigkeit. Whip Whitaker widersteht im letzten Moment. Seiner Mimik ist der Kampf der narzisstischen Verführung gegen Bindung und ethische Werte abzulesen. Whip entscheidet sich für die Bindung – und befreit sich damit von der narzisstischen Abhängigkeit, auf deren Basis die Sucht wächst. Dieses Nein zur Verleumdung Katerinas, um seinen Kopf zu retten, ist sein Nein zur Sucht, denn er hat in sich gefunden, was er sucht: Er ist ein Mensch, der menschliche Bindung vor die Selbsterhöhung stellt. Und damit ist er frei von seiner Abhängigkeit.

Der Film endet mit einem Besuch des Sohnes bei seinem inhaftierten Vater. Der heranwachsende William Whitaker hat seinen Vater ausgewählt für seinen Aufsatz, den er für seine Collegebewerbung zu schreiben hat und der den Titel trägt: »Der Mensch, den ich am meisten bewundere« und beginnt sein Interview mit der Frage des Sohnes an den Vater: »Wer bist du?« Dieser Schluss bringt auf den Punkt, dass Whip Whitakers Sehnsucht nach Anerkennung und Zuwendung nun endlich erfüllt wird.

Literatur

Adler A (1978) Lebenskenntnis. Fischer, Frankfurt a. M. (Übersetzung von: The science of living, 1929)

Borhani Y (2013) Substance abuse and insecure attachment styles: A relational study. Lux: A Journal of Transdisciplinary Writing and Research from Claremont Graduate University(2(1)). http://scholarship.claremont.edu/cgi/viewcontent.cgi?article=1003&context=lux. Zugegriffen: 9. Jan. 2018

Bowlby J (2005) Frühe Bindung und kindliche Entwicklung. Reinhardt, München (Orig.: Child care and growth of love, 2nd edn, Penguin Books, 1953)

Cambridge Dictionary (2018) Whip. https://dictionary.cambridge.org. Zugegriffen: 12. Jan. 2018

Eichenberg C, Schott M, Decker O, Sindelar B (2017) Attachment style and internet addiction: an online survey. J Med Internet Res 19(5):e170. https://doi.org/10.2196/jmir.6694

Graham DL, Rigsby RK, Rawlings EI (1994) Loving to survive: Sexual terror, men's violence, and women's lives. New York University Press, New York, London

Hüther G (2003) Die Bedeutung emotionaler Sicherheit für die Entwicklung des menschlichen Gehirns. DVD. Auditorium Netzwerk, Müllheim/Baden

Lüdecke C (2010) Zusammenhänge zwischen Traumatisierung, Posttraumatischer Belastungsstörung und Suchterkrankung. In: Lüdecke C, Sachsse U, Faure H (Hrsg) Sucht – Bindung – Trauma. Psychotherapie von Sucht und Traumafolgen im neurobiologischen Kontext. Schattauer, Stuttgart, S 11–26

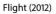

Mentzos S (2015) Lehrbuch der Psychodynamik. Die Funktion der Dysfunktionalität, 7. Aufl. Vandenhoeck & Ruprecht, Göttingen

Mey R (1973) Über den Wolken (Aufgezeichnet von R. Mey])

Nitzschke B (2008) Sigmund Freud, Kokain und die Anfänge der Psychoanalyse. In: Bilitza KW (Hrsg) Psychodynamik der Sucht. Psychoanalytische Beiträge zur Sucht. Vandenhoeck & Ruprecht, Göttingen, S 25–50

Renn H (2002) Sucht als gesellschaftliches Phänomen. In: Heigl-Evers A, Helas I, Vollmer HC, Büchner U (Hrsg) Therapien bei Sucht und Abhängigkeiten: Psychoanalyse, Verhaltenstherapie, systemische Therapie. Vandenhoeck & Ruprecht, Göttingen, S 9–28

Originaltitel	Flight
Erscheinungsjahr	2012
Land	USA
Drehbuch	John Gatins
Regie	Robert Zemeckis
Hauptdarsteller	Denzel Washington, Kelly Reilly, Don Cheadle, Bruce Greenwood, Brian Geraghty
Verfügbarkeit	Als DVD in deutscher und englischer Sprache erhältlich

Otto Teischel

Auf der Suche nach dem eigenen Selbst

© Springer-Verlag GmbH Deutschland, ein Teil von Springer Nature 2019
M. Poltrum, B. Rieken, T. Ballhausen (Hrsg.), *Zocker, Drogenfreaks & Trunkenbolde*,
https://doi.org/10.1007/978-3-662-57377-8_7

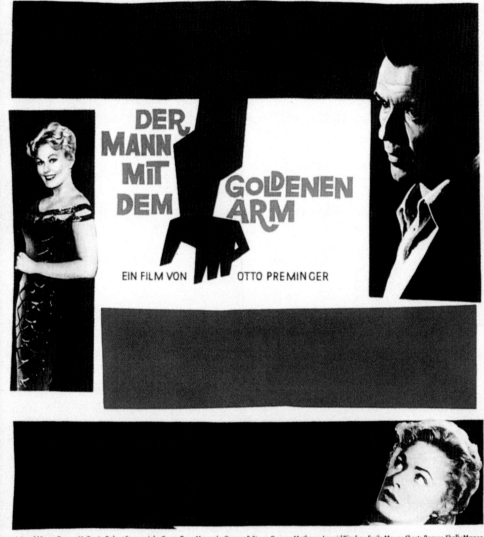

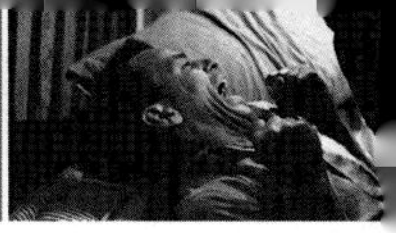

Der Mann mit dem goldenen Arm (1955)

Am Anfang war der Roman …

Die ursprüngliche Vorlage zum Film von Otto Preminger, der 1955 zu den herausragenden Produktionen in Hollywood gehörte, war der Roman gleichen Titels – *The Man with the Golden Arm* –, den der amerikanische Schriftsteller Nelson Algren (1909–1981) im Jahr 1949 veröffentlicht hatte (Algren 1949). Dieses Buch machte Algren weithin bekannt und er erhielt dafür 1950 den National Book Award. Algren hat kein besonders umfangreiches Werk hinterlassen, doch dieses »Opus magnum« erregte zu Recht großes Aufsehen, weil die schonungslose Darstellung gescheiterter Existenzen in den tristen Milieus heruntergekommener Mietshäuser, Hinterzimmer, Bars und Kneipen im Chicago der Nachkriegsjahre, unter polnischen Einwanderern, mit großer emotionaler Intensität und dramatischer Offenheit beeindruckt (◘ Abb. 7.1).

Das Buch lässt im Leser die Atmosphäre der realen Nachkriegszeit unter Einwanderern Chicagos ebenso lebendig werden wie die Zuschauer die inneren Dramen und existenziellen Konflikte der verschiedenen Protagonisten nachvollziehen können. Deren äußere und innere Not vermittelt sich sprachlich authentisch und einfühlsam veranschaulicht, sodass manchmal gerade in der lakonischen Beiläufigkeit ihres Ausdrucks, in bitterer Ironie oder einer in einem Nebensatz nur angedeuteten Tragik, ihr Elend umso nachhaltiger erschütternd wirkt.

Insbesondere natürlich in der Gestalt der Hauptfigur, Francis Majcinek (alias »Frankie Machine«) verkörpert, jenem morphiumabhängigen Spieler und Ex-Soldaten, der, von quälenden Schuldgefühlen beherrscht und von seiner Sucht getrieben, verzweifelt Halt im Leben zu finden versucht.

Frankie treibt sich in Kneipen und Bars herum, hat ebenso instabile, süchtige Freunde und zwielichtige Bekannte, mit denen er am Pokertisch sitzt, um zu Geld für seinen Lebensunterhalt und seine Drogen zu kommen. Vor allem auch, um die Betreuung und Therapie für seine kranke Frau bezahlen zu können, die seit einem Autounfall, den er unter Alkoholeinfluss verursacht hatte, an einen Rollstuhl gefesselt ist.

Neben der zentralen Figur des Frankie und seinen Kumpanen, die sich mit Gaunereien, Drogenhandel und anderen illegalen Geschäften durchs Leben schlagen, erhält vor allem sein verschlagener Kumpel Solly Saltskin (»Sparrow«), der beständig um Frankies Freundschaft buhlt, viel Raum in Algrens Geschichte. Als entscheidend für den Handlungsverlauf – und damit für das Schicksal der Hauptfigur – werden zudem die für Frankie wesentlichen Beziehungen zu zwei sehr unterschiedlichen Frauen, Sophie (genannt »Zosh«) und Molly, in den Mittelpunkt des Handlungsgeschehens gerückt.

Die eine, Sophie, kennt er schon seit Jugendtagen – sie ist inzwischen seit einigen Jahren seine Ehefrau, die ihn durch ihre Krankheit und seine Schuldgefühle, die sie durch ihre Vorwürfe immer wieder verstärkt, möglichst eng an sich zu binden hofft. Die andere, Molly, ist eine vertraute Freundin, die im selben Haus wohnt und eigentlich gerne mit Frankie zusammenleben würde. Doch sie versteht seinen Gewissenskonflikt und hält sich abwartend im Hintergrund, während sie sich zugleich mit anderen Männern einlässt, die sie zu brauchen behaupten und denen sie emotional und finanziell zu helfen versucht. Ihr Geld verdient sie als Bardame und Tänzerin in einem Stripteaselokal.

In diesem Beziehungsgeflecht siedelt Algren sein existenzielles Drama über die Verlorenheit und Entfremdung des Einzelnen an, der zu überleben versucht in einer Welt voller Gewalt, Armut, Angst und Hoffnungslosigkeit, die keinen anderen Trost als süchtige Ablenkungen und Betäubungen aller Art zu bieten scheint. Die können für den Augenblick das eigene Elend vergessen lassen, doch in Wahrheit führen sie den einzelnen Menschen immer tiefer in die Entfremdung, weil er das Gespür für Sinn und Bedeutung der eigenen Existenz verliert und so der Weg zu sich selbst verstellt ist.

Während der fünfhundert Seiten umfassende Roman ein überaus genaues, stimmiges und aufwühlendes Porträt seiner verlorenen Hauptfigur und der auf ihre je eigene Weise gescheiterten anderen Existenzen zeichnet, mit denen Frankie Machine in seinem Leben auf tragisch unerfüllte, abhängige Weise verstrickt ist, gewichtet die Filmerzählung die Dynamik zwischen den Protagonisten erheblich anders. Und es wäre eine eigene Untersuchung wert, die Abweichungen des Drehbuchs von der Romanvorlage herauszuarbeiten und ihre Motive zu erforschen, soweit sich deren innere Zusammenhänge heute noch rekonstruieren lassen.

Die Rezeptionsgeschichte des Films von Otto Preminger offenbart dessen Notwendigkeit, sich mit dem Tabuthema Drogensucht gegen viele Widerstände seiner Zeit durchsetzen zu müssen, bis hin zur Gründung (Abraham 2013) einer eigenen Produktionsgesellschaft, um das Projekt schließlich im Jahr 1955 realisieren zu können (Wikipedia 2017).

Im Film rücken Frankies Drogensucht und sein Ringen um einen eigenen Weg aus dem Elend seines Schicksals in den Mittelpunkt des Geschehens (Krusche 1991). Und trotz eines dramatischen Finales bewahrt das Drehbuch am Ende die Möglichkeit einer Rettung durch die Liebe.

Im Roman ist die Sucht in ihren vielen verschiedenen Gestalten nur das herausragende Symptom einer allgemeinen gesellschaftlichen Verelendung: von Ausbeutung und Unterdrückung der menschlichen Existenz, die sich in ihrem verzweifelten Überlebenskampf immer weiter in die selbstzerstörerische Isolation treibt – statt gemeinsam Widerstand zu leisten. Frankie sieht am Ende für sich nur noch den Suizid als Ausweg.

Algrens Roman erhebt seine erschütternde Anklage gegen diese Verhältnisse, ganz im Geist des Existenzialismus seiner Zeit und getreu dem schönen Diktum von Albert Camus: »Ich empöre mich, also sind wir« (Camus 1969, S. 21). Deshalb fand dieses herausragende Meisterwerk des amerikanischen Realismus so begeisterte Aufnahme.

Und vermutlich wurde Nelson Algren nicht zuletzt aufgrund seiner darin ausgedrückten Haltung zum Geliebten von Simone de Beauvoir (1908–1986), die den fast gleichaltrigen Kollegen genau zu der Zeit, als Algren an seinem Schlüsselroman schrieb, in Chicago kennenlernte und sich ihm zeitlebens tief verbunden fühlte (Beauvoir 2002).

Die Handlung

Intro – Die erste Viertelstunde des Films

Der Film beginnt mit einer musikalisch und optisch legendär gewordenen Eröffnungssequenz: Saul Bass hat darin mit seiner Schwarz-Weiß-Typographie von Schrift und dazwischen eingefügten stilisierten Schlagstöcken zur treibend rhythmischen Jazz-Musik von Elmar Bernstein, der für seinen Soundtrack 1956 mit einer Oscar-Nominierung ausgezeichnet wurde, vom ersten Moment an eine Atmosphäre fiebriger Nervosität erzeugt, die der inneren Spannung und Unruhe eines Junkies auf der Suche nach dem nächsten Kick entspricht.

Immer wieder haben Filme jener Zeit Jazzmusik zur Charakterisierung der psychischen Befindlichkeit ihrer Protagonisten und Spiegel des gesellschaftlichen Chaos verwendet. Bernstein erklärt:

> »I wanted an element that could speak readily of hysteria and despair, an element that would localize these emotions to our country, to a large city if possible. Ergo – jazz« (Bernstein 1956, S. 262).

Preminger kreiert gleich in den ersten Szenen des Films das entsprechende Milieu für seine Hauptfigur Frankie, der da gerade mit Sakko, Schirmmütze, einem Koffer und einer großen runden Schachtel einem Bus entsteigt und in das vertraute Viertel seines Wohnortes zurückkehrt.

Dabei wird er von einer Nachbarin freundlich begrüßt, ein Polizist beäugt ihn skeptisch, und Frankie bleibt nach einigen Metern vor dem Fenster eines Bierlokals stehen, dessen Gäste er offenbar gut kennt. Aus seinem Blickwinkel erleben die Zuschauer mit, dass drinnen gerade irgendein armer Trinker für ein Glas Whiskey, das ihm einer der anderen Gäste zu spendieren verspricht, ein Tänzchen aufführen muss. Dessen Sucht ist längst größer als seine Würde, die er dafür opfert.

Der sich im Lokal, unter dem Gejohle der anderen Gäste, diese Demütigung erlaubt, ist Louie Fomorowski, der sich bald darauf, als Frankies Dealer, auch an dessen Elend weiden wird, nachdem er ihn wieder zur Droge verführt hat.

Frankie betritt seine Stammkneipe, als er an einem der Tische seinen Kumpel »Sparrow« entdeckt hat, der sich gelegentlich auch als Hundefänger betätigt und gerade damit beschäftigt ist, einen weißhaarigen Hund, der vor ihm auf dem Tisch steht, mit schwarzer Farbe anzumalen, um ihn so besser verkaufen zu können.

Die Begrüßung der beiden ist überaus herzlich, und auf die Frage des Freundes, wie es ihm denn gehe und ob alles wieder in Ordnung sei, antwortet Frankie mit kurzem Nicken lakonisch: »Der Affe ist tot«. Sparrow ruft seine Freude über den Besuch gleich ins Lokal hinein, um auch Antek, den Wirt, auf die Rückkehr seines Stammgastes aufmerksam zu machen.

So entfaltet sich das Beziehungsgeflecht der Hauptfigur gleich in diesen ersten Minuten des Films als ein Panoptikum schräger Vögel und dubioser Machenschaften, und die Zuschauer erfahren auch bereits entscheidende Details aus Frankies Vorgeschichte: Er war für sechs Monate in einem Sanatorium, um seine Drogenabhängigkeit zu kurieren, und er hat dort, mit Unterstützung seines Arztes, das Schlagzeugspielen erlernt, von dem er sich jetzt eine neue Zukunft als Musiker verspricht. In der runden Schachtel trägt Frankie eine Trommel mit sich herum, die er in der Klinik geschenkt bekam und im Lokal stolz herumzeigt.

Die anderen freuen sich mit ihm, doch Louie, der auffallend vornehm gekleidet ist, hält sich abseits und bietet Frankie im Vorübergehen an, er könne sich jederzeit an ihn wenden, um sich zu erleichtern.

💬 »Sechs Monate – Jetzt kannst du's wohl kaum erwarten, was? – Komm rüber zu mir –«
»Nein, danke Louie –«
»Bist du pleite? – Du wirst doch nicht dumm sein, du bekommst es umsonst.«
»Das ist bei mir nicht mehr drin, ich bin ausgestiegen – und zwar endgültig.«

Frankie setzt sich zu Sparrow an den Tisch.
»Sicher –«, kommentiert Louie selbstgefällig und fügt grinsend hinzu, »ich bin immer da.«

In der nächsten Szene betritt Frankie das Mietshaus, in dem er wohnt, und man erlebt ihn zum ersten Mal mit seiner Frau Sophie, die ihn von ihrem Rollstuhl aus verzweifelt glücklich umklammert und dabei beteuert, wie sehr sie ihn liebe und vermisst habe. Sie hat ihm ein Willkommensschild gemalt und eine kleine Torte besorgt und versucht, dafür gleich Frankies Aufmerksamkeit zu gewinnen (◻ Abb. 7.2).

Gleich in dieser ersten Begegnung wird eine seltsame Ambivalenz zwischen den beiden spürbar. Sophie erscheint hysterisch aufgedreht, ihre Worte und Gesten wirken überspannt und lassen dem anderen wenig Raum, sich mitzuteilen. Dabei wirkt Frankie seltsam abwesend, als sei ihm dieses Verhalten seiner Frau nur allzu vertraut und als könne er sich ihr mit seinen Belastungen ohnehin nicht anvertrauen. Auf ihre Frage, wie es ihm gehe, antwortet er nur kurz:

💬 »Es ist vorbei – für immer.«

Gerade haben die Zuschauer noch Frankies Verunsicherung durch die Wiederbegegnung mit Louie beobachtet und ihn von einer neuen Zukunft schwärmen hören. Doch als er jetzt seiner Frau davon zu erzählen versucht und ihr sogar eine kurze Kostprobe auf seiner Trommel gibt, nimmt Sophie es gar nicht ernst und erinnert ihn stattdessen an seine Arbeit als Bankhalter bei Schwiefka, mit der er zuletzt

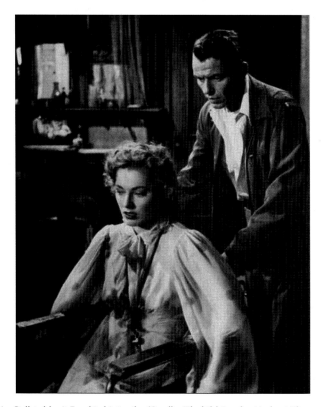

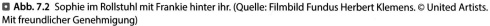
Abb. 7.2 Sophie im Rollstuhl mit Frankie hinter ihr. (Quelle: Filmbild Fundus Herbert Klemens. © United Artists. Mit freundlicher Genehmigung)

ihren Lebensunterhalt verdient habe. Doch diesem Milieu will Frankie ein für alle Mal entkommen, zumal ihm sein Arzt in der Klinik dringend geraten hat, sein Leben zu ändern.

Jeder der beiden versucht sich dem anderen mitzuteilen, kann ihn aber nicht wirklich erreichen, weil der von seinen eigenen Vorstellungen und Bedürfnissen beherrscht wird. Dadurch entsteht der Eindruck, die beiden lebten trotz gegenteiliger Beteuerungen und Gesten irgendwie aneinander vorbei, als stehe etwas Drittes zwischen ihnen, in das sie verstrickt sind und das sie daran hindert, eine authentische Beziehung zu sich und zum anderen zu entwickeln.

Als Frankie, zum Beweis seiner Entschlossenheit, Sophie das Empfehlungsschreiben der Klinik zeigt, mit dem er sich bei einem Musikagenten vorstellen kann, spitzt sich die Situation zu. Frankie will nur kurz telefonieren gehen, um gleich einen Vorstellungstermin zu vereinbaren – »es dauert nur eine Minute« –, doch seine Frau will, dass er dableibt und mit ihr das Wiedersehen feiert.

Während Frankie das Telefon im Erdgeschoss des Hauses benutzt, tritt zum ersten Mal die dritte Hauptfigur auf, die gerade in Begleitung eines Mannes ihre dort gelegene Wohnung verlässt: Molly, eine alte Freundin, die ihn mit einer so warmherzigen Zugewandtheit begrüßt, als sei sie keineswegs überrascht, Frankie zu treffen, da sie ohnehin unentwegt an ihn gedacht habe.

Nachdem er telefonisch ein Vorsprechen verabreden konnte, kommt im gleichen Moment Sparrow zurück, der als Freundschaftsdienst für Frankie in einem Kaufhaus einen neuen Anzug und ein weißes Hemd geklaut hat, die dieser in der nächsten Szene gleich vor dem Spiegel anprobiert. Doch Sophie kann sich nicht mit ihm freuen, sondern redet von den entsetzlichen Schmerzen, die sie habe und die hoffentlich ihr neuer Arzt behandeln könne. Sofort wendet Frankie sich seiner Frau zu und beginnt, ihr den Rücken zu massieren. Wenn er von seinem Vorstellungsgespräch zurück sei, werde er mit ihr dorthin gehen.

»Nein, jetzt gleich –«, verlangt Sophie. Frankie bittet sie erneut um Verständnis, er tue es doch nur für ihre Behandlung, verspricht ihr sogar einen kleinen Hund als Gefährten, den Sparrow besorgen werde, und küsst sie zum Abschied auf die Wange. Als er die Wohnung verlässt, ruft sie ihm in einer Mischung aus Empörung und Verzweiflung durch das Treppenhaus noch ein »Warte – Frankie –!« hinterher und schließt dann die Tür hinter den beiden ab.

Einen Moment lang zeigt die Kamera ihre ängstliche Verstörung, in der sie nach ihrer Trillerpfeife greift, die sie sich neuerdings zugelegt hat, um zur Not eine Nachbarin damit alarmieren zu können. Doch dann nimmt sie die Pfeife wieder aus dem Mund und steht zur Verwunderung der Zuschauer aus dem Rollstuhl auf. Eilig geht sie zum gegenüberliegenden Fenster, um hinauszusehen. In diesem Moment erfahren also die Zuschauer vor allen anderen in dieser Geschichte, dass Sophie eine Hysterikerin ist, die ihren Mann und ihre Umgebung mit ihrer Krankheit zu täuschen und zu beeinflussen versucht (Mentzos 1986, 2009).

Verdichtung und Zuspitzung

Bereits nach einer guten Viertelstunde des Films ist so das ganze Problemfeld süchtiger Beziehungen und Konflikte eröffnet und in all seinen Grundlinien markiert, die in der übrigen Zeit (etwa 75 Minuten) ausgeführt, verdeutlicht und dramatisch zugespitzt werden.

Die Psychodynamik der drei Protagonisten und deren innere und äußere Verstrickungen stehen im Vordergrund und das Beziehungsdrama von Frankie zwischen seiner Jugendliebe Sophie und seiner Freundin Molly zeigt sich als unlösbar, solange er von Schuldgefühlen und Drogenabhängigkeit zerrissen wird und daher gar nicht beziehungsfähig ist.

Der Rahmen des weiteren Handlungsgeschehens ist mit diesem Auftakt abgesteckt und wird gemäß der inneren Logik von unterschiedlichen süchtigen Wiederholungszwängen (Freud 1975, S. 229–233; Nasio 2017), auch bei den anderen Figuren des Films, szenisch gestaltet.

Frankie wird bald schon rückfällig und verliert damit die Chance, künftig als Musiker zu arbeiten, ist auch als Spieler endgültig gescheitert und kommt zuletzt, mithilfe seiner Freundin Molly, die ihn bei seinem kalten Entzug unterstützt, noch einmal von der Droge los.

Louie, der nach einem Streit mit Frankie in dessen Wohnung eindringt, trifft darin auf Sophie, die gerade am Fenster steht, und entdeckt so den »Schwindel« ihrer vorgetäuschten Lähmung. Als er sie damit zu erpressen droht, kommt es zu einem Handgemenge im Treppenhaus, bei dem Louie zu Tode stürzt. Der Verdacht fällt zunächst auf Frankie, da es dessen vermeintlich kranke Frau im Rollstuhl nicht gewesen sein könne. Doch in den dramatischen Schlussminuten des Films klärt sich alles spektakulär auf.

Nachdem Frankie seiner Frau soeben gestanden hat, künftig ohne sie leben zu wollen, kommt die Polizei an die Wohnungstür, um mit Frankie zu reden, in Begleitung von Molly, die ihm ein Alibi zu verschaffen hofft. In genau diesem Augenblick ist Sophie in ihrer Verzweiflung aus dem Bett aufgestanden und alle erkennen gleichzeitig ihren (Selbst-)Betrug und wissen, dass sie auch für den Tod von Louie verantwortlich ist.

Sophie versucht zu fliehen und stürzt in ihrer panischen Verzweiflung und Scham, noch mit ihrer Trillerpfeife im Mund, über die hölzerne Balkonbrüstung. Ihre letzten, schon im Sterben gesprochenen Worte an ihren herbeigeeilten Mann, der sich über sie beugt:

💬 »Es ist ja nur – Ich liebe dich so, Frankie, so sehr –«

Dann wird sie auf einer Trage mit dem Krankenwagen abtransportiert. In der letzten Szene geht Frankie wie in Trance auf die Kamera zu, mit Molly, einen Schritt hinter ihm, an seiner Seite.

Sucht und Sehnsucht

Im Gegensatz zu Algren geht es Preminger nicht um die Entfremdung des Menschen in einer asozialen, verelendeten Gesellschaft, sondern um die inneren Konflikte haltloser Menschen, die an ihrer eigenen Schwäche zerbrechen oder zu zerbrechen drohen und sich obendrein noch gegenseitig ausnutzen und zu übervorteilen versuchen.

Die Krankheit und den Verlauf einer Drogensucht derart drastisch vor Augen zu führen, erschien Mitte der 1950er-Jahre skandalös genug, um sich daran öffentlich abzuarbeiten. Ein halbwegs versöhnliches, offenes Ende, mit einer vorstellbaren Chance für die Liebe, war vermutlich auch ein Zugeständnis an das Publikum, dem man das nihilistische Ende des Romans, in dem Frankie sich schließlich in einem schäbigen Hotelzimmer erhängt, nicht zumuten zu können meinte. Dafür opfert Preminger die Glaubwürdigkeit des Romans und macht die hysterisch liebende, zutiefst verzweifelte Ehefrau, die zuletzt ihrem eigenen Wahn zum Opfer fällt, zu einer Schlüsselfigur des Filmdramas. In diesem erscheinen zuletzt Frankie und seine Freundin Molly für den miteinander durchgestandenen kalten Entzug wie vom Schicksal belohnt. Endlich scheint ein gemeinsamer Lebensweg möglich geworden.

Nach allem, was sich heute über die Frühstörungen in der Entwicklung eines Menschen sagen lässt, über deren Ursachen, ihre oft lebenslangen Folgen und strukturellen Zusammenhänge mit einer entfremdeten, süchtigen, von Gewalt und Unterdrückung geprägten Gesellschaft (Brisch 2006, 2013), werden an dieser Filmgeschichte und ihren Hauptfiguren noch wesentlich andere Aspekte erkennbar, als sie Preminger und der Zeitgeist damals intendiert haben mögen.

Und so ergibt sich für den aufmerksamen Zuschauer eine komplexe Studie über unterschiedliche Symptome und Strukturen süchtigen Verhaltens, das als Ausdruck einer verzweifelten Sehnsucht mehr oder weniger gescheiterter Existenzen gedeutet werden kann (Teischel 2014).

Die süchtigen Überlebensstrategien der Hauptpersonen scheinen sich auf je eigene Weise aus ihrer gestörten Selbstbeziehung entwickelt zu haben. Auch wenn die konkreten lebensgeschichtlichen Hintergründe (bzw. Vorgeschichten) im Film weitgehend im Dunkel bleiben, werden doch, insbesondere bei Frankie und Sophie, die Auswirkungen und Verläufe ihrer süchtigen Entfremdung vom eigenen Selbst eindrucksvoll veranschaulicht (Miller 1994). Die Aussagekraft des Films entfaltet sich insbesondere über die Beziehungsdynamik seiner Protagonisten, was sie vor allem auch der Darstellungskunst in den Hauptrollen verdankt.

Neben Frankie, dessen Morphiumsucht in ihrem Verlauf extremer psychophysischer Abhängigkeit dieser Film erstmals für ein Millionenpublikum anschaulich zu machen versucht hat, und seiner Ehefrau Sophie, mit der er sich schuldhaft verstrickt fühlt und die ihrerseits in extremer Beziehungssucht an ihre »Droge« Frankie gekettet ist, erleben die Zuschauer als dritte Figur Molly als erstaunlich abgeklärt wirkende Freundin im Hintergrund, deren Bedeutung für Frankie proportional zu dessen Not wächst.

Außer diesen drei Hauptpersonen spielen noch drei weitere Akteure eine wichtige Rolle innerhalb des Drehbuchs: Frankies verschrobener Freund »Sparrow« (»Spatz« – im Roman wird er außerdem die »Nulpe« genannt), der mit ihm durch Dick und Dünn zu gehen scheint – doch der bei Algren Frankie zuletzt als Mörder bei der Polizei verpfeift; sein Dealer Louie, der dem Zuschauer von der ersten Szene an als zynischer Widerling präsentiert wird; und Zero Schwiefka, der in einem Hinterzimmer jenes illegale Glücksspiel betreibt, mit dessen Hilfe Frankie nicht nur für sich und seine Frau den Lebensunterhalt, sondern auch seine Drogensucht finanziert hat.

In der Logik ihrer jeweiligen Sucht, der die Zuschauer sie im Film unterworfen erleben, bewegen sich alle Figuren durchaus folgerichtig und zielstrebig. Doch dahinter, gleichsam zwischen den Zeilen, wird – besonders bei Frankie, Sophie und Molly – noch eine ganz andere Kraft spürbar, deren Bedeutung und Wirkmacht sie allenfalls ahnen, doch nach der sie sich verzweifelt sehnen: ein unabhängiges, selbstbestimmtes Leben führen zu können und sich zu lieben und geliebt zu fühlen als der Mensch, der sie eigentlich sind (Kohut 1976, 1981).

Sucht als Entfremdung

Frankie, aus dessen Perspektive die Geschichte erzählt wird und dessen Sucht der Film in verschiedenen Stadien veranschaulicht, wirkt die ganze Zeit wie seltsam neben sich, nervös und fremdbestimmt, als werde er verfolgt, wisse nicht, wohin mit sich, wer er eigentlich sei und was er tun solle im Leben. Seit dem Wiedersehen mit seiner kranken Frau ahnt das Publikum, dass er durch Sorgen und Schuldgefühle mit ihr verstrickt ist, auch für sie sein bisheriges Leben hinter sich lassen und für sie beide künftig eine sichere Existenzgrundlage schaffen möchte.

Die sofort begierig aufgegriffene Idee seines Arztes in der Klinik, künftig sein Glück als Schlagzeuger zu versuchen, mutet rührend naiv an, und obwohl Frankie dem Musikagenten verspricht, ihn nicht zu enttäuschen, scheitert er schon beim ersten Vorspielen an seinen Entzugssymptomen. Der »Affe« der Sucht sitzt ihm dabei längst wieder im Genick. Mit diesem Bild arbeitet Algren im Roman durchgängig, und auch im Film wird die Sucht wiederholt als Affe bezeichnet, der auf einem sitzt und abgeschüttelt werden muss. Vor allem müsse Frankie seine bisherigen Lebensumstände verändern, um nicht wieder rückfällig zu werden.

Doch für seine Frau erscheint genau das bedrohlich. Die Kontrolle über ihren Mann ist ihr wichtiger als dessen Gefährdung durch seinen illegalen Job als Bankhalter in einem Pokerclub. Tatsächlich wird genau dieser Kontakt zu seinen alten Kumpanen, die nur darauf gelauert haben, ihn nach seiner Therapie wieder in ihre Fänge zu bekommen, der Anfang vom Ende für Frankie.

Einzig Molly bleibt loyal und versucht Frankie sogar am Abgrund noch zu helfen – so als könne sie mit seinem Leben auch ihr eigenes noch verändern und retten. Doch auch sie wirkt oft seltsam zurückgenommen und distanziert, als habe etwas in ihr die Hoffnung schon beinahe aufgegeben, wahrhaftige Liebe und Geborgenheit für sich noch finden und halten zu können. Als Frankie sie einmal beschwört, an ihre gemeinsame Zukunft zu glauben – «Eines Tages wird es soweit sein« –, antwortet Molly nur: »Das habe ich zu oft in meinem Leben gehört … dieses ›eines Tages‹«.

Insofern treffen drei überaus brüchige Lebensläufe aufeinander, deren miteinander verwobene Dynamik noch dadurch verdichtet erscheint, dass sich das Leben dieser Personen in einem eng begrenzten Stadtbezirk im Chicago der Nachkriegszeit abspielt, unter polnischen Einwanderern, die in denselben Kneipen und Bars verkehren und noch dazu in denselben Häuserblocks zum Teil Tür an Tür wohnen.

Im Film verleiht gleich zu Beginn die offensichtliche Kulisse, in der Frankie sich nach seiner Rückkehr durch die Nachbarschaft bewegt, der Inszenierung etwas theaterhaft Abstraktes, und auch die entscheidenden dramatischen Szenen der Geschichte spielen sich in den beengten Wohnräumen der Hauptfiguren ab, die mehr oder weniger süchtig und verzweifelt nach einem Halt suchen, den ihnen ihre Illusion vom Glück schon lange nicht mehr zu bieten vermag. So suchen sie nach vermeintlich neuen Auswegen, um dem eigenen Elend und Unglück zu entkommen.

Die »Liebesfalle« von Frankie und Sophie

Frankie und Sophie sitzen seit vielen Jahren in einer »Liebesfalle« fest (Maaz 2007), die sie sich unbewusst von Anfang an gebaut haben, in ihrem verzweifelten Bemühen miteinander so etwas wie Halt und Geborgenheit zu finden, um dann jeweils der anderen Seite vorzuwerfen, für das Unglück und Scheitern ihrer »Liebe« verantwortlich zu sein.

Sophie wirft Frankie vor, ihr untreu zu sein, sie allein zu lassen in ihrem Elend und mit ihren Schmerzen, die er obendrein durch den Autounfall verschuldet habe. Sie brauche ihn so sehr, doch er kümmere sich nicht um sie.

Frankie dagegen fühlt sich im Bemühen um seine Frau nicht gewürdigt und in seinen Plänen für eine neue Zukunft nicht verstanden. Er tue doch alles nur für sie und habe den Kampf gegen seine Drogensucht auch ihretwegen aufgenommen.

Doch keiner von beiden scheint um seine eigene Bedeutung und Stärke zu wissen, aus der heraus sie sich miteinander offen, solidarisch und in Ruhe über ihren gemeinsamen Lebensweg verständigen könnten.

Sophie ist in die Konversionssymptomatik einer hysterischen Lähmung verfallen (Mentzos 2009, S. 91 f.), die sie ans Bett und den Rollstuhl fesselt, womit sie unbewusst das tatsächliche Elend ihrer frühen Entfremdung vom eigenen Selbst verdeckt. So wie ein Süchtiger die Abhängigkeit von seiner Substanz (oder seinem zwanghaften Verhalten) beklagt, um das ursprüngliche Trauma einer unbewusst erlittenen Ohnmacht nicht wahrnehmen zu müssen.

So gesehen passen die Schicksale von Sophie und Frankie auf fatale Weise zusammen. Beide brauchen ihr Bemühen und ihre Sorge um den Anderen, um sich dadurch bedeutsam und mächtig zu fühlen. Und sie haben ihre Krankheiten – Süchte – (Teischel 2014, S. 1–5) nötig, um sich an deren Symptomen abzuarbeiten und sich so ersatzweise ein Gefühl von Bedeutung und Kompetenz zu verschaffen.

Wüssten beide um die Hintergründe und tieferen Zusammenhänge ihrer Not oder könnte ihnen eine unabhängige, wohlmeinende Person diese nachhaltig spiegeln und deuten – wie womöglich jener einfühlsame Arzt in der Klinik, der Frankie daran zu erinnern versucht, dass er noch über ganz andere Potenziale verfügt, denen er sein Leben widmen kann –, würden sie sich nicht länger stellvertretend verantwortlich fühlen, sondern jeder auf seine Weise die eigene Existenz zu gestalten versuchen.

Molly erscheint auf den ersten Blick eher an ihrer Unabhängigkeit interessiert, sie hat einen Job, lebt allein in einer Wohnung und kann Beziehungen mit professioneller Freundlichkeit auf Distanz halten. Doch als Frankie sich, nach seinem schweren Rückfall, in seiner Not an sie wendet und Molly bittet, ihn bei seinem kalten Entzug zu unterstützen, hilft sie ihm offensichtlich auch in der Hoffnung, Frankie so ihre Liebe zeigen zu können und ihn damit womöglich endgültig für sich zu gewinnen. Und tatsächlich wirkt ihre Hilfsbereitschaft auf Frankie wie ein »Liebesbeweis«. Kurz bevor Sophie am Ende des Films in ihrem Wahn zu Tode stürzt, hatte Frankie sie in der gemeinsamen Wohnung aufgesucht, um ihr zu gestehen, dass er zwar weiterhin für sie sorgen wolle, doch sich in jedem Fall von ihr trennen werde, um künftig sein eigenes Leben zu führen. Sophie hat da längst schon den Verdacht, dass ihr Mann sie mit Molly betrügt und sagt ihm das auch. Frankie bestreitet es zwar, doch inzwischen hat es auch der Zuschauer längst miterlebt.

Obwohl Frankie zuletzt durch Sophies Tod sein Schuldtrauma jäh wieder einholt, lässt der Film doch die Möglichkeit einer gemeinsamen Zukunft mit Molly offen, zumal er dem Zuschauer Sophies Verhalten nicht als eine schwere psychische Störung verdeutlicht, sondern sie als eifersüchtige, egozentrische, haltlos verlogene Person vorführt, die ihren Mann mit allen Mitteln an sich zu binden versucht hat. Einzig das unglaublich ausdrucksstarke und differenzierte Spiel von Eleanor Parker macht noch einen anderen Menschen hinter der hysterischen Fassade sichtbar, und nicht zuletzt durch sie wird der Film auch zu einer lohnenden Studie über Beziehungssucht (Schaef 2006, S. 81–105).

Parker lässt die verzweifelte Not einer schwachen und heillos bedürftigen Frau spürbar werden, die sogar in einem großen Album Presseberichte über ihren Verkehrsunfall gesammelt hat und deren Beschäftigung mit der seither entfesselten Leiddynamik zum einzigen Lebensinhalt geworden ist. Die Trillerpfeife, die um ihren Hals hängt und mit der sie so schrill von ihrer Not zu künden versucht, wird wie zu einem letzten Symbol der Sprachlosigkeit ihrer Ohnmacht, die im Todessturz vom Balkon noch ertönt.

Sucht als verzweifelte Sehnsucht

Molly allerdings ist in eine andere Abhängigkeitsfalle verstrickt, die ihrer Illusion von der großen Liebe umso stärker nachtrauert als ihre verklärte Leidenschaft für Frankie, in den sie all ihre verlorenen Hoffnungen projiziert, unerfüllt bleiben muss. Stattdessen begnügt sie sich mit den begehrlichen Blicken und schalen Aufdringlichkeiten von Männern, denen sie in ihrem Job ein freundliches Lächeln

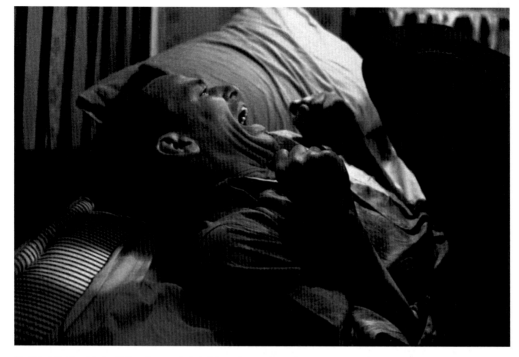

und mehr schenkt (im Roman arbeitet sie auch als Tänzerin in einem Striptease-Lokal), und sie lässt sich treiben, um ihre Verzweiflung nicht zu spüren, so wie Frankie sich lange Zeit schon mit seiner Drogensucht betäubt hat.

Alle drei Protagonisten erscheinen tragisch in ihren süchtigen Überlebensstrategien gefangen, deren Dosis sich steigert und in immer kürzeren Abständen verhängnisvoll zuspitzt. Während der Roman mit dem Suizid von Frankie als Endpunkt eines tragischen, von Armut, Krieg und Krankheit gezeichneten Lebens schockiert, endet der Film mit Sophies tödlichem Sturz vom Balkon.

Dabei werden dem Publikum im Verlauf des Films vor allem bei Frankie die verschiedenen Phasen einer quälenden, auch physischen Abhängigkeit drastisch vor Augen geführt. Die Regie zeigt sein Gesicht immer wieder in totaler Nahaufnahme, und Sinatra spielt mit vollem Körpereinsatz, um insbesondere die Qualen des Cold Turkey in allen Stadien anschaulich werden zu lassen (◨ Abb. 7.3).

Zugleich macht der Film überdeutlich, wie das süchtige Milieu, in das Frankie erneut geraten ist, und die Getriebenen darin, die seine Schwäche zu ihrem Vorteil ausnützen, in Verbindung mit seinen quälenden Schuldgefühlen eine fatale Dynamik entwickelt.

Schwiefka, für den Frankie als Spieler zum begehrten »Mann mit dem goldenen Arm« geworden ist, erpresst ihn, wieder für ihn zu arbeiten – er hatte seine Kaution bezahlt, als er wegen eines von Sparrow gestohlenen Anzugs erneut im Gefängnis gelandet war.

Als Frankie beim Spiel die Hände zittern, erklärt er sich bereit für einen vermeintlich letzten Schuss, den Louie ihm in seiner Wohnung verabreicht.

Zuvor geben zwei andere Szenen im Film Aufschluss über Frankies labile Seelenlage. Zuerst kommt es zu einer Aussprache mit Molly in jenem Club, in dem sie arbeitet.

Sie freut sich, Frankie zu sehen und versucht ihm zu erklären, warum sie sich in seiner Abwesenheit mit einem anderen Mann eingelassen hat:

💬 »Ich war so allein – ach, ich hatte keinen Menschen mehr – Und er – er war ein
armer Hund und brauchte auch irgendjemanden.«

»Ja, jeder braucht irgendjemand«, antwortet Frankie lakonisch, »aber du kannst was
Besseres haben –«

Mollys sieht ihn erwartungsvoll an. »Kann ich, Frankie?«

»Molly – Ich habe viel Zeit gehabt zum Nachdenken. Über dich und mich und Zosh.
Und dass wir beide nie zusammenkommen werden, solange – sie im Rollstuhl sitzt
und sich nicht rühren kann – Na ja, wenn sie mich nicht so liebhätte und nicht so
hilflos wäre – Aber du kannst niemand sitzen lassen, der dich so liebhat, hilflos ist –
Und darum komme ich erst heute zu dir – Darum komme ich auch nie wieder, verstehst du?«

Bei diesen Worten schaut er Molly erwartungsvoll an.

Die versucht, gelassen zu wirken. »Oh, ja, das verstehe ich genau –«

Dankbar lächelt Frankie ihr zu und streicht ihr sanft über den Oberarm. »Du bist ein
guter Kerl, Molly«.

»Oh ja – ein guter Kerl –«, wiederholt sie ironisch, als habe sie sich längst in dieses
Los gefügt, die Trösterin für andere zu spielen (🖼 Abb. 7.4).

Als Frankie nach seinem Besuch beim Musikagenten, der ihn weiterzuvermitteln verspricht, nicht gleich den erwarteten Anruf für ein Vorspielen erhält und zuhause mitanhören muss, wie Sophie dem neuen Arzt, der sie dort aufsucht, einmal mehr die Geschichte ihres Unfalls erzählt, den ihr Mann verschuldet hat, erträgt Frankie seine innere Spannung nicht länger. Er stürzt aus dem Haus und geht über die Straße zu Louie.

»Ich bin ausgestiegen … Der Affe ist tot«, prahlt Frankie noch, während Louie die Spritze für ihn aufsetzt und dabei trocken entgegnet:

💬 »Der Affe ist nicht tot, Frankie. Der Affe wird auch nie sterben. Wenn du ihn weg-
jagst, setzt er sich lauernd in eine Ecke und wartet auf dich –«

Die Kamera fährt in Großaufnahme auf Frankies verzweifeltes Gesicht, das sich kurz darauf wieder entspannt, als das Morphium seine Wirkung tut.

Auch Louie, der Dealer, fällt schließlich seiner Sucht – der Gier – zum Opfer, in der er sich zugleich an anderen Abhängigen sadistisch rächt für seine eigene Ohnmacht als ehemals Morphiumsüchtiger. Als er Frankie wütend verfolgt, um mit ihm abzurechnen, nachdem der ihn vorher zusammengeschlagen hatte, trifft er in der Wohnung nur Sophie an und sieht, dass sie gar nicht gelähmt ist. Er droht ihr damit, es allen zu erzählen, worüber sie in einen heftigen Streit geraten, bei dessen Gerangel Louie im Treppenhaus zu Tode stürzt.

Im Roman hatte Frankie Louie im Streit nach einem Pokerspiel erschlagen, im Beisein seines Kumpels Sparrow, dem er deshalb anschließend nicht mehr über den Weg traut. Frankie hat Angst, Sparrow könne ihn zu erpressen versuchen und bei der Polizei verraten, was dieser letztlich auch tut.

Wahrhaftige Momente

Jeder betrügt am Ende jeden in dieser Geschichte, da alle nur irgendwie auf ihre eigene Weise ums Überleben kämpfen in einer verkommen, korrupten, auf materiellen Gewinn und süchtige Vergnügungen reduzierten Gesellschaft, die Algren in düsteren Farben malt.

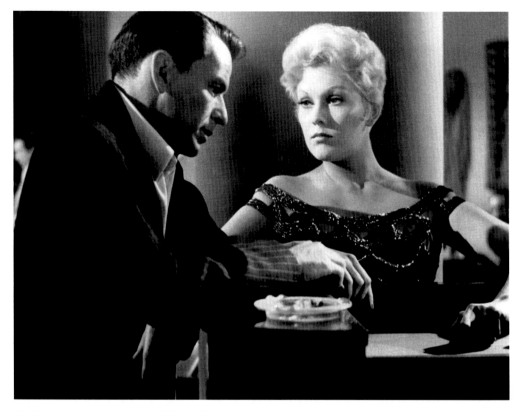

◾ **Abb. 7.4** Frankie bei Molly im Club. (Quelle: Filmbild Fundus Herbert Klemens. © United Artists. Mit freundlicher Genehmigung)

Damit hat er ein auch heutzutage noch immer – oder schon wieder – höchst aktuelles Szenario entworfen, in dem die Menschen einem sinnentleerten, auf Profit, Wettbewerb und Gier gründenden Machtsystem unterworfen erscheinen, in dem sich wenige auf Kosten vieler bereichern. Der Unterschied scheint ein bloß quantitativer zu sein, da die globalen technischen und wirtschaftlichen Verstrickungen nicht nur die Entfremdung des Einzelnen von sich selbst – den Verlust persönlicher Identität – drastisch zuspitzen, sondern auch die Austreibung von Solidarität in der Gesellschaft ebenso rasant wie beiläufig voranschreitet.

Wenn Algrens Roman eine differenzierte Charakter- und Milieustudie ist, die dadurch auch der Gesellschaft seiner Zeit einen Spiegel vorzuhalten versucht hat, dann veranschaulicht Premingers Film die desolate psychische Verfassung seiner beziehungsgestörten, haltlosen, zutiefst verzweifelten Figuren, die sich in ihrer existenziellen Not oft gegenseitig das Leben zur Hölle machen, statt sich zu solidarisieren in ihrer Empörung über das erlittene Unrecht.

Dabei gelingt es dem Film durch seine andere Gewichtung der Dynamik zwischen seinen Hauptfiguren eine psychologisch eindringliche Atmosphäre zu erzeugen. Alle drei sind miteinander und noch jede für sich in eine Art »Dreiecksverhältnis« verstrickt, sofern man auch die jeweilige Suchtbeziehung – bei Frankie zum Morphium, bei Sophie zu ihrer Hysterie und bei Molly zu ihrem Narzissmus – als Verstrickung deutet, die eine reife Beziehung stören oder verhindern.

Durch das anrührende, ausdrucksstarke Spiel der Hauptdarsteller wird die Sehnsucht nach einer wahrhaftigen, vertrauensvollen Nähe und Liebesbeziehung spürbar, in der jeder Einzelne sich wahr- und angenommen fühlen kann – als dieser besondere Mensch, der er ist, ohne sich aufzuspielen, ohne einen anderen Menschen zu betrügen oder zu manipulieren, um sich dessen »Liebe« zu erschwindeln oder zu erpressen (Maaz 2007).

Es gibt immer wieder kurze Momente echter Nähe und Vertrautheit – wenn sie einander an ihre Träume erinnern und die Einmaligkeit des Soseins dieses bestimmten Menschen für ihr Leben bekunden –, die deren Ausbleiben in den oft so verzweifelten Szenen des Films umso schmerzlicher vermissen lassen.

Nachdem Frankie in seiner Not noch einmal bei Molly aufgetaucht ist, um sie um Geld für eine »allerletzte« Spritze anzubetteln, redet sie ihm so verzweifelt eindringlich ins Gewissen, dass Frankie sich in einem Moment wahrhaftiger Zuneigung mit ihrer Hilfe zum kalten Entzug entschließt.

> »Hier ist das Geld, ich schenke es dir, ich schenk dir alles«, sagt Molly, während sie ihm die Scheine hinwirft. »Denn du weißt ja, was nach dieser letzten Spritze kommt – die allerletzte, und dann noch eine und noch eine. Warum solltest du denn leiden wie andere Menschen auch. Ja, du hattest in deinem Leben bis jetzt nicht viel Glück. Warum solltest du das mit Anstand tragen wie die meisten Menschen. Nein, du machst aus allem, was dir wehtut, einen großen Schmerz und den betäubst du dann mit einer Spritze.«

Auf seine Bitte hin schließt sie Frankie im Zimmer ein, und die Zuschauer erleben minutenlang mit, wie er sich quält, bis zum Zusammenbruch. Zuletzt jammert er nur noch, am Boden liegend, mit gebrochener Stimme, wie kalt ihm sei. »Ich friere so, Molly –«

Und in einem der berührendsten Momente des Films bereitet ihm Molly dort auf dem Fußboden nicht nur ein Bett, sondern reibt ihm die Hände warm und schmiegt sich eng an ihn, bis er zur Ruhe kommt.

Literatur

Abraham M (2013) Filmemacher Otto Preminger – Die Kunst der Kontroverse. https://pagewizz.com/filmemacher-otto-preminger-die-kunst-der-kontroverse/. Zugegriffen: 28. Dez. 2017
Algren N (1949) Der Mann mit dem goldenen Arm. Rowohlt, Reinbek
Bernstein E (1956) The man with the golden arm. In: Hubbert J (Hrsg) Celluloid symphonies. texts and contexts in film music History. University of California Press, Berkeley, S 262
de Beauvoir S (2002) Eine transatlantische Liebe. Briefe an Nelson Algren 1947–1964
Brisch KH (2006) Bindungsstörungen. Von der Bindungstheorie zur Therapie. Klett-Cotta, Stuttgart
Brisch KH (Hrsg) (2013) Bindung und Sucht. Klett-Cotta, Stuttgart
Camus A (1969) Der Mensch in der Revolte. Rowohlt, Reinbek, S 21
Freud S (1975) Jenseits des Lustprinzips. In: Psychologie des Unbewußten. Sigmund Freud Studienausgabe Bd III. Fischer, Frankfurt, S 229–233
Kohut H (1976) Narzißmus. Eine Theorie der Behandlung narzißtischer Persönlichkeitsstörungen. Suhrkamp, Frankfurt
Kohut H (1981) Die Heilung des Selbst. Suhrkamp, Frankfurt
Krusche D (1991) Reclams Filmführer. Reclam, Stuttgart
Maaz H-J (2007) Die Liebesfalle. Spielregeln für eine neue Beziehungskultur. Beck, München
Mentzos S (1986) Hysterie. Zur Psychodynamik unbewußter Inszenierungen. Fischer, Frankfurt
Mentzos S (2009) Hysterie und der hysterische Modus, Kap 8. In: Lehrbuch der Psychodynamik. Die Funktion der Dysfunktionalität psychischer Störungen. Vandenhoeck & Ruprecht, Göttingen
Miller A (1994) Das Drama des begabten Kindes und die Suche nach dem wahren Selbst. Eine Um- und Fortschreibung. Suhrkamp, Frankfurt
Nasio J-D (2017) Das Unbewusste – das ist die Wiederholung! Turia & Kant, Wien
Schaef AW (2006) Beziehungssucht, Kap 3. In: Die Flucht vor der Nähe. Warum Liebe, die süchtig macht, keine Liebe ist. dtv, München, S 81–105
Teischel O (2014) Krankheit und Sehnsucht. Zur Psychosomatik der Sucht. Springer, Berlin
Wikipedia (2017) Otto Preminger. https://de.wikipedia.org/wiki/Otto_Preminger. Zugegriffen: 28. Dez. 2017

Originaltitel	The Man with the Golden Arm
Erscheinungsjahr	1955
Land	USA
Drehbuch	Walter Newman und Lewis Meltzer nach dem Roman von Nelson Algren
Regie	Otto Preminger
Hauptdarsteller	Frank Sinatra, Eleanor Parker, Kim Novak
Verfügbarkeit	Als DVD und Blue-Ray in deutscher Sprache erhältlich

Dirk Arenz

Underground-Ophelia: Hoffen und Scheitern in der Berliner Drogenszene

© Springer-Verlag GmbH Deutschland, ein Teil von Springer Nature 2019
M. Poltrum, B. Rieken, T. Ballhausen (Hrsg.), *Zocker, Drogenfreaks & Trunkenbolde*,
https://doi.org/10.1007/978-3-662-57377-8_8

Filmplakat *Christiane F. – Wir Kinder vom Bahnhof Zoo*. (Quelle: Filmbild Fundus Herbert Klemens. © Neue Constantin Film. Mit freundlicher Genehmigung)

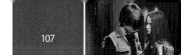

Christiane F. – Wir Kinder vom Bahnhof Zoo (1981)

Einleitung

Christiane F. – Wir Kinder vom Bahnhof Zoo (1981): Es ist DER Drogenfilm der frühen 1980er-Jahre, nach dem 1978 vom Magazin *Stern* herausgebrachten biografischen Buch, das die Situation drogen-abhängiger Kinder und Jugendlicher am Beispiel von Christiane F. (Jahrgang 1962) aus Berlin schildert. Das Buch der Autoren Kai Hermann und Horst Rieck wurde zum erfolgreichsten deutschen Sachbuch der Nachkriegszeit und wurde durch ein Vorwort von Horst-Eberhard Richter eingeleitet. Der Titel nimmt Bezug auf den Berliner Bahnhof Zoo, der in den 1970er- und 1980er-Jahren zentraler Treff-punkt der Westberliner Drogenszene war. Der Film ist ein erschütterndes Dokument, der anhand hyperrealistischer Szenen zeigt, wie sich Kinder an die Droge Heroin verlieren. Während der Film mit einem Lichtblick endet, zeigt das reale Leben der Christiane F., dass ihr Leidensweg noch lange nicht zu Ende war. Buch und Film führten der Bundesrepublik drastisch das Drogenproblem vor Augen, das bis dahin noch längst nicht jedem in seiner individuellen Tragik bekannt war. Der Film wurde ausschließlich mit Laiendarstellern besetzt (◘ Abb. 8.1).

Handlung

Der Film beginnt mit einer Großaufnahme von Christiane und ihrer Charakterisierung der Wohn-blocks der Berliner Gropiusstadt: »Überall nur Pisse und Kacke«. Damit ist schon nach den ersten Filmsekunden klar und deutlich, dass die bedrückenden, tristen und anonymen Wohnverhältnisse der Hochhäuser ein Grund für die Fluchten sind, die junge Menschen in ferne Drogenwelten treibt. Zunächst aber ist das »Sound – Europas modernste Discothek« das Ziel der Wünsche von Christiane. In Begleitung ihrer coolen Freundin Kessi besucht sie die Disco. Den Türsteher schwindelt sie an, sie sei schon 16. Schnell wird klar, dass dort diverse Drogen gedealt und konsumiert werden. Sie probiert eine Tablette, sieht dann aber auf der Toilette einen vermeintlich Drogentoten und sie erbricht sich. Vor dem »Sound« lernt sie Detlef kennen, einen etwas ungelenk-charmant wirkenden Jungen, der im weiteren Verlauf der Handlung – ebenso wie Christiane – in den Drogensumpf abrutschen wird (◘ Abb. 8.2).

Nachdem Christianes jüngere Schwester Sabine zum getrennt lebenden Vater zieht, wird es für sie in der Hochhaussiedlung noch trostloser. Ein neuer Freund der Mutter führt zu weiterer familiärer Entfremdung. Christiane schließt sich einer Clique um Detlef an und es folgt die berühmte Filmszene im Europa-Center, in der sich die wilde Jugend eine rasante Verfolgungsjagd mit der Polizei nach einem Griff in die Kasse eines Spielautomaten liefert.

Christiane, Detlef und der Rest der Clique finden sich schließlich auf dem Dach des Centers unter dem riesigen Mercedes-Stern wieder. Der hereinbrechende Morgen vermittelt den vielleicht roman-tischsten Moment der Freiheit. Es scheint, als könnte man vielleicht doch aus dem bürgerlichen Mief ausbrechen, rebellisch und frei sein. Doch die Abhängigkeit von zu Hause lassen die Erwachsenen die Jugend spüren. Christiane rebelliert. Sie sticht sich ein Tattoo. Detlef nimmt Heroin. Christiane ist zunächst schockiert, nimmt aber selbst verschiedene Drogen.

Dann kommt David Bowie nach Berlin. Beim Konzert ist sie ihrem Idol in der ersten Reihe ganz nah. Der Zuschauer aber bleibt eher distanziert, zu schrill, zu manieriert, zu lieblos mutet die Szenerie an. Auch die Drogen werden eher mechanisch eingeworfen. Im Hintergrund werden prügelnde Rocker gezeigt. Ein Freund aus der Clique ist auf Turkey und braucht dringend einen Schuss. Detlef ist mit einem anderen Mädchen zusammen. Christiane ist verstört und sie konsumiert erstmals Heroin nasal.

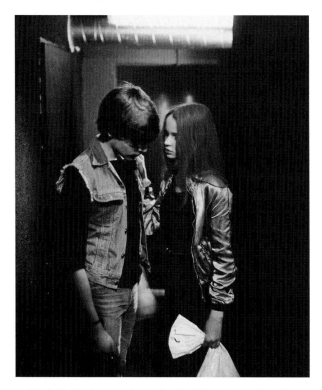

◪ **Abb. 8.2** Christiane und Detlef im Underground. (Quelle: Filmbild Fundus Herbert Klemens. © Neue Constantin Film. Mit freundlicher Genehmigung)

Von da an ist sie im Drogensumpf gefangen und sie taumelt wie eine »Underground-Ophelia« (*Der Spiegel*) durch die Katakomben des »Sound« und durch Berlin.

Christiane mutiert langsam zur Drogen-Queen und sie findet in der kleinen Babsi eine Bewunderin und Nachahmerin, so wie sie selbst Detlef bewundert und nachahmt. Letztlich ist es die Suche nach etwas Wärme und Anerkennung in einer kalten Welt, die in die Drogenhölle führt. Christiane und Detlef finden wieder zusammen und lieben sich – noch recht unschuldig – in der chaotischen WG von Alex, einem hoffnungslos Heroinabhängigen.

Eigentlich ist dies das filmische Moment maximaler Vertrautheit zwischen beiden Jugendlichen und es strahlt Entspanntheit und Sensibilität aus. Doch gerade als beide mehr Zeit miteinander verbringen wollen, gesteht Detlef, dass er nicht frei über seine Zeit verfügen kann, da er sich am Bahnhof Zoo prostituiert. An ihrem 14. Geburtstag färbt sich Christiane die Haare rot. Sie sieht nun älter aus, aber das Rot unterstreicht auch die Blässe ihres Gesichts und die körperlichen Spuren, die der Drogenkonsum zu hinterlassen beginnt. Mehrfach wird sie nun auf der Straße angesprochen und als Prostituierte (v)erkannt.

Geradezu rührend und etwas klischeehaft überdreht wirkt die Szene, als Christiane ihrem Freund Detlef auf der Stricherszene am Bahnhof Zoo ein Stück ihres Geburtstagskuchens bringt. Danach aber holt den Zuschauer die harte Fixerrealität wieder ein. Christiane beschließt, nun endlich auch das Heroin intravenös zu konsumieren. »Find ich echt scheiße, was du da machst«, raunt ihr noch ein älterer Junkie väterlich-besorgt zu, um ihr aber kurz darauf bei ihrem ersten Schuss zu assistieren. »Ich will das gleiche erleben, wie ihr« oder »ich will so sein wie ihr« scheint Christiane ihrer Clique sagen zu wollen und hier spielt der Film auf die tatsächlich immense Macht der Peergroup an. Diese Aussage des Films wird durch die moderne Psychotherapieforschung bestätigt: Seit es von Anbeginn menschlichen Lebens auf der Welt Generationskonflikte gibt, seitdem sind Peergroups meist mächtiger als elterliche Ge- und Verbote.

Jetzt, da Christiane vermeintlich durch die gemeinsamen Drogenerfahrungen ihren Freund Detlef zu kennen glaubt, schläft sie das erste Mal mit ihm und sie gesteht ihm ihre Liebe. Zugleich möchte sie, dass sie beide mit dem Fixen aufhören. So wird im Film die Frage gestellt, ob die »Macht der Liebe« über die »Macht der Droge« siegen kann. Etwas überspitzt wird dies als der Kampf zwischen Gut und Böse stilisiert. Bis zu diesem Zeitpunkt hofft der Zuschauer auf ein Happy End und einen Sieg der »weißen Magie« der Liebe über den bösen Drogenzauber; der Zuschauer hat bis hierhin bereits gelernt, dass nur ein guter Engel noch eine Wendung zum Guten herbeiführen kann und dass die Protagonisten zu schwach sein werden, die Rettung aus eigener Kraft zu schaffen. Doch bereits Detlefs Einverständnis, mit dem Fixen aufzuhören, wirkt halbherzig.

Wie auf einen Nebenteufel aus der Hölle schwenkt die Kamera auf Alex im Nebenzimmer, der sich gerade einen Schuss gesetzt hat. Aber auch Christianes gute Vorsätze halten nicht lange: »Ich will mit dir auf gleicher Höhe sein«, sagt sie und will erneut einen Druck von Detlef. Dann sieht sie ihre kleine Freundin Babsi, die mittlerweile auch am Bahnhof Zoo auf den Strich geht.

Schließlich ist die nächste Eskalationsstufe erreicht: Christiane ist körperlich abhängig und braucht Heroin, um Entzugssymptome zu vermeiden. In ihrer Not prostituiert sie sich und holt einem Freier für 100 D-Mark im Auto mit Widerwillen »einen runter«. Von dem Geld kauft sie Heroin, das sie und Detlef konsumieren. Detlef macht ihr Vorwürfe, dass sie das Geld durch sexuelle Dienste »verdient« hat. Nachdem sie fürs erste Entzugssymptome vermieden haben, versichern sie sich ihrer Liebe und versprechen sich, »irgendwann« einen Entzug zu machen.

Zu Hause setzt sich Christiane erneut einen Schuss. Sie bricht im Badezimmer zusammen und wird von der immer noch ahnungslosen Mutter auf dem Boden liegend aufgefunden. Der Freund der Mutter findet das Fixerbesteck und Christianes Drogensucht wird offenbar. Die Mutter informiert Detlef, beide sollen zu Hause einen Entzug machen. Der Entzug wird mit reichlich Tabletten und Alkohol durchgeführt, mündet aber dennoch in drastischen und extremen Entzugssymptomen, die von der Kamera pädagogisch motiviert sehr lange in einer Heftigkeit gezeigt werden, wie sie Klinikern in dieser Form kaum begegnen. Schließlich ist es aber zunächst einmal geschafft. Christiane und Detlef sind clean, treffen sich aber mit ihren Freunden aus der Szene. Die aufkeimende Hoffnung auf ein Happy End des Films währt nur kurz (🅾 Abb. 8.3).

Der Kontakt zur Szene führt erneut und mit zunehmender Heftigkeit zum Rückfall. Es folgt eine beeindruckend-düstere Kamerafahrt in den Berliner Untergrund. Der Abstieg von Christiane zur U-Bahn ist symbolisch für ihren eigenen Niedergang.

Die Kamera fährt über die Gesichter der Berliner Heroin-Szene. Leere Augen, aus denen nicht einmal mehr Verzweiflung schaut, ausgemergelte Gestalten, das pure Elend wird dem Zuschauer vermittelt. Entsetzt fragt sich der etablierte und saturierte Betrachter, was zu diesen grausamen gesellschaftlichen Zuständen geführt hat und wie Hilfe für die Kinder und Jugendlichen aussehen kann. Es ist eine Hölle, wie von Dante entworfen, durch welche diese »Underground-Ophelia« nun schwebt. Ihr körperlicher Verfall schreitet voran und wie ein Menetekel fährt die Berliner U-Bahn in einen dunklen Tunnel, und das Kinobild wird in ein tiefes Schwarz gehüllt. Schließlich stirbt Atze, der gemeinsame Freund aus der Clique. Detlef und Christiane lassen ihn liegen und verfallen auch in moralischer Hinsicht immer mehr. Ihre Gedanken kreisen einzig noch um die Droge.

Christiane stiehlt und prostituiert sich, wobei durch ihren körperlichen Verfall ihre Chancen auf Freier sinken. Sie gerät erneut in einen Entzug. Ihre – mittlerweile ebenfalls abhängige – Freundin Babsi besorgt ihr einen Schuss. Detlef ist mittlerweile eine Art Sexsklave eines älteren Freiers geworden, der ihn finanziell soweit aushält, dass er nicht auf Turkey kommt. Christiane gerät immer tiefer in den Strudel von Droge und Prostitution. Dann liest sie die Schlagzeile der *Berliner Zeitung* und erfährt von Babsis Tod mit 14 Jahren als Berlins jüngste Drogentote.

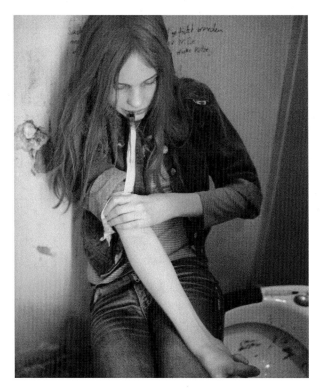

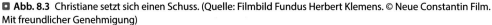

Abb. 8.3 Christiane setzt sich einen Schuss. (Quelle: Filmbild Fundus Herbert Klemens. © Neue Constantin Film. Mit freundlicher Genehmigung)

Dies ist der letzte Schicksalsschlag, den Christiane nun nicht mehr gewillt ist, zu überleben. Auf einer öffentlichen Toilette setzt sie sich den »goldenen Schuss«. Bleich sinkt sie zum Entsetzen der Zuschauer, die immer noch an eine gute Wendung des Films glauben, zu Boden und schickt sich zu sterben an, als – nun unerwartet – ein von Christiane gesprochener Epilog einsetzt, dass sie es überlebt habe und nun bei Oma und Tante auf dem Land bei Hamburg lebe und seit eineinhalb Jahren clean sei.

Das Bild zeigt dabei einen langsamen Zoom in eine Winterlandschaft hinein. So endet der Film zumindest in Bezug auf Christiane nicht hoffnungslos. Von Detlef erfahren die Zuschauer nichts mehr. Das Filmteam bedankt sich im Abspann noch bei der Discothek »Sound«, die sich zu einem der weltweit interessantesten Jugendtreffs gewandelt habe und deren filmische Darstellung nun in keinem Fall mehr der Realität entspreche.

Charaktere

Die Charaktere im Film sind relativ eindimensional und festgelegt. Charakterliche Wandlungen der Protagonisten geschehen nicht. Nur das Abrutschen in die Drogensucht verursacht eine dynamische Änderung im innerseelischen Geschehen von Christiane F., ansonsten sind die Charaktere festgelegt und statisch. Neben der Hauptprotagonistin ist höchstens noch ihr Freund Detlef von einigem Interesse; die übrigen Darsteller nehmen nur Nebenrollen ein, vielleicht einmal von ihrer kleinen Freundin Babsi abgesehen. Auch sind die Sympathien im Film recht klar auf Christiane festgelegt. Der Zuschauer leidet mit ihr und hofft, dass sie aus dem Drogenkreislauf ausbrechen kann. Die bedrückende Botschaft des Films ist, dass keine Macht – auch nicht die Liebe – stark genug ist, um der Drogensucht ernsthaft ein wirksames Gewicht entgegenzusetzen.

Christiane F.

Der Film ist ganz auf die Protagonistin zugeschnitten. Christiane wird als ein Mädchen präsentiert, das unter der Anonymität und Lieblosigkeit in der Berliner Gropiusstadt leidet. Die Eltern leben getrennt, die Mutter hat gerade einen neuen Freund und ihre kleine Schwester zieht zum Vater. So ist Christiane nicht nur durch die Hochhausatmosphäre anonymisiert, sondern auch innerhalb der Familie isoliert. Die Beziehung zur Mutter ist zwar prinzipiell gut, Christiane muss aber die Erfahrung machen, dass sie hinter dem neuen Freund der Mutter nur auf dem zweiten Platz in deren Gunst steht. Dies erlebt sie klar als Zurückweisung. Der Vater ist nicht existent und der Auszug der Schwester kommt für Christiane überraschend und bedeutet ebenfalls eine Zurückweisung. Der neue Freund der Mutter ist zwar nett zu ihr, aber seine Sympathie wird als eher oberflächlich und als zweckgerichtet dargestellt. So ist sie letztlich allein auf sich gestellt.

In ihrer Phantasie will sie frei sein. Ihr Idol ist David Bowie, der ein Konzert in Berlin gibt. Ihre Freundin Kessie führt sie in die Discothek »Sound« und sie ist es auch, die sie mit Drogen (Marihuana) in Kontakt bringt. Im »Sound« lernt sie Detlef kennen, der zwar ihr Freund wird, aber selbst zu schwach ist, um ihr eine Hilfe aus der Sucht zu sein. Christiane ist rebellisch, neugierig auf das Leben und – leider – auch auf die Drogen. Dabei prägen die Drogen zunehmend Christianes Verhalten. Sie belügt ihre Mutter und stiehlt Geld für die Drogen. Sie bestimmen ihr Denken und Handeln, werden zum fast alleinigen Bezugspunkt, hinter den alles andere zurücktritt und sie machen auch nicht vor persönlichen Beziehungen Halt. Der nächste Schuss wird zum Lebensinhalt, für den man sich prostituiert und die Freundschaft verrät.

Dennoch leidet der Zuschauer mit Christiane, denn sie will schließlich nur, was alle Menschen erstreben: etwas menschliche Wärme, Lebenssinn, Freiheit. Auch verliert sie ihre Menschlichkeit nicht ganz, auch wenn sie lügt, stiehlt und sich für die Drogen prostituiert. Sie wird zur tragischen, aber auch ein wenig glamourösen Heldin, wenn sie zur dramatischen Filmmusik durch das nächtliche Berlin treibt. Das vermeintliche Ende stimmt traurig, als Christiane sich in suizidaler Absicht den »goldenen Schuss« setzt und bleich in einer öffentlichen Toilette zu Boden sinkt.

Umso hoffnungsvoller ist der unerwartete Epilog, in dem Christiane dem Zuschauer ihre eineinhalbjährige Abstinenz in ländlicher Umgebung bei Großmutter und Tante mitteilt. Insgesamt bleibt die Persönlichkeit von Christiane etwas blass und stereotyp zwischen rebellischer Jugendlichkeit und Drogenkarriere. Aber dies ist wohl auch Absicht des Films, in dem Christianes individueller Abstieg in die Drogensucht stellvertretend für die vielen anderen Lebensschicksale der drogenabhängigen Kinder und Jugendlichen steht.

Die Drogensucht nivelliert die Individualität. Die Verhaltensweisen sind austauschbar und Christiane steht dabei nur als exemplarisches Beispiel, das die pädagogische Botschaft klar herausstellt: »Passt auf, nehmt keine Drogen, sonst ergeht es euch ebenso wie der Protagonistin.« Die Drogen entindividualisieren und sie produzieren Abhängigkeit, das genaue Gegenteil derjenigen Freiheit, die ursprünglich gesucht wurde. Christiane findet ihre Individualität erst mit dem Epilog wieder, als sie den – vorläufigen – Sieg über die Droge berichtet. Dem Zuschauer aber bleibt ein tieferer Einblick in Christianes Persönlichkeit verschlossen.

Detlef

Der Freund von Christiane, Detlef, wird von dem Laiendarsteller Thomas Haustein linkisch und unsicher dargestellt. Auch er entwickelt keine starke Individualität. Er zieht zwar mit Christiane einen kurzen Entzug durch, erweist sich aber als zu schwach, um seiner Freundin eine Hilfe zu sein. Auch er tut alles für den nächsten Schuss. Für die Droge prostituiert er sich und wird zu einer Art Sexsklave für einen älteren Freier. Seine Liebe zu Christiane erweist sich als nicht tragfähig und der Droge untergeordnet.

Detlef ist im Film eher ein hinderliches Anhängsel Christianes, der ihr mehr schadet, als er ihr nützt. So ist es nur folgerichtig, dass sie sich von ihm lossagt, als es ihr wirklich ernst damit ist, mit der Drogensucht abzuschließen. Auch die »seelische Blässe«, mit der Detlef dargestellt wird, zeigt die entindividualisierende Kraft der Droge eindrucksvoll, sodass mit dem Laiendarsteller eine gute Wahl getroffen wurde. Er spielt das Linkische so authentisch gut, dass der Zuschauer dies geradezu körperlich miterlebt. Detlef wird von Christiane idealisiert, sie will ihm ganz nahe sein und sie probiert auch die Drogen, die Detlef nimmt. So wird Detlef zum Verführer, der Christiane eher schadet, als dass er ihr nützt.

Die Clique

Die Mitglieder der Clique sind austauschbare blasse Charaktere, die das Klischee des Drogenabhängigen repräsentieren. Sie sind bereit, alles für den nächsten Schuss zu tun. Sie sind in der Stricherszene des Bahnhofs Zoo aktiv. Zwei Mitglieder der Drogenszene sterben, dies ist eine Pressemeldung wert, sonst nichts. Als Atze in der WG stirbt, lassen Christiane und Detlef ihn zurück, wie einen Gegenstand. Die Entmenschlichung durch die Droge ist eine wesentliche Botschaft des Films.

Babsi

Die kleine Ausreißerin, die zur Freundin von Christiane wird, ist eine tragische Figur des Films, denn sie zeigt den Einfluss der Peergroup. Christiane wird von Babsi als Idol bewundert, so wie Christiane ihren Freund Detlef bewundert. Babsi tut dem Zuschauer leid, besonders als die *Berliner Zeitung* ihren Drogentod vermeldet. Babsi ist Opfer, während Christiane zwar auch Opfer ist, aber auch zur Täterin wird, indem sie ihren Einfluss auf ihre kleine Freundin nicht positiv nutzt.

Die Mutter

Christianes Mutter hätte Einfluss auf die Tochter haben können, aber sie entscheidet sich schließlich für ihren Freund, was Christiane zusätzlich isoliert. Sie backt Christiane einen Geburtstagskuchen und hinterlässt ihr etwas Geld, ist aber persönlich abwesend. Der Erwachsenengeneration wird im Film eine große Mitschuld an dem Abgleiten der Kinder in die Drogensucht gegeben. Die Erwachsenen sind unfähig, indem ihnen ihr eigenes Wohlergehen wichtiger ist, als dasjenige ihrer Kinder.

Rezensionen und gesellschaftliche Folgen

In zeitgenössischen Rezensionen findet sich eine Ambivalenz bezüglich der Abschreckungswirkung des Films, was sich auch noch aktuell in vielen Blog-Einträgen widerspiegelt. Dennoch scheinen sich die meisten Rezensenten darüber einig zu sein, dass die Gefahren der Droge im Film deutlich werden. Einige Blogger berichten, dass der Film ihnen große Angst machte, mit harten Drogen in Kontakt zu kommen. Blumenberg äußert sich 1981 in *Die Zeit* kritisch zum Film:

> »Eine Verzweiflung wird zur Besichtigung freigegeben, mit dem ungerührten, mitleidlosen Blick, den man in einem Aufklärungsfilm einer Rauschgiftbehörde eher erwarten würde als in einer Geschichte über Menschen« (Blumenberg 1981).

Anders Bittorf in *Der Spiegel*: »Das düstere Lichtspiel ist … gut gemacht« (Bittorf 1981). Im Artikel wird die Protagonistin als »Underground-Ophelia« bezeichnet und dies offenbart auch bereits die düstere Faszination, die von der Figur der Christiane F. ausgeht. Der Film kann aus unterschiedlichen Perspektiven gesehen werden. Die Gefahren der Droge werden nicht verharmlost, im Gegenteil sehr drastisch präsentiert. Dennoch wird Christiane eine Identifikationsfigur, indem man als Zuschauer im wahrsten Sinne des Wortes »mitleidet«. Der Blick der Kamera ist nicht (nur) ein distanzierter, sondern das Publikum erlebt Christianes Leid und ihren Kampf gegen die Droge und gegen das »Establishment«

der Erwachsenen-Spießer-Welt hautnah. Insofern lässt der Film den Zuschauer ambivalent zurück: Die Erwachsenen identifizieren sich mit der Kritik des Films an einer herzlos-kalten Welt, die nur wenig auf die rebellierenden Bedürfnisse der Jugend eingeht. Sie erleiden den Kampf Christianes mit, wollen sie retten, wollen nach Betrachten des Films Vorbild sein und kämpfen mit dem Bedürfnis, sofort nach ihren Kindern zu sehen oder sie wenigstens – wenn sie nicht mehr zu Hause wohnen – anzurufen. Gleichzeitig schürt der Film auch Wut auf die Droge und diejenigen, die sie verfügbar machen. Insofern ist *Wir Kinder vom Bahnhof Zoo* auch ein Aufklärungsfilm, der von Drogenberatungsstellen empfohlen werden kann.

Im Zitat eines Satzes des Psychoanalytikers Horst-Eberhard Richters, den er im achtseitigen Vorwort der Buchvorlage schreibt, wird deutlich, dass die Problematik der Christiane F. auch trefflich zur Systemkritik taugt:

>»So mancher wird, wenn er dieses Buch zu Ende gelesen hat, ernstlich und mit Recht zweifeln, wen er letztlich als menschlicher empfindet, die verwahrloste kriminelle Fixerin Christiane oder diejenigen, aus ihrer Umgebung, welche die sogenannte anständige, die ›normale‹ Gesellschaft repräsentieren« (Richter 1978).

So verständlich diese Ansicht sein mag, zeigt sich doch anhand des Einzelschicksals die Neigung zu dessen Instrumentalisierung. Dem Film selbst kann man dies höchstens indirekt und implizit anlasten, dieser Gefahr sind eher Rezensoren ausgesetzt. Dass das Abgleiten vieler Jugendlicher in die Drogenabhängigkeit gesellschaftlichen Faktoren zugeschrieben wird, ist verständlich und in gewisser Weise auch legitim. Schließlich sind es die Drogenabhängigen, die sich über die herrschenden sozialen Gegebenheiten (zu Recht) beklagen. Aber sind die herrschenden Bedingungen tatsächlich der Hauptgrund, der junge Menschen zum Drogenkonsum bringt?

Psychiater und Suchttherapeuten kennen das Problem der Schuldzuweisung durch Abhängige sehr genau: Irgendein äußerer Grund findet sich immer zum Konsum. Rückfälle werden sehr häufig rationalisiert, oft sind es banale Alltagsereignisse (privater oder beruflicher Ärger), auf die der Konsum geschoben wird. Auch die Macht des Suchtgedächtnisses wird durch erfahrene Suchttherapeuten immer wieder eindrucksvoll erfahren. Zunächst durchaus therapiewillig erscheinende Menschen brechen die Therapien ab, und die Droge als mächtigster Bezugspunkt des Denken und Handelns der Patienten springt ihnen geradezu aus den Augen. Der Suchtdruck wird es gerade noch zum Bahnhof schaffen lassen, bevor das Heroin intravenös oder anderweitig konsumiert wird. Die vielgescholtenen gesellschaftlichen Verhältnisse erklären die Rückfälle jedenfalls nicht ansatzweise, sondern hier dürften neuronale Umstrukturierungen und Suchtgedächtnis unter den Einflüssen des (dopaminergenen) »Belohnungssystems« eher ursächlich sein. Abhängigkeit ist nun einmal das Gegenteil von Freiheit. Es soll natürlich nicht verkannt werden, dass ein wertschätzender und liebevoller Umgang mit Drogenabhängigen notwendig ist und die Chancen zur Abstinenz vergrößern. Dennoch ist auch unter solch optimalen Rahmenbedingungen eine Drogentherapie bei weitem nicht immer erfolgreich. Unter den Voraussetzungen der Therapiemotivation sind klare Grenzsetzungen und die Fähigkeit, Regeln einzuhalten und Selbstkontrolle zu lernen, eher erfolgversprechend. Gerade aber diese »Sekundärtugenden« sind es, die als gesellschaftliche Affirmationen von der rebellischen Jugend und vielen Drogenkonsumenten gleichermaßen abgelehnt werden. Das Problem der gesellschaftlichen Verursachung der Drogenabhängigkeit kann somit höchstens dann angenommen werden, wenn der auf Regeln und klarer Struktur basierenden, repressiven und »apollinischen« sozialen Gesellschaft eine »berauschende«, anarchische und »dionysische« Gegenkultur des Drogenkonsums entgegengestellt wird. Diese Gedanken mögen zwar Gegenstand feuilletonistischer Erwägungen sein, allein dürften sie angesichts der harten Realität des Abgleitens eines Individuums in den Drogensumpf eher abgehoben und realitätsfern wirken. Die Frage, warum Kinder und Jugendliche abhängig werden, kann nach Ansicht des Autors nicht (nur) auf die Gesellschaft verlagert werden. Möglicherweise sind die individuellen Gründe viel banaler: Peergroup, falsche Freunde, Neugier, Abgrenzung und Emanzipation von den Eltern und Rebellion. Diese Konstellation gibt es, seit es Eltern gibt, unabhängig vom Erziehungsstil. Der Film bietet zwar einerseits mögliche Erklärungsmuster des Abgleitens in die Abhängigkeit an (gewalttätiger Vater, hilflose Mutter, triste Wohnsituation), aber der Zuschauer ahnt, dass diese Erklärungsmöglichkeiten als alleinige Verursachung wohl nicht ausreichen. So verbleibt er in der Ambivalenz, einerseits empathisch mit der Protagonistin die herrschenden Verhältnisse abzulehnen, um aber andererseits angesichts der Macht der Droge über das Mädchen und deren drogeninduzierten Verlogenheit umgehend in die gestrenge Elternrolle zu oszillieren und Christiane eben diese festen Strukturen zu wünschen, gegen die sie ursprünglich rebelliert.

Diese Ambivalenz ist es, welche den Film so intensiv erleben lässt, die Ambivalenz zwischen Empathie und Identifikation mit der rebellischen Christiane einerseits und dem Bedürfnis, sie mit allen Mitteln dieser Droge entreißen zu wollen. Hier steht der Zuschauer erneut vor dem Konflikt zwischen der Faszination des rebellisch-anarchistischen Rauschhaften und dem Bedürfnis nach haltgebend-sinnstiftender Struktur.

Diese Faszination, die von der »Underground-Ophelia« Christiane F. ausgeht, führte zu kritischen Stimmen, welche vor dem Film warnten und die die Gefahr sahen, der Film könne sogar zum Drogenkonsum verleiten. Der Erfolg jedoch, den das Buch und gleichermaßen der Film in den Jahren nach dem Erscheinen hatten und der nicht zuletzt durch viele offizielle soziale Einrichtungen und Organisationen gefördert wurde, nehmen dieser Kritik letztlich den Wind aus den Segeln (◘ Abb. 8.4).

Schwer zu sagen, wie der Film auf Jugendliche wirkt. Aus vielen Blogeinträgen geht hervor, dass der Film viele Jugendliche sehr ansprach, indem er einerseits in den Bann der Handlung zog und andererseits vor der Droge abschreckte. Der Verfasser dieser Zeilen jedenfalls fühlte sich seinerzeit in seiner Einstellung bestärkt, eine Droge mit derart hohem Abhängigkeitspotenzial nicht auszuprobieren.

Überhaupt nicht nachvollziehbar ist eine Einschätzung, wie sie auf *Arte* (2018) zu lesen ist:

»Was eine Warnung sein sollte, wird tragischerweise zur Anregung: Drogen und Prostitution vor dem Hintergrund des Punk. Die Heldin des biographischen Berichts ›Wir Kinder vom Bahnhof Zoo‹ wird rasch zum Vorbild. Das Leben der Autorin regt eine ganze Generation an, ihrem traurigen Schicksal nachzueifern. Das Phänomen bestürzt, bis hin zu den Spitzen des deutschen Staates.«

Lebenswege der Protagonisten

Was passierte mit Christiane F. (Christiane Felscherinow) und ihrer Filmbesetzung (Natja Brunckhorst)? Im Film erfährt der Zuschauer im Epilog von der kaum für möglich gehaltenen Wendung, dass Christiane mithilfe eines Entzuges in ländlicher Umgebung bei der Großmutter nach eineinhalb Jahren noch clean war. Dies ist zwar kein stabiles Happy End des Films, gibt aber zumindest eine realistische Hoffnung, dass ein Ausstieg aus der Drogensucht prinzipiell möglich ist. Das Leben der realen Christiane (Christiane Felscherinow) verlief in den Folgejahren nicht problemlos. Auf Dauer kam sie offenbar nicht von der Droge los, es gab viele Entzüge und eine langfristige Methadonsubstitution. In den Medien ist zudem von einer Inobhutnahme ihres Sohnes zu lesen. Gesundheitliche Gründe veranlassten sie laut Presseberichten, sich aus der Öffentlichkeit zurückzuziehen. Im Netz finden sich u. a. Interviews von G. Jauch (1989) und S. Maischberger (2019). Eine Beschreibung ihres Lebensweges seit dem Film findet sich u. a. in *Der Tagesspiegel* (2013).

Natja Brunckhorst war dreizehn Jahre alt, als sie die Rolle der Christiane F. spielte. Der Medienrummel überforderte das Mädchen, sie ging nach London, kehrte später nach Deutschland zurück und

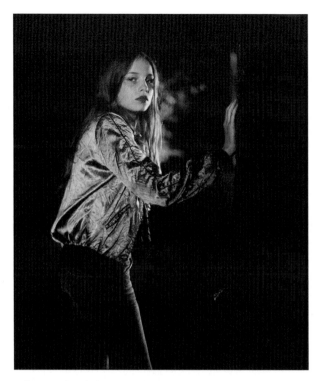

◘ **Abb. 8.4** Wie eine »Underground-Ophelia« wandelt Christiane durch Berlin. (Quelle: Filmbild Fundus Herbert Klemens. © Neue Constantin Film. Mit freundlicher Genehmigung)

besuchte eine Schauspielschule. Sie spielte in einigen Produktionen mit (u. a. *Tatort*) und sie ist heute Drehbuchautorin. Ihr letzter Film ist *Amelie rennt* (2017).

Christianes Freund Detlef schaffte offenbar den Absprung. In einem Spiegel-Artikel – allerdings bereits von 1995 – ist zu lesen, dass er seit fünfzehn Jahren clean sei, sogar das Rauchen aufgegeben habe und Behinderten-Busse fahre.

Der Darsteller von Detlef (Thomas Haustein) wurde Sozialarbeiter und ist u. a. in der Drogenberatung in Berlin tätig, wie *Der Tagesspiegel* (2017) berichtet.

Einige Aspekte zum Drogenproblem

Was eigentlich sind Drogen, was ist Abhängigkeit? Wir alle sind abhängig von Luft, Wasser, Nahrung, Zuwendung, unserem sozialen System. Würden wir aber deswegen von »Sucht« sprechen? Wohl kaum. Nach den ICD-10-Kriterien gehören zur »Abhängigkeit« im medizinischen Sinne ein »starkes Verlangen« nach der Substanz, eine »verminderte Kontrolle« über den Konsum, »körperliche Entzugssymptome« bei Substanzreduktion, »Toleranzentwicklung« bei anhaltendem Konsum, »psychische Einengung« auf die Droge und eine Fortsetzung des Konsums, obwohl körperliche und/oder psychische Schäden bereits eingetreten sind. Alle diese Aspekte der Sucht werden im Film exemplarisch und eindrücklich am Beispiel der Protagonisten herausgestellt. Insofern kann der Film als anschauliches Schulungsmaterial gelten, was das Thema der Sucht und Abhängigkeit betrifft. 1981 – zum Zeitpunkt des Erscheinens des Films – gab es in (West-)Deutschland 360 Drogentote. Im Jahr 2016 starben in Gesamt-Deutschland 1333 Menschen durch den Konsum illegaler Drogen. Verglichen mit dem Skandal und dem gesellschaftlichen Aufschrei, den das Buch 1978 und der Film 1981 verursachten und den aus heutiger Sicht eher wenig Drogentoten damals und der viel dramatischeren Situation heute lässt sich recht klar feststellen, dass es zwar immer noch zu gelegentlichen gesellschaftlichen und medialen Fokussierungen auf die Drogenproblematik kommt, wenn z. B. über neue Drogen (Crystal Meth) und Vertriebswege berichtet wird, insgesamt aber die gesellschaftliche Aufmerksamkeit diesem Thema gegenüber – verglichen mit der Situation Anfang der 1980er-Jahre – recht gleichgültig gegenübersteht. Ein Faktor dieser Entwicklung dürfte sein, dass mittlerweile das Problem des illegalen Drogenkonsums zu einer Realität geworden ist, die man in früheren Jahren noch nicht als solche ansah. Der Film schockierte mit Bildern, die man so noch nie gesehen hatte. Die Botschaft, dass durch die Berliner U-Bahnhöfe Heerscharen von »Drogenzombies« auf der Suche nach dem nächsten Schuss streiften, war bis dahin nicht bekannt und die in dieser Hinsicht übertriebene Darstellung der Brennpunktsituation in Berlin rüttelte auf. So durfte die Realität nicht sein! Mittlerweile hat man sich an das Drogenproblem und auch die vielen Abhängigen und Drogentoten gewöhnt. Das Drogenproblem heute wird gesellschaftlich eher verdrängt, vor Erscheinen von Buch und Film konnte es noch verleugnet werden, was ein Unterschied ist. Man konnte noch sagen, dass man das Ausmaß des Suchtproblems noch nicht kannte; heute muss man schon die Augen vor dem Problem mehr oder weniger aktiv verschließen. Wie auch immer: Das Drogenproblem existiert und es sterben viele Menschen am Konsum illegaler Drogen. Besteht ein Handlungsbedarf oder wird diese Tatsache als traurige Realität hingenommen? Der Autor befürchtet, dass hier eine Doppelmoral auszumachen ist, an der die öffentliche Meinung nicht unbeteiligt ist. Wenn die Zahlen der einschlägigen Statistiken zugrunde gelegt werden, muss »nüchtern« festgestellt werden, dass der Kampf gegen die Drogen verloren ist. An den Bahnhöfen jeder mittelgroßen Stadt und selbst auf dem Land ist an Drogen alles erhältlich, was des Abhängigen Herz begehrt. Jeder kann alles an Suchtstoffen fast überall erwerben, dies ist die Realität. Diese Niederlage der »Drogenpolitik« soll freilich nicht auch noch durch eine offizielle Kapitulationserklärung öffentliche Anerkennung finden und so werden neben der notwendigen Veröffentlichung der jährlichen Drogenstatistik auch spektakuläre Drogenfunde der Polizei und der jeweiligen Zollbehörden präsentiert. Diese medienwirksamen Darstellungen sollen den Eindruck erwecken, dass der Kampf gegen die Drogenkartelle nicht verloren ist, sondern dass dieser Kampf erfolgreich ist und gewonnen werden kann. Dass die Realität anders ist, liegt nicht am Willen der staatlichen Behörden oder gar den verhängten Strafen gegen Drogendealer. Die in den §§ 29–30a BtMG festgelegten Strafen ergeben Strafhöhen bis zu 15 Jahren Haft. Die Strafspanne des Handeltreibens mit Betäubungsmitteln in nicht geringer Menge von zwischen 5–15 Jahren Haft entspricht dabei derjenigen des Totschlages. Die Ursache des Drogenproblems muss woanders gesucht werden. Sicher sind die Drogenkartelle geschickt und erfolgreich, was die Vertriebswege betrifft. Spektakuläre Drogenfunde des Zolls sind daher meist nur Zufallserfolge. Auch die hohe Gewinnspanne ist sicher ein Argument, dass Drogendealer ein z. T. hohes Risiko eingehen. Für einen Gewinn von 1 Mio. Euro (bar in einer Sporttasche) für einen Kurierdienst für einige Kilogramm Kokain segelte vor ein paar Jahren ein Hobbysegler von einer südamerikanischen Paradiesinsel nach Holland. Nur durch seine Prahlerei und den Kauf eines Ferraris fiel er schließlich auf, wurde zu vielen Jahren Haft verurteilt und fand sich schließlich vor einem Psychiater wieder, der seine Kriminalprognose beurteilen sollte. »Ehrliche« Arbeit hat bei solchen Gewinnspannen keine Chance, sie wirkt in den Augen vieler Dealer geradezu lächerlich. Sein Leben an harte tägliche Arbeit für einen Hungerlohn zu verschwenden, hat in den Augen der Dealer angesichts der Gewinnmargen geradezu etwas Tragikomisches und ist für sie undenkbar.

Großes Angebot und hohe Gewinne sind somit sicherlich gewichtige Argumente für die Akuität des illegalen Drogenproblems. Solange man jedoch bei den »äußeren« Aspekten des Drogenkonsums stehenbleibt, solange wird man das Phänomen in seinem Wesen nicht ergründen. Der Hauptgrund für das Drogenproblem mit all seinen Auswüchsen liegt zunächst einmal im menschlichen Bedürfnis nach Berauschung. Dieses Bedürfnis ist stark und besteht seit es Menschen auf der Erde gibt. Im Wunsch nach Berauschung können verschiedene Aspekte eine Rolle spielen: Das »Abschalten« und das Bedürfnis nach Entspannung nach einem anstrengenden Tag kann ebenso intendiert sein wie die enthemmende oder antriebsteigernde Wirkung der Droge, gesteigerte Sexualität oder »Bewusstseinserweiterung«. Der Wunsch nach einer Zaubersubstanz, die Wohlbefinden schafft, ist möglicherweise gar nicht so weit entfernt von ärztlichem Denken, indem Pillen gegen Krankheiten verschrieben werden. Der Wunsch nach Berauschung liegt dem Menschsein tief inne und wurde bereits von Goethe als das rauschhaft-wild-anarchische »Dionysische« dem streng strukturiert-geordnetem »Apollinischen« als existenzielle Antipode gegenübergestellt. Hier wird unmittelbar ein Generationskonflikt deutlich. Das wilde und rauschhafte »Dionysische« ist somit jugendliche Rebellion und Gegenspieler der geordneten und langweiligen, nüchternen und »apollinischen« Erwachsenenwelt (zumindest bis nach Entwicklung einer Alzheimer-Erkrankung auch im Erwachsenenalter sich das »Dionysische« wieder Bahn bricht). Das rauschhafte, dionysische Bedürfnis steckt in jedem, wie altes animistisches Denken in jedem präsent ist. Die Droge als jugendliches Abgrenzungsmittel der Rebellion gegen die Erwachsenenwelt – dieser Aspekt spielt auch im Film *Wir Kinder vom Bahnhof Zoo* eine große Rolle. Wenn aber das Bedürfnis nach Berauschung in ihren vielen Facetten im Menschen so tief steckt, dann nützen auch polizeiliche Gegenmaßnahmen ebenso wenig, wie die Bemühungen, das Berauschungsbedürfnis auf die legale Droge Alkohol zu beschränken.

Psychiatrische Bewertung

Der Film *Christiane F. – Wir Kinder vom Bahnhof Zoo* ist auch fast vierzig Jahre nach dem Erscheinen noch sehenswert. Viele Verhaltensweisen Drogenabhängiger sind realistisch dargestellt. Die Dehumanisierung und Stereotypisierung von Menschen durch die Macht der Droge ist klar herausgestellt. Gelegentliche Überzeichnungen dienen dabei dem pädagogischen Anspruch des Films, wenn z. B. die leeren Blicke und die ausdruckslosen Gesichter der Berliner Junkie-Szene an Zombies à la *The Walking Dead* erinnern lassen. In den frühen 1980er-Jahren gab es noch keine etablierten Methadon- oder gar Diamorphintherapien, die das Abgleiten in die Kriminalität in vielen Fällen verhindern können. Dies ist sicher ein bedeutender therapeutischer Fortschritt seit Erscheinen des Films. Dass das Leben auf dem Land bei Großmutter und Tante die Drogensucht heilen könnten – wie im Film beschrieben – kann allenfalls in Ausnahmefällen funktionieren. Dies bietet für die Mehrheit der Drogenabhängigen keine realistische Perspektive und so bleibt das Ende des Films etwas schwach in seiner Aussage. Auch so viele Jahre nach dem Erscheinen des Films ist das Drogenproblem weiterhin massiv vorhanden. Aids und die vielen Toten durch infizierte Nadeln waren damals überhaupt noch kein Thema. Eine realistische Betrachtung des Drogenproblems müsste die Tatsache mit einschließen, dass der Kampf gegen die Drogen nicht nur nicht gewonnen wurde, sondern verloren ist. Das Bedürfnis nach Berauschung einerseits und die Flucht in virtuelle Realitäten andererseits nehmen deutlich zu. Es ist daher eine gesamtgesellschaftliche Aufgabe, neue Wege der Drogenpolitik zu finden. Es nützt nichts, das Bedürfnis großer gesellschaftlicher Kreise nach Drogen zu verleugnen (Alkohol ist schließlich auch eine Droge) oder gar zu kriminalisieren und die sich hieraus ergebende Bedürfnisbefriedigung der organisierten Kriminalität zu überlassen. Es ist an der Zeit, die Doppelmoral der noch herrschenden Drogenpolitik nicht nur zu benennen, sondern durch neue therapeutische und soziologische Konzepte zu ersetzen.

Literatur

Arte (2018) Cult fiction. »Wir Kinder vom Bahnhof Zoo« von Christiane Felscherinow. http://www.arte.tv/de/videos/071851-014-A/cult-fiction/. Zugegriffen: 20. Sept. 2018
Blumenberg H (1981) Besonders wertvoll. Die Zeit vom 3. Apr. 1981
Bittorf W (1981) Irgendwas Irres muss laufen. Spiegel 15/1981
Christiane F (1978) Wir Kinder vom Bahnhof Zoo. Gruhner & Jahr, Hamburg

Der Tagesspiegel (Hrsg) (2013) 35 Jahre danach eine Begegnung mit Christiane F. http://www.tagesspiegel.de/berlin/35-jahre-danach-eine-begegnung-mit-christiane-f-/8895276.html. Zugegriffen: 20. Sept. 2018
Der Tagesspiegel (2017) Vom Filmidol zum Drogenberater Thomas vom Bahnhof Zoo. http://www.tagesspiegel.de/welt-spiegel/sonntag/vom-filmidol-zum-drogenberater-thomas-vom-bahnhof-zoo/20396532.html. Zugegriffen: 20. Sept. 2018
Hermann K, Rieck H (1978) Christiane F. – Wir Kinder vom Bahnhof Zoo (Stern)
Jauch G (1989) Günther Jauch – Gespräch mit Christiane F. 1989 – YouTube. https://www.youtube.com/watch?v=X-Mp-Nj4GAjU. Zugegriffen: 20. Sept. 2018
Maischberger S (2019) Was wurde eigentlich aus Christiane F.? – 2013 – YouTube. https://www.youtube.com/watch?v=i_4HcxDPVw0. Zugegriffen: 20. Sept. 2018
Richter HE (1978) Christiane F. – Wir Kinder vom Bahnhof Zoo (Stern)

Originaltitel	Christiane F. – Wir Kinder vom Bahnhof Zoo
Erscheinungsjahr	1981
Land	BRD
Drehbuch	Herman Weigel
Regie	Ulrich Edel
Hauptdarsteller	Natja Brunckhorst, Thomas Haustein, Jens Kuphal, Rainer Wölk, Jan Georg Effler, Christiane Reichelt, Daniela Jaeger, Kerstin Richter, David Bowie, Peggy Bussieck, Kerstin Malessa, Bernhard Janson, Cathrine Schabeck
Verfügbarkeit	Als DVD in deutscher Sprache erhältlich

Anna Jank

Lust for Life

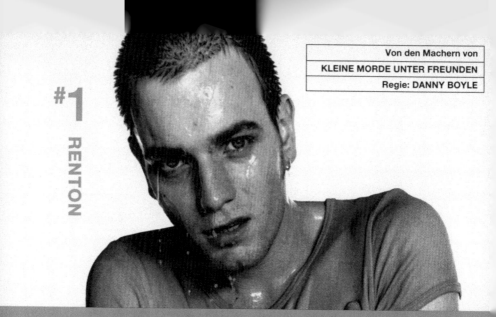

Von den Machern von
KLEINE MORDE UNTER FREUNDEN
Regie: DANNY BOYLE

#1 RENTON

Train spotting
NEUE HELDEN

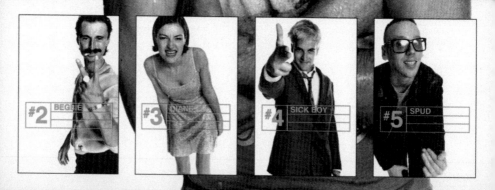

#2 BEGBIE   #3 DIANE   #4 SICK BOY   #5 SPUD

CHANNEL FOUR FILMS präsentiert eine FIGMENT FILMS Produktion in Zusammenarbeit mit THE NOEL GAY MOTION PICTURE COMPANY
„TRAINSPOTTING" EWAN McGREGOR · EWEN BREMNER · JONNY LEE MILLER · KEVIN McKIDD und ROBERT CARLYLE als „Begbie"
sowie erstmals KELLY MacDONALD Kostüme RACHAEL FLEMING Ausstattung KAVE QUINN Schnitt MASAHIRO HIRAKUBO
Kamera BRIAN TUFANO B.S.C. Nach dem gleichnamigen Roman von IRVINE WELSH Drehbuch JOHN HODGE Produzent ANDREW MacDONALD
Regie DANNY BOYLE
SOUNDTRACK BEINHALTET: DAMON ALBARN · BEDROCK FEATURING KYO · BLUR · ELASTICA · BRIAN ENO · LEFTFIELD
NEW ORDER · IGGY POP · PRIMAL SCREAM · PULP · LOU REED · SLEEPER · UNDERWORLD

Der
gleichnamige   prokino   Ein prokino plus / MEDIA PART Film   Soundtrack
                                                                            im Vertrieb der

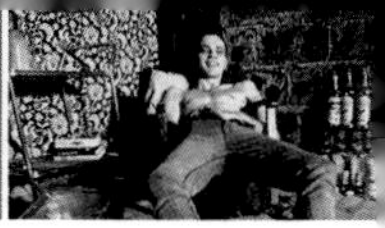

Trainspotting (1996)

Das Spiel mit den Bedeutungen

Trainspotting gehört zu jenen Filmen, die eine ausgeprägte Anziehungskraft haben: beim Publikum, in kontroversen Debatten über Drogenfilme, in der Wissenschaft – er berührt, provoziert, spielt mit der Phantasie der Zuschauer und hat es geschafft, wesentlich länger als gewöhnlich immer wieder zum Thema gemacht zu werden. Ein Film, der nicht nur bei der Jugend- und Punkkultur der 1990er-Jahre Kultstatus erreicht hat. Doch wie lässt sich diese Faszination erklären? Die Zuschauer sehen sich mit einer von Gewalt, Brutalität, Blut und Fäkalien versetzten Welt konfrontiert, ohne Struktur und ohne Sicherheit. Das Gefühl des Kontrollverlustes wird durch die scheinbar zufällig aneinandergereihte Bilderfolge noch verstärkt, und statt sich von der bedrohlichen medialen Realität abzugrenzen, wird der Zuschauer auf vielfältige Weise in die Dynamik und die Reflexionsprozesse der Protagonisten hineingezogen. Der Film verführt und zieht in den Bann, trotz oder parallel zum evozierten Widerwillen, und erregt sowohl Gefühle der Angst, Ohnmacht, Hilflosigkeit als auch der Lebenslust und Ekstase. Das Chaos, in dem man sich wiederfindet, wird jedoch von einer »sehr elaborierten, intelligenten und damit zivilisatorisch hochentwickelten Ästhetik gesteuert … und nimmt die Angst der Gefahr einer ethisch-ästhetischen Barbarei« (Gawert 1998, S. 2), die erst durch den Film provoziert wurde. Er ängstigt, verunsichert, hebt bekannte (Abwehr-)Strategien auf, nur um dann die dekonstruierte Sicherheit wieder zusammenzusetzen und die hilflose Psyche zu beruhigen – der Inbegriff eines Abhängigkeitsverhältnisses (◘ Abb. 9.1).

Wie unschwer anzunehmen, arbeitet und wirkt *Trainspotting* auf mehr Ebenen, als auf den ersten oder auch auf den zweiten Blick erkannt werden kann. Eine inhaltliche Analyse dürfte also kaum ausreichen, um die Wirkkraft auf mehrere Generationen von Danny Boyles Kultfilm zu verstehen. Es würde auch der Komplexität des Ganzen nicht gerecht werden und einige der Ebenen nicht erreichen, die gerade das Besondere dieser filmischen Konstruktion ausmachen: Neben dem Inhalt sind es vor allem auch die Wirkung und die Struktur, die in die Analyse der Filmtexte einbezogen werden müssen. Dass und wie diese drei Größen Einfluss aufeinander haben, ergibt sich aus der Überlegung, dass die Struktur und die formalen Aspekte wie Einstellungsgrößen, Schnittfrequenzen, Kamerapositionen etc. vorstrukturieren, wie der Film rezipiert wird; die Rezeption wiederum ist notwendig, um den Filmtext überhaupt einer weiteren Untersuchung zu erschließen und sich dem Inhalt zu widmen, der »aufgrund der Tatsache, daß er rezipiert wird, immer in ein unbegrenztes Spiel von Bedeutungen verstrickt« (Mikos 1998, S. 6) ist. Eine objektiv richtige Interpretation oder Auflösung kann es folglich nicht geben, denn es handelt sich bei einem Film nicht um eine abgeschlossene Einheit, sondern vielmehr um einen Text, der mit jeder Betrachtung in einen (anderen) Diskurs eintritt und in immer unterschiedlicher Art verstanden werden kann.

Die Wichtigkeit der Struktur sowohl für Rezeption als auch für inhaltliche Verknüpfung wird bei *Trainspotting* schon ganz zu Beginn erkennbar, wenn es darum geht, das Filmgeschehen zusammenzufassen.

Handlung

Der Film öffnet mit der Einstellung einer geschäftigen Einkaufsstraße im Zentrum Edinburghs. Plötzlich zwei Beine, laufend, während das Titellied »Lust for Life« die Szene unterlegt und man in einer neuen Kameraeinstellung den Läufer, Mark Renton, sieht, wie er – von zwei Kaufhaus-Security-Guards gejagt – gestohlene Waren fallen lässt. Sein Freund Spud ist ebenfalls Teil der Verfolgungsjagd und liegt nur wenige Meter zurück, als Rentons Voice-over-Stimme aus dem Off eines der berühmtesten Zitate des Films zum Besten gibt: »choose life« (00:32) – die erste von vielen Aufforderungen, die, an jedermann gerichtet, gefolgt wird von den typischen und erwarteten Lebensentwürfen jener Zeit: Job, Karriere, Familie, materieller Wohlstand. Der Monolog unseres Erzählers und Protagonisten persifliert, was die moderne, westliche Gesellschaft als das perfekte Leben verkauft. Während er mit diesem fortfährt, sieht man Aufnahmen eines Fußballmatches, in dem seine Freunde mit einigen ihrer Charakteristiken vorgestellt werden: Hochstapler Simon »Sick Boy« Williamson, der gutmütige aber etwas beschränkte Daniel »Spud« Murphy, der athletische Tommy Mackenzie und der Psychopath Francis Begbie. Mit dem Fortschreiten der Erzählung erfahren die Zuschauer, dass Renton heroin-abhängig ist, ebenso wie Spud, Sick Boy und Allison, eine Freundin der Gruppe, die ein Baby hat. Begbie und Tommy kommen mit Heroin nicht in Berührung und versuchen auch ihre Freunde davon zu überzeugen, die Finger davon zu lassen. Schließlich werden noch einige periphere Mitglieder der Freundesgruppe vorgestellt: Lizzie, Tommys Freundin, Gail, Spuds Freundin, Swanney, der Drogen-dealer, und Gav.

Renton beschließt, das Heroin aufzugeben. Es wird angedeutet, dass er es schon zuvor probiert hatte, doch diesmal möchte er einem Entzugsprogramm folgen, das Sick Boy entwickelt hat. Er ersteht von Mikey Forrester, dem zweiten Dealer neben Swanney, Opiumzäpfchen, um den Übergang mit Benzodiazepinen zu erleichtern, während er entzieht. Sein letzter Schuss lässt nach, bevor die Zäpfchen Zeit hatten zu schmelzen, was eine heftige Episode von Diarrhöe zur Folge hat. Er verliert die wertvollen Opiumzäpfchen in der »dreckigsten Toilette Schottlands«, und in einer ekelerregenden, surrealen Szene taucht er in diese Toilette ein, bis er zur Gänze in ihr verschwindet, um sie wiederzufinden. Renton schließt sich daraufhin in seiner Wohnung ein, um den Entzug durchzuhalten. Als er in die Außenwelt zurückkehrt und noch angestrengt versucht, clean zu bleiben, stellt sich heraus, dass Sick Boy ebenfalls beschlossen hat, den Heroinkonsum aufzugeben – höchstwahrscheinlich nur, um Rentons Kampf mit der Abhängigkeit herabzusetzen.

Nunmehr nüchtern hat Renton plötzlich mehr Zeit für nicht drogenbezogene Beschäftigungen: Er geht in den Park mit Sick Boy, um auf ahnungslose Parkbesucher zu schießen, und er hilft Spud dabei, bei einem Job-Interview zu versagen, aber nicht schlimm genug, um den Verdacht des Arbeitsamtes zu wecken. Als sich die ganze Gang abends in einem Pub trifft, sieht man erstmals Begbies gewalttätige und brutale Seite – er startet vorsätzlich eine gewaltige Schlägerei, indem er ein Bierglas vom Balkon in die Menge darunter wirft und eine junge Frau schwer am Kopf verletzt. Renton kritisiert Tommy für seine Unfähigkeit zu lügen und zu betrügen, und er stiehlt ein selbstgemachtes Pornovideo aus dessen Videosammlung, das Tommy mit seiner Freundin Lizzie zeigt.

In den folgenden Filmszenen wird dargestellt, was alles passiert, wenn die Freunde auf Heroin ver-zichten. Renton entdeckt seinen Sexualtrieb wieder und geht mit der Gang in einen Klub, wo er eine junge Frau namens Diane trifft. Sie brechen gemeinsam auf und gehen in Dianes Apartment, wo sie miteinander schlafen. Renton verbringt die Nacht auf der Couch und ist entsetzt, als er am nächsten Morgen herausfindet, dass Diane eine 15-jährige Schülerin ist, die bei ihren Eltern wohnt. Er versucht die Sache zu beenden, aber Diane denkt anders darüber: Sie droht, ihn bei der Polizei wegen Sex mit Minderjährigen anzuzeigen, sollte er nicht mit ihr in Kontakt bleiben. Währenddessen machen auch die anderen Jungs schreckliche Erfahrungen in jener Nacht: Tommys Freundin dreht durch, als sie heraus-findet, dass er ihren Sexfilm verloren hat, und beendet in weiterer Folge die langjährige Beziehung mit ihm. Der unglückliche Spud ist so betrunken, dass er ohnmächtig wird und nicht nur sexuell versagt, sondern im Bett seiner Freundin defäziert. Am nächsten Morgen ereignet sich am Frühstückstisch mit Gails Eltern die Katastrophe, als die Mutter dem widerwilligen Spud das Bettlaken aus der Hand reißen will und daraufhin der ganzen Familie die Fäkalien des Junkies ins Gesicht fliegen.

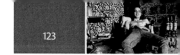

Nach diesen Erfahrungen beginnen Renton, Spud und Sick Boy wieder mit dem Konsum von Heroin, dem Stehlen von rezeptpflichtigen Medikamenten und Drogen, Einrichtungsgegenständen und Bargeld, um ihre Sucht zu finanzieren. Durch das Beziehungsende mit seiner Freundin am Boden zerstört, wendet sich Tommy an Renton und möchte ebenfalls Heroin probieren. Durch das in Aussicht gestellte Geld gibt Renton schnell nach und führt ihn in die Szene ein. In dieser Phase befindet sich die ganze Gruppe in einem Drogen-induzierten Stupor, der eines Tages abrupt und scharf von Allisons durchdringenden Schreien unterbrochen wird. Ihre kleine Tochter Dawn liegt durch die Vernachlässigung tot in der Krippe. Besonders Sick Boy – vermutlich der Vater des Babys – ist sichtlich verzweifelt und schreit Renton an, er solle doch etwas sagen. Doch die einzige Antwort, die diesem einfällt, ist, einen neuen Schuss Heroin vorzubereiten.

In der nächsten Einstellung sind Renton und Spud nach einem Kaufhausdiebstahl auf der Flucht quer durch Edinburgh – die Eingangsszene des Films, welche hier zum zweiten Mal vorkommt. Beide werden gefasst und verhaftet, doch nur Renton kommt bei der nachfolgenden Gerichtsverhandlung unter der Bedingung, dass er bei einem Methadonprogramm für Opioidentzug teilnimmt, auf Bewährung frei. Trotz der Unterstützung seiner Familie verlässt er seine eigene Feier nach dem Freispruch, um in einer surreal anmutenden Verschiebung der Räume von einer Mauer hinter dem Pub kopfüber in die Drogenküche des Dealers Swanney zu springen. Dort bekommt er den ersehnten Schuss auf dem Silbertablett serviert und sinkt gleich darauf in das Koma einer Überdosis und visuell unter den Fußboden. Swanney, den die Junkies auch »Mutter Oberin« nennen, ruft ihm ein Taxi in die Notaufnahme, wodurch er dem Tod gerade noch entgeht. Von den Eltern nach Hause gebracht, wird er in sein altes Kinderzimmer eingesperrt, um unter ihrer Aufsicht einen kalten Entzug zu machen. Seine Symptome werden schlimmer und schlimmer, er durchlebt eine Serie alptraumartiger Halluzinationen, in denen seine Schuldgefühle und Ängste herausbrechen: Diane ist auf seinem Bett und singt, Spud sitzt am Türrahmen mit versteinerter Miene und rasselt mit den schweren Fußketten, Tommy rutscht die Zimmerwand entlang, völlig zerstört und krank, seine Eltern beantworten einem Moderator im TV detaillierte Fragen zu HIV, und Allisons totes Baby krabbelt an der Decke entlang auf ihn zu, dreht schlussendlich seinen Kopf um 180 Grad und starrt ihm leblos in die Augen.

Nach dem kalten Entzug besucht Renton Tommy, der völlig heruntergekommen in seinem Apartment in Müll und Fäkalien liegt und durch die Heroinabhängigkeit HIV-positiv ist. Diane besucht Renton und macht ihn darauf aufmerksam, dass sein Lebensstil veraltet ist, es mittlerweile neue Musik, neue Drogen gäbe und es Zeit werde, sein Leben zu ändern. Er zieht kurz darauf nach London, nimmt einen Job bei einer Immobilienfirma an, beginnt sein drogenfreies Leben zu genießen und spart etwas Geld.

Schon bald tauchen aber Begbie und Sick Boy in Rentons Studio auf und ziehen unangekündigt bei ihm ein. Begbie wird nach einem bewaffneten Raubüberfall von der Polizei gesucht und Sick Boy, der sich als Zuhälter und Drogendealer versucht, möchte Kontakte in London aufbauen. Sie terrorisieren Renton und sind der Grund, weshalb er seinen Job verliert. Gemeinsam fahren sie zurück nach Edinburgh und nehmen an Tommys Begräbnis teil, der in der Zwischenzeit an einer durch Aids begünstigten Toxoplasmose starb. Spud wurde mittlerweile wieder aus dem Gefängnis entlassen, und die Gruppe plant, einen lukrativen Heroindeal durchzuführen. Renton lehnt erst ab, gibt aber bald klein bei und muss in diesem Zuge auch gleich das gekaufte Heroin auf dessen Qualität testen. In London können die vier den Stoff mit Gewinn verkaufen und feiern ihren Erfolg in einem Pub. Renton schlägt Spud vor, alle vier Anteile zu nehmen und zu laufen, aber Spud zögert im Angesicht des Betrugs. Begbie beginnt wieder eine Schlägerei, prügelt auf einen Fremden ein, schneidet ihn mit einem zerbrochenen Glas, und als Spud eingreifen will, verletzt er auch diesen versehentlich mit seinem Messer. Während die anderen am nächsten Morgen noch im Hotelzimmer schlafen, nimmt Renton die Tasche mit dem Geld aus Begbies Armen und stiehlt sich leise aus dem Zimmer. Spud sieht ihn, und ihre Augen treffen einander, bevor Renton durch die Tür verschwindet. Als Begbie aufwacht und den Verrat bemerkt, zerstört er in Rage und unkontrollierter Wut das Hotelzimmer und wird von der Polizei festgenommen, während Spud und Sick Boy vom Schauplatz fliehen. Rentons Voice-over-Stimme erklingt aus dem Off, spricht den Zuschauer direkt an, versichert, von jetzt an ein stabiles, normales Leben zu führen, und wiederholt den Monolog der Eröffnungssequenz »choose life« – nur diesmal mit dem sarkastisch anmutenden Entschluss, genau das zu tun, so zu leben wie jeder »normale« Mensch und auf den Tag zu warten, an dem man stirbt.

Vom Chaos zur Kausalität – von der Gruppe zum Individuum

Trainspotting ist kein Film, der ein angenehmes Grundgefühl oder gar Entspannung im Zuschauer auslöst, ganz im Gegenteil – die ersten Eindrücke umfassen oft Irritation, Abscheu und Erleichterung, dass es vorbei ist. Doch abgesehen von den ambivalenten Bildern, die mit eben jenen Emotionen spielen, um die inhaltlichen Themen greifbar zu machen, ist es ganz besonders auch die Struktur des Films, die für Irritation und Verwirrung sorgt. Es sind die formalen Aspekte und die Wirkung auf den Betrachter, die neben dem Inhalt die starken Emotionen auslösen, ganz wesentlich zur Rezeption des Filmes beitragen und den Themen eine zusätzliche Dimension verleihen. Umso wichtiger wird es für die Analyse und speziell für das Filmverstehen, den strukturellen Elementen und formalen Aspekten besondere Aufmerksamkeit zukommen zu lassen und sie in das miteinzubeziehen, was die außergewöhnliche Faszination des Kultfilms ausmacht.

Die einzelnen Szenen folgen dicht aufeinander und entbehren auf den ersten Blick eines roten Fadens, der die Episoden sinnvoll miteinander verbindet. Die Bilder wirken oft unzusammenhängend und die Assoziationen unverständlich, ist man nicht Teil dieser Jugendkultur. Nichtsdestotrotz weist *Trainspotting*, auch wenn es kaum dem »traditionellen narrativen Kino verhaftet ist, ja sogar mit Formen traditionellen Filmerzählens zu brechen scheint« (Struck und Wulff 1998, S. 24), eine gewisse Ordnung auf. Besonders eine Szene ist es, welche die globale Struktur einteilt in eine Rückblende, die als solche nicht sofort erkennbar ist, und einen normalen Erzählverlauf: die Verfolgungsjagd, mit der der Film beginnt. In der Mitte des Films taucht diese Szene noch einmal auf und verändert deutlich die globale Erzählstruktur, indem der zweite Teil der Geschichte beginnt, eingeleitet durch die Überdosis und dann den Entzug unseres Protagonisten. Die grobe Gliederung teilt den Film also in zwei Teile: die Ereignisse der Vergangenheit, die zur gegenwärtigen Situation führen, und all das, was von diesem Zeitpunkt aus in Echtzeit passiert. Damit bedient der Film ein strukturelles Muster, welches durchaus öfter in Filmen zu finden ist, nämlich immer dann, wenn mit Rückblenden gearbeitet wird. Die chaotisch und irritierend wirkende Strukturlosigkeit entspringt eher der zufällig wirkenden Bilderfolge, der ungewohnten und fremd wirkenden Bildgestaltung und den speziellen verbalen Unterlegungen der Voice-over-Narration. Der Zuschauer wird nicht von einer logischen Handlungsabfolge durch den Film »getragen«, sondern sowohl durch die inhaltliche Thematik als auch die rasante und zufällig wirkende Bilderfolge hineingezogen in ein System von Gewalt, Sucht, Ekstase, Gefühlslosigkeit und die Abkoppelung von der Wirklichkeit, wodurch Orientierung und Sicherheit verloren gehen. Der erste Teil der Erzählung basiert fast ausschließlich auf einer solchen Aneinanderreihung von Ereignissen, die keiner Handlungslinie folgen, sondern durch eine Gleichartigkeit gekennzeichnet sind, die gänzlich ohne Kausalität oder Finalität auskommen – ein Element, das auch aus der biografischen Erzählforschung bekannt ist (Rosenthal 1995, S. 146). Es entsteht nicht nur eine Gleichartigkeit, sondern auch eine Gleichzeitigkeit der Szenen, da keine Vorher-nachher-Angaben und Kausalitäten angeführt werden oder relevant zu sein scheinen. Die Handlungen sind austauschbar und erscheinen als regelrechte Flut ohne Grenze, ohne Kontext, ohne Kontur. Auch die einzelnen Charaktere nehmen nur wenig Form an und verschwinden eher in der Gruppe, werden im anonymisierten Gemeinschafts-

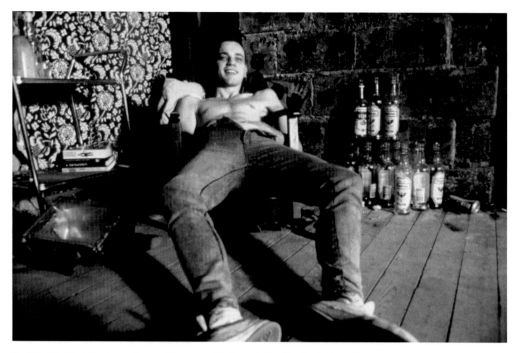

◘ Abb. 9.2 Mark Renton zwischen Ekstase und Stillstand. (Quelle: Filmbild Fundus Herbert Klemens. © Prokino Filmverleih. Mit freundlicher Genehmigung)

erleben eher zu einem »man« als zum gesondert erlebenden Individuum. Trotz der aufgepeitschten und gehetzten Erzählweise der Erzählerstimme ist der zugrunde liegende Tenor des ersten Teils die Stagnation, »die Darstellung der Erfahrung der Nicht-Entwicklung« (Struck und Wulff 1998, S. 25). Das normale Leben der Arbeiterklasse in Edinburgh wird in seiner Eintönigkeit und immer wieder-kehrenden, stupiden Wiederholung kritisch abgebildet – »und paradoxerweise nimmt die abweichende Subkultur der jugendlichen Helden gerade die Abwesenheit der Entwicklung und das Ausbleiben von Lebens- und Handlungszielen wieder auf, reproduziert gerade den ›lähmenden Stillstand‹, aus dem sie auszubrechen vorgibt« (ebd.; ◘ Abb. 9.2).

Im zweiten Teil ändert sich die Art der Erzählung grundlegend, da das Chaos von einer Kausalität abgelöst wird, die Charaktere aus der anonymen Gruppe mehr und mehr heraustreten und gegeneinan-der Profil annehmen. Diese Entwicklung endet in einer immer stärkeren Individuation und schließlich im Betrug der Gruppe zur Erfüllung persönlicher egoistischer und materialistischer Ziele. Es ist nur scheinbar ein Fortschritt, indem fragwürdige Werte gegen »Normalität« und andere fragwürdige Werte getauscht werden. Die Grobstrukturierung des Films in Erzähl-Chaos und Erzähl-Struktur, in Gleich-zeitigkeit und Aufeinanderfolge, in Vorher und Nachher, kann jedoch noch durch weitere Elemente ausgebaut werden und ihrerseits diesen Elementen Zugehörigkeit und Sinn geben. Der Film zerfällt sozusagen in zwei Sphären, zwei Realitäten, die einander entgegengesetzt sind: Edinburgh als dem ursprünglichen Handlungsort, der das traditionelle England, die Industriestadt ohne Perspektiven, verkörpert, steht die moderne Hauptstadt London mit unzähligen Möglichkeiten gegenüber. Ebenso wird mehrfach und auf unterschiedlichen Ebenen thematisiert, dass sich der alte Lebensstil und die alte Welt ändern und von neuen Lebensmodellen abgelöst werden. Vor allem die Differenz altes Leben als Junkie, Arbeitslosigkeit, soziale Bezogenheit und Geschlossenheit des Milieus im Pub vs. berufliche Karriere, materielle Sicherheit und das Fehlen einer sozialen Gruppe im Londoner Nachtleben stellt einen Bruch zwischen Alt und Neu dar, wie auch bei der musikalischen Unterlegung Punk und Rock von Interpreten wie Iggy Pop, David Bowie und Lou Reed beim Übergang zum zweiten Teil abgelöst werden von schneller, aufpeitschender Techno-Musik.

Der Teufel steckt im Detail

Trainspotting ist ein Film mit einer außergewöhnlich hohen Dichte an Bildern, unterschwelligen Verweisen, Verknüpfungen und Symbolen, die, alle für sich, im Kontext betrachtet wichtige Beiträge leisten zur Wirkungsweise des Films und vor allem zu seiner beeindruckenden Dreidimensionalität, aber auch für eine umfassendere Bedeutung des Ganzen sorgen könnten. Um das herauszufinden, sollen ausgewählte Szenen einer genaueren Betrachtung unterzogen, analysiert und die Vielschichtigkeit beleuchtet werden, mit der zum Beispiel visuelle und auditive Elemente übereinander liegen. Aus der Zweideutigkeit oder besser Doppelbödigkeit des Films ergibt sich jedoch die Schwierigkeit, die einzelnen Elemente im Filmgeschehen zwar wahrnehmen, aber nicht direkt einer Bedeutungsebene zuordnen zu können. Ebenso ist nicht von Anfang an klar, auf welcher (Sinnes-)Ebene die Bedeutungen übermittelt werden, was auf tatsächliche Handlungsabfolgen und was auf beigemengte und mehr oder weniger unterschwellige Filmelemente zurückzuführen ist. Es entsteht ein Konglomerat aus manifesten und latenten Bildern, in dem ein möglicher Zugang das eigene Filmerleben, die bewusste Beachtung von Brüchen und Irritationen – wie in der psychoanalytischen Arbeit – sein kann. Voraussetzung dafür ist, sich auf das Filmgeschehen soweit emotional einzulassen, dass dessen Wirkungspotenzial sichtbar wird. Eine Untersuchung des ganzen Filmes auf diese Weise würde aufgrund der Heterogenität, der Bedeutungstiefe und Detailhaftigkeit der Szenenkomplexe den gesetzten Rahmen sprengen und muss daher fragmentarisch bleiben.

Die beschissenste Toilette Schottlands

Mark Renton bringt in der Anfangsszene, unterlegt von Iggy Pops »Lust for Life« und der Verfolgungsjagd nach dem Ladendiebstahl, unmissverständlich zum Ausdruck, was es ist, das die Gesellschaft, die Eltern, der Staat von jedem Einzelnen erwartet und wogegen er und seine Freunde sich entschieden wehren. Er entführt den Zuschauer in die Welt des Heroins, lässt ihn teilhaben an der ekstatischen Erfahrung, wenn die Droge sich mit dem Blut vermischt, das unbeschreibliche Lust- und Glücksgefühl durch den Körper strömt, während er mit geschlossenen Augen nach hinten fällt und hart auf dem Boden aufschlägt. Er kommentiert mit abgeklärter, nüchterner Stimme aus dem Off:

> 💬 »Ich habe zum Ja-Sagen Nein gesagt, ich habe zu was Anderem Ja gesagt: Und der Grund dafür? Es gibt keinen Grund. Wer braucht Gründe, wenn er Heroin hat? Die Leute denken immer, dass das Elend, Verzweiflung und Tod und lauter so'n Kack ist, was man natürlich auch nicht einfach so abstreiten kann. Aber was sie immer vergessen, ist, was für einen Spaß das alles macht. Sonst würden wir es doch nicht machen. Wir sind doch schließlich nicht bescheuert« (01:50).

Wenig später erwacht Renton von einem Schuss und verkündet, mit diesem »Scheiß« fertig zu sein, anscheinend nicht das erste Mal, denn Swanney zweifelt an seinem Vorhaben. Diesmal würde es aber klappen, sagt er, denn er wolle es mit der »Sick-Boy-Methode« versuchen, und beide, Swanney und er, schauen zu Sick Boy, der im Drogenrausch regungslos am Boden liegt. Wie erfolgreich der Entzugsversuch sein würde, ist unter anderem schon in diesem Moment angedeutet.

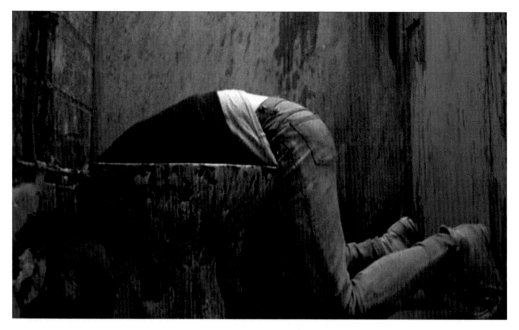

■ **Abb. 9.3** »Tauchgang in die Kloschüssel«. (Quelle: Filmbild Fundus Herbert Klemens. © Prokino Filmverleih. Mit freundlicher Genehmigung)

Nach umfangreichen Vorbereitungen in seinem Apartment inklusive nichtopioiden Drogen, Kübel für Kot, Urin, Erbrochenes und zugenagelten Türen macht sich Mark doch nochmal auf den Weg, um einen letzten Schuss zu besorgen und die Schmerzen des Entzugs zu erleichtern. Er ersteht zwei Opiumzäpfchen von Mikey Forrester, die er sogleich verwendet. Doch auf dem Heimweg bekommt er die Effekte des Heroins auf den Körper zu spüren:

💬 »Von Heroin kriegt man Verstopfungen. Die Wirkung vom letzten Schuss lässt nach, und die Zäpfchen sind immer noch nicht geschmolzen« (07:56).

In seiner Not läuft Mark in das nächstbeste Wettlokal auf der dringenden Suche nach einer Toilette und träumt dabei von

💬 »… überwältigendem, sanitärem Luxus, blitzenden Wasserhähnen aus Gold, jungfräulich weißem Marmor, einer aus Ebenholz geschnitzten Brille, einem Spülkasten voll Chanel No. 5« (08:16).

Jedoch findet er sich in der »beschissensten Toilette Schottlands« wieder, über und über mit Exkrementen beschmiert, und erleichtert sich – trotz des überwältigenden Ekels – mit geschlossenen Augen und einem langen Seufzer. Plötzlich, ihm wird bewusst, dass die Zäpfchen in der braunen Brühe verloren gegangen sind, reißt er seine Augen auf und sucht verzweifelt mit seinen von Kot bedeckten Händen in der Klomuschel nach ihnen – vergeblich. Er senkt seinen ganzen Arm, dann seine Schulter und seinen Kopf in die Suppe aus Fäkalien, bis er schließlich zur Gänze darin verschwindet (■ Abb. 9.3).

Das Bild wechselt, und Renton taucht in ein klares, strahlend blaues Gewässer ein, schwimmt durch eine friedliche Unterwasserlandschaft, auf der Suche nach den Zäpfchen. Er passiert eine Seemine und sieht am Grund die strahlend weißen Opiumzäpfchen liegen, hebt sie auf und schwimmt durch funkelndes Wasser zurück zur Oberfläche. Das Bild wechselt zurück zur verdreckten Toilette, aus der zuerst nur Rentons Hand auftaucht und die Zäpfchen in Sicherheit bringt, bevor er sich mit Müh' und Not aus der Kloschüssel zieht und in die Toilette zurückkehrt, in dem mittlerweile zentimeterhoch Urin steht.

Auf den ersten Blick vermittelt die »Beschissenste-Toilette Schottlands-Szene« dem Publikum eine Idee von den Schwierigkeiten des Entziehens und vor allem der fehlenden Lebensqualität der Junkies, ganz zu schweigen von der Verzweiflung, mit der sie der Droge verfallen sind. Renton träumt zwar von wunderschönen, sauberen, luxuriösen Sanitäranlagen, nimmt aber in seiner Not, was er kriegen kann. Dieser Eindruck verschärft sich noch mit seinem Entschluss, in der widerwärtigen Toilettenschüssel zu fischen und sogar zu tauchen, um die Zäpfchen wiederzukriegen. Die Verzweiflung in dieser Szene reflektiert sein Leben unter dem Einfluss der Sucht, der verzweifelten Versuche, mehr Stoff aufzutreiben, des Kampfes, die Sucht zu brechen oder die Depressionen zu besiegen. Seine Sehnsucht nach der perfekten, dekadentesten Toilette kann außerdem als tiefergehende Charakterisierung seiner Persönlichkeit verstanden werden: In seiner Fantasie ist er für etwas Größeres, etwas Besseres bestimmt – ein Merkmal, das sich als Sehnen des Öfteren durch seine Gedanken und Handlungen zieht.

Einen Hinweis auf weitere Bedeutungsebenen liefert u. a. die Beschriftung der Örtlichkeit am Beginn der Szene als »Die beschissenste Toilette Schottlands«, worin König ein »Sinnbild für das verkommene Arbeitermilieu von Edinburgh« (König 1998, S. 13) zu sehen meint. Tatsache ist, dass Vergleiche mit Fäkalien und Kot im Film eine prominente Rolle spielen und dass sie mehr sind als bloße sprachliche Gewohnheiten des schottischen Arbeitermilieus. Der cholerische Alkoholiker Begbie zum Beispiel macht seinen Standpunkt klar:

 »Nie im Leben würde ich meinen Körper mit solch einem Scheiß vergiften. Mit diesem scheiß Chemiezeug. Ist total für'n Arsch« (04:46).

Auch Tommy ist zu Beginn noch einer ähnlichen Meinung:

 »Du versaust dir dein Leben, Mann, wenn du deinen Körper mit dem Scheiß vergiftest« (04:56).

Als Renton wieder mal das Fixen aufgeben will, beteuert er: »Ich hab genug, ich bin mit dem Scheiß-Zeug fertig!« (05:19), und äußert sich zu einem späteren Zeitpunkt mitleidig über Tommy: »Die arme Sau [hat] Scheiße statt Blut im Körper« (57:34; Ergänzung der Autorin). Heroin wird also gleichgesetzt mit Kot und Fäkalien, die beide den biologischen Verfall symbolisieren, dem Renton und seine Freunde durch den Missbrauch der Droge verstärkt ausgesetzt sind. In der Toilettenszene tritt die Symbolik am deutlichsten bzw. anschaulichsten zutage: Die mit Kot verschmierte Toilette verbildlicht im Außen, was in Rentons Innerem das Heroin bewirkt. Ein interessantes Detail führt noch einen Schritt weiter: Der Schmutz ist in der Toilettenszene nur außerhalb Rentons: Durch die nachlassende Wirkung des Heroins löst sich die Verstopfung auf, und er entledigt sich von dem »Scheiß«, metaphorisch und wörtlich. Eindrücklicher und deutlicher könnte die Allegorie Heroin und Kot nicht dargestellt werden, und das auf einer, zumindest zum Teil, verschleierten Bedeutungsebene. Durch die Erleichterung auf dem dreckigen Klo verlässt auch das letzte Heroin Rentons Körper, umgibt ihn aber allseitig. Obwohl er kopfüber in die braune Kloake taucht, vermittelt die surreale Bildsprache, die seiner Vorstellung, also seinem Inneren entspringt, strahlend klares Wasser – schon an sich ein Symbol für Sauberkeit – und wirkt befreiend und reinigend. Ein möglicher semantischer Wert der Beobachtung, dass die Fäkalien in dieser Szene außerhalb bleiben, ist die Darstellung der Fäkalien in der ganzen Umgebung, die Renton korrumpieren und einzingeln. Dazu zählen nicht nur seine heroin- oder alkoholsüchtigen Freunde, valiumabhängigen

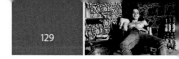
Eltern oder Mädchenbekanntschaften, die sogar so »beschissen« sind, dass Spud dabei die Fäkalien um die Ohren fliegen, sondern auch die nationale Identität der Jugendlichen, die Renton in einem wütenden Anfall wie folgt zusammenfasst:

💬 »Ich scheiß' drauf, Schotte zu sein. Wir sind der letzte Dreck. Der Abschaum der Menschheit. Das erbärmlichste, elendste, unterwürfigste, jämmerlichste Gesindel, das jemals ins Leben geschissen wurde. Manche Leute hassen die Engländer, ich nicht. Das sind ja nur Wichser. Wir dagegen haben uns von Wichsern kolonisieren lassen. Wir konnten uns nicht mal von 'ner anständigen Zivilisation erobern lassen. Beherrscht von degenerierten Arschlöchern. Das ist ein Scheißland, in dem wir leben« (32:02).

Noch weitere Bedeutungsebenen tun sich bei der genauen Bildanalyse der Szene auf: Unter Wasser ist für einen Moment eine Irritation zu erkennen, die den sonst so friedlichen und freundlichen Weiten zu widersprechen scheint: eine Seemine, an der Renton auf dem Weg zum Grund vorbeischwimmt. Kommt er bei dieser an, explodiert sie und reißt ihn in den Tod. Der latente Sinn thematisiert die tödliche Bedrohung, die vom Heroin ausgeht, obwohl die Szene einer absoluten, verschmelzenden, sozusagen einer »primärnarzisstischen« Phantasie gleichkommt, die den ersehnten »unendlichen, seligen psychischen Zustand«, ein »ozeanisches Gefühl« (Argelander 1971, S. 367), beschreibt.

Die gute Mutter

Als nächstes werden drei einzelne Szenen betrachtet, die im Film ineinander übergehen und aufeinander bezogen sind. Trotzdem verarbeiten alle drei ganz unterschiedliche Elemente – formal als auch inhaltlich –, und tragen wesentlich zum reichen latenten Sinngehalt und damit zu den Kernaussagen des Films bei. Die erste der Bildfolgen arrangiert sich, wie schon bei der »beschissensten Toilette Schottlands«, um ein Moment, in dem sich eine Bewegungskontinuität verbindet mit räumlicher Diskontinuität. Es handelt sich dabei um Rentons Mauersprung, der ihn vom Hinterausgang des Pubs direkt in die Drogenküche seines Dealers befördert: Seine Eltern feiern mit ihm und Freunden seinen Freispruch, während der unglückliche Spud in der vorangegangenen Gerichtsverhandlung aufgrund desselben Verbrechens verurteilt wurde. In dieser Sequenz werden mehrere Auslöser in Rentons labiler Psyche getriggert: Er musste sich bereiterklären, an einem Methadonprogramm teilzunehmen, um einer Gefängnisstrafe zu entgehen, und hatte die ganze Tagesration der äußerst unbefriedigenden Ersatzdroge schon am Morgen genommen. Spuds Mutter tauchte unerwartet bei der johlenden Gruppe im Pub auf und reaktivierte heftige Schuldgefühle in Renton, die sich schon direkt nach dem Prozess ankündigten:

💬 »Ich wünschte, sie hätten mich an Spuds Stelle verknackt …« (42:52).

Außerdem entwickelte sich die Feier zu einer unerträglichen Inszenierung seiner Adoleszenzkrise und seines Ablöseprozesses, indem die Mutter ihre Sorge und Erleichterung auf sehr verkindlichende Weise kundtut:

💬 »Ach, mein Junge, ich habe schon gedacht, dass sie dich mir wegnehmen! … Ich erinner' mich noch, wie du ein kleines Baby warst. Ach ja, ein kleines Baby!« (41:41).

Den Höhepunkt erreicht die bizarre Situation, die Renton sichtlich zusetzt, als sich der ganze Tisch in einen Chor Schwachsinniger verwandelt, die einen Kinderreim singen: »Backe, backe Kuchen,

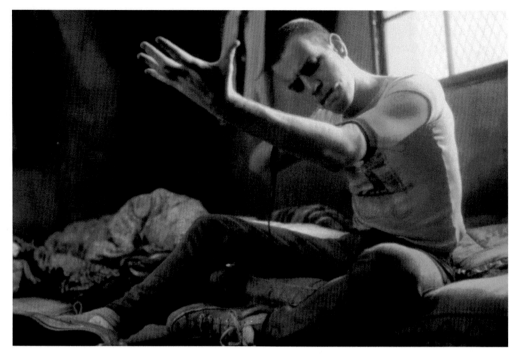

☐ **Abb. 9.4** Auf dem Weg zur Glückseligkeit im Angesicht des Todes. (Quelle: Filmbild Fundus Herbert Klemens. © Prokino Filmverleih. Mit freundlicher Genehmigung)

der Bäcker hat gerufen!« (42:06). Die auf ihn einstürmenden Gefühle von Schuld, Scham, Hilflosigkeit und Wut nicht mehr ertragend, verlässt Renton durch den Notausgang die Bar – ein deutlicher Hinweis auf seine Verzweiflung. Er klettert im Hinterhof auf eine hohe Steinmauer, balanciert einen Moment auf ihr entlang, bevor er auf der anderen Seite hinunterspringt und im nächsten Bild direkt in der Wohnung des Dealers auf seinen Füßen landet. Swanney serviert seinem Stammkunden sogleich sein »Leibgericht«, und Renton setzt sich die heiß ersehnte Nadel – wie sich herausstellt, eine Überdosis.

Eine latente Bedeutungsebene, die der manifesten, also der Flucht zur Droge aus den beobachteten Gründen, unterlegt ist, kann der Bedeutung entnommen werden, die der Dealer und die Droge für die Süchtigen hat, was sich besonders komprimiert in der Bezeichnung »Mutter Oberin« widerspiegelt: Einerseits verweist sie auf die Religiosität, mit der die Einnahme des Heroins zelebriert wird und die größere Wahrheit, die sich dahinter zu verbergen scheint. Es ist eine andere Welt, an die man – hat man sie erst gesehen – glauben muss und durch die man das Gefühl hat, man sei im Himmel und der Unendlichkeit ein ganzes Stück näher. Swanney verkörpert als Dealer – wie die Oberin eines katholischen Ordens – die Autorität, den Überbringer der »frohen Botschaft«. Andererseits fällt natürlich die Bezeichnung »Mutter« auf und damit die emotionale Bedeutung: Er kann die Süchtigen mit dem versorgen, was sie am meisten brauchen – Heroin –, wie eine gute Mutter ihren Säugling mit Milch versorgt. Während Renton also auf einer manifesten Ebene seiner eigenen Mutter durch die Flucht zur Droge entgeht, zeigt der latente Gehalt der Szene, dass er in Swanney eine neue Mutter findet, deren Nahrung er noch immer braucht, da er sich von seiner echten Mutter noch nicht ablösen konnte.

Die Mauer, auf der Renton balanciert, ist ein Symbol der Trennung zweier Welten: eines Innen und Außen, eines nüchternen Methadonprogramms im Kreise der Familie und der ekstatischen Wirkung

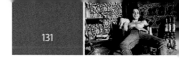

des Heroins. Durch das Klettern über die Mauer übertritt Renton in der Bildsprache die Grenze und springt in die bodenlose Tiefe: ein sinnbildliches Vorzeichen für die darauffolgende Überdosis.

Zwischen Eros und Thanatos

Während Renton in Swanneys Apartment seinen Hemdsärmel hochkrempelt und den Oberarm abbindet, informiert er die Zuschauer darüber, dass er jetzt »mit der intravenösen Injektion harter Drogen« (44:10) beginnt. Die Kameraeinstellung zeigt den darauffolgenden Prozess im Detail – die Perspektive wechselt ins Innere der Spritze und verfolgt den Weg der Heroinlösung durch die Nadel in seine Vene ($\square$ Abb. 9.4).

Renton kollabiert von dem Schuss und fällt zurück, doch der Boden unter ihm geht auseinander, und er sinkt eine Ebene tiefer hinunter, unter den Boden. Der rote Teppich, auf dem er liegt, wird durch das Gewicht seines Körpers mit hineingezogen in die Grube und schließt sich links und rechts, seinen bewusstlosen Körper umrahmend, wieder zusammen. Die Kameraeinstellung aus seiner Perspektive erweckt den Eindruck, er würde in einem Grab liegen. Es scheint, als habe er einen Krampfanfall, während im Hintergrund »Perfect Day« von Lou Reed die Szene unterlegt. Swanney zieht den leblosen Renton an den Beinen auf die Straße, um ihm ein Taxi in die Notaufnahme zu rufen. Im Hintergrund hört man die Sirene eines Rettungswagens, der immer näher kommt, die Klappen des roten Teppichs rücken immer weiter zusammen und nehmen mehr und mehr des Bildes ein. Das Rettungsauto fährt in der Querstraße mit hoher Geschwindigkeit vorbei. Renton wird in ein Taxi gelegt, vom Fahrer vor der Notaufnahme vom Rücksitz gezogen und auf dem Asphalt liegengelassen, in Eile durch das Krankenhaus geschoben, während sich der rote Teppich immer weiter schließt, und von einer Ärztin durch eine Adrenalinspritze aus dem komatösen Zustand und der Grube, in der er vollständig zu versinken droht, zurückkatapultiert.

Durch die Bildsequenz wird den Zuschauern, wie schon in den Szenen davor, Rentons surreale Version der Ereignisse näher gebracht, die sich mit dem tatsächlichen Geschehen vermischen. Manifest beobachtet werden kann die Lebensgefahr, die vom Heroin und der Überdosis ausgeht – nicht nur durch das inhaltliche Geschehen, sondern auch durch die stilistische Darstellung: mit einem Bein, oder besser gesagt dem ganzen Körper im Grab, welches sich langsam schließt. Unter der Oberfläche, und beinahe unbemerkt, entfalten sich in der Szene aber trotz der Drohung des unmittelbar bevorstehenden Todes eine Ruhe und Entspannung, die dem manifesten Geschehen zu widersprechen scheinen. Obwohl sie sich latent im Hintergrund hält, wird diese Empfindung im Zuschauer provoziert, durch die begleitende Musik »Perfect Day«. Das Lied vermittelt das Gefühl, endlich angekommen zu sein, endlich friedlich sein zu können und sehnsüchtig im Nirwana dahinzugleiten. Der Liedtext »Oh, it's such a perfect day« spricht ebenfalls für sich und verstärkt die Irritation, die den dramatischen Ereignissen auf der Bildebene paradox entgegensteht. Mit dieser Doppeldeutigkeit wird das unendliche Wohlbehagen Rentons in direkte Gleichzeitigkeit zum unmittelbaren Tod gesetzt, und die Empfindung von Lust während des Sterbens abgebildet. Die Gleichzeitigkeit und Bezogenheit von Lust und Tod – ein Element, das öfter im Film auftaucht – zeigt das Vermögen des Heroins, den Lebenstrieb und den Todestrieb in sich zu vereinen.

Cold Turkey

Selten wird man eine Szene finden, die, ohne Verwendung von Sprache oder Dialog, so viel kommuniziert wie die folgende, und darauf soll bei der letzten Szenenanalyse besonderes Augenmerk gelegt werden. Renton wird nach der Überdosis von seinen Eltern in sein altes Kinderzimmer gebracht, um kalt zu entziehen. Sie entkleiden ihn – machen ihn symbolisch schutzlos gegen äußere Einflüsse – und versperren die Tür mit schweren Schlössern, er ist gefangen. Das qualvolle Erleben des Entzugs wird erneut anhand von surrealen Bildern dargestellt und visualisiert Rentons Überschwemmung mit Angst, Panik, Schuld, Schmerz und Übelkeit. Der Reihe nach fantasiert er ängstigende Begegnungen mit seinen Freunden: Begbie droht ihm, mit ihm unter seiner Decke liegend, was die massive Grenzüberschreitung und Irritation noch steigert, mit Gewalt; Diane sitzt in Schuluniform plötzlich auf seinem Bett und singt ein Lied; Spud starrt ihn mit unerbittlichem Blick an, während er am Türrahmen sitzt und mit seinen schweren Fußketten gegen die Tür schlägt. Der Alptraum setzt sich fort mit einem erschreckenden Bild von Tommy, dem – völlig high und krank – der Tod schon ins Gesicht geschrieben steht – eine Vorahnung auf seine tödliche Infektion mit dem HI-Virus. Rentons Entsetzen kennt keine Grenzen mehr, als schließlich Baby Dawn, bereits tot, an der Decke entlang auf ihn zu krabbelt, seinen Kopf auf den Rücken dreht und Renton leblos anstarrt. All diese Konfrontationen triggern und verstärken die Schuldgefühle, die er bisher nicht spürte, die aber plötzlich, durch die Reaktivierung der Realitätsprüfung und Ich-Funktionen, mit voller Wucht zurückkommen. Wieder ist die Musik ein wichtiges Element, und zum ersten Mal im Film wechselt sie zu einem schnellen, getriebenen Techno, als Verstärkung der inneren extremen Spannungszustände und auch als Einleitung der neuen Lebensphase, in die Renton mit dem kalten Entzug eintritt. Die Kameraführung trägt ihrem Teil zu der abschreckenden Szene bei, zoomt nahe ans Gesicht, um jede mimische Regung von Rentons Übelkeit und Panik aufzunehmen, lässt den Raum immer länger, die Zimmertür und mit ihr den Weg hinaus immer weiter weg erscheinen, und betont die eigene Kleinheit, Verlorenheit, Ausgeliefertheit und Auswegslosigkeit aus der Situation. Schnelles und wechselndes Hinein- und Hinauszoomen und eine generelle unstete Kamerasicht tragen noch zusätzlich zum unerträglichen Chaos bei. Die Verwendung von Geräusch und Musik, Belichtung, Kameraarbeit, Farben, Schauspiel – die formalen Aspekte der Szene, übermitteln die Botschaft in einer Heterogenität, die das Innenleben, die Außenwelt, die psychischen Wirkmächte und die Verweise in Vergangenheit und Zukunft – ganz ohne Worte – gleichzeitig darzustellen vermag. Eine beeindruckende Erfahrung von manifest und latent, bewusst und unbewusst erlebter Vielschichtigkeit.

Double Bind

Aus den untersuchten Bildsequenzen wird ersichtlich, dass das, was der Film inhaltlich thematisiert, auf allen Dimensionen umgesetzt wird und auch eine Wirkung entfaltet. Heroin wird nicht nur als Droge und Suchtmittel inhaltlich, narrativ, durch eine Geschichte dargestellt, sondern auch als Farbe (alle Szenen, in denen Heroin gespritzt wird, sind rot unterlegt, der »Grab-Teppich« bei der Überdosis ist rot etc.), als Ton und Musik, als Licht, als Perspektive und Verortung im Gegensatz »oben« und »unten«, als Gesellschaftskritik, einzig wahre Liebesbeziehung, Fäkalie und Todesurteil. Der Zuschauer wird an seine ethisch-ästhetischen Grenzen gebracht und von der latent verfolgten Intention trotzdem gehalten; er wird in Chaos und Irritation gestürzt und bleibt doch gefangen im Geschehen. *Trainspotting* lässt den Zuschauer die Doppelbindung der Abhängigkeit am eigenen Körper, in den eigenen unangenehmen Empfindungen der Zerrissenheit und inneren Spannung nicht nur sehen, sondern erleben. Führt man sich nun vor Augen, welche Auswirkungen und Effekte das Erleben von Heroin auf den Menschen hat, wird verständlich, was die außergewöhnliche Faszination, die intensive, kontroverse Diskussion, die Gravitationskraft des Films ausmacht, der generationenübergreifend das Publikum in den Bann zieht.

Literatur

Argelander H (1971) Ein Versuch zur Neuformulierung des primären Narzißmus. Psyche – Z Psychoanal 25(5):358–373

Gawert J (1998) Verstehen verstehen. Zum ersten Heft der TEXTE-Reihe von *medien praktisch*. Medien Prakt Texte Sonderh Zeitschrift Medien Prakt 1:2

König H-D (1998) Junkiespiele zwischen Lust und Tod. Eine tiefenhermeneutische Filmanalyse zu Boyles *Trainspotting*. Medien Prakt Texte Sonder Zeitschrift Medien Prakt 1:9–23

Mikos L (1998) Filmverstehen. Annäherung an ein Problem der Medienforschung. medien praktisch. Texte Sonder Zeitschrift Medien Prakt 1:3–8

Rosenthal G (1995) Erlebte und erzählte Lebensgeschichte. Gestalt und Struktur biographischer Selbstbeschreibungen. Campus, Frankfurt a. M.

Struck W, Wulff HJ (1998) Vorher und Nachher. Virtuosität von Sichtweisen und Wertewelten in *Trainspotting*. Medien Prakt Texte Sonder Zeitschrift Medien Prakt 1:24–31

Originaltitel	Trainspotting
Erscheinungsjahr	1996
Land	UK
Drehbuch	John Hodge
Regie	Danny Boyle
Hauptdarsteller	Ewan McGregor, Ewen Bremner, Robert Carlyle, Jonny Lee Miller, Kevin McKidd
Verfügbarkeit	Als DVD in deutscher Sprache erhältlich

Christian Zillner

Die Sucht nach dem amerikanischen Traum

© Springer-Verlag GmbH Deutschland, ein Teil von Springer Nature 2019
M. Poltrum, B. Rieken, T. Ballhausen (Hrsg.), *Zocker, Drogenfreaks & Trunkenbolde*,
https://doi.org/10.1007/978-3-662-57377-8_10

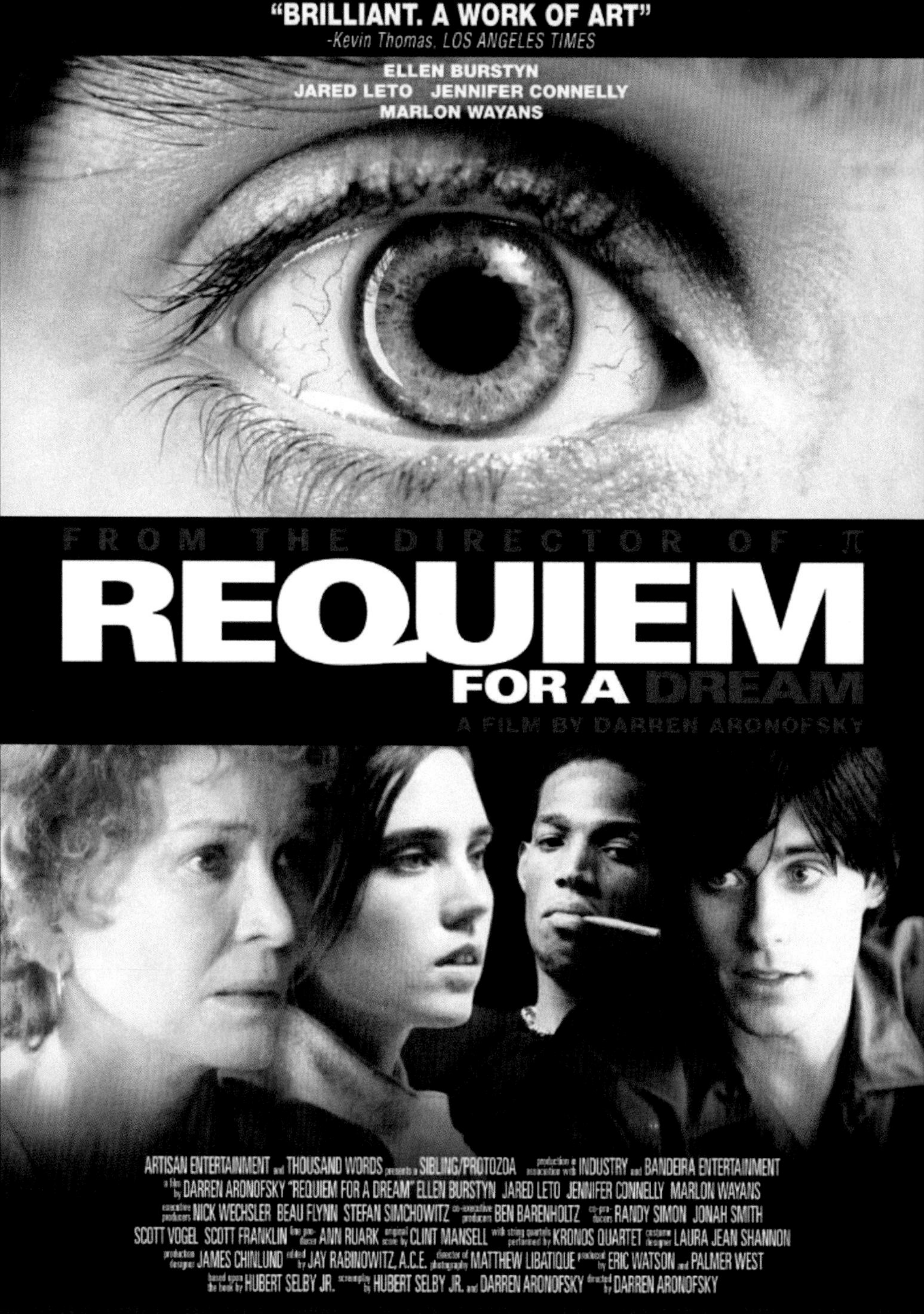

Abb. 10.1 Filmplakat Requiem for a Dream. (Quelle: Filmbild Fundus Herbert Klemens. © Highlight Film. Mit freundlicher Genehmigung)

Requiem for a Dream (2000)

Vier Jahreszeiten und Figuren für einen Traum

Der Traum, dem hier ein Totentanz in vier Jahreszeiten gewidmet wird, hat verschiedene Formen (◻ Abb. 10.1). Sara Goldfarb träumt von dem Moment, da sie bei einer US-TV-Show auf der Bühne stehen wird. Die Show will ihren Zuschauern den Wunsch nach einem gesunden und schlanken Leben erfüllen. Ein Anruf verspricht ihr den Auftritt als Kandidatin. Schon sieht sie sich selbst im Fernsehen unter den Gewinnern. Allerdings nur bis zu dem Moment, da ihr Sohn Harry sie in ihrem Zimmer einsperrt und das TV-Gerät wegnimmt.

Harrys Traum, den er gemeinsam mit seinem Kumpel Tyrone C. Love hegt, ist der große Drogendeal. Inzwischen verkauft er den Fernseher der Mutter immer wieder an einen Altwarenhändler. Dort holt dann Mutter das Gerät gegen Gebühr wieder ab. Das große Geld möchte Harry in die Zukunft seiner Freundin Marion Silver investieren, genauer gesagt in einen Modeladen (◻ Abb. 10.2).

Sie, aus vermögendem Haus stammend, könnte sich selbst einen leisten, will aber das Geld ihrer Eltern nicht (◻ Abb. 10.2). Außerdem würde sie gern von ihrem Psychotherapeuten wegkommen, der bei ihr seinem Traum nachgeht, verbotenen Sex mit einer Patientin zu pflegen.

Sara, Harry, Marion und Tyrone scheinen unterschiedlichen Träumen nachzuhängen, doch im Verlauf des Films wird klar, dass alle einer politischen Idee unterliegen, einer Urmutter aller Sucht.

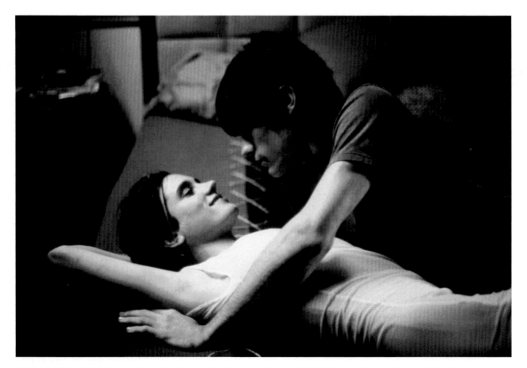

◻ **Abb. 10.2** Suchtfaktoren: Jennifer Connelly als Marion Silver, die Geliebte von Harry Goldfarb (Jared Leto), in einer Pause auf der Jagd nach Drogen. (Quelle: Filmfundus Herbert Klemens. © Highlight Film. Mit freundlicher Genehmigung)

»Zuvorderst geht es um Kokain, Heroin, amphetaminhaltige Schlankheitspillen … Doch das Thema Sucht reicht viel weiter, ist fast omnipräsent« (Däuker 2012, S. 51).

Um ihre Träume verwirklichen zu können, setzen sie auf jenen amerikanischen Weg, der auch den gegenwärtigen Präsidenten ins Amt gebracht hat. Man nennt ihn »the pursuit of happiness«. Sein Schlachtruf lautet: »It's Showtime!« Darren Aronofsky zeichnet die Urmutter aller Sucht in seinem Film *Requiem for a Dream* nach.

Da ist zum einen Saras Weg. Um eine gute Figur auf der TV-Bühne zu machen, muss sie etwas abnehmen. Statt auf Bewegung setzt sie auf Pillen. Auch Marion, die Freundin ihres Sohnes, schätzt diese kleinen Helfer der Pharmaindustrie – für zwischendurch, wenn gerade kein Heroin da ist, oder auch einfach zum Spaß.

Ein Schatten treibt den amerikanischen Traum

Auf ihrem Weg zum Glück nähern sich alle vier Tag für Tag mehr der Erfüllung ihres amerikanischen Traums. Dabei werden ihre Körper und ihre Seelen (wenn man im Zusammenhang von Menschen, die ihre Seele im Fernsehen oder Heroin stecken haben, davon sprechen kann) von den Substanzen, die sie ihnen zuführen, allmählich ausgelaugt. TV, Psychopharmaka und Drogen befreien von allem, was als »seelischer Ballast« gelten könnte.

Der Film suspendiert seine narrative Struktur und nimmt abstrakte Formen an (»Während sich üblicherweise in einem Spielfilm 600–700 Schnitte finden, handelt es sich bei Requiem for a Dream um 2000 Schnitte« [Springer 2008, S. 37]). Split-Screens halten die Protagonisten in leeren Seelenräumen fest. Sie sprechen wie Gefangene aus ihren Boxen. Derart erleichtert, scheint jedem von ihnen der amerikanische Traum schon zum Greifen nah.

»Neben der Hilflosigkeit ist Scham das wichtigste Agens, das die Entwicklung der Protagonisten vorantreibt« (Springer 2008, S. 45).

Scham ist ein heißes Gefühl, das auftritt, wenn Selbstbewusstsein und Selbstsicherheit entweichen. In diesem Fall werden sie von den TV-Bildern und Drogen ausgetrieben. Die Scham, Schwester der Gier, stammt wie diese von der Urmutter der Sucht ab und kommt ins Spiel, wenn der Eigensinn einer Person exorziert ist.

Was lange Zeit auch filmisch im Schatten lag und von den Drogen ausgeblendet wurde, tritt just kurz vor der Traumerfüllung hervor: Rassismus und Polizeigewalt gegenüber dem schwarzen Tyrone C. Love. Um seinen Kumpel aus dem Knast zu bekommen, muss Harry fast das ganze bislang erworbene Geld einsetzen. Er selbst leidet an Anzeichen von Vergiftungserscheinungen am Arm. Da Geld und Stoff knapp werden, wird auch Marion unrund. Die Streitereien mit Harry verstärken sich, ebenso der Realitätsverlust bei Sara, die ihre Amphetamindosen stetig erhöht. Plötzlich wird alles knapp: Geld und Stoff, Marions Geduld und Saras lichte Momente.

»Ein Teil des Über-Ich soll nach Wurmser (1978, 1997, 2000) Scham produzieren, die, aufbauend auf Minderwertigkeitsgefühlen gegenüber ihren eigenen Ideal-Ich-Ansprüchen, Selbstverachtung entwickelt« (Springer 2008, S. 45).

Der Traum braucht neuen Schwung. So gerät die amerikanische Glücksmaschine in Overdrive: mehr Drogen, mehr Sex, mehr Fernsehen – mehr, einfach mehr. Die Sprache des Films verwandelt sich durch rasante Schnitttechnik in optische Twitter-Meldungen, die wie die des gegenwärtigen US-Präsidenten für das Publikum immer abstruser werden. Die Bilder knallen in die Welt, als wären es Ergüsse des

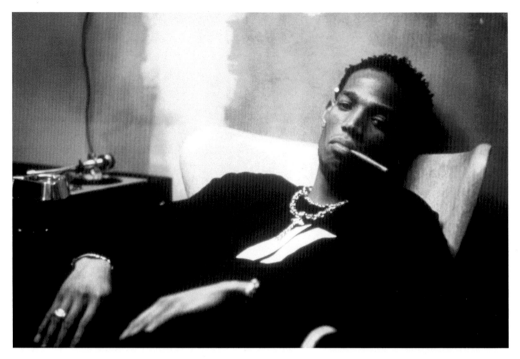

◨ Abb. 10.3 Black Lives don't matter: Marlon Wayas spielt den Drogendealer Tyrone C. Love, den Kumpel von Harry Goldfarb. (Quelle: Film Fundus Herbert Klemens. © Highlight Film. Mit freundlicher Genehmigung)

America-Firsters. »Die Bedürfnissteigerung und die illusionäre Forderung, dass jeder ›es schaffen‹ kann, wurden in Individuen, wie jenen, die in Selbys Skript dargestellt werden, zu einer Komponente ihres sozialen Ich-Ideals« (Springer 2008, S. 46).

Das Ende des Traums lässt andere mit Träumen beginnen

Worauf nahezu die Hälfte der US-amerikanischen Bevölkerung wartet, nämlich das Ende des Traums eines Showmans im Weißen Haus, tritt im Film von Aronofsky ein. Der Traum von der Showtime für alle entwickelt sich zum Alptraum. Das Ende des Traums der vier Protagonisten des Film verschafft jedoch anderen US-Amerikanern feuchte Träume: Justizbeamten, Wallstreet-Bankern, Chirurgen und Psychiatern.

So schikanieren Beamte des US-amerikanischen Gefängnissystems den ihnen ausgelieferten Tyrone C. Love (◨ Abb. 10.3).

Sie leben damit ihren Traum vom Auslöschen derer, die sie immer wieder an das Ursprungstrauma der USA erinnern. Es ist die unerträgliche Erinnerung an die Versklavung schwarzer Menschen zum Nutzen der amerikanischen Gesellschaft. Damit haben sich die Gründerväter ihren Traum von Freiheit für alle (Weißen) erkauft. Das Trauma der Entmenschlichung der einen ist der Preis für den »pursuit of happiness« für die anderen. Im Film sieht man die naive Freude, die Amerikas weiße Justizbeamten beim Quälen des hilflosen, schwarzen Tyrone haben. Ihn zu erniedrigen lässt das Erniedrigende der eigenen Geschichte und Existenz (als Gefängnisbeamter) vergessen.

Verglichen damit geben es die Wallstreet-Burschen im Film beim Träumen billiger. Sie, die eine ganze Welt im Sack haben, begnügen sich zur Entspannung mit der Betrachtung und Anfeuerung von lesbischem Analsex bei einer Party. Marion, die nun ehemalige Freundin von Harry, bildet dabei

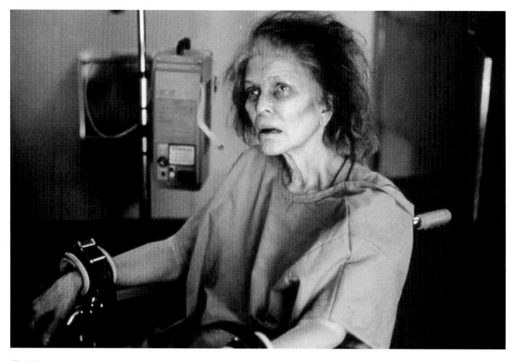

◻ Abb. 10.4 Diät fürs Fernsehen: Ellen Burstyn (für die Rolle oscarnominiert) träumt als Sara Goldfarb, Mutter von Harry, vom Auftritt in einer TV-Show. (Quelle: Film Fundus Herbert Klemens. © Highlight Film. Mit freundlicher Genehmigung)

den Mittelpunkt finanzgeiler Träume und der Twitter-Bilder des Films. Die Finanzexperten sind noch nicht soweit, dass sie wie ein richtiger Master of the Universe beim Wichsen nur ans Geld denken, wie es Matthew McConaughey als ein solcher in Martin Scorseses *The Wolf of Wall Street* fordert. Analsex ersetzt Männern hier den Traum von einer Corvette oder einem Porsche. Marion wiederum hat sich ins Heroin verliebt, das sie sich im Traumland der Männer erkauft.

Sara hat durch ihren exzessiven Tablettenkonsum geschafft, was namhafte Psychiater der USA seit Jahrzehnten beschwören: die Verdrehung des Verstandes durch Psychopharmaka, die vor allem depressive Zustände unterdrücken sollen (Angell 2011). Um sie wieder in die Spur zu bringen, setzt die Filmpsychiatrie auf Elektroschocks. Schließlich halluziniert sie die Erfüllung ihres Traums. Gemeinsam mit ihrem Sohn Harry, der als ihr Ehemann erscheint, tritt sie bei der TV-Traumschau auf (◻ Abb. 10.4).

Und Harry? Von seinen Träumen ist am Schluss nicht mehr zu sehen als eine chirurgische Säge, die sich in seinen Arm frisst. Das Ende der Träume dieser vier induziert den Traum im Autor Hubert Selby Jr. und im Regisseur Darren Aronofsky, daraus einen amerikanischen Traum zu machen, eine Hollywoodproduktion.

Der Traum als Film vom unentrinnbaren Gefängnis

Am Ende des Films haben sich alle vier Figuren in eine Stellung zurückgezogen, in der sie in ein Ei passen würden. Das wird von Springer (2008, S. 32) als »embryonal« gedeutet. Ein Embryo, zumindest soweit er menschlich ist, wächst nicht im Ei auf. Trotzdem scheinen die Protagonisten am Ende ihrer Träume nach einer harten, schützenden Schale zu suchen. Das »Weiche« in ihren Träumen und ihrem

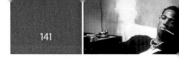

Leben hat ebenso versagt wie die »weichen« Hüter menschlichen Lebens, Mutter und Frau. Nur der harte Stoff verspricht noch Geborgenheit.

Auf der harten Schale, in der sich die weichen Protagonisten zusammenziehen, kleben Geldscheine, das kalte Lächeln der TV-Moderatoren, der Fernseher, die Drogen und Pillen, die Schreie der Banker, vor allem aber die Urkunde vom Sieger. Für die Weichlinge in ihren Eiern geht es darum, diese Schale zu durchstoßen, um selbst unter den Gewinnern zu sein.

»Mehr noch als von den chemischen Substanzen sind sie abhängig von ihren Träumen, deren Richtung durch den ›amerikanischen Traum‹, das pursuit of happiness, vorgegeben ist« (Springer 2008, S. 38).

Man darf sich vor Geld, Drogen, Lügen, Medien, Sex und Prostitution so wenig fürchten wie vor den unterschiedlichen Jahreszeiten, wenn man den amerikanischen Traum erleben will. Das Paradies auf Erden erreicht nur, wer die Tore der Hölle mit Bravour durchschreitet. Leider bleiben die vier Protagonisten in den Fängen des Höllenhunds am Eingang hängen. Weder sie noch der Zuschauer bekommen das Paradies zu sehen.

Nun liegt es nahe, im Verhalten der vier Protagonisten eine Art Suchtgeschichte nachzuzeichnen. Dem Autor scheint das aber am Wesentlichen vorbeizuschießen. Ein Land, in dem jede und jeder Zweite einmal im Leben Bekanntschaft mit psychiatrischen Einrichtungen macht »An astonishing 46 percent met criteria established by the American Psychiatric Association [APA] for having had at least one mental illness within four broad categories at some time in their lives (Angel 2011), in dem die meisten Vergewaltigungen nicht an Frauen, sondern an Männern erfolgen (weil sie im größten Knastsystem der Erde begraben sind), in dem ganze Landstriche durch Drogen wie Methamphetamin (Crystal Meth) entvölkert werden und das seit Jahrzehnten Drogenkriege führt, weil die Nachfrage im eigenen Land hoch ist, so ein Land kann man entweder selbst als Sucht bezeichnen oder aber als Normalzustand. Was zweifellos die meisten US-Amerikaner vorziehen würden. Beide Begriffe erscheinen in den Protagonisten von Aronofskys Film verkörpert. Normalzustand und Sucht ergänzen oder widersprechen einander nicht, sie konvergieren.

Das macht die analytische Distanz so schwierig. Es ist ähnlich wie beim gegenwärtigen US-Präsidenten. Man weiß einfach nie, ob das, was er sagt und tut, normal ist oder aber einer Suchtstruktur folgt. Er ist der einzige US-Präsident der Geschichte, über den namhafte Psychiater Ferndiagnosen erstellt haben, etwas, was sie selbst als höchst unprofessionell bezeichnen und eigentlich ablehnen.

Das Suchtmoment in Aronofskys Film wie in der US-amerikanischen Wirklichkeit stellt die Vorstellung vom »pursuit of happiness« dar. Auf den ersten Blick ein ganz vernünftiges Anliegen, es allen Menschen zu ermöglichen, ihr Glück zu verfolgen. Gut, einige schießen dabei und damit übers Ziel hinaus, die muss man zu ihrem eigenen Glück sicher verwahren. Glücklicherweise können andere an diesen sicher Verwahrten verdienen. US-Gefängnisse sind mittlerweile auch in privater Hand und somit eine Honigfalle für Investoren. In schönen Broschüren wird denen versprochen, ihr Glück weiter zu vermehren. Unglücklicherweise führt dies auch zu einer massiven Vermehrung des Leids der Gefängnisinsassen. Die mit weitem Abstand meisten von ihnen sind schwarz. Sie sitzen vor allem wegen Drogendelikten ein, wie sie Aronofsky in seinem Film zeigt.

»For American prisoners, huge numbers of whom are serving sentences much longer than those given for similar crimes anywhere else in the civilized world – Texas alone has sentenced more than four hundred teen-agers to life imprisonment – time becomes in every sense this thing you serve« (Gopnik 2012).

Nicht zufällig endet Tyrone C. Love und nicht der weiße Harry im Knast.

Das grausamste Dokument Amerikas

Je besser für die Investoren, desto schlechter für die Gefängnisbevölkerung: Die Investoren setzen sich politisch für immer härtere und längere Strafen mit geringerer Betreuung (Sparen!) ein. Das fördert ihre Rendite.

»No more chilling document exists in recent American life than the 2005 annual report of the biggest of these firms, the Corrections Corporation of America. Here the company (which spends millions lobbying legislators) is obliged to caution its investors about the risk that somehow, somewhere, someone might turn off the spigot of convicted men … Brecht could hardly have imagined such a document: a capitalist enterprise that feeds on the misery of man trying as hard as it can to be sure that nothing is done to decrease that misery« (Gopnik 2012).

Die Häftlinge müssen immer Schlimmeres ertragen. Bis vor kurzem gab die US-Regierung die Zahl der im Gefängnis Vergewaltigten mit etwas über 900 an. Nach Studien und medialer Aufregung kam sie mit einer neuen Zahl heraus: weit über 200.000 pro Jahr.

»In January, prodded in part by outrage over a series of articles in the New York Review of Books, the Justice Department finally released an estimate of the prevalence of sexual abuse in penitentiaries. The reliance on filed complaints appeared to understate the problem. For 2008, for example, the government had previously tallied 935 confirmed instances of sexual abuse. After asking around, and performing some calculations, the Justice Department came up with a new number: 216,000. That's 216,000 victims, not instances. These victims are often assaulted multiple times over the course of the year. The Justice Department now seems to be saying that prison rape accounted for the majority of all rapes committed in the US in 2008, likely making the United States the first country in the history of the world to count more rapes for men than for women« (The Guardian 2012).

Den Firmen und Investoren im US-amerikanischen Knastsystem dient das Gulag-System als Vorbild. Schließlich hat das damals Geld abgeworfen. Warum also sollten Häftlinge »durchgefüttert« werden? Es liegt doch viel näher, ihnen ihren Aufenthalt im Gefängnis am Schluss in Rechnung zu stellen, so als wären sie in einem teuren Hotel abgestiegen. Natürlich droht den Entlassenen der Bankrott, weil sie sich ihre Gefängniskosten nicht leisten können. Aber dies ist wiederum gut für Investoren, denn so kehren sie rasch ins System zurück und erweitern es stetig. Der amerikanische Traum vom steten Weiterrücken und Grenzüberschreiten bleibt ausgerechnet im Knastsystem lebendig.

Die Ästhetik eines Hochsicherheitsgefängnisses bestimmt auch Aronofskys Film. Die wüsten, schnellen Bilder erzeugen eine beklemmende Atmosphäre, wie sie in Gulag-Anlagen herrscht. Man möchte als Zuschauer genauso schnell hinaus wie die Protagonisten. Denn draußen, da ist das Paradies. Die einzige Möglichkeit, dahin zu kommen, bieten Drogen. Sie und der Krieg um sie halten den Ur-algorithmus der Sucht in Gang, den »pursuit of happiness«, den amerikanischen Traum. Im Traum, im Film, im Gefängnis, in Stadt und Land.

Literatur

Angell M (2011) The epidemic of mental illness: why? New York Rev Books, 23. Juni 2011. https://www.nybooks.com/articles/2011/06/23/epidemic-mental-illness-why/ Zugegriffen am: 30. Juni 2018

Däuker H (2012) Ästhetik als Injektion. In: Bär P, Schneider G (Hrsg) Darren Aronofsky. Psychosozial-Verlag, Gießen

The Guardian (2012) www.theguardian.com/commentisfree/cifamerica/2012/feb/21/us-more-men-raped-than-women. Zugegriffen: 7. Apr. 2018

Gopnik A (2012) The caging of America, The New Yorker, January 30 2012

Springer A (2008) Requiem für einen Traum. In: Stephan D, Möller H (Hrsg) Frankenstein und Belle de Jour. Springer, Berlin

Originaltitel	Requiem for a Dream
Erscheinungsjahr	2000
Land	USA
Drehbuch	Hubert Selby, Darren Aronofsky
Regie	Darren Aronofsky
Hauptdarsteller	Ellen Burstyn, Jared Leto, Jennifer Connelly, Marlon Wayans
Verfügbarkeit	Als DVD in Deutsch erhältlich

Rainer Gross

Der „War on Drugs"
im Hollywood-Film

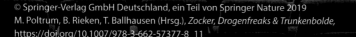

© Springer-Verlag GmbH Deutschland, ein Teil von Springer Nature 2019
M. Poltrum, B. Rieken, T. Ballhausen (Hrsg.), *Zocker, Drogenfreaks & Trunkenbolde*,
https://doi.org/10.1007/978-3-662-57377-8_11

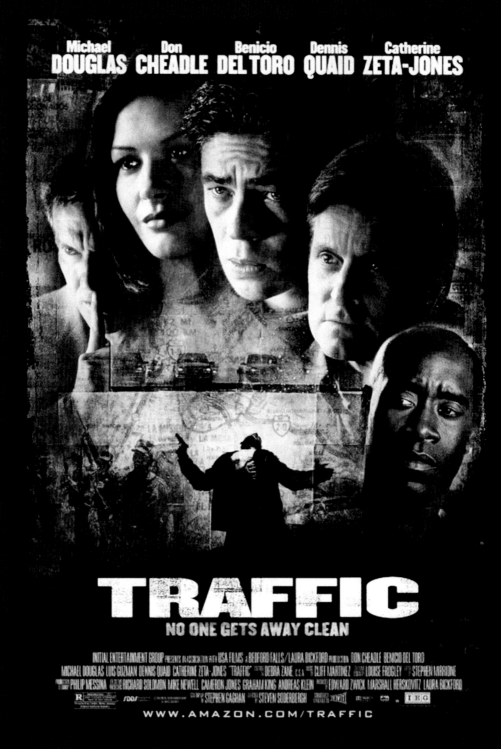

Filmplakat *Traffic*. (Quelle: Filmbild Fundus Herbert Klemens. © 20th Century Fox. Mit freundlicher Genehmigung)

Traffic (2000)

Einleitung

> »Unsere Gesetze gegen illegale Drogen funktionieren als ein System, das die Preise der kriminellen Drogenindustrie stützt/aufrecht hält. Diese Gesetze stoppen keine Drogen. Trotz Milliarden von verschwendeten Dollars und einer riesigen Last von Tod, Sucht, Verbrechen, Korruption und Leben, die im Gefängnis verschwendet wurden, ist es heute für jeden, der Drogen will auch möglich, sie zu bekommen« (Ebert 2001).

Diese Sätze klingen nach einem politischen Leitartikel, vielleicht einem Kommentar zur Sozialpolitik/ Drogenpolitik in den USA. Verblüffenderweise aber ist es der Beginn einer (begeisterten) Filmkritik! Nämlich der Rezension des damals wohl einflussreichsten amerikanischen Filmkritikers Roger Ebert zum Start eines Films Anfang 2001: Dies nämlich ist Eberts politische Schlussfolgerung aus einem Film (◘ Abb. 11.1):

> »Diese Schlüsse ziehe ich aus ›Traffic‹, Steven Soderbergh's neuem Film, der die Wege der Drogen in Nordamerika verfolgt, von der Basis bis zur Spitze der Versorgungskette« (Ebert 2001).

Schon diese Zeilen machen klar, dass *Traffic* nicht nur aus filmhistorischen Gründen, sondern zumindest ebenso sehr aus politischen, aus drogenpolitischen Gründen ein Hollywood-Meilenstein war. Soderbergh's Film war vielleicht der »Tipping Point«, der Zeitpunkt in der Geschichte des so schrecklich langen »War on Drugs«, in dem die Meinung mehrheitsfähig wurde, dass es sich bei Drogenabhängigkeit um eine Krankheit und nicht primär um ein Verbrechen handle – und dass das Drogen-Business funktioniere wie jedes andere Business – nämlich ausschließlich profitorientiert (siehe: Faux 2009, Hari 2015, Márez 2004)!

Steven Soderbergh: Ein Regisseur zwischen Avantgarde-Film und Blockbuster

Der Regisseur Steven Soderbergh pendelt seit Jahrzehnten zwischen ambitionierten Arthouse-Filmen und Hollywood-Mainstream-Arbeiten, gelegentlich sogar eindeutigen »Blockbustern« wie *Ocean's Eleven* und den beiden Fortsetzungen.

1989 gewann er bereits mit seinem ersten Film *Sex, Lies and Videotape* in Cannes die Goldene Palme – im Alter von 26 Jahren. So jung war vorher kein Preisträger in Cannes gewesen. Bereits in diesem Debütfilm gelang ihm eine Balance zwischen ganz persönlichem Kino und kommerziellem Erfolg: Auch dank einer für einen Indiefilm vergleichsweise aufwändigen Werbung spielte der Film mehr als fünfzig Mio. Dollar ein – ein überragender Kassenerfolg für einen so »kleinen« Film (in den Jahren davor hatten zwar Jim Jarmusch, Spike Lee und andere »Independent Film-Makers« kommerzielle Erfolge gelandet, aber beileibe nicht in dieser Größenordnung). So wurde Soderbergh schon wenige Jahre später ein Millionenbudget zur Verfügung gestellt – spätestens 1996 war er mit *Out of Sight* im Hollywood-Mainstream erfolgreich angelangt: In diesem Film bewies er auch erstmals, dass er bekannte Hollywood-Stars »gegen ihren Typ« besetzen konnte bzw. abweichend von ihren vorangegangenen

Rollen und ihrem Publikums-Appeal: Dies gelang ihm nach George Clooney auch mit Julia Roberts, der er 2000 in *Erin Brockovich* ihre erste Charakterrolle ermöglichte – die ihr prompt den Oscar eintrug. Im selben Jahr 2000 drehte er auch *Traffic* – auch hier, mit Michael Douglas, ein Star in einer für ihn ungewohnten Rolle. In diesem Jahr waren gleich zwei Soderbergh-Filme für den Oscar als »Bester Film« nominiert. Der Regisseur gewann dann einen Oscar für die »Beste Regie« für *Traffic* und war damit an einem ersten Höhepunkt seiner Karriere angelangt.

Bereits 2001 folgte dann mit *Ocean's Eleven* (und einem ganzen Star-Ensemble) der endgültige Durchbruch zum Blockbuster-Regisseur. In den Jahren darauf waren zwar beileibe nicht alle Soderbergh-Filme annähernd so erfolgreich wie das Trio *Erin Brockovich, Traffic* und *Ocean's Eleven*, das insgesamt über eineinhalb Mrd. Dollar einspielte. Trotzdem schaffte es Soderbergh durchgehend, durch kommerziellen Erfolg mit Großproduktionen sich genügend Unabhängigkeit auch für seine kleineren Projekte zu verschaffen – auch die letzten Entscheidungen über die Besetzung und den »Final Cut« bei seinen Mainstream-Filmen.

Wie war dieser jahrzehntelange erfolgreiche Balanceakt zwischen Independent-Film und Hollywood-Mainstream für den Regisseur möglich geworden? Soderbergh hat sich selbst im Interview als »Hybrid« bezeichnet:

»Wenn Sie bedenken, dass die unabhängigen Filme von den Studios verschluckt worden sind, dann wurde ich unvermeidlich eine Art von Hybrid. Vielleicht habe ich mich vorausschauend in Richtung der Mitte bewegt, weil ich sonst überhaupt keine Karriere mehr gehabt hätte« (Biskind 2004, S. 416; Übersetzung des Autors).

Allerdings empfindet Soderbergh dies sichtlich in keiner Weise als Kapitulation oder als Ausverkauf seines Talentes an das Hollywood-System: Gemeinsam mit einem noch viel bekannteren Hollywood-Star, nämlich dem Schauspieler George Clooney, gründete er 1999 »Section Eight«, eine Produktionsgesellschaft, die jungen oder unabhängigen Filmemachern eine Art »Schutz« vor dem Studiosystem liefern sollte – und dadurch komplexe Geschichten auf die Leinwand bringen wollte, die in der gesellschaftlichen Realität verhaftet waren, die auch soziale Ungleichheit thematisierten. Diese »Section Eight« produzierte Filme wie Todd Haynes *Far from Heaven*, Christopher Nolans *Insomnia*; Clooney selbst führte Regie in *Good Night, and Good Luck* und Stephen Gaghans *Syriana* brachte Clooney seinen ersten Oscar. Clooney und Soderbergh investierten einen beträchtlichen Teil ihrer Riesenprofite aus *Ocean's Eleven* in diese Arbeit und Clooney definierte das Ziel von »Section Eight« so:

»Wir wollen die Dinge, die wir von ausländischen und unabhängigen Filmen gelernt haben, in das Studiosystem hineinbringen …« (Baker 2011, S. 97; Übersetzung des Autors).

Mitentscheidend für Soderberghs Erfolg auch bei großen Projekten mit Riesenbudgets ist sicher auch seine – durchaus Hollywood-kompatible – Einschätzung, »entertainment is a good thing«: So seine Antwort auf die Interviewfrage, ob er sich als Intellektueller nicht hätte quälen müssen in den zwei Jahren, die er mit *Ocean's Eleven* beschäftigt war: Er hätte diesen Film niemals gedreht, wenn es ihm nicht auch großen Spaß gemacht hätte. Soderbergh ist aber nicht nur Entertainer, sondern auch ein Paradebeispiel des politisch aufrechten, liberalen Hollywood – und führt so auch die ehrenwerte Tradition des »Sozialdramas« weiter ins 21. Jahrhundert. *Traffic* ist ein hervorragendes Beispiel für diese Facette seiner Arbeit.

Dabei kann er als einer von ganz wenigen verblüffenderweise zwei unvereinbar scheinende Aspekte von Filmarbeit verbinden, die Peter Biskind so zusammengefasst hat:

»Während Hollywood Phantasien des Eskapismus verkauft, leben die Indies von Realismus und Engagement. Wenn Hollywood kontroversielle Themen meidet, stürzen sich die Indies

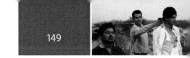
darauf. Während Hollywood-Filme teuer sind, sind die Indies billig. Hollywood liebt Spektakel, Action und Special Effects, während die Indies in einem intimeren Rahmen funktionieren, das Drehbuch und die Mise-en-Scène bevorzugen« (Biskind 2004, S. 19; Übersetzung des Autors).

Soderbergh selbst sieht dies ganz pragmatisch:

»Du kannst auf zwei Ebenen spielen. Das Publikum kommt, um den Film eines bestimmten Typus zu sehen – du aber kannst währenddessen deine persönlichen Vorlieben pflegen, ohne dabei zu prätentiös oder langweilig zu werden« (Biskind 2004, S. 191; Übersetzung des Autors).

Wie viele andere Arbeiten von Soderbergh war auch *Traffic* eigentlich ein Remake: Das Vorbild war eine englische TV-Serie von 1989, die erfolgreich auf Channel 4 lief. Dort allerdings ging es um Drogenschmuggel zwischen der Türkei und England – Soderbergh übernahm nicht viel mehr als die Grundstruktur. Sein Film ist wesentlich komplexer und ehrgeiziger.

Zwei Produktionsfirmen stiegen in der Pre-Production wieder aus – ihnen war das Risiko der komplizierten Geschichte ohne eindeutiges Happy End zu groß. Auch einige der angefragten Stars (wie z. B. Harrison Ford) lehnten die angebotenen Rollen ab. Schließlich musste Soderbergh einen beträchtlichen Teil der Pre-Production-Kosten vorerst selbst aufbringen.

Die Skepsis der diversen Produzenten, Filmfirmen und Geldgeber war nur allzu verständlich: Mit einem Riesenbudget von fast fünfzig Mio. Dollar drehte Soderbergh eine für Hollywood-Verhältnisse ausnehmend komplexe Geschichte in drei voneinander fast unabhängigen Handlungssträngen, teilweise farblich grob verfremdet, fast durchgehend mit Handkamera gedreht, meist bei natürlichem Licht – also mit einem eindeutig dokumentarischen Touch. Soderbergh gab als Einflüsse sowohl *Schlacht um Algier* von Pontecorvo als auch den Film *Z* von Costa Gavras an: Bei beiden Filmen hätte ihn fasziniert, dass das Filmmaterial nicht »gespielt«, sondern »wie gefunden, eingefangen« gewirkt hätte. Daneben ließ sich Soderbergh auch vom »Cinéma-Vérité-Style« des englischen Sozialkritikers Ken Loach inspirieren. In *Traffic* fungierte der Regisseur Soderbergh auch als sein eigener Kameramann!

Das größte Entsetzen aber löste der Regisseur bei seinen Produzenten mit der Forderung aus, dass alle Dialogszenen zwischen Mexikanern im Film nur in Spanisch gedreht würden (mit englischen Untertiteln). Dies war ein absolutes Novum in einem Mainstream-Hollywood-Film: Dort ging man bisher davon aus, dass die Zuschauer mit der Illusion leben konnten bzw. wollten, dass ohnehin alle auf der Welt Englisch sprechen würden. Soderbergh hingegen wollte mit seiner Lösung des Spanischs mit Untertiteln die »impenetrability of another culture« unterstreichen.

Der Film bietet nicht weniger als dreizehn Hauptfiguren, mehr als hundert kleinere Rollen, gedreht wurde in elf verschiedenen Städten – trotzdem (oder vielleicht gerade wegen der komplexen Handlungsstrukturen) wurde *Traffic* ein großer Publikumserfolg. Er spielte das Dreifache seiner Produktionskosten ein und erhielt 2001 4 Oscars (Beste Regie für Soderbergh, Beste Nebenrolle für Benicio del Toro, Bestes Drehbuch, Bester Schnitt).

Benicio del Toro wurde durch *Traffic* zum Star: Davor war er erstmals aufgefallen in *Die üblichen Verdächtigen*, 1995, nach seinem Oscar für *Traffic* wurde er bereits drei Jahre später ein zweites Mal für den Oscar nominiert (für *21 Gramm*, 2003). Ähnlich wie Soderbergh pendelt auch der Darsteller del Toro zwischen kleineren Arthouse-Produktionen und Blockbustern (zuletzt sogar 2017 in *Star Wars*).

Catherine Zeta-Jones war in den USA im Jahr 2000 primär als junge Verlobte von Michael Douglas bekannt – der eine Rolle für sie auch als Bedingung für seine Mitwirkung in *Traffic* gefordert hatte.

2003 erhält auch sie ihren Oscar (für die beste Nebenrolle in *Chicago*), bereits 2004 spielte sie wieder für Soderbergh in *Ocean's Twelve*.

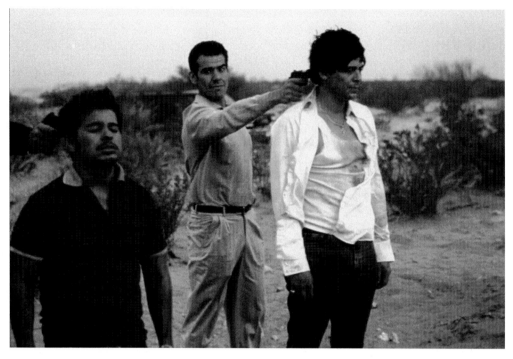

■ **Abb. 11.2** Manolo wird ermordet, Javier kommt noch einmal davon. (Quelle: Filmbild Fundus Herbert Klemens. © 20th Century Fox. Mit freundlicher Genehmigung)

Alle drei *Traffic*-Stars (Douglas, del Toro und Zeta-Jones) haben zumindest noch einmal später mit dem Regisseur gearbeitet: Benicio del Toro erhielt für die Hauptrolle in der epochalen Biografie *Che* den Darstellerpreis in Cannes 2008, Zeta-Jones glänzte zuletzt in *Side Effects,* 2013, und Michael Douglas gewann einen Emmy für die Hauptrolle in *Liberace,* 2013.

Drei Handlungsstränge

Für den durchschnittlichen Zuschauer eines großen Hollywood-Films wäre es wohl höchst anstrengend geworden, das rasche Hin- und Herspringen, den Wechsel zwischen drei Handlungssträngen im Minutentakt in *Traffic* mitzuverfolgen, wenn der Regisseur nicht einen Verfremdungseffekt eingebaut hätte, der gleichzeitig verlässlich als Navigationshilfe dient: Jeder der drei Handlungsstränge ist völlig unterschiedlich »eingefärbt«, was die Orientierung extrem erleichtert:

I. Der braun-gelbe »wüstenfarbene« Mexiko-Handlungsstrang:
    Benicio Del Toro als aufrechter Polizist in einem korrupten und mörderischen Universum.

II. Der kühl-blaue Handlungsstrang der politischen Macht:
    Michael Douglas als »Drogenzar« zwischen Macht und Familientragödie in Cincinnati und Washington.

III. Der sonnig-rötliche kalifornische Handlungsstrang in San Diego:
    Catherine Zeta-Jones rettet Mann und Sohn und emanzipiert sich selbst durch Übernahme des Drogen-Familiengeschäfts.

I. Mexiko

Irgendwo in der mexikanischen Wüste stoppen der Polizist Javier Rodriguez (Benicio del Toro) und sein Partner Manolo Sanchez (Jacob Vargas) einen Drogentransport und verhaften die Kuriere. Die Amtshandlung wird jedoch dramatisch unterbrochen durch Eintreffen eines »Sonderkommandos«, kommandiert vom mächtigen General Salazar persönlich (Tomas Milian): »Gute Arbeit, aber jetzt übernehmen wir …«. Salazar engagiert aber die beiden einfachen Polizisten für seine (halbprivate) Spezialtruppe. Bald darauf gelingt es Javier im Auftrag von Salazar, einen Killer des Tijuana-Kartells in Kalifornien in die Falle zu locken und nach Mexiko zu bringen: Dort wird dieser Francisco Flores gefoltert und verrät die Namen wichtiger »Offiziere« des Tijuana-Kartells, des Drogenkartells der Brüder Obregón.

Bald aber wird Javier und Manolo klar, dass General Salazar nur deshalb so massiv gegen das Tijuana-Kartell vorgeht, weil er von deren Konkurrenz, vom Juarez-Kartell bezahlt wird. Seine gesamte Anti-Drogenkampagne ist also nur ein Vorwand. Als Manolo versucht, die Information über Salazars korrupte Handlungsweise an die amerikanische DEA (Drug Enforcement Agency) zu verkaufen, wird er von Salazars Schergen erwischt und exekutiert. Javier muss diese Hinrichtung mitansehen – in der Gewissheit, sofort danach selbst erschossen zu werden, was dann aber nicht geschieht: Die Henker beglückwünschen ihn: Er sei jetzt Teil ihrer Bruderschaft (■ Abb. 11.2).

Nun versucht Javier seinerseits, einen Deal mit der DEA einzugehen – und ihm gelingt es: Für sich selbst verlangt er kein Geld, er wünscht sich nur, dass in seiner Heimatstadt eine Flutlichtanlage für das Baseball-Stadion bezahlt wird: So könnten die Kinder auch in der Nacht Baseball trainieren bzw. spielen, würden dadurch weniger auf der Straße sein und nicht so leicht in die Fänge der Straßengangs gelangen und schon als Teenager Drogenkuriere werden. Ganz am Ende des Films sieht man Javier, der als Zuschauer (und anonym bleibender Wohltäter) ein Baseball-Spiel der Jugendliga unter Flutlicht verfolgt. Davor aber hat er noch den allmächtigen General Salazar als korrupt entlarvt und ins Gefängnis gebracht.

II. Washington/Cincinnati: Aufstieg und Fall des »Drogenzaren« Richter Wakefield

Robert Wakefield, ein konservativer Richter in Ohio (Michael Douglas), wird zum Leiter des »President's Office of National Drug Control Policy« ernannt. Der populäre Titel lautet dafür in den Medien: »Amerikas Drogenzar«. Schon bei seinen ersten Terminen in Washington warnen ihn sowohl sein resignierter Vorgänger als auch zahlreiche andere Lobbyisten und Politiker (in dieser Szene sind einige »wirkliche« Politiker zu sehen): Auf Bitte von Soderbergh erklärten sich Senatoren und ein Gouverneur bereit, ihre – liberalen – Positionen zur Drogenpolitik und zum »War on Drugs« dem neu ernannten »Drogenzaren« zu erläutern: Dieser Krieg gegen die Drogen sei nicht zu gewinnen. Lange Zeit hört Wakefield freundlich-unverbindlich zu, die Bedenken perlen jedoch an ihm ab: Er ist überzeugt davon, dass man nur hart genug und mit genügend Einsatz von Polizisten und Ermittlungstechnik gegen die Drogenkartelle vorgehen muss, um sie zu zerschlagen. Verblüfft hört er die Antwort eines hohen Polizeioffiziers an der kalifornisch-mexikanischen Grenze auf seine Frage, ob die Drogenkartelle ähnlich viel Geld für diesen Kampf aufwenden würden: »Die haben so viel mehr Geld als wir« (■ Abb. 11.3).

Während aber Richter Wakefield seinen harten Kurs konsequent verfolgt, bahnt sich daheim in seiner eigenen Familie eine Tragödie an: Seine Tochter Caroline (Erika Christensen) ist zwar Musterschülerin, probiert jedoch nach Kokain und Metamphetamin auch Heroin aus, wird von ihrem Highschool-Freund Seth auch mit »Freebasing« bekanntgemacht. Mit Seth und einer Freundin wird sie von der Polizei aufgegriffen, nachdem das Trio einen (nach Einnahme einer Überdosis) komatösen weiteren Freund anonym beim Krankenhaus »ablegen« wollte. Richter Wakefield fällt aus allen Wolken – umso mehr, als er erfahren muss, dass seine (ihm entfremdete) Frau schon seit Monaten vom Drogenproblem seiner Tochter weiß. Vorerst aber kann er noch nicht akzeptieren, dass sie süchtig ist – das muss er

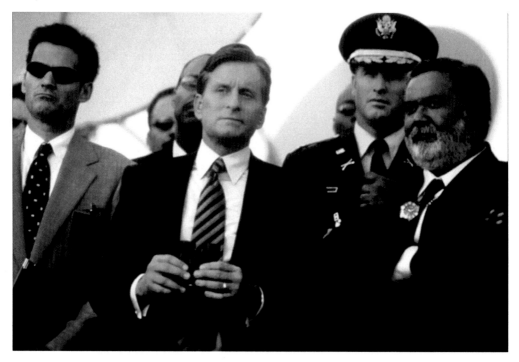

■ **Abb. 11.3** Noch fühlt sich der »Drogenzar« Wakefield als souveräner Stratege. (Quelle: Filmbild Fundus Herbert Klemens. © 20th Century Fox. Mit freundlicher Genehmigung)

aber bald tun, nachdem sie aus der Reha-Klinik wegläuft, zur Finanzierung ihres Drogenkonsums den Schmuck ihrer Mutter stiehlt und dann in Cincinnati untertaucht.

Gemeinsam mit ihrem von ihm dafür »zwangsverpflichteten« Freund Seth versucht Wakefield, seine Tochter im schäbigen Drogen-Viertel zu finden – wird dabei zuerst von ihrem Dealer bedroht und gedemütigt, findet sie dann schließlich wirklich in einem schäbigen Hotelzimmer, wo sie sich gerade mit einem älteren Mann prostituiert. Weinend bricht er neben der halb bewusstlosen Tochter zusammen.

Als er wenig später in Washington seine mit Spannung erwartete erste Pressekonferenz zum Thema »Zehn Punkte, um den Drogenkrieg zu gewinnen« abhalten soll, schafft er dies nicht mehr: Er beginnt noch kämpferisch, stockt dann und weicht völlig vom Skript ab: Wenn der Krieg gegen Drogen auch ein Krieg gegen die Mitglieder der eigenen Familie sei, dann könne er dies nicht durchhalten.

Nachdem er sich dadurch selbst aus seiner Position entlassen hat, sieht das Publikum ihn in seiner letzten Szene gemeinsam mit Frau und Tochter (und sichtlich nach Wiedergewinn einer gewissen Hoffnung) in einem Meeting von Narcotics Anonymous (NA): »Wir sind hier, um unserer Tochter zu helfen und zuzuhören.«

III. San Diego/Kalifornien: Eine Frau kämpft um ihre Familie – und um das Drogenimperium ihres Mannes

Dieser Handlungsstrang beginnt mit der dramatischen und turbulenten Verhaftung des Drogendealers Eduardo Ruiz (Miguel Ferrer): In den einzigen angedeutet humorvollen Szenen des Films (fast im Stil eines Polizisten-Buddy-Movies) sind die beiden DEA-Ermittler Montel Gordon (Don Cheadle) und Ray Castro (Luis Guzmán) erfolgreich und können den verhafteten Ruiz »knacken«: Um dem Gefängnis zu entgehen, verrät er seinen Boss, den »Drug Lord« von San Diego, Carlos Ayala (Steven Bauer), den größten Drogenverteiler in den USA für das Kartell der Brüder Obregón. Ayala wird daraufhin verhaftet

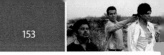

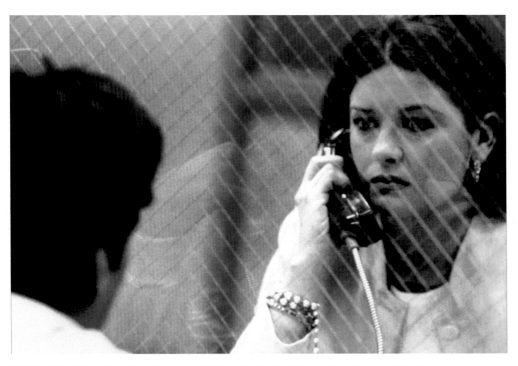

■ **Abb. 11.4** Helena Ayala übernimmt anstelle ihres inhaftierten Mannes die Leitung des Familienunternehmens. (Quelle: Filmbild Fundus Herbert Klemens. © 20th Century Fox. Mit freundlicher Genehmigung)

und von einem bekannt harten Staatsanwalt (persönlich ausgewählt von Richter Wakefield) angeklagt: Der Prozess gegen ihn soll ein Signal an die mexikanischen Drogenkartelle werden.

Erst nach der Verhaftung ihres Mannes Carlos erkennt seine schwangere Frau Helena Ayala (Catherine Zeta-Jones), worin das so profitable Geschäft ihres Mannes eigentlich bestand. Davor sehen die Zuschauer sie als schönes »trophy wife« im Kreise ihrer reichen Freundinnen im Country Club. Als ihr aber der Geschäftspartner ihres Mannes, Arnie Metzger (Dennis Quaid) vom Drogengeschäft erzählt, als ihrem Mann lebenslange Gefängnisstrafe droht und auch ihr Sohn Todesdrohungen erhält, wächst sie über sich hinaus, um Familie und Vermögen zu retten: Zu diesem Zweck muss der Kronzeuge der Anklage, eben der verhaftete Eduardo Ruiz getötet werden – ohne seine Aussage fällt die Anklage zusammen. So heuert Helena den uns schon bekannten Francisco Flores an, um Ruiz mit einer Autobombe zu töten. Der Plan geht schief, bei der Explosion überlebt zwar Ruiz, aber der DEA-Agent Ray Castro stirbt. Sein überlebender Partner Montel Gordon ist erschüttert, schwört aber den Ayalas Rache – und versucht, Ruiz möglichst gut bis zu seiner Zeugenaussage zu schützen; danach würde dieser dann ins Zeugenschutzprogramm übernommen und verschwinden (■ Abb. 11.4).

In einem verzweifelten zweiten Versuch fährt Helena nach Mexiko und versucht, zu einem Übereinkommen mit Juan Obregón zu kommen: Der Drogenboss lässt sich auf den Handel ein und veranlasst, dass Ruiz in seinem Hotelzimmer (unmittelbar vor seiner Zeugenaussage) vergiftet wird. Daraufhin muss Carlos Ayala freigelassen werden. Nach seiner Entlassung erfährt Ayala, dass Metzger ihn verraten hat und schickt diesem zwei Killer ins Haus. Bei der »Homecoming-Party« des nun wieder unbescholtenen Geschäftsmanns Ayala dringt der (wegen der Ermordung seines Partners immer noch wütende) Polizist Montel Gordon in die noble Villa des Drogenbosses ein, beschimpft ihn und wird von dessen Leibwächtern hinausgeprügelt. Dies allerdings erst, nachdem es ihm im Lauf der Rauferei gelungen ist, einen »Bug« (eine Abhörwanze) unter dem Tisch des Wohnzimmers zu verbergen. Zufrieden lächelnd geht er von dannen. Vielleicht ergibt sich bald neues Material gegen Carlos Ayala.

Befriedigung und Enttäuschung von Zuschauererwartungen am Beispiel von Michael Douglas

Einerseits »fordert« der Regisseur Soderbergh sein Publikum durch die komplexe Handlungsstruktur mit drei verschiedenen Handlungssträngen. Andererseits wird das Publikum beruhigt bzw. »belohnt« durch die Präsenz von bekannten Stars.

Diese Stars aber – und hier besonders Michael Douglas – sind von Soderbergh »gegen den Strich« besetzt, also in einer Rolle, die ihrem bis dahin bekannten oder typischen Rollenfach überhaupt nicht entspricht: Michael Douglas war in den Neunzigern einer der größten männlichen Hollywood-Stars geworden, vor allem durch Filme wie *Wall Street* (wo er den skrupellosen Broker verkörperte mit der unsterblich gewordenen Maxime »Greed is good«). Auch in seinen Paraderollen wie in *Basic Instinct* oder *Fatal Attraction* musste er zwar gegen verführerische und böse Frauen kämpfen, die ihn wegen seiner moralischen Schwächen in Gefahr brachten, am Schluss aber blieb er siegreich für das Patriarchat und die »family values«.

Dieses Vertrauen des Publikums auf ein sicheres Happy End für Michael Douglas wird in *Traffic* bitter enttäuscht: In seiner Rolle als Richter und »Drogenzar« Wakefield dekonstruiert Soderbergh den Charakter und damit auch den »typisch amerikanischen Erfolgsmann« Douglas: Sein Judge Wakefield wirkt anfangs völlig überzeugt von seinen (drogenpolitisch sehr restriktiven) Grundsätzen, vor allem aber wirkt er immens selbstsicher. Dann aber – ausgerechnet nach seiner Ernennung zum »Drogenzar« durch den amerikanischen Präsidenten – muss er entdecken, dass er der Heroinsucht seiner eigenen Tochter hilflos gegenübersteht. Und so muss er langsam (fast gegen seinen Willen) erkennen, dass Drogenkonsumenten vielleicht nicht nur schwache und/oder böse Menschen sind – und dass daher ein vernünftiger Ansatz im »War on Drugs« neben Polizei und Justiz auch Therapie und die Suche nach den Ursachen brauchen würde. Bezeichnend für diese allmähliche Einstellungsveränderung bei Michael Douglas ist sein gereizt-verzweifelter Ausruf, als er im Flugzeug entdeckt, dass in seinem gesamten Beraterstab kein einziger Experte für Drogentherapie dabei ist:

💬 »Why is there no one from treatment on this plane?«

Im deutschen Filmtext: »Warum ist kein Mediziner in diesem Flugzeug?«

Auch nach der »Bekehrung« des Richters Wakefield zur Einschätzung, dass im »War on Drugs« wohl zu viel Polizei und zu wenig Therapie geboten würde, gibt es in diesem Film weiterhin »keinen Arzt an Bord«: Wakefield besucht mit seiner Tochter und Frau zwar am Ende eine Gruppe von »Narcotics Anonymous«, die sich jedoch (ebenso wie die Mutterorganisation »Alcoholics Anonymous«) als Institution der Selbsthilfe und Angehörigenhilfe versteht, dezidiert jedoch nicht als Psychotherapie im engeren Sinn! Allerdings entspricht die spirituelle Grundhaltung der NA- bzw. AA-Bewegung dem US-amerikanischen Meinungs-Mainstream (und Soderbergh konnte damit die Parteinahme für bzw. gegen spezielle Therapieformen vermeiden).

Kurz davor hatte Wakefield noch seinen neuen »Kampfgenossen« General Salazar nach dessen Einschätzung zur Behandlung von Süchtigen gefragt. Salazars zynische Antwort:

💬 »Behandlung der Sucht? Süchtige behandeln sich selbst. Sie nehmen eine Überdosis und dann gibt es einen weniger, um den wir uns sorgen müssen.«

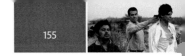

Wakefield hatte nichts entgegnet.

Soderbergh zeichnet in *Traffic* zwei diametral entgegengesetzte, einander kreuzende Linien für die Rolle von Michael Douglas: Während er im Verlauf des Films durch Verlust seiner anfangs so sicheren Positionen und Überzeugungen und vor allem durch die Drogensucht seiner Tochter immer ohnmächtiger wird, gewinnt er gleichzeitig eben dadurch an moralischer Statur. Ganz am Ende des Films ist er als Teilnehmer einer Narcotics-Anonymus-Angehörigengruppe vom Blickwinkel der Macht her am Tiefpunkt angelangt – eben dadurch aber moralisch fast zum Helden geworden – zum Helden vor allem der so typisch amerikanischen »familiy values« – endlich als Vater, der sich Zeit nimmt für seine Tochter, um ihr beim »Kampf gegen die Sucht« zu helfen.

Richter Wakefield macht hier fast idealtypisch eine Kehrtwendung vom konservativen zum liberalen Erziehungsmodell durch – bezeichnenderweise ändert sich durch seine politische Desillusionierung im »Kampf gegen die Drogen« auch sein familiäres Erziehungsmodell: Im Sinne des Linguisten George Lakoff wechselt er von der politischen Metapher des Staates als »strenger Vater« zu jener des Staates als »nährender Elternteil«.

Laut Lakoff empfinden Konservative den Staat als einen starken, dominanten Vater, der die Entscheidungen in der Familie (für die Bürger) trifft: In dieser Weltsicht können Kinder nur durch Belohnung und Strafe lernen, nur durch Selbstdisziplin werden sie zu reifen Erwachsenen. Nach erfolgreicher Erziehung aber sind die Kinder (Staatsbürger) dann sowohl selbstständig als auch selbstverantwortlich – benötigen kaum mehr Einschränkungen (Lakoff 2008).

Genau nach diesem Modell kanzelt Richter Wakefield in seiner ersten Szene einen Anwalt ab: Dessen Mandant sei selbst schuld, wenn seine ganze Farm konfisziert würde – hätte er eben keine Drogen angebaut.

Im Gegensatz dazu steht die Metapher des Staates als nährender, unterstützender Elternteil: In dieser Parallele von Staat und Familie sorgt jedes Familienmitglied für den anderen, Kinder wissen im Wesentlichen selbst, was für sie gut ist. Sie sollen möglichst autonom die Welt erkunden, die Eltern sollen sie nur vor schädlichen Einflüssen schützen (oder eben der Staat z. B. vor Drogen). Fürsorge füreinander aber sollen auch Erwachsene ausüben – bzw. auch ein Anrecht darauf haben.

Diesem Modell nähert sich Wakefield in seiner hoch emotionalen Abschiedsrede (die eigentlich seine erste Pressekonferenz als »Drogenzar« einleiten hätte sollen). Innerhalb weniger Minuten schlägt er den Bogen vom Kämpfer im »War on Drugs« zum desillusionierten, besorgten Vater: Dieser Krieg müsse wohl oft ein Krieg gegen Familienangehörige sein – und so sehen ihn die Zuschauer in der letzten Szene bescheiden, fast demütig als Angehörigen in der NA-Gruppe seiner Tochter:

💬 »Wir sind hier, um unserer Tochter zu helfen und um zuzuhören.«

Erst dadurch, erst jetzt hat er – aus psychoanalytischer Sicht – jene Art von moralischer Autorität erreicht, die ein Elternteil dadurch erlangt, dass er erfolgreich sein Kind halten kann, die größten Ängste seines Kindes halten, aushalten kann (»containen«), so lange, bis das Kind dies irgendwann als Erwachsener allein schafft.

Vielleicht fiel Michael Douglas die Identifikation mit diesem Richter Wakefield leichter durch seine persönlichen Erfahrungen mit Drogenproblemen von Prominenten-Kindern: Sein eigener Sohn Cameron Douglas – ebenfalls Schauspieler – wurde mehrmals wegen Drogendelikten verurteilt und musste schließlich 2010 bis 2016 für mehr als sechs Jahre ins Gefängnis.

Auch die Hoffnung des Publikums, Michael Douglas als erfolgreichen Liebhaber in *Traffic* zu erleben, wird von Soderbergh radikal enttäuscht: Damals waren Douglas und Catherine Zeta-Jones wohl **das** Hollywood-Liebespaar; erst im Jahr davor hatten sie zueinander gefunden. Zeta-Jones war während der Dreharbeiten für *Traffic* bereits deutlich schwanger, sodass das Publikum gleichzeitig Michael Douglas in seinem ohnmächtigen Kampf gegen die Sucht seiner Film-Tochter beobachten konnte, aber auch sein noch ungeborenes Kind im Film »sehen« bzw. phantasieren konnte.

Douglas und Zeta-Jones begegnen einander im Film nicht einmal in einer einzigen Szene. Aber auch Zeta-Jones verteidigt im Film die »family values« – sie kämpft um ihren Status, ihre Ehe und Familie und vor allem um die Sicherheit ihrer Kinder – allerdings mit moralisch höchst verwerflichen Methoden inklusive Mordauftrag gegenüber dem Zeugen, der ihren Mann ins Gefängnis gebracht hatte.

Enttäuscht wird vom Regisseur auch die Erwartung des Publikums, das Michael Douglas aus zahlreichen früheren Filmen als »vigilante« kennt, als einsamen Rächer: Ein Versuch in diese Richtung endet beschämend und fast katastrophal, als er dem Dealer gegenübertritt, der seine Tochter auf den Strich schickt. Als er diesem gegenüber drohend werden will, schlägt ihn der Kriminelle, demütigt ihn und macht ihm klar, dass er hier im Ghetto aber schon gar nichts zu bestimmen hätte.

Traffic – ein »Hollywood-Dokumentarfilm«?

Soderbergh übernahm in diesem Film auch höchstpersönlich die Rolle des Kameramanns – und er filmte im Stil eines Dokumentarfilms – trotzdem aber mainstreamtauglich. Der Film ist fast durchgehend mit Handkamera gedreht, dazu fast ausschließlich bei bzw. mit natürlichem Licht. Soderbergh sprach später ironisch-stolz von seinem »49 Millionen Dogma-Film« unter Bezug auf die dänische Dogmagruppe (am bekanntesten: Lars von Trier) mit ihren Minibudgets, ihrer Handkamera und ihrem rau-dokumentarischen Stil.

Der geradezu betont realistische Stil des Films wird wiederum gebrochen durch die massive farbliche Stilisierung: Die drei Handlungsstränge sind auch konsequent durch drei verschiedene Farbfilter unterschiedlich »eingefärbt«: Die Szenen des Mexiko-Erzählstranges wirken gelblich-braun abgebleicht, die Szenen in Washington und Cincinnati hingegen sind in dunklen Blautönen gehalten. Der kalifornische Handlungsstrang ist durch satte Primärfarben mit Rot-Betonung gekennzeichnet. Die Filmkritik deutete diese drei verschiedenen »Einfärbungen« vorwiegend als Gegenüberstellung eines armen und ausgebeuteten Mexiko mit der kühl-blauen Welt der »Entscheidungsträger« in Washington, dazwischen das lebenspralle Gangsterdrama in Kalifornien – sozusagen an der Grenze zwischen den USA und Mexiko.

In allen drei Handlungssträngen aber spürt man gleichermaßen durchgehend den überwältigenden Einfluss der ökonomischen Bedingungen auf die Handlungen aller Beteiligten. Gegenüber dem Druck von Globalisierung und den dadurch veränderten wirtschaftlichen Bedingungen gerät die Wichtigkeit der persönlichen Entscheidung fast in den Hintergrund – bis kurz vor Schluss: Da erleben die Zuschauer die moralische Wandlung des Michael Douglas, der seine Prioritäten eindeutig weg von der Karriere und hin zur Familie verschiebt – und auch Benicio del Toro, der trotz aller Schwierigkeiten und Zweifel weiter als Polizist für seine Stadt und seine Leute arbeiten wird.

Drogenhandel: Ein Business wie jedes andere?

Traffic zeigt sehr klar die komplizierten Wege der einzelnen Protagonisten zu ihren persönlichen Entscheidungen bezüglich Drogenkonsums. Trotzdem aber muss jedem Zuschauer des Films klar werden, dass es hier nicht nur um den Drogenkonsum geht, sondern um »Drug Business«: Nur wenige Zuschauer werden das Buch von Jeff Faux gelesen haben (Faux 2009), der die Einflüsse von NAFTA auf den Drogenmarkt betonte und schrieb:

»Auf beiden Seiten der amerikanisch-mexikanischen Grenze wurden durch den Neoliberalismus die Löhne niedrig gehalten. Die kleinen mexikanischen Farmer konnten nicht mit dem massiv unterstützten US-Agrarbusiness mithalten und NAFTA erhöhte so den ohnehin schon großen Pool arbeitsloser junger Leute, die als Drogenkuriere dienten« (Baker 2011, S. 18; Übersetzung des Autors).

Ähnliches gilt für Curtis Marez (Márez 2004), der schrieb, dass »die lokalen ökonomischen Verhältnisse in Mexiko wenig andere Überlebensmöglichkeiten bieten als Drogenproduktion« (Baker 2011, S. 18).

Im Film selbst aber doziert der (soeben verhaftete) Drogendealer Ruiz über den Zusammenhang zwischen Globalisierung und Drogenkonsum: Er erklärt den Polizisten (und damit einem Millionenpublikum), dass er seinen Stoff von einem Großdealer bezieht. Dieser hätte früher Erdbeeren importiert – mache aber jetzt mit Drogen viel mehr Profit. Und Ruiz kündigt den Polizisten an, dass »NAFTA auch für euch alles schwieriger machen wird, weil die Grenze ja verschwindet.«

Die Anstrengung sowohl der amerikanischen als auch der mexikanischen Behörden gegen den Drogenhandel werden im Film als weitgehend erfolglos dargestellt. Demgegenüber betont *Traffic* einerseits, wie wichtig auch die Suche nach den Ursachen der großen Nachfrage nach Drogen in Amerika sei, andererseits aber gibt es auch einen Crashkurs in Drogenökonomie unter besonderer Berücksichtigung des Rassen-Gesichtspunktes: Der zynische Freund seiner Tochter (ein verwöhnter weißer Oberschichtjunge) erklärt dem »Drogenzaren« Wakefield die Zusammenhänge einfach und brutal:

> »Gerade jetzt suchen in unserem großartigen Land hunderttausend Weiße in den Vororten nach einem Schwarzen, den sie fragen: ›Hast du Drogen? Weißt du, wo ich Drogen bekommen kann?‹ Überleg dir, welchen Effekt das auf die Psyche der farbigen Person hat, auf ihre Möglichkeiten … Ich garantiere dir, wenn ich hunderttausend schwarze Leute in deine Nachbarschaft bringe, und sie jede weiße Person dort fragen ›Hast du Drogen? Weißt du, wie ich zu Drogen komme?‹ – Innerhalb eines Tages würde jeder Drogen verkaufen – deine Freunde, ihre Kinder. Und zwar deshalb: Es ist unschlagbar nach den Gesetzen des Marktes. Dreihundert Prozent Gewinn! Du kannst hinausgehen auf die Straße und in zwei Stunden fünfhundert Dollar machen, zurückkommen und den Rest des Tages machen, was du willst – Glaubst du, dass die weißen Leute dann noch Jus studieren würden?«

Bei aller Wichtigkeit der Ökonomie aber illustriert Soderbergh in *Traffic* auch eindrücklich die individuellen psychologischen Faktoren, die speziell junge Menschen anfällig für Drogenkonsum machen.

Nicht nur Ökonomie: Auch Entfremdung als Suchtursache?

Nachdem die sechzehnjährige Caroline wegen Besitz von Drogen verhaftet wurde, muss sie mit einer Sozialarbeiterin sprechen, die überhaupt nicht begreifen kann, warum ein Mädchen wie sie (Musterschülerin, gutes Elternhaus etc.) ein Drogenproblem haben sollte (»What are you doing here, Caroline?«). Die Darstellung der Caroline betont aber den Druck auch auf diese behüteten jungen Menschen, zeigt ihre Müdigkeit und ihre »depressive« Körpersprache bei der Auflistung ihrer tollen Schulleistungen und Aktivitäten. Die Aufgabe, den hohen Sozialstatus ihrer Eltern aufrechtzuerhalten, führt oft zu Erschöpfung, Depression und Wut: So hört man die höhere Tochter Caroline bei ihrem ersten NA-Meeting:

> »Ich habe eine Riesenwut! Und ich weiß nicht, auf was …«

Traffic betont also neben der Wichtigkeit von sozialer Ungleichheit zwischen den Rassen, neben dem Klassencharakter des amerikanischen Lebens auch die Aspekte, die noch jenseits von Armut und Deprivation junge Menschen anfällig für Drogenmissbrauch machen – nämlich ein grundlegendes Gefühl der Entfremdung und Sinnlosigkeit ihres Lebens.

Erneuerung des Sozialdramas durch »psychotherapeutische Grundhaltung«?

Schon Roger Ebert lobte den Regisseur dafür, dass sein Film »nicht predigt«: Vielmehr überlässt er es dem Zuschauer selbst, seine Schlüsse zu ziehen bezüglich der Aussichtslosigkeit des »War on Drugs«. So wie im Idealfall in einer Therapie oder Analyse auch der Patient selbst durch emotionale Erfahrung zur Einsicht kommen soll – eine bloße »intellektuelle Aufklärung« seitens des Analytikers könnte nie dieselbe persönlichkeitsverändernde Wirkung haben!

Ebenso aber wie in einer Therapie die emotionale Präsenz des Therapeuten meist wichtiger ist als sein Konzept, hat auch in *Traffic* die Präsenz – hier aber die Präsenz der Filmstars – eindeutig Priorität gegenüber der moralischen Predigt oder der bloßen Tatsacheninformation. Das führt auch dazu, dass »Plot problems are solved on the level of performing« (Maltby 2003, S. 387). Etwas überspitzt könnte man formulieren, dass *Traffic* die emotionale Einsicht der Zuschauer in die Vielschichtigkeit des Drogenproblems fördert durch eine gelungene Mischung von Information (bezüglich der ökonomischen Hintergründe) und Identifikation (mit den Stars des Films). Man könnte diese von *Traffic* in so hohem Ausmaß erzielte Wirkung auch beschreiben als Steigerung der Ambiguitätstoleranz beim Zuschauer: Am Ende des Films muss jedem schmerzlich klar werden, dass hier niemand »nur gut« und moralisch hochwertig in seinen Handlungen bleiben kann: So lautete auch einer der Werbeslogans für *Traffic*: »It's a dirty war – and no one comes away clean.«

Diesen Effekt erreicht Soderbergh u. a. durch die Enttäuschung der Zuschauererwartungen, die mit der Persona eines Stars verbunden sind (in diesem Fall vor allem Michael Douglas). Dieselben Zuschauer, die zu Beginn den konservativen »Hardliner-Parolen« des Richters Wakefield zustimmen, werden am Schluss des Films wohl nachdenklicher geworden sein und – ebenso wie Wakefield im Film – dem Gedanken nahetreten können, dass vielleicht Therapie hier besser helfen kann als rigide Strafverfolgung und hohe Gefängnisstrafen.

Während im klassischen Sozialdrama (z. B. auch noch in *The China-Syndrome* mit einer der ersten Paraderollen für Michael Douglas) die Rollen der Guten und der Bösen noch eindeutig verteilt sind, scheint dies in *Traffic* beim Drogenthema nicht mehr möglich: Auch die klassische »Entwicklungskurve« des Helden, der ein tragisches Schicksal durch seine Willensstärke (und oft die Hilfe der geliebten Frau oder eines Mentors) überwindet – sie findet hier nicht mehr so eindeutig statt.

Wenn es in diesem Film die Geschichte eines gelungenen »Empowerments« gibt, eine Geschichte von Emanzipation und Selbstermächtigung einer Frau vom Luxusweibchen zur erfolgreichen Geschäftsfrau und Retterin ihrer Familie – dann führt dies bei Helena Ayala (Zeta-Jones) eben leider dazu, dass sie die Rolle ihres Mannes als Drogenboss einnimmt.

Der einzige fast ungebrochen »Gute« in diesem Film ist wohl Benicio del Toro als ehrlicher Polizist in einem hochkorrupten Umfeld, als aufrechter kleiner Mann: Vielleicht wollte Soderbergh die rassistischen Vorurteile der Amerikaner sowohl gegen Mexikaner (und deren Funktion im Drogengeschäft) als auch gegen Afroamerikaner aufbrechen – der zweite ehrliche Polizist Montel Gordon ist ja ein »man of colour«.

Im Gegensatz dazu wirkt der anfangs so souverän agierende weiße Oberschichtbürger Wakefield im Laufe des Filmes immer verunsicherter und in seinen Positionen ambivalenter.

Traffic – ein gelungener Genre-Mix

Fast alle »Drogenfilme« vor *Traffic* waren entweder Melodramen (mit der Zentralfigur eines Süchtigen, der gegen seine Drogen oder gegen den Alkohol ankämpft und dabei von Familie oder von Geliebter unterstützt wird) oder aber Kriminalfilme bzw. Thriller (in denen die Cops nach langem Kampf meist nur die »kleinen Fische« erwischen, nicht aber die Bosse). Beispiele für ein Drogen-

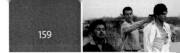

melodram wären z. B. Otto Premingers *The Man with the Golden Arm* oder viel später Mike Figgis' *Leaving Las Vegas*: Solche Filme eignen sich auch als Starvehikel – bei den obigen Beispielen für Frank Sinatra oder Nicolas Cage. Eines der berühmtesten Beispiele für einen Drogenthriller wäre *Brennpunkt Brooklyn*.

Wesentlich seltener im Kino zu sehen waren Drogendokumentationen. In den 1970er-Jahren gab es einzelne »psychedelische« Filme, die die bewusstseinsverändernde Drogenerfahrung romantisierten oder verklärten (z. B. Michelangelo Antonionis *Blow up* oder *More* mit Musik von Pink Floyd).

Traffic beginnt zwar so, dass sich der nicht vorinformierte Zuschauer erst einmal auf einen Thriller einstellt – wozu ja auch noch der korrupte General in Mexiko passen würde. Spätestens aber die Szenen um die drogenabhängige Tochter des Richters Wakefield entsprechen im Stil dem Melodram. Dazu kommt dann im »Ayala-Handlungsstrang« noch ein Gangster-Movie mit Anklängen an *Der Pate*. Gemeinsam sind all diesen verschiedenen Genre-Bestandteilen die fast dokumentarisch anmutende – und somit genre-unübliche – Kameraführung und der damit einhergehende Eindruck des Realismus – der wiederum durch die Farbdramaturgie gebrochen wird.

Fast noch wichtiger als die »kognitive Verunsicherung« der Zuschauer durch den Wechsel zwischen bzw. die Mischung von Genres scheint die gleichzeitige emotionale Verunsicherung zu sein: Ein bestimmtes Genre garantiert normalerweise im Kino auch eine verlässliche »Formatierung« der Publikumsaffekte (siehe z. B. Scheinpflug 2014). Beim Melodram erwartet man keine Kriminalhandlung; umgekehrt bleibt im Thriller eine melodramatische Liebesgeschichte bestenfalls peripher – im Gangsterepos dürfen auch die Bösen edel sein etc. *Traffic* aber fordert den Zuschauer durch den ständigen Wechsel zwischen den drei Handlungssträngen – und damit eigentlich auch zwischen mindestens drei verschiedenen Genres. Wie jedem gelungenen Genre-Mix gelingt es dem Film aber dadurch auch, dem Zuschauer eine über Genre-Grenzen hinausgehende Erfahrung von Realismus zu vermitteln. Dieser Film – so kann man (soll man?) am Schluss durchaus denken bzw. fühlen – ist eben wie das Leben. Alles ist kompliziert, es gibt nicht nur Gute und Böse, moralische Entscheidungen bleiben notwendigerweise schwierig etc. Eben wie in einer Psychotherapie: Auch dort wird der Konflikt nicht ein für alle Mal gelöst, man kommt aber oft zu erträglicheren, aushaltbaren Kompromissen.

Traffic als Hyperlink-Movie

Der Ausdruck »Hyperlink-Cinema« wurde 2005 von der Filmtheoretikerin Alissa Quart geprägt (in einem Artikel im *Film-Comment*, Quart 2005). Populär machte ihn dann Roger Ebert, der *Traffic* als eines seiner Hauptbeispiele für eben solche »Hyperlink-Movies« anführte.

Quart beschrieb Zitate von »Film im Film«, die Verwendung von Split-Screen und ein Spiel mit der persönlichen Geschichte der Figuren inklusive überraschender »Plot-Twists« als Charakteristika von Hyperlink-Films. Typisch wären auch miteinander verknüpfte verschiedene Handlungsstränge, die Verwendung von Flashback und Flashforward – insgesamt der Eindruck eines komplexen Handlungsgeflechtes, das die Komplexität der modernen globalisierten Gesellschaft beschreiben oder widerspiegeln soll.

Die narrative Struktur von Hyperlink-Cinema wurde verglichen mit dem Begriff der »Spatial analysis« der Sozialwissenschaften: Sie beschreibt (laut Edward Soja und Costis Hadjimichalis) »die horizontale Erfahrung des menschlichen Lebens, die räumliche Dimension des individuellen Verhaltens und der sozialen Beziehungen – im Gegensatz zur ›vertikalen Erfahrung‹ von Geschichte, Tradition und Biographie« (Soja und Hadjimichalis 1979, S. 59).

Die beiden zitieren hier auch den berühmten englischen Kunstkritiker John Berger, der für den modernen Roman dasselbe gefordert hatte: Es sei kaum mehr länger möglich, eine »straight story« linear in der Zeit zu erzählen, da »wir uns viel zu bewusst sind, dass durchgehend irgendetwas den Weg der Erzählung quert bzw. kreuzt« (Soja und Hadjimichalis 1979, S. 61).

So würde man einen Punkt nicht mehr als Punkt in einer Linie sehen, sondern einen Punkt in einem Stern von vielen Linien.

Filmtheoretiker haben bei der Analyse von Hyperlink-Films auch die Theorien von Michel Foucault oder Slavoj Žižek zitiert und verwendet: Diese »Network narratives« sollen die »Network Society« abbilden – daher auch der Ausdruck »Global Network Films« (Narine 2010).

Dazu Narine in seinem Abstract:

»Die meistdiskutierten ›Global Network Films‹ des letzten Jahrzehntes (u. a. eben ›Traffic‹) sehen die Netzwerk-Gesellschaft als eine komplexe Landschaft nicht so sehr von den versprochenen ›symmetrischeren und koordinierteren Beziehungen‹, vielmehr als eine Landschaft der andauernden Ungleichheit. In dieser ›Cinematic Network Society‹ versagen die Handlungsträger dabei, die sie umgebenden Netzwerke zu koordinieren oder überhaupt zu begreifen. Unter Rückgriff auf soziale Problemfilme, ›Economic guilt films‹ und Großstadtfilme der Vergangenheit illustrieren diese ›Network narratives‹, wie Netzwerke uns in völlig unerwünschter Weise verbinden können« (Narine 2010; Übersetzung des Autors).

Alle Autoren sind sich einig, dass solche »Netzwerknarrative« und auch »Hyperlink-Films« durch ihre Charakteristik »unheilbar relativistisch bzw. relativierend« sind, ja sein müssen. Was in und durch den Film *Traffic* relativiert wird, ist vor allem die Einschätzung des »War on Drugs«, der die amerikanische Gesellschaft seit Jahrzehnten und bis heute prägt: Sowohl die meisten Protagonisten des Films als auch die meisten Zuschauer haben am Ende des Films eine andere Einschätzung bezüglich der Erfolgschancen dieses »Krieges« als zu Beginn des Films.

In den Jahren seit *Traffic* haben sich solche Netzwerknarrative vor allem durch die immer anspruchsvoller und komplexer werdenden Fernsehserien durchgesetzt. Stilbildend dabei war *The Wire* – eine hochkomplex konstruierte und verschachtelte Serie – in der es fast nur um Drogenhandel ging. Im Januar 2018 wirbt der Fernsehsender HBO für seine neue Serie *Mosaic*, in der die amerikanischen Zuschauer erstmals bei jeder neuen Folge selbst auswählen können, aus der Perspektive welchen »Characters« sie die Handlung weiterverfolgen wollen (Regisseur dieser ersten »interaktiven« Fernsehserie: Steven Soderbergh!).

Amerikas »War on Drugs«

Im Juni 1971 erklärte Präsident Nixon den Drogen den Krieg: Er prägte den Ausdruck »War on Drugs«. Dabei beschrieb er sehr dramatisch die Gefahr, die von Drogen (speziell von Cannabis) für die amerikanische Jugend ausgine. Viele Jahre später gab einer von Nixons wichtigsten Beratern, John Ehrlichman, in einem Interview zu, dass es Nixon damals vor allem um die Diskreditierung und Kriminalisierung seiner politischen Gegner gegangen war – nämlich der linken Studenten, der Hippies und der Schwarzen. John Ehrlichman im Originalton:

»Sie verstehen – wir konnten es nicht gut illegal machen, gegen den Krieg zu sein oder schwarz zu sein, aber indem wir die Öffentlichkeit dazu brachten, die Hippies mit Marihuana zu assoziieren und die Schwarzen mit Heroin – und dadurch massiv zu kriminalisieren – konnten wir diese Communities entscheidend stören. Wir konnten ihre Führer einsperren, ihre Häuser durchsuchen etc. ... Wussten wir, dass wir über die Drogengefahr logen? Natürlich wussten wir es!« (Lopez 2016; Übersetzung des Autors).

Nur wenige Jahre später wollte Jimmy Carter noch zu Beginn seiner Amtszeit Marihuana entkriminalisieren – allerdings kam es nie dazu. In den 1990er-Jahren machte dann Ronald Reagan den »War on Drugs« zu einem Kernpunkt seiner Präsidentschaft – sodass z. B. 1997 400.000 Amerikaner wegen

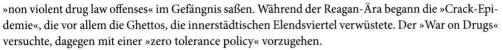

»non violent drug law offenses« im Gefängnis saßen. Während der Reagan-Ära begann die »Crack-Epidemie«, die vor allem die Ghettos, die innerstädtischen Elendsviertel verwüstete. Der »War on Drugs« versuchte, dagegen mit einer »zero tolerance policy« vorzugehen.

Und in dieser Tonart ging es weiter bis zum Millenium: Zwar gab Bill Clinton einen Monat vor seinem Amtsende seiner Überzeugung Ausdruck, dass man die gesamte »Politik des Einsperrens harmloser Drogenkonsumenten« überdenken sollte – die strengen Gesetze aber blieben aufrecht und während der Jahre der Bush-Administration wurde noch mehr Geld auf den »War on Drugs« verwendet.

Auch Barack Obama sprach sich für eine Liberalisierung der Drogengesetzgebung aus – und auch er ruderte bald wieder zurück. 2017 forderte Trump im Wahlkampf eine Mauer an der mexikanischen Grenze – um die Mexikaner und ihre Drogen aus den USA herauszuhalten.

In den letzten Jahren wurde immer öfter auf die »sentencing disparity« hingewiesen: Zwar hat sich seit Nixons Kriegserklärung gegen die Drogen 1971 die Gesamtzahl der inhaftierten Amerikaner vervierfacht (von 0,2 % der Gesamtbevölkerung anno 1971 auf 0,8 % im Jahr 2008), dabei sind aber Schwarzamerikaner deutlich öfter betroffen: In den gesamten USA werden angeblich Schwarze dreizehnmal so oft wegen Drogenvergehen inhaftiert wie die Angehörigen aller anderen Rassen.

Im Lichte dieser Zahlen war der Ansatz von *Traffic*, primär weiße Oberschicht-Kinder als Drogenkonsumenten zu zeigen, zur Drehzeit des Films 2000 noch eine Minderheitenposition.

Weniger als zwei Jahre nach der Premiere von *Traffic* wurde in den USA die erste Staffel einer Fernsehserie ausgestrahlt, die sowohl bezüglich der hochkomplexen Verflechtung der Handlungsstränge als auch bezüglich der Grundhaltung ihrer Autoren gegenüber dem »War on Drugs« direkt an *Traffic* anschloss: *The Wire* wurde weltweit als »die wahrscheinlich beste Fernsehserie der Welt« bezeichnet (so die *Zeit* anno 2007). Ihre Autoren (vor allem David Simon und auch George Pelecanos) schrieben in einem Zeitungsartikel:

»Was einst – vielleicht – als Kampf gegen gefährliche Substanzen begann, hat sich schon vor langer Zeit zu einem korrupten Krieg gegen unsere Unterschicht gewandelt« (Simon und Pelecanos 2008).

Zu den großen Fans von *The Wire* zählte auch der US-Bundesstaatsanwalt Eric Holder. Er wollte David Simon am liebsten »befehlen«, noch eine sechste Staffel der Serie zu drehen (die bei allem Kritikerlob niemals wirklich tolle Einschaltquoten hatte). Simon reagierte darauf. Er sei jederzeit dazu bereit, wenn das Justizministerium dafür seinerseits die Drogenpolitik der USA überdenke.

Heute bestimmt nicht mehr die Crack-Epidemie in den schwarzen Ghettos die Schlagzeilen; das Drogenelend ist bereits im durchschnittlichen weißen Amerika in den Vorstädten angekommen: Es sterben mehr Amerikaner an Überdosierung von opiathaltigen Schmerzmitteln als an jeder illegalen Droge! Diese neue »Drogen-Epidemie« wurde verursacht durch eine äußerst großzügige Verschreibungspolitik dieser Opiate durch die Ärzte. Diese wiederum wurden von den Pharmafirmen durch jahrelange aggressive Werbung in diese Richtung »motiviert«.– Der vor zehn Jahren berühmte Werbespruch für die bekannteste dieser Drogen, nämlich Oxycontin, erscheint heute nur noch zynisch: »Oxycontin – a drug to start with and to stay with!« Und diese neue »Killer-Droge« ist nicht einmal illegal (Kohlenberg 2018).

Auch das Meinungsklima in den USA hat sich 2018 eindeutig gedreht: Immerhin schon neun Bundesstaaten (Stand Januar 2018) haben die Verwendung von Cannabis (offiziell für »medizinische Zwecke«) freigegeben bzw. entkriminalisiert. Die positiven Erfahrungen mit sehr liberaler Drogenpolitik z. B. in Uruguay und Portugal sind ebenfalls allgemein bekannt. Heute herrscht Einigkeit darüber, dass der »War on Drugs« so, wie er in den letzten fünfundzwanzig Jahren geführt wurde, nicht zu gewinnen ist und niemals sein wird. *Traffic* hat seinen Beitrag dazu geleistet, diese Einsicht über die Welt der Wissenschaft und der Drogentherapie hinaus einem breiten Publikum nahezubringen.

Abspann

Traffic ist einer der wenigen erfolgreichen Beispiele dafür, dass spannende Unterhaltung und »Tiefgang« keine Gegensätze sein müssen. Selten davor und danach hat ein Filmemacher seinem Publikum durch komplexe Handlungsanordnung und konsequente Verweigerung eindeutiger Parteinahme die »psychische Arbeit« der selbstständigen Entscheidungsfindung in so hohem Ausmaß zugemutet! Der Erfolg sowohl bei der Kritik als auch bei einem Millionenpublikum auf der ganzen Welt bestätigte den Regisseur Soderbergh in seiner Meinung, dass auch ganz »normale« Kinozuschauer sowohl fähig als auch bereit sind, sich einen anspruchsvollen Film über ein komplexes Thema anzuschauen. Sie werden für diese Anstrengung belohnt mit einem Zuwachs sowohl an intellektueller als auch emotionaler Einsicht.

Literatur

Baker A (2011) Contemporary Film Directors/Steven Soderbergh. University of Illinois Press, Chicago
Biskind P (2004) Down and dirty pictures: miramax, sundance and the rise of independent film. Simon & Schuster, New York
Ebert R (2001) imdb –. traffic – reviews. https://www.rogerebert.com/reviews/traffic-2001. Zugegriffen: 6. Apr. 2018
Faux J (2009) So far from God, so close to Wall Street, The Nation, 15.07.2009. http://www.thenation.com. Zugegriffen: 2. Feb. 2018
Hari J (2015) Drogen. Die Geschichte eines langen Krieges. Fischer, Frankfurt/Main
Kohlenberg K (2018) Optoide: Betäubte Bürger. Die Zeit vom 17. 01.2018, Ausgabe 4/2018:13–15
Lakoff G (2008) The political mind. Viking Adult, New York
Lopez G (2016) Nixon official: Real reason for the drug war was to criminalize black people and hippies. Vox Media, 23. März 2016
Narine N (2010) Global trauma and the cinematic network society. Critical Stud Med Commun 27(3):209–234. https://doi.org/10.1080/15295030903583556
Maltby R (2003) Hollywood cinema, 2. Aufl. Blackwell, Malden
Márez C (2004) Drug wars: the political economy of narcotics. University of Minnesota Press, Minneapolis
Quart A (2005) Networked. Film Comment 41(4):48–45
Simon D, Pelecanos G (2008) Drugs, imprisonment. http://davidsimon.com/saving-cities-and-souls/. Zugegriffen: 7. Apr. 2018
Scheinpflug P (2014) Genre-Theorie. Eine Einführung. LIT, Berlin
Soja E, Hadjimichalis C (1979) Between geographical materialism and spatial fetishism: some observations on the development of marxist spatial analysis. Antipode 17(2–3):59–67. https://doi.org/10.1111/j.1467-8330.1985.tb00334.x

Originaltitel	Traffic
Erscheinungsjahr	2000
Land	Deutschland, USA
Drehbuch	Stephen Gaghan
Regie	Steven Soderbergh
Hauptdarsteller	Michael Douglas, Steven Bauer, Erika Christensen, Topher Grace, Benicio Del Toro, Jacob Vargas, Tomás Milián, Clifton Collins Jr., Catherine Zeta-Jones, Dennis Quaid
Verfügbarkeit	Als DVD in Deutsch und/oder Englisch verfügbar

Tobias Eichinger

Der berauschte Erlöser

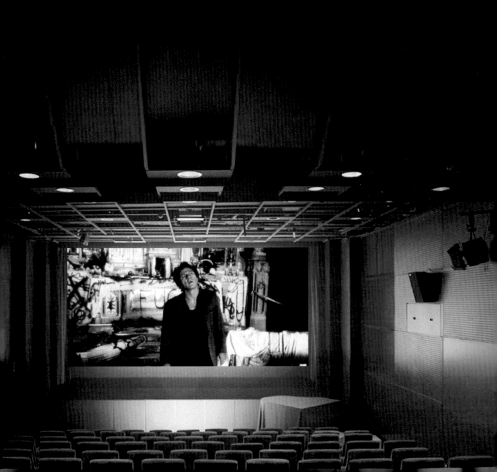

HARVEY KEITEL

BAD
Lieutenant

Gambler.

Thief.

Junkie.

Killer.

Cop.

"...Keitel has given us one of the great screen performances in recent years." — Roger Ebert

An EDWARD R. PRESSMAN PRODUCTION · HARVEY KEITEL in "BAD LIEUTENANT" with VICTOR ARGO · PAUL CALDERONE · LEONARD THOMAS · ROBIN BURROWS · FRANKIE THORN · VICTORIA BASTEL · PAUL HIPP
Executive Producers RONNA B. WALLACE · PATRICK WACHSBERGER · Line Producer DIANA PHILLIPS · Director of Photography KEN KELSCH · Production Designer CHARLES LAGOLA
Costume Designer DAVID SAWARYN · Music by JOE DELIA · Film Editor ANTHONY REDMAN, A.C.E. · Co-Producer RANDALL SABUSAWA
Screenplay by ZOE LUND · ABEL FERRARA · Produced by EDWARD R. PRESSMAN · MARY KANE · Directed by ABEL FERRARA

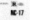

NC-17

LIVE

Bad Lieutenant (1992)

»Wer ins Kino geht, riskiert immer eine anthropologische Lektion« (Peter Sloterdijk).

Bad Lieutenant (⬛ Abb. 12.1) von Abel Ferrara, der seine Uraufführung 1992 in Cannes erlebte, wo er von *Variety* als »wichtigster Film des Festivals« (zitiert nach Lehman 1993, S. 27) gepriesen wurde, ist sicherlich kein gewöhnlicher Spielfilm, keine leichte Kost. Das liegt jedoch weniger an den reißerischen Assoziationen, die schon sein Titel, aber auch wenige Schlagworte zu seinem Inhalt wecken, sondern hat vor allem damit zu tun, dass der Film ein Urthema menschlichen Lebens aufwirft. Oder wie es der Regisseur lakonisch auf den Punkt bringt: »Wir machen Filme über Menschen, die im Griff von Gut und Böse gefangen sind. Zwei Seiten der Medaille« (Béar 1995). Drogen, Abhängigkeit und Rauschzustände aller Art spielen in *Bad Lieutenant* eine große Rolle, allerdings weniger im Sinne filmischer Simulation oder Annäherung an alternative Bewusstseinszustände und Grenzerfahrungen. Die Anhäufung verschiedener Suchtformen ist vielmehr Mittel zur Charakterzeichnung und Versinnbildlichung des existenziellen Dramas eines zutiefst verstrickten Menschen auf seiner obsessiven Suche nach Rechtfertigung, nach dem Guten, nach Erlösung. Der titelgebende böse Polizist ist nicht nur ein schlechter (bad) Cop, der seinen Job schlecht macht, sondern einer, der seinen Job zum Schlechten und Schlechtesten benutzt. Einer, der sich über das weltliche, von Menschen gemachte Gesetz stellt und nur noch von Normen und Ermahnungen einer überweltlichen Macht erreichbar ist. Dies aber umso intensiver und radikaler.

Der Film beginnt mit einer Einstellung des Hauses der Hauptfigur, des von dem großartigen Harvey Keitel gespielten Polizisten. Es ist ein kleines Backstein-Reihenhaus in der Bronx, einem nicht besonders wohlhabenden Teil von New York, der Lieutenant lebt offenbar in eher kleinbürgerlichen, beengten Verhältnissen. Es ist früh am Morgen und er verlässt in Eile das Haus, gefolgt von seinen beiden Söhnen, die den Bus verpasst haben, weil ihre Tante das Bad blockiert hatte, und deswegen nun von ihrem Vater zur Schule gebracht werden müssen. Auf der Fahrt erteilt der Lieutenant seinen Söhnen eine Lektion, dass er hier der Boss sei und er das der Tante das nächste Mal schon klarmachen werde. »Was seid Ihr, Männer oder Mäuse?« ruft er, bevor er die Sportnachrichten lauter dreht und die beiden Jungs an der Schule absetzt. Kaum sind seine Söhne aus dem Auto gestiegen, holt er etwas Pulver aus der Tasche und schnupft es in vier schnellen Zügen. Kurz beobachtet er noch mit grimmiger Miene, wie seine Söhne von einer Ordensschwester in Empfang genommen werden und fährt dann weg. Der Gesetzeshüter muss arbeiten und zu einem Einsatzort, an dem zwei junge Frauen in ihrem Auto erschossen wurden. Er macht sich kurz ein Bild von der Szenerie und geht dann zu Kollegen, um mit diesen Wetten über einige hundert Dollar für ein Baseball-Spiel am nächsten Tag abzuschließen. Kurz darauf sieht man den Lieutenant, wie er telefonisch selbst noch 15.000 Dollar auf den Sieg seiner Mannschaft setzt, bevor er auf der Straße einige verdächtige Gestalten aufscheucht und schließlich einen davon in ein düsteres Treppenhaus verfolgt. Doch er tut dies nicht in seiner offiziellen Funktion als Polizist, sondern übergibt dem Mann eine Tüte Kokain, offenbar ein an einem anderen Tatort sichergestelltes Beweismittel, woraufhin dieser ihm etwas Crack aushändigt, das der Lieutenant an Ort und Stelle raucht. Als sich eine Bewohnerin des Hauses über die beiden beschwert, verscheucht er diese mit den Worten »Verschwinde, das ist eine Polizeiaktion!«.

Bereits in diesem Intro von einigen Minuten sind sämtliche Motive und Konflikte des Films und seiner Hauptfigur angelegt. In dichter Abfolge bekommt der Zuschauer einen wechselvollen Einblick in den Alltag und Charakter des Lieutenants, der einerseits ein konventionelles Leben als katholischer Familienvater mit einem ordentlichen und verantwortungsvollen Job führt, andererseits aber alle üblichen moralischen Grenzen eines solchen Lebens überschreitet. Bereits »vom allerersten Augenblick an ist er klar am Abgrund« (West 1998, S. 212). Er setzt hohe Beträge auf Sportwetten, geht zu

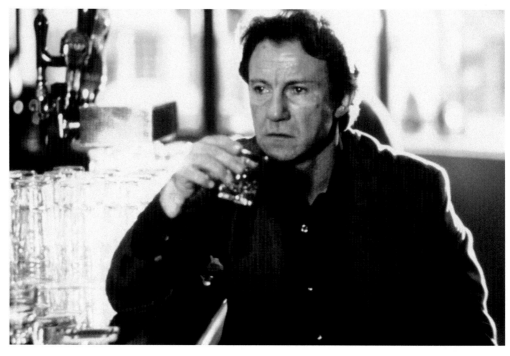

◘ Abb. 12.2 Die harmloseste der alltäglichen Drogen des Lieutenants: Whiskey. (Quelle: Filmbild Fundus Herbert Klemens. © Amazonas Filmverleih. Mit freundlicher Genehmigung)

Prostituierten, trinkt selbst am Steuer und in der Kirche harten Alkohol, raucht nicht nur unablässig Zigaretten, sondern konsumiert auch Crack, Kokain und Heroin, das er sich durch systematischen Missbrauch seines Amtes besorgt. Überhaupt scheint er seinen Beruf in erster Linie dazu zu nutzen, um unkompliziert an illegale Drogen zu kommen, die er dann selbst konsumiert oder verkauft, um mit dem schnellen Geld seiner Spielsucht nachzugehen (◘ Abb. 12.2).

Eine Seele in der Hölle

Der namenlose Protagonist des Films vereint also mehrere kriminelle Eigenschaften in seiner Person und seinem Lebenswandel, er trinkt, kokst, stiehlt, zockt, dealt, betrügt und erpresst – der hochrangige Gesetzeshüter ist ein durch und durch schlechter, ein böser Leutnant. Doch macht er weniger den Eindruck eines kühl berechnenden und rational handelnden Verbrechers, der in strategischer Art und Weise seine verbotenen Pläne entwirft, vorbereitet und umsetzt – ein aus unzähligen Kriminalfilmen vertrautes Figuren- und Verhaltensmuster; der Lieutenant erscheint vielmehr als getriebener, hoch-emotionaler, stark impulsiv agierender und daher nur schwer berechenbarer Charakter. Als Vertreter der Staatsgewalt, ausgestattet mit der Autorität seines Amtes sowie scharfen Schusswaffen, ist er das personifizierte Pulverfass. Als er einmal alkoholisiert durch die Straßen Manhattans fährt, im Autoradio gespannt ein entscheidendes Baseballspiel verfolgt, auf dessen Ausgang er viel Geld gesetzt hat, und dann hören muss, das sein Team verliert, rastet er aus, zückt seine Dienstwaffe und feuert auf Radio und Armaturenbrett. Um sein Verhalten vor aufgeschreckten Passanten zu kaschieren, schaltet er schnell die Polizeisirene ein und rast, außer sich vor Wut, laut schimpfend und fluchend, davon. Der Lieutenant steht unter großer Spannung, die er durch seine Spielsucht und das Dealen permanent selbst erzeugt und der er gleichzeitig ebenso unablässig in Rausch und Betäubung zu entfliehen versucht. Beinahe

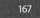

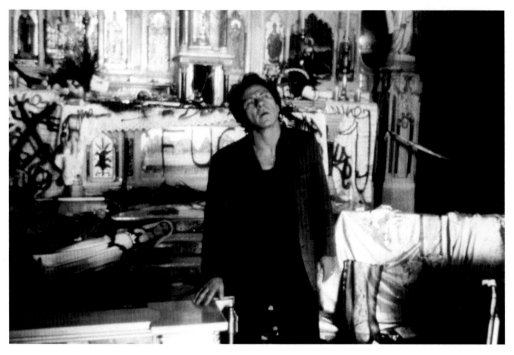

◼ Abb. 12.3 Am Ort der Vergewaltigung der Nonne zweifelt der Lieutenant an allem, was ihm heilig ist. (Quelle: Filmbild Fundus Herbert Klemens. © Amazonas Filmverleih. Mit freundlicher Genehmigung)

den ganzen Film hindurch sieht man den Protagonisten dabei, wie er entweder Drogen besorgt und konsumiert oder, von deren Genuss high oder verkatert, nur eingeschränkt handlungsfähig ist.

Wie ein Getriebener auf der Suche nach Erlösung, haltlos im Strudel der Abhängigkeiten und Exzesse, der Gewalttätigkeiten und Erniedrigungen, zieht der Lieutenant alle Register des Substanzkonsums, der maß- und wahllosen Einnahme der verschiedensten Rausch- und Betäubungsmittel. Die wenigen drogenfreien Szenen, in denen er mehr oder weniger nüchtern und überlegt vorgeht, zeugen jedoch nicht weniger von grenzüberschreitendem und höchst fragwürdigem Verhalten. Ist es nicht der Drang nach Alkohol oder Drogen, der ihn beherrscht, sind es Sportwetten und sexuelle Obsessionen, die ihn plagen – wobei im Verlauf des Films mehr und mehr als Zweck des Koksens, Saufens, Rauchens, Wettens und Hurens die Betäubung und Flucht aus der Realität die Oberhand gewinnt, aus den Zwängen einer bürgerlichen Existenz und den Forderungen eines (im doppelten Sinne) guten Lebens. Der Polizist, dessen Aufgabe das Aufspüren, Verfolgen und Einfangen von Schurken und Verbrechern ist, jagt dabei im Grunde stets nur den bösesten aller Buben: sich selbst.

Die Ziellosigkeit und Selbstzerstörung dieser um sich selbst kreisenden Suchbewegung findet eine Unterbrechung in der Vergewaltigung einer jungen Nonne auf dem Altar ihrer Kirche, die im Ermittlungsbezirk des Lieutenants liegt (◼ Abb. 12.3). Mit dieser Gewalttat beginnt auch die stringente Filmhandlung im eigentlichen Sinne – einer Gewalttat, die für öffentliches Aufsehen sorgt, das Aussetzen einer Belohnung in fünfstelliger Höhe nach sich zieht und die selbst die hartgesottenen New Yorker Cops erschüttert. Der Lieutenant allerdings zeigt sich zunächst nicht so empfindlich wie seine Kollegen, schimpft noch auf die Doppelmoral der Empörung, die sonst nicht so viel Aufhebens um eine Vergewaltigung macht, »wenn das Opfer kein Pinguinkostüm trägt«. Doch als er kurz darauf im Krankenhaus unbemerkt die Untersuchung der nackten Nonne beobachtet, verändert sich seine Haltung und in der Folge auch sein Verhalten. Während im Krankenzimmer für das ärztliche Protokoll festgehalten wird, wie und mit welchen körperlichen Folgen das Vergewaltigungsopfer mittels eines Kruzifixes penetriert und verletzt wurde, wirft die Nonne auf der Untersuchungsliege dem durch einen Türspalt ins Zimmer linsenden Lieutenant kurz einen gefassten, fast entrückten Blick zu. Das elektrisiert den Voyeur und veranlasst ihn, seinen stummen Posten und das Krankenhaus zu verlassen. Dieser erste (Blick-)Kontakt mit der Nonne scheint zunächst nur die schamlose Fantasie des katholisch geprägten, doch alles andere als anständigen Polizisten zu beflügeln. Die folgende, knapp sechsminütige Sequenz ist die erste Szene des Films, in der die Hauptfigur nicht mit der Beschaffung oder dem Konsum von Drogen oder dem Ausagieren ihrer Spielsucht beschäftigt ist. Der Lieutenant missbraucht seine Position und Macht bei einer nächtlichen Straßenkontrolle vielmehr, um seine sexuelle Erregung, offenbar vom Anblick der nackten und versehrten Nonne hervorgerufen, abzureagieren. Er zwingt zwei junge Frauen, die etwas bekifft ohne Führerschein unterwegs sind, im Auto anzügliche Posen einzunehmen, während er sich vor dem Wagen im Regen selbst befriedigt. Seine Erpressung präsentiert er seinen beiden Opfern als vertraulichen Deal: »Ich mache das Richtige, wenn ihr das Richtige macht. Ich weiß, wie es ist, ein bisschen high zu sein.« Die Szene macht so peinlich wie peinigend klar, wie sehr der Lieutenant andere demütigt, um letztlich vor allem sich selbst zu bestrafen oder Buße zu tun für sein verfehltes Leben zwischen äußerlichem Korsett und alltäglichem Exzess.

Doch bleibt der Film den Zuschauenden, die sich fragen mögen, wie es zu der ruchlosen Situation des Cops gekommen ist, wieso er eigentlich all die Laster pflegt, er sich die vielen kleineren und größeren Vergehen zu Schulden kommen lässt, was ihn aus der Bahn geworfen und vom rechten Weg abgebracht hat, auf derartige Fragen nach einer nachvollziehbaren und narrativ konventionellen Erklärung für die Lage des Protagonisten bleibt der Film befriedigende Antworten schuldig. Zunächst lässt sich darin ein Hinweis sehen, dass *Bad Lieutenant* nicht zum üblichen Hollywood-Kino zu zählen ist, dem es in aller Regel um erzählerische Kohärenz und Geschlossenheit geht, sondern dass der Film ein paradigmatischer Vertreter des »art cinema« ist:

»Das art cinema ist typischerweise viel ambivalenter als das klassische Kino, sowohl in seinen Vorstellungen von Charaktermotivation und -entwicklung als auch in seiner philosophischen Interpretation der Welt. Aus dieser Perspektive ist sowohl das Fehlen einer Erklärung, warum der Lieutenant so ist, wie er ist, als auch die Unklarheit über viele seiner zwischenmenschlichen Beziehungen charakteristisch für dieses Kino« (Lehman 1993, S. 28).

Dies ist in formaler Hinsicht bzw. was die Genre-Zuordnung des Films angeht, sicher richtig. Die eigentliche Erklärung für die in diesem Sinne unkonventionelle Darstellung liegt jedoch vor allem auf der inhaltlichen Ebene. Ferrara geht es weniger darum, ein möglichst realitätsnahes und psychologisch stimmiges, d. h. auch nachvollziehbares Porträt eines New Yorker Cops zu zeichnen, das all seine Lebensumstände, alltäglichen Aufgaben, Tätigkeiten und zwischenmenschlichen Beziehungen differenziert und lebensecht zeigt. Vielmehr behandelt *Bad Lieutenant* eine zutiefst existenzielle Dimension des Menschseins, die um die fundamentale Frage kreist, wie dem Leben Sinn und Rechtfertigung abgewonnen werden kann angesichts der Sündhaftigkeit der Welt und der Verstrickung des Menschen darin.

Die Geschichte des drogen- und spielsüchtigen Polizisten ist kein moralisierender Anti-Drogen- oder Aufklärungsfilm, und auch weniger ein Sittengemälde des verkommenen New Yorks Anfang der 1990er-Jahre, sondern eine gnadenlose Darstellung der anthropologisch-spirituellen Situation des Menschen. So hinterlässt der Film bei manchem Beobachter den Eindruck, als ob das Vergehen der Hauptfigur »nicht so sehr ein strafrechtliches Vergehen, sondern eines im religiösen Sinne ist: Er beleidigt Gott« (Scott 2007). Indem er als Vertreter des Staates und der Ordnungsmacht gleichzeitig die Position eines krassen Außenseiters einnimmt, der als Drogenabhängiger und Dealer, als Dieb und Belästiger, als Betrüger und Spielsüchtiger allen vorstellbaren Lastern frönt, verkörpert der Cop in seiner Figur die größtmögliche Ambivalenz menschlicher Moral und widersprüchlicher Entscheidungsfähigkeit.

Daraus ergeben sich auch der weitere Verlauf und schließlich das Ende des Films. *Bad Lieutenant* ist kein Beispiel einer systemkonformen Filmerzählung, deren Zweck und ideologische Substruktur darin bestehen, die zu Anfang gestörte gesellschaftlich-moralische Ordnung wiederherzustellen und zu bestärken. Das ungesetzlich-brutale Verhalten ihres Protagonisten wird zwar in drastischer Deutlichkeit gezeigt, aber nicht eindimensional verurteilt. Der »bad cop« wird eben nicht als individueller Übeltäter vorgeführt, der entweder zum Filmende der gerechten Strafe zugeführt wird oder womöglich noch im Verlauf der Filmhandlung durch kathartische Erlebnisse oder die Liebe zurückfindet auf den Pfad der Tugend. Insofern folgt auch die Darstellung seines Drogenkonsums und -missbrauchs nicht der vorherrschenden Gepflogenheit, Drogenkonsum in stereotyper Weise als »Resultat individueller Pathologie« (Shapiro 2003, S. 5) zu zeigen. Dass der Lieutenant keinen Namen trägt, ist auch demgemäß zu verstehen als Ausdruck einer radikal paradigmatischen Personifizierung des allgemein-menschlichen Schicksals. So repräsentiert der Protagonist einen überindividuellen, philosophisch-theologischen Abgrund, er ist das »leidende, nackte Opfer einer namenlosen Verzweiflung« (Lehman 1993, S. 29). Das existenzielle Kernmotiv, auf das sich diese Verzweiflung bezieht, ist die Möglichkeit des Bösen schlechthin angesichts der Sinnlosigkeit des Lebens. Und zwar des Bösen, das vom Menschen selbst ausgeht, des Bösen in Form von schlechten und verwerflichen Taten, von Verbrechen und Vergehen. Taten wie denjenigen, denen der Lieutenant nicht widerstehen kann, die weitaus anregender daherkommen als es die freudloseren Alternativen von Sitte und Anstand, von Gesetz und Moral je könnten. Der Reiz der Lust, der Berauschung, des Kicks ist zu stark, gerade für den Großstadtcop, der tagtäglich nicht nur mit den Schattenseiten menschlichen Zusammenlebens, sondern eben auch mit gefährlichen, verlockenden, glückverheißenden Substanzen konfrontiert ist. Und das in der privilegierten Rolle des Aufpassers, Kontrolleurs und Gesetzeshüters, der sich wie kaum ein anderer qua Amt Zugang verschaffen kann zu dem Verbotenem, dem es ebenso leicht möglich ist, unerkannt zu bleiben und drohender Entdeckung und Verfolgung zu entgehen, der als Vertreter des Guten ungehindert schlecht sein kann.

»I'm a fucking catholic«

Freilich ist es kein Zufall, dass dieser janusköpfige Polizist dabei einem traditionell geprägten Milieu entstammt und einer Religion verhaftet ist, die in besonderer Weise die Thematik von Schuld, Sünde und Vergebung in ihrem Zentrum verhandelt. Der Lieutenant ist Katholik. Sein Verhalten ist zwar alles andere als christlich, doch sein Selbstverständnis ist ohne diese spirituell-moralische Herkunft nicht denkbar. Als seine Wettschulden so angewachsen sind, dass er sie unmöglich zurückzahlen kann und der Mittelsmann seines Gläubigers ihm ankündigt, dass er nun mit dem Schlimmsten rechnen müsse, entgegnet er:

> 💬 »Man will mich erschießen seit ich 14 bin. Keiner kann mich töten. Ich bin gesegnet. I'm a fucking catholic.«

Auch wenn dies zunächst bloß als eine Replik betrunkener Großmäuligkeit erscheint, steckt darin ein essenzieller Kern seiner Selbstsicht und spirituellen Geworfenheit. Die Gunst und Last zugleich, die im katholischen Moment der Aufopferung Jesu für den sündhaften Menschen liegen, definieren auch das unentrinnbare Problem des Lieutenants. Nachdem er bereits von der beinahe überirdischen Schönheit und Reinheit der Nonne kurz nach der Vergewaltigung in den Bann gezogen worden ist, muss er eine weitere Steigerung dieser Irritation hinnehmen, die ihn vollends aus der Bahn seiner gewohnten Abfolge aus Verbrecherjagd, Drogen- und Machtmissbrauch, Suff und Hurerei wirft. Als die Nonne wieder ihrer Tätigkeit in der Kirche nachgeht, sucht der Lieutenant sie auf, da er ihre Beichte belauscht und mitgehört hat, dass sie ihre Vergewaltiger erkannt hatte, aber nicht verraten will, nicht verraten kann. Wie Jesus seine eigenen Peiniger geliebt habe, hätte auch sie die beiden annehmen und ihren Hass in Liebe verwandeln sollen, um so ihre Seelen zu retten. Der Polizist stellt die Betende zwischen den Kirchenbänken und versucht, ihr die Namen der beiden Täter abzuringen. Dabei macht er klar, dass wegen der Minderjährigkeit der Vergewaltiger von der Justiz (»the system«) keine wirklich befriedigende Strafe zu erwarten wäre und stellt ihr unverhohlen in Aussicht, für »echte Gerechtigkeit« zu sorgen, wenn sie ihm nur die Namen nenne. Die Nonne allerdings weist das unbeirrt zurück, sie habe den beiden bereits vergeben. Er solle mit Jesus reden, der für seine Sünden gestorben sei. Mit diesen Worten lässt sie ihn im Mittelgang kniend zurück. Da hat der Lieutenant eine Vision: Jesus ist vom Kreuz gestiegen und steht leibhaftig vor ihm. Er bricht völlig zusammen, schreit und heult und röhrt, beschimpft und verflucht den Erlöser, kriecht auf allen Vieren, wimmert und klagt, wo dieser denn gewesen sei, bis er bereut:

 »Es tut mir leid. Es tut mir so leid. Ich habe so viel Mist gebaut (›so many bad things‹). Ich habe versucht, das Richtige zu tun. Aber ich bin zu schwach. Ich bin einfach zu schwach.«

Da verwandelt sich die Christus-Figur in die Mutter eines der beiden Vergewaltiger. Sie streckt ihm den bei der Tat gestohlenen Hostienkelch entgegen und führt ihn schließlich zu den jungen Männern. Der Lieutenant legt beiden Handschellen an und fährt sie in seinem Wagen mit vorgehaltener Waffe zu einem Busbahnhof mitten in Manhattan. Er gibt ihnen ein mit Marien- und Heiligenbildern verziertes Kästchen mit 30.000 Dollar Drogengeld und setzt sie in einen Fernbus, der sie aus New York und in Sicherheit bringen wird.

Nach dem Erlebnis in der Kirche, der Konfrontation mit der Nonne und ihrer schier übermenschlichen Fähigkeit, ihren eigenen Vergewaltigern zu verzeihen, ist auch der böse Polizist in der Lage, aus dem ewigen Kreislauf aus Gewalt, Schmerz, Rache und Vergeltung auszubrechen und den beiden jungen Tätern einen Neuanfang zu ermöglichen. Er tut dies mit dem Geld, das ihm selbst erlaubt hätte, seine Schulden zu bezahlen und der eigenen Verfolgung und Ermordung zu entgehen. Im tiefsten Inneren Katholik, folgt er so dem Beispiel der Nonne sowie des Erlösers am Kreuz, sich für die Sünden anderer hinzugeben, diesen zu vergeben und sich selbst zu opfern. Damit schließt sich am Ende des Films ein bemerkenswerter Bogen in der Figurenkonstellation. Eröffnet der Film damit, dass der Lieutenant seine beiden Söhne zur Schule fährt, sind es in der letzten Sequenz die beiden ebenfalls noch nicht erwachsenen Vergewaltiger, die er in seine väterliche Obhut nimmt und in seinem Wagen in der exakt gleichen Anordnung wie eingangs die beiden Jungen – einer auf dem Beifahrersitz, einer auf der Rückbank – zum Busbahnhof fährt und sie so in eine bessere Zukunft bringt. Diese Freilassung lässt sich nun auch heilsgeschichtlich als hoffnungsvolles Signal lesen, das ein Ausbrechen aus dem ewigen Teufelskreis von Verbrechen und Strafe ankündigt, die unwahrscheinliche Möglichkeit von Liebe und Verzeihen und damit den Lauf der Welt zum Besseren in Aussicht stellt. Die Fluchthilfe des Lieutenants ist gerade durch die damit verbundene Selbstopferung nichts weniger als »eine väterliche Geste, eine Geste der Hoffnung für eine zukünftige Generation, in der Vergebung statt Rache herrschen wird; es ist ein Vermächtnis. Aber wie bei allen Vermächtnissen muss der Vater sterben, damit seine Söhne es in Besitz nehmen können« (West 1998, S. 218). Nachdem der Bus mit den beiden geretteten Tätern abfährt, setzt sich der Lieutenant wieder in seinen Wagen, der unter einer riesigen Werbeaufschrift parkt: »It all happens here.« Da hält im dichten Verkehr eine Limousine kurz an und Schüsse fallen. Der *Bad Lieutenant* ist nun ein »Dead Lieutenant«. Es folgt der Abspann. War er zu Lebzeiten eher »eine Seele in der Hölle« (Lyons 1992, S. 8), verspricht diese befreiende Tat der Rettung der beiden Täter, die das Ende seines Lebens besiegelt (und das Ende des Films ist), die so obsessiv gesuchte und anhaltend verpasste Erlösung für den »bad cop«. Einer theologischen Interpretation nach nimmt dieser damit »den Platz Christi ein« (Taylor 2003, S. 5), auch wenn dem Motiv der Erlösung bei Ferrara schlussendlich ihr wichtigstes Element fehlt, das neue Leben, die Wiederauferstehung (Taylor, S. 9 f.). Ob der umfassenden Vorstellung einer Heilstheologie damit ausreichend Genüge getan ist oder nicht, sei dahingestellt. Die theologisch-spirituelle Sichtweise des Films unterstreicht jedenfalls auch eine Aussage von Harvey Keitel, der den Lieutenant in einer unvergleichlichen »tour de force« verkörpert und beseelt, der glaubt, »dass es ein religiöser Film ist, weil die Hölle gegenwärtig und damit auch die Gelegenheit gegeben

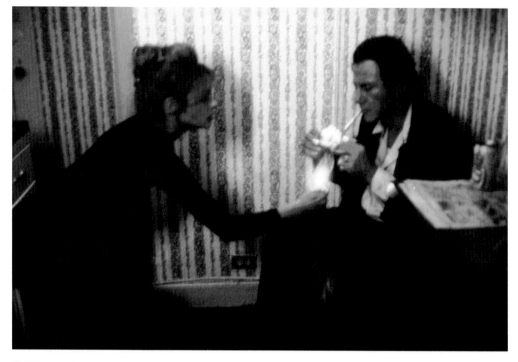

🔲 **Abb. 12.4** Der Lieutenant mit seiner vertrauten Koks-Kumpanin. (Quelle: Filmbild Fundus Herbert Klemens. © Amazonas Filmverleih. Mit freundlicher Genehmigung)

ist, vom Himmel zu wissen« (zitiert nach Shapiro 2003, S. 232). Die Lesart des Films als spirituell-existenzielle Reflexion katholischer Prägung über das Dilemma des menschlichen Lebens zwischen Versuchung, Sünde und Vergebung, drängt sich durch zahlreiche und unübersehbare Hinweise auf. Die Lebenswelt des Lieutenants ist voll von christlichen Symbolen, die den Film von Anfang an durchziehen – am Rückspiegel seines Autos baumelt ein Rosenkranz, wiederholt sind Kissen, Kästchen und andere Gegenstände mit Marienabbildungen oder Kreuzen zu sehen, seine Wettgeschäfte macht er während der Messe einer Kommunionsfeier, zentrale Szenen spielen sich in der Kirche ab, im Beichtstuhl, auf dem Altar, eine katholische Nonne und schließlich Christus selbst begegnen dem Protagonisten und fordern seinen Glauben heraus; auch an anderen Orten wird mehrfach seine Religionszugehörigkeit als Katholik explizit und in einer der bemerkenswertesten Szenen nimmt der nackte, zugedröhnte und alkoholisierte Lieutenant wie in Trance mit ausgestreckten Armen die Haltung des Gekreuzigten ein. Als Ausdruck eines Gegenentwurfs zur Schlechtigkeit der Welt vermag die überdeutliche religiöse Symbolik »das Inferno aus Anonymität, Sucht und Gewalt zu transzendieren« (Kiefer 1995, S. 372).

Verzehrung und Zerstörung

Somit wird nun auch die Rolle und Funktion kenntlich, die in dem Film der übermäßige Einsatz von Drogen, die Inszenierung von Rausch und Sucht sowie deren Begleiterscheinungen und Konsequenzen spielen. Vor allem der Konsum von Kokain ist es, der im Vordergrund steht, dessen Ablauf wiederholt und ausführlich gezeigt wird (🔲 Abb. 12.4).

Insofern spiegelt *Bad Lieutenant* die gesellschaftliche Situation seiner Entstehung Anfang der 1990er-Jahre:

>»Als sich in den 80er Jahren die öffentliche Besorgnis über den Kokainkonsum verschärfte, begannen Spielfilme, das Thema in den Blickpunkt zu rücken und Kokain kritischer zu hinterfragen« (Markert 2013, S. 144).

Doch auch wenn es gerade das Koksen, Heroin- und Kokain-Spritzen und Crack-Rauchen ist, das den Protagonisten zusehends zugrunde richtet, entspricht die filmische Darstellung kaum der typischen Art eines klassischen Aufklärungs- oder Anti-Drogenfilms. Das Kokain und die Drogen überhaupt sind nicht das eigentliche Problem des Polizisten oder die Ursache seiner verfahrenen Situation. Vielmehr erscheinen sie als Mittel und Methoden, mit deren Hilfe dieser sich vom Druck seines Grunddilemmas, der spirituell-existenziellen Heraus- und Überforderung, zu entlasten, ihr zu entfliehen und sich zu betäuben. Die Wahl- und Maßlosigkeit im Gebrauch verschiedener Substanzen ist Ausdruck der prinzipiellen Unmöglichkeit, ans Ziel zu gelangen, dauerhafte Befriedigung und Frieden zu erreichen. In einer Schlüsselszene zur Erklärung des Antriebs und auch der Auswegslosigkeit, die dem permanenten Benebeln, Berauschen und Highwerden innewohnt, gibt die Kokain-Kumpanin des Cops (gespielt von Zoë Lund, der auch im echten Leben heroinabhängigen Drehbuchautorin des Films, die wenige Jahre später ihrer Abhängigkeit erlag) eine radikale Selbstoffenbarung von sich. Nachdem sie dem Lieutenant einen Schuss verpasst hat und dieser völlig apathisch in eine andere Welt abdriftet, deklamiert sie beinahe elegisch:

💬 »Vampire haben es gut. Sie ernähren sich von anderen. Wir müssen von uns selbst zehren. Wir müssen unsere Beine essen, um Kraft zum Laufen zu haben. Wir müssen kommen, damit wir gehen können. Wir müssen uns selbst aussaugen. Wir müssen uns selbst verzehren, bis nichts außer Appetit übrig ist. Wir geben und geben ... Wir geben wie verrückt. Ergibt das irgendeinen Sinn? Jesus hat gesagt: ›Siebzig mal siebenmal.‹ Niemand wird je verstehen, warum du es getan hast. Morgen haben sie dich vergessen. Aber du musst es tun.«

Eine schicksalsergebene Haltung, die mit direktem Verweis auf die christliche Vergebungs-Urszene von Jesus am Kreuz in der paradoxen Figur von Selbstentsagung und Selbstverzehrung die ausweglose Bestimmung des menschlichen Daseins sieht. Angesichts einer derart fatalistischen Diagnose kommen als einzig mögliche (Über-)Lebensstrategien nur bedingungslose Liebe und selbstzerstörerischer Exzess infrage. Ersteres ist allerdings nur Auserwählten wie Christus oder glaubensstarken Nonnen möglich. Für alle anderen sind Drogen und Süchte jeglicher Art mehr als willkommene Hilfen, die unabwendbare Spirale aus Verschwendung, Verzehrung und Zerstörung des eigenen Körpers, der eigenen Kraft und Energie in höchstem Maße zu intensivieren und zu beschleunigen. Der Film lässt es sich zwar nicht nehmen, harte Drogen wie etwa Heroin »als etwas Böses« (Spunt 2017, S. 120) dazustellen, doch nimmt er keineswegs einen moralischen oder gar moralisierenden Standpunkt zu Drogenmissbrauch ein, wie es für Mainstreamfilme typisch ist, die in aller Regel und in erster Linie vor den damit verbundenen Gefahren warnen (Sexton 2010, S. 85). Drogen sind in *Bad Lieutenant* Mittel zur drastischen Veranschaulichung der existenziellen Grundspannung, die sich mindestens auf drei basalen Ebenen entfaltet: auf individueller Ebene zwischen Versuchung und Disziplinierung, zwischen Rausch und Entsagung, zwischen Enthemmung und Beherrschung; in theologisch-spiritueller Hinsicht zwischen Sünde und Erlösung, zwischen Schuld und Vergebung, zwischen Verdammnis und Heil; und in gesellschaftlich-zivilisatorischer Hinsicht zwischen den Polen von Moral und Barbarei, zwischen Gesetz und Verbrechen, zwischen Ordnung und Anarchie. *Bad Lieutenant* gibt somit nichts weniger als eine anthropologische Lektion in filmischer Form über die Ansprüche und Gefährdungen der fundamentalsten Kulturleistung des Menschen überhaupt.

Literatur

Béar L (1995) Abel Ferrara. Bomb Magazine 53, Fall 1995. https://bombmagazine.org/issues/53. Zugegriffen: 25.02.2018
Kiefer B (1995) Bad Lieutenant. In: Koebner T (Hrsg) Filmklassiker, Bd. 4. Reclam, Stuttgart, S 370–372
Lehman P (1993) The male body within the excesses of exploitation and art: Abel Ferrara's Ms. 45, Cat Chaser, and Bad Lieutenant. Velv Light Trap 32:23–29
Lyons D (1992) Scumbags. Film Comment 28(6):6–8
Markert J (2013) Hooked in film. Substance abuse on the big screen. The Scarecrow Press, Lanham
Scott JM (2007) Beautiful and oppressive – lyricism and catholic Angst in Abel Ferrara's Bad Lieutenant. Off Screen 11(12). http://offscreen.com/view/bad_lieutenant. Zugegriffen: 14.12.2017
Sexton J (2010) Chemical world. In: Barry J (Hrsg) American independent. Directory of the world. Intellect Books, Bristol, S 85–88
Shapiro H (2003) Shooting stars: drugs, Hollywood and the movies. Serpent's Tail, London
Sloterdijk P (1994) Sendboten der Gewalt. In: Fischer R, Rost A (Hrsg) Bilder der Gewalt. Zur Metaphysik des Action-Kinos. Verlag der Autoren, Frankfurt
Spunt B (2017) Heroin, acting, and comedy in New York City. Palgrave Macmillan, New York
Taylor SJ (2003) It all happens here‹: Locating salvation in Abel Ferrara's Bad Lieutenant. J Rel & Film 7(1,4). http://digital-commons.unomaha.edu/jrf/vol7/iss1/4. Zugegriffen: 14.12.2017
West R (1998) From lapsed to lost: scorsese's boy and Ferrara's man. In: Giordano PA, Tamburri AJ (Hrsg) Beyond the margin: readings in italian americana. Fairleigh Dickinson University Press, Madison, S 198–222

Originaltitel	Bad Lieutenant
Erscheinungsjahr	1992
Land	USA
Drehbuch	Zoë Lund, Abel Ferrara
Regie	Abel Ferrara
Hauptdarsteller	Harvey Keitel, Zoë Lund, Frankie Thorn, Paul Hipp
Verfügbarkeit	Als DVD in deutscher Sprache erhältlich

Paolo Raile

Aufstieg und Fall des Jordan Belfort

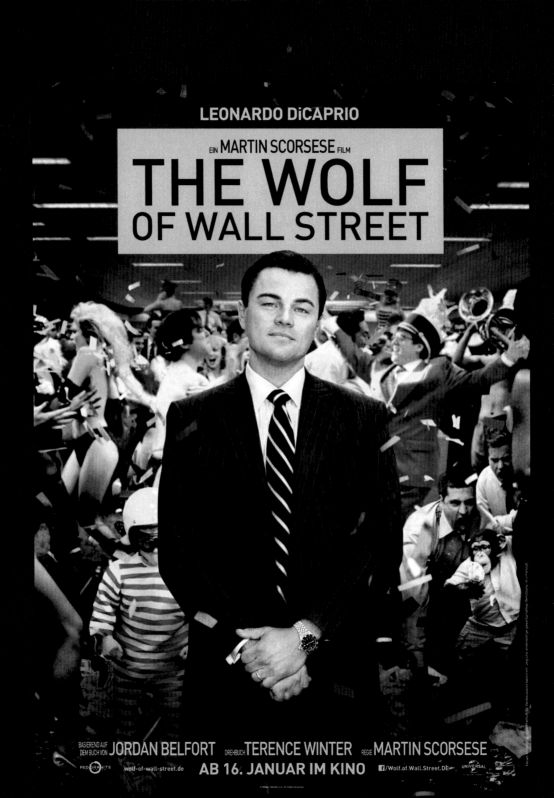

The Wolf of Wall Street (2013)

The Wolf of Wall Street ist die Verfilmung der zweiteiligen Autobiografie von Jordan Belfort, der in den 1980er- und 1990er-Jahren als Börsenmakler in New York tätig war, sich dort einen Namen machte, reich wurde und schließlich wegen Betrugs verurteilt wurde.

Handlung

Der Film beginnt in New York im Jahr 1984. Belfort, gespielt von Leonardo DiCaprio (◘ Abb. 13.1) entstammt bürgerlichen Verhältnissen, ist gerade 22 Jahre alt, bereits verheiratet und, wie er sich selbst bezeichnet, ein »geldgeiler Sack«. Er lebt den amerikanischen Traum und möchte möglichst schnell reich werden. Zunächst studiert er Zahnmedizin. Als der Dekan jedoch gleich am Beginn des Studiums zu den Studenten sagt, dass das goldene Zeitalter der Zahnmedizin vorbei ist, bricht Belfort das Studium wieder ab (Kumar 2013; Veneziani 2010). Er fragt sich also, wie er möglichst schnell reich werden könne, und die Antwort lässt nicht lange auf sich warten: an der New Yorker Börse. Er bewirbt sich bei L.F. Rothschild und wird dort zum Börsenmakler ausgebildet. Im Film erwähnt er, dass er beim Vorstellungsgespräch versuchte, dem Gesprächsleiter Aktien zu verkaufen und deshalb positiv aufgefallen und genommen worden sei. In den nächsten Monaten lernt er sehr viel von seinem Vorgesetzten und schließt die Prüfung positiv ab. Sein erster Arbeitstag als waschechter Broker ist der 19. Oktober 1987 – der so genannte schwarze Montag; der erste Börsenkrach nach dem Zweiten Weltkrieg mit einem Kursabsturz des Dow Jones um über 22,6 %. Darauf folgen weitere gewaltige Kursabstürze in Australien, Kanada, Hongkong und London. Obwohl bis heute nicht restlos geklärt ist, wie es zu dieser Börsen-Katastrophe kommen konnte, sind die Auswirkungen auf Rothschild und Belfort klar: Die Firma Rothschild kann sich vom Börsenkrach nicht mehr erholen und wird kurz darauf eingestellt (Cole 1988); Belfort verliert seinen Job und ist arbeitslos. Über eine Zeitungs-anzeige findet er schließlich eine Stelle als »Börsenmakler« bei Robert Mancusos Buchhaltung. Hier geht es vorrangig um Pennystocks, also Geschäftsanteile an kleinen Unternehmen, wobei der Wert der Anteile meist im einstelligen Pennybereich liegt.

Rasch erkennt Belfort das Potenzial des Pennystock-Markts und eröffnet mit seinem Freund Danny Porush (im Film heißt er Donnie Azoff) das Maklerunternehmen Stratton Oakmont. Stratton Oakmont ist eines der größten Brokerunternehmen in den USA, hat über 1000 Mitarbeiter und betreut mehrere Börsengänge, darunter jenen von Steve Madden – einem bekannten Hersteller von Schuhen. Belfort selbst fällt durch seinen exzessiven Lebensstil auf. Er ist mit 26 bereits Multimil-lionär, hat sich inzwischen scheiden lassen und ein Model geheiratet, besitzt ein Herrenhaus, einen Privatjet, sechs Autos, drei Pferde, zwei Ferienhäuser und eine 50-Meter-Yacht, die er im Jahr 1996 versenkt (◘ Abb. 13.2).

💬 »Außerdem spiele ich wie ein Wahnsinniger, ich saufe wie ein Fisch, ich ficke Nutten und das so ungefähr fünf, sechs Mal die Woche … und, oh ja, ich liebe Drogen.« »Ja, ich nehm' täglich so viele Drogen, dass man damit einen Monat lang Manhat-tan, Long Island und Queens betäuben könnte. Ich nehme 10–15 Quaaludes am Tag für meine ›Rückenschmerzen‹, Adderall für die Konzentration, Xanax gegen den Stress, Pot zum runterkommen, Kokain, damit ich schnell wieder wach werde, und Morphium, naja, weil's saugeil ist. … Aber unter all den Drogen auf Gottes

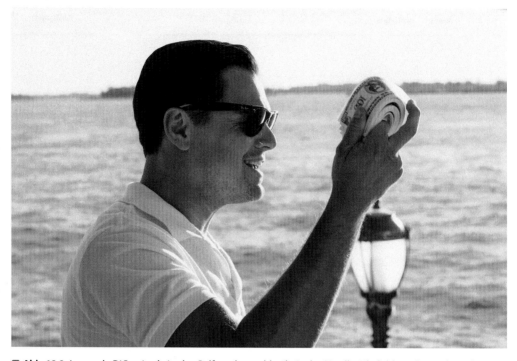

◨ **Abb. 13.2** Leonardo DiCaprio als Jordan Belfort, der »geldgeile Sack«. (Quelle: Filmbild Fundus Herbert Klemens. © Paramount Pictures. Mit freundlicher Genehmigung)

> schöner Welt gibt es eine, die mein absoluter Favorit ist. Glauben Sie mir: Das Scheiß-Zeug macht einen unbesiegbar. Damit kann man die Welt erobern und seine Feinde eliminieren … Geld!«

Jordan Belfort versucht mit allen Tricks die letzterwähnte Sucht zu befriedigen und bewegt sich damit mehr jenseits der Grenze der Legalität als auf der rechten Seite des Gesetzes. Da lässt auch die Börsenaufsichtsbehörde nicht lange auf sich warten, die von Belfort im Film mehr schlecht als recht im Zaum gehalten werden kann. Deutlich weniger erfolgreich ist er hingegen beim FBI, zu dessen Hauptermittler er Kontakt aufnimmt und ihn auf sein Boot einlädt. Dieser ist nicht korrumpierbar, und Belfort schießt sich mit versuchter Bestechung beinahe ein Eigentor. Dennoch kommt ihm die Behörde immer näher, und Belfort, seiner Sucht nach Geld hemmungslos verfallen, lügt und betrügt unverändert, bringt sich immer mehr in Schwierigkeiten und sucht nach einem Ausweg – wieder jenseits der Grenze des Legalen.

Mitte der 1990er-Jahre schafft er dann einen Teil seines schwarz verdienten Geldes in die Schweiz. Als Vermittlerin fungiert die Tante seiner Frau. Doch das reicht nicht, und die Behörden sind nach der Verhaftung des Geldschmugglers, der Belforts Vermögen in die Schweiz gebracht hat, beinahe in Griffweite. Belfort entschließt sich, angesichts der unmittelbaren Bedrohung mit den Behörden zu kooperieren und seine Firma aufzugeben. Doch sein Ego und seine Sucht lassen dies nicht zu. Er flieht aus den Vereinigten Staaten und leitet Stratton Oakmont von seiner Yacht aus, die in Italien vor Anker liegt. Kurz darauf, Anfang Juni 1996, verstirbt die Tante seiner Frau überraschend, weshalb Belfort kurzfristig in die Schweiz reisen muss, um seine Bankkonten, die auf ihren Namen laufen, zu retten. Bei der überstürzten Reise kentert seine Yacht; seine Mitreisenden sowie Belfort selbst werden von der italienischen Küstenwache gerettet. Dieses Erlebnis, so schildert Belfort, habe ihm die Augen geöffnet, und er macht einen Entzug (◨ Abb. 13.3).

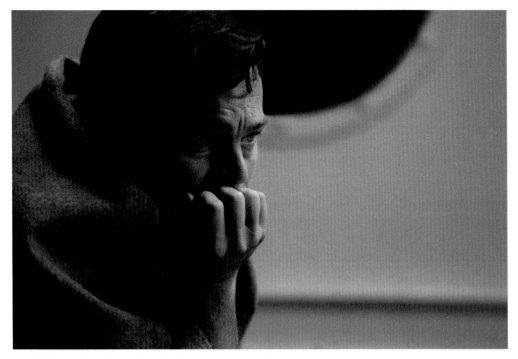

☑ **Abb. 13.3** Belfort nach der Rettung durch die italienische Küstenwache. (Quelle: Filmbild Fundus Herbert Klemens. © Paramount Pictures. Mit freundlicher Genehmigung)

Belfort ist anschließend zwei Jahre clean und verdient sein Geld auf ehrliche Art. Er dreht Werbespots, tritt als Motivationstrainer auf und verdient Geld mit Vorträgen. Dann wird der Schweizer Banker in Miami verhaftet und mit ihm Belforts langjähriger Vertrauter, der Jurist Nicky Koskoff (sein echter Name lautet Andrew Greene). Die Verhaftung Belforts lässt nicht lange auf sich warten, und er handelt einen Deal mit dem FBI aus. Er verrät seine Freunde und muss dafür lediglich für vier Jahre ins Gefängnis. Im Endeffekt wird er bereits nach 22 Monaten wegen guter Führung entlassen. Seine Frau lässt sich von ihm scheiden und nimmt die beiden Kinder mit, woraufhin Belfort einen einmaligen Rückfall erleidet. Am Ende des Films ist Belfort wieder als Motivationstrainer tätig, und in der letzten Szene des Films versucht er, offensichtlich unbegabten Menschen das Verkaufen beizubringen – heute ist er immer noch als Unternehmensberater und Motivationstrainer tätig.

Die Nebendarsteller – Adderall, Xanax, Pot und Morphium

Belfort erwähnt im Film (Zitat oben) sämtliche Substanzen, die er regelmäßig konsumiert. Neben seiner »Geldsucht« nennt er Adderall, Xanax, »Pot«, Morphium, Kokain und Quaaludes. Obgleich die ersten vier Substanzen im Film nicht vorkommen, werden diese hier kurz beschrieben, um einen besseren Überblick über Belforts psychische Verfassung während der aktiven Suchtphase zu erhalten. Einige der Substanzen werden in den nachfolgenden Kapiteln zur besseren Erläuterung der Suchtdynamik angeführt.

Adderall ist der Handelsname für ein Amphetamin, das zur Behandlung von ADHS und Narkolepsie eingesetzt wird. Neben der Behandlung von ADHS wird Adderall missbräuchlich auch zur Steigerung der sportlichen Leistungsfähigkeit eingenommen, ebenso zur Steigerung der Konzentrationsfähigkeit, als Aphrodisiakum, als »Wachmacher« und als Partydroge. Neben dem hohen Abhängigkeitspotenzial ist die Substanz bei falscher Dosierung lebensgefährlich und kann massive Herz-Kreislauf-Störungen, psychiatrische Störungen sowie Bluthochdruck verursachen (Faraone et al. 2001; McKeage und Scott 2003).

Xanax ist der Handelsname für ein Präparat mit dem Wirkstoff Alprazolam; ein Benzodiazepin, das zur Behandlung von Angst- und Panikstörungen eingesetzt wird. Es wirkt beruhigend, angstlösend und hat bei Kurzzeitbehandlungen auch antidepressive Eigenschaften; auch wird es häufig als Schlafmittel eingesetzt, obwohl es hierfür nicht explizit zugelassen ist. Auch Xanax hat ein hohes Abhängigkeitspotenzial und wird aufgrund der sedierenden und beruhigenden Wirkung missbräuchlich eingenommen, wobei es bei der regelmäßigen Einnahme zu einer Toleranzentwicklung kommt, wodurch die Wirkung nachlässt und mehr Xanax eingenommen werden muss, um dieselbe Wirkung zu erreichen. Beim spontanen Absetzen kann es überdies zu Entzugserscheinungen kommen, weshalb das langsame Ausschleichen des Wirkstoffs explizit empfohlen wird (Holland et al. 1999; Webber 1989).

Belfort benutzt in seiner »Drogenliste« das Wort Pot. Das ist eine der vielen Straßenbezeichnungen der Hanfpflanze respektive des Wirkstoffs THC (Tetrahydrocannabinol), da nicht jede Hanfpflanze ausreichend THC-Moleküle hat, um als Rauschmittel genutzt werden zu können. In der Regel werden die weiblichen Pflanzen der Arten Cannabis sativa (gewöhnlicher Hanf) oder Cannabis indica (indischer Hanf) genutzt. Die Kultivierung der Hanfpflanze geschah bereits vor etwa 10.000 Jahren, und diese galt seit jeher nicht nur als Nutz-, sondern auch als Heilpflanze mit einer psychoaktiven Wirkung, die zumindest in China seit mehreren Jahrtausenden auch für medizinische Zwecke genutzt wird. In Europa sind Cannabismedikamente ebenfalls seit über 1000 Jahren verbreitet und erst seit dem 20. Jahrhundert verboten. Die Konsumation erfolgt meist über die Lunge (Rauchen), gelegentlich auch über orale Einnahme. Die Wirkung kann bei verschiedenen Personen sehr unterschiedlich sein, weshalb nie vorausgesagt werden kann, wie jemand darauf reagiert. Meistens wird jedoch eine Intensivierung der Gefühle beschrieben. Auch die Nebenwirkungen sind bei den jeweiligen Personen unterschiedlich; manche Menschen sind jedoch bei regelmäßigem THC-Konsum anfälliger für die Entwicklung einer schweren psychischen Störung wie Schizophrenie (Bugra et al. 2012; Jiang et al. 2006; Poehlke et al. 2016, S. 37 ff.).

Morphium respektive Morphin ist ein stark wirkendes Opiat und wird als Schmerzmittel bei sehr starken Schmerzen eingesetzt. Der Name Morphium stammt vom griechischen Gott des Schlafes, Morpheus. Entdeckt hatte das Morphin der Apothekergehilfe Friedrich Wilhelm Adam Sertürner, der im Jahr 1804 erfolgreich versuchte, den einschläfernden Wirkstoff des Opiums zu extrahieren, das wie Cannabis, bereits seit mehreren Jahrtausenden als Heilmittel benutzt wurde. Er bewies damit zugleich, dass es möglich war, aus Arzneien die Wirkstoffe herauszulösen und in der Therapie gezielt anzuwenden. Sertürner stieß damit eine Reihe von weiteren Forschungen an, in denen auch andere Alkaloide entdeckt und hergestellt werden konnten, beispielsweise das Narcotin. Morphin wirkt schmerzstillend und wird in der Regel bei akuten Schmerzen eingesetzt. Bei längeren Behandlungen entsteht eine körperliche Gewöhnung, die zu einem starken Entzug bei plötzlichem Absetzen führt. Eine weitere Indikation der Morphinbehandlung ist die so genannte Sterbephase, in der Schmerzen wie Atemnot gelindert werden können, um auch in der letzten Lebensphase ein möglichst würdevolles und schmerzfreies Sterben zu ermöglichen. Als Suchtmittel wird es eingesetzt, um ein Gefühl der entspannten Euphorie zu erreichen, in der alltägliche Sorgen und Probleme verschwinden. Bei intravenösem Konsum tritt auch eine ekstatische Wirkung ein, wobei Konsumenten hier eine erhöhte Gefahr der tödlichen Überdosierung haben. Zusätzlich kann Morphin als Substitutionstherapie eingesetzt werden, um den Opiatentzug zu vermeiden (Busse 2006; Friedrich 2004; Gerabek et al. 2007, S. 1009 f.; Poehlke et al. 2016, S. 104 f.; Schaumann 1957, S. 1 ff.; Verthein et al. 2015; Zenz 2011).

Aufstieg und Fall der Psyche – die Wirkungen von Kokain und Methaqualon

Neben den erwähnten Substanzen Adderall, Xanax, THC und Morphin konsumiert Belfort im Film hauptsächlich Kokain und Quaaludes. Im Grunde sind die beiden Substanzen die einzigen, die mehrfach explizit gezeigt und mit ihrer Wirkung dargestellt werden, weshalb diese nachfolgend etwas detaillierter beschrieben werden.

Kokain wird aus den Cocablättern gewonnen. Konkret werden die Blätter der beiden Arten Erythroxylon coca und Erythroxylon novogranatense genutzt. Diese speziellen Pflanzen wachsen in feuchtwarmen Gegenden Südamerikas in einer Höhe von etwa 600 bis 1000 Metern über dem Meeresspiegel – vor allem also in den Andenländern Peru und Bolivien. Kokain ist mittlerweile über 150 Jahre alt. Das Alkaloid wurde 1855 erstmals aus den Cocablättern extrahiert und vier Jahre später in Reinform hergestellt. Die berauschende Wirkung der Cocablätter war jedoch nicht erst seit dem 19. Jahrhundert bekannt. Die Inkas kannten sie bereits seit vielen Jahrhunderten und nutzten diese hauptsächlich für religiöse und staatliche Zwecke. Die Cocapflanze galt als göttliches Geschenk, das Hungrige sättigt, den Erschöpften neue Kräfte verleiht und Unglückliche aufheitert. Die Inkaherrscher hatten das alleinige Recht, diese Pflanze anbauen zu lassen, und konnten über deren Nutzung entscheiden. Nach der spanischen Eroberung wurden die Blätter zunächst verboten, später wieder mit Steuern zugelassen, auch außerhalb kultischer Handlungen konsumiert und schließlich von den Spaniern auf der ganzen Welt verbreitet, um noch höhere Steuereinnahmen zu erhalten. In der Andenregion werden die Cocablätter bis heute konsumiert, respektive gekaut: Zur besseren Aufnahme des Wirkstoffs wird das Blatt von Rippe und Stiel befreit und meist mit etwas Kalk oder Asche zwischen den Zähnen zermahlen. Der Wirkstoff wird dabei vom Speichel extrahiert und verschluckt. Diese Konsumenten, Coqueros genannt, kauen dabei meist mehrere Cocablätter gleichzeitig und verbrauchen pro Tag etwa 30 bis 50 Gramm – das entspricht ungefähr 0,15–0,25 Gramm reinem Kokain (Braun 1921, S. 75 f.; Gerabek et al. 2007, S. 772; Täschner 2002, S. 102 f.).

Ende des 19. Jahrhunderts wurde Kokain einerseits in geringen Dosen Getränken wie Coca-Cola beigemischt, andererseits auch medizinisch als Lokalanästhetikum sowie als Medikament bei Entwöhnungsbehandlungen von Alkoholikern und so genannten Morphinisten (Opiatabhängigen) eingesetzt. In diesem Zeitraum begann auch die vermehrte missbräuchliche Verwendung des Kokains im deutschsprachigen Raum. Eine wichtige Rolle spielte hierbei auch der Begründer der Psychoanalyse, Sigmund Freud, der 1884 und 1885 zu medizinischen Zwecken selbst Kokain einnahm, die lokalanästhesierende Wirkung entdeckte und unter anderem für den Tod eines Patienten verantwortlich war, den er mittels Kokain von seiner Morphinsucht heilen wollte. Im Endeffekt hatte der Patient sowohl eine Morphin- als auch eine Kokainsucht und starb schließlich kurze Zeit später an einer Überdosis (Braun 1921, S. 75–82; Lindemann 2017, S. 62–102).

In der Fachliteratur werden mehrere so genannte Kokainwellen beschrieben: Die erste fand nach der Entdeckung des Kokains selbst statt. Die nächsten beiden Kokainwellen hingen mit den beiden Weltkriegen zusammen, bei denen sich der Kokainkonsum vor allem in Künstlerkreisen verbreitete. Seit den 1970er- und 1980er-Jahren verbreitete sich das Kokain zunehmend auch in ärmeren und jüngeren Bevölkerungsschichten und wird von etwa 2,7 % der Jugendlichen in Deutschland konsumiert. Die Dunkelziffer ist jedoch gerade bei Kokain relativ hoch, da die Substanz nicht nur von Jugendlichen konsumiert wird, sondern auch von Menschen, die weniger Aufmerksamkeit bei der Polizei finden. Neben dem Kokain wird außerdem vermehrt das so genannte Crack konsumiert – eine Substanz, die aus dem Erhitzen von Kokainhydrochlorid mit Ammonium oder Backpulver entsteht und vorwiegend in Pfeifen geraucht wird. Das Kokain selbst wird im Übrigen entweder pulverisiert geschnupft, in Wasser gelöst injiziert oder in Form des Cracks inhaliert. Die Wirkung tritt je nach Konsumform unterschiedlich schnell ein und dauert unterschiedlich lange: Bei der intravenösen Injektion tritt diese innerhalb weniger Sekunden ein und dauert etwa fünfzehn bis dreißig Minuten; beim Schnupfen tritt die Wirkung nach sechs bis zehn Minuten ein und dauert ein bis zwei Stunden; Crack wirkt extrem schnell und macht sofort »high« und hat damit ein ungleich höheres Suchtpotenzial (Nedopil und Müller 2007, S. 165 ff.; Poehlke et al. 2016, S. 87 ff.; Täschner 2002, S. 103).

Kokain wirkt euphorisierend und antriebssteigernd. Die Kontakt- und Redefreude nimmt zu, während gleichzeitig die Urteilsfähigkeit abnimmt. Hemmungen werden reduziert und die Leistungs-fähigkeit sowie Ausdauer verbessert. Meist wird die eigene Leistungsfähigkeit unter Kokaineinfluss überschätzt; ein Nebeneffekt ist eine erhöhte Risikobereitschaft. Mit zunehmender Dauer oder erhöhter Dosierung können Erlebnisveränderungen auftreten, in denen Stimmen gehört werden und eine pa-ranoide Grundstimmung entsteht. Die Betroffenen meinen, dass über sie gesprochen wird, und erleben auch taktile sowie visuelle Halluzinationen. Danach folgen häufig Müdigkeit, Gleichgültigkeit, Passivität bis zur Depressivität und ein stärkeres Verlangen, die Substanz erneut zu konsumieren. Nicht selten entsteht dadurch das so genannte Coke-Binging: Mehrere Konsumzyklen enden in einer starken psy-chischen wie physischen Erschöpfung und einer mehrtägigen Erholungsphase, in der die Konsumenten abstinent sind. Physische Entzugssymptome treten bei reinem Kokainkonsum kaum auf, jedoch erleben Menschen mit chronischem Kokainmissbrauch häufige Erschöpfungszustände mit depressiven Ver-stimmungen, die nur durch immer kürzere Konsumationsintervalle vermieden werden können. Neben den psychischen Auswirkungen erleben Kokainkonsumenten häufig auch physische Beschwerden wie die Unfähigkeit, sich körperlich anzustrengen, oder eine chronische Schleimhautreizung in der Nase, die sogar zu irreparablen Schäden und der Auflösung der Nasenscheidewand führen können. Bei einer zu hohen Dosierung können auch Vergiftungserscheinungen auftreten, die mit Hyperventilation, starkem Schwitzen und generell stark erhöhter Erregung einhergehen, die in Krampfanfällen oder starken Halluzinationen münden oder sogar zum Tode führen können (Nedopil und Müller 2007, S. 166 f.; Poehlke et al. 2016, S. 88 f.; Täschner 2002, S. 105 ff.).

Im Film schnupft Belfort häufiger Kokain in seiner weißen Pulverform. Die Auswirkungen der Droge sind jedoch am deutlichsten bei der ersten Inhalation von Crack sichtbar. Belforts Freund über-redet ihn an einem abgeschiedenen Örtchen in der Halböffentlichkeit zu einem Atemzug und erhitzt die Pfeife. Schon beim Ausatmen ist die unmittelbar einsetzende Wirkung erkennbar, und Belfort fühlt sich plötzlich enorm stark, beinahe übermächtig, jedenfalls deutlich euphorisiert, und rennt dann los.

Neben dem Kokain nimmt Belfort, wie bereits erwähnt, vor allem die so genannten »Ludes«. Der Begriff stammt vom Handelsnamen Quaalude ab. Der Wirkstoff des Medikaments ist Methaqualon – ein Chinazolinderivat, dessen chemische Bezeichnung Methylquinazolinone (im Deutschen schreibt man ein ch statt des qu) lautet und unter anderem als Quaalude, als Sopor, als Somnafac und als Parest im Handel war.

Der Wirkstoff wurde vom indischen Forscher M. L. Gujiral im Jahr 1951 zufällig entdeckt, der eigentlich ein Medikament gegen Malaria gesucht hatte. Ab 1965 war der Wirkstoff in den USA unter den Handelsnamen Quaalude und Parest zugelassen und galt als Alternative zu den nebenwirkungs-reichen Barbituraten. Methaqualon galt zu dem Zeitpunkt als barbituratähnliches Schlafmittel, als Antikonvulsivum (gegen experimentell erzeugte epileptische Anfälle), als Antitussivum (wirkt gegen Husten, vergleichbar mit dem Codein) und als schwaches Antihistaminikum (wirkt gegen Allergien). Hauptsächlich wurde es aber als Schlafmittel verschrieben und galt zunächst als nebenwirkungsarm mit geringem Abhängigkeitspotenzial. Doch bereits im Jahr 1966 wurden die ersten Fälle psychischer und physischer Abhängigkeit in Großbritannien beschrieben, und auch im deutschsprachigen Raum ent-standen Artikel über Nebenwirkungen und die Auswirkungen von Methaqualonvergiftungen (teils in suizidaler Absicht). Darüber hinaus wurde eine Reihe von Nebenwirkungen festgestellt wie Schwindel, Müdigkeit, Kopfschmerzen, Nesselsucht, Kribbelempfindungen oder Entzugssymptome nach dem ab-rupten Absetzen des Medikaments, woraufhin sich auch zahlreiche amerikanische Ärzte beschwerten und Fachartikel über das Suchtpotenzial von Quaalude schrieben sowie die massive Einschränkung des Verkaufs des Medikaments forderten. Quaalude wurde aber auch außerhalb des medizinischen Diskurses rasch bekannt und avancierte zu einer der beliebtesten Straßendrogen, die in den 1970ern vor allem in der Studentenszene weit verbreitet war. Dort wurden die »Ludes« vorwiegend mit Wein eingenommen, der die Wirkung des Methaqualons verstärkte. 1984 wurde Quaalude in den USA schließlich wieder vom Markt genommen. In Deutschland war der Wirkstoff als Normi-Nox am Markt und wurde 1981 in die Betäubungsmittel-Verschreibungsverordnung aufgenommen. Wegen des hohen Suchtpotenzials verlor das Medikament 1992 in Österreich und 1993 in Deutschland endgültig die Zulassung. Heute ist die Substanz in Europa und Nordamerika kaum noch verbreitet, wird jedoch in einigen südafrikanischen Ländern konsumiert und ist in manchen Gegenden die zweithäufigste Droge. Derzeit werden die meisten Tabletten illegal in Indien produziert und gelangen über den Schwarzmarkt nach Afrika (Bridge und Ellinwood 1973; Geldmacher-von Mallinckrodt und Mang 1970; Hammer et al. 2015; Herzberg 2011; Ibe 1965; Maehly und Bonnichsen 1965; Parker und Parker 2004).

Die Wirkung der Ludes beschreibt Belfort im Film wie folgt:

> »Sie wissen nicht, was Ludes sind? Ich sag's Ihnen: … Quaaludes, oder auch Ludes, wie sie gemeinhin genannt werden, wurden das erste Mal 1951 von einem indischen Arzt als Sedativum hergestellt. Sie wurden gestressten Hausfrauen verschrieben, die unter Schlafstörungen litten. Aber sehr schnell kam jemand dahinter, dass man – wenn man dem Drang einzuschlafen nur fünfzehn Minuten widerstand – extrem high davon wurde. Natürlich wurden Ludes dann missbräuchlich verwendet, und 1982 wurden sie in Amerika verboten – und dem Rest der Welt auch. Das hieß, der Vorrat an den Dingern war begrenzt. Ohne Scheiß – heute kriegt man die gar nicht mehr« (51:20–52:43).

Belfort beschreibt mehrere Phasen der Konsumation: Nach der Einnahme der ersten Ludes kommt er zunächst in die Kribbelphase, die bei der weiteren Einnahme nach einer Weile von der Lallphase abgelöst wird und, bei weiterem Konsum, zum Verlust der motorischen Fähigkeiten führt – er nennt diese dritte Phase die Sabberphase. Am Ende kommt die Amnesiephase, in der er nicht mehr weiß, wer oder was er ist. Etwas später im Film bringt Donnie echte »Lemmon 714« mit, die ein Apotheker fünfzehn Jahre in einem Safe liegen gelassen hatte. Die Lemmons bezeichnet Belfort als den »Heiligen Gral« der Quaaludes. Diese seien dreimal so stark wie alle Ludes, die er am Schwarzmarkt bekommen könne. Doch durch die lange Lagerung verzögert sich die Wirkung. Belfort und sein Freund nehmen deshalb nach und nach mehrere Ludes ein, wodurch sich eine ungeahnte Wirkung entfaltet: Belfort ist zunächst vollkommen klar; erst nach einer 90-minütigen Wartezeit setzt die Wirkung ein, dafür dann jedoch innerhalb weniger Sekunden und in einem ungeahnten Ausmaß. Er kann plötzlich nicht mehr reden und kippt um. Kommentierend erklärt er während der Filmszenen, dass er zu dem Zeitpunkt die Kribbelphase übersprungen habe und direkt in der Sabberphase gelandet sei. Er entdeckt sogar eine neue Phase, die er zerebrale Lähmungsphase nennt. Die Bilder zeigen Belforts Versuche, sich krabbelnd und ziehend über den Boden zu wälzen, um zu seinem Auto zu kommen. Er schafft es irgendwie, nach Hause zu fahren. Kurz darauf verschluckt sich Donnie in seiner Küche an einem Stück Schinken und bekommt keine Luft mehr. In der Panik nimmt Belfort eine größere Menge Kokain und schafft es so, wie Popeye (in der Szene läuft ein Popeye-Clip im Fernseher im Hintergrund), seine ganze Kraft zu bündeln und Donnie zu retten. Danach fällt er auf das Sofa und schläft durch, bis er später von der Polizei aufgeweckt und verhaftet wird.

Der Fall Belfort aus biopsychosozialer Sicht

Eine biopsychosoziale Perspektive ist eine umfassende Betrachtungsweise, die auf dem biopsychosozialen Modell der Medizin basiert. Dieses stellt wiederum eine Erweiterung des biomedizinischen Modells dar, das Krankheiten und deren Heilung kausal auf physikalisch-chemische Prozesse zurückführt. Das biopsychosoziale Krankheitsmodell erweitert diese Perspektive um psychische und soziale Faktoren, die bei der Entstehung und der Heilung von Krankheiten maßgeblich mitwirken und die Kausalität als Erklärungsmodell durch eine systemtheoretische Betrachtung multifaktorieller Einflüsse ersetzt. Philosophisch gesehen ist hier der Leib-Seele-Dualismus aufgehoben, indem Physis wie Psyche als zwei Phänomene derselben Grundsubstanz (Leben bzw. Lebenswelt) betrachtet werden. Die Gesundheit gilt in diesem Modell nicht als Fehlen von Krankheitserregern oder hohen psychosozialen Stressoren, sondern als Fähigkeit des Menschen, mit solchen physiologischen, psychologischen, sozialen oder auch ökonomischen »Krankmachern« adäquat umgehen zu können. Krankheit entsteht nach diesem Modell, wenn die eigenen Ressourcen nicht ausreichen, um die Stressoren jedweder Art im Schach zu halten (Egger 2015, S. 43–60; Egger 2017, S. 7–17).

Diagnostisch berücksichtigt das biopsychosoziale Modell somit drei wesentliche Bereiche des Patienten respektive der »Patientenwelt«: organbiologische Daten; kognitiv-emotionale Erlebens- und Verhaltensdaten sowie ökosoziale Daten. Wenn Defizite in den einzelnen Bereichen festgestellt werden, so können diese durch gezielte Interventionen behandelt werden; beispielsweise durch pharmakologische, chirurgisch-technische oder physiotherapeutische Behandlungen, durch psychologische und/oder psychotherapeutische Interventionen oder durch sozialarbeiterische, familiäre, berufliche und weitere Hilfestellungen. Diese Behandlungen und Interventionen werden mit der jeweiligen Person abgestimmt und, je nach Möglichkeit, gleichzeitig oder nacheinander umgesetzt (Egger 2015, S. 46).

Auch im Bereich der Suchterkrankungen gibt es bereits Abhandlungen über die biopsychosozialen Faktoren, die zur Erhaltung der Sucht führen. Küfner und Bühringer beschreiben drei »Teufelskreise«: die Neurobiologie, das Intrapsychische und das Psychosoziale (Sommer 2015, S. 12f). Auf der neurobiologischen Ebene wirken Drogen durch physische und biochemische Veränderungen mit einer gesteigerten Toleranz, einem Mangel an Endorphinen oder der Reaktion beim Entzug. Intrapsychisch wirken beispielsweise unrealistische Erwartungen der Person, falsche Einstellungen, mangelnde Bewältigungsstrategien oder eine verschobene Selbstwahrnehmung. Psychosoziale Faktoren sind unter anderem soziale Kontakte der Konsumenten, der familiäre Umgang mit Suchtmittel, Freundeskreis oder Arbeitsumfeld. Hinzuzufügen wäre hier auch die finanzielle Situation der Betroffenen, die oftmals bei Drogenkonsum eine wesentliche Rolle einnehmen und zur Beschaffungskriminalität führen können. Jede dieser drei Ebenen wirkt verstärkend auf die Sucht, und die Sucht wirkt auf diese Ebenen (Küfner und Bühringer 1996). Am Beispiel von Belfort könnte eine Analyse wie folgt aussehen:

Belfort hat einen enormen inneren Drang reich zu werden, geht deshalb zur New Yorker Börse und gründet später ein Unternehmen, in dem er durch illegale Machenschaften schnell reich wird. Er dürfte dementsprechend einen hohen Stresslevel haben. Im Film sagt er außerdem explizit, dass er Xanax und Pot gegen den Stress nimmt. Diese Drogen beruhigen (Siehe Kapitel Nebendarsteller – Adderall, Xanax, Pot und Morphium); Xanax wirkt außerdem stark schlaffördernd. Die sedierende Wirkung ist ein physischer Aspekt, der Belforts Drang zu Reichtum hinderlich wäre, da er mit dem ausschließlichen Konsum von Xanax zwar keinen Stress mehr hätte, dafür jedoch auch nicht in dem Maße produktiv arbeiten könnte, wie es für den Erfolg notwendig wäre. Daher nimmt er, wie er selbst sagt, Adderall und Kokain, um konzentriert, wach und produktiv zu sein. Da Kokain nicht nur aktivierend und euphorisierend wirkt, sondern auch nach dem Absetzen Antriebslosigkeit, Depressivität und ein stärkeres Verlangen nach mehr Kokain zur Folge hat, muss Belfort mehr Drogen einnehmen, um letztere Symptome zu vermeiden. In der Regel konsumiert er nicht nur Drogen, sondern auch – wie er selbst sagt – Prostituierte. Drogen und Prostituierte haben in jedem Fall einen Einfluss auf psychosozialer Ebene; konkreter: auf seine Ehe und die beiden gemeinsamen Kinder. Regelmäßige Streitereien mit der Frau führen zu vermehrtem Stress, den Belfort durch den Konsum verschiedener Substanzen lindert, wodurch der Kreislauf fortgesetzt bzw. noch weiter verstärkt wird. Belfort konsumiert auch Substanzen, die eine physische Abhängigkeit erzeugen, wie das Morphin, weshalb weitere biochemische Faktoren hinzutreten, die eine verstärkte Einnahme fordern, um negative Konsequenzen zu vermeiden. Die Freunde wiederum sind ein suchtförderlicher psychosozialer Faktor, da sie ebenfalls Drogen kon-

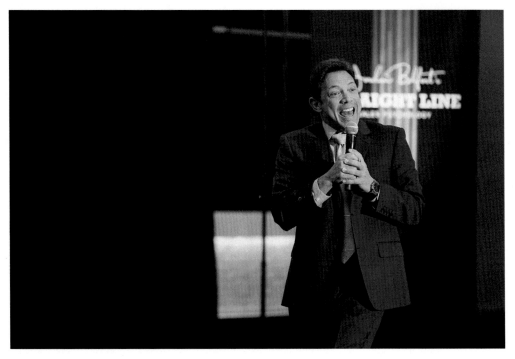

🔲 **Abb. 13.4** Der echte Jordan Belfort in einem Cameo-Auftritt am Ende des Films. (Quelle: Filmbild Fundus Herbert Klemens. © Paramount Pictures. Mit freundlicher Genehmigung)

sumieren und sich gegenseitig darin bestärken. Intrapsychische Faktoren werden zwar kaum explizit dargestellt, jedoch dürften neben dem beruflichen und dem familiären Stress auch eine beeinträchtigte Selbstwahrnehmung (Belfort hält sich für besonders intelligent und unbesiegbar, beispielsweise den Behörden gegenüber) oder Defizite bei der Bewältigung anderer Stressoren eine wesentliche Rolle spielen. In jedem Fall ist deutlich erkennbar, dass sich die einzelnen Faktoren der drei Bereiche wechselseitig beeinflussen und die Sucht verstärken.

Die oben genannten Einflüsse und Wechselwirkungen bringen das System Jordan Belfort schließlich derart ins Wanken, dass er nach dem Absturz des Systems (der Auslöser war das Kentern mit seiner Yacht und die Todesangst bzw. die Erfahrung, dem Tode sehr nahe gewesen zu sein) einen Entzug macht und damit viele biochemische Faktoren eliminiert (außer das Suchtgedächtnis). Außerdem wird er geschieden (psychosozialer Einfluss »Familie« fällt weg), verliert sein Unternehmen Stratton Oakmont (psychosozialer Einfluss »Freunde« fällt weg) und verbringt 22 Monate im Gefängnis (intrapsychischer Einfluss mit möglichen korrigierenden Erfahrungen hinsichtlich seiner Selbsteinschätzung und Selbstwahrnehmung). Heute lebt Jordan Belfort im kalifornischen Manhattan Beach, arbeitet als Unternehmensberater und Motivationstrainer, muss noch knapp 100 Mio. Dollar an die Geschädigten zurückzahlen, hat einen freundschaftlichen Kontakt zu seiner Ex-Frau und verbringt auch regelmäßig Zeit mit seinen beiden Kindern. Der echte Jordan Belfort ist im Film übrigens ebenfalls kurz zu sehen (🔲 Abb. 13.4).

Koks, Geld, Sex, Macht – Eine tiefenpsychologische Perspektive der Sucht

Nach der biopsychosozialen Betrachtung Belforts werden abschließend noch tiefenpsychologische und insbesondere individualpsychologische Aspekte seiner Sucht nach Drogen, Geld oder Macht beleuchtet.

Da nur sehr wenige Informationen über seine Kindheit oder Lebensgeschichte außerhalb der Story bekannt sind und er darüber hinaus auch kaum über tiefe Themen, Einsichten oder starke Gefühle spricht, stützt sich dieser Abschnitt hauptsächlich auf theoretische Arbeiten und versucht diese mit Belforts Handlungen und Charaktereigenschaften zu verknüpfen.

Der Gründer der Psychoanalyse, Sigmund Freud, befasste sich nicht nur mit dem Kokain (Siehe Kapitel Aufstieg und Fall der Psyche – die Wirkung von Kokain und Methaqualon) sondern auch mit der Sucht selbst. In seinen Werken geht er davon aus, dass Drogen und Alkohol Hemmungen und Verdrängungen aufheben sowie einer zwanghaften Triebbefriedigung dienen. Süchtige weisen außerdem oftmals eine orale Fixierung auf, die auf frühe Traumatisierungen zurückgehen und durch den Rauschzustand Gefühle der Unlust vermeiden (Freud 1905). Im weiteren Verlauf der psychoanalytischen Theoriebildung wurden unterschiedliche psychodynamische Erklärungen der Suchterkrankungen postuliert. Eine Erweiterung des triebdynamischen Ansatzes stammt von Otto Fenichel aus dem Jahr 1945. Dieser behauptet, dass nicht nur das triebhaft besetzte Objekt (Droge) von großer Bedeutung ist, sondern auch das narzisstische Selbstwert-Regulationssystem einen wichtigen Aspekt in der Suchterkrankung darstellt. Nach Fenichel fällt nicht nur die narzisstische mit der erotischen Befriedigung im Rauschzustand zusammen; er behauptet auch, dass die Erhöhung des Selbstgefühls wichtiger ist, als die erogene Lust (Bilitza 2008, S. 51 f.; Fenichel 1945, S. 259–296; Subowski 2008, S. 16 ff.).

Bei Belfort ist relativ deutlich erkennbar, dass für ihn die Triebbefriedigung eine wesentliche Rolle spielt (regelmäßiger Umgang mit Prostituierten; Orgien in der Firma) und mit der Konsumation von Drogen verknüpft ist. Wichtiger jedoch ist, so Fenichel (1945), die Erhöhung des Selbstwertes im Rauschzustand. Eine detailliertere Analysemöglichkeit dieser substanzinduzierten Erhöhung des Selbstwertes liefert die Individualpsychologie mit dem Konzept des Machtstrebens als Überkompensation des Minderwertigkeitsgefühls.

In den frühen individualpsychologischen Werken gibt es überdies sogar eine explizite Erwähnung der Kokainsucht respektive des Kokainismus. Alfred Adler (2008) beschreibt diese allerdings stets im Kontext eines homosexuellen Patienten, und auch in Erwin Wexbergs Grundlagenwerk (Kaus und Künkel 1926) wird der Kokainismus ausschließlich in Otto Kaus' und Fritz Künkels Kapitel über sexuelle Verirrungen erwähnt und ebenfalls mit der Homosexualität verbunden. Kaus und Künkel beginnen ihren Text über den Kokainismus mit einer Abwertung der Komplexität der Kokainsucht und vergleichen diese gar mit einer Schlafsucht oder Schlaflosigkeit:

> »Die Bedeutung des Kokainismus ist individualpsychologisch so durchsichtig, dass man sie kaum zu erörtern braucht. … Der Patient greift zum Kokain, genau wie ein anderer zur Schlafsucht oder zur Schlaflosigkeit greift« (Kaus und Künkel 1926, S. 578).

Rauschmittel wie das Kokain sind, so Kaus und Künkel, lediglich im Sinne der Finalität von Interesse. Damit ist die Frage gemeint, welchen Zweck die Einnahme von Kokain – oder die Sucht allgemein – erfüllt und was durch den Konsum und den Drang zu konsumieren vermieden wird. Die Antwort wird ebenfalls beschrieben: Das Ziel ist der spontane Ausgleich eines akuten Minderwertigkeitsgefühls. Das Problem bei der Kompensation durch Kokain sind jedoch die physischen wie psychischen Folgen des Konsums, die das Minderwertigkeitsgefühl verstärken und die Person zwingen, erneut und noch mehr zu konsumieren, solange ihr kein anderer Weg »nach oben« zur Verfügung steht.

> »Von diesem Standpunkt aus ergibt sich mit Notwendigkeit, dass alle Entziehungskuren zwecklos sind, wenn sie nicht gleichzeitig eine ganz andere, rein psychotherapeutische Aufgabe lösen, nämlich die Ermutigung des Patienten in einem solchen Grade, dass er die Flucht in das Narkotikum nicht mehr nötig hat« (Kaus und Künkel 1926, S. 578 f.).

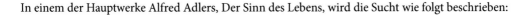
In einem der Hauptwerke Alfred Adlers, Der Sinn des Lebens, wird die Sucht wie folgt beschrieben:

>»Der Beginn der Süchtigkeit zeigt recht häufig ein schweres Minderwertigkeitsgefühl, wenn nicht einen entwickelten Überlegenheitskomplex, der sich vorher schon einigermaßen deutlich in Schüchternheit, Alleinsein, Überempfindlichkeit, Ungeduld, Reizbarkeit, in nervösen Symptomen wie Angst, Depression, sexueller Insuffizienz oder in einem Überlegenheitskomplex wie Prahlsucht, boshafter, kritischer Neigung, Machtlüsternheit usw. ausprägt. Auch übermäßiges Rauchen und Sucht nach starkem schwarzem Kaffee kennzeichnen oft die Stimmungslage einer mutlosen Entschlusslosigkeit. Wie mittels eines Tricks wird das lastende Minderwertigkeitsgefühl zeitweise beiseitegeschoben oder sogar, wie zum Beispiel bei kriminellen Handlungen, in verstärkte Aktivität umgebaut. Alles Misslingen kann in allen Fällen von Süchtigkeit dem unbesiegbaren Laster zugeschoben werden, sei es in gesellschaftlicher Beziehung, im Beruf oder in der Liebe. Auch die unmittelbaren Giftwirkungen geben dem Befallenen oft ein Gefühl der Entlastung« (Adler 2008, S. 90 f.).

Das fehlende Gemeinschaftsgefühl ist nach Adler ebenfalls ein Risikofaktor. Insbesondere wenn stärkere Gemeinschaftsprobleme auftreten, neigen diese Personen zu asozialen Verhaltensweisen, um sich den sozialen Forderungen der Gemeinschaft zu entziehen. Vor allem Süchte nach Morphin oder Kokain gelten hierbei als bevorzugte Mittel, die einerseits die Sucht nach Verwöhnung und Erleichterung im Leben erfüllen, andererseits auch als Gründe angegeben werden, weshalb diese Personen sozialen Verpflichtungen nicht nachkommen können (Adler 2008, S. 52).

Im Wörterbuch der Individualpsychologie wird ergänzend angeführt, dass Süchtige im Grunde eine jeweils eigene Sucht entwickeln, da sie ein Ausdruck des individuellen Lebensstils ist und verschiedene Bedeutungen haben respektive unterschiedliche Zwecke erfüllen kann. Häufig entwickeln Süchtige ihre Sucht in der Verzärtelung, in der sie beispielsweise von der Mutter abhängig sind und dabei Gelegenheit haben, die andere Person, z. B. Mutter, von sich abhängig zu machen. Der Zweck ist die Ausbeutung des Gemeinschaftsgefühls der anderen Person für sich selbst. Süchtige haben, wie Adler schreibt, oft einen Mangel an Gemeinschaftsgefühl; sie haben nur Interesse an sich selbst. Die eigenen Mängel werden von den Süchtigen meist ignoriert oder auf die Sucht geschoben; darüber hinaus entlastet der Rausch die Betroffenen, die kurzzeitig von Schuldgefühlen oder Minderwertigkeitsgefühlen befreit sind. Süchtige ziehen sich außerdem oft zurück, und Forderungen von Menschen – beispielsweise eine Entzugskur zu machen oder sich aktiv an der Gesellschaft zu beteiligen – werden mit übertriebener Empfindlichkeit abgewehrt. Jede nützliche Tätigkeit wird dabei unterbunden (Ulrich 1995, S. 487 f.).

Adlers Charakterisierung trifft zumindest teilweise auf Jordan Belforts Verhalten im Film zu. Die Wirkung des Kokains ist anregend und erzeugt ein Gefühl von Omnipotenz – das Gegenteil des Minderwertigkeitsgefühls. Auch die Sucht nach Sexualität mit Prostituierten hebt Belfort auf eine höhere Stufe – zumindest im Vergleich zu den »gekauften Sexobjekten« – und wäre eine mögliche Überkompensation gefühlter sexueller Insuffizienz. Auch der große Drang nach Geld ist ein Symptom des Machtstrebens, da vor allem in den Vereinigten Staaten Macht durch den Besitz (und das Ausgeben) von Geld erzeugt wird. Belfort ist außerdem stellenweise ungeduldig, beispielsweise in der Schweiz, als er die kulturelle Gepflogenheit des Smalltalks nicht berücksichtigen will, sondern direkt zur Sache kommt. Auch das Wort Prahlsucht passt zu Belfort, beispielsweise in der Stresssituation, in der er die beiden FBI-Agenten auf seine Yacht einlädt und dabei mit seinem Reichtum angibt respektive sie am Ende mit Hummer und Geld bewirft.

Das ständige Gefühl, unzureichend zu sein, könnte Belfort tatsächlich von Anfang an begleitet und dazu geführt haben, dass er in besonderer Weise nach Geld (und damit Macht) strebt und vor allem für jene Süchte anfällig ist, die ihm dabei helfen, einerseits das negative Gefühl loszuwerden, und andererseits darin bestärken, dass er ein »toller Hecht« und ein überaus erfolgreicher Mensch ist. Dass er dabei kein ausgeprägtes Gemeinschaftsgefühl besitzt, ist vor allem daran erkennbar, dass er auf Kosten der Anderen erfolgreich geworden ist (er betrügt und stiehlt Geld von seinen Kunden) und später seine Freunde verrät, um selbst nicht für längere Zeit in das Gefängnis zu müssen. In einigen Szenen ist außerdem deutlich, dass er sich nur an der Spitze der Gemeinschaft (z. B. Firmenbelegschaft) wohlfühlt, solange er bejubelt wird und oben ist. Auch im Rausch ist er stets der »Anführer« und jener, bei dem das Machtstreben am deutlichsten erkennbar ist, das, nach Adler, die Überkompensation des unbewussten Minderwertigkeitsgefühls darstellt.

Neben der klassischen individualpsychologischen Literatur gibt es auch einige wenige modernere Aspekte zu den Suchterkrankungen: Roland Wölfle schreibt im Buch zur Aktualität der Individualpsychologie über seine Erfahrungen in der Drogentherapie und verweist darüber hinaus auf die mangelnde Bearbeitung des Themas Sucht innerhalb der Individualpsychologie. Er schreibt, dass lediglich drei Artikel innerhalb von fünfundzwanzig Jahrgängen der *Zeitschrift für Individualpsychologie* das Thema Sucht behandeln (Wölfle 2011, S. 314 f.). Einer dieser drei Artikel ist jener von Harald Sporn, der den Fokus seiner Arbeit auf die Suchttherapie und die dahinterliegende Grundstörung legt. In der Einleitung schreibt er, dass sich die meisten tiefenpsychologischen Arbeiten zur Suchterkrankung im Wesentlichen nur auf die jeweilige Grundstörung hinter dem Symptom Sucht beziehen, jedoch die Eigendynamik der Sucht vernachlässigen. Sporn leitet daraus zwei Gefahren ab: Einerseits kann es passieren, dass Therapeuten tiefenpsychologisch fundierte Fachartikel als interessante Hintergrundinformation registrieren, jedoch keine praktische Relevanz darin erkennen; andererseits kann es passieren, dass Therapeuten vorschnell die dahinterliegende Grundstörung behandeln wollen, ohne auf die Sucht und ihre Eigendynamik adäquat einzugehen. Sporn plädiert daher für eine tiefenpsychologisch fundierte Suchttherapie, die der Sucht den erforderlichen Stellenwert innerhalb der Therapie zuweist, jedoch auch die Grundstörung dahinter betrachtet und behandelt (Sporn 2002, S. 26 ff.).

Die Grundannahme hierbei ist das Vorhandensein einer so genannten Grundstörung, also eines Defekts, der bereits seit der Kindheit besteht und dazu führt, dass sich die Suchterkrankung später entwickeln kann (Balint 1997). Die Suchterkrankung ist demzufolge stets ein Symptom oder eine Art Deckschicht, die das eigentliche und darunterliegende Problem verdeckt. In der operationalisierten psychodynamischen Diagnostik (OPD) werden sieben unbewusste Grundkonflikte unterschieden, wobei Personen auch mehrere unbewältigte Grundkonflikte aufweisen können. Neben dem Grundkonflikt ist auch das so genannte Strukturniveau relevant. Dieses beschreibt im Wesentlichen den Reifegrad der Persönlichkeit, insbesondere den Grad der Fähigkeit mit psychischen Funktionen die Organisation des Selbst sowie die Beziehungen zu inneren und äußeren Objekten bewältigen zu können. Personen mit einem gut integrierten Strukturniveau können sich in der Regel gut von anderen Menschen und der Umwelt abgrenzen, adäquat beschreiben oder auf Stressoren angemessen reagieren. Personen mit einem geringen oder gar desintegrierten Strukturniveau haben hingegen Schwierigkeiten, mit Stressoren oder starken Gefühlen umzugehen, kein adäquates Selbstbild oder beispielsweise nur einen geringen Bezug zur Realität (Arbeitskreis OPD 2006; Sporn 2002, S. 27–33).

Sporn beschreibt in seinem Artikel eine Art doppelte psychodynamische Diagnostik der Sucht: Neben der objektiven Erfassung der Grundstörung, beispielsweise die klinische Einschätzung des Strukturniveaus, die Einschätzung der körperlichen Abhängigkeit, etwaige physische Schäden oder die konsumierten Substanzen, werden auch subjektive Aspekte erfasst. Einerseits wird die Einstellung hinsichtlich der Suchterkrankung abgefragt, wobei die Betroffenen diese abwehren können (ich habe kein Suchtproblem), akzeptieren (ich habe ein Suchtproblem) oder kompensieren (die Sucht ist ein Resultat meiner Entwicklung). Andererseits wird auch die Einstellung zum Grundkonflikt erfasst; auch hier gibt es die Abwehr, die Akzeptanz oder die Kompensation. Häufig ist den Betroffenen das Suchtproblem bekannt, der Grundkonflikt jedoch nicht (Sporn 2002, S. 27–33).

Auch Belfort lässt an keiner Stelle erkennen, dass er sich irgendeines Grundproblems bewusst wäre. Das übermäßige Streben nach Geld, die mögliche Angst zu versagen oder andere Faktoren werden nicht thematisiert. Auch die Sucht selbst ist lange Zeit kein Problem für Belfort. Erst nach der Konfrontation mit der eigenen Vergänglichkeit im Zuge des Untergangs seiner Yacht erkennt er, dass er sein Leben

The Wolf of Wall Street (2013)

189

ändern will/muss und gelangt an dieser Stelle von der Abwehr (gelegentlich ist indirekt auch eine Kompensation beobachtbar) zur Akzeptanz. Den wichtigsten Schritt zur Heilung, nach Sporn ist dies die Anerkennung des Grundproblems, das durch die Sucht kompensiert wird, geht Belfort jedoch nie. Am Ende des Films ist Belfort clean – jedoch erfährt man weder, ob er bis heute ohne Rückfall geblieben ist, noch ob er sich jemals selbst reflektiert hat und den grundlegenden Konflikten bzw. Defekten nachgegangen ist. Die letzte Frage, die noch offenbleibt und zugleich wohl die wichtigste Frage im Kontext dieses gesamten Artikels/Films darstellt lautet:

Ist Jordan Belfort jetzt glücklich und lebt das Leben, das er leben möchte?

Literatur

Adler A (2008) Der Sinn des Lebens. In: Brunner R, Wiegand R (Hrsg) Der Sinn des Lebens (1933). Religion und Individualpsychologie (1933). Alfred Adler Studienausgabe, Bd. 6. Vandenhoeck & Ruprecht, Göttingen, S 7–176

Arbeitskreis OPD (Hrsg) (2006) Operationalisierte Psychodynamische Diagnostik OPD-2. Das Manual für Diagnostik und Therapieplanung. Huber, Bern

Balint M (1997) Therapeutische Aspekte der Regression. Die Theorie der Grundstörung. Klett-Cotta, Stuttgart

Bilitza KW (2008) Psychodynamik der Sucht. Psychoanalytische Beiträge zur Theorie. Vandenhoeck & Ruprecht, Göttingen

Braun H (1921) Die örtliche Betäubung, ihre wissenschaftlichen Grundlagen und praktische Anwendung. Ein Hand- und Lehrbuch, 6. Aufl. Barth, Leipzig

Bridge P, Ellinwood EH (1973) Quaalude alley: a one-way street. Am J Psychiatry 130(2):217–219

Busse GD (2006) Morphine. Infobase Publishing, New York

Bugra H, Rapp C, Studerus E, Aston J, Borgwardt S, Riecher-Rössler A (2012) Kann Cannabis das Risiko für schizophrene Psychosen erhöhen? Fortsch Neurol Psychiatr 80:635–643

Cole RJ (1988) Savings Group to Get L.F. Rothschild. http://www.nytimes.com/1988/02/23/business/savings-group-to-get-lf-rothschild.html. Zugegriffen: 13. Febr. 2018

Egger J (2015) Integrative Verhaltenstherapie und psychotherapeutische Medizin. Ein biopsychosoziales Modell. Springer, Wiesbaden

Egger J (2017) Theorie und Praxis der biopsychosozialen Medizin. Körper-Seele-Einheit und sprechende Medizin. Facultas, Wien

Faraone SV, Pliszka SR, Olvera RL, Skolnik R, Biederman J (2001) Efficacy of adderall and methylphenidate in attention deficit hyperactivity disorder: a reanalysis using drug–placebo and drug–drug response curve methodology. J Child Adolesc Psychopharm 11(2):171–180

Fenichel O (1945) Allgemeine psychoanalytische Neurosenlehre Bd. 2. Psychosozial Verlag, Gießen

Freud S (1905) Drei Abhandlungen zur Sexualtheorie. GW V, S 27–145

Friedrich C (2004) Das »principum somniferum«. Die Entdeckung des Morphins vor 200 Jahren. Österr Apothekerz 58(21):1004–1006

Geldmacher-von Mallinckrodt M, Mang U (1970) Schnellnachweis von Metaboliten des Methaqualon und der Chlordiazepoxid-Gruppe im Urin. Z Klin Chem Klin Biochem 8(3):259–262

Gerabek WE, Haage BD, Keil G, Wegner W (Hrsg) (2007) Enzyklopädie Medizingeschichte Bd. 2. De Gruyter, Berlin

Hammer H, Bader BM, Ehnert C, Bundgaard C, Bunch L, Hoestgaard-Jensen K, Schroeder OH-U, Bastlund JF, Gramowski-Voß A, Jensen AA (2015) A multifaceted GABAA receptor modulator: Functional properties and mechanism of action of the sedative-hypnotic and recreational drug methaqualone (Quaalude). Mol Pharm 88:401–420

Herzberg D (2011) Blockbuster and controlled substances: Miltown, Quaalude, and consumer demand for drugs in postwar America. Stud Hist Philos Biol Biomed Sci 42:415–426

Holland RL, Musch BC, Hindmarc I (1999) Specific effects of benzodiazepines and tricyclic antidepressants in panic disorder: comparisons of clomipramine with Alprazolam SR and Adinazolam SR. Hum Psychopharm Clin Exp 14:119–124

Ibe K (1965) Die akute Methaqualon-Vergiftung. III. Mitteilung – klinisch-chemisch-toxikologische Untersuchungen. Arch Toxikol 22:16–23

Jiang -E LX, Zhao Y-X, Ferguson DK, Hueber F, Bera S, Wang Y-F, Zhao L-C, Liu C-J, Li C-S (2006) A new insight into Cannabis sativa (Cannabaceae) utilization from 2500-year-old Yanghai Tombs, Xinjiang, China. J Ethnopharm 108:414–422

Kaus O, Künkel F (1926) Über sexuelle Verirrungen. In: Wexberg F (Hrsg) Handbuch der Individualpsychologie. Springer, Berlin, Heidelberg, S 555–582

Küfner H, Bühringer G (1996) Alkoholismus. In: Hahlweg K, Ehlers A (Hrsg) Enzyklopädie der Psychologie: D/II/2 Psychische Störungen und ihre Behandlung. Hogrefe & Huber, Göttingen, S 437–512

Kumar N (2013) Jordan Belfort: the real Wolf of Wall Street. http://www.independent.co.uk/news/people/profiles/jordan-belfort-the-real-wolf-of-wall-street-9018925.html. Zugegriffen: 13. Febr. 2018

Lindemann A (2017) Sigmund Freud, das »Cocain« und die Morphinisten: Ein Beitrag zur Geschichte der wissenschaftlichen und klinischen Praxis im Umgang mit Suchtmitteln (1850–1890) (Unveröffentlichte Dissertation an der Universität Wien)

Maehly AC, Bonnichsen R (1965) Fünf tödliche Vergiftungen mit Methaqualon [2-Methyl-3-o-tolyl-4(3H)-chinazolinon] in Schweden. Deutsch Z Gerichtl Med 57:446–450

McKeage K, Scott LJ (2003) SLI-381 (Adderall XR®). CNS Drugs 17(9):669–675

Nedopil N, Müller JL (2007) Forensische Psychiatrie. Klinik, Begutachtung und Behandlung zwischen Psychiatrie und Recht, 4. Aufl. Thieme, Stuttgart, New York

Parker JN, Parker PM (2004) Methaqualone. A medical dictionary, bibliography, and annotated research guide to Internet references. ICON Health Publications, San Diego

Poehlke T, Heinz W, Stöver H (2016) Drogenabhängigkeit und Substitution – ein Glossar von A–Z, 4. Aufl. Springer, Berlin, Heidelberg

Schaumann O, Eichler O (Hrsg) (1957) Handbuch der experimentellen Pharmakologie. Zwölfter Band – Morphin und morphinähnlich wirkende Verbindungen. Springer, Berlin, Göttingen, Heidelberg

Sommer B (2015) Therapieevaluierung alkohol- und medikamentenabhängiger Patienten des psychiatrischen Krankenhauses Ybbs unter Einbezug der gesundheitsbezogenen Lebensqualität (Unveröffentlichte Diplomarbeit an der Universität Wien)

Sporn H (2002) Suchttherapie und Psychotherapie der Grundstörung. Z Individ 27(1):26–40

Subowski P (2008) Die triebtheoretische psychoanalytische Sicht der Sucht – Relikt oder relevant? In: Legnaro A, Schmieder A (Hrsg) Das berauschte Über-Ich. Psychoanalytisches zu stoffgebundenen Abhängigkeitserkrankungen. Hopf, Berlin, S 13–32

Täschner K-L (2002) Rauschmittel. Drogen – Medikamente – Alkohol, 6. Aufl. Thieme, Stuttgart, New York

Ulrich G (1995) Sucht. In: Brunner R, Titze M (Hrsg) Wörterbuch der Individualpsychologie, 2. Aufl. Reinhardt, München, Basel, S 486–489

Veneziani V (2010) Revisiting the amazing story of Jordan Belfort: »the wolf of wall street«. http://www.businessinsider.com/revisiting-jordan-belfort-the-wolf-of-wall-street-2010-3?op=1&IR=T. Zugegriffen: 13. Febr. 2018

Verthein U, Beck T, Haasen C, Reimer J (2015) Mental symptoms and drug use in maintenance treatment with slow-release oral morphine compared to methadone: results of a randomized crossover study. Eur Add Res 21:97–104

Webber T (1989) The launch of xanax. Drug Inform J 23:615–618

Wölfle E (2011) Die stationäre Drogentherapie als eine praktische Anwendung der Individualpsychologie nach Adler und Dreikurs. In: Rieken B (Hrsg) Alfred Adler heute. Zur Aktualität der Individualpsychologie. Waxmann, Münster, New York

Zenz M (2011) Der Einsatz von Morphium: Zwischen Pflicht und Strafe. Dtsch Ärztebl 108(12):641

Originaltitel	The Wolf of Wall Street
Erscheinungsjahr	2013
Land	USA
Drehbuch	Terence Winter
Regie	Martin Scorsese
Hauptdarsteller	Leonardo DiCaprio, Jonah Hill, Margot Robbie, Jon Bernthal
Verfügbarkeit	Als DVD in deutscher Sprache erhältlich

Christine Lötscher

„You're really into some beautiful stuff, man"

© Springer-Verlag GmbH Deutschland, ein Teil von Springer Nature 2019
M. Poltrum, B. Rieken, T. Ballhausen (Hrsg.), *Zocker, Drogenfreaks & Trunkenbolde*,
https://doi.org/10.1007/978-3-662-57377-8_14

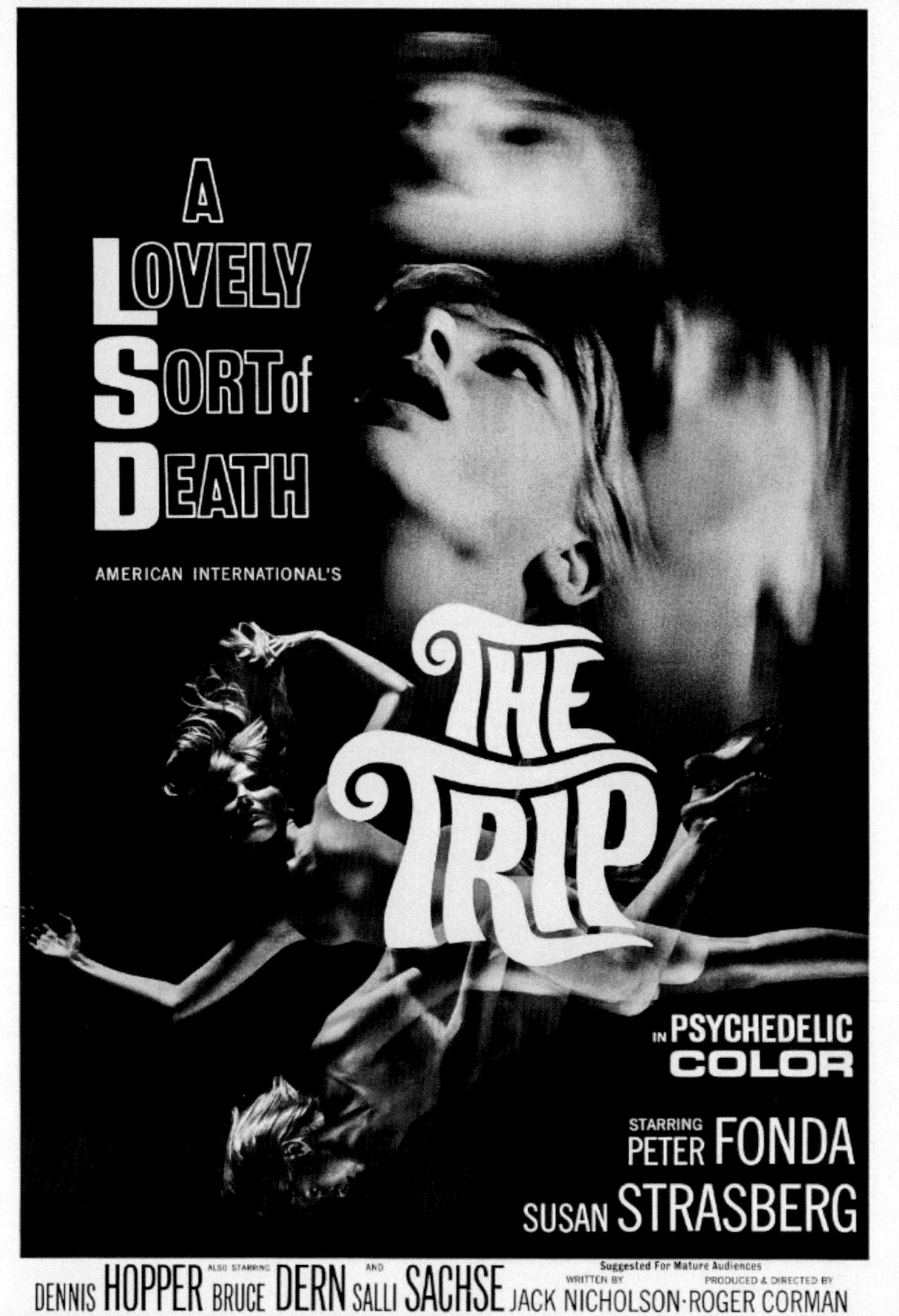

ilmplakat *The Trip*. (Quelle: Filmbild Fundus Herbert Klemens. © Gloria Filmverleih. Mit freundlicher Genehmigung

The Trip (1967)

The Trip (◻ Abb. 14.1): Einen besseren Titel für Roger Cormans psychedelischen Film aus den wilden Sechzigern kann man sich nicht vorstellen, denn er bringt haargenau auf den Punkt, worum es geht – um einen LSD-Trip in Spielfilmlänge. Die »Handlung« lässt sich denn auch in einem Satz zusammenfassen: Der Werbefilmer Paul Groves (Peter Fonda), ansässig im peace-and-love-bewegten Kalifornien der 1960er-Jahre, probiert zum ersten Mal LSD aus und erlebt einen psychedelischen Trip, der ihn mal sanft und verführerisch, mal mit roher Gewalt, ins Reich seiner tiefsten Ängste und innersten Wünsche katapultiert. Zu beschreiben, was in den 78 Minuten, die der Film dauert, tatsächlich passiert, erweist sich dagegen als eine Herausforderung, weil sich Roger Cormans Inszenierung nicht nur gegen eine Nacherzählung, sondern bei näherer Betrachtung auch gegen jede psychologische Deutung sperrt. Die Zuschauer wissen nicht einmal genau, was sie da sehen und hören, obwohl – oder vielleicht gerade weil – sie der Film streng genommen gar nicht auf einen psychedelischen Trip mitnimmt. Vielmehr funktioniert *The Trip* wie eine Versuchsanordnung, die dem Publikum mit Verve die Rolle des Beobachters zuweist, die es ohnehin schon hat oder zu haben glaubt. Zu diesem Zweck installiert der Film sozusagen zwei Kameras, um die wechselnden Phasen von Groves' Rauschzustand so umfassend wie möglich einzufangen. Die eine Kamera zeigt den Protagonisten von außen; wie er sich entspannt, wie sich immer wieder ein glückliches, fast kindlich-unschuldiges Lächeln auf seinem Gesicht ausbreitet, wie er in »zugedröhntem« Zustand durch Los Angeles stolpert und lauter Unerhörtes erlebt; aber auch, wie er in Panik aus der intensiven Bilderflut in seinem Kopf ausbrechen will, sich die Kleider vom Leib reißt, vor dem Spiegel irre zu werden droht, weil ihm dort erneut die Bilder begegnen, die sein von Substanzen vorübergehend umorganisiertes Gehirn produziert. Die zweite Kamera wiederum widmet sich ganz dieser exzessiven Produktion von Bildern. Sie ist in Groves' Kopf installiert und lässt die Zuschauer an den Räumen und Landschaften teilhaben, durch die sich Groves auf LSD bewegt. Oder, um genau zu sein: an audiovisuell rhythmisierten Bildern von Landschaften und Räumen, von Sex- und Horrorfantasien, die sie allesamt kennen, aus eigener Erfahrung – nicht aufgrund eigenen Drogenkonsums, sondern aufgrund ihrer medialen, ästhetischen Erfahrungen mit Kino- und Fernsehfilmen. Denn *The Trip* ist, wie dieser Beitrag herausarbeiten möchte, ein Film über die Produktion und den Konsum medialer Bilder – und über die Gestaltungsräume, die sie eröffnen oder verschließen. Das Psychedelische als ästhetisches Prinzip des Films erlaubt es, sowohl eine utopische Dimension zu berühren – in welche Sphären menschlichen Glücks können uns mediale Bilder (ent)führen? – und zugleich antiutopisch-medienkritische Fragen aufzuwerfen, im klaustrophobischen Gefühl, dass es außer den Bildern nichts gibt, keinen festen Boden. Der Protagonist Paul Groves fungiert als eine Art psychedelisches Mischpult; qua LSD, aber auch qua seiner Arbeit als Werbefilmer, die ihn bestens für diese Rolle vorbereitet.

The Trip, so lässt sich die These dieses Beitrags zusammenfassen, ist ein Film, in dem sich zwei Spielarten der Sehnsucht und der entsprechenden Desillusionierung überlagern und ineinander verschlingen: die Sehnsucht nach neuen, nach alternativen Bildern in einer erweiterten Realität – und die Sehnsucht nach einem anderen, intensiveren Leben. Das psychedelische Kaleidoskop im Kopf des Protagonisten kombiniert lauter Szenen, die aus dem Genrekino bekannt sind, während das wilde Partyleben in Los Angeles nach einem ähnlichen Prinzip inszeniert scheint, setzt es sich doch aus Werbebildern zusammen, die den Konsum als Rausch ohne Ende feiern. Der Ausbruchsversuch wirft Paul, vor allem aber die Zuschauer, auf das zurück, was im (Medien-)Alltag so präsent ist, dass sie nicht einmal mehr sehen. Das klingt nun in der Tat nach radikaler Medien- und Konsumkritik. Was *The Trip* zu einer schillernden, verstörenden Kinoerfahrung macht, ist jedoch die fast kindliche Energie des Protagonisten Paul, die ihn immer weiter und weiter vorantreibt – wie eine männliche Version von Alice im Wunderland. Diese

Energie kristallisiert sich in den unschuldig leuchtenden blauen Augen Peter Fondas, die ihrerseits wie Kameras inszeniert werden, die uns eine andere Welt sehen lassen – »the man with caleidoscope eyes«, könnte man ihn in Anlehnung an den Beatles-Song *Lucy in the Sky with Diamonds* nennen.

Recherche auf Drogen und der Traum vom absoluten Film

Roger Corman, 1926 geboren, ist eine Legende des Show Business'. Er gilt als König des B-Kinos, der schnell heruntergekurbelten Schockstreifen (Hiscock 2013). Eine kleine Auswahl an Filmtiteln vermittelt einen guten Eindruck von Cormans kinematografischem Flair: *Attack Of The Crab Monsters* (1957), *The Viking Woman And The Sea Serpent* (1959), *She-Gods From Shark Reef* (1958), *The Brain Eaters* (1958), *A Bucket Of Blood* (1959), *Queen Of Blood* (1966), *Slumber Party Massacre* (1982). Niemand in Hollywood, heißt es, könne auf eine vergleichbare Karriere zurückschauen. Das gilt sowohl für die Langlebigkeit von Cormans Erfolg als auch für die Breite des Spektrums von Filmen, die er produzierte und bei denen er Regie führte. Als Regisseur zeichnet Corman, zwischen 1954 und heute, für fünfzig Low-Budget-Filme verantwortlich; produziert hat er etwa zehnmal so viele (Gray 2000, S. XIII).

Mit seinen Edgar-Allan-Poe-Adaptionen aus den 1960er-Jahren – u. a. *The Fall of the House of Usher* (1960), *Pit and the Pendulum* (1961), *The Masque of the Red Death* (1964) – prägte er eine ganze Generation von Horrorfans, und kurz darauf gelang es ihm, den rebellischen Geist der Studentenbewegung aufzunehmen. Immer wieder habe er Wege gefunden, »to blend action, sex, humor and message into hip entertainments« (ebd.). Dabei legte er auch durchaus ambitionierte Filme vor, die in der Filmwissenschaft entsprechend gewürdigt werden (Aleksandrowicz 2016, S. 3). *The Wild Angels* (USA 1966) sorgte dann für eine neue Nuance von Cormans Ruf, nämlich ein radikaler Regisseur zu sein – und prägte ein neues Genre, den Biker-Film, der mit *Easy Rider* (Dennis Hopper, USA 1969) Kult werden würde. Corman allerdings machte sich in seinem nächsten Projekt zusammen mit Peter Fonda auf, die Drogenkultur zu erkunden. Und zwar ohne Kompromisse – wobei das Originaldrehbuch von Chuck Griffith, einem leidenschaftlichen Anhänger halluzinogener Drogen, insbesondere von LSD, ihm dann aber doch zu extrem war (ebd, S. 87). Der Schauspieler Mel Welles erinnert sich, wie Cormans Biografin Beverley Gray berichtet, dass Corman letztlich nicht die Nerven hatte, das Drehbuch in seiner ganzen Radikalität zu realisieren. So bekam Jack Nicholson – der in den 1970er-Jahren als Schauspieler weltberühmt werden würde – den Auftrag, eine neue Version zu schreiben, die dann tatsächlich zur Grundlage für *The Trip* (USA 1967) wurde (ebd.). Gray erzählt, dass Peter Fonda darauf bestanden habe, den »fundamentally straitlaced«, wenn nicht gar puritanischen Corman dazu zu bringen, selbst LSD zu nehmen, »as a way of proving his connection to the material« (ebd.):

>»In his usual methodic way, Roger researched LSD, and then arranged to sample himself. On July 19, 1967, at a New York press conference covered by Weekly Variety, he claimed his experiment with acid had taken place under strict medial supervision, with a stenographer on hand to record the episode« (ebd., S. 88).

Corman erlebte seinen eigenen Trip – und das ist auch der Grund, warum hier so ausführlich auf die Produktionszusammenhänge eingegangen wird – als Vision des idealen Films. In einem Interview berichtet er von seiner Drogenerfahrung:

>»While I was lying on the ground it occured to me that the way to create was to spread yourself out against the ground so as much of your body touched it as possible. Then you could create the piece of art in your mind, and anybody who wanted to partake of that art could lie against the earth anyplace else and the image would form in their mind; this would be a pure art form, simply from the mind of the creator to the mind of the spectator-

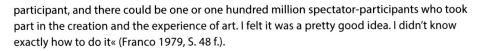
participant, and there could be one or one hundred million spectator-participants who took part in the creation and the experience of art. I felt it was a pretty good idea. I didn't know exactly how to do it« (Franco 1979, S. 48 f.).

Auf seinem LSD-Trip träumt Corman von einem Kunstwerk ohne Medium, nur mit der Erdoberfläche als Transmissionsriemen. Was bei *The Trip* tatsächlich herausgekommen ist, hat nicht mehr viel mit diesem Traum zu tun. Und doch ist der Film gerade in seiner Inszenierung von medialer Mittelbarkeit ein Film über den Konsum von Bildern.

»A shocking commentary«

Zunächst tut *The Trip* aber so, als wolle er die Zuschauer mit didaktischem Gestus an die Hand nehmen und mit den Mitteln des Unterhaltungskinos über die Gefahren halluzinogener Drogen informieren. Denn bevor Paul Groves' Trip beginnt, wird ausführlich gewarnt, in dicken weißen Buchstaben vor schwarzem Hintergrund. Das, was es zu lesen gibt, wird gleichzeitig von einer sonoren Männerstimme aus dem Off vorgetragen, die keinen Spaß zu verstehen scheint. Die Warnung lautet wie folgt:

💬 »You are about to be involved in a most unusual motion picture experience. It deals fictionally with the hallucinogenic drug, LSD. Today, the extensive black-market production of this and other ›mind-bending‹ chemicals, is of great concern to medial and civil authorities. The illegal manufacture and distribution of these drugs is dangerous and can have fatal consequences. Many have been hospitalised as a result. This picture represents a shocking commentary on a prevalent trend of our time, and one that must be of great concern to all« (00:00:00–00:00:50).

Dieses Caveat hatte der Regisseur nicht eingeplant, ebenso wenig wie die Einblendung eines gesprunge-nen Spiegels am Ende des Films. Es war eine Maßnahme der Produzenten: Die Produktionsfirma AIP hatte entschieden, dem gewagten Streifen einen moralisch unzweifelhaften Rahmen zu geben. Damit hatte sie ihn in den Augen Cormans zerstört (Franco 1979, S. 50). Der Regisseur hätte sich aber keine Sorgen zu machen brauchen. Denn der didaktische Prolog trägt im Gesamtkontext eher zur Steigerung der Zuschauerirritation bei als zu deren Beruhigung. Schon der Übergang zur ersten Szene – einem Film im Film, wie sich herausstellen wird – verleiht der Warnung einen ironischen Beigeschmack. Die Zuschauer sehen, wie sich ein Hochzeitspaar – schwarzer Smoking, weißes, glänzendes Kleid – vor einer blauen Himmelskulisse küsst. Verträumt wendet sich die Braut von ihrem Liebsten ab und der Kamera zu und sagt: »Anything is possible when you use April in Paris perfume«. Dann greift sie wieder nach dem Mann, und die beiden küssen sich innig weiter. Die Kamera fährt zurück, und man sieht, dass sie im seichten Wasser stehen (01:00–01:18). Da geschieht die erste psychedelische Bewegung in *The Trip*: Die Kamera, die offensichtlich einen Werbespot aufnimmt, macht einen schwindelerregenden Schwenk nach rechts und bleibt auf dem Filmteam stehen: zwei Männer hinter der Kamera, einer davor, mit Funkgerät in der Hand. Er muss der Regisseur sein. Was die Zuschauer gerade gesehen haben, ist in Wirklichkeit nicht der Spot, den die drei aufgenommen haben, sondern die Bilder, die eine weitere Kamera produziert – eine, die imstande ist, verschiedene Ebenen zu verbinden; den Film mit dem Film im Film. Der Take sei gelungen, beschließt Paul Groves, der Regisseur, und macht sich auf den Weg – er wird gespielt von Peter Fonda, wie die Credits das Publikum informieren. Er geht einer Frau entgegen, die in ihrem grell-pinkfarbenen Hosenanzug seltsam hervorsticht aus der sandgrauen Strandlandschaft, und bildet mit ihr ein zweites, kontrastierendes Paar. Paul und seine Frau Sally (Susan Strasberg) lassen sich scheiden, er hat einen Termin beim Anwalt verpasst. Sie macht ihm Vorwürfe, er entschuldigt sich; sie schauen sich an als liebten sie sich noch, und nach einem Moment des verlegenen

Schweigens wiederholt sich die Werbeszene auf eine melancholische Weise, die Heillosigkeit der Liebe inszenierend: Sally zieht Paul zu sich heran und küsst ihn. Als sie geht, schaut er ihr hinterher wie ein geschlagener Hund. Ob »April in Paris Perfume« hier noch helfen könnte? Damit wieder alles möglich wird, braucht es schon härtere Substanzen.

Ein Werbefilmer, der sich von seiner hübschen Frau scheiden lässt: Das ist alles, was man über Paul und sein Leben erfährt. Ein Mann in der Krise, ganz klar. Woran seine Ehe gescheitert ist, ob ihn die Arbeit als Werbefilmer erfüllt oder ob er vielleicht davon träumt, Spielfilme zu drehen, ob er möglicherweise sogar die Sehnsucht nach einer buchstäblich unmittelbar geteilten ästhetischen Erfahrung ohne mediales Dispositiv kennt, die Cormans eigener LSD-Trip beim Regisseur geweckt hat – darüber kann man nur spekulieren.

In den nächsten Szenen faltet sich L.A. als Party- und Freizeit-Paradies auf. Paul trifft John, und die beiden eilen, seltsam gegenläufig zur entspannten 60er-Jahre-Musik, zu einem Termin – in einem ganz im Hippie-Stil eingerichteten Haus. Junge Leute sitzen im Kreis; während Musik im Stil von Ravi Shankar läuft, macht ein Joint die Runde. Sie finden alles »groovy«, und die Kamera lässt sich anstecken, sie dreht und dreht sich im Kreis. Der schon leicht bekiffte Paul begegnet einer blonden Frau (Salli Sachse), die – genau wie die Zuschauer – wissen will, was ihn zum LSD-Ausprobieren bewogen hat. »Insight«, antwortet er, »I really think that, um … I'll find out something about myself« (00:07:09).

Ein Therapie-Setting läuft aus dem Ruder

So wenig die Zuschauer über Pauls Probleme erfahren, so klar ist es doch, dass sein Trip professionell angegangen wird, wie eine therapeutische Maßnahme. Dafür sorgen Pauls Freunde John und Max, gespielt von Bruce Dern und Dennis Hopper; sie haben Erfahrung mit der Droge. Als Betreiber einer Art bunt bemalter und mit viel Firlefanz ausgestatteter Opiumhöhle organisieren sie ein sicheres Setting für den Trip. Nicht nur um der Kundenzufriedenheit willen, wie das Publikum später erfährt, sondern auch, um Konflikte mit der Polizei zu vermeiden. Ihr sehr geschäftsmäßiges Verhalten lässt bald einmal den Verdacht aufkommen, dass es ihnen mindestens so sehr ums lukrative Geschäft wie um die Weltanschauung geht. Bevor es losgeht, geben sie Paul gute Ratschläge und erklären, was er tun und was er lassen soll; sich hinlegen, sich entspannen, eine Maske über die Augen ziehen – beinahe so didaktisch wie die Warnung zu Beginn des Films an die Zuschauer.

Sobald Paul die Maske aufsetzt, wechselt die Kamera in seinen Kopf. Alles wird schwarz, bis sich langsam Farbmuster aus der Dunkelheit zu lösen beginnen: Es ist, als führe die Kamera in einen Kosmos aus ständig die Farbe wechselnden Kaleidoskopen hinein; gebrochene Sterne blitzen auf, Punkte, Streifen, Ornamente. Zwischen den fließenden Mustern flackern Strandbilder auf. Zu Beginn nur kurz, dann scheint Paul tiefer in den halluzinogenen Rausch eingetreten zu sein. Was die Zuschauer nun sehen, ist wiederum ein Film im Film: Paul klettert auf einen Felsen, wo ihn Glenn, die Blondine aus der Opiumhöhle, erwartet; die Serie von Paaren scheint sich auch auf der anderen Seite der Wirklichkeit fortzusetzen. Dann wechselt die Kamera wieder zur Außenperspektive. Wenn die Wände nicht bunt bemalt wären und mit Lametta verziert, könnte man die Szene leicht mit einer Therapiesitzung verwechseln: Paul setzt sich auf seiner Couch auf und liefert John, der sich ganz in eine Analytikerpose geworfen hat, einen ersten Zwischenbericht.

> 🔘 »I feel like everything's alive; whole – whole energy levels and fields – flowing.« Und John kommentiert: »You're really into some beautiful stuff, man. Just let it run on« (00:14:35–00:14:46).

Paul begeistert sich für das wunderschöne, vibrierende Leben einer Orange, mit der er auf den Balkon stürmt – gefolgt vom zunehmend besorgter dreinblickenden John. Der Trip, den Paul erlebt, scheint das therapeutische Setting sprengen zu wollen. Bevor es dann wirklich zum Ausbruch aus dem Thera-

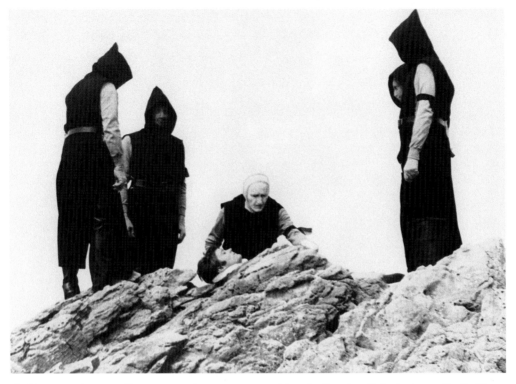

■ **Abb. 14.2** Geheimnisvolle Figuren in schwarzen Kutten verfolgen Paul in seinen Halluzinationen. (Quelle: Film-bild Fundus Herbert Klemens. © Gloria Filmverleih. Mit freundlicher Genehmigung)

pieraum kommt, werden Pauls Halluzinationen immer intensiver. Er schläft mit seiner Frau, während Glenn nackt neben den beiden sich windenden Körpern im Bett liegt und zuschaut; danach ist sie an der Reihe. Projektionen aus bunt sich bewegenden Formen und Farben streifen über die Paare, lassen sie zu einem Paar zusammenschmelzen, das sich verdoppelt, kaleidoskopisch vervielfacht, und die Bewegungen der Körper bald wie ein Schlangennest, bald wie ein abstraktes Spiel aus Formen und Farben erscheinen. Nach einer Schwarzblende und einem Schnitt wechselt die Kamera wieder zur Außenansicht: Melancholisch liegt Paul am Rand des Pools, der sich im Haus befindet, und sagt:

💬 »It's true I love her, but I don't know what that means – for which I'm sure I'll suffer. I don't wanna suffer, man« (00:19:34).

Die nächsten Halluzinationen wenden sich ins Bedrohliche – Paul wird von Reitern in schwarzen Kutten verfolgt (■ Abb. 14.2), gelangt in einen Folterkeller und wird dort erhängt; wandert, unerlöst, durch endlose Dünen einer Wüste und beteiligt sich an blutigen Ritualen.

Dabei arbeitet *The Trip* mit der Figuration des Als-Ob: Der Film tut so, als würde er die Erfahrung eines LSD-Trips als Zuschauererfahrung simulieren. Sogar die Warnung zu Beginn trägt ihren Teil dazu bei: »You are about to be involved …«. In Wirklichkeit verlieren die Zuschauer, im Gegensatz zu Paul, aber niemals den Boden unter den Füßen; sie wissen immer genau, wo sie sind: Entweder zeigt die Kamera Paul von außen, oder aber die Zuschauer sehen die inneren Bilder, die sein Gehirn halluziniert. Deren Machart lässt sie nicht so sehr als Bilder der totalen Entgrenzung, sondern vielmehr als Ausdruck einer psychedelisch-kaleidoskopartigen Umorganisation von Bildern aus der Geschichte und Gegenwart des Kinos erscheinen: Was er erlebt, orientiert sich in der Inszenierung an wechselnden Genremodalitäten,

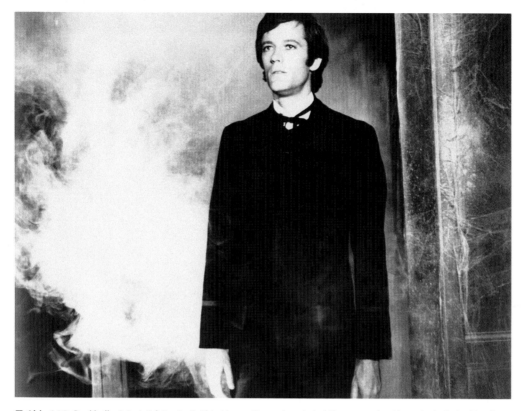

die sich für die Zuschauer leicht einordnen lassen: Die Sexfantasien stammen aus erotischen Filmen, und wenn Paul im Wald von den schwarz verhüllten, an Tolkiens Ringgeister erinnernde Gestalten zu Pferd verfolgt wird, befinden der Zuschauer sich im Fantasy-Modus. Im Keller ist es das Gothic-Genre, das die Regie übernimmt, wobei Corman sich selbst beziehungsweise seine Poe-Adaptionen aus den 1950er-Jahren zitiert; aber auch Filme, die mit einem Hauch der Ästhetik des Marquis de Sade versehen sind (◘ Abb. 14.3). Sie erinnern insbesondere an die Gothic-Inszenierungen des italienischen Regisseurs Mario Bava, der in den 1960er-Jahren zum Kultregisseur des B-Horrorkinos wurde (Illger 2014).

Die Bilder, egal ob die Kamera gerade innerhalb oder außerhalb von Pauls Kopf angebracht ist, lassen sich nicht zu einer stringenten, psychologisch deutbaren Geschichte verbinden, auch wenn Paul zwischendurch immer wieder versucht, John seine Erfahrungen mitzuteilen und sie in eine sprachliche und somit in eine der Deutung zugängliche Form zu bringen. Die Tatsache, dass dies nicht gelingt, sondern dass die Gefühle, die Paul auf dem Trip erlebt, immer mehr auf die Gesprächssequenzen mit John übergreifen, sorgt dafür, dass der Regisseur in Panik ausbricht; Todesangst ergreift ihn. In der nächsten Episode betrachtet er sich im Spiegel. Im Schuss-Gegenschuss-Verfahren zeigt die Kamera Paul von außen und von innen; abwechslungsweise sieht man das kindliche, leicht verstörte Gesicht und eins, das kaleidoskopisch gebrochen und vervielfacht (◘ Abb. 14.4), als Projektionsfläche für Farben und Formen in Bewegung ein verwegeneres, wie mit lebendiger Kriegsbemalung versehenes Ich sichtbar macht. Das innere Erleben Pauls scheint das äußere Geschehen verwandelt zu haben – aus dem therapeutischen Setting ist ein Übergangsritual geworden, von dem man nicht sicher sagen kann, ob es sich genau nach den Regeln abspielt, die Victor Turner beschreibt, oder ob das Chaos so sehr überhandnimmt, dass der Initiand nie wieder ganz zurückkehren wird in die Ordnung (Turner 1973).

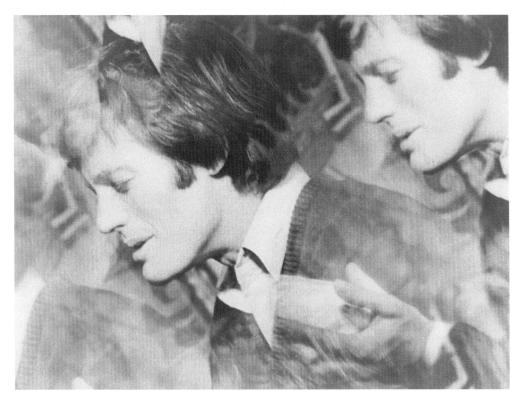

◻ **Abb. 14.4** Paul halluziniert sich selbst kaleidoskopisch gebrochen und vervielfacht. (Quelle: Filmbild Fundus Herbert Klemens. © Gloria Filmverleih. Mit freundlicher Genehmigung)

In der nächsten Szene findet Paul sich in einem seltsamen Kabinett, in dem Max (Dennis Hopper) der Meister zu sein scheint; und der Richter im Scheidungsprozess – Paul plädiert auf unschuldig. Bilder aus Filmen, aber auch Artefakte wie Dollarnoten und eine amerikanische Flagge ziehen vorbei. »Everything is familiar. But I feel separate«, sagt Paul (00:34:57). So geht es den Zuschauern auch.

Medienrausch

Doch dann, in der zweiten Hälfte des Films, entwischt Paul aus der Hippie-Therapiezone und mischt sich in Los Angeles unter die Leute. Auslöser ist ein Schockmoment: Für einen Augenblick griffen die Halluzinationen auf die Wirklichkeit über, und Paul glaubte, John tot, mit einer Einschusswunde, in seinem Sessel sitzen zu sehen, während dieser eine neue Flasche Apfelsaft holt – die einzige Substanz übrigens, die Paul während des Trips zusätzlich zu sich nimmt. Weil er sich für den Mörder hält, ergreift er die Flucht und verlässt die schützende Zone der Opiumhöhle.

Zu den Episoden, die sich in Pauls Kopf abspielen und die ein Grundmuster von Wiederholung und Variation bilden, gehören zwei seltsame Begegnungen mit Menschen. Unter anderem dringt Paul in ein Einfamilienhaus ein, in dem alle schlafen. Er macht den Fernseher an und starrt so lange auf den Bildschirm, auf dem eine Nachrichtensendung über den Vietnamkrieg läuft – übrigens der einzige explizite Hinweis auf die politisch aufgeheizte Situation in den USA –, bis ein kleines Mädchen im Nachthemd die Treppe heruntergestolpert kommt und in größter Selbstverständlichkeit um ein Glas Milch bittet, das sie sich von dem fremden Mann gern servieren lässt. Für einen Moment sitzen die beiden friedlich vor dem Fernseher und unterhalten sich. Bemerkenswerterweise ist es das erste vernünftige Gespräch, das im Film geführt wird. Doch dann wacht der Vater des Mädchens auf und will sein trautes Heim gegen den Eindringling verteidigen. Wieder ergreift Paul die Flucht. In der nächsten Episode geht er zu Free-Jazz-Klängen durch die Partymeile von Los Angeles. Lichter und Werbebilder stürmen im ekstatischen Rhythmus der Musik auf ihn ein. Was in Pauls Kopf vorgeht, wissen die Zuschauer nicht, doch die audiovisuellen Bilder des berauschten Flaneurs werden zu einem Trip der ganz eigenen Art – einem medialen Rausch für das Publikum.

Ruhe kehrt erst wieder ein, als Paul einen Waschsalon betritt. Hier spielt sich die zweite seltsame Begegnung ab. Fasziniert lauscht und starrt er in die – ihm wohl lebendig erscheinenden – Waschmaschinen hinein. Eine Frau, mit Lockenwicklern und einer lächerlichen Haube auf dem Kopf, wartet auf ihre Wäsche und verwickelt Paul in ein Gespräch. Wie die Begegnung mit dem kleinen Mädchen scheint auch diese eine andere, weniger oberflächliche Qualität zu haben als diejenigen mit John und Max, Sally und Glenn. Vernünftig kann man den Dialog zwischen Paul und der Frau mit den Lockenwickeln aber nicht nennen; er erinnert in seiner Absurdität an die Gespräche, die Carrolls Alice mit den Kreaturen des Wunderlands führt.

Danach, auf dem Spaziergang durch die nächtliche Stadt, steigert sich der Rhythmus, in dem Pauls Halluzinationen seine Wahrnehmung überlagern, bis zu einem Flackern. Der Film selbst wird immer ekstatischer, je mehr er den Konsumrausch des Partylebens in Restaurants, Bars und Clubs mit Pauls Halluzinationen enggeführt. Der mediale Rausch und die seltsam ruhigen Szenen im Einfamilienhaus beziehungsweise im Waschsalon gehören zusammen: Darin entwickelt der Film zwei Spielarten eines neuen Sehens. Der LSD-Trip erweist sich, anders als der Titel und die Warnung zu Beginn erwarten lassen könnten, lediglich als ein Katalysator für eine entfesselte, sozusagen bewusstseinserweiterte Kamera. Am Ende fährt Paul in einem Cabriolet davon, wiederum mit Glenn, der blonden Schönheit. Auf der Fahrt und auch danach, im Bett der Blonden, wirbeln die Bilder in seinem Kopf so wild durcheinander, dass die psychedelische Montage nun doch auf die Zuschauer übergreift. Sie erhält eine derart bedrängende Intensität, dass sich der Abgrund des Medialen, den Corman auf seinem Trip weghalluziniert hatte, auf fast gewaltsame Weise zeigt. Am Ende fragt Glenn Paul, ob der Trip ihm nun wirklich Erkenntnis gebracht habe.

> 💬 »Yeah. I think I like – I love you«. »And everybody else«, antwortet Glenn. Und Paul wiederholt: »And everybody else« (01:14:00).

Die Paare vom Anfang – das glückliche Hochzeitspaar aus dem Werbefilm und das Paar in Trennung – vervielfältigen sich wieder und wieder im psychedelischen Kaleidoskop.

The Trip, ließe sich resümieren, will weder das Gehirn eines Menschen auf LSD noch den Konsumrausch im Kalifornien der 1960er-Jahre abbilden, sondern eine neue Bildsprache erfinden, mit der sich über die Gesellschaft, die Drogen und die Medien nachdenken lässt. Der filmische Drogentrip erlaubt keinen Ausbruch aus der Realität, sondern öffnet erst die Augen für die Realität, wie sie vielleicht »wirklich« ist – wenn die Ordnung der Trennung zwischen Subjekt und Objekt zusammenbricht, wenn innere und äußere Bilder sich überlagern, wenn legitime und verbotene Wünsche, Ideen vom richtigen und vom falschen Leben ebenso heillos wie befreiend ineinander kollabieren. So wie die Werbebilder des glücklichen Brautpaars zu Beginn ihren Schatten in Gestalt des unglücklichen Paars im Prozess der Scheidung werfen, so sind die erotischen Fantasien auf dem Trip untrennbar mit den Folter- und Todesphantasmen verbunden. Alles, was sich die Menschen vorstellen können an Glück und an Grauen, stellen sie sich in medialen Bildern vor.

Literatur

Aleksandrowicz P (2016) The Cinematography of Roger Corman. Exploitation Filmmaker or Auteur? Cambridge Scholars Publishing, Newcastle upon Tyne

di Franco JP (1979) The movie world of Roger Corman. Chelsea House Publishing, New York/London

Gray B (2000) Blood-sucking vampires, flesh-eating cockroaches and driller killers. Roger Corman. An unauthorized life. Thunder's Mouth Press, New York

Hiscock J (2013) Roger Corman is still prolific at the age of 87. The Telegraph, 19.9.2013. http://www.telegraph.co.uk/culture/film/film-news/10318784/Roger-Corman-is-still-prolific-at-the-age-of-87.html. Zugegriffen: 2. Aug. 2018

Illger D (2014) Träume für die Toten. Mario Bava und die Gespenster des italienischen Horrorfilms. In: Koebner T (Hrsg) Gespenster. Edition Text und Kritik, München, S 150–188

Turner V (1973) Das Ritual. Struktur und Anti-Struktur. Campus, Frankfurt a. M.

Originaltitel	The Trip
Erscheinungsjahr	1967
Land	USA
Drehbuch	Jack Nicholson
Regie	Roger Corman
Hauptdarsteller	Peter Fonda, Susan Strasberg, Bruce Dern, Dennis Hopper
Verfügbarkeit	Als DVD, Blu-ray und Download/Stream in amerikanischer Originalfassung und in deutscher Sprache erhältlich

Patrick Burkard

Auf der Suche nach der verlorenen Freiheit

© Springer-Verlag GmbH Deutschland, ein Teil von Springer Nature 2019
M. Poltrum, B. Rieken, T. Ballhausen (Hrsg.), *Zocker, Drogenfreaks & Trunkenbolde,*
https://doi.org/10.1007/978-3-662-57377-8_15

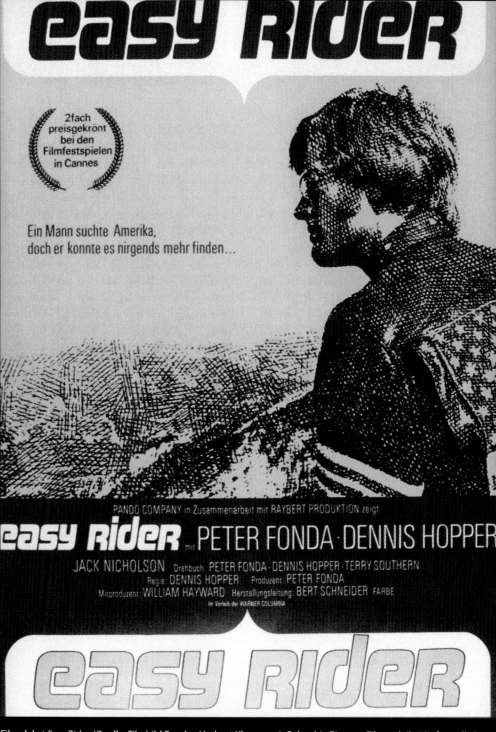

Filmplakat *Easy Rider*. (Quelle: Filmbild Fundus Herbert Klemens. © Columbia Pictures Filmverleih. Mit freundlicher Genehmigung)

Easy Rider (1969)

Prolog

Kaum ein Spielfilm verbindet annähernd authentisch die Themen Drogenkonsum, Lebensstil und Einstellungen einer ganzen Generation und erreichte international einen vergleichbaren Kultstatus wie *Easy Rider*. Als exemplarisch mag das Filmzitat »Morgens ein Joint und der Tag ist dein Freund« (so die in der deutschsprachigen Synchronisation verwendete Formulierung) gelten, hat der Spruch doch Eingang in den kollektiven Sprachschatz gefunden. So könnte man auf den ersten Blick meinen, es ginge in *Easy Rider* (◘ Abb. 15.1) um wenig mehr als das oberflächliche, drogenverherrlichende und – verharmlosende Spiegelbild einer historisch begrenzt relevanten Phase und Subkultur. Doch macht man sich die Mühe einer zeitgeschichtlichen Auseinandersetzung vor dem sozialen, gesellschaftlichen und kulturellen Hintergrund eines Amerika der 1960er-Jahre, wird man nicht nur der Vielschichtigkeit und zeitüberdauernden Bedeutung des Films gewahr, sondern auch der existenziellen gesellschaftlichen Konflikte und Fragen, die er aufwirft und sichtbar macht. Wie unter einem Brennglas fokussiert *Easy Rider* in einer metaphorisch verdichteten filmischen Erzählung die sozialpolitisch hochbrisante Gemengelage auseinanderdriftender gesellschaftlicher Polaritäten in den Vereinigten Staaten der 1960er-Jahre. Drogenkonsum, insbesondere der sog. »weicheren« Drogen wie Haschisch, Marihuana und bedingt LSD, entwickelte sich im Amerika der 1960er-Jahre für große Teile einer ganzen Generation zum Vehikel ihrer Träume, Sehnsüchte und Hoffnungen, aber auch zur aufbegehrenden Attitüde einer facettenreichen Subkultur und Gegenkultur zum Establishment. *Easy Rider* kam 1969 in die Kinos und erreichte binnen weniger Wochen unerwartet hohe Zuschauerzahlen. Vielleicht lag der Erfolg in der Ambiguität des Drehbuchs begründet. Letzter Aufschrei des Protestes, stolz und unbeugsam in der Botschaft auf der einen, desillusionierend und schmerzhaft einer Epoche das Brandzeichen aufdrückend und gleichsam deren Abgesang einläutend auf der anderen Seite. Zunächst Beat Generation und dann Hippie-Bewegung hatten zum Aufbruch in ein neues Zeitalter aufgerufen, welches Freiheit, Überwinden von Enge und Grenzen, transzendentale Erfahrungen, freie Entfaltung des Einzelnen in gemeinschaftlicher Verbundenheit verheißen sollte. Antiquiert, verstaubt und verkrustet erlebte Lebens- und Moralvorstellungen einer Elterngeneration der Kriegs- und Nachkriegsära, geprägt durch Wirtschaftsaufschwung und bürgerlichen Wohlstand einerseits, christlich-rigide Moralvorstellungen, Konservatismus und paternalistisch-autoritäre Strukturen andererseits, wurden ins Visier genommen. Getragen vom Rhythmus einer sich rasant entwickelnden Jugend- und Musikkultur, die ihren Auftakt im Rock'n'Roll der späten 1950er-Jahre fand, war die Welle der Liberalisierung nicht aufzuhalten. Die »Hippie-Bewegung« verstand sich als Inkarnation des »Anders-Seins«, als Gegenentwurf zum mehrheitlich traditionellen Teil der amerikanischen Bevölkerung. Diese Haltung drückte sich im Kleidungsstil aus (bunt, Jeans, Leder, Used-Look), im Tragen langer Haare, im Lebensstil (antiautoritär, pazifistisch, freie Liebe) und im Konsum von Drogen (Stöver 2017). Politischer Höhepunkt des »Woodstock-Festivals« war der Auftritt von Jimi Hendrix, der die Nationalhymne auf seiner Fender Stratocaster verzerrt und kreischend spielte und dabei das »Star Spangled Banner« verbrannte. Höhepunkt auch des Ausdrucks einer sich über die Jahre verstärkenden kritischen Haltung großer Teile der Jugend und der intellektuellen Elite des Landes gegenüber einer als kriegstreibend und rassistisch wahrgenommenen Regierung. Doch die neue Bewegung stieß auch auf Ablehnung, Verachtung und Ausgrenzung, erntete Hass seitens einer Elterngeneration, deren kollektives Unbewusstes von den irrationalen, paranoiden Ängsten einer McCarthy-Ära sowie konservativen Moralvorstellungen und einer gesellschaftlich legitimierten Rassendiskriminierung geprägt war. Söhne standen Vätern, Töchter ihren Müttern, Jungen den Alten, Subkulturen dem Establishment unversöhnlich gegenüber. Provokation war die Waffe, Rockmusik war die Stimme, der Konsum von Haschisch, Marihuana und LSD die abgrenzende

Attitüde einer Protestbewegung, die eine rauschhafte Dekade prägte, an deren Ende aber überwiegend Ernüchterung einkehrte. Nicht nur, dass viele Musiker und Gallionsfiguren wie Brian Jones, Janis Joplin, Jimi Hendrix, Jim Morrison, um nur einige zu nennen, an den Folgen ihrer Drogensucht starben. Das Grundübel des Rassismus war immer noch allgegenwärtig und ungebrochen. Der alternative Lebensentwurf der Hippie-Generation erfuhr vielleicht im Woodstock-Festival 1969 ein letztes, trotziges Aufbäumen, sollte in seiner Konsequenz aber letztlich scheitern. *Easy Rider* mag am Ende dieses historischen Spannungsbogens gleichsam als Abgesang auf den Traum von Freiheit und Gleichheit für alle verstanden werden, eine Art cineastisches Requiem: »Pop-Art, Rock'n'Roll und der Sommer der Liebe waren bereits Vergangenheit … das ganze Land stand in Flammen« (Hopper 1969). *Easy Rider* zeigt eine Illusion, eine schillernde Seifenblase, die am Ende jäh zerplatzt. Und als Zuschauer muss man sich fragen, damals wie heute, nach welchen Werten man das Leben ausrichtet, wie man diese Werte beschützen und bewahren will, woraus man Zufriedenheit zieht und was man zu einem glücklichen Leben braucht (vgl. Jefferson 2018).

Die 1960er-Jahre – Aufbruch, Gegenkultur, Hippies, Rockmusik

Vom 8. bis zum 23. Mai 1969 fanden in Cannes die 22. Filmfestspiele statt. Im Nachhinein scheint es, als würde der Spielfilm *Easy Rider*, produziert von Peter Fonda unter der Regie von Dennis Hopper, der im Mai 1969 in Cannes die »Goldene Palme« für das beste Erstlingswerk erhielt, in seiner mystifizierenden Metaphorik die Zuspitzung der gesellschaftlichen Konflikte und Entwicklungen dieses Jahrzehnts geradezu kongenial abbilden.

1969 sollte als äußerst ereignisreiches Jahr in die Geschichte eingehen. Technologischer Fortschritt trieb die Gesellschaft unaufhaltsam voran. Neil Armstrong würde nur wenige Wochen später als erster Mensch den Mond betreten und diesen Schritt als gewaltigen Sprung (»giant leap«) für die Menschheit kommentieren. Welche Vorstellungen, Hoffnungen, Träume, Sehnsüchte seiner Generation mag Armstrong damit gemeint haben? Worin würde dieser gewaltige Sprung für die Menschheit bestehen? Neue Lebensräume zu erschließen, technologische Möglichkeiten zu erweitern, Grenzen zu überwinden? Meinte er gar das Bedürfnis nach Freiheit, Spiritualität und transzendentaler Erfahrung? Nahe der Kleinstadt Bethel im US-Bundesstaat New York kamen, wiederum wenige Wochen später, vom 15. bis 17. August des Jahres, etwa 400.000 Menschen zusammen, um drei Tage lang das legendäre Woodstock-Festival zu zelebrieren und ihren Traum von Freiheit und Glück zu leben – für viele Zuschauer wie Künstler war dieser Traum auch untrennbar verbunden mit dem Konsum von Drogen. Dennoch wurden es drei friedliche Tage. Die nationale und internationale politische Situation des Jahres 1969 war weitaus weniger von Frieden, Freiheit und Glück geprägt. Das Jahr hatte mit einem Fanal begonnen, als sich am 16. Januar der tschechische Student Jan Palach auf dem Wenzelsplatz anzündete, aus Verzweiflung über die Rücknahme von Reformen und die Niederschlagung des Prager Frühlings. Wenige Tage später trat in den USA ein neuer Präsident sein Amt an, Richard Nixon, als konservativer Gegenentwurf neun Jahre zuvor noch gegen den charismatischen und visionären Präsidentschaftskandidaten John F. Kennedy gescheitert. Seinen Wahlsieg hatte der aus bescheidenen Verhältnissen stammende Nixon mit den Worten »It can be done« verkündet, gleichsam Synonym für die uramerikanische Machbarkeitsformel: Im Land der unbegrenzten Möglichkeiten kann jeder alles schaffen. Doch es waren die Bilder des eskalierenden Krieges in Vietnam, die sich während der Amtszeit Richard Nixons in das nationale Gedächtnis einbrannten. Und mit dem »War on Drugs« führte der aus einer alkoholabstinenten und auch ansonsten recht freudlos lebenden streng religiösen Familie stammende Nixon auch einen nationalen Krieg. Nixon, von dem auch diskriminierende Äußerungen gegenüber Schwarzen und Juden überliefert sind, verkörperte die Doppelbödigkeit einer Gesellschaft, die eine Moral einklagte, an die sie sich selbst nicht zwingend hielt. Seine Amtszeit sollte 1972 unrühmlich in der Watergate-Affäre kulminieren, auf die zwei Jahre später der erste und bisher einzige Rücktritt eines amerikanischen

Präsidenten folgte und die einen fundamentalen Vertrauensverlust der amerikanischen Bevölkerung in das politische Establishment auslöste. 1969 endete eine Dekade, die insbesondere in den USA durch gesellschaftspolitische Polarisierungen und tiefe Spaltungen gekennzeichnet war. Rassismus und Diskriminierung waren, trotz einer erstarkenden Bürgerrechtsbewegung, noch lange nicht besiegt. Der Marsch nach Washington, wo Martin Luther King dann seine berühmte Rede gehalten hatte, lag sechs Jahre zurück. Fünf Jahre zuvor war das Bürgerrechtsgesetz in Kraft getreten, ein Jahr danach der Voting Rights Act eingeführt worden. Die zeitweise so mächtige Bürgerrechtsbewegung war jedoch inzwischen zersplittert, ihre Anführer Malcolm X und Martin Luther King ermordet. Der Weg für die schwarze Bevölkerung in politische Ämter und Strukturen war zwar formal bereitet, doch das Jahrzehnt blieb gezeichnet von Gewalt, überwiegend gegen die schwarze Bevölkerung. Unversöhnlich standen sich eine an Grundwerten wie Frieden und Freiheit orientierte, bunte Jugendbewegung und ein reaktionäres, konservatives, weißes Mittelschichtamerika gegenüber, das seine ins Wanken geratenen Grundwerte durch Drogen, sexuelle Freizügigkeit und Rockmusik existenziell bedroht sah.

Making Of

Ein Jahr zuvor. Peter Fonda und Dennis Hopper hatten gerade den Film *The Trip* abgedreht, nach einem Drehbuch von Jack Nicholson. Peter Fonda signierte auf einer Filmveranstaltung Fotos – wie er später zugab, unter Einfluss von Alkohol und Marihuana – als er die Idee zu *Easy Rider* hatte. Ihm schwebte ein Roadmovie vor, das die Hippie-Realität der sechziger Jahre abbilden sollte – das Medium der Straße, des Highways, als Sehnsuchtsprojektion der Suche nach Freiheit, war erstmals mit Jack Kerouacs Roman *On the road* literarisch gefasst worden. Kerouac beschrieb sich als Reisender in der Tradition der amerikanischen Wanderarbeiter, als Gegenentwurf zum festgefahrenen Establishment, immer in Bewegung, »on the move«, frei und unabhängig.

In nur 10 Tagen erstellten Peter Fonda und Dennis Hopper den Entwurf für ein Drehbuch und erhielten überraschend eine Finanzierungszusage. Das Budget lag jedoch nur bei etwa 360.000 US-$, und so musste *Easy Rider* als Low-Budget-Film produziert werden. Der Dreh dauerte von 1968 bis ins Jahr 1969, und wo nur irgendwie möglich musste Geld eingespart werden. Viele der Schauspieler waren mit Hopper und Fonda befreundet, sodass die Gagen gering gehalten werden konnten. Den Drogenkäufer zu Beginn des Films spielte beispielsweise Phil Spector persönlich, damals schon einflussreicher Musikproduzent. Er fuhr im Film im eigenen Rolls Royce und mit eigenem Bodyguard vor. Unter chaotischen Zuständen begannen die Dreharbeiten aus Termingründen mit den letzten Filmszenen, die beim Mardi Gras gedreht wurden. Mehrere Mitarbeiter wurden dazu mit 16 mm-Kameras ausgestattet, die meisten standen selbst unter Drogeneinfluss. Dennis Hopper und Peter Fonda zerstritten sich im Verlauf des Drehs aufgrund unterschiedlicher Vorstellungen über die Aussage(n) ihres Films. Hopper konzipierte *Easy Rider* als Abbild der damaligen gesellschaftlichen Ereignisse, er verurteilte den Vietnamkrieg und hatte eine kritische Einstellung zum amerikanischen Establishment: »Die Moral der Gesellschaft hatte ihre Glaubwürdigkeit verloren« (Hopper 1969).

Seine Protagonisten Wyatt (Earp) und Billy (the Kid) verkörperten die Outlaws, die »Geächteten«, die der Gesellschaft den Spiegel vorhalten und unbeirrbar und unbestechlich die wahren Ideale von Freiheit, Brüderlichkeit und Gerechtigkeit verkörpern sollten. Erstmals wurde für einen Film zeitgenössische Musik als »Soundtrack« verwendet, nicht wie üblich eine eigenständige Filmmusik komponiert. Ursprünglich sollten Crosby, Stills & Nash ein Album als Soundtrack beisteuern, konnten aber nicht in der vereinbarten Zeit liefern. So wählte Hopper dann selbst Musikstücke aus, die ihm gefielen und die seiner Meinung nach in Musik und Text zur Erzählung passten. Der Soundtrack des Films konservierte der Nachwelt das dazugehörige Lebensgefühl der damaligen Zeitepoche und wurde legendär. Songs wie »The Pusher« und »Born to be wild« von der Band Steppenwolf, »The Weight« von The Band wurden zu musikalischen Ikonen der Hippie-Ära, und Songtitel wie »I wasn't born to follow« (The Byrds) hatten eindeutig programmatischen Charakter. Den Text für den Schlusssong (»Ballad of Easy Rider«) schrieb Bob Dylan: »All he wanted was to be free / And that's the way it turned out to be / Flow river flow, let your waters wash down / Take me from this road to some other town / Flow river flow, past the shady trees / Go river go, go to the sea / Flow to the sea …«.

Viele der im Weitwinkelformat gezeigten Landschaftsaufnahmen sollten bewusst die Schönheit der Natur Nordamerikas zeigen: Arizona, Painted Desert, Monument Valley, Inspirations Point, Mesas, Canyons … Für Dennis Hopper war es »John-Ford-Country« – die Aufnahmen sollten an die weiten Einstellungen der klassischen Western John Fords erinnern. Die Wahrzeichen der Natur in ihrer Weite und Anmut stehen symbolisch für Freiheit, Würde und Stolz des »Land of The Free« und markieren einen krassen Gegensatz zu Engstirnigkeit, Spießigkeit und Rassismus der weißen Landbevölkerung der Südstaaten. Für viele der Szenen wurden zufällig Bewohner der jeweiligen Ortschaften ausgewählt, in denen gerade gedreht wurde. So auch die Restaurant-Szene, die in Morganza/Louisiana spielt, in der Wyatt, Billy und George beschimpft werden und schließlich das Restaurant verlassen. Die engen Moralvorstellungen und der schwelende Rassismus, der insbesondere in den Südstaaten bedrohlich präsent war, brachen sich in dieser Szene ungehemmt Bahn. Sämtliche Schauspielerinnen und Schauspieler waren Bewohner des Ortes Morganza, und die Filmszene inklusive der Dialoge wurde, abgesehen von einer knappen Instruktion, vollständig der Improvisation überlassen, was in besonderem Maße zu deren Authentizität beitrug (Hopper 1969).

Ursprünglich wollte Dennis Hopper die Hauptfigur Wyatt als Motorradakrobaten einführen, der unter dem Pseudonym »Captain America« auf Jahrmärkten Kunststücke aufführt, und Billy als seinen Gehilfen. »Captain America« war eine zeitgenössische amerikanische Comic-Figur, die während des 2. Weltkriegs von zwei jüdischen Autoren erfunden worden war und in den Comics als Superheld eine fiktive nationalsozialistische Untergrundorganisation bekämpfte. Später kämpfte »Captain America« in den Comics aber auch gegen den Vietnam-Krieg und fiktive(?) politische Verschwörungen, in die die amerikanische Regierung involviert war. Die Lederkombi, die die Filmfigur Wyatt trug, sollte für »Captain America« stehen. »Captain America« war auch die Bezeichnung des Motorrads, das Peter Fonda im Film fuhr. Die Motorräder, die eigens für den Film gebaut wurden, betonten als Symbole einerseits die Grundidee von Freiheit und Unabhängigkeit, standen aber auch für den Protest und die Lebensform des Outlaws, der nirgendwo zu Hause und immer unterwegs ist. Die Original-Maschine »Captain America« wurde noch während der Arbeiten am Film auf mysteriöse Weise gestohlen und tauchte nie wieder auf. Eine Replik wurde Jahre später als bislang teuerstes Motorrad für über eine Million Euro versteigert (Wikipedia 2018).

Handlung

Nun zur Geschichte. Alles beginnt vor einer heruntergekommenen Kaschemme, der »La Contenta Bar«, irgendwo in der Wüste Mexikos. Zwei junge Männer, Wyatt und Billy, haben den langen Weg von Los Angeles zurückgelegt, um den Deal ihres Lebens abzuwickeln. Von einem schmierig wirkenden Mexikaner in Anzug und weißem Hemd erstehen sie eine stattliche Menge Kokain oder Heroin, was genau, wird im Film – absichtlich – nicht konkretisiert. »Pura vida« – mit diesen Worten wird der Kauf besiegelt und das Pulver wechselt in einer Autobatterie verpackt die Besitzer. Szenenwechsel. In der Einflugschneise des Flughafens von Los Angeles warten die Protagonisten Wyatt und Billy unter ohrenbetäubendem Flugzeuglärm auf den Käufer des Pulvers. Ein Rolls Royce hält, ein jüngerer, exzentrisch gekleideter und zugleich etwas ungeschickt wirkender Mann mit gelber Sonnenbrille steigt aus. Bewacht von seinem Chauffeur und unter den kritischen Augen von Wyatt testet er, fachmännisch inhalierend mit einem speziellen Silberlöffel, das Pulver. Dann ist der Deal besiegelt, Drogen und Geld wechseln die Besitzer (◨ Abb. 15.2).

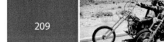

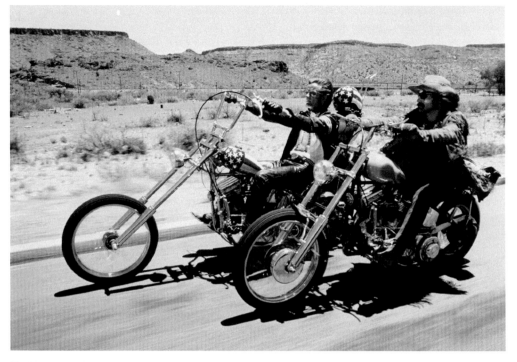

■ **Abb. 15.2** Aufbruch und Verheißung von Freiheit und Abenteuer: »Get your motor runnin'/ head out on the highway / Lookin'for adventure / And whatever comes your way« (Steppenwolf: »Born to be wild«). (Quelle: Film-bild Fundus Herbert Klemens. © Columbia Pictures Filmverleih. Mit freundlicher Genehmigung)

Wyatt und Billy brechen nun in ihr neues Leben auf, das warme Licht der über der mexikanischen Wüste untergehenden Sonne und die Gitarrenriffs des Songs »The Pusher« (Steppenwolf) begleiten ihren Aufbruch. »The Pusher« stellt nochmals die Weichen, indem der Song textlich differenziert zwischen den vermeintlich »guten« (Marihuana, Gras) und »schlechten« (Heroin, Kokain) Drogen. Wyatt und Billy erstehen von ihrem so verdienten Geld zwei stattliche Motorräder (Chopper) und verstecken ihren Reichtum, indem sie durchsichtige Gummischläuche mit den zusammengerollten Geldscheinen befüllen, die sie dann in den beiden Benzintanks ihrer neu gekauften Motorräder verstecken.

Was ist der Plan? Mit dem durch den Deal verdienten Geld wollen sie sich in Florida zur Ruhe setzen, sich aber zuvor noch einen Traum erfüllen, nämlich einmal das »Mardi Gras«, das traditionelle Fastnachtsfest der katholisch geprägten Gebiete der Südstaaten, in New Orleans erleben. Jeweils am Faschingsdienstag findet das »Mardi Gras« statt, »eine rohe, wilde Mixtur aus katholischer Tradition, Voodoo, Jazz und indianischen Bräuchen, ein heidnischer Traum, indem du alles sein kannst, was du sein willst« (Gilden, zit. nach Neeb 2016). Ein Sehnsuchtsort also für das sich entgrenzen wollende Selbst und damit auch Sinnbild für die »unbegrenzten Möglichkeiten«. Sieben Tage haben sie Zeit, um mit ihren Motorrädern rechtzeitig New Orleans zu erreichen. Wyatt zieht seine Armbanduhr aus und wirft sie in den Wüstensand. Sie biegen auf den Highway und beginnen ihre Reise in die ländlichen USA der Südstaaten in der Wüste New Mexicos. Steppenwolf verkünden mit »Born to be wild« die Verheißung eines freien, unabhängigen und unbeschwerten Lebens. Am Abend werden sie trotz freier Zimmer von dem Verwalter eines Motels wortlos abgewiesen, sodass sie in der Wildnis ihr Quartier aufschlagen müssen. Ihr Weg führt sie am nächsten Tag zu einer Farm, Wyatts Motorrad hat einen platten Reifen. Als sie eintreffen, begegnen sie den verhalten neugierigen Blicken der Bewohner. Freundlich bieten diese Wyatt an, das Motorrad in der Scheune zu reparieren und ihr Werkzeug zu benutzen.

Parallel sind nun in derselben Einstellung die beiden Cowboys, die ihr Pferd beschlagen, zu sehen, sowie die das Hinterrad herausnehmenden »Outlaws«.

Wyatt und Billy nehmen am Abendessen der Farmerfamilie teil. Wyatt äußert sich anerkennend über den Lebensentwurf des Farmers, der habe ein Zuhause, ziehe mit seiner indianischen Frau mehrere Kinder groß und bearbeite sein eigenes Land: »You can do your own thing in your own time«. Gegenseitige Neugierde und wertfreie Anerkennung der verschiedenen Lebensentwürfe prägen das friedliche Bild als Vision eines möglichen Zusammenlebens ganz unterschiedlicher Menschen. Sie setzen ihre Fahrt fort durch weite Landschaften, Wälder, Berge und treffen schließlich auf einen Anhalter, den Wyatt spontan aufsitzen lässt und mitnimmt. Ihre Reise geht weiter durch Arizona und das Monument Valley. Abends schlagen sie ihr Nachlager im Schutz einer Ruine auf und rauchen Marihuana. Am nächsten Tag erreichen sie das vorläufige Ziel, eine Kommune aus Hippies, die als Selbstversorger in der Abgeschiedenheit Arizonas ihren persönlichen Traum leben. Eine Schauspielgruppe inszeniert surrealistische Spontanimprovisationen, manche rauchen Marihuana, man praktiziert freie Liebe, überall dazwischen spielende Kinder. Doch die Idylle trügt. Im Vorjahr hatten die Bewohner versäumt, das Land rechtzeitig zu bepflanzen, im Winter gab es so gut wie nichts zu essen. Die Hälfte der ursprünglichen Bewohner war dennoch geblieben und verfolgt beharrlich ihr Ziel durchzuhalten, obwohl die Hitze eine schlechte Ernte erwarten lässt. Billy stolpert mit einem Joint über das Feld und bezweifelt den Erfolg dieses Vorhabens, doch Wyatt ist anderer Ansicht:

💬 »They're gonna' make it«.

Es ist der uramerikanische Siedler- und Pioniergeist, an den er hier glaubt.

Später sitzen alle Bewohner der Kommune in einem großen Kreis zusammen. Ihre Mienen sind ernst. Sie beten gemeinsam, dass die Mühen der Arbeit belohnt werden und genügend Nahrung zum Überleben zur Verfügung ist. Eine Situation, ähnlich dem Abendessen bei der Farmerfamilie. Zwei phänotypisch vollkommen unterschiedliche soziale Systeme, mit jedoch identischen Grundwerten und Bedürfnissen. Nach dem Essen rauchen Wyatt und Billy hastig einen Joint zu Ende und fahren mit zwei Frauen aus der Kommune zum Fluss, wo sie badend unbeschwert Zeit verbringen. Wieder zurückgekehrt, überreicht der Anhalter Wyatt zum Abschied ein Stück LSD-Pappe mit der Empfehlung, diese am »richtigen Ort mit den richtigen Leuten« einzunehmen. Prophezeiend fügt er hinzu:

💬 »Your time's running out«,

worauf Wyatt antwortet, er wisse, wie das mit der Zeit ist, aber er müsse nun los.

Wieder unterwegs, geraten Sie auf der Durchfahrt in eine Musikparade, in der sie auf ihren Motorrädern mitrollen. Die örtliche Polizei versteht wenig Spaß und inhaftiert sie, wegen »unerlaubter Teilnahme an einer Parade«. In der Zelle lernen sie George Hanson kennen, einen jungen Anwalt, der seinen Rausch hinter Gittern ausschlafen musste. Bald wird deutlich, dass George unter einem massiven Alkoholproblem leidet und in der Ausnüchterungszelle zum Stammgast geworden ist. Ein junger Polizeibeamter versorgt George, dessen Vater im Ort scheinbar hohes Ansehen genießt, mit Aspirin, während er sich Wyatt und Billy gegenüber herablassend und verächtlich verhält (»Euch Tieren gebe ich doch kein Feuer«). George nimmt die beiden in Schutz und kann erreichen, dass Wyatt und Billy gegen ein geringes Bußgeld ebenfalls frei gelassen werden.

Draußen vor dem Polizeigebäude bestaunt er die Motorräder. Begleitet von einem skurril anmutenden Trinkritual nimmt er mehrere Schlucke Whiskey aus einem Flachmann. Mit einem Anflug von Wehmut händigt George Billy und Wyatt die Visitenkarte eines Bordells in New Orleans aus, als er von deren Vorhaben, zum Mardi Gras zu fahren, erfährt. Er selbst habe dies schon mehrfach vorgehabt, aber nie umgesetzt. Wyatt bietet ihm spontan an, ihn mitzunehmen. Ausgestattet mit einem ausgemusterten Football-Helm kann George auf Wyatts Motorrad mitfahren und sie setzen die Fahrt zu dritt fort. Nach Einbruch der Dunkelheit, am Lagerfeuer sitzend, trinkt George wieder aus seinem Flachmann, während Wyatt einen Joint dreht und diesen Hanson anbietet:

🔊 »Do this instead«.

George, der den Joint zunächst für eine Zigarette hält, reagiert erschrocken, als er realisiert, dass es sich um Marihuana handelt. Er habe doch schließlich schon genug Probleme mit dem Saufen (»The booze«) und könne sich nicht leisten, auch noch süchtig zu werden (sic!). Außerdem komme man so doch auch an die härteren Drogen. Wyatt beruhigt ihn, er werde schon nicht süchtig. So wandelt sich Skepsis in Neugier, Hanson raucht seinen ersten Joint. Unter der Wirkung des Marihuanas beginnt er, über UFOs und außerirdische Lebensformen zu phantasieren, die sich unerkannt unter die Erdbevölkerung gemischt hätten und auf einer wesentlich höheren Zivilisationsstufe stünden als die Menschen. Über das Erzählen geht ihm der Joint aus, und Wyatt kommentiert, er solle diesen aufheben und am nächsten Morgen als erstes zu Ende zu rauchen (»It gives you a new way at looking at the day«).

Sie fahren weiter durch das ländliche Amerika der Südstaaten und machen Halt an einem Café. Als sie eintreten, ziehen sie sofort die feindseligen Blicke der männlichen Gäste, darunter auch der Sheriff des Ortes, auf sich – archetypische Verkörperungen der ländlichen, weißen, männlichen Mittelschicht und ihrer Vorurteile und rassistischen Einstellungen. Den Gegenpol bildet eine Gruppe weiblicher Jugendlicher, die beginnen, sich interessiert über die neuen Gäste auszutauschen und mit ihnen zu flirten. Währenddessen werden die Sprüche und Kommentare der anwesenden Männer einschließlich des Sheriffs im Tonfall zunehmend abfällig, diskriminierend und rassistisch. Es entsteht ein bedrohliches, latent aggressives Szenario, sodass Wyatt, Billy und George beschließen, das Restaurant lieber zu verlassen. Die weiblichen Teenager verfolgen die drei nach draußen zu den Motorrädern und flirten offen weiter, während die Männer die Szene durch das Fenster argwöhnisch beobachten, aber auch neidvoll in Bezug auf die Motorräder. Einer deutet an, dass sie die Gemeindegrenze wohl nicht heil erreichen werden.

Abends am Lagerfeuer philosophiert George über das Erlebte. Dies sei einmal ein richtig gutes Land gewesen, so Hanson. Aber die meisten Menschen lebten in Unfreiheit und Zwängen. Billy und Wyatt repräsentierten demgegenüber das genaue Gegenteil, nämlich Freiheit. Und genau das würde den anderen Menschen Angst machen, weil sie dadurch ihre eigene Unfreiheit spürten. Es sei nämlich ein wesentlicher Unterschied, einerseits von Freiheit zu reden, andererseits wirklich frei zu sein. Und Menschen, die nicht wirklich frei seien, täten alles, um das Gegenteil zu beweisen, sogar jemanden zu töten. Es sei gerade die Angst, die sie so gefährlich mache. Und, um die Vorahnung zu bestätigen, werden Wyatt, Billy und George in der Nacht im Schlaf überrascht und mit Baseball-Schlägern brutal zusammengeschlagen. George überlebt die nächtliche Attacke nicht. Als Wyatt und Billy seine Hinterlassenschaften prüfen, fällt ihnen die Visitenkarte des Bordells in die Hände. Sie beschließen, zum Andenken an ihren verstorbenen Freund, besagtes Bordell in New Orleans am nächsten Tag zu besuchen.

Die Atmosphäre dort verströmt einen morbid-sakralen Charme, überall sind symbolische Anspielungen auf Christentum und Kirche zu sehen. Billy betrinkt sich, während Wyatt an den Wänden angebrachte Inschriften studiert. Die Besitzerin des Bordells führt ihnen nach längerem Warten zwei Prostituierte zu. Nach kurzer Kontaktaufnahme beschließen die vier, nach draußen zu gehen. Gemeinsam laufen sie durch die Straßen und den Trubel des Mardi Gras, Billy mit einer Flasche Whiskey in der Hand, trinkend. Wyatt und Billy und die beiden Frauen kommen sich in dieser Atmosphäre näher. Sie ziehen weiter, bis sie zu einem alten Friedhof kommen. Zwischen den hohen Grabsteinen nehmen sie gemeinsam das LSD ein, haben Sex und erleben einen psychedelischen Trip, bei dem Symbole und Themen christlicher Mystik (Kreuzigung, Tod, Hölle, Auferstehung usw.) und Gebetstexte eine Rolle spielen, aber auch eigene Urängste und verdrängte innere Konflikte, Verlassenheitsgefühle, Identitätsprobleme zum Ausdruck kommen.

Sind sie nun am Ziel ihrer Träume und Wünsche angekommen? Am nächsten Abend, am Lagerfeuer, meint Billy, einen Joint rauchend, dass sie es doch nun geschafft hätten und reich seien. Das
sei doch, worum sich alles drehe im Leben: Das große Geld machen und frei sein. Nach einer langen
Pause verneint Wyatt lakonisch, er sehe das anders, sie seien »Blindgänger« (so die Übersetzung in der
deutschen Synchronisation, im Original: »We blew it« – »Wir haben es vermasselt«), was er noch einmal
seufzend wiederholt, bevor er sich dann zum Schlafen zurechtdreht. Am nächsten Tag, beide wieder
mit ihren Motorrädern auf der Straße, wird Billy von zwei Entenjägern in einem Pickup überholt. Einer
zielt mit dem Gewehr auf ihn und provoziert ihn. Billy zeigt ihnen den ausgestreckten Mittelfinger.
Mit den Worten »Du solltest Dir mal die Haare schneiden« schießt der Mann auf Billy, der getroffen
mit dem Motorrad zu Boden stürzt. Wyatt bemerkt, was passiert ist, dreht um, hält an und läuft zu
Billy. Er bedeckt ihn mit seiner Jacke und beruhigt ihn, er werde Hilfe holen. Doch in der Zwischenzeit
haben die Männer ihren Wagen gedreht und rollen langsam auf den entgegenkommenden Wyatt zu.
Als er näherkommt, schießen sie auch auf ihn. Sein Motorrad explodiert und wirbelt durch die Luft,
Wyatt bleibt tot am Straßenrand liegen. Aus der Vogelperspektive entschwindet das brennende Wrack
inmitten der immer kleiner werdenden Landschaft.

Protagonisten

Billy – »Mann, bin ich stoned«

Billy stolpert sozusagen durch den Film, meist mehr oder weniger unter Einfluss von Marihuana und
Alkohol. Ihm geht es um das »Lustprinzip«, Hedonie, die Erfüllung seiner kurzfristigen primären
Bedürfnisse, das Nachdenken über etwaige langfristige Konsequenzen ist seine Sache nicht. Man könnte
Billy als Archetyp des »Kiffers« verstehen, der von Problemen und Konflikten nichts wissen möchte,
sondern den höchsten Grad an Lebenszufriedenheit erreicht, wenn er bekifft am Lagerfeuer liegen
kann. Unbekümmert, an tiefergehender Daseinsreflexion nicht interessiert. Wir erleben ihn in mehreren Situationen akut berauscht nach dem Konsum von Gras (Marihuana). Während er ansonsten eher
gehemmt, sozial ängstlich und unsicher im Kontakt zu anderen Menschen wirkt, enthemmt ihn das
Marihuana (wie in der Lagerfeuerszene zusammen mit dem Anhalter aus der Hippiekommune), führt
aber auch dazu, dass er seinen Gefühlen freien Lauf lassen kann. Der Besuch in der Hippiekommune
überfordert seine sozialen Kompetenzen. Ängstlich und misstrauisch reagiert er auf die Kommunen-
bewohner, ihr Lebensstil ist ihm fremd. Unbeholfen macht er einer der weiblichen Bewohnerinnen
Avancen. Anders als Wyatt erfasst er Situationen, Interaktionen und Beziehungsdynamiken in ihrer
Bedeutung und Tragweite nicht. Nur durch das Rauchen von »Gras« gelingt es ihm, seine Unsicherheit
etwas abzulegen und sich auf für ihn befremdliche Situationen einzulassen. Billy hätte sicherlich nichts
dagegen, den ganzen Tag über Gras zu rauchen, selbst das Motorradfahren hielte ihn davon nicht
zwingend ab. In der ersten Lagerfeuer-Sequenz zusammen mit George Hanson stellt er mit einem Anflug von Selbstzufriedenheit dann auch treffend fest, »Mann, bin ich stoned«, und in diesem Zustand
steigert er sich dann sogar in einen sonst für ihn ungewöhnlichen Zustand von Redefluss.

Ziel seiner mittelfristigen Lebensträume ist es, einmal das »Mardi Gras« zu erleben. Angekommen
in New Orleans und im Bordell betrinkt er sich mit Wein und Whisky, was ihn lockerer und ungehemmter (»Ich werd' langsam blau, Mann, … langsam blau, Mann«) werden lässt. Herumalbernd
kommt er in Kontakt mit einer der Prostituierten. Wiederholt fällt sein sozial und situativ unange-
messenes Konsumverhalten auf, indem er unabhängig vom Verhalten der Menschen in seinem Umfeld
konsumiert. Soziale Konventionen sind ihm diesbezüglich weitgehend gleichgültig. In der Straßen-
szene, die auf dem Mardi Gras in New Orleans spielt, ist er derjenige, der als einziger aus der Gruppe
durchgehend eine Flasche Whiskey in der Hand hält und trinkend durch die Straßen torkelt. In einer
Sequenz zeigt er sich sogar streitlustig, als er von einem fremden Mann angerempelt wird. Der LSD-

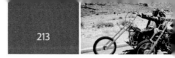

Trip gegen Ende des Films ist für ihn zumindest keine vollkommen neuartige Erfahrung, nimmt er doch die LSD-Pappe recht routiniert ein.

Wir erleben Billy im Film über einen erzählerischen Zeitraum von einer Woche. Um aus psychologisch-psychotherapeutischer Perspektive eine diagnostische Einschätzung des Konsumverhaltens vornehmen zu können (wobei Billy sicherlich keine Notwendigkeit gesehen hätte, eigeninitiativ einen Psychologen aufzusuchen) müsste man annehmen, dass die Beobachtungen als repräsentativ generalisiert werden könnten. Dann jedoch wären hinsichtlich seines Marihuanakonsums die Kriterien eines abhängigen Konsumverhaltens ausreichend erfüllt (wie: starkes Verlangen bzw. Konsumzwang, Toleranzentwicklung, Einengung auf den Substanzgebrauch, Vernachlässigung zwischenmenschlicher Kontakte und Beziehungen). Alkohol konsumiert er zumindest missbräuchlich. Während des Aufenthalts in New Orleans kommt es zu sozial unangepasstem Trinken und zum Kontrollverlust. Konsummotiv bzw. Funktion bezogen auf Alkohol ist bei Billy primär die Überwindung von Selbstunsicherheit und die Erleichterung sozialer Kontakte. Im Konsum von LSD wirkt Billy zwar nicht gänzlich unerfahren, dennoch gibt es im Film keinen Hinweis, dass LSD einen ähnlichen Stellenwert wie Alkohol oder gar Marihuana für ihn einnimmt. Würde man abschließend anhand der beschriebenen Kriterien Diagnosen vergeben wollen, wären für Billy am ehesten eine Cannabisabhängigkeit (ICD-10: F12.2) sowie ein Alkoholmissbrauch (ICD-10: F10.1) zutreffend (Dillinger und Freyberger 2008).

Die Figur des Billy ist also gezeichnet als oberflächlicher Hedonist, im erkenntnistheoretischen Stadium der Absichtslosigkeit (Prochaska und Di Clemente 1986) hinsichtlich seines wohl süchtigen Drogen- und Alkoholkonsums, ohne Bewusstsein für die längst problematischen Konsequenzen seines Konsums oder eigene persönliche Defizite, die ihn anfällig machen. Damit liefert er die Blaupause, auf der Wyatt und George ihre sozialphilosophischen Gedankengänge skizzieren können.

Wyatt – »Wir sind Blindgänger«

In Wyatt lernt man den Gegenentwurf zu Billy kennen, schwermütiger Philosoph und einfühlsamer, sensibler, respektvoller Menschenfreund. Und, ebenfalls im Gegensatz zu Billy, ist er derjenige, der die Kontrolle behält, sowohl in seinem Umgang mit Drogen (überwiegend), als auch in seinem Verhalten gegenüber anderen Personen. So lehnt er das Angebot des Drogenkäufers am Flughafen von Los Angeles ab, etwas von der gedealten Ware zu konsumieren. Wir erleben Wyatt am ersten Abend der Reise am Lagerfeuer sitzend, Marihuana rauchend und intoxikiert. In dieser Szene wird aber auch noch etwas anderes deutlich, denn Wyatt wirkt merklich in sich zurückgezogen, grüblerisch, mit gedrückter Stimmung. Auf die Kontakt- und Kommunikationsangebote Billys reagiert er zurückweisend. Generell präsentiert sich Wyatt in einer tendenziell depressiven Stimmungslage, meist sehr ernst und nachdenklich wirkend, selten sieht man ihn lächeln oder gar lachen. Es gibt nur wenige Momente, in denen er stimmungsmäßig aufhellt. Eine mögliche Erklärung liefert die Szene im Zuge des LSD-Trips auf dem Friedhof in New Orleans, als er nach seiner Mutter ruft, die ihn verlassen und die er doch so sehr geliebt habe. Der Film erklärt die Hintergründe nicht, jedoch lässt sich eine tiefgreifende, kindliche Bindungstraumatisierung vermuten, die im Sinne eines Vulnerabilitätsfaktors im späteren Verlauf das Entstehen einer depressiven Symptomatik begünstigt haben mag.

Die Lagerfeuerszene mit dem Anhalter offenbart auf paradoxe Weise Wyatts mögliche Selbstwertzweifel. Seine Antwort auf die von ihm zuvor selbst gestellte Frage klingt wie eine affirmative Selbstbestätigung »ich wollte noch niemals jemand anderes sein«, der man nicht so recht glauben mag. Mehrfach beobachten wir Wyatt, wie er zwischendurch an einem Joint zieht oder, meist abends am Lagerfeuer, Joints raucht. Das LSD, welches ihm der Anhalter aus der Kommune zum Abschied schenkt, nimmt er bedächtig entgegen. Doch das Angebot, das LSD sofort zu nehmen, weist er ab und zeigt so wiederum eine gewisse Kontrollfähigkeit über den Zeitpunkt der Substanzeinnahme. In einer weiteren, abendlichen Lagerfeuerszene sieht man Wyatt mit einem hohen Maß an Geschicklichkeit und Routine einen Joint »bauen«. Er fordert George auf, mitzurauchen, obwohl dieser sich mit der Befürchtung sträubt, davon abhängig werden zu können. Wyatt bleibt beharrlich und versichert ihm, er werde von dem Marihuana schon nicht abhängig und verleitet auf diese Weise George zum Konsum. Nicht zuletzt empfiehlt er dann noch, den ausgegangenen Joint am nächsten Morgen weiter zu rauchen. Wyatt selbst wirkt selten sichtbar intoxiziert, trotz des regelmäßigen Konsums erlebt man ihn nie berauscht.

Alkoholkonsum spielt für ihn keine besondere Rolle. So trinkt er nach der Ankunft in New Orleans mit Billy zwar Wein beim gemeinsamen Essen, bleibt aber auch hier kontrolliert und zurückgenommen. Im weiteren Verlauf sieht man Wyatt keinen Alkohol mehr trinken, im Gegensatz zu Billy. Auf dem Friedhof teilt Wyatt das LSD auf und gibt es den anderen. Eine gewisse Routine ist ihm hier anzumerken, so leitet er auch die im LSD-Konsum unkundigen Frauen an und zeigt ihnen, wie sie die Substanz einnehmen müssen. Doch dies bleibt der einzige Hinweis auf seine Erfahrungen mit LSD-Konsum, sodass bei ihm, wie bei Billy, naheliegt, dass ein häufigerer LSD-Konsum nicht stattfindet. Am letzten Abend, am Lagerfeuer, raucht er kein Marihuana und bleibt nüchtern, und der Zuschauer erlebt ihn wieder in einer gedrückten und nachdenklichen Stimmung. Obwohl er und Billy mit einem gemeinsamen Vorhaben und Ziel gestartet waren und beide, wenn auch nach einigen abenteuerlichen Erfahrungen, nun ihr Ziel erreicht haben, kann er sich daran nicht freuen.

Wollte man nun auch Wyatt einer psychologischen Diagnostik unterziehen, so sähe man, was den Marihuanakonsum betrifft, die Kriterien eines Abhängigkeitssyndroms fraglich erfüllt. Bezogen auf die erzählte Zeit hat Wyatt regelmäßig Joints geraucht, punktuell sogar mehr als einen, was für einen starken Konsumzwang spräche. An den Marihuanakonsum wirkt Wyatt gewöhnt, stellen sich doch kaum sichtbare Folgeerscheinungen ein. Das Rauchen von Marihuana ist zum festen Bestandteil der Alltagstruktur, zum Ritual geworden, sodass andere Aktivitäten tagsüber zwar noch stattfinden können, jedoch vermutlich beeinträchtigt. Und auf die depressive Stimmung Wyatts wirkt sich der THC-Konsum natürlich auch nicht förderlich aus. Letztlich könnte man Wyatt, den man aufgrund seiner depressiven Symptomatik vermutlich eher in einer Psychotherapie gesehen hätte, eine THC-Abhängigkeit (ICD-10: F12.2; Dilling und Freyberger 2008) attestieren.

George – »Nic, nic, nic, … Indians«

George Hanson gibt hinsichtlich seines Suchtmittelkonsums die interessanteste und komplexeste Figur des Films ab. George lernt der Zuschauer kennen, als Wyatt und Billy verhaftet werden. Er wacht stöhnend in der Zelle auf, mit heftigsten Kopfschmerzen, klare Anzeichen für einen »Kater«. Voller Selbstmitleid macht er sich Vorwürfe, »den Leuten« doch versprochen zu haben, seinen Alkoholkonsum besser zu kontrollieren. Und offensichtlich ist es ihm wieder nicht gelungen. Bob, den Gefängniswärter bzw. Polizeibeamten, scheint er gut zu kennen; die beiden wirken wie ein eingespieltes Team. Bob überreicht ihm devot ein Aspirin. Er habe vermutlich wieder ordentlich einen getankt und muss viel Spaß gehabt haben in der vorangegangenen Nacht, so George, könne sich aber an nichts mehr erinnern. Indirekt erfahren die Zuschauer über George, dass sein Vater wohl eine im Ort hoch angesehene Persönlichkeit darstellt. Die Beamten ermahnen ihn, »vorsichtiger zu werden«, er sei ja mittlerweile schon »Stammgast« in der Ausnüchterungszelle. Gleichzeitig versichern die Polizeibeamten George, dass sie »nichts erzählen« werden. Ein augenscheinliches, massives Alkoholproblem wird als solches insofern von allen Beteiligten tabuisiert und verschwiegen, und das, obwohl sich George selbst immerhin als Anwalt für »soziale Fälle« vorgestellt hat. Ein wenig scheinen die Beamten aber auch den Nonkonformismus von George zu bewundern. Wieder in der Freiheit angekommen, nimmt er mit einer automatisierten Handbewegung einen noch vollen Flachmann mit Whisky aus der Tasche und trinkt »auf den ersten Schluck des Tages« (morgendliches Trinken, um die Entzugserscheinungen zu kompensieren). Dabei vollzieht er ein skurriles Trinkritual, »Nic, nic, nic, … Indians«, was untermauert, dass man es hier augenscheinlich mit einem hoch chronifizierten Trinker zu tun hat.

Die Figur des George Hanson lohnt eine familientherapeutisch-systemisch orientierte Perspektive im Hinblick auf seine Suchtproblematik. George Hansons Vater, das erfahren die Zuschauer von den

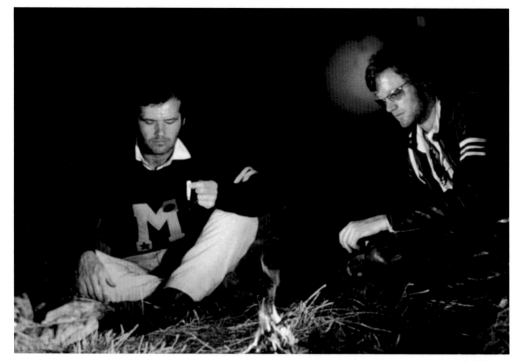

🔲 **Abb. 15.3** »Freedom's what it's all about« – aber Freiheit mache denen Angst, die selbst unfrei seien, philosophiert George. Werden sie damit konfrontiert, wollen sie das Gegenteil beweisen, und das mache sie aggressiv und gefährlich. (Quelle: Filmbild Fundus Herbert Klemens. © Columbia Pictures Filmverleih. Mit freundlicher Genehmigung)

Polizeibeamten, muss eine in der Ortschaft hoch angesehene Person sein. Wie viele Söhne erfolgreicher Väter, trägt George Hanson als dessen Sohn schwer an seinem transgenerationalen Auftrag. Immerhin hat George erfolgreich Jura studiert und ist Anwalt geworden, allerdings für das Spezialgebiet »Soziale Fälle«, womit er zumindest formal den hier einmal unterstellten väterlichen Erwartungen gerecht geworden sein mag. Warum er schon »mindestens sechs bis sieben Mal« erfolglos versucht hat, zum Mardi Gras zu kommen, und immer an der Staatsgrenze scheiterte, mag daran liegen, dass ihn der lange Arm des Vaters jeweils wieder zurückgeholt hat. Eine Metapher für das Dilemma, in dem sich George – vermutlich – gefangen sieht, hin- und hergerissen zwischen dem Wunsch, ein Leben nach seinen eigenen Vorstellungen aufzubauen, und den väterlichen Erwartungen und Ansprüchen andererseits. So erfahren die Zuschauer auch, dass er seinen alten Football-Helm bereits weggeworfen hatte, sinnbildlich seine Jugend und Abhängigkeit hinter sich lassen, endlich erwachsen und eigenständig werden wollte. Doch ausgerechnet seine Mutter (!), die aus Angst vor Verletzungen immer dagegen gewesen sei, dass er Football spiele, habe den Helm »gerettet«. Er habe ihn dann auf seinem Kopfkissen gefunden mit einem Zettel, auf dem stand, dass er den Helm für seinen (!) Sohn aufbewahren solle. »Double-Bind«, Paradoxie par excellence und Symbolik für die ungestillte Sehnsucht nach dem nicht gelebten Leben, für den nicht vollzogenen Wandel. Er scheint in seiner Rolle als Sohn resigniert zu haben und verharrt im goldenen Käfig, zum fatalistischen Opportunisten geworden, resignativ wenigstens die Privilegien ausnutzend. Nur der Whisky verhilft ihm dazu, – zeitweise – aus dieser Rolle auszubrechen, Grenzen zu sprengen, sich für einen kurzen Augenblick »frei« und »unabhängig« zu fühlen, machen zu können, was er (!) will. Doch davon bleibt jedes Mal nur die Illusion von Freiheit übrig, erkauft er sich diese letztlich doch immer wieder um den Preis, seiner Sonderrolle als Sohn verhaftet zu bleiben. Somit hängt George in einer biographischen Übergangssituation zwischen zwei verschiedenen Lebensphasen fest,

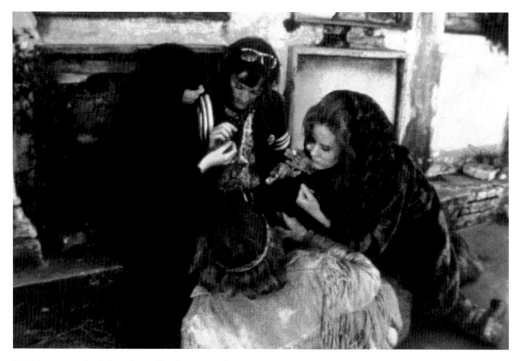

ohne dass er den Übergang tatsächlich vollzieht. Der – süchtige – Alkoholkonsum hilft ihm, die permanente Enttäuschung über seine unerfüllten Träume und Sehnsüchte zu ertränken und zu ertragen
(Klein und Schmidt 2017). In zweiter Linie ermöglicht sein übermäßiger Alkoholkonsum einen selbst-
wertdienlichen Nebennutzen, indem er in den Augen eines angepassten und autoritätshörigen Durch-
schnittsbürgers wie Bob als unangepasster Rebell stilisiert und heimlich bewundert wird (◘ Abb. 15.3).
    Wyatt und Billy sind nun die Retter, die ihn aus seiner Zwangsjacke befreien und ihm die Flucht
ermöglichen. Auf der gemeinsamen Fahrt wirkt George, als hätte er die Zwangsjacke abgelegt und auf
einmal seine Freiheit gewonnen. Abends am Lagerfeuer wird ihm die Zwanghaftigkeit seines Trinkens
bewusst, indirekt die Verzweiflung über seine Lebenssituation. Als Wyatt ihm einen Joint anbietet,
gesteht er »Probleme mit dem Saufen« zwar ein (so sei er an Schnaps gewöhnt), sieht aber nur in dem
möglichen Marihuanakonsum ein Risiko, »süchtig« zu werden oder darüber zu den »härteren Sachen«
zu gelangen. Doch die Neugierde überwiegt, er probiert das Marihuana und halluziniert anschließend
über die Außerirdischen (»Venusmenschen«) aus einer höher entwickelten Zivilisation, die den Menschen ein selbstbestimmtes Leben ermöglichen und meint seine eigene, unerfüllte Sehnsucht. Am
nächsten Abend dann bringt George den sein Leben bestimmenden psychologischen Grundkonflikt auf
den Punkt: Er analysiert eine Gesellschaft, in der die meisten Menschen versuchen, den Erwartungen
anderer gerecht zu werden, aber Angst davor haben, sich »frei« zu verhalten und auf Menschen, die sie
als wirklich »freie Individuen« erkennen, mit Aggressionen reagieren.
    George erfüllt natürlich in Gänze die Kriterien einer chronifizierten Alkoholabhängigkeit (ICD-
10: F10.2: Suchtverlangen, Kontrollverlust, Entzugssyndrom, Einengung auf den Substanzgebrauch,
Inkaufnahme schädlicher Folgen; Dilling und Freyberger 2008).

Marihuana und Haschisch waren Teil der Hippie-Bewegung, ihr Konsum weit verbreitet und im damaligen Kontext üblich. LSD als bewusstseinserweiternde Droge hatte dabei nicht denselben Stellenwert, auch wegen der weniger kalkulierbaren Wirkungen und Nebenwirkungen. Für die 1960er-Jahre konnte jedoch gelten, wer »hip« sein und nicht zum Establishment gehören wollte, konsumierte – auch – Marihuana, Haschisch und LSD. Wer zum Establishment gehören wollte, tat gut daran, kein Marihuana, Haschisch oder LSD zu konsumieren. Konsum harter Drogen wie Kokain und Heroin war weniger verbreitet, so wurde zwischen den »good« und den »bad« drugs unterschieden. Alkohol wurde in allen Schichten und gesellschaftlichen Gruppierungen getrunken.

Die Authentizität in der Darstellung des Rauschmittelkonsums rührt auch daher, dass die meisten Mitwirkenden, allen voran die Hauptdarsteller, während des gesamten Filmdrehs permanent Drogen, vor allem Marihuana, konsumierten. Als Peter Fonda, Dennis Hopper und Luke Askew z. B. in der abendlichen Filmszene im Monument Valley am Lagerfeuer sitzen, hatten sie bereits den ganzen Tag über Joints geraucht. Im Rückblick beschreibt Peter Fonda (Interview aus »Filminfo«, DVD), dass an manchen Tagen die gesamte Filmcrew gemeinsam Marihuana geraucht und dies das Zusammengehörigkeitsgefühl gestärkt hätte. Bill Hayward, Koproduzent, berichtete, dass für den Dreh ein ganzes Kilogramm Marihuana gekauft wurde, und jeder Joint, der während des Filmdrehs geraucht wurde, echt gewesen sei. Konsum und Wirkung sog. bewusstseinserweiternder Drogen, vor allem LSD, waren untrennbar mit der Gegenkultur der »Beat-Generation« und der späteren »Hippie-Bewegung« verbunden. Das LSD verhilft im Film zu einer quasi-transzendentalen, gemeinschaftlichen Erfahrung, ähnlich dem Messwein in der katholischen Liturgie. In der Szene auf dem Friedhof in New Orleans, die zahlreiche Elemente aus der christlich-katholischen Semantik vereint, sei echtes LSD konsumiert worden. Peter Fonda kommentierte später, das (Ver-)Teilen der LSD-Pappe sei wie die »heilige Kommunion« gewesen. Unter dem realen Einfluss der Drogenwirkung sei die Szene komplett improvisiert gewesen, so Fonda. Die spontane Selbstoffenbarung der Filmfigur Wyatt in Form verdrängter innerer Konflikte und Probleme, die unter Einfluss der Wirkung des LSD zutage traten, erklärte sich aus der tatsächlichen Biographie Peter Fondas. Fonda hatte im Alter von 10 Jahren seine Mutter, die damals stationär in einer Psychiatrie behandelt wurde, infolge eines Suizids verloren und diesen Verlust nie bewältigt. Als nächster Song nach dieser für Fonda im Nachhinein sehr persönlichen und intimen Friedhofsszene ist das versöhnliche »It's Alright Ma« von Bob Dylan zu hören (◻ Abb. 15.4).

Epilog

Easy Rider erzählt die Geschichte zweier »Outlaws«, die ihr Leben außerhalb gesellschaftlicher Konventionen gestalten. Sie haben einen Traum: Schnell das große Geld machen und sich anschließend unter der Sonne Floridas zur Ruhe setzen. An und für sich wäre daran ja nichts auszusetzen, doch in diesem Fall wird das große Geld mit einem Drogendeal gemacht. Ein kritisches Bewusstsein der möglichen Konsequenzen zum Beispiel für die Endkonsumenten fehlt. Werden hier doch sog. »harte« Drogen gehandelt, und deren Konsumenten sind in den Lebenswelten von Wyatt und Billy nicht vertreten. Dass der eigene Lebenstraum auf einem »schmutzigen« Deal basiert, spielt somit zunächst keine Rolle. Vielleicht anfangs deshalb nachvollziehbar, weil die beiden Protagonisten unbekümmert und unkritisch selbst Drogen konsumieren. Aber es entsteht so eine Disharmonie zu der Grundbotschaft, die von den Hauptfiguren durch den Film getragen wird: Amerika als Land der freien Möglichkeiten, in dem alle gleich sein und dieselben Chancen haben sollten, in dem jeder seinen »Way of Life« verwirklichen kann. So wenig von diesem Amerika im reaktionären Klima der Südstaaten zu spüren ist, so wenig kann aber auch gemeint sein, diese Grundsätze auf dem Fundament eines Drogendeals und damit eines kriminellen Akts leben zu wollen. Der »Easy Rider« – das war ursprünglich der Ausdruck für jemanden, der sich von einer Prostituierten aushalten lässt, und genau nach diesem Prinzip ist die Rolle der beiden Protagonisten zu verstehen. Wyatt zieht abschließend das desillusionierende und zugleich traurige Fazit, »We blew it« (wir haben es vermasselt), in der deutschsprachigen Synchronisation vielleicht noch treffender: »Wir sind Blindgänger«. Damit bringt er zum Ausdruck, dass man das eigentliche Ziel, den eigentlichen Sinn verfehlt habe. Er hat erkannt, dass das, wonach er und vielleicht auch Billy am Anfang gesucht haben, nichts als ein leeres Versprechen war. So baut die Lebensplanung der Protagonisten auf dem brüchigen Fundament eines Selbstbetrugs auf. Ihre vermeintliche Freiheit, um die es als Kernthema im gesamten Film geht, erkaufen sich Wyatt und Billy also mit dem Erlös aus einem Deal mit Drogen, deren Konsum sie selbst ablehnten. Vielleicht wurde Wyatt aber auch bewusst, dass viele der Menschen, denen sie auf ihrer Reise begegnet waren, Verantwortung übernommen haben, indem sie sich dafür entschieden haben, ihre Lebenskraft einer größeren Aufgabe, einem sinngebenden Ziel oder auch der Fürsorge gegenüber anderen zu widmen. Menschen, die auf das schnelle, große Geld bewusst verzichten und stattdessen auf die bescheidenen Früchte ihrer eigenen, ehrlichen Arbeit setzen. Menschen, die bereit sind, Entbehrungen zu tragen und sich ihren selbst gewählten Verpflichtungen unterwerfen. Die dennoch oder genau deshalb Zufriedenheit, Glück und eine andere Form von Freiheit gefunden haben.

Easy Rider erzählt auch von der Geschichte eines Landes, das auf dem Fundament einer Verheißung gegründet wurde: »We hold these Truths to be self-evident, that all Men are created equal, that they are endowed by their creator with certain unalienable Rights, that among these are Life, Liberty and the pursuit of Happiness …« (The declaration of Independence; Jefferson et al. 1776). Diese Verheißung war jedoch von Beginn an korrumpiert worden, indem mit Rassendiskriminierung und Sklaverei eine Zwei-Klassen-Gesellschaft eingeführt und legitimiert wurde, die bis in die Gegenwart die amerikanische Gesellschaft auf verhängnisvolle Weise prägt. Die 1960er-Jahre erzählen als ein Kapitel dieser Geschichte von Bürgerrechtsbewegungen, die für die Rechte benachteiligter Bevölkerungsgruppen und für Gleichberechtigung kämpften, und einer Jugendbewegung, die sich gegen die etablierten Lebensformen ihrer Eltern und Großeltern, gegen deren Kriege und korrupte Politik auflehnte. Die Flower-Power-Generation der 1960er-Jahre sprengte mit eigenen Lebensformen und Beziehungsmodellen die Enge der Vorstadtsiedlungen mit akkurat gezirkelten Grundstücken und schmucken Einfamilienhäusern.

Easy Rider erzählt aber auch die Geschichte einer jungen Generation, die mit »ihren« Drogen experimentierte und damit auf ein leeres Versprechen hereinfiel, das sie sich selbst gegeben hatte. Der unreflektierte Rauschmittel- und Alkoholkonsum forderte seine Opfer, und das nicht nur unter prominenten Musikern. Es wurde eine Aufgabe späterer Generationen, den Mythos zu entzaubern und Alkohol, Marihuana, LSD und andere Drogen als das darzustellen, was sie tatsächlich sind: Rauschmittel, deren unkontrollierter und ungehemmter Konsum schadet und süchtig machen kann, aber wohl kaum den Weg zu individueller Freiheit oder neuen Erkenntnissen bereitet. Der Morgen danach ist immer ernüchternd, aber so gut wie nie bewusstseinserweiternd.

Was bleibt dann, 50 Jahre nach *Easy Rider*? In der Schlussszene des Films brechen sich die Intoleranz, Feindseligkeit und Aggression, die den ganzen Film mehr oder minder latent unterfüttert haben, nun ungefiltert und in stumpfsinniger Verrohung Bahn. Als der Film in Louisiana uraufgeführt wurde, gab es ausgerechnet bei besagter Schlussszene Applaus aus dem Auditorium. In Los Angeles schrien Zuschauer: »Killt die verdammten Schweine«. Hopper selbst sagte, der Film sei eine Metapher für das, was in den Sechzigern in Amerika geschehen sei, und es sei gleichzeitig eine Art Abschiedstrauer. Vielleicht ist *Easy Rider*, so betrachtet, nicht weniger und nicht mehr als ein Roadmovie über zwei Outlaws auf ihren Motorrädern, auf der Suche nach sich selbst, den Errungenschaften ihrer Generation und dem Mythos von Freiheit. Doch »History repeats itself« – mit Donald Trump als 45. Präsidenten der USA lassen sich wieder verblüffende Parallelen zur Nixon-Ära entdecken. Amerikas Rechte erhält neuen Aufwind, Gleichberechtigung zwischen Weißen und Schwarzen scheint weit entfernt, und das

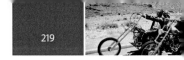

Recht auf individuelle Freiheit und Entfaltung? Und somit bleibt *Easy Rider* doch ein zeitloser Film, der nach wie vor berührt, mit auf einmal wieder erschütternd aktuellem Bezug und einer immer noch kraftvollen Botschaft.

 »… this used to be a hell of a good country« (George).
»Freedom's what it's all about« (Billy).

Literatur

Dilling H, Freyberger HJ (Hrsg) (2008) Taschenführer zur ICD-10-Klassifikation psychischer Störungen, 4. Aufl. Huber, Bern

Hopper D (1969) Easy Rider. Bonusmaterial: Filmdokumentation mit Produzenten. DVD (2000)

Klein R, Schmidt G (2017) Alkoholabhängigkeit (Störungen systemisch behandeln). Auer, Heidelberg

Neeb C (2016) Mardi Gras in New Orleans. Die fetteste Party der USA. Spiegel Online. http://www.spiegel.de/einestages/mardi-gras-der-wahnsinnskarneval-von-new-orleans-a-1075418.html. Zugegriffen: 2. Juni 2018

Prochaska JO, Di Clemente CC (1986) Toward a comprehensive model of change. In: Miller WE, Hether N (Hrsg) Treating addictive behaviors. Process of change. Riley, New York, S 3–27

Stöver B (2017) Geschichte der USA. Beck, München

Jefferson T et al 1776 The declaration of Independence. https://en.wikipedia.org/wiki/United_States_Declaration_of_Independence. Zugegriffen: 2. Juni 2018

Wikipedia (Hrsg) (2018) Motorrad. https://de.wikipedia.org/wiki/Captain_America_(Motorrad). Zugegriffen: 2. Juni 2018

Originaltitel	Easy Rider
Deutscher Start	1970
Erscheinungsjahr	1969
Land	USA
Genre	Road Movie
Drehbuch	Peter Fonda, Dennis Hopper, Terry Southern
Regie	Dennis Hopper
Darsteller	Dennis Hopper, Peter Fonda, Jack Nicholson
Verfügbarkeit	Verfügbar auf DVD

Mirko Uhlig

„Das Krebsgeschwür
am Herzen Amerikas"

© Springer-Verlag GmbH Deutschland, ein Teil von Springer Nature 2019
M. Poltrum, B. Rieken, T. Ballhausen (Hrsg.), *Zocker, Drogenfreaks & Trunkenbolde*,
https://doi.org/10.1007/978-3-662-57377-8_16

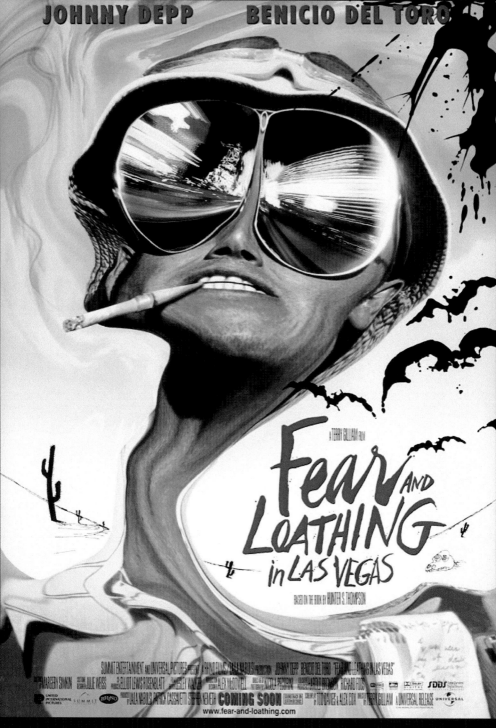

JOHNNY DEPP   BENICIO DEL TORO

a TERRY GILLIAM film

Fear AND
LOATHING
in Las Vegas

BASED ON THE BOOK BY HUNTER S. THOMPSON

Filmplakat *Fear and Loathing in Las Vegas*. (Quelle: Film Fundus Herbert Klemens. © Tobis Filmkunst. Mit freundlicher Genehmigung)

Fear and Loathing in Las Vegas (1998)

Handlung

April 1971: In einem roten Cabrio rasen der (promovierte) Sportjournalist Raoul Duke (Johnny Depp) und dessen samoanischer Rechtsanwalt Dr. Gonzo (Benicio del Toro) von Los Angeles kommend über den Highway Richtung Las Vegas. Duke ist von einem Magazin beauftragt worden, über das dort stattfindende Mint 400 zu berichten. Dabei handelt es sich, wie Duke seinem Anwalt in einer Rückblende erklärt, um das »höchstdotierte Wüstenrennen für Motorräder und Strand-Buggies in der Geschichte des Sports.« Es sei »ein riesiges Spektakel zu Ehren von irgend so einem Kotzbrocken«, dem Besitzer des Mint Hotels, »einem Luxusschuppen in Las Vegas« (◻ Abb. 16.1).

Der tiefere Beweggrund für die Reise liegt allerdings in dem Wunsch beider Männer, in Las Vegas den ominösen »Amerikanischen Traum« zu finden. Was dies genau bedeutet, wird den Zuschauern nicht explizit erklärt. Jedenfalls haben sich die Protagonisten für dieses Unterfangen ein aberwitzig reichhaltiges Sortiment an unterschiedlichen Rauschmitteln zugelegt.

> 💬 »Wir hatten zwei Beutel Gras, fünfundsiebzig Kügelchen Meskalin, fünf Löschblattbögen extrastarkes Acid, einen Salzstreuer halbvoll mit Kokain und ein ganzes Spektrum vielfarbiger Uppers, Downers, Heuler, Lacher sowie einen Liter Tequila, eine Flasche Rum, eine Kiste Bier, einen halben Liter Äther und zwei Dutzend Poppers. Nicht, dass wir das alles für unsere Tour brauchten, aber wenn man sich erst einmal vorgenommen hat, eine ernsthafte Drogensammlung anzulegen, dann neigt man dazu, extrem zu werden« (◻ Abb. 16.2).

Je länger die Fahrt dauert, desto intensiver wirken die eingenommenen Substanzen, was letztlich – und für die Zuschauer wohl wenig überraschend – dazu führt, dass Duke am späteren Abend mit Wahnvorstellungen zu kämpfen hat. Als er und Dr. Gonzo im Hotel einchecken, verwandelt sich beispielsweise der Kopf einer schroffen Rezeptionistin plötzlich in den einer angriffslustigen Muräne. Im Anschluss daran halluziniert Duke noch monströse Riesenechsen, die entweder kopulierend oder bedrohlich, durch Blut watend, die Lounge unsicher machen. In Folge dessen drängt Dr. Gonzo seinen paranoid wirkenden Gefährten aufs Zimmer, wo sie alsbald mit einem Fotografen namens Lacerda Bekanntschaft machen. Er soll die geplante Berichterstattung mit den nötigen Bildern illustrieren.

Am darauffolgenden Tag begibt sich Duke, dem man die Strapazen des Vorabends nicht wirklich anmerkt, zum Offroad-Rennen. Obwohl er sich als Vertreter der Presse mitten ins Getümmel stürzt, spielt das vermeintlich größte Ereignis der jüngeren Sportgeschichte für den weiteren Handlungsverlauf keine essenzielle Rolle – ebenso wenig wie Lacerda, der wie die Mehrzahl der vorkommenden Figuren keine wirkliche Charakterzeichnung erfährt. Am Abend machen Dr. Gonzo und Duke dann den Las Vegas Strip, die berühmt-berüchtigte Amüsiermeile der Stadt, unsicher und mit ihren neuerlichen Eskapaden stellen sie alles Vorherige deutlich in den Schatten. Ohne Rücksicht auf die eigene psychische und körperliche Konstitution schöpfen beide aus dem scheinbar nie versiegenden Vorrat an psychoaktiven Substanzen. Die Entgleisungen gestalten sich immer grotesker. Als dramaturgischer Höhepunkt fungiert ein Suizidversuch im Hotelzimmer, den Dr. Gonzo, halb nackt und vollgedröhnt in der Badewanne liegend, unter Beihilfe von Duke verüben will: Auf dem musikalischen Höhepunkt des Jefferson-Airplane-Songs »White Rabbit« soll Duke den ans Stromnetz angeschlossenen Kassetten-

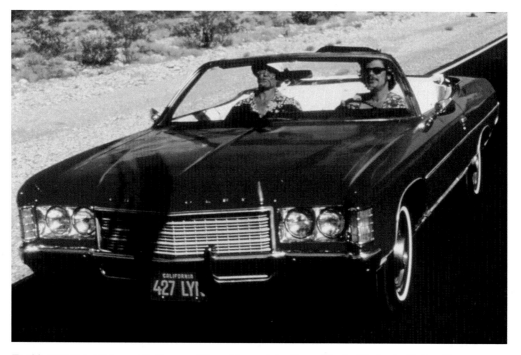

rekorder ins Badewasser werfen. Duke entscheidet sich allerdings dagegen und für eine Finte, indem er anstelle des Geräts eine Grapefruit in die Wanne beziehungsweise Dr. Gonzo an den Kopf wirft und sich dann, mit Tränengas bewaffnet, vor seinem rasend gewordenen Kompagnon ins Nebenzimmer flüchtet.

Am nächsten Morgen fehlt von Dr. Gonzo jede Spur. Das Hotelzimmer ist verwüstet, die Rechnung in astronomische Höhen geschossen und Duke, der bei einem flüchtigen Blick in den Spiegel feststellen muss, dass ihm jemand – unzweifelhaft Dr. Gonzo – ein Z in die Stirn geritzt hat, nimmt Reißaus. Auf »schlimme[n] Wellen von Paranoia, Wahnsinn, Angst und Schrecken« scheint ihm die Flucht aus Las Vegas zunächst zu gelingen (Ergänzung des Autors).

Ob die Polizisten, welche Duke unmittelbar auf seinen Fersen wähnt, tatsächlich existieren oder ob die Verfolger nur Wahnvorstellungen des Journalisten sind, bleibt für die Zuschauer unklar. Doch hinter der Stadtgrenze wird Duke tatsächlich von der Highway Patrol eingeholt. Eine kurze, aber irrwitzige Verfolgungsjagd später muss sich Duke nicht nur der obligatorischen Personenkontrolle unterziehen, sondern sieht sich auch den sexuellen Gelüsten des diensthabenden Polizisten ausgeliefert. Retrospektiv fungiert diese surreal anmutende Szene als Zwischenspiel, unterteilt sie den Film doch in zwei im Grunde voneinander unabhängige Erzählungen.

Der zweite Erzählstrang beginnt auf einem Autofriedhof mitten in der Wüste Nevadas. Duke ist augenscheinlich nicht weit gekommen. Aufgrund einer Autopanne ist er am Rande der Zivilisation gestrandet. Er schafft es aber immerhin, sich telefonisch mit Dr. Gonzo in Verbindung zu setzen. Dieser ist mittlerweile nach Los Angeles zurückgekehrt und unterrichtet Duke über eine zeitnah in Las Vegas stattfindende Bundeskonferenz der Bezirksstaatsanwälte zum Thema Betäubungsmittel und gefährliche Drogen, worüber Duke einen Artikel verfassen soll. Aufgrund mangelnder Alternativen macht er sich also wieder auf den Weg zurück nach Las Vegas. Dieses Mal werden die Drogeneskapaden in eine geräumige Suite im Flamingo Hotel verlegt, die im Gegensatz zur ersten Unterkunft überwiegend hell ausgeleuchtet ist und somit eine vordergründig freundliche Grundstimmung suggeriert. Dort haust das Duo – denn zu

Dukes Verblüffung ist auch Dr. Gonzo nach Las Vegas zurückgekehrt – für kurze Zeit mit der religiös-gläubigen und einfältig wirkenden Lucy (Christina Ricci) aus Montana, die Dr. Gonzo bei seiner Ankunft am Flughafen kennengelernt hat. Lucy ist in die Stadt gekommen, um der Sängerin und Schauspielerin Barbara Streisand selbst angefertigte Portraits zu überreichen. Etliche Anspielungen deuten darauf hin, dass Dr. Gonzo Lucy unter Drogen gesetzt und sie danach sexuell missbraucht hat. Auf Dukes Initiative hin wird sie in ein Taxi verfrachtet und auf die Heimreise geschickt. Im Anschluss daran besuchen Duke und Dr. Gonzo die Konferenz der Bezirksstaatsanwälte, an der hauptsächlich Polizisten teilnehmen.

Nach einer Sequenz in einem Diner, in der das erste Mal im gesamten Film ein menschliches Wesen ernsthaft körperlichen Schaden zu erleiden droht – nämlich durch Dr. Gonzo – und die aufgrund der unvermittelten Ernsthaftigkeit umso verstörender auf die Zuschauer wirken dürfte, trennt sich das Duo am Flughafen. Duke kehrt noch einmal in das mittlerweile völlig verwüstete Hotelzimmer zurück, wo er eine kritische Bestandsaufnahme der zeitgenössischen Subkultur verfasst.

Zu den Klängen von »Jumping Jack Flash« (Rolling Stones) fährt er anschließend auf der Interstate 15 zurück nach Los Angeles, »direkt in das hektische Vergessen«, wo Duke »nur ein weiterer Freak im Freak-Königreich« ist. Zu einer sarkastischen Version des Elvis-Presley-Klassikers »Viva Las Vegas« der kalifornischen Punk-Band Dead Kennedys erfolgt der Abspann.

War on drugs? Die Bundeskonferenz der Bezirksstaatsanwälte über Narkotika und gefährliche Drogen als Beispiel für den gesellschaftlichen Umgang mit Sucht

Unzweifelhaft stellt der Film *Fear and Loathing in Las Vegas* eine mehrdeutige Quelle dar (Mühlbeyer 2010). Aus Perspektive der Kulturanthropologie/Volkskunde, einer Deutungswissenschaft, bietet er viele Möglichkeiten, über kulturell tradierte Vorstellungen von Normalität beziehungsweise Anormalität nachzudenken. Die Relativität von Normalität sei deshalb erwähnt, da ethnologische Studien einsichtig machen konnten, dass die Unterscheidung zwischen dem, was gesellschaftlich akzeptiertes und was sozial geächtetes Verhalten sei, eine kontingente Setzung darstellt (Devereux 1982; Bonin 2014). Das gilt sowohl für den individuellen als auch gesellschaftlichen Umgang mit Rauscherfahrungen, die von den jeweiligen kulturellen Rahmen geprägt sind (Wallace 1959; Schwibbe 1999; Rolshoven 2000). Da der Autor mit seinem Beitrag keine erschöpfende Analyse leisten kann, konzentriert er sich auf ein instruktives Beispiel.

Im Folgenden wird mit der im zweiten Teil des Films dargestellten »Bundeskonferenz der Bezirksstaatsanwälte über Narkotika und gefährliche Drogen« (Thompson 2012, S. 102) eine knapp vierminütige Sequenz (01:19:35–01:23:20) beleuchtet. Sie eignet sich nach Meinung des Autors in besonderer Weise, um der Frage nachgehen zu können, wie sich der Film beziehungsweise dessen Regisseur zum angesprochenen kulturellen Umgang mit Grenzen sowie Grenzübertretungen positioniert und welche Deutungsangebote er den Rezipienten unterbreitet. Als weitere Quellen neben dem Film dient ein abgedrucktes englischsprachiges Interview, das der Filmhistoriker Ian Christie mit Terry Gilliam kurz nach Fertigstellung des Films geführt hat. Zum besseren Verständnis wurden die ausgewählten Interviewpassagen, wie alle weiteren Zitate aus der englischsprachigen Literatur, vom Autor direkt ins Deutsche übersetzt. Daneben wurde der Roman in deutscher Übersetzung herangezogen. Da sich Gilliam bei der filmischen Umsetzung sehr eng an die Vorlage gehalten hat, ist der Abgleich von Buch und Film notwendig, da so die wenigen, dafür aber signifikanten Abweichungen herausgestellt und Zusatzinformationen gegeben werden können.

In einem schummrig beleuchteten Tanzsaal begrüßt der »geschäftsführende Direktor« (Thompson 2012, S. 171) der Anwaltsvereinigung das zahlenmäßig überschaubare Publikum, welches auf Klappstühlen Platz genommen hat. »Und jetzt«, fährt der Direktor fort, »präsentiere ich Ihnen den Mann, der dieses Krebsgeschwür definieren wird, das am Herzen Amerikas nagt – Dr. L. Ron Bumquist.« Aufgrund welcher Kompetenzen Dr. Bumquist auf einer Konferenz über Narkotika und deren Miss-

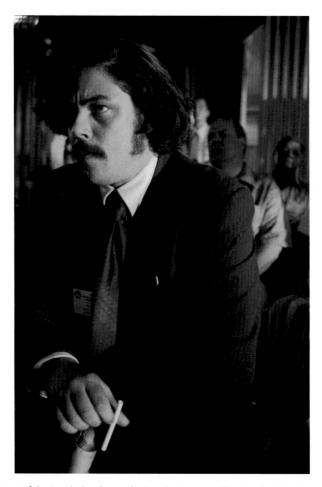

brauch referieren darf, verrät der Film nicht. Durch den Roman erfährt der Leser, dass es sich bei dem »Hauptsprecher« um einen »Assoziierte[n] Professor für Klinische Chirurgie (Anästhesie) an der University of Southern California School of Medicine« (Ergänzung des Autors) handele. Er sei eine »bekannte Autorität auf dem Gebiet des Mißbrauchs gefährlicher Drogen«. Darüber hinaus erfährt man durch die Lektüre, dass sich E. R. Bloomquist, wie die Figur in der Vorlage heißt, als »Autor eines Taschenbuchs mit dem Titel ›Marihuana‹« einen Namen als Experte gemacht habe. »Außerdem«, so Thompson beiläufig, sei Bloomquist »auch noch der Erfinder der ›roach/cockroach‹-Theorie« (alle Zitate aus Thompson 2012, S. 173).

Während sich der hochgelobte Referent sodann unter Applaus an das Rednerpult begibt, fährt die Kamera seitlich nach rechts, zeigt die mehrheitlich männliche Zuhörerschaft, um dann bei Duke und Dr. Gonzo anzuhalten. Während sich Duke mit skeptischer Miene eine Zigarette anzündet, echauffiert sich Dr. Gonzo über die anwesenden Personen:

💬 »Ich hab diese Penner in *Easy Rider* gesehen. Hab nicht gedacht, dass die echt wären, nicht wie das hier, Mann, nicht wie hunderte von denen.«

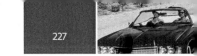

»Eigentlich«, erwidert Duke, »sind die ganz nett, wenn man sie erst einmal kennenlernt.« »Die kennen?« Dr. Gonzo fühlt sich sichtlich unwohl. »Spinnst du? Die Typen sind mein gottverdammtes Blut!« (◘ Abb. 16.3) Duke rät dem Anwalt, er solle seine Aversionen nicht so laut »rumposaunen«, noch habe niemand Notiz von ihnen genommen. Das liegt Duke auch am Herzen, beschreibt er das ganze Unterfangen im Buch doch wie folgt primär als Nervenkitzel:

»Es lag ein perverser Reiz in dem Gedanken, … sich mit Presseausweis unter tausend hohe Polizisten aus ganz Amerika zu mischen, die einander über das Drogenproblem vollsabbelten. Ein gefährlicher Wahnsinn, aber auch eine Sache, die jeder Kenner und Liebhaber von Grenzsituationen auch positiv sehen könnte« (Thompson 2012, S. 102).

Dann steht Dr. Bumquist, gespielt von Michael Jeter (1952–2003), wieder im Vordergrund. Mit eindringlicher Stimme und expressiver Mimik rät er seinen Zuhörern, »den Versuch zu unternehmen, sich vorzustellen, was da drin eigentlich geschieht«. Der Sachverständige tippt sich an die Stirn, »in dem besessenen Hirn des Abhängigen.« Es wird dem Auditorium eine Plastiktüte präsentiert, in der sich ein kleiner Jointstummel befindet.

💬 »Ein Drogensüchtiger bezeichnet diesen … als Roach. Warum tut er das? Weil dieser Stummel einer Küchenschabe [cockroach; Ergänzung des Autors] ähnelt.«

Die nachfolgende Einstellung zeigt Raoul Duke im Close-up. Anfänglich schaut er noch, dem Vortrag folgend, in Richtung Rednerpult. Dann aber, als Bumquist den Küchenschaben-Vergleich zieht, klappt Dukes Zigarettenhalter schlagartig von oben nach unten. Man kann sich darüber streiten, was diese Bewegung genau bedeuten soll, aber vor allem aufgrund der im Roman vorgenommenen Charakterisierung von Dr. Bumquist beziehungsweise Bloomquist ist es wahrscheinlicher, dass Duke eher von schierer Ungläubigkeit denn Selbsterkenntnis erfasst wird. Verstärkend kommt hinzu, dass Duke, der seine Gedanken über die gesamte Laufzeit via Off-Stimme mit den Zuschauern teilt, in diesem Moment für einen kurzen Augenblick in die Kamera blickt. Dieses in Mainstream-Produktionen eher selten eingesetzte Stilmittel des direkten Blickkontakts eines Darstellers mit dem Publikum wird im Fachjargon als das »Durchbrechen der Vierten Wand« bezeichnet. In vielen Fällen soll dadurch eine persönliche Beziehung zwischen Protagonist(en) und Zuschauern evoziert werden.

Der Autor möchte diese markante Stelle nutzen, um nun einen Schritt zurückzutreten und seine Interpretation näher auszuführen. Ein wenig unsicher war er sich anfänglich dahingehend, inwieweit es angemessen ist zu behaupten, Gilliam habe mit der Konferenz – pars pro toto – eine Art Sittenbild der US-amerikanischen Gesellschaft am Ende des 20. Jahrhunderts entwerfen wollen. Da allerdings einige Kommentare des Regisseurs selbst in solch eine Richtung weisen, wird er diesen interpretativen Pfad, jedenfalls soweit es die Quellen zulassen, weiter erkunden.

Ein erster wichtiger Fingerzeig ist zunächst Terry Gilliams Hinweis auf die Farben, mit denen in der beschriebenen Sequenz gearbeitet wird.

»Die Kostüme wurden zu Symbolen für all das, was in Amerika zu jener Zeit los war, jede politische und soziale Bewegung. Wir haben Stunden damit zugebracht, über Farben und Texturen in einem politischen Kontext zu sprechen« (Gilliam 1999, S. 252).

Demzufolge resultiert der Umstand, dass die Kleidungsstücke aller Anwesenden – bis auf die von Duke und Dr. Gonzo – ausschließlich in den Tönen rot, weiß und blau gehalten sind, also in den US-amerikanischen Nationalfarben, aus einer gezielt getroffenen Entscheidung des Filmemachers. In diesem Zusammenhang ist es verlockend, auch dem schummrigen blauen Licht, in das der Saal getaucht ist, eine symbolische Bedeutung zuzuschreiben – nämlich als Anspielung auf den umgangssprachlichen *blauen Dunst.* Dass eine Konferenz zum Thema Narkotika in einem Raum abgehalten wird, der, für die Betrachter sofort in der ersten Einstellung ersichtlich, von Zigarettenqualm erfüllt ist, mag aus heutiger Sich an Scheinheiligkeit grenzen. Es böte sich auch die Lesart an, Terry Gilliam würde durch sein gewähltes In-Szene-Setzen die Kongressveranstalter sowie -protagonisten schon mithilfe der ersten Einstellung als Heuchler und Betrüger entlarven. Denn mit den Redewendungen *blauen Dunst reden* oder einer anderen Person *blauen Dunst vormachen* ist nämlich das Vortäuschen falscher Tatsachen in betrügerischer Absicht gemeint (Röhrich 1991, S. 209). Auf den ersten Blick mag das stimmig klingen. Allerdings funktioniert diese Deutung ausschließlich in der deutschen Sprache und kann deshalb vom Regisseur nicht intendiert gewesen sein. Doch auch hier lohnt der Blick in das Interview zum Film. Eine Bemerkung von Gilliam zeigt, dass es sich sehr wohl um eine Spur handelt, die man weiterverfolgen kann, ohne Gefahr zu laufen, in wilde Spekulationen zu verfallen.

»Was ich befürchte, ist, dass Amerika zu einer Art von Konservativismus zurückgekehrt ist, der an die Fünfziger erinnert. Nur dieses Mal ist er heuchlerischer und unkonzentrierter« (Gilliam 1999, S. 264).

Vor diesem Hintergrund ist der Name des Hauptreferenten aufschlussreich, denn die Zuschauer haben es hier mit der ersten auffälligen Abweichung von Thompsons Erzählung zu tun. Da sich Terry Gilliam, wie bereits erwähnt, ansonsten penibel an die Vorlage gehalten, gar ganze Dialoge und Monolog-passagen wortwörtlich übernommen hat, sollte dieser kleinen Änderung von Bloomquist in Bumquist Beachtung geschenkt werden. Die erste Silbe der Neuschöpfung (*bum*) kann sowohl mit *Po* als auch mit *Gammler* und *Penner* übersetzt werden (das Verb *to bum around* bzw. *to bum about* bedeutet umgangssprachlich *herumgammeln*). Das könnte ein Hinweis darauf sein, dass die Elaborate des ver-meintlichen »Drogen-Experte[n]« (Thompson 2012, S. 173; Ergänzung des Autors) keineswegs kognitiv aufwändigen Reflexionen entsprungen sind, sondern vielmehr verbale Ausscheidungen mit weit niedrigerem intellektuellen Wert darstellen. Und in genau diese Kerbe schlägt auch Thompson, wenn er Duke im Roman konstatieren lässt, Bloomquists/Bumquists Sachbuch zum Thema Marihuana sei ein »Kompendium staatlich geprüfter Affenscheiße« (Thompson 2012, S. 174). Gilliam nimmt durch die Änderung also keine Bedeutungsverschiebung, sondern ganz eindeutig eine semantische Zuspitzung vor, wenn sie auch nicht jedem Zuschauer direkt ins Auge springen dürfte.

Auch der für den Film geänderte Vorname (L. Ron) erweist sich bei genauerer Betrachtung als ein Fingerzeig in die eingeschlagene interpretative Richtung. Dass es sich bei dem wohl prominentesten Namensvetter um den Science-Fiction-Autor und kontrovers diskutierten Scientology-Begründer L(afayette) Ron(ald) Hubbard (1911–1986) handelt (Lewis und Hellesøy 2017), wird gewiss kein Zufall sein. Um diesen Umstand besser einordnen zu können, sei kurz beschrieben, was nach Dukes Blick in die Kamera geschieht. Dr. Bumquist präsentiert dem Auditorium eine schmale ringgebundene Studie mit dem Titel »WHY HAVEN'T DRUG USERS BEEN TOLD THESE FACTS? Here and Last is the Massive but Little Known Evidence on the Dangers of Using Drugs«. In dieser Arbeit habe Bumquist »vier Wesenszustände, die sehr ausgeprägt sind in den Marihuana-Kreisen, unterschieden«, nämlich »cool, groovy, hip und square«. Während sich Duke unbemerkt von den ihn umgebenden Gesetzeshütern eine Prise Kokain genehmigt, diagnostiziert Dr. Gonzo: »Der Kerl hat 'nen totalen Knall.« Ungeachtet dessen räsoniert L. Ron Bumquist, wenn der Drogensüchtige herausfände, »was gerade abläuft, kann er eine Stufe hinaufsteigen, und dann bezeichnet man ihn als hip. Und danach, wenn er aus eigener Kraft billigt, was da abläuft, dann« – Bumquist setzt eine dramaturgische Pause – »bezeichnet man ihn als groovy.« Das letzte Wort wird mit Nachdruck wiederholt, als handelte es sich um einen schwer verständlichen Terminus technicus der Suchtforschung. »Und dann, nach einer gewissen Zeit, kann er tatsächlich in den Rang des Coolen aufsteigen. Man bezeichnet ihn dann als einen coolen Typen.«

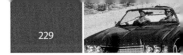

Bumquist wirkt sichtlich zufrieden ob seiner wegweisenden Ausführungen und zieht genüsslich an einer Zigarette, die er während des gesamten Vortrags nicht aus der Hand legt.

Für den Betrachter ergibt sich ein doch recht eindeutiges Bild von Dr. Bumquist: Die von ihm vorgestellten Befunde entpuppen sich schlichtweg als banal bis lächerlich. Auch sind sie unzweifelhaft tendenziös, und durch den offensichtlichen Verweis auf L. Ron Hubbard ist durchaus vorstellbar, dass Gilliam Dr. Bumquist und das vermeintliche Expertentum, welches er repräsentiert, einerseits von missionarischem Eifer angetrieben verstanden wissen möchte, andererseits als an der Realität vorbei argumentierend.

Die ideologische Schlagseite der Veranstaltung wird durch einen kurzen Schwarz-Weiß-Film zur Suchtaufklärung unterstrichen, den die Veranstalter im Anschluss an Bumquists Vortrag auf eine Leinwand hinter dem Rednerpult projizieren. Der Titel des Aufklärungsfilms lautet *The sinister menace of narcotics* (Die finstere Bedrohung der Betäubungsmittel) und ist eine Erfindung des Regisseurs Terry Gilliam. Die knapp 20 Sekunden, die wir als Zuschauer in *Fear and Loathing in Las Vegas* präsentiert bekommen, sind jedoch keine auf alt getrimmten Neuaufnahmen, sondern dem Aufklärungsfilm *Drug Addiction* (Drogensucht) aus dem Jahr 1951 entnommen. Die Zuschauer sehen, wie ein Junge mit Geigenkoffer am helllichten Tag auf offener Straße von einem jungen Mann überfallen wird. Im Anschluss daran zeigt der Film im Film einen Raucher in seinem spartanisch möblierten Zimmer an einem Tisch sitzend. Dass es sich wie im ersten Fall auch hier um einen Süchtigen, und zwar um einen verzweifelten, handeln soll, geht aus der Tonspur des Originaldokuments von 1951 hervor. Das einzige Ziel im Leben der Abhängigen sei es, dem Aufklärungsfilm zufolge, die betäubenden Substanzen in ihrem Blut zu behalten. Für seine Version in *Fear and Loathing in Las Vegas* hat Terry Gilliam die ursprüngliche Tonspur entfernt und zur akustischen Untermalung erneut auf einen Textbaustein aus Thompsons Roman zurückgegriffen, der bis auf wenige, nicht erwähnenswerte Änderungen eins zu eins übernommen wurde (Thompson 2012, S. 174 f.).

> 💬 »Erkenne den Rauschgift-Süchtigen. Das kann dir dein Leben retten. Man kann wahrscheinlich seinen Augenausdruck nicht erkennen, weil er eine Sonnenbrille trägt, aber seine Handknöchel sind weiß vor innerer Anspannung und seine Hosen sind verkrustet von Samenflecken, denn er onaniert ständig, es sei denn, er findet eine Frau, die er vergewaltigen kann. Er taumelt und blubbert, wenn er gefragt wird. Er hat nicht den geringsten Respekt vor der Dienstmarke. Der Rauschgift-süchtige fürchtet nichts. Er greift ohne jeden Grund sofort an, mit allen zur Verfügung stehenden Waffen einschließlich deiner. Vorsicht!«

Dieser Off-Text stelle laut Raoul Duke wortwörtlich jenen Unfug dar, »der hektographiert in den Umkleideräumen von Polizei-Revieren an die Wände gepinnt wird« (Thompson 2012, S. 174). Die Tatsache, dass auf einer im Frühjahr 1971 ausgerichteten Konferenz ein 20 Jahre alter Aufklärungsfilm zum Einsatz kommt – der in der Romanvorlage keinerlei Erwähnung findet –, hebt die von Gilliam diagnostizierte Rückwärtsgewandtheit hervor, die Amerika seiner Ansicht nach am Ende des 20. Jahrhunderts auszeichne. Was bedeutet das nun für den gesellschaftlichen Umgang mit Drogen im Speziellen und Sucht im Allgemeinen? Ein wichtiger Hinweis liefert die Rhetorik. Dafür sei noch einmal an die einleitenden Worte des Direktors erinnert, der mit Blick auf missbräuchlichen Rauschgiftkonsum die Rede von einem Krebsgeschwür bemüht, das am Herzen Amerikas nage. Diese aggressive Wortwahl erinnert an den damaligen amtierenden 37. Präsidenten der Vereinigten Staaten von Amerika, Richard Nixon (Regierungszeit von 1969–1974). Am 21. September 1969 startete auf Nixons Initiative hin die sog. Operation Intercept. Diese 20 Jahre während Maßnahme hatte einerseits zum Ziel, die Einfuhr von Cannabis von Mexiko in die USA zu unterbinden. Andererseits sollte der Handel und Konsum von Marihuana, Heroin, Kokain sowie der damaligen Modedroge LSD generell eingedämmt werden.

Keine zwei Jahre später erklärte Präsident Nixon auf einer Pressekonferenz am 17. Juni 1971 den »war on drugs«, den Krieg gegen Drogen, sowie den bundesweiten Drogenmissbrauch zum Staatsfeind Nummer eins. Der »war on drugs« prägt seit seiner Deklaration im Sommer 1971 die US-amerikanische Drogenpolitik bis in die Gegenwart. Nach Einschätzung des Autors ist die spezifische Darstellung der Bundeskonferenz in *Fear and Loathing in Las Vegas* ein klarer Kommentar zu den Folgen von Nixons Kriegserklärung gegen Drogen. Was genau wird aber kritisiert? Im Juni 2011, also 40 Jahre später, hat die UN Global Commission on Drug Policy eine Bilanz vorgelegt. Sie fällt ernüchternd aus.

» »Der globale Krieg gegen die Drogen ist gescheitert, mit verheerenden Folgen für Einzelpersonen wie für Gesellschaften weltweit« (UN Global Commission on Drug Policy 2011, S. 2).

Das Bemühen um eine drogenfreie Welt (ebd., S. 4) habe sich nicht ausgezahlt. Im Gegenteil: Der Feldzug der US-amerikanischen Behörden zeichne sich aus durch Ineffizienz, Korruption, Verschwendung öffentlicher Gelder und habe einem seit den 1970er-Jahren stetig zunehmenden Drogenkonsum nichts entgegensetzen können (Payan 2013, S. 6). Der »war on drugs« habe mehrere hunderttausende Opfer und eine »stigmatisierte Unterschicht von Drogennutzern« hervorgebracht (Payan 2013, S. 6). Verschärfend hinzu kommt der Vorwurf, der »war on drugs« sei als kalkuliertes Instrument von reaktionären Kräften genutzt worden, um politische Gegner zu diffamieren und unliebsame Bevölkerungsgruppen zu marginalisieren. Aus dem Interview mit Gilliam (1999, S. 243) geht hervor, dass das Drehbuch zum Film bereits Anfang der 1990er-Jahre fertiggestellt wurde, also unter dem Eindruck der US-amerikanischen Drogenpolitik der 1980er-Jahre. Wie sah diese aus? Ronald Reagan (1981–1989), nach Gerald Ford (1974–1977) und Jimmy Carter (1977–1981) der 40. Präsident der Vereinigten Staaten, verschärfte den »war on drugs« durch eine »Null-Toleranz-Politik«, angefeuert durch Vorurteile gegenüber »Minderheiten und denen in unteren Einkommensgruppen« (Villalobos 2013, S. 181). Diese soziokulturelle Dimension des »war on drugs« ist innerhalb der letzten Jahrzehnte des Öfteren in gesellschaftspolitischen wie wissenschaftlichen Foren diskutiert worden (Lassiter 2015).

In der filmischen Umsetzung der Bundeskonferenz im Allgemeinen und in der Figur des Dr. L. Ron Bumquist im Speziellen verdichtet sich alles, wofür der »war on drugs« kritisiert wurde und wofür er immer noch kritisiert wird. Die bemängelte Ineffizienz zeigt sich exemplarisch an der unübersehbaren Weltfremdheit Bumquists. Seine wissenschaftlichen Erkenntnisse sind trivial bis tautologisch, seine Art, über Drogensüchtige zu sprechen, ist selbstgefällig und herablassend. Offensichtlich scheint er keinen blassen Schimmer zu haben, worüber er referiert, die Problematik dürfte er nur vom Hörensagen kennen. Hunter S. Thompson beschreibt ihn als »jemand, der mal Timothy Leary in der Uni Mensa getroffen hat und für alle Drinks bezahlen durfte« (Thompson 2012, S. 174). Die Tatsache, dass die Konferenz im Buch von »ungefähr 1500 Leuten im größten Festsaal des Dunes Hotel« (ebd., S. 171) besucht wird, in der Verfilmung aber keine 100 Zuhörer anwesend sind und etliche Stühle gar unbesetzt bleiben, mag produktionstechnische Gründe haben. Aber dieser augenscheinliche Schwund könnte wiederum auch ein Indiz dafür sein, wie Gilliam die Lage am Ende des 20. Jahrhunderts einschätzt; wie überkommen die in Las Vegas verhandelten Probleme sind, wie sehr die Konferenz an der Realität und an den wirklichen Bedürfnissen der betroffenen Menschen vorbeigeht, dafür aber durch pejoratives Schwarz-Weiß-Zeichnen zur gesellschaftlichen Stigmatisierung von Normabweichlern beiträgt.

Zu diesem Punkt möchte der Autor noch einmal auf den fiktiven, aber aus realen Versatzstücken zusammengestellten Aufklärungsfilm *The sinister menace of narcotics* zurückkommen. Vermutlich handelt es sich bei dem Titel um eine Anspielung auf die Low-Budget-Produktion *Sinister menace* (1931) von Dwain Esper (1884–1982). Darin wird über Drogenschmuggel und -konsum berichtet, die in der ersten Hälfte des 20. Jahrhunderts in Ägypten grassiert haben sollen. Da sich Espers Machwerk unzweifelhaft dem Genre des sog. Exploitation-Films zuordnen lässt, wo es in erster Linie darum geht, die Aufmerksamkeit potenzieller Zuschauer durch eine reißerische Aufbereitung aktueller und brisanter Diskurse zu gewinnen, kann an dem Wahrheitsgehalt des Films stark gezweifelt werden. Das ist ein weiterer Hinweis dafür, wie sehr sich die Ausrichter und Teilnehmer der Bundeskonferenz in Klischees und Stereotypen ergehen, anstatt die reale Bedrohung ihrer Gegenwart, etwa in Form des organisierten Drogenhandels, zu erkennen. Auch der von Gilliam genutzte 1950er-Jahre-Film *Drug Addiction*, eine Koproduktion der *Encyclopædia Britannica Films Inc.* und einer Jugendschutzorganisation aus Chicago, zeichnet ein extrem einseitiges und abwertendes Bild von Süchtigen, die selbst schuld an ihrer prekären Lage sind. Viel Menschliches scheint ihnen nicht mehr anzuhaften, eher wirken sie wie Tiere. Die Frage, ob die Drogenabhängigen nicht in erster Linie auch Verlierer eines repressiven Systems sein könnten – also selbst Opfer –, kommt den Konferenzteilnehmern erst gar nicht in den Sinn.

Gestützt wird die These, die Konferenz könne sinnbildlich für den Zustand eines ganzen Landes stehen, noch durch den tatsächlichen Drehort. Diesen möchte der Autor noch einmal genauer in den Blick nehmen. Innerhalb der Erzählung findet die Veranstaltung logischerweise in Las Vegas statt, genauer im Hotel The Dunes. Doch gedreht wurde im Sommer 1997 in Koreatown (Los Angeles) und zwar im Tanzsaal des berühmt-berüchtigten Ambassador Hotels, das nach seiner Schließung 1989 noch einige Jahre als Filmstudio weiterbetrieben wurde. Man könnte demnach vermuten, die Wahl sei aus rein pragmatischen Gründen auf das Ambassador gefallen – zumal man im »Dunes« gar nicht hätte filmen können, wurde es doch 1993 und somit einige Jahre vor den Dreharbeiten zu *Fear and Loathing in Las Vegas* abgerissen. Für das Thema des Films ist das Ambassador in Los Angeles aber aus einem anderen Grund relevant. In seinen Mauern ereignete sich Ende der 1960er-Jahre eine Tragödie mit weitreichenden politischen und gesellschaftlichen Konsequenzen. In der Nacht auf den 6. Juni 1968 wurde in der Hotelküche des Ambassadors der damalige demokratische Präsidentschaftskandidat Robert F. Kennedy (1925–1968) Opfer eines Attentats. Ein pikantes Detail ist, dass Kennedy – der vor seiner Zeit als Senator (1965–1968) übrigens auch das Amt des Justizministers innehatte (1961–1963) – nur wenige Minuten vor seiner Ermordung eine Rede in eben jenem Tanzsaal gehalten hatte, in dem fast 30 Jahre später Terry Gilliam die Drogenkonferenz inszenieren sollte. Mit der gebotenen Vorsicht kann das Ambassador durchaus als Symbol für einen krassen Rückschlag verstanden werden, den die demokratischen Bewegungen am Ende eines turbulenten Jahrzehnts hinnehmen mussten.

Fear and Loathing in Las Vegas – ein Anti-Sucht-Film?

Zum Abschluss soll noch der Frage nachgegangen werden, inwiefern der Film, wie eingangs angerissen, als eine Art Anti-Sucht-Statement gesehen werden kann. Das mag nicht direkt auf der Hand liegen. »Viele Leute«, resümiert Terry Gilliam, »verstehen den ganzen Film ganz klar als einen Drogentrip, als eine komplette Drogenerfahrung, die mit Speed und dem Spaß am Freisein beginnt« (Gilliam 1999, S. 257). Den Film unter diesen Vorzeichen zu schauen, ist naheliegend, und besonders der eben angesprochene Aspekt der Suche nach Freiheit zieht sich als ein roter Faden durch den Stoff (Missomelius 2016). Aus Sicht der kulturwissenschaftlichen Erzählforschung begegnet man in *Fear and Loathing in Las Vegas* an etlichen Stellen dem literarisch weit verbreiteten Motiv der sog. Suchwanderung, in welchem sich unter anderem Wünsche nach Entlastung oder Befreiung von den Mühen und Sorgen des Alltags manifestieren (Horn 2010, Sp. 3). Wie im Abschnitt zuvor gezeigt wurde, wäre es allerdings verkürzt, den Film allein auf die Themen Hedonismus, Grenzüberschreitungen als Kitzel und Weltflucht zu reduzieren.

»Ich denke, am Ende haben wir einen Anti-Drogen-Film gemacht, obwohl mir da nicht jeder zustimmt. Aber auch wenn er nicht anti sein sollte, letztlich ist es ein ehrlicher Film über Drogen in dem Sinne, dass du die Höhen und Tiefen, das Gute und das Schlechte bekommst« (Gilliam 1999, S. 258).

Hier ist man nun an einem Punkt angelangt, an dem sich der Film in frappierender Weise von seiner literarischen Vorlage abgrenzt. Im Gegensatz zu Thompsons Roman, dem Terry Gilliam eine moralische Aussage abspricht – worüber man selbst wieder diskutieren müsste –, positioniert sich Gilliams Adaption mit einem durchaus ethisch motivierten Sendungsbewusstsein.

»Es geht darum, dass man Frieden und Einsicht nicht kaufen kann – oder Erfahrung oder Wissen, oder, wenn wir schon dabei sind, überhaupt etwas von echtem Wert – und schlussendlich geht es um persönliche Verantwortung: Niemand kümmert sich um das Licht am Ende des Tunnels außer wir selbst« (ebd., S. 260 f.).

Unübersehbar, schwingt in dieser Bemerkung, die übrigens mit einem Zitat aus Thompsons Roman endet, der aufklärerische Appell mit, sich mündig zu machen – im Denken wie im Handeln. Eine weitere Interviewpassage unterstreicht diesen Impetus.

»Dieser Tage verbringen wir zu viel Zeit damit, alles bis zum Abwinken zu erklären und zu rechtfertigen. Ich wollte, dass sich das Publikum die Bedeutungen selbst erarbeitet« (ebd., S. 246).

Der von den Protagonisten Raoul Duke und Dr. Gonzo unverhohlen zur Schau gestellte Hedonismus sowie die eindrücklichen Drogenexzesse – mit all ihren Auswirkungen – vermögen die Zuschauer mit den eigenen Konsumgewohnheiten zu konfrontieren. Obgleich die Filmhandlung im Frühjahr 1971 angesiedelt ist, regt der Film eine Übertragung auf den Zustand der US-amerikanischen Bevölkerung am Ende des letzten Jahrtausends an. Diese erscheint aus Sicht des Filmemachers als mehrheitlich übersättigt und scheinheilig, nach schnellem, oberflächlichem Konsum gierend – im Grunde als hochgradig polytoxikoman. Mit dem Begriff der Polytoxikomanie wird in der Klinischen Psychologie der »Konsum multipler psychotroper Substanzen« bezeichnet, »der zu einer Gesundheitsschädigung« führt (Paulzen 2014). Auf den Konsum im Alltag übertragen, funktioniert der Begriff auch für das hier verhandelte Thema. Gilliam zufolge, absichtlich zugespitzt formuliert, berausche sich Amerika an materiellen Prestige- und Statusgütern, gleichzeitig begnüge man sich mit der Oberfläche. Man habe es sich bequem gemacht, sei zufrieden mit dem Berieselt-Werden. Auf sein Metier des Filmemachens bezogen diagnostiziert Gilliam, das Publikum sei »durch simplizistisches Filmemachen und Storytelling verdorben worden, dass es nicht mehr mit Komplexität« umgehen könne (Gilliam 1999, S. 254 f.). Dekadenz und Geistesträgheit, aber auch die Furcht vor dem Unbekannten seien jene Attribute, welche die US-amerikanischen Bürger – vor allem jene aus seiner eigenen Generation – auszeichneten.

Gilliam versteht seine Adaption demnach als einen zivilisationskritischen Angriff auf den »eigentlichen Kern des modernen Amerikas« (ebd., S. 260). In ganz besonderem Maße wird die Kritik an einem überbordenden Konsumverhalten durch die historische Entwicklung von Las Vegas befeuert. Es ist hier nicht der Ort, um die turbulente Geschichte einer Stadt en détail nachzuzeichnen, die wie fast keine andere stellvertretend für den »Erfolg des Exzesses« steht (Anderton und Chase 1997). Um die abschließenden Ausführungen besser verstehen zu können, muss man aber wissen, dass das Las Vegas, wie man es heute kennt, ein noch relativ junges Phänomen ist. Die Entwicklung von einer mafiösen Erwachsenenstadt hin zum westamerikanischen Mekka für massentaugliche Events und familienfreundliche Unternehmungen setzte erst in den späten 1980er- beziehungsweise frühen 1990er-Jahren ein. Auch sollte nicht übersehen werden, dass Las Vegas vor diesem Wandel keinesfalls ein ausschließlich negatives Image anhaftete. Vegas gilt als ein Ort, an dem es gesellschaftlich akzeptiert ist, Grenzen auszutesten und Erfahrungen außerhalb des üblichen Alltags zu machen (Denton und Morris 2005). Ethnologisch betrachtet hat man es also mit einem Ort zu tun, der den Besuchern sinnstiftende rituelle Übergangsphasen ermöglicht. Das neue Las Vegas allerdings stellt für Terry Gilliam vor allem den »Gipfel der amerikanischen Gesellschaft« dar (Gilliam 1999, S. 259). Die Stadt sei ein Schmelztiegel, eine kulturelle Montage, gar ein schwarzes Loch, in das alles hineingezogen werde. Dabei entstehe aber nichts Hybrides, Kreatives. Nichts vor Ort habe irgendeine tiefere Bedeutung. Das sei die Botschaft,

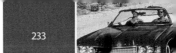

die Las Vegas der Welt verkünde. In diesem Zusammenhang verwundert es nicht, wenn sich der Regisseur bei der Darstellung der Stadt explizit auf einen der populärsten Denker der Postmoderne, den französischen Philosophen Jean Baudrillard (1929–2007), bezieht (ebd., S. 260). Konkret bemüht Terry Gilliam den Begriff des Simulacrums, den Baudrillard (1991) verwendet, um eine globale Situation zu beschreiben, in der es nur noch Kopien gebe, also nichts Echtes mehr, nur noch durch Massenmedien hergestellte Simulationen und Trugbilder – die erkenntnistheoretisch betrachtet allerdings auch wiederum real sind und soziale Konsequenzen nach sich ziehen (Gabriel 2016), aber das ist eine andere Debatte. Gilliam zufolge handle es sich bei Las Vegas um das perfekte Simulacrum, um das auf die Spitze getriebene Produkt eines »universellen Verblendungszusammenhangs« (Hogrebe 2006, S. 197). »Das Leben«, so der Philosoph Wolfram Hogrebe mit Bezug auf Baudrillard, aber mit kritischer Distanz zur Postmoderne, »vollzieht sich nur noch im Bild und bezeugt so die ›Agonie des Realen‹, indem sich die altvertrauten Kontraste von Original und Abbild, von real und fiktiv, ja von wahr und falsch verflüchtigen« (ebd., S. 198). Was laut Terry Gilliam in diesem ganzen Spiel der Illusionen allein Bestand habe, sei »Gewinnen oder Verlieren, das ist Amerika heute. Es geht allein um Geld und Materialismus« (Gilliam 1999, S. 260). So seien die im Film inszenierten Zerstörungen beispielsweise von Hotelzimmern oder Autos mehr oder weniger versteckte Hinweise darauf, dass es sich bei *Fear and Loathing in Las Vegas* auch um einen »anti-materiellen Film« handele (ebd., S. 260). Nur bediene er eben nicht das amoralische Spiel der Beliebigkeit, mit welchem die Postmoderne häufig gleichgesetzt wird.

Dass die hier prominent zitierten Aussagen des Filmemachers einer kulturellen Rahmung unterliegen und diese Rahmung selbst wiederum spezifische Selbst-, aber vor allem stereotype Fremdbilder befördert, steht außer Frage. Ihnen muss aus Platzgründen aber an anderer Stelle nachgegangen werden.

Wenn auch nicht alle symbolischen Dimensionen des Films thematisiert werden konnten – es sei allein auf die vielen Vietnam-Anspielungen verwiesen –, sollte doch deutlich geworden sein, dass *Fear and Loathing in Las Vergas* aufgrund seiner hohen symbolischen Dichte eine für die Kulturanalyse immer noch faszinierende und ertragreiche Quelle darstellt – egal ob in Film- oder in Buchform und auch über die offensichtlichen Themen Drogenrausch und -konsum hinaus.

Literatur

Anderton F, Chase J (1997) Las Vegas. The success of excess. Könemann, Köln

Baudrillard J (1991) Der symbolische Tausch und der Tod. Matthes & Seitz, München

Bonin WF (2014) Über Wunderlinge, Sonderlinge, Käuze – zu ihrer Funktion in der Gemeinschaft und zur Konnotation der Begriffe. Curare 37:36–45

Denton S, Morris R (2005) Las Vegas. Geld Macht Politik. Zweitausendeins, Frankfurt aM

Devereux G (1982) Normal und anormal. Aufsätze zur allgemeinen Ethnopsychiatrie. Suhrkamp, Frankfurt aM

Gabriel M (2016) Sinn und Existenz. Eine realistische Ontologie. Suhrkamp, Berlin

Gilliam T (1999) Gilliam on Gilliam. Faber & Faber, London New York

Hogrebe W (2006) Echo des Nichtwissens. Akademie Verlag, Berlin

Horn K (2010) Suchen, Suchwanderung. In: Brednich RW, Bausinger H, Brückner W et al (Hrsg) Enzyklopädie des Märchens, Bd. 13. De Gruyter, Berlin New York, S 1–5

Lassiter MD (2015) Impossible criminals: the suburban imperatives of america's war on drugs. J Am History 102:126–140

Lewis JR, Hellesøy K (Hrsg) (2017) Handbook of scientology. Brill handbooks on contemporary religion, Bd. 14. Brill, Leiden

Missomelius P (2016) Vom Rausch der Intelligenz oder: Pimp your brain. Aushandlungsprozesse um Enhancement. In: Beinsteiner A, Kohn T (Hrsg) Körperphantasien. Technisierung – Optimierung – Transhumanismus. Innsbruck University Press, Innsbruck, S 121–128

Mühlbeyer H (2010) »Perception is a strange thing«. Die Filme von Terry Gilliam. Schüren, Marburg

Paulzen M (2014) Polytoxikomanie. In: Wirtz MA (Hrsg) Dorsch-Lexikon der Psychologie. Hogrefe, Bern, S 1202

Payan T (2013) The many labyrinths of illegal drug policy. Framing the issues. In: Payan T, Staudt K, Kruszewski ZA (Hrsg) A war that can't be won. Binational perspectives on the war on drugs. University of Arizona Press, Tucson, S 3–30

Röhrich L (1991) Das große Lexikon der sprichwörtlichen Redensarten Bd. 1. Herder, Freiburg Basel Wien

Rolshoven J (2000) Der Rausch. Kulturwissenschaftliche Blicke auf die Normalität. Z Volksk 96:29–49

Schwibbe G (1999) Narkotika. In: Brednich RW, Bausinger H, Brückner W et al (Hrsg) Enzyklopädie des Märchens, Bd. 9. De Gruyter, Berlin New York, S 1188–1194

Thompson HS (2012) Angst und Schrecken in Las Vegas. Heyne, München

UN Global Commission on Drug Policy (2011) War on drugs. Report of the Global Commission on Drug Policy. https://www.globalcommissionondrugs.org/wp-content/themes/gcdp_v1/pdf/Global_Commission_Report_English.pdf. Zugegriffen: 31. Juli 2018

Villalobos JD (2013) A federalist George W. Bush and an anti-federalist Barack Obama? The irony and paradoxes behind republican and democratic administration drug policies. In: Payan T, Staudt K, Kruszewski ZA (Hrsg) A war that can't be won. Binational perspectives on the war on drugs. University of Arizona Press, Tucson, S 174–192

Wallace AFC (1959) Cultural determinants of response to hallucinatory experience. Ama Arch Gen Psychiatry 1:58–69

Originaltitel	Fear and Loathing in Las Vegas
Erscheinungsjahr	1998
Land	USA
Drehbuch	Terry Gilliam, Tony Grisoni, Tod Davies, Alex Cox
Regie	Terry Gilliam
Hauptdarsteller	Johnny Depp, Benicio del Toro
Verfügbarkeit	Als DVD in deutscher Sprache erhältlich

Claudia Geringer

Die Komik des High-Seins

Moritz Bleibtreu

Lucas Gregorowicz

Lammbock
Alles in Handarbeit

Ein Joint Venture von Little Shark Entertainment und Senator Film

SENATOR FILM VERLEIH PRÄSENTIERT EINE PRODUKTION DER LITTLE SHARK ENTERTAINMENT MIT SENATOR FILM PRODUKTION IN KOPRODUKTION MIT WDR UND ARTE LAMMBOCK – ALLES IN HANDARBEIT
LUCAS GREGOROWICZ MORITZ BLEIBTREU MARIE ZIELCKE JULIAN WEIGEND ALEXANDRA SCHALAUDEK ALEXANDRA NELDEL ANTOINE MONOT JR. WOTAN WILKE MÖHRING CHRISTOF WACKERNAGEL UND ELMAR WEPPER
CASTING ANJA DIHRBERG KOSTÜM ANNEGRET STÖSSEL SZENENBILD STEFAN SCHONBERG KAMERA ERIK SEIPERT TON SONJA ROM SCHNITT ANDREA MERTENS REDAKTION ANDREA HANKE ANDREAS SCHREITMÜLLER
KINOJUGENDFILM TOM SPIESS EXECUTIVE PRODUCER HANNO HUTH PRODUZENT SÖNKE WORTMANN GEDREHT UND GEHE CHRISTIAN ZÜBERT

GEFÖRDERT MIT DEN MITTELN VON

www.lammbock-derfilm.de

www.senator.de

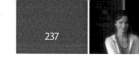

Lammbock – Alles in Handarbeit (2001)

Der Film *Lammbock – Alles in Handarbeit* (◘ Abb. 17.1) erzählt von zwei Freunden – Stefan und Kai – an der Schwelle zum Erwachsenendasein. Sie vertreiben sich ihre Zeit mit übermäßigem Genuss von Marihuana und dem Versuch, mit dem Anbau und Verkauf der Droge ihre Zukunft zu finanzieren. *Lammbock* ist der Name eines Pizza-Lieferservices, unter dessen Tarnung die beiden mit Drogen handeln. Mit dem Codewort »Pizza Gourmet« bestellt man das Rauschmittel, das im Zentrum einer Pizza, unter einer großen Scheibe Salami versteckt, direkt ins Haus geliefert wird. Der Untertitel *Alles in Handarbeit* verweist auf den Eigenanbau der Droge in einem kleinen Waldstück unweit ihrer Heimatstadt Würzburg.

Handlung

Stefan, der davon träumt auszuwandern und eine Strandbar auf einer südlichen Insel zu eröffnen, hat sich doch dazu entschlossen, in die Fußstapfen seines Vaters zu treten und zuerst eine »vernünftige« (Filmzitat) Ausbildung zu machen. Er studiert Jura, befindet sich bereits in fortgeschrittenem Semester und bereitet sich daher, vom Richter-Vater dazu gedrängt, auf seine Abschlussprüfung vor. Die Verführungen des Drogenrausches lenken ihn von diesem Vorhaben jedoch immer wieder ab. Stefan drückt immerzu eine gewisse Unzufriedenheit aus und den Wunsch, etwas aus seinem Leben zu machen. Er ist hin- und hergerissen zwischen der Welt seines Vaters, einem soliden Leben, das mit einer Karriere im Recht verbunden ist, der Freundschaft zu Kai, die maßgeblich über das Moment der Droge bestimmt ist und mit einem anständigen Leben unvereinbar scheint und seinem Wunschtraum: ein selbst aufgebautes Leben im Süden, wo keine Erwartungen oder Forderungen von außen an ihn gestellt werden.

Kai stellt in dieser Hinsicht einen Gegenpol zu Stefan dar. Er scheint keine großen Ansprüche an seine eigene Zukunft zu stellen und erfährt auch kaum Druck von außen. Es fehlt ihm jegliches Bedürfnis, etwas an seiner gegenwärtigen Situation zu verändern. Ganz im Gegenteil verwendet er sehr viel Energie darauf, den Status quo zu erhalten. Kai studiert nicht und verbringt den Großteil seiner Zeit in der Pizzeria Lammbock mit Freunden herumhängend, Marihuana rauchend und dabei absurde Theorien spinnend.

Die auf den ersten Blick sehr verschieden wirkenden Charaktere haben gemein, dass Drogenkonsum zu ihrem Alltag gehört. So gesehen ist die Pizzeria Lammbock das Moment, wodurch diese zwei Leben, die sich zu diesem Zeitpunkt schon auseinanderentwickelt haben, zusammengehalten werden. Mit der Idee eines als Pizza-Lieferservice getarnten Drogenhandels finanzieren sie sich Studium und Lebensunterhalt. Dies scheint jedoch nicht aus einer Notlage hervorzugehen. Beide kommen aus wohlhabenden Familien. Der Handel mit Drogen erscheint vielmehr wie eine lukrative Geschäftsidee, um schnell an viel Geld zu kommen, möglicherweise auch, um Stefans Traum von einer Strandbar zu verwirklichen.

Das Marihuana, welches sie verkaufen, stammt aus dem Eigenanbau. Ihre Plantage befindet sich auf einer Lichtung in einem Waldstück direkt neben einem vermeintlich verlassenen Hochstand. Dies scheint gut zu funktionieren, bis das Team eines Tages Blattläuse auf ihren Pflanzen entdeckt. Auf der Suche nach einem geeigneten Mittel gegen die Schädlinge treffen sie auf Achim, einem verdeckten Ermittler. Indem er sie bei der Bekämpfung der Blattläuse berät, gewinnt er ihr Vertrauen.

Die Handlung kulminiert, als sie Achim eines Tages zur Plantage führen und im verlassen geglaubten Waldstück auf einen Jäger treffen. Aus Angst entdeckt zu werden, betäuben sie beide Zeugen mit einem Mittel, das den Namen Gehirnzellen-Massaker trägt. Mögliche negative Auswirkungen des Mittels werden nicht berücksichtigt. Anschließend verstauen sie die Indizien – die bewusstlosen Körper zusammen mit dem abgeernteten Marihuana – im Kofferraum ihres Autos. Als einzigen Ausweg aus dieser prekären Situation, der gleichzeitig ihre Freiheit bewahrt, wird Stefans Vater gesehen. Dieser lässt seinen Einfluss als Richter und seine Verbindungen zur Justiz spielen, um das Verbrechen zu vertuschen und damit die Zukunft seines Sohnes und sein eigenes Ansehen zu schützen.

Stefan zieht sich infolgedessen von dem Gewerbe zurück, um sich endgültig auf seine Abschlussprüfung vorzubereiten. Die Schlussszene scheint jedoch darauf hinzudeuten, dass sich Stefan für den dritten Lebensweg und seinen Traum entscheidet. Er bricht die Prüfung ab und macht sich auf den Weg zum Flughafen.

Verhältnis zum Genre Kiffer-Komödie

Im Folgenden soll das Verhältnis von *Lammbock* zu dem Genre der Kiffer-Komödie herausgearbeitet werden. Mithilfe einer historischen Kontextualisierung dieses Genres soll gezeigt werden, dass die Komik dieses Films vor allem in dem Verhältnis zu seiner Vergangenheit besteht. Die Art und Weise, wie Marihuanakonsum und dessen Handel in *Lammbock* dargestellt werden, leitet sich von einer Reihe anderer Filme her. Es besteht der Verdacht, dass *Lammbock* genau aus dem Grund komisch ist oder als komisch empfunden wird, weil er bereits bestehende Erwartungen der Rezipienten erfüllt. Es ist jedoch kritisch zu hinterfragen, ob die Tradition, in der *Lammbock* rezipiert wird, nicht auch Vorgänge überdeckt, die vielleicht gar nicht komisch sind. In diesem Text werden zwei Seiten der komikhaften Darstellung des Kiffens thematisiert. Unter Zuhilfenahme von Henry Bergsons Theorie des Lachens soll die kritische Funktion aufgezeigt werden, die das Lachen innerhalb einer Gesellschaft innehaben kann. Auf der anderen Seite kann die komikhafte Darstellung von Ereignissen auch als Deckmantel fungieren, unter dem Missstände unbeachtet weiter bestehen können. Im weiteren Verlauf soll auf die Grenzen des Lachens eingegangen werden, insbesondere anhand der Sexszene des Films sowie an der Inszenierung der Frauenfiguren.

Christian Zübert ist der Autor des Films, der 2001 einem deutschsprachigen Publikum präsentiert wird. Eine Rezeption außerhalb des deutschsprachigen Raumes erfährt der Film nicht. Sechzehn Jahre nach seiner Veröffentlichung kommt ein zweiter Teil unter dem Titel *Lommbock* (2017) ins Kino, der die Frage in den Raum stellt, inwiefern sich diese Art von Lebensführung in ein Erwachsenendasein überführen lässt (Rebhandl 2017).

Beide Filme werden weitgehend unter dem Label Kiffer-Komödie rezipiert. Damit werden sie in eine Tradition gestellt, die zurückreicht bis ins US-amerikanische Kino der 1960er- und 1970er-Jahre. Übermäßiger Marihuana-Konsum ist leitendes Motiv dieser Filme, von dem ausgehend witzige Handlungsverläufe entstehen. Sie nehmen zumeist eine positiv-affirmative Haltung zu Marihuana ein und geben ein Bild einer alternativen Lebensführung. Im Zentrum dieser Filme stehen meist zwei befreundete, männliche Jugendliche. Aus diesem Grund werden sie teilweise auch als Buddy-Filme bezeichnet (Mathijs und Sexton 2011; Boyd 2010).

Die humoristische Auseinandersetzung mit dem Konsum und Handel von Marihuana im Medium Film reicht bis ins frühe 20. Jahrhundert zurück. In ihrer Geschichte haben sich unterschiedliche Traditionen und Darstellungskonventionen herausgebildet, die das Bild von Marihuana maßgeblich mitgeprägt haben und immer noch prägen. Eine Zäsur in der humoristischen Auseinandersetzung stellen die 1930er-Jahre in den USA dar. In dieser Zeit der sich verändernden Drogenpolitik der USA dient der Film als Propagandainstrument, das vor den Gefahren der damals noch nicht illegalen Droge warnen und über die Folgen und Einflüsse deren Konsums aufklären soll. Zielpublikum dieser Aufklärungsfilme ist die auf dem Land wohnende weiße US-amerikanische Mittelschicht, die zu diesem Zeitpunkt kaum über Erfahrung oder Wissen über Marihuana als Rauschmittel verfügt. Als besonders anfällig für die Verführungen und Verhängnisse der Droge gelten Jugendliche und im Besonderen weibliche Jugendliche. In diesen Filmen wird Marihuana in Verbindung gebracht mit Kriminalität, Wahnsinn, Gewalt und sexueller Freizügigkeit. Es wird ein Bild von Marihuana heraufbeschworen als etwas, das gesellschaftliche und soziale Strukturen von innen her zerstört, beginnend beim Individuum, über die

Familie bis hin zu größeren gesellschaftlichen Strukturen. Die Justiz wird in diesem Zusammenhang als positives Mittel zur Bekämpfung dieser Gefahr inszeniert. Ein klassisches Beispiel für diese Art von Auseinandersetzung mit dem Thema ist der Film *Reefer Madness* (1936; Boyd 2010, S. 6–11).

In den 1960er- und 1970er-Jahren wird dieses Bild jedoch ins Positive gewendet. Das Kiffen wird Mittel zum Ausdruck von Unzufriedenheit mit normativen gesellschaftlichen Strukturen und eine Möglichkeit, sich von gesellschaftlichen Normen abzugrenzen oder sich sogar von ihnen zu befreien. Die tragisch inszenierten moralisierenden Lehrstücke werden von der Komödie abgelöst. Damit einher gehen der erweiterte Erfahrungshorizont und das Wissen des Publikums im Umgang mit Marihuana. Die Verzerrungen und Überzeichnungen, die die Propagandafilme vorgenommen haben, werden sichtbar und wirken komisch. Filme wie *Reefer Madness*, die ursprünglich als moralische Erzählungen inszeniert worden sind und die Schrecken und Grauen in der Zielgruppe hervorrufen sollten, werden als Komödien rezipiert und rufen nunmehr Spott und Hohn hervor. *Reefer Madness* avancierte als Komödie sogar zum Kultfilm (Mathijs und Sexton 2011, S. 165).

Der Rauschzustand bleibt nicht mehr nur inhaltliches Thema des Films, er wird auch ästhetisches Gestaltungsmittel:

> »As hallucinogens tend to heighten spatial awareness and the immediacy of sensation, temporal matters are frequently downplayed; hence, for Benshoff, the head film often revolves around ›spectacular aural and visual effects‹, focusing on color, movement, and abstractions« (Benshoff 2001, S. 31, zit. nach Mathijs und Sexton 2011, S. 166).

Gleichzeitig entwickelt sich der Trend, Filme unter dem Einfluss von Marihuana anzusehen (Mathijs und Sexton 2011, S. 166–169). Die »Kiffer-Filme« werden diverser, was das soziale, ethnische und ökonomische Figurenspektrum betrifft (Boyd 2010, S. 16). Die starren narrativen Strukturen der vorangegangenen Jahre werden aufgebrochen, andere Klischees werden übernommen und positiv als Ausdruck der Andersheit aufgewertet.

Diese Phase gibt den Weg frei zu einer normalisierten Darstellung von Marihuana im Film heute. In diese Zeit fällt auch die Entstehung der Kiffer-Komödie, die im angloamerikanischen Sprachraum unter den allgemeineren Begriff Stoner-Film fällt. Ein ikonisches Beispiel dafür ist die mehrteilige Filmreihe von Cheech und Chong, insbesondere *Up in Smoke* – zwei junge Männer, die permanent bekifft gemeinsam komische Abenteuer erleben. Ausgehend davon ist dies ein Narrativ, das in vielen Filmen, auch außerhalb den USA, bis heute immer wieder aufgegriffen wird. In *Lammbock* hallt dieses Narrativ nach. Wie sich das zeigt und was dies zur Folge hat, soll im Folgenden untersucht werden. Damit verbunden ist immer wieder die Frage, ob am gesellschaftlichen Leben teilgenommen werden soll oder nicht. Sie stellt sich entscheidend an der Schwelle zum Erwachsenwerden.

Spannungen und Ungereimtheiten. Die Justiz als Komplizin des Komplotts

Stefan und Kai befinden sich an der Schwelle zum Erwachsenendasein. In dieser liminalen Phase, in der man weder Kind ist noch erwachsen, stellen sich entscheidende Fragen für den späteren Lebensweg. Die Jugend ist eine Periode, in der verschiedene Wege ausprobiert werden können, in der experimentiert wird und in der es erlaubt ist, Fehler zu begehen. Dies ist auch ein Grund, warum Drogenkonsum und im Besonderen der von Marihuana mit Jugendlichen in Verbindung gebracht wird. Gleichzeitig wird die Adoleszenz auch als Entschuldigung für Fehlverhalten ins Feld geführt. Den Schritt ins Erwachsenendasein zu tun, bedeutet, Verantwortung für seine eigenen Taten zu übernehmen. Stefan und Kai scheinen diesen Schritt in ein verantwortungsvolles Leben jedoch hinauszuzögern. Stefan hadert mit dem Abschluss seines Studiums und Kai verweigert grundsätzlich jede Art von Veränderung.

Darüber hinaus kann der Drogenkonsum der beiden als Verweigerung gesehen werden, aktiv an der Gesellschaft zu partizipieren. In diesem Film wird ein Zusammenhang zwischen Drogen und Gewaltverbrechen hergestellt. Die künstlich in die Länge gezogene Adoleszenz der beiden Hauptprotagonisten soll Gewicht von der Tragik ihrer Verbrechen nehmen.

Der Film zeigt in mehreren Hinsichten die zunehmende Akzeptanz des Marihuana-Konsums bei gleichbleibender Inakzeptanz des Handelns mit der Droge sogar innerhalb der Polizei. Dies wird durch die Aussage eines Polizisten auf den Punkt gebracht, der Stefan und Kai kontrolliert:

 »Ich find's besser, ab und zu mal einen Joint durchzuziehen, anstatt sich das Hirn wegzusaufen. Bei Dealern, da kenne ich keinen Pardon, aber Eigenbedarf ist schon ok.«

Ob sich Stefan der Diskrepanz von Jurastudium und Drogenhandel bewusst ist, bleibt offen. Jedoch wird zunehmend eine Unsicherheit und Nervosität an ihm erkennbar. Als Jurastudent mit Fokus auf das Strafrecht und mit einem Vater, der Richter ist und verschiedenste Verbindungen im Bereich der Justiz hat, ist Stefan sehr wohl mit den Konsequenzen vertraut, die eine Entdeckung zur Folge haben würde. Das Risiko, seine Zukunft für die Pizzeria Lammbock aufs Spiel zu setzen, scheint ihm zu hoch zu werden. Dies führt zu Kurzschlussreaktionen, wie dem Vernichten des gesamten Marihuana-Vorrats. Die Spannung zwischen diesen beiden Polen wird noch intensiviert, indem es schlussendlich die Justiz ist, die beide aus ihrer misslichen Lage befreit. Die Justiz ist Komplizin des Komplotts. Diese Inkongruenz ist ein komischer Aspekt dieses Films. Neben den Verbrechen, die unter dem Deckmantel des Rechts stattfinden, finden sich noch weitere Spannungen. Gegen Ende scheint die Komödie jedoch umzubrechen in etwas Ernsteres. Stefan und Kai benutzen einen Menschen als Testperson für potenziell giftige Pilze; sie betäuben zwei Menschen, ohne die möglichen schädlichen Auswirkungen in Erwägung zu ziehen. Sie entführen die Bewusstlosen im Kofferraum ihres Autos und diskutieren darüber, wie sie die Zeugen am besten loswerden können. Wenn dadurch niemand schwer zu Schaden kommt, ist dies pures Glück. Worin liegt nun die Komik dieses Films?

Die Komik der erstarrten Bilder

Ein Klischee ist ein formelhafter verallgemeinernder und vereinfachender Ausdruck, der durch seine häufige unreflektierte Wiederholung den Bezug zur Realität verloren hat (Beller 2007, S. 297). Dennoch ist es Teil der eigenen Bilder, Vorstellungen und Meinungen, durch die die Realität wahrgenommen und eine Haltung zu ihr eingenommen wird (Leerssen 2007, S. 343). Trotz der Nähe zum Begriff des Stereotyps, wird im Gegensatz dazu mit einem Klischee nicht immer schon ein Werturteil verknüpft. Mithilfe von Klischees kann jedoch ein positives sowie negatives Licht auf das Thema geworfen werden. Welche Bilder gerade vorherrschend sind, ist im Wandel begriffen. Es ist nicht so, dass sich bereits bestehende Bilder verändern, aber es entstehen neue, die neben den alten bestehen bleiben, auch wenn diese sich gegenseitig widersprechen (ebd.).

Mit dem Kiffen verbundene Klischees sind unter anderem: Es ist cool, entspannt und beruhigt die Nerven. Es regt die Kreativität an und fördert die geistige Aufmerksamkeit. Es ist alternativ und geht mit einer linken Ideologie einher. Damit verbunden kann auch eine spezielle sprachliche Ausdrucksweise sein – ein bestimmter Jargon – sowie ein exzentrisches Auftreten, zum Beispiel im Erscheinungsbild – lange Haare, bunte Kleidung, vielleicht mit einem Hanfblatt als Motiv. Damit wäre das Kiffen auch Teil eines bestimmten Lifestyles.

Dem gegenüber steht die Vorstellung, dass kiffen unproduktiv macht. Unter einem Kiffer wird sich oft eine Person vorgestellt, die regelmäßig, oft auch in hohen Mengen, Marihuana, allein oder in Gesellschaft, konsumiert und einen Großteil seiner Zeit auf der Couch verbringt, Verschwörungstheorien spinnt und/oder Videospiele spielt. Mit dem Kiffen wird also auch Trägheit konnotiert (o. A. 2017).

Marihuana ist eine Einstiegsdroge, die den Weg öffnet zu härteren und gefährlicheren illegalen Substanzen, auf diesem man sich nicht nur selbst, sondern letztlich auch anderen schadet und der zum Schluss im Gefängnis, Wahnsinn oder Tod endet. Dies ist ein typisches Narrativ, wie es in Propagandafilmen auftaucht. Die hier angeführten Klischees und Vorstellungen stellen nur eine kleine Auswahl dar, die in diesem Zusammenhang oft wiedergegeben werden. Sie fügen sich zusammen zu einem Typ, dem Kiffer. Viele dieser Klischees leiten sich aus Repräsentationen von Marihuana in verschiedenen Medien, wie dem Film, ab. Die Bilder, die in *Lammbock* aufgerufen werden, sollen nicht auf ihren Wahrheitsgehalt geprüft werden. Vielmehr soll gezeigt werden, dass genau in diesen Verallgemeinerungen und Simplifizierungen die Komik dieses Films besteht.

Für Henri Bergson (2005, [1]1900) besteht der Wert einer Komödie im Sichtbarmachen von Unvollkommenheiten des Menschen. Die Reaktion des Lachens enthält eine Aufforderung der Korrektur dieser Unvollkommenheiten. In der Tradition von Aristoteles stehend besteht für Bergson ein gutes Leben in der Perfektibilisierung des Individuums innerhalb einer Gesellschaft. Es geht hier nicht darum, sich Normen und Strukturen einer bestimmten Gesellschaft zu unterwerfen, sondern sich aktiv in ihre Gestaltung einzubringen. Dies ist für Bergson ein ständiger Prozess, der permanente Wachsamkeit und Anpassungsfähigkeit des Körpers, Geistes und Charakters erfordert. Jede Form von Erstarrung stößt bei Bergson auf Kritik, da diese Ausdruck einer Verweigerungshaltung gegenüber dem Leben darstelle. Auf theoretischer Ebene bedeutet das eine Ablehnung von festen Systemen, fixen Ideen, Definitionen und im weiteren Sinne auch von Klischees und Stereotypen. Auf praktischer Ebene ist es eine Kritik an der Hingabe und passiven Unterwerfung unserer Gewohnheiten und Laster. All diese Dinge stellen für Bergson eine Erstarrung oder Trägheit des Lebens dar, die es zu überwinden gilt, um aktiv am Leben teilzunehmen und sich nicht vom Leben auf passive Weise spielen zu lassen.

> »Was Leben und Gesellschaft von jedem von uns verlangen, ist einmal eine beständig gespannte Aufmerksamkeit, die die Umrisse einer jeden Situation augenblicklich erfaßt, und dann eine gewisse Geschmeidigkeit des Körpers und Geistes, die uns instand setzt, uns ihr anzupassen. *Spannung* und *Geschmeidigkeit*, das sind zwei einander ergänzende Kräfte, die das Leben spielen läßt. … Und fehlen sie dem Charakter, so haben wir die schweren Fälle mangelnder Anpassung ans Leben der Gemeinschaft, Quellen des Elends, oft des Verbrechens. Diejenigen Unvollkommenheiten, die den Ernst des Lebens tangieren, ein für allemal ausgeschieden …, so kann der Mensch leben und kann mit anderen Menschen in Gemeinschaft leben« (Bergson 2005, S. 86 f; Hervorhebung im Original).

Genau diese Erstarrung stellt für Bergson das Komische dar. Nach ihm reagiert die Gesellschaft darauf mit dem Lachen. Das Lachen macht auf diese starren Momente aufmerksam.

Was ist nun das Komische auf der Handlungsebene des Films? Der Film stellt das Kiffen als ein Laster dar, das die zwei Protagonisten daran hindert, an sich selbst zu arbeiten und sich weiterzuentwickeln. Kai scheint mit seinem Leben glücklich und zufrieden und stellt keine ambitionierten Ansprüche an seine Zukunft. Stefan ist zwar unzufrieden und möchte seinem Leben Sinn geben, unternimmt aber nichts, um etwas daran zu ändern. Sie führen ein vollkommen passives Leben. Keiner der beiden schafft es, sich aus seiner Komfortzone herauszureißen. Das Kiffen ist hier nicht nur Flucht vor der Realität und dem tristen Alltag, sondern auch eine Flucht vor dem von den Eltern aufgebauten Erwartungsdruck.

Das andere starre Moment kann man auf einer formalen Ebene an der unreflektierten Übernahme von Klischees, fixen Bildern und Stereotype festmachen, mit deren Hilfe der Film erzählt, beim Narrativ angefangen, das an Filme wie Cheech und Chongs *Up in Smoke* erinnert. Während diese Klischees in anderen Filmen seither durchaus dekonstruiert werden – Beispiele dafür ist die britischen Kiffer-Komödie *Saving Grace* (2000), die US-amerikanischen Fernsehserien *Weeds* (2005–2012) und *Broad City* (2014–) –, wird in *Lammbock* fast alles, was die Tradition anbietet, unverändert und unhinterfragt übernommen. Diese Übernahme von starren Systemen gilt es durch das Lachen zu durchbrechen. Die gesellschaftlichen Voraussetzungen in den USA der 1960er- und 1970er-Jahre sind nicht dieselben wie in Deutschland 2001, doch das Sujet dieser Filme wird in verschiedenen Ländern aufgegriffen und auf ganz andere kulturelle Voraussetzungen angewendet. Die anfänglich bewegliche Auseinandersetzung mit dem Thema erstarrt. Auf was antworten diese Filme heute? Es wurde gezeigt, wie sich die Rezeption der Filme mit dem erweiterten Wissens- und Erfahrungshorizont verändern kann. Möglicherweise trägt eine erneute zeitliche und örtliche Distanz dazu bei, die Komik dieser Klischees wieder aufleben zu lassen. In vielen Filmen wird der Drogenrausch als ästhetisches Mittel der Darstellung eingesetzt. Dieser wird oft mittels kräftiger Farben und surrealer Formen dargestellt (Mathijs und Sexton 2011, S. 166). In dieser Hinsicht läuft *Lammbock* seiner Tradition entgegen. Der einzige ästhetische Effekt, in dem sich der Drogenrausch ausdrückt, ist, dass Stefan sich selbst und der Zuschauer ihn schwarzweiß wahrnimmt. Dies könnte ein möglicher Hinweis darauf sein, wie Stefan im Rauschzustand sein Leben und die Welt wahrnimmt, in einem einfachen binären moralischen System. Dem widerspricht auf der anderen Seite, dass Stefan kaum ein Gefühl für moralisches Fehlverhalten zeigt. Er begeht um ein Haar einen Doppelmord, aber fühlt sich moralisch nicht verantwortlich.

Die Bewegung des Lachens, mit der man auf das Gesehene reagiert, ist eine von oben herab. Durch den Wissensvorsprung der Zuschauer gegenüber den Protagonisten und die typenhafte Darstellung ihrer Charakterschwächen erscheinen die Protagonisten lächerlich. Man lacht über sie, weil sie es nicht schaffen, ein Leben auf eine aktive Art und Weise innerhalb einer Gesellschaft zu gestalten. Das Lachen macht diese Spannung – dieses komische Moment – sichtbar und wirkt sofort als Korrektur. Somit hat das Lachen auch eine bildende und soziale Funktion. Im Lachen werden immer auch bestimmte Machtstrukturen sichtbar. Es lohnt sich einen genaueren Blick auf die Perspektiven derer, die lachen, und jener, über die gelacht wird, zu werfen. In diesem Zusammenhang soll abschließend ein weiterer Handlungsstrang des Films analysiert werden, der in der Zusammenfassung der Handlung noch unerwähnt geblieben ist und in dem das Lachen an seine Grenzen stößt.

Weibliche Stereotype in Kiffer-Komödien

In dieser Auseinandersetzung mit dem Film *Lammbock* wurden Drogenkonsum und Drogenhandel bisher nur in Zusammenhang mit den männlichen Hauptcharakteren – Stefan und Kai – thematisiert. Diese begrenzte Perspektive soll nun in diesem Kapitel auf zwei weitere Figuren ausgeweitet werden, um so auf Missstände aufmerksam zu machen, die in diesem Zusammenhang oft nicht gesehen und möglicherweise sogar übersehen werden. Was im Folgenden in den Blick miteinbezogen werden soll, ist die Darstellung der weiblichen Figuren dieses Films. Die Tendenz, diesen Rollen weniger bis gar keine oder nur in einer bestimmten Hinsicht Aufmerksamkeit zu schenken, ist in dem Genre der Kiffer-Komödie bereits angelegt:

> »Films that largely revolve around getting high represent men and women very differently, but the same way nearly every time« (Jones 2016).

Der Fokus des Interesses der klassisch-traditionellen Kiffer-Komödie liegt auf der Marihuana rauchenden männlichen Figur, in vielen Fällen auch auf der Freundschaft zwischen zwei Männern, die über das Kiffen definiert ist – sogenannte Buddy-Filme, zu denen auch *Lammbock* gezählt werden kann. Ein weiteres Merkmal dieser freundschaftlichen Beziehung, welches in diesem Zusammenhang von Bedeutung ist, ist die Betonung auf dem Wort »freundschaftlich«: sie ist oder soll frei sein von jeglicher sexuellen Konnotation. Diese Konnotation kommt der weiblichen Figur zu. Frauen sind in klassisch-traditionellen Kiffer-Komödien schlecht bis gar nicht vertreten, haben wenig Text (und keine Geschichte) und sind typenhaft ausgestaltet. Laut Georgina Jones (2016) findet man zwei stereotype

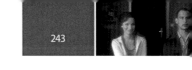

Rollen: auf der einen Seite die engstirnige Frau, die der Marihuana-umwobenen Zweisamkeit der Männer nur im Wege steht (»The role of tight-laced women ruining masculine – but totally hetero – marijuana time«) und auf der anderen Seite »The Hot Stoner Chick™«. Das wesentliche Merkmal, wodurch sich diese zwei Typen unterscheiden, ist, dass letztere kifft, die andere nicht. Eins zu eins lassen sich diese Rollen auf *Lammbock* nicht übertragen, jedoch wird durch das Hervorheben dieser Typen die starke Sexualisierung der weiblichen Figur in Kiffer-Komödien sichtbar, die auch für *Lammbock* gilt.

> »But when women ›get loose‹ it's often seen through a sexual lens, whereas male stoner characters are seen as idiots for living the same lifestyle« (Jones 2016).

So, wie das Kiffen und Dealen im alltäglichen Verständnis zunächst vor allem mit dem männlichen Geschlecht in Verbindung gebracht wird, so ist auch die Darstellung der Kiffer-Kultur im Film nicht genderneutral. Wie die klischeehafte Darstellung der männlichen Protagonisten als Kiffer diese ins Lächerliche zieht, wurde bereits gezeigt: die durch Marihuana hervorgerufene Trägheit, Paranoia und die abseitigen Theorien, durch die sie sich versuchen, Vorgänge zu erklären, hindert sie daran, ein gesellschaftliches Leben zu führen. Diese eigentlich tragisch anmutende Geschichte der Protagonisten wird durch ihre klischeehafte Ausgestaltung komisch. Im Gegensatz dazu sind die Frauenfiguren in *Lammbock* gar nicht komisch. Selbst wenn sie Marihuana oder andere Drogen konsumieren, sind sie noch weit von einem typischen Kiffer-Klischee entfernt. Auch das im Zusammenhang mit dem Anti-Drogenfilm bereits erwähnte Merkmal, dass Frauen oft eine Opferrolle im Zusammenhang mit Drogen zukommt, ist im weiteren Verlauf der Auseinandersetzung entscheidend. Sie gelten als naiv und aus diesem Grund auch leicht zu verführen. In vielen Fällen fungieren sie jedoch als Objekt des Begehrens und dienen dazu, den männlichen Hauptprotagonisten zu schmücken. Eine individuelle Geschichte kommt ihnen zumeist nicht zu.

Jenny und Laura

Es gibt zwei Frauenfiguren, die die Handlung von *Lammbock* zentral mitbestimmen. Das ist zum einen Stefans jüngere Schwester Laura und zum anderen seine Ex-Freundin Jenny. Letztere taucht plötzlich wieder auf – zufälligerweise am Tag der Abreise von Stefans derzeitiger Freundin – und verdreht ihm mit ihrer Zielstrebigkeit und ihrem attraktiven Aussehen den Kopf. Sie studiert Kunst in Berlin und beginnt bald ein Praktikum in London. Dies ist auch der Grund für ihren Besuch. Sie gibt eine Abschiedsparty für ihre Würzburger Freunde und möchte zu diesem Zweck »Gourmet-Pizzen« bei der ihr bekannten Pizzeria Lammbock bestellen. Stefan ist von ihrer neuen Offenheit gegenüber Drogen hingerissen und kann an nichts Anderes mehr denken oder reden, als über die Möglichkeit, seine Freundin mit Jenny zu betrügen.

Stefan sieht in Jenny ein interessantes, aufregendes Leben. Sie lebt in Berlin und zieht bald nach London, während er noch immer in seiner Heimatstadt, dem langweiligen und provinziellen Würzburg, festsitzt. Sie geht einer Leidenschaft nach und studiert Kunst. In finanzieller Hinsicht ist dieser Lebensweg vielleicht nicht besonders aussichtsvoll, doch sie geht ein Risiko ein und gibt ihrem Leben so einen Sinn. Stefan dagegen stellt seinen Traum, im Süden eine Strandbar zu eröffnen, zurück, um eine »vernünftige« Juraausbildung zu machen. Möglicherweise wird er von diesem Aspekt angezogen.

Diese Interpretation wird durch eine Szene in *Lommbock* (2017), dem zweiten Teil dieses Films, noch verstärkt. Stefan ist dabei, seinen Wunschtraum von einer Strandbar zu verwirklichen. Den Anforderungen entspricht sie jedoch nicht ganz. Die Bar liegt an keinem Strand, sondern auf dem Dach eines Wolkenkratzers in Dubai. Verkauft werden unter anderem einzelne Joints, in denen Kräutermischungen das Marihuana ersetzen. Ansonsten erfüllt diese Bar jedes einzelne Kiffer-Klischee, das man sich vorstellen kann. Von Authentizität ist sie weit entfernt. Finanziert wird alles vom Vater seiner Verlobten. Da er für die Hochzeit eine Urkunde im Rathaus von Würzburg abholen muss, reist Stefan

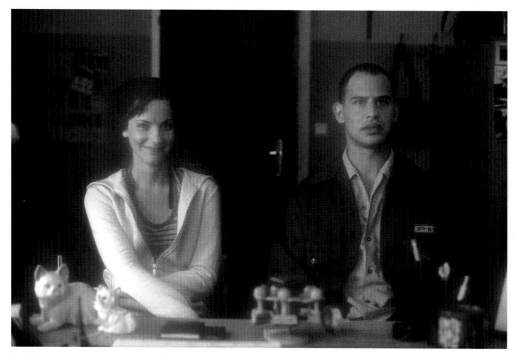

☐ **Abb. 17.2** Laura und Kai beim Beratungsgespräch für einen HIV-Test. (Quelle: Filmbild Fundus Herbert Klemens. © Senator Film. Mit freundlicher Genehmigung)

nach Deutschland und trifft dort prompt auf Jenny. Sie leitet das Kulturreferat in Würzburg. Obwohl dies eigentlich eine gute Stelle ist, passt dies nicht in das Bild, das Stefan sich über Jenny zurechtgelegt hat. Er hat sie sich immer als Künstlerin ausgemalt. Nun berichtet er stolz von seiner Karriere in Dubai. Das Machtverhältnis hat sich in den Augen Stefans umgedreht.

Über Laura erfährt man nur sehr wenig. Alles, was man über sie weiß, ist durch eine Beziehung zu einem Mann charakterisiert. Sie ist jünger als Stefan und Kai und geht vermutlich noch zur Schule. Kiffen kann sie nicht, da sie unter Asthma leidet. Sie hat einen Freund, der von den anderen scheinbar für spießig gehalten wird, doch in ihren Worten ist eine solche Person gut für sie. Mit der Treue hält sie es jedoch nicht so sehr. Im Verlauf des Films stellt sich heraus, dass sie in Kai verliebt ist. In zwei Szenen versucht sie mit ihm zu schlafen. Kai bekommt jedoch keine Erektion zustande und überhaupt wäre es ihm lieber, wenn alles so bliebe wie es ist (☐ Abb. 17.2).

Durch die Verlagerung des Gewichts von den männlichen auf die weiblichen Figuren am Ende dieses Textes soll die Tendenz traditioneller Kiffer-Komödien, Frauen zu übersehen, durchbrochen werden. Gleichzeitig zeigt die Verschiebung dieses Fokus die Kehrseite der Komödie. Die Mechanismen der Komödie und das Lachen können nicht nur auf Dinge aufmerksam machen und gesellschaftliche Kritik üben, sondern auch verschleiern: Sie können große und ernste Themen nichtig und klein erscheinen lassen. Diese Seite der Komödie soll anschließend anhand einer Analyse der Party- und Sexszene sichtbar gemacht werden.

Die Kehrseite des Komischen: Analyse der »Bettszene«

Im Folgenden soll eine Szene analysiert werden, in der die Komik des High-Seins an ihre Grenzen stößt. Auf der soeben erwähnten Party kommt es zu einer Verwechslung der beiden Protagonistinnen.

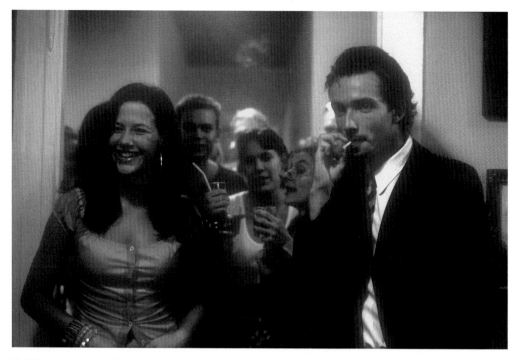

Abb. 17.3 Jenny und Stefan im Party-Getümmel. (Quelle: Filmbild Fundus Herbert Klemens. © Senator Film. Mit freundlicher Genehmigung)

Die Party scheint in Jennys altem Zuhause stattzufinden. Die Räume sind vollgepackt mit ausgelassen feiernden Menschen. In der Küche stapeln sich die »Gourmet-Pizzen«, die Stefan und Kai geliefert haben. Neben einer Menge Alkohol und Marihuana wird auch Kokain konsumiert. Stefan und Kai haben Achim mitgebracht, den verdeckten Ermittler. Er spielt seine Rolle gut und raucht kräftig mit. Die Anwesenheit des Polizisten hat jedoch zur Folge, dass ein paar Tage nach der Party einer der Gäste wegen Besitz von Kokain festgenommen wird. Stefan und Jenny tauschen ein paar mehrdeutige Worte über bunten Cocktails mit Schirmchen und Strohhalm hinweg. Stefans Blick bleibt die gesamte Nacht auf Jenny haften. Nach der Party, als bereits ein Großteil der Gäste im Haus verteilt schläft, schleicht er sich in ihr altes Zimmer. Was Stefan nicht weiß, der Zuschauer aber schon: Nachdem ein weiterer Annäherungsversuch Lauras an Kai gescheitert ist, betrinkt sie sich in eben diesem Zimmer und schläft dort ein. Als Stefan das dunkle Zimmer betritt, liegt sie, die er für Jenny hält, mit dem Rücken zu ihm. Er redet mit leiser Stimme auf sie ein, entkleidet sich und legt sich, ohne dass die offensichtlich schlafende Person irgendeine Reaktion gezeigt hätte, zu ihr. Schlafend nimmt sie seinen Arm. Dies scheint Stefan genug Bestätigung zu sein. Er dringt von hinten in sie ein und bewegt sich bis zum Orgasmus. Gleich darauf schläft er neben ihr ein. Laura zeigt währenddessen keinerlei Reaktion (**•** Abb. 17.3).

Die Szene, nüchtern geschildert, stellt ohne Zweifel eine Vergewaltigung dar. Der Geschlechtsverkehr beruht nicht auf gegenseitigem Einverständnis. Die Inszenierung des Geschehens erzeugt jedoch ein vollkommen anderes Bild: Das filmische Setting wird von einer Musik eingeleitet, die eine romantische Szene erwarten lässt. Als Stefan das Zimmer betritt, setzt eine ruhige akustische Gitarrenmusik ein, über die ein Chor zweier sanfter Männerstimmen gleitet – »Summer of the Westhill« von Kings of Convenience – Stefans Worte untermalend:

• »Das mit uns beiden hat nie wirklich aufgehört, oder?«

Die Musik läuft die gesamte Szene hindurch. Erst am Morgen darauf, als Stefan erkennt, wer neben ihm liegt, wird die ruhige romantische Musik in Kontrast gesetzt mit einem heiteren Upbeat-Song – »Do Right« (Radio Mix) – der Rockband Jimmie's Chicken Shack. Die Musikauswahl steuert die Wahrnehmung der Rezipienten und deckt so das Tragische des Geschehens vollkommen zu und zieht es letzten Endes ins Lächerliche. Sie vermittelt, verstärkt durch den massiven Tempowechsel, den Eindruck, bei dem Geschehen handle es sich um ein Versehen – ein bloßes Missgeschick, ausgelöst vom Rauschzustand des Vorabends. Die Botschaft scheint zu sein: Wären nicht beide betrunken und/oder high gewesen, hätte die Verwechslung nicht stattgefunden.

Die Problematik sitzt noch tiefer: Stefan erkennt, dass er einen Fehler gemacht hat und bereut diesen in der Folge zutiefst. Nachdem er sich unbemerkt aus dem Zimmer geschlichen hat, übergibt er sich sofort, und es ist ihm kaum noch erträglich, seiner Schwester gegenüberzutreten. Diese Erkenntnis bezieht sich jedoch nicht auf den Missbrauch einer anderen Person zum unfreiwilligen Geschlechtsverkehr – als Vergewaltigung wird die Handlung überhaupt nicht thematisiert. Das Fehlverhalten wird hier am Inzest als gesellschaftliches Tabu festgemacht. In der darauffolgenden Szene sieht man Stefan bereits wieder hinter seinem Schreibtisch sitzen, an dem Versuch zu lernen scheiternd und sich einen Joint anzündend. Ein neues Kapitel beginnt: Stefan und Kai sitzen auf der Couch und spielen ein Videospiel. Alles ist wieder beim alten. Dass ein Mensch vergewaltigt wurde, spielt in der Erzählung überhaupt keine Rolle.

Der Film spielt auf die »Verwechselung« noch zwei weitere Male implizit an. Stefans Vater lädt zum Abendessen ein, welches Stefan zum Kontakt der größten Kanzlei der Stadt verhelfen soll. Stefan fühlt sich unwohl, als Laura auch zu dem Abendessen erscheint und erschrickt, als sie ihn berührt. In einer Szene gegen Ende des Films sieht man Laura mit etwas, das wie ein Schwangerschaftstest aussieht, aus der Toilette kommen. In *Lommbock*, dem zweiten Teil, der einige Jahre später spielt, wird nur noch erwähnt, dass die Schwester in Neuseeland wohnt und ein Kind hat. Ob Laura je erfährt, was in der Partynacht geschehen ist, ist aus beiden Filmen nicht zu erschließen.

Erstaunlich ist, dass diese Szene in Rezensionen überhaupt nicht thematisiert wird. Bloß in einer Rezension wird sie zumindest in einem Halbsatz erwähnt. In der Online-Version des Filmmagazins *Schnitt* schreibt Oliver Baumgarten:

 »Die Bettszene, die sich Christian Zübert da hat einfallen lassen, ist durchaus starker Tobak, und daß der Film mit einer moralischen Einsicht in die gefährlichen Folgen des Cannabis-Konsums schlösse, läßt sich auch bei weitem nicht behaupten« (Baumgarten 2001).

Trotz dieser Bemerkung fällt die Besprechung des Films durchaus positiv aus. Er wird sogar als »saukomisch« beschrieben. Diese Szene als »saukomisch« zu empfinden, erfordert jedoch ein sehr hohes Maß an Gefühllosigkeit. Es geht in dieser Analyse nicht darum, das Dargestellte auf seine Wirklichkeit hin abzuklopfen, sondern vielmehr darum, zu zeigen, wie die Komik des High-Seins die Tragik der Szene überlagert. Denn Tatsache ist, dass der Gebrauch einer Frau zum Geschlechtsverkehr, während sie nicht bei Bewusstsein ist, einfach nicht komisch ist. Die Inszenierung dieser Szene – der Einsatz der Musik und die schablonenhafte Übernahme von Konventionen des Genres – führt jedoch dazu, dass der Film als Komödie rezipiert wird. Stefan ist hier das Ziel des Spottes, dem aufgrund seines Rauschzustandes eine Verwechslung unterlaufen ist. Was in dieser Szene mit Laura geschieht, dem schenken der Film und auch seine Rezeptionen überhaupt keine Beachtung. Wenn sie jedoch in die Perspektive des Zuschauers mit einbezogen wird, ist die Grenze des Komischen überschritten und das Lachen bleibt im Hals stecken.

Schluss

Der Film *Lammbock – Alles in Handarbeit* wird vor allem unter dem Label »Kiffer-Komödie« rezipiert. Betrachtet man jedoch die Handlung im Detail, wirkt sie alles andere als witzig und humorvoll. Die Erzählung zweier eher unaufgeregter Leben schwingt an mehreren Stellen in Gewaltdarstellungen und ins Tragische um. Diese Einsprengsel werden jedoch relativiert durch die Übernahme eines typischen Narrativs aus dem Genre der Kiffer-Komödie sowie durch die Charakterisierung der Protagonisten mittels Klischees und fixen Bildern über den Konsum und Verkauf von Marihuana. Mithilfe von Henri Bergson wurde versucht zu zeigen, dass genau in der schablonenhaften Übernahme solcher fixen Ideen das Komische des Films liegt und dass sich in der Trägheit und in den Charakterschwächen der männlichen Protagonisten eine Verweigerungshaltung ausdrückt, an einem Leben innerhalb einer Gesellschaft zu partizipieren. Das Lachen fungiert für Bergson in diesem Zusammenhang auf einer sozialen Ebene. Es macht auf diesen Widerspruch aufmerksam. Gegen Ende wurde jedoch gezeigt, dass das Lachen auch als Trennung von Inhalt und Publikum dienen kann. Durch die Rezeption des Films als Komödie muss sich der Zuschauer nicht mit der Darstellung von Gewalt, in diesem Fall mit der Vergewaltigung einer Frau auf einer Party, auseinandersetzen. In diesem Sinne bewegt sich Christian Züberts *Lammbock* an der Grenze von Komödie und Tragödie.

Literatur

Baumgarten O (2001) Klischee-Kino. Schnitt. http://www.schnitt.de/202,1987,01.html. Zugegriffen: 24. Febr. 2018
Beller M (2007) Cliché. In: Beller M, Leerssen J (Hrsg) Imagology. The cultural construction and literary representation of national characters. A critical survey. Rodopi, Amsterdam, New York, S 297–298
Bergson H (2005) Mechanisierung des Lebendigen. Henri Bergson: Das Lachen. In: Bachmaier H (Hrsg) Texte zur Theorie der Komik. Reclam, Stuttgart, S 78–88
Boyd S (2010) Reefer madness and beyond. Sociol Crime Law Deviance 14:3–24
Jones G (2016) Weed on film: Hot stoner chicks vs dumb stoner boys. Dazed 22. Juli 2016. http://www.dazeddigital.com/artsandculture/article/32082/1/weed-on-film-hot-stoner-chicks-vs-dumb-stoner-boys. Zugegriffen: 20. Febr. 2018
Leerssen J (2007) Image. In: Beller M, Leerssen J (Hrsg) Imagology. The cultural construction and literary representation of national characters. A critical survey. Rodopi, Amsterdam, New York, S 342–344
Mathijs E, Sexton J (2011) Cult cinema and drugs. In: Cult cinema: An introduction. Wiley, Malden, S 164–171
O. A. (2017) Der »Klischee-Kiffer« und andere stereotype Vorstellungen von Weed. https://www.cannabis.info/de/blog/klischee-kiffer-stereotype-vorstellungen-weed. Zugegriffen: 6 März 2018
Rebhandl B (2017) Wie man die Lebenszeit in Ruhe wegraucht. Kinokomödie »Lommbock«. Frankfurter Allgemeine 24. März 2017. http://www.faz.net/aktuell/feuilleton/kino/komoedie-lommbock-mit-moritz-bleibtreu-im-kino-14939142.html. Zugegriffen: 9. März 2018

Originaltitel	Lammbock – Alles in Handarbeit
Erscheinungsjahr	2001
Land	Deutschland
Drehbuch	Christian Zübert
Regie	Christian Zübert
Hauptdarsteller	Lukas Gregorowicz, Moritz Bleibtreu, Marie Zielcke
Verfügbarkeit	Als DVD in deutscher Sprache erhältlich

Brigitte Frizzoni

Im Marihuana-High

BRENDA BLETHYN   CRAIG FERGUSON

SAVING**GRACE**

Filmplakat *Saving Grace*. (Quelle: Filmbild Fundus Herbert Klemens. © Advanced Filmverleih. Mit freundlicher Genehmigung)

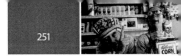

Saving Grace (2000)

Wind und Möwengekreisch sind auf der Tonspur zu hören, ein Streichholz entflammt, Rauch wird tief eingezogen, zurückgehalten, dann kräftig wieder ausgestoßen. Kein Bild ist zu sehen, die Zuschauer sind ganz auf den Rauchvorgang konzentriert und erleben ihn geradezu körperlich mit. Der Blick öffnet sich auf den idyllisch gelegenen Friedhof des kleinen fiktiven Fischerdörfchens Port Liac in Cornwall. Die Kamera nähert sich dem Grab, das Matthew (Craig Ferguson), ein Mann in den späten Dreißigern, aushebt, während er genüsslich an seinem Joint zieht, mit geschlossenen Augen innehält, bevor er weiterschaufelt und dazu mit schottischem Akzent laut singt: »Alouette, gentille alouette, alouette, je te plumerai«. Der Filmtitel *Saving Grace* wird eingeblendet, der sich mit einem leichten Hauch auf der Tonspur in Rauch auflöst und entschwindet (◻ Abb. 18.1).

Ein leichtfüßiger »feel good movie«, eine Filmkomödie rund ums Thema Cannabis kündigt sich mit dieser Einstiegssequenz an; *Grasgeflüster*, der deutschsprachige Titel des britischen Films von Nigel Cole, macht das noch deutlicher. Und der Untertitel präzisiert einen Schullehrfilm persiflierend: *Über verbotene Pflänzchen und ihre Nebenwirkungen*. Tatsächlich ist einiges über Anbau und Wirkung von Hanf zu erfahren, von »draw, spliff, puff, shit«, wie der später im Film auftretende Kiffer und Dealer Vince (Bill Bailey) die Bezeichnung variiert, und zwar in Form von Marihuana oder Gras, von getrockneten Blütenspitzen der weiblichen Hanfpflanze mit erhöhtem THC-Anteil (Drewe 2003, S. 313).

Geradezu einen »Tsunami« von Marihuana-Filmen ab den 2000er-Jahren identifiziert John Markert in seiner Studie »Hooked in Film. Substance Abuse on the Big Screen« (2013, S. 60), darunter mehrheitlich an ein jugendliches Publikum gerichtete Komödien, die Marihuana beiläufig fokussieren (ebd., S. 70). Die Filmkomödie *Saving Grace* hingegen spricht ein breites Publikum an und dreht sich ausschließlich um Marihuana.

Der bereits ab sechs Jahren freigegebene Independent Film kommt beim Publikum gut an: Er wird an seiner Premiere 2000 am Sundance Film Festival mit dem Publikumspreis als bester ausländischer Film ausgezeichnet, erhält zahlreiche Nominierungen – für beste Hauptdarstellerin, bestes Drehbuch, beste Regie, bester Independent Film – und spielt weltweit über 26 Mio. Dollar ein (Box Office Mojo 2018). »Grace saves Hollywood summer«, fasst BBC News am 4. September 2000 die erfolgreiche Lancierung des Films auch in den USA zusammen.

Marihuana mitten in der Gesellschaft: Wendung ins Humorvolle

Der internationale Erfolg lässt sich nicht zuletzt damit erklären, dass der Film das Joint-Rauchen normalisiert, indem er es mitten in der Gesellschaft situiert und die befreiende Wirkung auch auf ältere Semester, so genannte Golden Ager, thematisiert, was wiederholt für Belustigung sorgt.

Figuren und Szenerie des Films lernen die Zuschauer in Parallelmontage kennen, während Matthew bestens gelaunt und kiffend das Grab aushebt: Es sind lauter bodenständige (Klein-)Bürger des Fischerdorfs, manche fortgeschrittenen Alters, die dem Verstorbenen Arthur Trevethyn die letzte Ehre erweisen, darunter auch der regelmäßig bekiffte Dorfarzt Dr. Martin Bamford (Martin Clunes). Sie haben im Laufe des Filmgeschehens alle auf die eine oder andere Weise mit Marihuana zu tun. Wie für humorvolle Formen typisch, operiert die Filmkomödie *Saving Grace* also unter anderem mit Inkongruenzen, mit scheinbar unvereinbaren Gegensätzen – hier Kifferszene und (Klein-)Bürger –, um Erheiterung zu erzeugen (Helitzer 2005; King 2002).

Gerade durch die Wendung ins Humorvolle gelingt es dem Film, breite Zuschauerschichten für sein Thema zu gewinnen. Der Film sei denn auch »Irresistibly funny!«, verspricht das Filmplakat. Die darauf abgebildeten und für ihre komödiantischen Darstellungen bekannten Hauptdarsteller Brenda Blethyn, aus der TV-Serie *Yes Minister*, und Craig Ferguson, ein ab 1985 erfolgreicher Stand-up-Comedian, stützen dies.

Genretypisch sind in *Saving Grace* also keine psychologisch differenzierten Kifferportraits zu erwarten, sondern unterhaltsam-erheiternde Stereotypisierungen, die mit gängigen Vorstellungen von Kiffern und Marihuana spielen. Welche Stereotypen der Film bedient und unterläuft, soll im Folgenden dargelegt werden. Zunächst werden die im Film vermittelten Einstellungen zu Marihuana und Kiffern diskutiert, bevor die geschilderten Marihuana-Highs, die Rauschwirkungen, näher betrachtet werden.

»Pot isn't really that big of a deal« – Illegalität von Marihuana als Zufall der Geschichte

Die Einstellung zu Marihuana, die der Film vermittelt, wird bereits am Trauermahl für Arthur Trevethyn deutlich, das die Witwe Grace (Brenda Blethyn), die Titelfigur, in ihrem herrschaftlichen Haus ausrichtet. Die Zuschauer erfahren, dass Matthew auch den Dorfarzt und Freund Dr. Martin Bamford mit Marihuana versorgt. Bamford ist sich der Illegalität von Marihuana durchaus bewusst. Er versteckt geflissentlich den Joint, den er sich mit Matthew genehmigt, als ihn der Polizist Alfred (Ken Campbell) um einen Arzttermin bittet. Gegen Ende des Films, vom Fernsehen nach seiner Einstellung zu Marihuana befragt, behauptet er zwar, dass er als Arzt, als Mann der Wissenschaft, nicht viel halte von Drogeneinnahme »for a non-therapeutic thingy« – womit er die mehrheitsfähige Befürwortung von Marihuana für medizinische Zwecke vertritt (Markert 2013, S. 59). Aber er betont gleichzeitig:

💬 »It does seem strange that alcohol is legal and marijuana is not. It's an accident of history, I suppose« (1:24:15–45).

Der Film liefert damit auch einen Kommentar zur kontroversen Legalisierungsdebatte (Legalize it! 2016; Müller 2015; Thomasius und Hotmann 2016). *Saving Grace* lässt sich somit auch als Plattform für Verhandlungen unterschiedlicher Perspektiven auf Marihuana betrachten, auch wenn Marihuana-Konsum genrespezifisch primär als Erheiterungsgenerator fungiert. Die Kifferkomödie fügt sich in die Tradition von Filmen ab den 1970er-Jahren ein, die ihre Botschaft »pot isn't really that big of a deal« weit über die Jugendkultur hinaus an breitere Bevölkerungsschichten richten (Markert 2013, S. 39). Bis in die 1960er-Jahre warnten Filme noch vor der »gateway connection« von Cannabis als zwangsläufigem Einstieg in harte Drogen und unmittelbarem Auslöser von Psychosen (ebd., S. 34 f.). Paradebeispiel hierfür ist der Film *Tell Your Children* beziehungsweise *Reefer Madness* (1936), der das Sucht- und Bewusstseinsveränderungspotenzial von Marihuana geradezu grotesk übertreibt. 2005 wurde er parodierend neu verfilmt (ebd., S. 19–22).

Dieses überzogene filmische Stereotyp des süchtig-psychotischen Kiffers existierte Ende des 20. Jahrhundert nicht mehr (ebd., S. 74). John Markert gibt zu bedenken, dass die in früheren Filmen übertriebene »gateway connection« nun dem anderen Extrem gewichen sei und mögliche rechtliche oder psychische Auswirkungen gänzlich ausgeblendet beziehungsweise verharmlost würden. Im öffentlichen Diskurs wird gegenwärtig tatsächlich prognostiziert, dass Cannabiskonsum das Drogenproblem des kommenden Jahrzehnts werden könnte, da in Ländern, die den medizinischen Konsum von Marihuana legalisiert haben, ein erhöhter problematischer Konsum festzustellen sei und Marihuana heute einen viel höheren THC-Gehalt und damit ein größeres Abhängigkeitspotenzial habe (Lüthi 2017, S. 56 f.). Auch Studien zu langanhaltendem Konsum stellen gewisse organmedizinische, psychisch-psychosoziale und neurokognitive Beeinträchtigungen fest (Thomasius und Holtmann 2016). Wie positioniert sich der Film in dieser Debatte? Welche Auswirkungen von Marihuana und welche Kifferstereotypen trifft man in *Saving Grace* an?

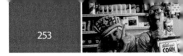

Kifferstereotypen: Hippie, Wissenschaftler, Lebenskünstler

Drei habitualisierte Kiffer kommen in *Saving Grace* vor: Vince, Dr. Bamford und Matthew. Sie sind allesamt liebevoll-komödiantisch überzeichnete Figuren, die gängige Stereotypen bestätigen, aber auch unterlaufen:

Der Londoner Hippie und Dealer Vince, dem Cannabis Lebenselixier, ja, Tor zur Erleuchtung ist, entpuppt sich als solider Mann mit durchaus bürgerlichen Vorlieben: Seine »old lady« erwartet ihn, die gemeinsame *Dungeons and Dragon Night* steht an, und er will das regionale Finale um keinen Deal in der Welt verpassen. Im Auto läuft Volksmusik, kein Summer-of-love-Sound. Er weiß einen Ausflug ans Meer durchaus zu schätzen und besorgt sich freudig Fischernetz und Kessel. China (Jamie Foreman), einem hitzköpfigen Ganoven, empfiehlt er dringend, an seinem Aggressionsabbau zu arbeiten. Von der imaginierten subkulturellen Kifferlebensweise sind nur relaxte Haltung, Jointrauchen, lange Haare und Lederjacke übriggeblieben.

»As a man of science« – dies die Selbstbezeichnung des geschätzten Dorfarztes mit schrägem Humor – vermittelt Dr. Bamford gegen außen, dass er nur in seiner Funktion als Mediziner Interesse an Marihuana habe. Auf seine Expertise hin angesprochen, meint er:

> 💬 »I've seen it before in Amsterdam years ago, when I was on a medical study, studying something medical.« Auf die Frage von Barkeeper Charlie (Paul Brooke): »Did you try that stuff, doctor?« antwortet er: »Once, at university. Didn't inhale« (29:10–30:48).

Er tritt stets gepflegt in Anzug und Hemd auf und ist selbst bekifft erstaunlich schlagfertig und geistesgegenwärtig. Dass der regelmäßige Jointraucher Bamford mit seiner Einstellung, die Illegalität von Marihuana sei wohl als Zufall der Geschichte zu betrachten, Sympathieträger ist, zeigt sich auch in den Spin-offs um die Figur. Die beiden als Prequel angelegten Fernsehfilme *Doc Martin* (2001) und *Doc Martin and the Legend of the Cloutie* (2003) des Regisseurs Ben Bolt schildern, weshalb der Londoner Arzt ins Fischerdörfchen gekommen ist. Die seit 2004 laufende ITV-Serie *Doc Martin* verändert die Filmfigur leicht und tauft sie in Dr. Martin Ellingham um. Manche Touristen suchen Port Isaac – den realen Drehort – aufgrund des Films und der Spin-offs auf (Otter Bickerdike 2016, S. 37–39).

Matthew wiederum verkörpert das Stereotyp des Kiffers: ein fröhlich in den Tag hinein lebender, wenig ehrgeiziger, ewig jugendlicher Lebenskünstler. Als ihm Freundin Nicky (Valérie Edmond) zu verstehen gibt, es sei langsam Zeit, Verantwortung zu übernehmen, er werde alt, widerspricht er:

> 💬 »I'm not getting old. These are laugh lines« (45:49–54).

Gleichwohl ist Matthew auch ein umtriebiger und vielseitiger Mann. Er ist nicht nur als Bestatter für den Pfarrer und Jointlieferant für den Dorfarzt, sondern auch als Allrounder für Grace tätig. Das Stereotyp des antriebslosen Kiffers wird korrigiert (Soellner und Gabriel 2008, S. 32). Grace meint denn auch am Trauermahl zu Matthews Freundin Nicky, unwissentlich vorausschauend: »I don't know what I would do without him.«

Marihuana-Anbau als rettende Geschäftsidee

Tatsächlich ist es Matthew, der Grace aus dem Schlamassel hilft, wie es der Filmtitel *Saving Grace* nahelegt. Grace' Mann Arthur hat sich nämlich hochverschuldet mit einem fallschirmlosen Sturz aus dem Flugzeug verabschiedet und einen Scherbenhaufen hinterlassen, wie die zu Filmbeginn völlig ahnungslose Grace erfahren muss. Bald schon holen Gläubiger den Hausrat ab, und die Versteigerung des Hauses droht. Als Mittfünfzigerin ohne Beruf hat sie keine Ahnung, wie sie zum nötigen Geld kommen soll. Weder Banker noch Pfarrer können ihr weiterhelfen. Zudem kann sie Matthew nicht mehr für seine Dienste entlohnen und muss ihn entlassen. Sie fragt ihn, ob sie irgendetwas für ihn tun könne, und Matthew hat eine Idee: Ihm sterben seine Hanfpflanzen weg, die er für den Hausgebrauch im Pfarrhausgarten angepflanzt hat, unter Büschen verborgen. Er braucht dringend den Rat einer begnadeten Gärtnerin. Ohne Grace genauer zu erläutern, um welche Art von Pflanzen es sich handelt, bittet er sie um Hilfe. Bei Nacht und Nebel werden die Pflanzen begutachtet, unbemerkt von Pfarrer Gerald (Leslie Phillips), der sich derweil einen Vampirfilm anschaut (16:51–18:12). Es entspinnt sich folgender Dialog zwischen Grace und Matthew:

> Grace: »Are these Gerald's plants?«
> Matthew: »No, no. They're mine. I think I may have overwatered them.«
> Grace: »I'm not stupid, Matthew. I know what this is.«
> Matthew: »What is it?«
> Grace: »Hemp.«
> Matthew: »Is it? Alright, it's hemp.«
> Grace: »They're not getting enough light, are they? They're never going to grow in the dark down here.«
> Matthew: »I didn't really want anybody to see them.«
> Grace: »Well, you wouldn't, would you? If you want these poor things to grow, they need some decent soil and some better light.«
> Matthew: »Okay, thanks.«
> Grace: »Come on then, let's take one back to the greenhouse, see what we can do.«
> Matthew: »Well, you may not want to do that.«
> Grace: »I'm a gardener. These are sick plants.«

Dank der fachkundigen Pflege von Grace treibt das Hanfpflänzchen innerhalb kurzer Zeit Blüten. Als Grace, die täglich mehr unter finanziellen Druck kommt, von Matthew erfährt, wie wertvoll eine voll erblühte weibliche Hanfpflanze ist, erkennt sie ihre finanzielle Rettung (■ Abb. 18.2). Das Orchideengewächshaus wird kurzerhand in eine Hanfplantage umfunktioniert. Im Gartenzentrum besorgt sie sich die notwendigen Utensilien und trifft auf ihren Banker Melvin (John Fortune; 34:26–35:02):

> Melvin: »Grace, have you read any of my letters?«
> Grace: »I'm sorry, no. But I'm working on a little plan. I mean it's a bit soon to talk about it just now, but, see, I don't want to jinx it.«
> Melvin: »Grace, I can't do any more to hold them off. It's gone up to head office, and they don't know you. All they see is a middle-aged woman with huge debts and no income! What are you going to do?«
> Grace: »I'm becoming a drugs dealer.«
> Melvin: »Grace, I'm serious.«

Ein filmischer Kommentar zu stereotypen Vorstellungen: die seriöse Grace als Drogendealerin? Völlig undenkbar! Doch Grace ist ein Vollprofi. Dank intensiver nächtlicher Beleuchtung gedeiht die Plantage prächtig. Die Zuschauer lernen einiges über Indoor-Hanfanbau, ideale Wachstumsbedingungen wie Unterlage, Erde, Dünger, Lichtbedingungen, Belüftung sowie fachgerechtes Trocknen der Ernte durch Aufhängen. Die Filmemacher legten großen Wert auf die akribisch genaue Darstellung einer

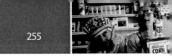

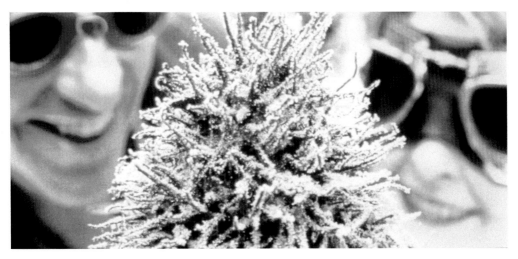

🔲 **Abb. 18.2** Matthew und Grace freuen sich über die prachtvoll erblühte Hanfpflanze. (Quelle: Filmbild Fundus Herbert Klemens. © Advanced Filmverleih. Mit freundlicher Genehmigung)

professionellen Hanfanlage. Die Ernte ist beachtlich: Nach wenigen Wochen sind 20 Kilogramm zum Verkauf bereit, in Abständen von vier Wochen sind regelmäßig weitere 20 Kilo lieferbar. Dealer Vince ist voller Bewunderung, als er die getrocknete Ernte auf einem Riesenhaufen sieht: »That is the most beautiful and awesome thing I have ever seen im my life« (1:19:28–35). Und die Qualität haut ihn vollends um: »Jesus!« Selbst Dorfpolizist Alfred (Ken Campbell) meint anerkennend: »But Grace, this is a huge amount. It's good stuff too, isn't it?«. Und zu Matthew gewandt, fährt er fort: »Better than that shit you're growing up at the vicarage« (1:16:44–17:23).

Legitimation des Illegalen

Gesetzesvertreter Alfred zeigt sich nicht über den Hanfanbau per se, sondern über die Menge des Hanfs überrascht. Wie die übrigen Dorfbewohner weiß auch er längst über Grace' Machenschaften Bescheid, ist das hell erleuchtete Gewächshaus in der Nacht doch unübersehbar. Er stellt sich blind, wohl wissend, dass Grace das Geld dringend braucht. Trotz der im Film vermittelten Toleranz und Akzeptanz wird aber auch die Tatsache der Illegalität von Anbau und Handel samt drohender Konsequenzen diskutiert, genretypisch ins Leichte gewendet. Matthews Freundin Nicky etwa unterscheidet klar zwischen Hausgebrauch und Großanbau und verweist auf die Strafbarkeit von Letzterem. Auch Grace weiß sehr wohl um die Illegalität ihres Tuns. Im Radio wird vom großen Erfolg im Kampf gegen Drogen berichtet: »Two men and one woman were found guilty at Bristol Crown Court after police discovered marijuana with an estimated street value of half a million pounds hidden in a barn on their family farm. Sentencing them to 15 year jail sentences, the judge …« (46:19–46:37). Sofort stellt sie den Apparat ab; so genau will sie über die drohenden Konsequenzen nicht informiert sein, entspricht doch der erhoffte Wert ihrer Ernte in etwa dem im Radio rapportierten.

Dass Grace gegen Filmende meint: »Maybe nobody should have the bloody stuff«, sich von Matthew ein Zündhölzchen reichen lässt und darauf die gesamte Ernte in Rauch aufgehen lässt, ist die elegante filmische Lösung, Akzeptanz zu vermitteln, ohne illegale Handlungen gutzuheißen.

Die finanziellen Probleme von Grace lösen sich anderweitig: *Saving Grace* entpuppt sich nämlich nicht nur als leichte Kifferkomödie, sondern als veritable Befreiungs- und Entwicklungsgeschichte.

Libidinöse Befreiung durch Marihuana

Parallel zum Wachstums- und Blüteprozess der Hanfpflanzen blüht auch Grace zunehmend auf. Grace emanzipiert sich in mehrfacher Hinsicht. Sie schaut nicht mehr weg, konfrontiert sich mit Unangenehmem und sucht das Gespräch mit Honey Chambers, der Geliebten ihres Mannes. Dabei erkennt sie, dass der Sexdrive ihres Mannes ganz und gar nicht ihrer Erfahrung entspricht, die sie als frustrierendes »flogging a dead horse« umschreibt (46:40–48:57). Nun will sie mehr vom Leben, will nicht nur Marihuana anpflanzen und verkaufen, sondern auch wissen, wie es wirkt. Am Strand raucht sie mit Matthew ihren ersten Joint:

 Grace: »I don't feel anything.«
Matthew: »Hey, hey, hey, slow down.«
Grace: »Is this addictive?«
Matthew: »It's not crack.«
Grace: »Are you sure this works?«
Matthew: »Oh, yes.«

Und in der Tat, wenig später lacht sie sich halb kaputt und kann sich nicht mehr erholen, als sie Matthew ansieht:

 Matthew: »What?«
Grace: »Nothing.«
Matthew: »Yeah. What? What?«
Grace: »It's nothing, it's you. You're Scottish!«

Diese Szene ist auf dem Filmplakat abgebildet. Der Lachanfall der beiden wirkt ansteckend. Grace' scheinbar grundlose Erheiterung und der Heißhunger, der sie überfällt, nachdem sie nicht mehr allzu stoned ist, entsprechen den Vorstellungen des harmlos-vergnüglichen Marihuana-Highs.

Der Entscheid, sich den Tatsachen zu stellen und sich auch auf Verbotenes einzulassen, initiiert bei Grace mehr Eigenständigkeit, Leidenschaft und Kreativität: Sie nimmt das Heft selbst in die Hand, macht sich allein nach London auf, heimlich, ohne Matthew, um einen Käufer für ihre Hanfernte zu finden. Sie will Matthew schützen, da sie – im Unterschied zu ihm – um Nickys Schwangerschaft weiß und nicht riskieren will, dass er erwischt wird. Bei dieser Gelegenheit lernt Grace ihren künftigen Mann kennen, Jacques Chevalier (Tchéky Karyo), einen attraktiven, zwielichtigen französischen Geschäftsmann. Er will ihre Ernte kaufen. Dealer Vince warnt sie: »He's a bit heavy. He's not like us. He's not laid back« (58:42–50). Genau dieses Verrucht-Gefährliche zieht Grace aber an. Treffpunkt ist ein Rave Club, außerhalb der Öffnungszeit. Die surreale, stark überzogene Szenerie in der Unterwelt, der Deal im heruntergekommenen Pissoir des Clubs sowie die Auflösung der Verstrickungen mittels Erntevernichtung werden in der Filmkritik nicht zu Unrecht als dramaturgisch wenig überzeugender »Trick« beurteilt (Baumann 2000, S. 20). Die Szenerie im Club lässt sich aber wohlwollend auch metaphorisch deuten, als Inszenierung von Grace' Konfrontation mit ihrer lustvoll-gefährlich-triebhaften Seite, die sie bisher auf Orchideenzucht umgelenkt hat. Auch die Wahl des Rave Clubs, des Ortes ekstatischen Tanzes, passt zu Grace' libidinöser Befreiung. Zudem entspricht sie durchaus der für Filmkomödien konstitutiven Übertreibung, Stereotypisierung und Überraschung. Genauso wie die Schlusssequenz, die Grace auf die Bestsellerliste katapultiert und ihre finanziellen Probleme löst, völlig aus dem Nichts heraus – die Zuschauer haben sie nie auch nur eine Zeile schreiben gesehen. Eine sichtlich aufgeblühte Grace wendet sich via Fernsehkamera an ihre Nachbarn und Freunde im Pub in Port Liac. Sie hat soeben den New Yorker Buchpreis für ihren Bestseller »The Joint Venture« entgegengenommen, ein

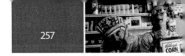

Buch, das ihre Erfahrungen als Marihuana-Anbauerin fiktionalisiert und die interessierte Leserschaft über Fakt oder Fiktion spekulieren lässt. Zuletzt richtet sie sich an ihren Retter:

 »Matthew, I wanted to tell you that I think you are a terrible gardener, but that you have helped me to grow. And for that I thank you from the bottom of my heart« (1:26:31–50).

»Lovely, lovely, lovely«

Während die Akzeptanz von Marihuana Grace wachsen lässt und ihre Kreativität und Leidenschaft weckt, ist die im Film geschilderte Wirkung auf die Dorfbewohner etwas moderater, in den Worten der beiden schrulligen älteren Ladenbesitzerinnen Margret (Phyllida Law) und Diana (Linda Kerr Scott) einfach »lovely, lovely, lovely«, sprich: wunderbar enthemmend und belustigend. Die Szene mit den beiden ist denn auch die lustigste des Films. Margaret und Diana suchen im Gewächshaus vergeblich nach Grace, die sie zum Mittagessen eingeladen hat, um die bevorstehende Teeparty zu besprechen. Auch die Orchideen sind allesamt verschwunden, nur kleine grüne Pflanzen gibt es in Hülle und Fülle, die einen eigenwilligen Geruch haben – Tee, vermuten die beiden. Sie entschließen sich, auf Grace zu warten. Diana braut in der Zwischenzeit ein Kännchen dieses speziellen »Trevethyn«-Tees. Der Hanftee entfaltet seine Wirkung: Etwas später betreten die Zuschauer mit dem Londoner Banker Quentin Rhodes (Clive Merrison), der seit Tagen vergeblich versucht, Grace zu erreichen, Dianas und Margrets Ladenlokal. Er will nach dem Weg zum Haus von Grace fragen. Doch der Laden ist leer. Er ruft: »Hello! Anybody home? Hello?« Da hört man Gekicher hinter der Theke, Margrets Kopf taucht auf: »May I help you?« Und verschwindet wieder hinter der Theke, unter weiterem Gekicher. Nun taucht Diana auf und fragt, mit einer offenen Cornflakes-Schachtel in der Hand (◘ Abb. 18.3): »Would you like some Cornflakes? They're heavenly.« Er antwortet: »No, thank you. I've already eaten.« Was die beiden totlustig finden, sie können sich nicht mehr halten vor Lachen. Beide tauchen nun miteinander auf, tragen »droppy eyes«, Brillen mit herauspoppenden Spiral-Augen, lachen sich schief, und Margret fragt: »Would you like a chocolate ice cream?«. Quentin spricht nun prononciert, als wenn die beiden schwer von Begriff wären:

 Quentin: »I'm looking for Liac House. I want to contact Grace Trevethyn.«
Diana: »I love Grace. I really, really love her.«
Margret: »She's an angel. She has wonderful hair, soft and silky, like a lovely angora rabbit.«
Quentin: »Right. Where do I find her?«
Diana: »In a lovely, lovely house. I love her.«
Quentin: »And how do I get to the lovely house?«
Diana: »Up the lovely, lovely hill.«
Margret und Diana (singend): »Lovely, lovely, lovely.«

Margret zieht an Dianas »droppy eyes« und lässt sie – »one, two, three, now« – zurückschnellen, worauf beide wieder in Gelächter ausbrechen, und die Zuschauer mit ihnen. Diese freuen sich, dass die beiden alten Damen eine solch gute Zeit haben.

Es sind gerade diese Szenen mit fröhlich-bekifften, vermeintlich braven älteren Bewohnern in *Saving Grace*, die Lebensfreude verbreiten und befreiend wirken. Die Wirkung der Droge Marihuana wird als durchwegs positiv, wohltuend entspannend, enthemmend, erheiternd, den routinisierten Alltag bereichernd und somit als harmlos dargestellt.

Am deutlichsten vermittelt dies die vorletzte Szene des Films, die Szene vor der Buchpreisvergabe.

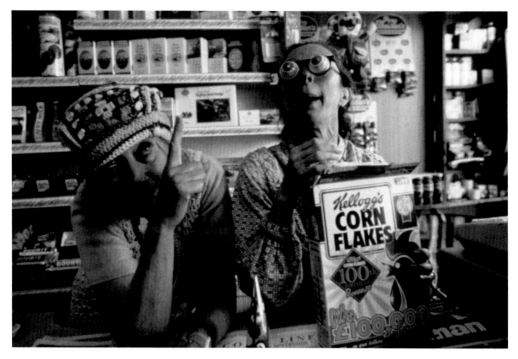

◨ **Abb. 18.3** »Would you like some Cornflakes? They're heavenly.« Margaret und Diana sind high vom Hanftee. (Quelle: Filmbild Fundus Herbert Klemens. © Advanced Filmverleih. Mit freundlicher Genehmigung)

Marihuana-High als Sommernachtstraum

Grace hat soeben ihr Streichholz fallen lassen, die Marihuana-Ernte geht in Rauch auf. Grace verlässt das Gewächshaus und schließt die Tür hinter sich. Die benachrichtigte Polizei trifft mit Sirengeheul ein, die geladenen Frauen attackieren den flüchtenden Ganoven China mit ihren Handtaschen und selbst die eingreifenden Bobbys bekommen etwas ab. Chaos und Gekreische herrschen. Da öffnet Dr. Bamford geistesgegenwärtig das Gewächshaus, der Marihuana-Rauch entweicht und hüllt alle Anwesenden ein. Und wenig später sind alle Aggressionen wie weggeblasen, sämtliche Anwesenden amüsieren sich köstlich und spielen miteinander in Grace' Garten Fangen, in Zeitlupe, zum Song »Witchcraft« (◨ Abb. 18.4).

> 💬 «And I've got no defense for it
> The heat is too intense for it
> What good would common sense for it do?
> Cause it's witchcraft
> Wicked witchcraft« (Song »Witchcraft« aus dem Off; 1:22:22–1:23:01)

Das Marihuana-High als »wicked witchcraft« statt Feenzauber im Sommernachtstraum. Die Gäste tanzen, lachen, kugeln sich auf der Wiese, küssen sich, jagen einem uniformbefreiten nackten Bobby nach und genießen die Leichtigkeit des Seins. Eine irreale, aus der Zeit gefallene, sinnenfreudige, entspannte, friedliche, humorvolle Stimmung herrscht, die an den Summer of Love erinnert, Eros siegt über Thanatos, ein wahrer Garten Eden wird hier evoziert, losgelöst vom Alltag. Jacques lächelt und meint zu Grace: »I like it here.«. Es ist dieses Bild des Marihuana-Highs als eines aus der Zeit gefallenen sommerlichen Traums, das nachwirkt und uns heiter-beschwingt aus der filmischen Fiktion entlässt.

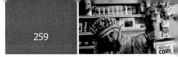
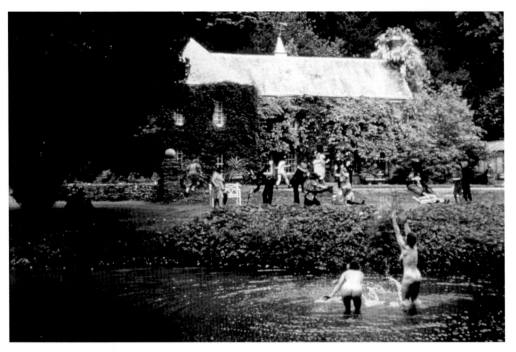

 Abb. 18.4 Im Marihuana-High: Grace' Gäste amüsieren sich köstlich. (Quelle: Filmbild Fundus Herbert Klemens. © Advanced Filmverleih. Mit freundlicher Genehmigung)

Auffallend ist, dass die herrlich inszenierten, lustigen und einprägsamen Highs in *Saving Grace* durch reinen Zufallskonsum oder bewusst einmaligen Konsum entstehen. Auch das Happy End stellt sich nicht trotz, sondern dank der Vernichtung der Ernte ein. Grace' finanzieller Erfolg ist genauso unabhängig vom Marihuana wie Matthews Lebensglück. Er wird Vater und entscheidet sich – noch bevor er das weiß –, aus dem Marihuana-Geschäft auszusteigen, denn er liebt Nicky und erklärt Grace:

💬 »It's Nicky. She doesn't want a relationship with someone irresponsible. And I don't want a relationship with someone who isn't Nicky.«

Erfolg und Lebensglück der beiden sind erst durch den Abschied vom Marihuana längerfristig garantiert.

Implizit wird in *Saving Grace* also sporadischer Konsum als unproblematisch, langanhaltender Konsum und Handel jedoch als nicht empfehlenswert dargestellt. John Markerts Kritik der Verharmlosung von Marihuana in Kifferkomödien greift hier nicht.

Auch sein Hinweis, dass die rechtlichen Konsequenzen von Marihuana-Anbau, -Besitz und -Konsum heruntergespielt würden, obwohl sie in vielen Ländern noch strafbar seien, trifft auf *Saving Grace* nicht zu. Genreadäquat elegant vermittelt *Saving Grace* Akzeptanz, ohne Illegalität zu verleugnen: Die Marihuana-Ernte geht in Rauch auf. In einem Fernsehinterview wird Dorfpolizist Alfred von einem Journalisten zum Vorfall befragt (1:23:49–60):

💬 Journalist: »Wasn't there an incident up at the Liac House?«
Alfred: »The police were called to the house, but there was a problem with witnesses.«
Journalist: »No one wanted to talk?«
Alfred: »Nobody could remember anything.«

Wie ein Traum hat sich die Erinnerung verflüchtigt. Die Filmemacher lösen ihren leichtfüßigen »feel good movie« gewissermaßen in Marihuana-Nebel auf, so wie sie den Film mit Marihuana-Rauch einführten – mit dem Inhalieren eines Joints und einem sich in Rauch auflösenden Filmtitel. Eine überaus gelungene und adäquate Klammer für eine Kifferkomödie.

Literatur

Baumann P (2000) As the world turns. »Nurse Betty« & »Saving Grace«. Commonweal 127(17):19–20
BBC News (2000) Grace saves Hollywood summer. Gesendet: 4 September 2000. http://news.bbc.co.uk/2/hi/entertainment/909892.stm. Zugegriffen: 31. Jan. 2018
Box Office Mojo (2018) Saving Grace. http://www.boxofficemojo.com/movies/?id=savinggrace.htm&adjust_yr=2001&p=.htm. Zugegriffen: 31. Jan. 2018
Drewe J (2003) Erwünschte und unerwünschte Wirkungen des Cannabiskonsums. Ther Umsch 60(6):313–316
Helitzer M (2005) Comedy writing secrets. Writer's Digest Books, Cinncinati
King G (2002) Film comedy. Wallflower, London
Legalize it! (2016) Shit happens. Hanf, Kiffen, THC und die Gesetze zur Verfolgung von Cannabis. Verein Legalize it!, Zürich
Lüthi T (2017) Cannabis macht abhängig. NZZ am Sonntag, 28.5.2017, Nr 22, S 56–57
Markert J (2003) Hooked in film. Substance abuse on the big screen. Scarecrow Press, Lanham, Toronto, Plymouth
Müller A (2015) Kiffen und Kriminalität. Der Jugendrichter zieht Bilanz. Herder, Freiburg, Basel, Wien
Otter Bickerdike J (2016) The secular religion of fandom: pop culture pilgrim. SAGE, Los Angeles, London, New Delhi
Soellner R, Gabriel U (2008) Typisch »Kiffer«? Stereotype und Personenwahrnehmung. Sucht 54(1):32–37
Thomasius R, Holtmann M (2016) Sind Jugendschutz und Cannabisfreigabe miteinander vereinbar? Die Leglisierungsdebatte aus kinder- und jugendpsychiatrischer Sicht. Z Kinder Jugendpsychiatrie Psychother 44(2):95–100

Originaltitel	Saving Grace
Erscheinungsjahr	2000
Land	GB
Drehbuch	Craig Ferguson, Mark Crowdy
Regisseur	Nigel Cole
Hauptdarsteller	Brenda Blethyn, Craig Ferguson
Verfügbarkeit	Als DVD in deutscher Sprache erhältlich

Alfred Springer

Die Fähigkeit zu trauern: Eine Pforte zur Kreativität

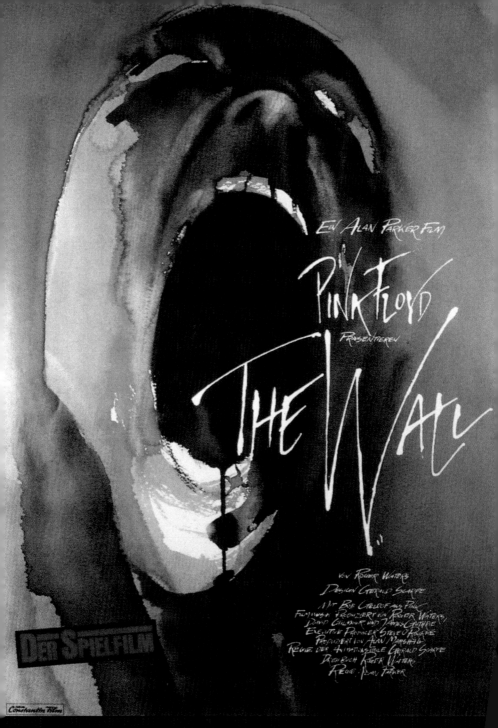

Ein Alan Parker Film

Pink Floyd
präsentieren

The Wall

Von Roger Waters
Design Gerald Scarfe
Mit Bob Geldof als Pink
Filmmusik produziert von Roger Waters,
David Gilmour und James Guthrie
Executive Producer Steve O'Rourke
Produziert von Alan Marshall
Regie der Animationsteile Gerald Scarfe
Drehbuch Roger Waters
Regie Alan Parker

DER SPIELFILM

Constantin Film

Pink Floyd – The Wall (1982)

Allgemeine Vorbemerkung und Einführung in das Thema

Im November des Jahres 1979 erschien *The Wall* (◘ Abb. 19.1), ein Doppel-Konzeptalbum der Pop-Gruppe Pink Floyd, auf dem internationalen Schallplattenmarkt und wurde rasch ein Bestseller. Der auf ihr enthaltene Song »Another Brick in the Wall« wurde zum Hit und erlangte Kultstatus, nachdem er für jugendliche Protestierer besonderen Stellenwert einzunehmen begonnen hatte. Die Gruppe, die bekannt ist für ihre spektakulären Bühnendarbietungen, führte dann 1980 eine entsprechende Bühnenfassung ihres Werkes, das eine Art Fortführung des Konzeptes »Rockoper« (The Who: *Tommy* oder The Pretty Things: *C.F. Sorrow*) ist, in einigen europäischen (London und Dortmund) und amerikanischen Städten (New York und Los Angeles) auf. Die aufwändige und selbst für finanziell in ausschweifenden Dimensionen denkende Pop-Artisten und Manager auch ungemein kostspielige Inszenierung stand einer oftmaligen öffentlichen Reproduktion im Wege. Schließlich wurde *The Wall* – mit entsprechenden Änderungen –, auch verfilmt. In der filmischen Version fand die szenische Aufbereitung des Rock-Opus dann den Weg zum großen Publikum.

Pink Floyd – The Wall: Der Film

Produziert wurde der Film, der 1982 in die Kinos kam, von Alan Marshall. Als Regisseur fungierte der Brite Alan Parker, der durch Filme wie *Bugsy Malone*, *Midnight Express* und *Fame* bekannt geworden war und bereits hohes Ansehen genoss. Bob Ezrin, Roger Waters und David Gilmour lieferten den Soundtrack, Roger Waters, der bereits in der Schallplattenproduktion für Texte und Musik verantwortlich gezeichnet hatte, verfasste allein das Drehbuch. Ursprünglich wollte Waters in der filmischen Umsetzung der Produktion auch die Hauptrolle verkörpern. Alan Parker entschied sich jedoch für Bob Geldof, einen Akteur, der zwar der Popszene zugehörte, aber nicht den Pink Floyd entstammte. Die Kamera wurde von Peter Biziou bedient.

Zur besonderen Qualität der optischen Gestaltung des Films trug entscheidend die Mitarbeit des Cartoonisten Gerald Scarfe bei, der auch schon für die Ausstattung der Konzertdarbietungen eine bedeutende Rolle gespielt hatte. Für den Film schuf Scarfe animierte Sequenzen, die in einem Umfang von insgesamt 15 Minuten die Aussage verschiedener Schlüsselszenen vertiefen.

Als Akteure treten neben Bob Geldof, Kevin McKeon, Christine Hargreaves, James Laurenson und Eleanor David in Erscheinung. Die Besetzung des männlichen Protagonisten »Pink« mit Geldof war umstritten. Geldof, der später für die Initiierung der Live-Aid-Konzerte sowie für sein sozialpolitisches Engagement gegen die weltweite Armutsentwicklung und für die Entschuldung der Dritten Welt Bedeutung gewann und in Anerkennung dieser Leistungen 1986 von Königin Elisabeth II. zum Ritter geschlagen wurde, hatte ursprünglich die New Wave Gruppe »The Boomtown Rats« gegründet. In der Medienpresse wurde behauptet, dass er bereits bevor er die Rolle des Pink übernahm, eine Karriere als Schauspieler anstrebte, weil ihm die Zukunft seiner Musikprojekte zu unsicher schien.

Geldofs Verpflichtung galt aber nicht als das einzige Problem in der Produktion des Films, dessen Dreharbeiten von den Auseinandersetzungen und Konflikten überschattet waren, die zwischen Parker und Waters bestanden. Dies war wohl auch der Hauptgrund dafür, dass die Beteiligten an dem Projekt sich nach dessen Fertigstellung generell enttäuscht äußerten.

Alan Parker beklagte, dass der Film amateurhaft sei und bezeichnete ihn als »den teuersten Studentenfilm, der je gedreht wurde.« Roger Waters empfand die Ausstrahlung des Films als zu depressiv und meinte, dass dem Publikum keine Chance gelassen werde, Sympathie für Pink zu empfinden. Gerald Scarfe erklärte in einer Stellungnahme, die der DVD-Version des Films beigegeben ist, dass er nicht verstehen könne, was Leute an dem Film finden und warum sie ihn mögen. David Gilmour schließlich meinte, dass der Film von allen Versionen des »Wall-Konzepts« die Misslungenste sei.

Der Film wurde zunächst anlässlich der Filmfestspiele in Cannes gezeigt und lief dann im Spätherbst des Jahres 1982 in den Kinos der BRD und Österreichs an.

Formale Besonderheiten

Die Dialogform ist in dem Film weitgehend aufgehoben und ersetzt durch visuelle Effekte, die die Aussage verdeutlichen sollen. Der Inhalt wird nicht logisch-linear erzählt, sondern mittels Rückblenden, Imagination, Abbildung der Realität, Erinnerungsbildern und assoziativen Sprüngen vermittelt. Spielfilm und Trickfilmtechnik werden vermengt, um die alptraumhafte Phantasietätigkeit des Protagonisten deutlich werden zu lassen. Der Schnitt ist ungeheuer rasch. Insgesamt gibt es in dem Streifen 5440 Schnitte; das ist fast dreimal so viel wie in anderen Filmen. Pro Minute laufen im Durchschnitt etwa 60 verschiedene Bilder. All diese formalen Besonderheiten, die Manchen exzentrisch erscheinen mögen, machen den Film zu einer schwer verdaulichen Kost und sind möglicherweise verantwortlich für negative Bewertungen mancher Kritiker.

Der Inhalt

Die oben kurz umrissene Struktur des Films macht es nicht gerade einfach, seinen Inhalt klar und schlüssig nachvollziehbar zu machen.

Der Rock-Superstar »Pink« sitzt eingeschlossen in seinem Hotelzimmer in Los Angeles vor einem Fernsehapparat, der die neuesten Kriegsmeldungen aus aller Welt bringt, und lässt sein Leben vor sich ablaufen. Er fühlt sich zerstört, ausgebrannt durch zu viele Auftritte, durch Drogen, auch durch seinen Erfolg. Zeit und Raum, Realität, Phantasie beginnen sich zu verwirren. Die Bilder auf dem Fernsehschirm lösen Assoziationen zum Zweiten Weltkrieg aus. Pink ist als vaterloses Kind aufgewachsen, da der Vater im Kampf um Anzio gegen die deutsche Wehrmacht gefallen war. Er leidet unter der Imagination der Verzweiflung des eingeschlossenen und verletzten Vaters, der telefonisch Hilfe erbitten möchte, aber niemanden erreicht, da die Telefonleitung zerstört ist. Auch Pink selbst leidet unter toten Leitungen bzw. darunter, dass seine Frau sich nicht meldet, wenn er sie anzurufen versucht. Er wird von Bildern überflutet, die seine Suche nach dem Vater, seine Mutterbeziehung und seine erniedrigenden Erfahrungen beinhalten. Die Mutter nahm ihn ganz eng an sich. Väter waren keine zu finden. Die Schule war eine Tortur, sadistische Lehrer quälten und entpersönlichten die Kinder. Aus der Mutterbeziehung heraus entwickelte sich jene seelische Struktur, die mit dem Bild der »Mauer« symbolisiert wird. Kern und Grundstein der Mauer ist der Gedenkstein an den Vater, den Pink als Junge in der Kirche des Heimatortes gesehen hat. Stein um Stein bauten dann Mutter und Sohn in ihrer engen Beziehung die Mauer als charakteristischen Panzer auf. Allerdings versetzt ihn dieser selbstgeschaffene Schutzwall auch in eine ambivalente Position, die seine Fantasiewelt steuert. Pink ist sich seiner Unsicherheit bewusst, seiner Selbstverachtung, er fantasiert sich als Hitlergestalt, die anlässlich eines Reichsparteitags auf einer Empore steht, um die für ihn gesichtslosen Menschen zum Massenmord zu motivieren. Im gleichen Moment aber überfällt ihn die Erkenntnis, dass er selbst als Kultstar, der den Jubel der Fans wie ein Süchtiger in sich aufsaugt, die Rolle des Diktators spielt.

Die Erfahrungen aus seinem Privatleben haben ebenfalls zur Verstärkung des Schutzwalls aus Gefühlskälte, Einsamkeit und Trauer beigetragen. Zwar hat Pink seine große Liebe geheiratet und auf Tourneen seine sexuellen Fantasien ausgelebt, doch unzählige Trennungen von seiner Frau haben zum Bruch geführt. Er versucht die »Mauer einzureißen«, nimmt sich eine Verehrerin ins Hotelzimmer und nimmt Aufputschmittel in großer Menge zu sich. Als Folge davon gerät er in einen panikartigen

Zustand, verwüstet den Raum, jagt das Mädchen davon, ist nunmehr wieder allein, wieder vor dem Fernseher, er verletzt sich, er rasiert sich die Augenbrauen, gerät in einen immer verwickelteren Strudel seiner alptraumhaften Assoziationen. Die reale Welt verliert immer mehr ihren festen Stellenwert, seine Denkabläufe werden halluzinatorisch verändert. Er sieht sich selbst als Richter wie auch als Angeklagter in einer Art »Nürnberger Prozess«. Zeugen seiner Vergangenheit treten auf, werden aufgerufen, über ihn auszusagen. Das »Urteil«, das gefällt wird, ist einstimmig: Er muss die Mauer beseitigen. Diese Zerstörung der Mauer nimmt einen guten Teil der Schlusssequenzen des Films ein.

Mediale Rezeption und Interpretation

In der Zeit, in der der Film produziert wurde, entstand die Interpretation, dass der Streifen den schmalen Grat zwischen Normalität und Wahnsinn darstellt, der jene Generation, die sich gegen übersatte Etablierte aufgelehnt habe, kennzeichnet; diese Charakterisierung schien auf revoltierende Studenten ebenso zuzutreffen, wie auf provokante Punks.

Die Kunstfigur »Pink« imponierte nicht als spezielles und isoliertes Einzelschicksal, vielmehr als eine Gestalt, an der in idealtypisierender Weise bestimmte Phänomene aufgezeigt werden können, die als verbindlich für die Generation der späten 1960er-Jahre gelten und die generalisierbar sein sollen.

Taking Drugs to Create Movies to Take Drugs to?

Da die Band Pink Floyd als Repräsentant des Britischen Psychedelismus gilt und Drogengebrauch in dem Film breiten Raum einnimmt, wurde der Film auch als drogenkulturelles Produkt interpretiert. Protagonisten der psychedelischen Bewegung empfahlen, ihn unter Drogeneinfluss anzuschauen, um ihn voll zu begreifen. Julien English, ein französischer Autor meinte allerdings, dass es dieser Unterstützung nicht bedürfe. Der Film sei, nicht anders als das Album, ein inspirierendes künstlerisches Erlebnis, das dem Betrachter eine bislang unbekannte Symbolwelt eröffne (English 2013).

Ähnlich sah es Roger Davidson (*Teen Movie Critic*):

> »This film is for the die hard Pink Floyd fan. There isn't much to the plot except that it's a rock star slowly going mad in his hotel room. Whether he is hallucinating about odd things or remembering the bad memories, it doesn't really matter, because it is the weirdest trip I have ever seen. All in all this has great music for people that like Pink Floyd and some fantastic images to get stoned on« (Davidson o.J, unveröffentlicht).

Die kritische Rezeption

In der britischen und amerikanischen Presse wurde der Film recht günstig beurteilt. In einer Rezension, die am 19. Juli 1982 in der Zeitschrift *Record Business* veröffentlicht wurde, beschrieb Brian Mulligan den Film als »real nasty« und konstatierte eine finstere Grundhaltung des Films. Waters' Weltsicht erschien ihm total und krankhaft hoffnungslos. Man könne ihm keine Lösung entnehmen, keine Hoffnung auf die Zukunft. Besonders das Ende des Films schien ihm diese Interpretation zu unterstützen: auch nach der Explosion der Mauer gibt es keine veränderte Welt – aber einen kleinen Jungen, der mit einem Molotov-Cocktail spielt. Andererseits würdigte er die künstlerische Qualität des Films und hob hervor, dass er »schmerzhaft autobiographisch« sei.

In der Zeitung *Toronto Sun* schrieb Bruce Kirkland, dass der Film brillant und schön sei. Seine negative Bildsprache sei zwar belastend, alles in allem sei er aber äußerst sehenswert.

In *The New York Post* bezeichnete Archer Winstein den Film als überwältigendes Erlebnis; er gleiche einer »emotionellen Explosion, die an einem anderen Ort, in einer anderen Zeit stattfinde« (zit. nach Carruthers 2005, S. 65).

In der Fachzeitschrift *Music Week* schließlich wurde festgestellt, dass mit *The Wall* für alle zukünftigen musikinspirierten Filme ein Standard gesetzt worden sei.

In der BRD und in Österreich hingegen wurde der Film von der Kritik recht ungnädig aufgenommen. Verrisse kamen aus allen nur möglichen Ecken, umfassten ein weites Spektrum der professionellen Filmrezension; die Kritik war gleich schlecht, ob man nun den *Spiegel*, die *Süddeutsche Zeitung* oder die *Filmschrift* las (Springer 1984). Der Film wurde als »monströse Show« gesehen, als schlecht gelungener Versuch, die Musik von Pink Floyd zu illustrieren. Vor allem fand der Umstand, dass hier – in vordergründiger Interpretation – versucht worden war, eine sehr persönliche Darstellung und Interpretation der zerstörten und zerstörerischen Entwicklung eines Rockstars zu entwerfen, vor den Augen und Ohren der Gemeinde der Filmjournalisten keine Gnade. Fast einhellig wurde die Auffassung geäußert, dass diese (auto-)biographische Darstellung klischeehaft sei, weinerlich und von Selbstmitleid triefend. Arnd Schirmer meinte im *Spiegel*, dass »eine dürftige Aussage getroffen werde«, die als »Reigen psycho-analytischer Elementarmuster« erscheine. Herbert Krill schrieb in der *Filmschrift*, er habe »schließlich einen Pink Floyd-Film sehen wollen«, aber »Pink und seine Probleme langweilen nach spätestens 10 Minuten«.

Dass der Inhalt bzw. die Interpretation der Entwicklung der psychosozialen Situation des Protagonisten in der kritischen Rezeption in Deutschland derart auf Verständnislosigkeit oder auch Abwehr stieß, mutet eher seltsam an. Ist doch der persönliche Hintergrund des Helden, mit dem der Autor sich noch genauer befassen will, generationstypisch gewesen und repräsentierte vor allem in der BRD und in Österreich ein recht verbreitetes Schicksal.

Deutlich war den Rezensionen jedoch entnehmbar, dass es vor allem die Machart des Films war, die die Kritiker störte und verstörte: der Film erschien grell, aufdringlich, hektisch, in Reizgebung und Reizbedeutung überdimensioniert, gewalttätig.

In wohlmeinenderen Darstellungen wurde die Entmündigung des Publikums auf andere Weise betrieben, indem festgestellt wurde, dass es von der kritischen Dimension des Films ohnehin nicht erfasst werde und sich an der eindrucksvollen und inzwischen pophistorischen Musik delektieren werde und auch die Visualisierung mit einem melancholisch-wohligen Gefühl hinnehmen werde, das man bei solchen Wechselbädern von Geborgenheit und Gewalt verspürt.

Versuch einer kritischen Analyse und Würdigung des Films

Eine kritische Analyse und Würdigung des Films wird nun unter besonderer Berücksichtigung der in ihm enthaltenen psychologischen Interpretation und »Drogenproblematik« vorzunehmen versucht. Die frühen Kritiker aus dem deutschsprachigen Raum haben wesentliche Aspekte des Films entweder übersehen oder vernachlässigt und die Bedeutung des Werkes unterschätzt. Besonders merkwürdig scheint es erneut, dass gerade in Österreich und Deutschland die zeitgeschichtliche und politische Dimension des Films auf Ablehnung stieß.

Allen kritischen Stellungnahmen zum Trotz: die Zeichnung eines in seiner Entwicklung schwer gestörten Charakters ist in diesem Film gut gelungen. Ebenso die Darstellung des Einflusses von Rauschmitteln auf die Entwicklung, den Erlebensvollzug und die Produktivität des Protagonisten. Aus dieser Perspektive kommt dem Film auch deshalb besondere Bedeutung zu, weil er informative Reflexionen über generationsspezifische Hintergründe von »Rauschgiftwellen« liefert.

Scheint doch ein besonderes – von der Kritik völlig vernachlässigtes – Anliegen des Films darin zu bestehen, sowohl in der Story, wie auch in der Art, in der der Film gestaltet ist, einerseits anhand der Darstellung einer exemplarischen Gestalt bestimmte generationstypische pathologische Phänomene in

Bezug auf ihren psychischen Unterbau und ihre historische Bedingtheit aufzuzeigen und zu erklären und andererseits der Traditionsbildung für bestimmte Phänomene in der »Jugendkultur« bzw. den einander in raschem Wechsel ablösenden Jugendkulten nachzuspüren und sie verständlich zu machen. Und zu diesen Phänomenen ist eben auch der Gebrauch von Rauschmitteln und psychotropen Substanzen zu zählen.

Die Generation, die in *The Wall* symbolhaft verdichtet abgebildet wird, ist die Kriegsgeneration, die sich aus den zwischen 1940 und 1945 Geborenen zusammensetzt. Die frühe Traumatisierung dieser Generation, die Charakterentwicklung und klinische Symptomatologie, die aus der traumatischen Situation und den psychosozialen Folgeerscheinungen, die sie zeitigt, entstehen, werden anhand eines exemplarischen Einzelschicksals, des Rock-Stars Pink, zur Darstellung gebracht. Mit exquisit filmischen Mitteln wird aufgezeigt, wie sehr diese traumatisierten Persönlichkeiten der Kriegsgeneration imstande sind, ihre Konfliktlage und ihre Art der psychischen Bearbeitung des Konfliktes auf die nächsten Generationen zu übertragen und damit das Erscheinungsbild, die Struktur und den Inhalt sowohl der Jugendkulte sowie auch die Art, in der diese in die gesellschaftliche Auseinandersetzung involviert werden, beeinflussen.

Diese Interpretation soll in der Folge auf zwei Ebenen aufgegriffen und weiter ausgearbeitet werden. Einerseits soll aufgezeigt werden, dass die an Pink beobachtbaren Verhaltens- und Reaktionsweisen, seine »Symptome«, tatsächlich in der realen Pop-Welt geläufige Muster sind. Andererseits soll die dem Film inhaltlich und formal entnehmbare, der tiefenpsychologischen Interpretation verpflichtete, Aussage über den psychodynamischen Hintergrund der Reaktionen und Ängste des Protagonisten überprüft werden. Abgeklärt soll letztlich werden, inwieweit die Interpretation des idealtypischen Einzelschicksals tatsächlich auf die diversen Jugendkulte generalisierbar ist, wie der Film in seiner Metaphorik zu verdeutlichen sucht.

Die Gestalt des Pink als Repräsentant jugend-/pop-kultureller Phänomene und Verhaltensmuster

Die Analyse der auffälligen Verhaltens- und Reaktionsweisen des Protagonisten des Films muss sich auf einige wenige dieser Muster beschränken. Als besonders auffällig imponieren dem Betrachter des Films wohl folgende Eigenschaften des Pink:

a. Seine Verhaftung an Kriegsgeschehnisse.
b. Seine unverarbeitete Trauerreaktion über den Verlust des Vaters bzw. den Umstand, dass er ihn niemals zu Gesicht bekommen hat; seine daraus resultierende unentwegte Suche nach (positiv erlebbaren) Vatergestalten.
c. Sein Drogengebrauch und die durch dieses Verhalten beeinflusste Erfahrung der Innen- und Außenwelt.
d. Seine Unfähigkeit mit Frauen in (positive) Beziehung zu treten. Seine offenbare Mutterfixierung.
e. Seine aggressiven Durchbruchshandlungen, die sich sowohl gegen sich selbst, wie auch gegen fremde Objekte (Gegenstände wie auch Menschen) richten.
f. Totalitäre Tendenzen.

Ad a) und b): Der (auto-)biographische Hintergrund

»The rooms were so much colder then / my father was a soldier then / and times were very hard when I was young« (Eric Burdon).

Roger Waters ist selbst gegen Ende des Zweiten Weltkrieges geboren worden und hat, wie Pink im Film, seinen Vater niemals gesehen. Sein Vater, Eric Water, war den blutigen Kampfhandlungen zum Opfer gefallen, die der Invasion der englischen und amerikanischen Truppen in Italien im Januar 1944 folgten. Am 18. Februar 1944 wurde die gesamte Kompanie, in der Waters' Vater diente, in einer heftigen Gegenattacke der deutschen Armee vernichtet. Wie sehr das Schicksal des Vaters das Leben seines Sohnes überschattete, wurde erneut deutlich als Roger Waters von der amtierenden Regierung in Anzio eingeladen wurde, am 18. Februar 2014 anlässlich des 70. Jahrestages dieses Kampfes ein

Denkmal für die Opfer zu enthüllen und er zum Ehrenbürger der Gemeinde ernannt wurde. Waters sagte, dass er Jahre gebraucht hätte sich mit der Situation zurechtzufinden. Da nie eine offizielle Bestätigung des Todes des Vaters erfolgte, habe er lange darauf gewartet, bis in die jüngste Vergangenheit, dass dieser doch noch zurückkehren würde.

Während sonst kein weiteres Mitglied der Gruppe Pink Floyd von einem vergleichbaren Schicksal betroffen war – sie wurden alle erst später geboren – war frühe Vaterlosigkeit, auch wenn der Vater nicht immer als Soldat gefallen sein musste, wohl eine recht allgemeine Situation für die erste Generation der britischen Rockmusiker. Stellvertretend wurde oben ein Textauszug eines Songs von Eric Burdon, dem Sänger der Gruppe »Animals«, angeführt. Burdon ist Jahrgang 1941. Die Musiker, die sich zu so bekannten Gruppen wie den »Beatles«, den »Rolling Stones« oder den »Yardbirds« zusammenschlossen, entstammen den Geburtsjahrgängen 1936 bis 1944.

Ad c)

Es kann kein Zweifel daran bestehen, dass in dieser ersten Generation von Popmusikern Drogengebrauch ein beträchtliches Ausmaß erreichte und auch Opfer forderte. Es ist ein Stück Geschichte der Populärkultur, dass etliche der Musiker, die die oben erwähnten Gruppen bildeten, mit Drogen experimentierten oder kontinuierlichen Drogengebrauch betrieben und mit Problemen zu kämpfen hatten, die dieses Verhalten mit sich brachte. In dieser ersten Generation starb eine ganze Reihe von Musikern einen allzu frühen Tod, der mit Rausch- oder Suchtmitteleinnahme in Zusammenhang stand: unter anderem Brian Jones, Jimi Hendrix, Janis Joplin, Jim Morrison. »Pink Floyd« galt als die erste »psychedelische« Band Englands. Sie stand zunächst stark unter dem Einfluss ihres Gründungsmitgliedes Syd Barrett, der der Gruppe auch ihr frühes psychedelisches Image verlieh und ihr den Namen gab (Watkinson und Anderson 1991). Barrett war bekannt für seine Drogenexperimente und es wird angenommen, dass er ihnen zu guter Letzt auch zum Opfer fiel. In einem ausführlichen Artikel über Barrett, der nach seinem Tod in der Zeitschrift *MOJO* erschien, wurde er als die erste berühmte Persönlichkeit aus der ersten Generation der Britischen Pop-Szene bezeichnet, die dem LSD zum Opfer fiel (Gilbert 2010, S. 72). Rick Wright meinte, dass die Drogen selbst nicht die Ursache für die zunehmende Krankheit waren, schreibt dem Einfluss der Gruppe von Drogenkonsumenten, in der Barrett sich aufhielt, einen größeren Einfluss zu (Gilbert 2010). Barretts Einfluss auf die Gruppe Pink Floyd bestand auch nach seinem Ausscheiden aus der Gruppe kontinuierlich fort und äußert sich unter anderem darin, dass seiner in der späteren Plattenproduktion Pink Floyds *Wish You Were Here* als »Crazy Diamond« gedacht wurde. Es ist anzunehmen, dass in die Gestalt des Pink neben den autographischen Bezügen von Roger Waters auch bestimmte Aspekte der Persönlichkeit Barretts verwoben wurden. Watkinson und Anderson (1991, S. 25) orteten einen unleugbaren Einfluss der »Barrett-Saga« auf die fiktive Gestalt des Protagonisten des Films.

Ad d und e)

»I'm a streetwalking cheetah with a heart full of napalm / I'm a runaway son of a nuclear A-bomb / I am the world's forgotten boy / The one who searches and destroys« sangen Iggy Pop und The Stooges im Jahre 1973 und eines der ersten amerikanischen Punkmagazine wurde 1977–1979 unter dem Namen *Search and destroy* veröffentlicht.

Die Zerstörungswut, die Pink anfallsartig überfällt, seine autodestruktiven Tendenzen können, abgesehen vom Bezug zum Schicksal von Syd Barrett, als Entsprechung realer Tendenzen in der Welt der Popmusik gesehen werden. Zum Mythos bestimmter Rockstars trugen ihre offen zur Schau gestellten destruktiven Neigungen bei. Man denke etwa an Keith Moon, den Drummer der »Who«. Die Zerstörung von Instrumenten war von Anfang an in die Auftritte diverser Rockgruppen integriert: Jimi Hendrix, »Deep Purple« etc. Später kam es auch zur Darstellung selbstzerstörerischer Handlungen während der Bühnenauftritte. Lou Reed zelebrierte das Ritual der intravenösen Injektion, wenn er sein Lied »Heroin« sang, Iggy Pop fügte sich während seiner Auftritte Verletzungen zu und später griffen auch Sid Vicious, GG Allin und Lydia Lunch und ihre Partner während ihrer Darbietungen zu dieser Methode der Performance. Zum Beispiel charakterisierte Reinhold Brunner (1982) einen Auftritt der englischen Gruppe »Throbbing Gristle« in Berlin als »lähmende Begegnung mit der Gewalt«. Mehr und mehr näherten sich die Darbietungen bestimmter Interpreten des »Art-Punk-Rock« den Ausdrucksmitteln bestimmter Vertreter der aktionistischen Kunst.

Die neue Neigung zur aggressiven Transgression und das neue Spiel mit der Gewalt ließ sich auch der Selbstdarstellung der Gruppen, die sich um das Jahr 1977 bildeten, bzw. den von diesen Gruppen gewählten Namen entnehmen: »Sex Pistols«, »Damned«, »Stranglers«, »Exploited«, »Killing Joke«, »Dead Boys«, »Suicide«, »Teenage Jesus« etc. Auch die feministische Rockszene partizipierte an dieser Haltung: neue Frauengruppen wählten für sich Bezeichnungen wie »Slits« oder »Snatch«.

In diesem Kontext wurde auch die Reproduktion von fremder Gewalt zum stilistischen Prinzip, wenn z. B. Brian Eno und die Frauen-Rockgruppe »Snatch« in einem Titel namens »RAF« ein Tonband mit der Stimme Hans Martin Schleyers einbauten.

Der britische Filmemacher Derek Jarman setzte dieser neuen Rockgeneration, die gerne mit dem oberflächlichen Sammelbegriff »Punk Rock« bezeichnet wird, mit *Jubilee* (1978) ein filmisches Denkmal. Während die neue Bewegung im Allgemeinen als tatsächlich neuer Aufbruch und als Gegenbewegung zu den erstarrten Ausdrucksformen der ›traditionellen‹ Rockmusik gesehen und in der soziologischen Interpretation mit der wachsenden Unruhe der Jugendlichen in der Zeit steigender Jugendarbeitslosigkeit in Zusammenhang gebracht wurde (Hebdige 1979), wurde mit *The Wall* versucht, eine alternative, psychologisierende und kulturalistische Interpretation dieser Geschehnisse zu liefern. Pink ist zwar einerseits der Vertreter der älteren Generation, aber andererseits bestehen in ihm all die Konflikte und Spannungen, die sich in den radikaleren Verhaltensweisen der Jüngeren ausdrücken. Im Film wird diese Interpretation auf optische Weise metaphorisch vermittelt. Durch die Manipulationen, die Pink im Verlauf der Handlung an seinem äußeren Erscheinungsbild vornimmt, wird er zu einem zeitverschobenen Spiegelbild der nachfolgenden Generationen: der Punks, der Skins, der »No-Future-Generation«. Darüber hinaus ist auch er es, der die Aggressivität des jugendlichen Publikums lenkt, ihr bestimmte Inhalte vermittelt. Die Filmschöpfer versuchen demnach, diese als neu erlebten Formen der Unrast jugendlichen Verhaltens in eine Tradition einzubetten, darauf hinzuweisen, dass das Verhalten, das in der Kindesgeneration deutlich wird, durchaus auch delegiert sein kann, die geheimen Wünsche und Ängste, Konfliktbewältigungsversuche der Elterngeneration widerspiegeln kann.

Ad f)

Die »dämonische Gewalt« erfolgreicher Popmusiker, ihre charismatische Ausstrahlung, der die Gefahr innewohnt, dass sie zu totalitären Zwecken missbraucht werden könnte, wurde seit den frühen Tagen der Pop-Kultur diskutiert. Bereits 1967 wurde dieses Problem von Peter Watkins in seinem Film *Privilege* abgehandelt, in dem Paul Jones, der Sänger der »Manfred Mann« die Hauptrolle verkörperte. Besonders aktuell wurde diese Thematik jedoch Anfang der 1970er-Jahre dadurch, dass sich bestimmte Stars der britischen und internationalen Rockszene in quasi-faschistischem oder rassistischem Sinn äußerten: Eric Clapton, Rod Stewart, David Bowie. Am weitesten ging in dieser Hinsicht der Letztgenannte: Bowie ließ sich, mit einer nach faschistischem Vorbild stilisierten Uniform und mit zum Hitlergruß erhobenem Arm, vor der Victoria Station fotografieren und von seinen Fans bejubeln. Weiter erklärte er Hitler zum Popstar und meinte, er würde gerne in einer entsprechenden Regierung die Stelle eines Propagandaministers einnehmen. 1976 äußerte er in einem Interview im *Playboy Magazin*, dass England von einer faschistischen Regierung profitieren würde. Derselbe Bowie schrieb allerdings Jahre später den ausgeprägt antifaschistischen Song »Fashion« und distanzierte sich von seiner Hitlerbegeisterung, als deren Motor er seine durch Kokaingebrauch bedingte psychotische Verfassung in dieser Periode verstanden wissen wollte (Dalton und Hughes 2001).

Später gerieten die frühen Punk-Gruppen und vor allem die Skinhead-Gruppen immer wieder in den Geruch faschistischer Vorlieben, die sie allerdings regelmäßig dementierten: die »Sex Pistols«, die Gruppen der »Oi-Bewegung«. Gleichzeitig tauchten allerorts Naziinsignien als Kultgegenstände auf und wurden sicherlich bisweilen und von manchen Gruppen in travestierender und dekonstruktiver Absicht, ebenso sicher aber von anderen Gruppen idolisierend gebraucht. Diese Tendenzen beschränkten sich nicht nur auf die Leitbilder der Pop-Szene, sondern ließen sich auch in den Jugendkulten beobachten. Nach den Aussagen Alan Parkers war die Neigung zu rassistischen aggressiven Entäußerungen, wie sie in den Krawallen der Jugendbewegungen der späten 1970er-Jahre zum Ausdruck kamen, ein entscheidender Impuls für die Schöpfer von *The Wall*, ihre Aussage zu treffen und zu gestalten (Parker 1982). Erwähnenswert ist in diesem Zusammenhang, dass Parker in den »Pogromszenen« des Films reale Skinheads als Statisten einsetzte. Insofern kommt diesen Szenen eine Art »gestellte Authentizität« zu; auf jeden Fall äußerte sich in ihnen der realistische Bezug zwischen Pinks Vorstellungen und Alpträumen und der damals aktuellen Situation der Rock- und Jugendszene und ihres politischen Umfeldes in besonderer Weise.

Die tiefenpsychologische Dimension

In der Rezension im *Spiegel* war geschrieben worden, dass die Aussage des Films auf »psychoanalytischen Elementarmustern« aufbaue. Dieser Eindruck scheint stimmig, unklar ist, warum dieser Umstand die frühen Kritiker zu negativen Bewertungen veranlasste. Schließlich wird ein Befreiungsprozess nachgezeichnet, den man durchaus auch als psychotherapeutische Erfahrung verstehen kann. Der Film führt das Publikum in die innere Realität des Protagonisten und die filmischen Mittel, die zum Einsatz kommen, scheinen adäquat. Die gelockerte Assoziativität, der übersteuerte Erlebnisvollzug, die emotionell-affektive Labilität, die alpartige Form der Tag- und Nachtträume Pinks, seine verzerrte Erfassung und Interpretation der ihn umgebenden Realität, all diese Charakteristika der inneren Welt Pinks, werden mittels der hektischen, grellen, beschleunigten Gestaltung des Films und auch in den Animationssequenzen nachfühlbar vermittelt.

Eine Interpretation des Films und der Entwicklung seines Protagonisten aus psychoanalytischer Perspektive erscheint daher gerechtfertigt. Dass diese Vorgangsweise eine Schematisierung, eine Einteilung nach Grundmustern, notwendig macht, ist wohl unerlässlich. Ebenso unerlässlich scheint dazu eine gewisse reduktionistische Sicht: Pink muss als »Fall« betrachtet werden. Als hervorstechende Muster, die der Film zur Charakterisierung Pinks anbietet, imponieren seine Konfliktlage und seine Abwehrstruktur. Den Kern der schwierigen Entwicklung Pinks bildet die komplexe Situation des frühen Verlustes, der inkompletten Familie, der durch äußere Gewalt bedingten Vaterlosigkeit. Aus den assoziativen Bildfolgen, die die Erinnerungen Pinks illustrieren sollen, wird deutlich, dass er sich unentwegt auf der Suche nach diesem nie gesehenen Vater befand und sich zum Zeitpunkt, an dem die Filmhandlung abrollt, immer noch befindet. Auf dem Weg dieser Suche begegnen ihm als Ersatz für den liebevoll beanspruchten »guten« Vater nur Gegenväter extrem repressiven Charakters: der Lehrer, der Arzt, der Richter … Man könnte die Gestalten dieser Reihe als »böse« Väter wohl auch als »Angreifer« bezeichnen. Hinsichtlich der psychosexuellen Entwicklung Pinks ergibt sich aus dieser familiären Situation eine besondere Konstellation: die Mutter bindet den Sohn äußerst eng an sich, gibt ihm Schutz vor den »Angreifern«, erlaubt es ihm aber gleichzeitig nicht, sich aus ihrer Umklammerung zu lösen, sich als von ihr abgetrennte Identität zu erleben. Diese früh einsetzende Form der Beziehung strukturiert die ödipale Situation Pinks. Die inzestuöse Situation wird im Film bildhaft deutlich gestaltet, im Song »Mother« wird sie textlich greifbar gemacht. Aus diesem Song geht auch hervor, dass die »Mauer« in dieser Mutter-Sohn-Beziehung eine besondere Funktion hat, de facto von beiden gemeinsam errichtet wird. Das Ergebnis dieser frühen prekären Beziehungssituation zeigt sich hinsichtlich der Abwehrleistungen Pinks in frühen primitiven Abwehrformen: Spaltung, projektiver

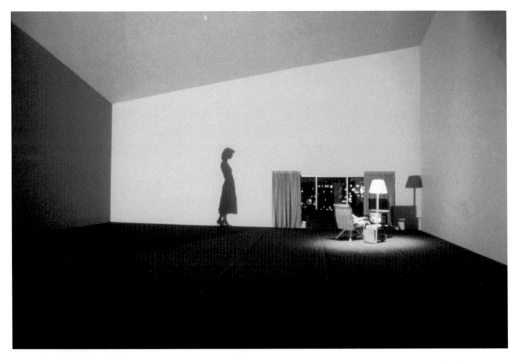

■ **Abb. 19.2** Das bedrohliche Weibliche. (Quelle: Filmbild Fundus Herbert Klemens. © Constantin Film. Mit freundlicher Genehmigung)

Identifizierung; hinsichtlich der Ich-Entwicklung besteht eine hochgradige Störung der Identitätsentwicklung, wobei die geschlechtliche Identität in besonderer Weise betroffen erscheint. Letzteres verdeutlicht der Film in treffender optischer Umsetzung mittels der Darstellung des sexuellen Problems des Protagonisten, der sowohl auf die Frau als auch auf seine eigenen heterosexuellen Wünschen panikartig reagiert (■ Abb. 19.2).

Aus der Identifikation mit dem abwesenden, idealisierten Vater und dessen Opferposition, aber auch aus der Wut gegen einen imaginierten Vater, der keine Schutzfunktion übernimmt, erwächst Pink eine masochistische Grundeinstellung und ein Ich-Ideal in der Opferposition. Auf der Ebene beobachtbaren Verhaltens äußert sich der Masochismus im selbstzerstörerischen Drogengebrauch, in suizidalen Reaktionen, in symbolischen Selbstverstümmelungsaktionen, im Versinken in Leid.

Filmisch wird diese Grundstruktur im Charakter Pinks in etlichen Sequenzen deutlich gemacht: Bilder tauchen auf, die an den Gekreuzigten erinnern (■ Abb. 19.3).

Obwohl der masochistischen Einstellung Pinks narzisstische Elemente beigemengt sind, worauf z. B. der Text des Titelsongs hinweist, ist sie dennoch auch eine ständige Quelle von Angst und Unlust; die Identifikation mit dem Opfer stellt eine nicht unerhebliche Bedrohung des Selbst dar. Dementsprechend steht ihr als Abwehr die Identifikation mit dem Angreifer entgegen, wobei ebenfalls wieder Elemente weiterer früherer Abwehrformen – vor allem projektive Identifizierungen – und die Aggression gegenüber der fehlenden Vatergestalt, auftauchen. Dieser Abwehrsituation entspringt der Selbstentwurf Pinks als faschistoide Führergestalt, seine rassistische Aufforderung an sein Publikum, seine Aufforderung, »dem Wurm zu folgen«. Auf jeden Fall fordert diese gleichzeitig für Pink in psychoökonomischer Hinsicht wichtige, aber gleichzeitig psychodynamisch konflikt-trächtige Idealisierung des eigenen Selbst als Rockstar zu all den Handlungen auf, die die Mörder des Vaters begehen und verrät die Einstellung, die ihnen eignete, wie aus den Texten zu den Songs

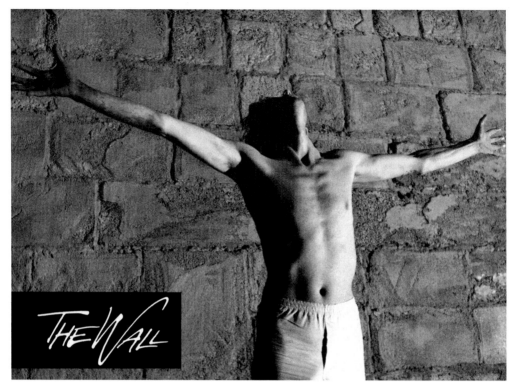

◘ Abb. 19.3 Die Opferposition. (Quelle: Filmbild Fundus Herbert Klemens. © Constantin Film. Mit freundlicher Genehmigung)

»In the Flesh«, »Run Like Hell« und »Follow the Worms« hervorgeht. Implizit fordert er damit zur neuerlichen Tötung des Vaters auf. Diese ambivalente Einstellung wie sie hier besonders der Vatergestalt gegenüber in Erscheinung tritt, besteht von Seiten Pinks auch gegen alle weiteren Bezugspersonen. Einerseits maßlose Begierde nach Nähe, nach Selbstauslöschung, Verschmelzung, andererseits Angst, wenn tatsächlich ein Naheverhältnis entsteht, Wut und ziellos ausufernde Aggressivität, Vernichtungswünsche. Die Ambivalenz, die den Identifikationen innewohnt, wird im Film optisch verdeutlicht. Die Manipulationen, die Pink an seiner äußeren Erscheinung vornimmt, illustrieren seinen Zwiespalt zwischen Selbst- und Fremdaggressivität, zwischen den Positionen des Opfers und des Täters. Als Resultat dieser Manipulationen entsteht ein Bild von Pink, das sowohl einem Häftling, KZ-Insassen oder Soldaten – einem Opfer also – wie einem aggressiven »Skinhead« oder Punk (Image der »Angreifer«) ähnelt (◘ Abb. 19.4).

Die Symbolik der Mauer

In den zugänglichen einschlägigen Texten und Kritiken wird im Allgemeinen die Mauer als Schutzwall gesehen, den der Protagonist um sich errichtet, um sich emotionell »abschirmen« zu können. Eine weitere geläufige Interpretation besagt, dass es sich um die Wand handele, die zwischen dem Künstler und seinem Publikum bestehe. Letztere Auffassung scheint durch den Schlusssong »Outside The Wall« bekräftigt zu werden. Prinzipiell scheint die »Reizschutzinterpretation« richtig zu sein. Vor allem aus dem Text des leitmotivisch eingesetzten Songs »Another Brick in the Wall« geht deutlich hervor, dass sich die Mauer als Abwehr emotiver Erschütterung, als Reizschutz inneren und äußeren Störmomenten

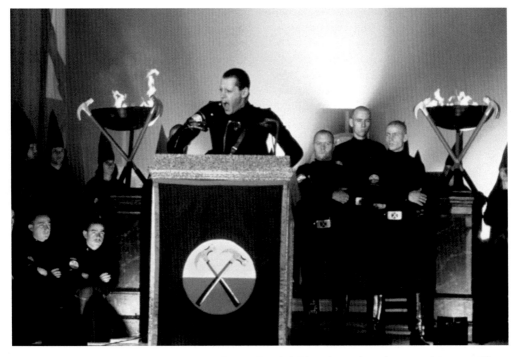

Abb. 19.4 Die Identifizierung mit dem Angreifer. (Quelle: Filmbild Fundus Herbert Klemens. © Constantin Film. Mit freundlicher Genehmigung)

gegenüber konstituiert. Der Kern der Mauer ist das Erfahren vom Tod des Vaters – der Gedenkstein. Damit wird deutlich, dass sie von Anfang an als Abwehr dient, zunächst der Abwehr der (normalen) Trauerreaktion. Die voll errichtete Mauer entspricht dann der voll ausgebildeten psychischen Abwehrstruktur Pinks. Allerdings bedeutet diese starre Panzerung auch ein Defizit an Erlebens- und an Liebesfähigkeit und bedingt das Bedürfnis nach einem Leben außerhalb der Mauer. Eine zusätzliche beeinträchtigende erlebensfeindliche Dimension der Mauer eröffnet eine weiterführende tiefenpsychologische Interpretation, für die man als Grundlage sowohl bestimmten Textstellen, wie vor allem auch bestimmten Animationssequenzen heranziehen kann. Es liegt nahe, in der »Zelle«, wie die Mauer auch bezeichnet wird, eine Metapher für die erstarrte Symbiose zwischen Mutter und Sohn zu sehen – die Mauer wird ja von beiden gemeinsam errichtet – und letztlich auch für einen erstarrten Geburtskanal, der das Kind nicht in die Welt entlässt und einen aktiven, gewaltsamen sprengenden Akt auf Seiten des Kindes notwendig macht. Der Protagonist muss selbst die Mauer zertrümmern, will er Autonomie und eigene Identität erlangen. Um sich diese gewaltsame Befreiung möglich zu machen, muss er sich aber vorher einem (inneren) Tribunal stellen, in dem er sich selbst zur Freiheit und zum Leben verurteilt. Wesentlich für diese Entwicklung scheint, dass das Zerschlagen der Mauer auch bedeutet, dass Pink sich der Realität seiner Geschichte stellt, seine zerstörerischen Ambivalenzen überwindet und mit seiner künstlerischen Produktion reale Trauerarbeit leistet.

Die Funktion der Droge

Dem Drogengebrauch Pinks kommt psychoökonomisch und energetisch eine vielschichtige Bedeutung auf mehreren Ebenen zu. Einerseits dient der Drogeneffekt dazu, als sekundäre Abwehrstruktur die »Mauer« zu verstärken, Reizschutz nach innen und außen zu gewähren. Andererseits wirkt sie aber auch wieder sensibilisierend, störend, durch ihre Fähigkeit, die Assoziationstätigkeit zu stimulieren. Dabei lässt sie die traumatische Vergangenheit nicht zur Ruhe kommen und steigert dadurch sowohl die Angst, wie auch das ambivalente Erleben Pinks und erhöht damit die Bereitschaft zu aggressiven Ausbrüchen. Die Fusion narzisstischer und todestriebbezogener Impulse bahnt dem selbstzerstörerischen Umgang mit den Drogen den Weg (Rado 1934).

Bedeutsam hinsichtlich der Aussage des Films scheint, dass für die Identifikation mit dem Angreifer ein Drogeneffekt (teil-)verantwortlich gemacht wird: Um Pink aus seiner masochistisch-depressiven Erstarrung zu reißen und ihn arbeitsfähig, das heißt auftrittsbereit zu machen, verabreicht ihm ein Arzt als Vertreter der mächtigen »Angreifer« eine Injektion. Aufgrund dieser Injektion fühlt sich Pink dann »Comfortably Numb« und fähig, in der Rolle aufzutreten, die von ihm erwartet wird, als Pop-Diktator, der im Auftrag der »Angreifer« seinen Auftritt dazu benutzt, das Opfer, den Vater, erneut zu vernichten. Welche Funktion aber auch immer der Droge zugeschrieben wird, immer ist sie in gewisser Weise lebensfeindlich: sei es, dass sie die masochistisch-narzisstische Struktur Pinks verhärten hilft und damit auch die Symbiose mit der Mutter, die regressive Belebung von Verschmelzungsfantasien aufrecht erhält und fördert, sei es, dass sie die archaischen Ängste stimuliert, die aus jener Struktur Kraft beziehen und Angst vor den Tendenzen des Lebenstriebes, die man als Progressivität, Veränderung, Genialität fassen kann, beinhalten; sei es schließlich, dass sie Pinks sadistische Abwehr stimuliert und es ihm möglich macht, sich aktiv in den Dienst todbringender Ideologien zu stellen. Ein hedonistischer Aspekt des Drogengebrauches kommt in diesem Film nicht zur Darstellung. Er ist eingebettet in die psychopathologische Struktur des Protagonisten, eine sekundäre Erscheinung, ein Symptom.

Die Nachhaltigkeit des Films

Roger Ebert bescheinigte dem Film 2010, dass er ohne Frage der beste aller Rock-bezogenen Filme sei und dass er, wenn man ihn jetzt nochmals sieht, wesentlich wagemutiger wirkt als 1982, als er ihn in Cannes sah. Alan Parker sei es gelungen, in Kooperation mit dem beißenden britischen politischen Karikaturisten Gerald Scarfe, ein essenziell experimentelles unabhängiges Projekt zu schaffen.

Im Rückblick zeigte sich 2010 auch Alan Parker zufrieden. Die Arbeit an dem Streifen sei horribel gewesen, aber schließlich habe sie zu einem erstaunlich guten und originellen Werk geführt, auf das er stolz sei.

Auch Roger Waters schreibt den Wall-Projekten heute noch große positive Bedeutung zu:

> »Die Wall Show ist vielgestaltig. Sie ist durchdacht, lebensbestätigend, ökumenisch, menschlich, liebevoll, kriegsgegnerisch, antikolonialistisch, sie tritt für universellen Zugang zum Gesetz, für Freiheit, für Zusammenarbeit, für den Dialog und für den Frieden ein, sie ist antiautoritär, antifaschistisch, antiapartheid, antidogmatisch, und in ihrer geistigen Ausrichtung international, musikalisch und satirisch« (Waters 2013; Übersetzung des Autors).

Aus psychotherapeutischer Perspektive stößt The Wall ebenfalls immer noch auf Interesse und führt zu neuen Interpretationen. 2013 hat Thomas B. Roberts, ein namhafter Vertreter der psychedelischen Therapiebewegung, versucht, die psychischen und sozialen Geschehnisse, die der Film abbildet, mittels der Theorien von Stanislav Grof neu zu interpretieren. Dieser Versuch wäre nicht besonders erwähnenswert, gelänge es nicht Roberts, die traditionelle Interpretation, dass der Film eine nihilistische Botschaft verbreite, auf den Kopf zu stellen und die positive Aussage des Films überzeugend klarzustellen: Er interpretiert die Szene »Outside the Wall« in Entsprechung zu der Theorie von Grof als repräsentativ für einen BPM-IV-Zustand (BPM, business process management), den »gloriosen Eintritt des Babys ins Leben.«

»Begleitet von leichter entspannender Musik sehen wir kleine Kinder bei einer Aufräumarbeit Müllreste beseitigen, die an Zerstörungen nach einem Bombenangriff gemahnen aber auch an Überreste eines Tumults nach einem Popkonzert. Ein Knabe hebt einen Molotowcocktail auf, entsichert ihn und schüttet das Benzin aus. Ein anderer hebt Ziegelsteine auf und legt sie auf einen Spielzeugkarren aus Plastik. Andere helfen dabei, den Müll zu beseitigen. Man kann annehmen, dass Pink seine psychische Verwüstung aufräumen kann« (Roberts 2013, S. 174–176; Übersetzung des Autors).

Fraglich ist, wieso die frühen Kritiker des Films diese Aussage nicht wahrnehmen konnten und den Standpunkt vertraten, dass Parker und Waters das Publikum ohne jede Hoffnung entließen.

Schlussfolgerungen

Aus der Analyse der Elemente der psychischen Struktur des Pink, wie sie dem Film zu entnehmen sind, geht hervor, dass diese fiktive Gestalt, trotz aller (auto-)biographischen Bezüge, nicht als Einzelschicksal verstanden werden sollte, sondern als exemplarische Gestalt, die das Schicksal einer Generation und die Auswirkungen dieses Schicksals auf die Folgegenerationen sinnbildhaft verkörpern soll. Die zentrale traumatische Bedeutung der Vaterlosigkeit, wie wir sie an dieser Gestalt erkennen können, ist ein weitverbreitetes Charakteristikum der Kriegsgeneration. Die besondere Ausbildung der ödipalen Situation, die Schicksale des Narzissmus und der Triebentwicklung und die Abwehrstruktur, wie man sie aus der Analyse Pinks ableiten konnte, waren in dieser Generation recht weit verbreitet. In diesem Zusammenhang ist es von Interesse, auf die Kriegsgeneration des Ersten Weltkrieges zurückzublicken und sich an Paul Federns Ausführungen über die »vaterlose Gesellschaft« zu erinnern. Eine vergleichbare Entwicklung der Ambivalenz der Vatergestalt gegenüber, wie sie an Pink beschrieben ist, erkannte damals Federn als typischen Kern der revolutionären Tendenzen der Zwischenkriegszeit. Nun ist es für unser Thema von erhöhter Bedeutung, dass auch diese Generation vermehrt zu süchtigen Entwicklungen neigte. Möglicherweise kommt der psychischen Konstellation dieser beiden Generationen und damit auch den historischen und sozialen Bedingungen, denen sie unterlagen, besondere Bedeutung in der Ätiologie ihrer Rauschmittelaffinität zu.

Heute wird in der psychoanalytischen Literatur der ätiologische Stellenwert der »Borderline-Persönlichkeit« für die Entwicklung einer Rauschmittelabhängigkeit immer wieder hervorgehoben. Ruft man sich insbesondere die Abwehrstruktur, die Kernberg 1967 und 1968 als typisch für diese Persönlichkeit dargestellt hat, ins Gedächtnis, dann wird klar, dass man Pink zweifellos mit dieser Diagnose charakterisieren könnte. Kernberg sprach in den zitierten Aufsätzen bekanntlich davon, dass die charakteristischen Abwehrkonstellationen dieser Persönlichkeiten in Spaltung, primitiver Idealisierung, frühen Formen der Identifikation und insbesondere projektiver Identifizierung, Verleugnung und Größenideen zu finden seien. Auch die strukturellen Aspekte und die genetisch-dynamischen Bedingungen der »Borderline-Persönlichkeit«, wie sie Kernberg in mehreren Artikeln (1967, 1968, 1971 und 1983) zur Darstellung gebracht hat, treffen auf die Gestalt des »Pink« zu. Kernberg beschrieb, dass in diesem Persönlichkeitstypus prägenitale – vor allem orale – Aggressivität exzessiv zur Entwicklung kommt und die Grundlage für verfrühte ödipale Strebungen bildet. Auf diesem strukturellen Boden erwächst dann eine besondere pathologische Verdichtung prägenitaler und genitaler Ziele unter dem überwältigenden Einfluss aggressiver Bedürfnisse (Kernberg 1983, S. 62–67). Dass all diese Charakteristika und auch noch die deutliche Ich-Schwäche und Angstintoleranz der Borderline-Persönlichkeit überaus plastisch an Pink in Erscheinung treten, könnte als Hinweis darauf verstanden werden, dass sich Autor und Regisseur des Films recht tiefgehend mit einer psychologischen Analyse ihres Themas auseinandergesetzt haben müssen.

Aber man sollte über diese psychologischen Zuordnungen hinaus die politische und soziale Aussage und Intention des Films nicht vergessen. Parker sagte in einem Interview, das er 1982 der Zeitschrift *oui* gab: »… Ich glaubte, dass ich, indem ich die Macht des Rock and Roll in Verbindung mit filmischer Bildsprache benutzte, meine Befürchtungen über Unterdrückung, Totalitarismus und geistlose Aktivitäten, wie sie derzeit in England an der Tagesordnung sind, ausdrücken könnte … Ich glaube der Film sagt etwas über die generelle Einstellung, die wir rechtsradikalen Entwicklungen gegenüber einnehmen … ›The Wall‹ drückt meine Befürchtungen darüber aus, wohin all das führen wird, weil die Kinder heute ihre Antwort in Zerstörung zu finden scheinen …« (Delson 1982, S. 74; Übersetzung des Autors).

Dem Film *The Wall* ist es zu danken, dass er unseren Blick auf die konkreten historischen Hintergründe dieser Generationenabfolge richtete. Er zielte damit auf einen blinden Fleck unserer Gesellschaft ganz allgemein, die die Auswirkungen des Krieges auf die Folgegenerationen allzu gerne verleugnet oder zumindest verschleiert. Zumindest kenne ich keine Versuche innerhalb der wissenschaftlichen Literatur des deutschen Sprachraums, die Entstehung der »Drogenwelle« in den 1960er-Jahren auf breiter Basis mit dieser spezifischen Geschichte in Zusammenhang zu bringen oder gar dem Kriegsgeschehen als überdauernder psychischer Realität in den Nachfolgegenerationen ätiologischen Rang zuzuweisen. In England und in den USA wurde demgegenüber insbesondere die Bedeutung der Vaterlosigkeit für die frühkindliche Entwicklung von verschiedenen Autoren ins Bewusstsein gerufen und diskutiert (Anderson 1968; Layland 1981; Ross 1979; Trunnell 1969).

Dass ein Film, der diese Thematik artikuliert und mit kongenial scheinenden Mitteln adäquat zur Darstellung bringt, einst gerade in der BRD und in Österreich von der Kritik schlecht aufgenommen und zum Spektakel reduziert wurde, scheint nur als überdauernde Auswirkung jener »Unfähigkeit zu trauern« verständlich, von der einst Mitscherlich sprach.

Zusammenfassung

Inhalt und Gestaltung des Films *Pink Floyd: The Wall* werden zum Anlass genommen, einerseits die Darstellung des Drogenthemas in diesem Film herauszuarbeiten, andererseits aber auch die Interpretation der Entwicklung der Hauptfigur, wie sie im Film unter offenkundiger Verwendung tiefenpsychologischer Annahmen und Grundmuster angeboten wird, unter Bezugnahme auf die psychoanalytische Theorie auf ihre Stringenz zu überprüfen. Der Verfasser kommt zum Schluss, dass es in diesem Film gut gelungen ist, eine traumatisierte Entwicklung nachzuzeichnen, wobei der Umstand, dass die Gestalt des Protagonisten des Films sicherlich nicht als Einzelschicksal intendiert ist, sondern als Idealtypus verstanden werden sollte, dazu beiträgt, dass eventuell ein tieferes Verständnis der Auswirkungen allgemeiner, aus der historischen Situation resultierender traumatischer Situationen auf die Genese des »modernen Drogenproblems« zu einem ganz bestimmten historischen Zeitpunkt gefördert werden könnte. *The Wall* ist jedoch keineswegs auf einen »Drogenfilm« zu reduzieren, sondern stellt einen Versuch dar, die Funktion der Pop-Kultur in der Teilkultur der Jugendlichen und den einander ablösenden Jugendkulten herauszuarbeiten und diese Funktion mit der persönlichen Problematik der Pop-Artisten in Zusammenhang zu bringen und damit auch einen Beitrag zum Verständnis der Traditionsbildung innerhalb der Jugendkultur und der überdauernden Einwirkung bestimmter Ideologien und ihrer zeitangepassten Erscheinungsformen und Deformierungen zu liefern.

Literatur

Anderson RE (1968) Where's dad. Arch Gen Psychiatry 18:641–649

Bowie D (2010) Interview: Adolf Hitler and the need for a new right. Rock's Backpages Classic The Quietus, January 25th, 09:52. http://thequietus.com/articles/03598-david-bowie-nme-interview-about-adolf-hitler-and-new-nazi-rock-movement. Zugegriffen: 10. Apr. 2015

Brunner R (1982) Lärmende Begegnung mit der Gewalt: Throbbing Gristle am 10.11. 80 im Frankfurter Städel. In: Rock Session 6. Rowohlt, Reinbek, S 174–183

Butler D, Trengove C, Lawrence P (1981) Moon the loon. Star, London

Carruther B (2005) Waters, the wall and the critics. In: Pink Floyd in their own words. Reflections on The Wall. AHC 1913 Edgehill Publishing; Art House Classics, Berlin: Icestorm Entertainment GmbH

Chasseguet-Smirgel J (1981) Das Ich-Ideal. Suhrkamp, Frankfurt

Crowe C (1976) Interview mit David Bowie. Playboy September 1976. https://www.playboy.com/articles/playboy-interview-david-bowie. Zugegriffen: 10. Apr. 2015

Dalton St, Hughes R (2001) Trans-Europe Excess. UNCUT 4:38–66

Davidson R Pink Floyd the wall. http://www.dreamagic.com/. Zugegriffen: 21. Apr. 2018

Davies C (1981) Pointed portraits. EelPie, London

Delson J (1982) Floyds Filmic Fantasmagoria. oui-Magazine 10:72–74

Ebert R (2010) Pink Floyd The Wall. https://www.rogerebert.com/reviews/great-movie-pink-floyd-the-wall-1982. Zugegriffen: 24. Febr. 2010

English J (2013) Pink Floyd – The Wall (1982, Alan Parker). lescritiquesducritique.blogspot.com/…/pink-floyd-wall-1982-alan parker. Zugegriffen: 21. Apr. 2018

Federn P (1919) Zur Psychologie der Revolution: die vaterlose Gesellschaft. Der Aufstieg, Nr. 11/12. Anzengruber, Leipzig, Wien

Freud A (2001) Das Ich und Abwehrmechanismen. Kindler, München

Gilbert P (2010) I'm not here. MOJO 196:71–81

Hebdige D (1979) Subculture The meaning of style. Methuen und Co, London

Kernberg O (1967) Borderline personality organization. J Am Psychoanal Assoc 47:640–685

Kernberg O (1968) The treatment of patients with borderline personality organization. Int J Psychoanal 49:600–619

Kernberg O (1971) Prognostic Considerations Regarding Borderline Personality Organization. Journal of the American Psychoanalytical Association, 19 (4): 595-635

Kernberg O (1983) Borderline Syndrom und pathologischer Narzissmus. Suhrkamp, Frankfurt aM

Krill H (1982) Viel Pink und wenig Floyd. Pink Floyd The Wall von Alan Parker. Filmschrift 11:14

Laplanche J, Pontalis JB (1973) Das Vokabular der Psychoanalyse. Suhrkamp, Frankfurt

Layland WR (1981) In search of a loving father. Int J Psychoanal 62:215–223

Parker A (1982) Interview in Pink Floyd climbs the wall. Oui Mag 10:72

Parker A (2010) The Wall the movie. Scream thy last scream. Interview. MOJO 194(1):66–75

Rado S (1934) Psychoanalyse der Pharmakothymie (Rauschgiftsucht). Int Z Psychoanal 20(1):16–32

Roberts T (2013) The psychedelic future of the mind. Park Street Press, Rochester/Toronto

Rombeck H, König F (1981) Pink Floyd. Bastei Lübbe, Bergisch Gladbach

Ross JM (1979) Fathering. Int J Psychoanal 60:317–327

Schirmer A (1982) Der letzte Schnitt. »The Wall«. Spielfilm von Alan Parker. Großbritannien 1982; 95 Minuten; Farbe. Spiegel 41: 272–275

Simmons S (1999) Pink Floyd The Wall 20 years on, it still hurts. MOJO 73(12):76

Springer A (1984) Pink Floyd-The Wall. Wien Z Suchtf 7(3/4):37–46

Squires N (2014) In Aprilia: Roger-Waters-memorialises-his-fallen-WWII-father. The Telegraph, 18 Feb 2014. http://www.telegraph.co.uk/news/worldnews/europe/italy/10646870/Roger-Waters-memorialises-his-fallen-WWII-father.html. Zugegriffen: 21. Apr. 2017

Squires N, Silverman R (2013) Roger Waters sends poem to vet who located spot father was felled in war. The Telegraph, 11 Nov 2013. http://www.telegraph.co.uk/news/worldnews/europe/italy/10441371/Roger-Waters-sends-poem-to-vet-who-located-spot-father-was-felled-in-war.html (Erstellt: 11.2017). Zugegriffen: 25. Nov. 2017

Trunnell T (1969) The absent father's children's emotional disturbances. Arch Gen Psychiatry 19(8):180–188

Waters R (2013) An open letter from Roger Waters, 1. August 2013. https://www.facebook.com/notes/roger-waters-the-wall/an-open-letter-from-roger-waters/688037331210720. Zugegriffen: 21. Apr. 2017

Waters R, Appleby D, Scarfe G (Hrsg) (1982) Pink Floyd: The Wall. Avon, New York

Watkinson M, Anderson P (1991) Crazy diamond. Syd Barrett and the dawn of Pink Floyd. Omnibus, London

Originaltitel	Pink Floyd – The Wall
Erscheinungsjahr	1982
Land	Großbritannien
Drehbuch	Roger Waters
Regie	Alan Parker
Hauptdarsteller	Bob Geldof (Pink), Christine Hargreaves (Mutter), James Laurenson (Vater), Eleanor David (Ehefrau), Kevin McKeon (Pink als Kind)
Verfügbarkeit	Als DVD in deutscher Sprache erhältlich

Bernd Rieken

Kafkaeske Existenz

© Springer-Verlag GmbH Deutschland, ein Teil von Springer Nature 2019
M. Poltrum, B. Rieken, T. Ballhausen (Hrsg.), *Zocker, Drogenfreaks & Trunkenbolde*,
https://doi.org/10.1007/978-3-662-57377-8_20

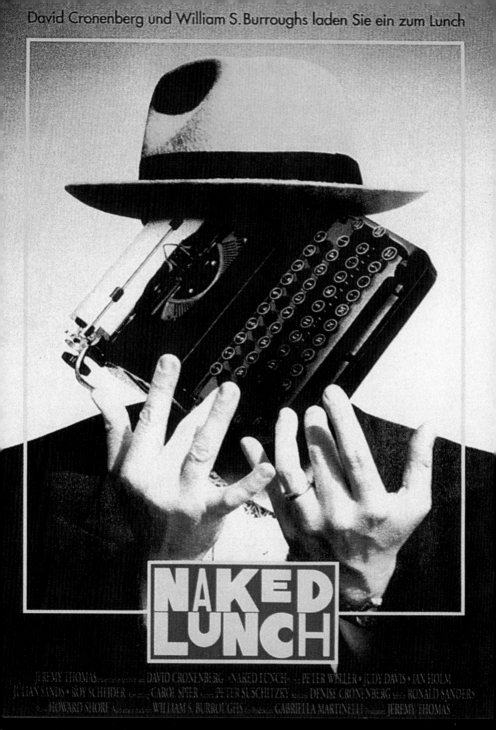

NAKED
LUNCH

JEREMY THOMAS · · · DAVID CRONENBERG · NAKED LUNCH · · PETER WELLER · JUDY DAVIS · IAN HOLM
JULIAN SANDS · ROY SCHEIDER · · · CAROL SPIER · · PETER SUSCHITZKY · · DENISE CRONENBERG · · RONALD SANDERS
HOWARD SHORE · · · · · WILLIAM S. BURROUGHS · · · GABRIELLA MARTINELLI · · · JEREMY THOMAS

Naked Lunch (1991)

Inhalt

In der ersten Szene fällt der Schatten des Kopfes eines hageren Mannes mit Filzhut auf eine rot gestrichene Wohnungstür (02:24). Der Mann heißt William Lee (Peter Weller) und ist die Hauptfigur in *Naked Lunch*. Er klopft an: »Hier ist der Kammerjäger«, im englischen Original sagt er kurz und bündig nur: »Exterminator!« – Im Film verhält es sich in der Regel wie im psychotherapeutischen Erstgespräch: Die anfänglichen Sequenzen oder Sätze sind in der Regel bedeutungshaltig. So ist es auch hier, denn die Umrisse des hageren Mannes mit Filzhut sind »als unverwechselbare Ikone« William S. Burroughs' »ins visuelle Archiv der Popkultur eingegangen« (Groh 2011, S. 207), welcher die literarische Vorlage für den Film geliefert hat. Demnach sei er »die informierende Instanz dieses Films« (ebd.), zumal dessen Protagonist und Burroughs den gleichen Vornamen tragen, nämlich William bzw. Bill. Lee ist ein »Exterminator«, was zwar sprachlich korrekt mit »Kammerjäger« übersetzt wird, aber zwangsläufig den weiteren Bedeutungsgehalt vernachlässigt, denn eine Person, die »exterminiert«, rottet auch jemanden oder etwas aus, vertilgt und vernichtet ihn oder es (Dudenredaktion und Oxford University Press 1996, S. 256). Doch alles der Reihe nach, es soll nicht vorgegriffen werden (🔲 Abb. 20.1, Filmplakat).

Zunächst sehen die Zuschauer Lee in der Wohnung mit der roten Eingangstür am Werk: Mithilfe seines im Film so genannten »Wanzenpulvers«, bei dem es sich um das Insektengift Pyrethrum handelt, tötet er Küchenschaben. Indessen geht es ihm, während er seinen Auftrag zu Ende führen möchte, frühzeitig aus. In seiner Wohnung angekommen, erfährt er von seiner rauschgiftsüchtigen Frau Joan (Judy Davis), dass sie immer wieder Pyrethrum für sich abzweigt und es sich spritzt. Dessen Wirkung sei ein »literarischer Rausch, … ein Kafka-Rausch, du glaubst, ein Käfer zu sein« (07:51), womit auf Franz Kafkas Erzählung »Die Verwandlung« angespielt wird, in welcher sich der Handlungsreisende Gregor Samsa in ein Insekt verwandelt (Kafka 1989).

In den Szenen davor diskutieren Martin (Michael Zelniker) und Hank (Nicholas Campbell), zwei literarisch ambitionierte Freunde Lees, in einem Lokal über das dichterische Schreiben. Während Hank die Auffassung vertritt, dass man Texte nicht überarbeiten dürfe, weil die erste Fassung die authentischste und jede Überarbeitung daher »Sünde« sei, ist Martin der Meinung, dass man Texte immer wieder umschreiben müsse. Es gehe nicht um Sünde, meint er, sondern um Schuld, nämlich so gut zu schreiben, wie es einem möglich sei, um Ausgewogenheit zu erzielen. Und wenn er nun ständig seine ersten Gedanken zensiere, wie sehe es dann mit der Schuld aus, seine besten, primitivsten Gedanken, seine Urgedanken, entgegnet Hank fragend. Daraufhin ist Martin irritiert und fragt Lee nach seiner Meinung. Dieser antwortet:

💬 »Jeden vernünftigen Gedanken solltest Du vertilgen. Zu dem Schluss bin ich zumindest gekommen.«

Die beiden Freunde entgegnen, er könne doch etwas Pornografisches verfassen, das sei leicht verdientes Geld. Darauf Lee:

💬 »Ich habe aufgehört zu schreiben, da war ich zehn – zu gefährlich … Ich habe meine Berufung gefunden, ich bin Kammerjäger« (05:35).

Später wird Lee von Hauser (John Friesen) und O'Brien (Sean McCann), zwei Angestellten des Rauschgiftdezernats, aufs Revier geführt, um ihn wegen etwaigen Rauschgiftkonsums zu befragen (09:40). Er habe ein stattliches Vorstrafenregister, wird ihm vorgehalten, doch antwortet er, dass er gegenwärtig

»clean« sei, einen guten Job habe und überdies verheiratet sei. Ob sein mitgeführtes Pulver tatsächlich Insekten töte, wollen die Polizisten wissen. Sie holen eine große Schachtel her, stellen sie auf den Tisch mit dem ausgestreuten Pyrethrum, öffnen sie – und heraus kommt ein überdimensionales Insekt wie aus einem Science-Fiction-Film der 1950er-Jahre, womit erstmals die Ebene des Fantastischen oder des Rausches betreten wird. Aber nicht nur das, das käferartige Wesen ist nicht nur ungemein groß, es kann auch sprechen, und zwar mittels eines anusähnlichen Mundes auf seinem Rücken:

 »William Lee, ich habe das alles arrangiert, um einen Augenblick mit Ihnen allein sein zu können. Ich bin Ihr Verbindungsoffizier, Sie sind mein Agent, und ich erstatte Ihrem Supervisor Bericht« (12:04).

Dann bittet es Lee, ihm Pyrethrum auf seinen Mund zu streuen, was er umgehend tut, woraufhin das »Insekt« wollüstig-behagliche Laute von sich gibt.

 »Wie Du Dir wohl denken kannst«, fährt es, mit Lee bereits vertrauter geworden, fort, »habe ich Anweisungen für Dich von höchster Stelle. Es geht um das kleine Frauchen …, Dein kleines Frauchen, Dein Weib. Deine Frau ist in Wirklichkeit gar nicht Deine Frau, sie ist eine Agentin der Interzone Incorporated. Du musst sie umbringen, töte Joan Lee, aber es muss bald geschehen, noch in dieser Woche, und es muss überaus geschmackvoll vonstattengehen« (13:20).

Als das Insekt dann noch infrage stellt, ob seine Frau überhaupt ein menschliches Wesen sei, wird es ihm zu viel: Er erschlägt es mit seinem rechten Schuh, den er zuvor ausgezogen hat, und flüchtet.

In Lees Wohnung hört man Martin – während Hank mit Joan Sex hat – die folgenden Zeilen rezitieren, welche Burroughs' Roman entnommen sind:

 »Anhänger veralteter, unvorstellbarer Gewerbe feilschen auf Etruskisch, nach noch nicht synthetisierten Drogen Süchtige, Schwarzmarkthändler eines dritten Weltkriegs, Chirurgen für telepathische Empfänglichkeit, Osteopathen der Seele, Beamte, die von sanften paranoiden Schachspielern denunzierte Vergehen untersuchen, Vollzugsbeamte fragmentarischer Erlasse, die, in Irrenstenografie niedergeschrieben, unbeschreibliche Verstümmelungen der Seele fördern, hohe Offiziere noch nicht errichteter Polizeistaaten« (22:29).

Die ursprüngliche Textfassung in der Neuausgabe ist klarer, präziser und eleganter:

»Jünger längst vergessener und nicht mehr vorstellbarer Berufe, die auf Etruskisch vor sich hin kritzeln. Junkies, süchtig nach Drogen, die erst noch erfunden werden müssen, Schwarzmarkthändler des Dritten Weltkriegs, Skalpellkünstler, die telepathische Anlagen einfach wegschneiden, Osteopathen des Geistes, Fahnder für Ordnungswidrigkeiten, die von farblosen paranoiden Schachspielern gemeldet werden, Zusteller fragmentarischer Haftbefehle, ausgestellt in hebephrenischer Kurzschrift, die unaussprechliche Verstümmelungen des Geistes fordern, Amtsträger noch nicht errichteter Polizeistaaten …« (Burroughs 2009, S. 67).

Als Lee die Tür öffnet und hereinkommt, fragt ihn Martin: »Hi, Bill, hättest Du vielleicht Lust mitzumachen?« Das hat er nicht und geht stattdessen ins Nachbarzimmer, um sich Wanzenpulver zu spritzen. Hank verlässt die Wohnung, Joan geht gemeinsam mit Martin zu Bill in den Raum und sagt, Hank sei

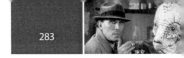
»gegangen«, woraufhin ihr Ehemann lakonisch meint: »Ich hoffe doch nicht, bevor er gekommen ist.« Dann rezitiert Martin die weiteren Zeilen aus Burroughs' – und damit aus Lees – Roman:

💬 »Hohe Offiziere noch nicht errichteter Polizeistaaten, Makler, die exquisite Träume und Sehnsüchte an den sensibilisierten Zellen der Suchtkranken erproben und gegen Rohstoffe des Willens einhandeln, Säufer des schweren Saftes, im durchsichtigen Bernstein ihrer Träume versiegelt« (24:38).

Ursprüngliche Textfassung:

»Amtsträger noch nicht errichteter Polizeistaaten, Makler exquisiter Träume und Erinnerungen, getestet an den sensibilisierten Zellen suchtkranker Junkies und eingetauscht gegen den Rohstoff des Willens, Säufer des Starken Saftes, eingeschlossen im durchscheinenden Bernstein der Träume« (Burroughs 2009, S. 67 f.).

Dann sagt Lee zu seiner Frau: »Ich schätze, es wird wieder einmal Zeit für unsere Wilhelm-Tell-Nummer« (24:47). Gesagt, getan, Joan nimmt ein Wasserglas, stellt es auf ihren Kopf, und Bill nimmt eine Pistole. Er drückt ab, trifft jedoch Joans Stirn, die daraufhin stirbt. – Im Roman kommt das nicht vor, was möglicherweise daran liegt, dass tatsächlich 1951 Burroughs in Mexiko City seine Frau Joan Vollmer, die ein Cocktailglas auf dem Kopf balancierte, erschossen hat. Es soll sich dabei um einen Unfall gehandelt haben, die näheren Umstände wurden indes nie genau aufgeklärt. Burroughs floh jedenfalls kurze Zeit später nach Südamerika und dann nach Tanger, wo er jahrelang blieb und den Roman im Drogenrausch schrieb (Groh 2011, S. 207; Kilb 1992). Im Film kann die Tötung der Frau als unbewusste Racheaktion angesehen werden, weil sie fremdgegangen ist, aber sie kann auch betrachtet werden als Initialzündung für die Karriere als Schriftsteller. Das gilt für Burroughs gleichermaßen wie für Lee, wie die folgenden Szenen deutlich machen.

Er hat sich an der Theke einer Bar niedergelassen. Sein Sitznachbar fragt ihn:

💬 »Bist Du schwul?« – »Nicht von Natur aus, nein, ich bin's nicht …, ich bin allerdings durch gewisse Umstände gezwungen worden, die Möglichkeit in Betracht zu ziehen, dass …« (26:44). – »Ich möchte Dir einen Freund vorstellen. Er hat sich spezialisiert auf sexuelle Ambivalenz.«

Daraufhin fällt der Blick auf ein Wesen der Spezies »Mugwump«, das ebenfalls an der Bar sitzt und von Burroughs in seinem Roman folgendermaßen beschrieben wird (■ Abb. 20.2):

»Nackte Mugwumps sitzen auf Hockern mit weißem Satinbezug und schlürfen durchscheinenden, gefärbten Zuckersaft durch Strohhalme aus Alabaster. Mugwumps haben keine Leber und ernähren sich ausschließlich von Süßigkeiten … Diese Kreaturen sondern aus ihrem erigierten Penis eine Flüssigkeit ab, die süchtig macht und lebensverlängernd wirkt, indem sie den Stoffwechsel verlangsamt« (Burroughs 2009, S. 68; Anmerkung des Autors).

Im Film ist es eine Vielzahl erigierter Penisse unterschiedlicher Länge, welche aus der Kopfhaut hervortreten.

Der Mugwump sagt zu Lee:

💬 »Tu bitte nicht so, als seist Du überrascht. Du wusstest, dass wir uns melden würden. Aus welchem Grund gingest Du sonst in so eine abgefahrene Spelunke? …

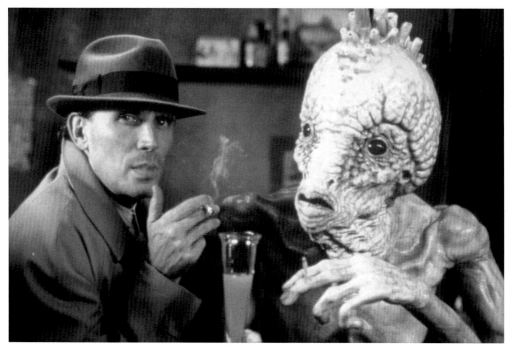

 Abb. 20.2 Der Mugwump an der Theke mit William Lee. (Quelle: Filmbild Fundus Herbert Klemens. © UFA Video. Mit freundlicher Genehmigung)

> Ich vermute, weil Du eine tragbare Clark Nova suchst, sie hat eine mystische Reso-
> nanz … Natürlich für Deinen Bericht aus Interzone. Handgeschrieben wirkt es im-
> mer so unprofessionell … Und dass Du ja keine aparten Details auslässt, wie zum
> Beispiel das kleine rote Loch in ihrer Stirn. Der Ausdruck des Erstaunens auf ihrem
> Gesicht (lacht). Hör gut zu, Du musst umgehend die Stadt verlassen, und nur Inter-
> zone nimmt Deinen zwielichtigen Charakter so kurzfristig auf. Nimm das hier …,
> Dein Ticket nach Interzone. Leider nur Touristenklasse, aber was kann man heute
> schon erwarten? – Wir melden uns bei Gelegenheit« (28:20).

Daraufhin besorgt sich Lee eine Clark Nova und verschwindet in Richtung Interzone, eine Hafenstadt und Freihandelszone in Nordafrika – nachdem er auf eine härtere Droge, gewonnen aus dem schwarzen Fleisch brasilianischer Tausendfüßler, die im Wasser leben, umgestiegen ist, welche er von dem mysteriösen Arzt Dr. Benway (Roy Scheider) erhalten hat. Als er in einem Lokal begonnen hat, seine Berichte zu verfassen, wird er von Hans (Robert A. Silverman) angesprochen, der eine Fabrik in Medina besitzt, in der die nämlichen Drogen aus dem Fleisch des brasilianischen Tausendfüßlers gewonnen werden, und der erzählt, dass er Dr. Benway kenne. Nachdem er die Drogen von Hans eingenommen hat, kehrt er in seine Wohnung zurück, und es beginnt die Clark Nova von alleine zu schreiben – wobei sie sich in ein sprechendes insektoides Wesen verwandelt – ein bemerkenswertes Symbol für den Schreibprozess unter Drogeneinfluss. Das schreibmaschinenartige Wesen sagt (Abb. 20.3):

> »Lee, wach auf, jetzt ist keine Zeit herumzudösen wie Huckleberry Finn [Twain
> 2010] auf dem Floß … Du hast doch nicht etwa geglaubt, wir lassen Dich im

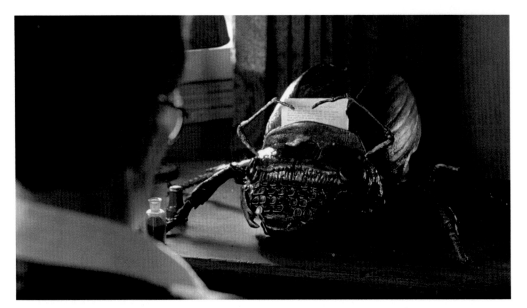

▣ Abb. 20.3 Die insektenartige Clark Nova. (Quelle: Filmbild Fundus Herbert Klemens. © UFA Video. Mit freundlicher Genehmigung)

> Stich? … Es gefällt uns, wenn ein Agent Vertrauen hat, aber Du darfst auf keinen Fall nachlassen … Es hat ein paar Veränderungen gegeben, Veränderungen in der Chefetage, Veränderungen zum Positiven, Bill« (36:38; Anmerkung des Autors).

Dann bittet das Wesen Bill, die folgenden Worte in die Maschine zu tippen: »Homosexualität ist der beste Deckmantel für einen Agenten« (37:23), wobei auch dieses »Insekt«, wie jenes vom Anfang des Films, einen anusförmigen Rückenteil als Mund aufweist, mit dessen Hilfe es spricht. Nachdem Lee den Satz in die Maschine getippt hat, meint es:

> »Das neue Management wird sich erfreut darüber zeigen, dass Du unseren Standpunkt einnimmst … Nun, äh, wir wissen es zu schätzen, dass Du zwar den Gedanken an homosexuelle Praktiken abstoßend findest, ich meine, sowohl moralisch als auch in physischer Hinsicht, aber wir sind ermutigt dadurch, dass Du in der Lage bist, die persönlichen Barrieren zu überwinden, indem Du bereit bist, Dich hingebungsvoll in den Dienst der Sache zu stellen« (38:34).

Im weiteren Verlauf des Films beginnt er eine homosexuelle Liebesbeziehung mit einem jungen Mann namens Kiki (Joseph Scorsiani) und lernt darüber hinaus das Schriftstellerehepaar Tom (Ian Holm) und Joan Frost (Judy Davis) kennen. Diese sind voneinander entfremdet, er ist homosexuell, während sie überwiegend mit Männern Verhältnisse eingeht. Außerdem will er sie mittels schwarzer Magie allmählich einem qualvollen Tod zuführen, unter anderem mithilfe der zauberkundigen Hausangestellten Fadela (Monique Mercure), mit der sie gleichwohl ein Verhältnis hat und die sich am Ende als verkleideter Dr. Benway entpuppt! Dieser oder diese betreibt eine Drogenfabrik, in der die Mugwumps ihre spermaartige Flüssigkeit aussondern (▣ Abb. 20.4).

Dorthin hat Fadela/Dr. Benway Joan Frost zum Ende hin mitgenommen, weswegen sich Lee ebenfalls dahin begibt, weil er sich längst in Joan Frost verliebt hat. Denn sie erinnert ihn an seine Ehefrau

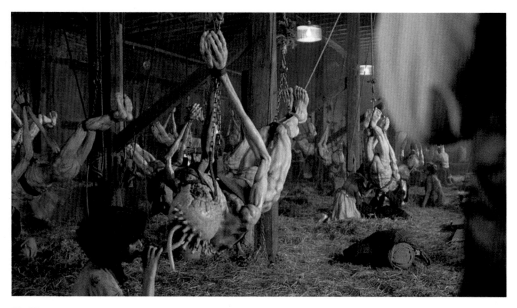

■ **Abb. 20.4** Joan Frost saugt am Kopf-Penis eines Mugwumps in Dr. Benways bzw. Fadelas Drogenfabrik. (Quelle: Filmbild Fundus Herbert Klemens. © UFA Video. Mit freundlicher Genehmigung)

– nicht nur wegen desselben Vornamens, sondern auch wegen der äußeren Ähnlichkeit, werden doch beide Frauen von derselben Schauspielerin dargestellt.

Benway gestattet Lee, Joan mitzunehmen, und gemeinsam fährt er mit ihr in einem Auto nach Annexia, ein weiteres gelobtes Land. An der Grenze angekommen, fragen die Zöllner ihn, was er dort wolle. Er sei Schriftsteller, antwortet er, und habe vor, Berichte über das Land zu verfassen. Die Zöllner fordern einen Beweis, indem er etwas schreiben möge, woraufhin Lee Joan bittet, die Tell-Szene nachzustellen, so wie es zu Beginn des Films mit seiner Frau geschehen ist: Sie stellt ein Glas auf ihren Kopf, er schießt ihr in die Stirn, sie stirbt. Damit sind die Zöllner zufriedengestellt; sie haben nun den Beweis, dass er ein Schriftsteller ist. Sie heißen ihn in Annexia willkommen (01:46:41), und er kann einreisen.

Das mag rätselhaft erscheinen, doch Lee ist »ein Schriftsteller, und es ist sein Schicksal, dass er schreibend wiederholen muss, was er getan hat. Es gibt kein Entkommen« (Kilb 1992). Denn es werden, wie es das »Lexikon des internationalen Films« formuliert, die »Fragen nach Identität …, Kreativität und Befindlichkeit des Menschen gestellt und negativ beantwortet: Der Mensch ist im Teufelskreis des Lebens gefangen« (Koll und Messias 1993, S. 465).

William Burroughs in Tanger und die Entstehung seines Romans »Naked Lunch«

Das gilt zweifelsohne für den Protagonisten des Films, nicht aber für William Burroughs, der sich schließlich von seiner 15 Jahre währenden Drogensucht befreien konnte (Burroughs 1960, S. 269). Davor war er einige Jahre, zwischen 1954 und 1958, in der internationalen Zone von Tanger und schrieb an »Naked Lunch«, wobei ihm »jegliche präzise Erinnerung an das Schreiben dieser Aufzeichnungen« fehle, wie er 1960 notiert (ebd.).

»Der Titel bedeutet genau das, was die Worte sagen: ein NACKTER Lunch – ein gefrorener Augenblick, in dem ein jeder sieht, was auf den Zinken jeder Gabel steckt« (ebd.).

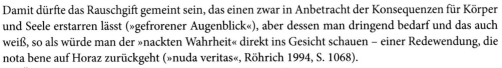

Damit dürfte das Rauschgift gemeint sein, das einen zwar in Anbetracht der Konsequenzen für Körper und Seele erstarren lässt (»gefrorener Augenblick«), aber dessen man dringend bedarf und das auch weiß, so als würde man der »nackten Wahrheit« direkt ins Gesicht schauen – einer Redewendung, die nota bene auf Horaz zurückgeht (»nuda veritas«, Röhrich 1994, S. 1068).

Über das Ende dieser Zeit schreibt Burroughs Folgendes:

> »Ich lebte in einem Zimmer in der Altstadt von Tanger. ich hatte seit einem Jahr nicht gebadet, hatte mich nicht um- oder ausgezogen, außer, um stündlich eine Nadel in das faserige, graue, hölzern-verwitterte Fleisch eines Süchtigen im Endstadium zu stoßen. Ich räumte nicht auf und putzte nicht. Leere Ampullenschachteln und Müll stapelten sich bis zur Decke. Licht und Wasser waren schon lange abgestellt, weil ich nicht bezahlt hatte« (Burroughs 1960, S. 273).

Dennoch hatte er Kontakte, zu Drogenhändlern, aber auch zu Strichjungen, mit denen er seine Homosexualität auslebte, doch traf er sich ebenso mit dem Schriftsteller-Ehepaar Paul und Jane Bowles, das in Tanger lebte, sowie mit Jack Kerouac und Allen Ginsberg, genau wie Burroughs drogensüchtige Apologeten der Beat-Generation. Letztere halfen ihm, aus den in seinem Zimmer lose verteilten Notizen ein ganzes Werk zu gestalten. Denn

> »der Roman entstand nicht anhand eines Entwurfs oder Plans, sondern entwickelte sich im Laufe eines chaotischen und von Reisen geprägten Jahrzehnts auf vier Kontinenten, und nicht nur der Autor, sondern auch seine engen Freunde Allen Ginsberg und Jack Kerouac überarbeiteten ihn immer wieder. Er durchlief in Teilen und als Ganzes zahllose Fassungen, die größtenteils in Tanger entstanden« (Miles und Grauerholz 2009, S. 307),

wobei am Ende die Zeit drängte, weil der Verlag innerhalb von zwei Wochen ein druckfertiges Manuskript benötigte (ebd.). Teilweise wurden gemäß der cut-up-Technik zusammengehörende Texte auseinandergeschnitten und woanders wieder eingefügt (Ochs 2016), um dergestalt neue Assoziationen hervorzurufen. In der wissenschaftlichen Literatur wird Burroughs deswegen gelegentlich als würdiger Nachfolger des »Stream of Consciousness« betrachtet (DeKoven 2002, S. 112; Hegarty 2005, S. 200) – jenes »Bewusstseinsstromes« (Martinez und Scheffel 1999, S. 61 ff.; Vogt 2014, S. 181–194), bei dem man eine wohlgeordnete Syntax vergeblich sucht, weil »rational nicht gesteuerte Bewusstseinsabläufe … möglichst ›authentisch‹ in all ihrer Inkohärenz wiedergegeben« werden sollen (Martinez und Scheffel 1999, S. 63), und zwar gemäß dem von Sigmund Freud erstmals angewendeten psychodynamischen »Prinzip der freien Assoziation« (Freud [1]1925, 1991, S. 65–73).

Der Autor dieses Beitrags ist sich nicht sicher, ob man wirklich Romane bzw. Erzählungen wie »Ulysses« von James Joyce oder »Leutnant Gustl« und »Fräulein Else« von Arthur Schnitzler in eine Reihe mit Burroughs' »Naked Lunch« stellen sollte. Die erstgenannten Werke sind komponiert und strukturiert, während Burroughs Roman über Jahre verteilt im Drogenrausch entstanden ist, nur mithilfe seiner Freunde zu einem Ganzen geschmiedet wurde, und das am Ende auch noch unter starkem Zeitdruck. Außerdem ist es ein Unterschied, ob man gemäß dem Prinzip Freuds der freien Assoziation nur scheinbar nicht zusammenhängende Elemente miteinander verknüpft oder gemäß cut-up-Technik schlicht und einfach hofft, es mögen neue Sinnzusammenhänge entstehen, wenn man Texte zerschneidet und anders zusammenfügt. Interessant ist in dem Kontext auch, dass die Herausgeber von Burroughs' Roman dezidiert zugeben, dass beim Zusammenstellen der Textfragmente mitunter Wiederholungen vorhanden sind, die nicht gewollt waren, weil vergessen wurde, sie zu streichen (Miles und Grauerholz 2009, S. 322 f.).

Roman und Film

Ein linearer Erzählstrang existiert im Roman daher nicht, es werden ganz unterschiedliche Kapitel aneinandergereiht, und das unterscheidet das Buch vom Film, dessen »Inszenierung und Bildgestaltung einen eher ruhigen Erzählfluss« herstellt (Koll und Messias 1993, S. 465). Auch die Thema-Rhema-Abfolge ist gut nachvollziehbar und fügt sich in den »ruhigen Erzählfluss« ein, desgleichen die elaborierte Sprache im Film, wie die bereits oben wiedergegebenen Zitate aus demselben deutlich machen. Wenn man so will, handelt es sich um einen sehr kultivierten Film, während für Burroughs' Roman Brüche im Handlungsablauf und weithin Vulgärsprache dominieren. Anders formuliert: Cronenberg schaffe es, »der delirierenden und chaotischen Struktur, der Episodenhaftigkeit der verschlungenen Halluzinationen des Romans eine durchaus chronologisch erzählende Struktur abzugewinnen«, weil seinem Film »eine sehr viel stringentere Logik zugrunde[liegt]: nämlich die Logik des künstlerischen Schaffens – denn der Film erzählt eigentlich den Entstehungsprozess des Romans« (Lindwendel 2011, S. 67; Ergänzung des Autors) und stellt nicht eigentlich eine Verfilmung desselben dar, was auch gar nicht möglich wäre aufgrund seiner bruchstückhaften Struktur.

Wie die offenkundige, ästhetisch motivierte Gegensätzlichkeit von Buch und Film zu erklären ist, ist schwer zu sagen, möglicherweise wollte Cronenberg nicht nur sich, sondern auch Burroughs ein Denkmal setzen, doch könnte man den Film genauso als implizite Distanzierung vom Roman betrachten, um eine kühle Analyse seiner Entstehung zu erreichen. Burroughs rechtfertigt seine Darstellungsweise zwar folgendermaßen: »*Der Junk-Virus ist heutzutage weltweit im Gesundheitswesen das Problem Nummer eins. Da Naked Lunch dieses Problem zum Thema hat, ist es notwendigerweise brutal, obszön und abstoßend. Krankheiten bringen oft widerliche Details mit sich, die nichts für schwache Mägen sind*« (Burroughs 1960, S. 276). Das mag eine gewisse Berechtigung haben, doch wenn man das Buch liest, erkennt und spürt man gleichzeitig eine Lust insbesondere an der Darstellung sadistisch-homosexueller Praktiken. Davon ist der Film bis auf ganz wenige Szenen weit entfernt, wenn etwa der zum Mischwesen mutierte Homosexuelle Yves Cloquet mit Lees Freund Kiki in einem Käfig Analverkehr hat und ihn dabei quält.

Reflexion über den Prozess des Dichtens

Diese und andere wenige Szenen machen aber etwas anderes deutlich: Ein zentrales Thema ist nämlich die Reflexion über den Prozess des Dichtens, auch wenn der Film zumeist – mit Blick auf den Kontext des Universums Cronenbergs – als Beitrag zu dessen Body-Horror-Konzeption gewürdigt wird – man denke etwa an *Scanners* (1981), *The Fly* (1986) oder an *eXistenZ* (1999, Grant 2000: Stiglegger 2011). Als zu Beginn des Films Hank und Martin über die Schriftstellerei philosophieren, distanziert sich Lee davon, indem er meint, er habe mittlerweile seine Berufung als Kammerjäger gefunden, denn er habe bereits im Alter von zehn Jahren aufgehört zu schreiben – es sei »zu gefährlich«. Immerhin ist es ein Motiv aus einem Werk der Weltliteratur, nämlich der Apfelszene aus Schillers »Wilhelm Tell«, die nachgestellt wird und mit Joans Tod endet. Dadurch wird es auch für Lee wirklich gefährlich, die Polizei verfolgt ihn, und bald darauf beginnt er zu schreiben, nachdem er das Wanzenpulver zu sich genommen hat, welches nach den Worten seiner Frau einen literarischen Rausch, einen Kafka-Rausch hervorrufe, »du glaubst, ein Käfer zu sein« (07:51; Weiß 2010, S. 5).

Etwas Rauschhaftes ist Lees literarischem Schaffen deswegen eigen, weil es die Türen zu den dunklen Schichten des Unbewussten öffnet. Oder um es mit Maximilian Weiß zu formulieren:

»Die größte Gefahr, die vom Schreiben ausgeht, ist nicht Erkenntnis des Fremden, sondern das *Durch-Schauen* der eigenen Identität« (ebd., S. 6).

Das gilt insbesondere für Lees zunächst latente Homosexualität. Als er im ersten Teil des Films an der Bar sitzt und von einem jungen Mann angesprochen wird, der ihn fragt, ob er schwul sei, antwortet er: »Nicht von Natur aus, nein, ich bin's nicht …, aber durch gewisse Umstände gezwungen worden, die Möglichkeit in Betracht zu ziehen, dass …«. Gemeinsam mit der zunehmenden Akzeptanz der eigenen Homosexualität erfolgt die Anerkennung, kein Kammerjäger, sondern ein Schriftsteller zu sein. Dessen zentrales Werkzeug ist die Schreibmaschine, die in Cronenbergs Film zumeist als ein Zwitterwesen aus realer Maschine und Insekt dargestellt wird – und zwar eines Insektes mit einem sprechenden After auf dem Rücken. »The central duo in *Naked Lunch* are Bill and the talking typewriter/arsehole« (Creed 2000, S. 95). Cronenberg habe den sprechenden Anus als stereotypes Kennzeichen homosexuellen Verlangens für Lees Alter Ego gewählt, und jener verleite ihn zu diversen Übertretungen: der Ermordung seiner Frau, als Deckmantel für Spionagetätigkeit, zur Verführung Joan Frosts und zur Akzeptanz des instinktiven Wissens über seine Homosexualität (ebd.).

Indem das Schreiben einen Zugang zum Unbewussten eröffne, komme

---

»es zu einer immer dichter werdenden Überführung des Erlebten in die Schrift, bis Leben und Schreiben so existenziell miteinander gekoppelt sind, dass Lee süchtig nach dem Schreiben wird, das deswegen im Film auch stets mit dem Drogenkonsum als Stimulanz der idealen Schreibgeste assoziiert wird« (Weiß 2010, S. 21).

Zentraler Aspekt der neuen Identität Lees sei »das Bekenntnis zur Homosexualität, das anfänglich unter dem Vorwand der Agententarnung eingeführt, später aber als selbstverständlich akzeptiert wird« (ebd.). Insofern kann der Schlussszene mit der Tötung Joan Frosts eine weitere Bedeutung abgewonnen werden: Er tötet sie, »um als Schriftsteller im totalitären Annexia weiterhin die Legitimation zur Abfassung von Berichten zu erhalten« (ebd., S. 5).

Schreiben und Homosexualität gehen also Hand in Hand, symbolisiert durch den insektoiden Schreibmaschinen-Anus. In einer Szene, als Lee mit Kiki und dem ebenfalls schwulen Yves Cloquet im Auto unterwegs ist, erzählt jener die Geschichte von dem Mann mit dem sprechenden Anus, der immer mehr Besitz ergreift vom Körper des Mannes, allmählich Zähne bekommt, zu fressen beginnt und Tag und Nacht flucht. Eines Tages befindet sich über dem Mund des Mannes eine gallertartige Substanz, sodass der Mann nicht mehr sprechen kann. Auch vom Gehirn ergreift der Anus Besitz, bis es abstirbt, wobei am Ende sogar die Augen erlöschen und kein Gefühl mehr in ihnen vorhanden ist, ähnlich den Stielaugen von Garnelen. Diese Geschichte findet man ebenfalls im Roman, allerdings erzählt von Dr. Benway (Burroughs 2009, S. 154 f.), und sie fügt sich gut ein in den Schluss des Films, denn Lee ist, als er in »Annexia« einreist, voll und ganz »annektiert« vom Wunsch, ein homosexueller Schriftsteller zu sein, bei dessen Neigung eine Frau nur stören würde – ähnlich wie bei Burroughs, der seine Frau tötete, seinen homosexuellen Neigungen frönte und im Drogenrausch einen Roman verfasste.

»Der Mensch ist im Teufelskreis des Lebens gefangen« – insektoides Dasein

Damit kann man zurückkehren zu jenem Zitat aus dem »Lexikon des internationalen Films«, in welchem es heißt, dass bei Cronenberg die »Fragen nach Identität …, Kreativität und Befindlichkeit des Menschen gestellt und negativ beantwortet [werden]: Der Mensch ist im Teufelskreis des Lebens gefangen« (Koll und Messias 1993, S. 465; Ergänzung des Autors). Die Rätselhaftigkeit des Films könnte man zwar mit den folgenden Worten auflösen: »Tom und Joan Frost sind [das in Tanger lebende Schriftstellerehepaar] Paul und Jane Bowles, Hank und Martin sind [seine schriftstellerisch tätigen Freunde] Jack Kerouac und Allen Ginsberg, die ›Mugwumps‹ sind Drogenhändler, Interzone ist Tanger, und ›Naked Lunch‹ ist die Entstehungsgeschichte des gleichnamigen Romans« (Kilb 1992; Ergänzung des Autors). Doch gibt der Autor dieser Zeilen, Andreas Kilb, gleichzeitig Folgendes zu bedenken:

> »Das ist keine Lösung für eine Geschichte, in der das schwarze Fleisch die Bilder infiziert hat. Bei Cronenberg siegt die Halluzination über die Realität, wie in den klassischen Alpträumen des Kinos. Das Pulver des Tausendfüßlers bleibt nicht auf der Leinwand, man nimmt es mit dem Film auf. Es wirkt noch lange« (ebd.).

Und ein vornehmliches Element, um das zu erreichen, sind die bizarren Mischwesen aus Schreibmaschine und Insekt. Letztere spielen auch in Burroughs' Roman eine Rolle. Das Kapitel »Das schwarze Fleisch« – dasselbe, aus dem Martin im ersten Teil des Films zitiert, während Hank mit Joan Lee Sex hat – beginnt mit einem Schuhputzjungen, auf den es ein Seemann mit »kalten Fischaugen« abgesehen hat (Burroughs 2009, S. 64) und von dem es heißt, ihm sei »ein schwarzes Insektenlachen« eigen (ebd., S. 65). Im selben Kapitel ist ferner von »insektenhafter Lust« (ebd.) und von »insektenhafter Agonie« die Rede (ebd., S. 69). – Von der »Tagung der Internationalen Konferenz für technologische Psychiatrie« wird berichtet, dass »zwei Neger« einen nackten Mann hereintragen und »ihn höhnisch mit bestialischer Brutalität auf die Bühne knallen … Sein Fleisch verändert sich, wird zu einem zähflüssigen durchsichtigen Glibber, der sich in grünen Nebel auflöst und einen monströsen schwarzen Tausendfüßler zum Vorschein bringt« (ebd., S. 122 f.). – Ein Strichjunge erzählt: »Ich ficke also diesen Typen …, da verwandelt er sich bei seinem Höhepunkt in so 'ne Art scheußlicher Krebs« (S. 146).

Eine gewisse Nähe dazu haben Überlieferungen aus dem traditionellen Volksglauben, nach denen »psychische Zustände wie Delirium, schlechte Laune, Rausch« bisweilen »auf das Vorhandensein eines imaginären Hirnkäfers zurückgeführt« werden (Riegler 1932, Sp. 907; Riegler 1907, S. 244). Ein anderes Beispiel ist bei den Masuren die Macica, »ein lebendiges eigenartiges Wesen im menschlichen Körper, das einige als Käfer, andere als eine nach Art der Kaulquappen geformte wurmartige Masse bezeichnen. Dieses Wesen soll, wie der Bandwurm, erblich sein« (Hovorka und Kronfeld 1909, S. 128).

Es geht dabei um etwas Fremdes, das vom Körper Besitz ergreift. Während in diesen Beispielen herkömmliche volksmedizinische Elemente im Vordergrund vorhanden sind, steht das Insektenartige bei Burroughs überwiegend in nahem Zusammenhang mit dem Drogenrausch, der wiederum eine enge Beziehung zur Homosexualität und zum literarischen Schreiben aufweist. Beide Male geht es aber um ein Anders-Werden, ein Alienum, und das ist auch das wesentliche Element, als sich Joan Lee das Wanzenpulver spritzt, denn es erzeuge, wie bereits erwähnt, einen »Kafka-Rausch, du glaubst, ein Käfer zu sein«.

Kafkas »Verwandlung« und Freuds Auffassung über das Unheimliche

Kafkas Erzählung beginnt mit den folgenden Worten:

> »Als Gregor Samsa eines Morgens aus unruhigen Träumen erwachte, fand er sich in seinem Bett zu einem ungeheuren Ungeziefer verwandelt. Er lag auf seinem panzerartig harten Rücken und sah, wenn er den Kopf ein wenig hob, seinen gewölbten, braunen, von bogenförmigen Versteifungen geteilten Bauch« (Kafka 1989, S. 9).

Symbolisch betrachtet ist Gregor infolge seiner Verwandlung gegenüber der Außenwelt durch einen Panzer geschützt, indes ist ein Käfer gleichzeitig ein Wesen, welches trotz harter Schale leicht zu zerstören ist. Er hat sich von der Gesellschaft abgewendet, einerseits von der Berufswelt mit ihrer hierarchischen Struktur, in der man als einfacher Angestellter nur dann existieren kann, wenn man wie ein Käfer vor den Höhergestellten »kriecht«; andererseits von der Familie, die hartherzig ist und an Gregor nur insofern Interesse zeigt, als sie durch seine Arbeit finanziell stützt. So gesehen ist er bereits vor

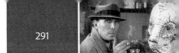

seiner Verwandlung ein Käfer, denn er muss vor anderen Menschen kriechen und wird nicht in seinem Eigenwert als Individuum respektiert.

Dadurch erhält die Verwandlung einen Bezug zum Unheimlichen im Sinne Sigmund Freuds. Seiner Auffassung nach sei es »jene Art des Schreckhaften, welche auf das Altbekannte, längst Vertraute zurückgeht« (Freud [1]1919, 1986, S. 231). Es sei »nichts Neues oder Fremdes«; vielmehr handle es sich um »etwas dem Seelenleben von alters her Vertrautes, das ihm nur durch den Prozeß der Verdrängung entfremdet worden ist« (ebd., S. 254). Freud bezieht das – im Kontext seiner eng gefassten Triebtheorie – auf den Wunsch nach und die Angst vor der Rückkehr in den Mutterleib. Oftmals würden »neurotische Männer erklären, das weibliche Genitale sei ihnen etwas Unheimliches. Dieses Unheimliche ist aber der Eingang zur alten Heimat des Menschenkindes, zur Örtlichkeit, in der jeder einmal und zuerst geweilt hat« (ebd. S. 258 f.). Man kann das indes weiter gefasst formulieren: Wenn das Vertraute sich ändert und dadurch bedrohlich wird, dann kann es unheimlich werden. Das zeigen vor allem psychisch kranke Eltern, zum Beispiel emotional instabile Persönlichkeiten, manisch-depressive oder alkoholkranke Personen.

»Diese Eltern sind den Kindern in den Phasen seelischer Ausgewogenheit einerseits vertraut und werden von ihnen geliebt, doch andererseits können sie rasch unheimlich, weil unberechenbar werden, wenn sich ihr Verhalten durch Alkoholgenuss bzw. durch das Sich-Manifestieren der psychischen Krankheit in auffälliger Weise ändert« (Rieken i.D.).

Ähnlich verhält es sich mit Burroughs' Roman und Cronenbergs Film. Die Verwandlung in etwas Insektenhaftes ist ein Phänomen, das seit jeher in den Protagonisten angelegt ist. Hier ist es jedoch weniger das »kriecherische« Element wie bei Gregor Samsa, sondern die Reduktion des Menschen auf bare Triebhaftigkeit. Der Seemann im Roman ist charakterisiert durch »ein schwarzes Insektenlachen«, und der Freier verwandelt sich beim Höhepunkt »in so 'ne Art scheußlicher Krebs«. Im Film quält Yves Cloquet in Gestalt eines Halbwesens Kiki beim Analverkehr, während Lee im Drogenrausch seine Gattin und später seine Geliebte tötet, weil die seinem »Seelenleben von alters her vertraute« Homosexualität den Verkehr mit Frauen überflüssig macht und diese ihn nur stören würden.

Die Verwandlung in ein Tier ist ein altes Motiv, das in zahlreichen Kulturen verbreitet ist (Katrinaki 2010). Während die Fremdverwandlung als späteres Motiv angesehen wird, entspreche die Selbstverwandlung einem älteren Stadium: »Prätotemistischen Vorstellungen zufolge glaubten die Menschen, daß sich Tiere in Menschen und Menschen in Tiere verwandeln konnten« (Katrinaki 2010 Sp. 657; Röhrich 2001, S. 81–102). Während bei Kafka wohl eine Mischung aus Selbst- und Fremdverwandlung vorliegt, dominiert bei Burroughs und Cronenberg die Selbstverwandlung, denn der Antrieb dazu entspringt dem Innenleben der Protagonisten – ohne jetzt auf das nicht lösbare Verhältnis von Determination und Willensfreiheit eingehen zu wollen. Jedenfalls wird Bezug genommen auf archaische Schichten der Persönlichkeit, was durchaus in Einklang steht mit den Regressionstendenzen im Drogenrausch.

Die »Wilhelm-Tell-Nummer« und die Bedeutung des Apfels

Was darüber hinaus einer weiteren Betrachtung wert ist, ist die Rolle der Apfelszene bzw. des Apfels, der sowohl direkt bei Kafka als auch indirekt bei Cronenberg – durch die Anspielung auf Wilhelm Tell – vorkommt. In der »Verwandlung« bewirft der zornige Vater den Protagonisten mit Äpfeln. Einer davon bleibt stecken und verrottet mit der Zeit, wodurch sich Gregors Haut allmählich entzündet und er unter Schmerzen leidet. Der Apfel wird damit zum Sinnbild seines eigenen Schicksals und der Entfremdung, denn beide verrotten bzw. gehen qualvoll zugrunde.

Die Apfelszene bei Schiller hat ebenfalls mit Entfremdung zu tun. Wie allgemein bekannt ist, weigert sich Wilhelm Tell, den Hut des Landvogtes Hermann Geßler in Altdorf zu grüßen, weil er das als Erniedrigung empfindet. Er wird gefangen genommen und kommt nur dann frei, wenn er mit der Armbrust einen Apfel vom Kopf seines Sohnes schießt (Schiller 1981, S. 604–614 [III/3]). Der Apfel fungiert hier demnach als Ausdruck der Fremdbestimmung.

Im Gegensatz dazu trifft Lee *nicht* das Wasserglas auf dem Kopf seiner Frau und schießt ihr stattdessen in die Stirn. Er trauert zwar um sie, doch aus dem Blickwinkel seiner »arteigenen« Homosexualität und der damit verbundenen Berufung zum drogensüchtigen Schriftsteller handelt es sich um einen Akt der Selbstbestimmung sowie -befreiung – und ferner um einen Akt der Rache, weil zuvor Hank mit Joan Sex hatte. Doch, so kann man sich fragen, um welche Art der Selbstbestimmung handelt es sich? In der Mythologie vieler Völker ist der Apfel einerseits mit lebensbejahenden Auffassungen verknüpft, andererseits mit düsteren Vorstellungen befrachtet. Er ist zwar ein Symbol des Lebens, der Liebe, Fruchtbarkeit und ewigen Jugend, doch gleichzeitig steht er für Verführung, Tod und Sünde. Bereits der Genuss des altbiblischen Apfels vom Baum der Erkenntnis ruft den Tod des Menschen hervor, nach irischer Überlieferung wurde Kain mit einem Apfel erschlagen, Schneewittchen von einem vergifteten Apfel in einen totenähnlichen Schlaf versetzt, und im Volksglauben führt er mitunter zur Verdammnis oder hat mit unheimlichem Hexentreiben zu tun (Ajouri 2008, S. 22; Marzell 1927, Sp. 518 f.; Spengler 1977, Sp. 622 f.).

Es sind daher Schuld und Leiden, welche die »Selbstverwirklichung« des Helden hervorrufen. Der Mensch kann dem Teufelskreis seines Lebens nicht entkommen, Lee ist am Ende zur Gänze erfüllt und »annektiert« von seiner drogenabhängigen schriftstellerisch-homosexuellen Mission, welche erkauft ist durch ein »insektoides« Dasein.

Literatur

Ajouri P (2008) Apfel. In: Butzer G, Jacob J (Hrsg) Metzler Lexikon literarischer Symbole. Metzler, Stuttgart, Weimar, S 21–22

Burroughs WS (2009) Protokoll: Aussage über eine Krankheit. In: Burroughs WS (Hrsg) Naked Lunch. Die ursprüngliche Fassung, Bd. 2009. Nagel & Kimche/Hanser, München, S 269–277

Burroughs WS (2009) Naked Lunch. Die ursprüngliche Fassung. Nagel & Kimche/Hanser, München

Creed B (2000) The naked crunch: Cronenberg's homoerotic bodies. In: Grant M (Hrsg) The modern fantastic. The films of David Cronenberg. Praeger, Westport, S 84–100

DeKoven M (2002) The literary as activity in postmodernity. In: Beaumont Bissel E (Hrsg) The question of literature. The place of the literary in contemporary theory. Manchester University Press, Manchester, New York, S 105–125

Dudenredaktion, Oxford University Press (1996) Wörterbuch Englisch, 19. Aufl. Brockhaus Enzyklopädie, Bd. 29. Brockhaus, Mannheim

Freud S (1986) Das Unheimliche. In: Gesammelte Werke, 6. Aufl. Bd. 12. Fischer, Frankfurt aM, S 227–268

Freud S (1991) Selbstdarstellung. In: Gesammelte Werke, 7. Aufl. Bd. 14. Fischer, Frankfurt a. M., S 31–96

Grant M (Hrsg) (2000) The modern fantastic. The films of David Cronenberg. Praeger, Westport

Groh T (2011) Naked Lunch. In: Stiglegger M (Hrsg) David Cronenberg, 2. Aufl. Bertz & Fischer, Berlin, S 207–211

Hegarty P (2005) Burroughs, William S. In: Marshall B (Hrsg) France and the Americas. Culture, politics, and history. A multi-disciplinary encyclopedia, Bd. 1. ABC-CLIO, Santa Barbara, S 199–201

Hovorka O, Kronfeld A (1909) Vergleichende Volksmedizin Bd. 2. Stecker & Schröder, Stuttgart

Kafka F (1989) Die Verwandlung. Mit einem Kommentar von Nabokov V. Fischer, Frankfurt aM

Katrinaki M (2010) Tierverwandlung. In: Brednich RW (Hrsg) Enzyklopädie des Märchens. Handwörterbuch zur historischen und vergleichenden Erzählforschung, Bd. 13. De Gruyter, Berlin, New York, S 653–658

Kilb A (1992) Die Legende vom schwarzen Fleisch: Kino: Naked Lunch: David Cronenberg trifft William S. Burroughs. Die Zeit 19:63

Koll HP, Messias H (Hrsg) (1993) Lexikon des Internationalen Films, 1991/92. Rowohlt, Reinbek bei Hamburg

Lindwendel M (2011) Vom Text zum Bild. David Cronenberg und die Literatur. In: Stiglegger M (Hrsg) David Cronenberg, 2. Aufl. Bertz & Fischer, Berlin, S 57–73

Martinez M, Scheffel M (1999) Einführung in die Erzähltheorie. Beck, München

Marzell H (1927) Apfel(baum). In: Bächtold-Stäubli H (Hrsg) Handwörterbuch des deutschen Aberglaubens, Bd. 1. De Gruyter, Berlin, Leipzig, S 510–522

Miles B, Grauerholz J (2009) Nachwort der Herausgeber. In: Grauerholz v J, Miles B (Hrsg) Burroughs WS: Naked Lunch. Die ursprüngliche Fassung. Nagel & Kimche, Carl Hanser, München, S 307–326

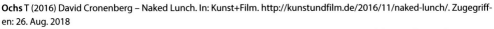

Ochs T (2016) David Cronenberg – Naked Lunch. In: Kunst+Film. http://kunstundfilm.de/2016/11/naked-lunch/. Zugegriffen: 26. Aug. 2018

Riegler R (1907) Das Tier im Spiegel der Sprache. Ein Beitrag zur vergleichenden Bedeutungslehre. Koch, Dresden, Leipzig

Riegler R (1932) Käfer. In: Bächtold-Stäubli H (Hrsg) Handwörterbuch des deutschen Aberglaubens, Bd. 2. De Gruyter, Berlin, Leipzig, S 906–909

Rieken B (i.D.) Das Unheimliche nach Sigmund Freud als Aspekt des Numinosen in der traditionellen Volkssage und im zeitgenössischen Erzählen. In: Pöge-Alder K, Zimmermann HP (Hrsg) Numinoses Erzählen: Das Andere – Jenseitige – Zauberische. Beiträge zur Volkskunde für Sachsen-Anhalt, Bd. 5. DruckZuck, Halle/Saale

Röhrich L (1994) Lexikon der sprichwörtlichen Redensarten Bd. 3. Herder, Freiburg

Röhrich L (2001) Märchen und Wirklichkeit, 5. Aufl. Schneider, Hohengehren

Schiller F (1981) Wilhelm Tell. In: Göpfer HG (Hrsg) Werke in drei Bänden, Bd. III. Hanser, München, S 553–650

Spengler WE (1977) Apfel, Apfelbaum. In: Ranke K (Hrsg) Enzyklopädie des Märchens. Handwörterbuch zur historischen und vergleichenden Erzählforschung, Bd. 1. De Gruyter, Berlin, New York, S 622–625

Stiglegger M (Hrsg) (2011) David Cronenberg, 2. Aufl. Bertz & Fischer, Berlin

Twain M (2010) Die Abenteuer von Tom Sawyer und Huckleberry Finn. Diogenes, Zürich

Vogt J (2014) Aspekte erzählender Prosa: Eine Einführung in Erzähltechnik und Romantheorie, 11. Aufl. Fink, München

Weiß M (2010) Schrift, Schreiben und Schreibszenen in David Cronenbergs Naked Lunch. In: Medienobservationen.lmu.de. http://www.medienobservationen.lmu.de/artikel/kino/kino_pdf/weiss_lunch.pdf. Zugegriffen: 3. Apr. 2018

Originaltitel	Naked Lunch
Erscheinungsjahr	1991
Land	Kanada und Großbritannien
Drehbuch	David Cronenberg
Regie	David Cronenberg
Hauptdarsteller	Peter Weller, Judy Davis, Roy Scheider
Verfügbarkeit	Als DVD in deutscher Sprache erhältlich

Thomas Ballhausen

Trauerarbeit der Vampire

© Springer-Verlag GmbH Deutschland, ein Teil von Springer Nature 2019
M. Poltrum, B. Rieken, T. Ballhausen (Hrsg.), *Zocker, Drogenfreaks & Trunkenbolde*,
https://doi.org/10.1007/978-3-662-57377-8_21

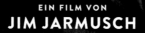

Filmplakat *Only Lovers Left Alive*. (Quelle: Filmbild Fundus Herbert Klemens. © Pandora Film Verleih. Mit freundlicher Genehmigung)

Only Lovers Left Alive (2013)

Handlung

Adam und Eve (◪ Abb. 21.1) sind Vampire, zeit- und alterslos wirkende Wesen, die in unserer Gegenwart leben. Während Eve, inmitten ihrer Bibliothek, zurückgezogen in Tanger residiert und freundschaftlichen Kontakt zu einem anderen, älter wirkenden Vampir, Christopher Marlowe, pflegt, hat sich Adam in ein Haus in Detroit zurückgezogen. Dort sammelt er Instrumente bzw. technische Geräte und produziert im Alleingang Musikstücke. Für beide Nachtgeschöpfe sind menschliche Helfer Verbindungen mit der Wirklichkeit, von der sie sich nach Jahrhunderten des Existierens abgewandt haben: Bilal kümmert sich freundschaftlich um Eve und insbesondere Marlowe, Ian erledigt Botengänge für Adam, stellt den uneingestanden notwendigen Kontakt zur Musikszene her und hilft ihm beim Aufspüren seltener Objekte – sei es eine Gitarre, sei es eine aus Holz gefertigte Kugel für einen angedachten Selbstmord. Andere Menschen spielen für das verheiratete Paar Adam und Eve keine Rolle: die Menschen bezeichnen sie als »Zombies«, die in ihrer Kultur- und Wertelosigkeit die Erde an die Grenze ihrer Bewohnbarkeit gebracht haben. Menschen sind aber auch nicht Opfer dieser kultivierten Wesen, die ihre Nahrung über Kliniken und korrupte Ärzte besorgen.

Bei einem Videotelefonat zwischen Eve und Adam – wobei sie auf ein modernes Mobiltelefon zurückgreift, er hingegen auf eine selbstgebastelte Konstruktion diverser Versatzstücke – wird deutlich, in welch schlechter psychischer Verfassung Adam ist. Kurzerhand entschließt sich Eve zur – auch aufgrund ihrer vampirischen Natur – strapaziösen und gefährlichen Reise zu ihm, nicht ohne sich zuvor von Marlowe zu verabschieden. Auf das erlösende Wiedersehen, das Adams *ennui* zumindest teilweise auflösen und ihn von seinen Suizidgedanken abbringen kann, folgt aber auch eine Begegnung mit dem ungebetenen Gast Ava, Eves jüngerer Schwester. Angereist aus L.A. hofft sie auf Unterhaltung, Abwechslung und vor allem auf das Blut aus Adams Vorräten. Eher unwillig nimmt Adam sie in seinem Haus auf, aus Andeutungen wird ersichtlich, dass Ava immer wieder für schwerwiegende Schwierigkeiten gesorgt hat. So auch diesmal: Nach einem Clubbesuch, zu dem Eve Adam überredet, tötet Ava Ian, der das vampirische Trio begleitet hat. Adam verjagt Ava; gemeinsam mit Eve lässt er die Leiche in einem Abbruchhaus in Detroit verschwinden und tritt mit ihr die Flucht nach Tanger an. Dort liegt Marlowe, von einer kontaminierten Blutkonserve vergiftet, im Sterben. Nach seinem Tod driften Adam und Eve durch die nächtliche Stadt und entschließen sich schließlich aus ihrer aktuellen Notsituation heraus, das Blut eines jungen Liebespaares, das sie auf einem Dach beobachtet haben, zu trinken und sie danach in Vampire zu verwandeln. Mit Adam und Eve beginnt alles, mit ihnen geht alles weiter.

Filmische Kontexte und Gothic Mode

Jim Jarmusch steht für ein bewundernswertes Kino der Verlangsamung. *Only Lovers Left Alive* (2013), zwischen seinen Arbeiten *The Limits of Control* (2009) und *Paterson* (2016) platziert, ist Teil dieser Tendenz, die er innerhalb der jeweiligen Filme weiter verstärkt hat. An die Stelle handlungsgetriebener Dynamiken setzt Jarmusch eine für manche Publikumsschichten durchaus enervierende filmische Ästhetik der Atmosphäre, die ihren Unterbau in literarisch-philosophischen Traditionen (Böhme 1995) hat. Als gleichfalls literarisch geerdeter Autor und Filmemacher (Piazza 2015, insbesondere S. 242–281) ist auch *Only Lovers Left Alive* von zahlreichen, unterschiedlichen Referenzen – von Shakespeare bis Pop – durchzogen, die seine von der Dimension des Raums her entwickelte Verhandlung von Rausch, Abhängigkeit, Verfall und nicht zuletzt eben Liebe prägt. Verbindendes Element, das den Brückenschlag zwischen intradiegetischer Logik und der Ebene des eigentlichen, vorgelegten Werks schlägt, ist dabei einmal mehr die Musik (Feiten 2017). Mittels des Sounds werden Relationen zwischen medienformalen und inhaltsbezogenen Teilelementen und Aspekten filmtechnischer Strategien gestiftet – und wie nebenbei auch das Thema der Vampire als amouröse Bewahrer kulturellen Erbes etabliert:

>»Music, as a mirror of society, calls this truism to our attention: society is much more than economic categories, Marxist or otherwise, would have us believe. Music is more than an object of study: it is a way of perceiving the world. A tool of understanding. Today, no theorizing accomplished through language or mathematics can suffice any longer; it is incapable of accounting for what is essential in time – the qualitative and the fluid, threats and violence. In the face of the growing ambiguity of the signs being used and exchanged, the most well-established concepts are crumbling and every theory is wavering. The available representations of economy, trapped within frameworks erected in the seventeenth century, or latest, towards 1850 can neither predict, describe, nor even express what awaits us. It is thus necessary to imagine radically new theoretical forms, in order to speak to new realities. Music, the organization of noise, is one such form. It reflects the manufacture of society; it constitutes the audible waveband of the vibrations and signs that make up society. *An instrument of understanding, it prompts us to decipher a sound form of knowledge*« (Attali 1989, S. 4; Hervorhebung im Original).

Jarmusch, der schon andere Genres wie Western oder Thriller für eigene Arbeiten intelligibel gemacht hat, nutzt dabei den Horrorfilm als Folie, ohne aber schlicht den Erwartungshorizont der Rezipienten zu bestätigen. Gothic wird bei ihm nicht als feststehendes Subgenre reaktiviert, sondern als Modus des Erzählens (Beville 2009) ausgespielt, der sich in diesem Beispiel aber (zumindest vordergründig) nicht als Verhandlung rechtlicher Irritationen (Braun 2017) entfaltet, sondern als raffinierte Verhandlung von Sucht und Suche, von Erfahrung und Bewahrung. Die mythologisch gut verankerte, durch Literatur- und Filmgeschichte in aller Medienvielfalt weiterentwickelte Figur des Vampirs wird aufgerufen, zur Hauptfigur gemacht. Die wortwörtliche Verkörperung wird durch eine Darstellung zum medialen Entwurf als Künstler noch gesteigert; das herbeizitierte, weiterentwickelte Monströse erlaubt ein Operieren in Schwellengebieten und geht Hand in Hand mit dem Moment erzählerischer Krisenaffinität. Dabei erscheinen die zumindest partiell neu konzipierten Vampire bei Jarmusch – um einen Gedanken von Foucault aufzunehmen – als größere Modellierungen kleinerer Abweichungen. In seiner Warn- und Verweisfunktion scheint das (filmische) Monster abseits aller vorgegebenen Normen, Gesetze und Ordnungen zu stehen und ist aber doch anderen Ordnungen und Rahmungen klar verpflichtet. Als (in diesem Fall: Untote, Unsterbliche) Ausdruck von Anomalie arbeiten Jarmuschs Vampire einem Diskurs der Alterität zu, die die semantische Nähe zum Ungeheuren vernebelt, wenn nicht gar verwischt. Die Sichtbarkeit der Erscheinung – bis hin zur aus Tierhaar gefertigten Perücke oder der gewählten Kostüme – prallt auf die von Referenzen geprägte Zeichenhaftigkeit, die sich nicht auf den ersten Blick zu erkennen gibt, die also, auch in ihrer mediengeschichtlichen bzw. tiefenhistorischen Anlage, entschlüsselt werden will – eben weil sie sich nicht in oberflächlicher Körperhaftigkeit erschöpft. Das Monströse, hier nun in der Gestalt des Vampirs bzw. der Vampire, erweist sich als elusives, sich entziehendes Subjekt, das, zumindest vorläufig, in seiner Anlage eher in einer Form umrissen, denn als das Zentrum des Gegenstands direkt angesprochen werden kann.

Die bei Jarmusch vorgestellten vampirischen Wissens- und Kulturträger sind einer Poetik des Bewahrens unterworfen, die lesbar gemacht werden will. Der »Vampir, lokalisierbar am Rand der psychoanalytischen Behandlung der Trauerkrankheit, wo sie sowohl ein Symptom als auch ein Exempel« ist (Rickels 2007, S. 9), steht für ein Unsterblichkeitsversprechen von Erhalt und Erbschaft ein, das sich auch medial ausartikuliert findet: Das filmische Medium, das immer schon eine Form von Gespensterschau geboten hat, bringt hier den Wiedergänger in Form des Vampirs zur Aufführung, der erneut in Form eines (geistes-)aristokratischen Solitärs vorgestellt wird. Eben diese Konturierung, die ab dem

19. Jahrhundert die antiken Fundamente vampirhafter Figuren abzulösen beginnt (Auerbach 1995), verschafft dem Vampir eine entsprechend verbreitete, eben nicht nur literarische Öffentlichkeit (Bohn 2016). Diese Vampire sind, der präzisen Interpretation von Ken Gelder (Gelder 1994, 2012) folgend, fundamental konservativ konstruiert, aber in ihrer kulturellen Kontextualisierung und künstlerischen Weiterentwicklung hochgradig adaptierbar. Die Mischung aus stabilen Elementen und variablen Dynamiken erlaubt es der Repräsentation des Vampirs, eine Vielzahl von Bedeutungen in sich aufzunehmen und zu vereinen. Die Figur des Vampirs ist eine kulturell andere, sprich ein Außenseiter, der kulturell letztbegründet ist. Der Vampir bewältigt deshalb, wenn auch auf eigenwillige Weise, den Brückenschlag zwischen seiner Wirklichkeit und der menschlichen Realität. Er ist zugleich Träger von fremdartigen als auch entzifferbaren Codes. Obwohl von Kultur(en) durchdrungen, ist er nicht assimiliert.

Sucht und Sehnsucht

Einem kulturell begründeten Antihumanismus folgend, leidet Jarmuschs vampirische Geistesaristokratie an Melancholie (als Haltung) und vielleicht auch Depression (als Krankheitsbild), eben weil die Kultur als *way of (eternal) life* vollzogen wird. Der Diskurs der warnenden Monstrosität zeigt sich in seiner Alterität, die Lesbarkeit des kulturell letztbegründeten Außenseiters ergänzt sich selbst richtigerweise durch die Reklamation der Position des (in dem Fall: potenziell tatsächlich unsterblich) Liebenden:

>»Eine hervorgehobene Eigenschaft der Liebe kreist um den besonderen Status des Werts, den sie ihren Objekten zuerkennt. In dem Maße, in dem wir uns überhaupt um etwas sorgen, sprechen wir ihm Wichtigkeit für uns selbst zu; aber wir könnten davon ausgehen, dass es diese Wichtigkeit nur besitzt, weil wir meinen, es sei Mittel für etwas anderes. Wenn wir etwas lieben, gehen wir jedoch weiter. Wir sorgen uns darum nicht bloß als Mittel, sondern als Zweck. Es liegt in der Natur der Liebe, dass wir ihren Objekten einen Wert an sich zusprechen, so dass sie uns auch um ihrer selbst willen wichtig sind. Die Liebe ist vor allem eine *interessensfreie* Sorge um die Existenz dessen, was geliebt wird, um das, was gut für es ist. Der Liebende wünscht, dass das geliebte Wesen aufblüht und ohne Schaden bleibt, und zwar nicht, um damit einen anderen Zweck zu unterstützen. Jemand kann sich um soziale Gerechtigkeit sorgen, weil dadurch die Wahrscheinlichkeit von Unruhen verringert wird; jemand kann sich um die Gesundheit einer anderen Person sorgen, weil diese Person nur dann nützlich ist, wenn sie in guter gesundheitlicher Verfassung ist. Für den Liebenden sind die Umstände, unter denen sich das geliebte Wesen befindet, allein an sich selbst wichtig, unabhängig davon, wie sie mit anderen Dingen zusammenhängen« (Frankfurt 2014, S. 48; Hervorhebung im Original).

Subjekt und Objekt(e) wollen also gleichermaßen geliebt sein, das Schaffen von Kunst erfährt durch das Bewahren – und eine reale Aufwertung vom Prinzip der Sorge im Archivdiskurs (Ballhausen 2018) – eine notwenige Ergänzung. Im von Jarmusch vorgeführten, als überlebensnotwendig apostrophierten Zusammendenken von Kunst und Liebe als Urgrund künstlerischen Seins und Stiftens erfährt das Prinzip eines allumfänglichen *conservare* eine Neuperspektivierung: Sammlung, Körper, kartografisch-räumliches Denken oder auch die kritische Relektüre literarisch-künstlerisch begründeter Strategien von Historiografie machen neuen Sinn. Diese spezifische vampirische Ethik in Bezug auf Kultur kennt aber kein Interesse für die Öffentlichkeit mehr – die Ablehnung der menschlichen Vernutzungsgesellschaft ist weit mehr als ein generativer Bruch angesichts des von Jarmusch durchaus realhistorisch eingeklagten Umstands, eher mit dem Ruinierten denn mit den Ruinen konfrontiert zu sein (Stoler 2013). Die Untoten ziehen sich im Bewahren in private Wunderkammern zurück; die unbewussten Nichttoten, als »Zombies« abgestraft, können nicht mehr Nutznießer oder Lernende des Bewahrens sein. Diese privilegierte Haltung kommt für die Vampire aber zu einem hohen Preis, der sich in zwei Faktoren niederschlägt: einerseits einem suchtgleichen Verhältnis zur Nahrung, anderer-

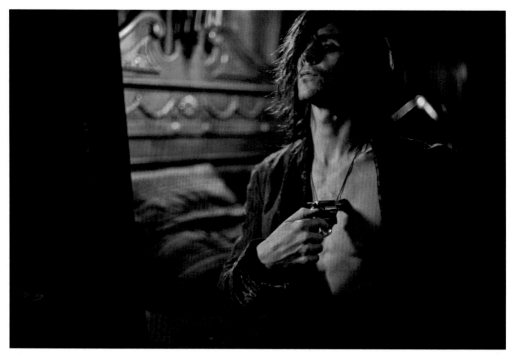

seits einer entsprechenden Haltung gegenüber den Zumutungen der so genannten Wirklichkeit. Insbesondere der stets dunkel gekleidete Adam (■ Abb. 21.2) ist in seinen inszenierten Aspekten – etwa der Underground-Ästhetik, dem ausgestellten »Iggy Pop torso and sulky demeanour of a rock star gone to ground« (Nathan 2014, S. 55) – eine aktualisierte Verkörperung der geometrischen Melancholie, wie sie Albrecht Dürer in seiner *Melencolia I* (1514) darzustellen verstand:

»Sie ist vor allem eine imaginative Melancholie, deren Denken und Tun sich innerhalb der Sphäre der räumlich-anschaulichen Vorstellung vollzieht, von der reinen geometrischen Reflexion bis hin zur Tätigkeit des niederen Handwerks; und wenn irgendwo, so gewinnen wir hier den Eindruck eines Wesens, dem der ihm zugewiesene Bereich unerträglich beschränkt erscheint – eines Wesens, dessen Denken ›an eine Grenze gelangt ist‹« (Klibansky et al. 1992, S. 485).

Die Zurückhaltung Adams, seine teilweise Handlungsverweigerung, steht dabei durchaus in einer historischen Entwicklung der Verhandlung des Melancholie-Diskurses (Lepenies 1981) und in einer kritisch, partiell auch negativ zu beschreibenden Erfahrung von Zeit (Bohrer 2002). Gesteigert durch die potenzielle Unsterblichkeit der Vampir-Figur ist die literarische »time« nur all zu leicht »out of joint«. Eine ähnliche Tonlage findet sich in einem Dialog zwischen Eve und Marlowe vor ihrer Abreise zu Adam:

💬 Marlowe: »I know, I don't have to say this to you, but please be cautious. I could not bear it … I could not bear it, if something happens to you. … Frankly, I don't understand why you don't live in the same place, because you can't live without each other. Anyway, give my regards to that suicidally romantic scoundrel.«
Eve: »Do you really think he is?«

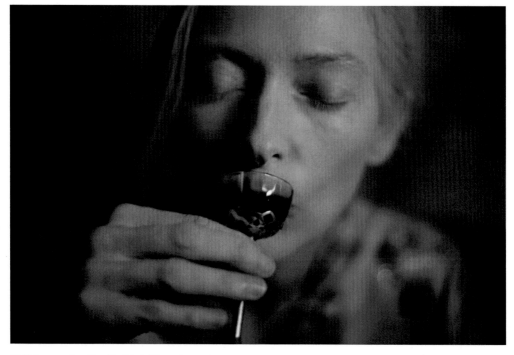

Abb. 21.3 Eve. (Quelle: Filmbild Fundus Herbert Klemens. © Pandora Film Verleih. Mit freundlicher Genehmigung)

Marlowe: »A scoundrel?«

Eve: »Well, let's hope, he is just a romantic. Even so, I mainly blame Shelley and Byron and some of these French assholes he used to hang around with.«

Marlowe: »Oh, I wish that I met him before I wrote Hamlet. He would have provided the most perfect role model imaginable.«

Sucht und Bewahren

Wie auch andere Vampir-Filme – etwa Tony Scotts *The Hunger* (1983) oder Abel Ferraras *The Addiction* (1995) – verknüpft Jarmusch in *Only Lovers Left Alive* die Frage der horriblen Nahrungsaufnahme mit Aspekten von Sucht und Suchtverhalten: Die kultivierten Vampire Adam und Eve besorgen sich ihren sprichwörtlichen »Stoff« auf Umwegen, sie töten nicht mehr: Blut wird zu einer bestimmten Tageszeit – in diesem Fall der die Handlung stets begleitenden Nacht – eingenommen; geringe Quantität und hohe Qualität, geleert in kleinen Silberbechern (◱ Abb. 21.3), sind hier Ausdruck sozialer und kultureller Distinktion gegenüber der menschlichen Giergesellschaft und Beleg von vollzogener Selbstdisziplinierung (Berger 1999, S. 41–48). Die Vampire bewegen sich nichtsdestotrotz mit ihren Strategien, den klandestinen Orten der Konsumation und dem Vokabular in einem Feld der Sucht und der Abhängigkeit. Besonders deutlich wird die Überlagerung von Nahrung und Suchtmittel nicht nur durch filmisch dargestellte Abhängigkeit und Rauscherfahrungen, sondern insbesondere durch die Inszenierungen von Übertritten der selbstauferlegten Regulierungen. Neben der finalen Rückkehr zu archaischeren Methoden der Nahrungsbeschaffung in der letzten Szene des Films und der Infektion Marlowes durch kontaminiertes Blut zeigt sich dies vor allem, als Ava willentlich Ian tötet und danach von Eve und Adam zur Rede gestellt wird:

Eve: »This is the bloody 21st century!«

Ava: »I did not mean to … He was just so cute … and now I feel sick.«

Eve: »What did you expect? He is from the fucking music industry!«

Ava: »Back off!«

Adam: »You drank Ian.«

Eve: »Adam …«

Adam: »You drank … Ian.«

Ava: »Sorry …«

Eve: »We can sort this. Ava is leaving.«

Die an der Figur Marlowes exemplifizierte Ansteckung, die auch als ästhetisches Prinzip gelesen werden kann und soll (Schaub et al. 2005), zeigt sich als negatives In-Berührung-Kommen, als Kontamination (Blumentrath 2004, S. 74–89). Positiv zeigt sich das Berühren – ausgehend vom bei Jarmusch aufgerufenen Komplex aus Liebe, Sucht und Bewahren, aus der Verknüpfung von materiellen und immateriellen Diskursen – als eine aus der Leibesphilosophie abgeleiteten Haptik (Böhme 2008; Blackman 2008), die zwischen Körpern und Objekten sowie zwischen Körper und Körpern vermittelt. Anstelle einer Trennung der Sinne erfahren diese in der Figur des Vampirs ein Zusammenspiel. Mittels »taktilen Handelns und Erlebens« (Jütte 2000, S. 262) identifizieren Adam und Eve Gegenstände; ihre Hände, die sie außerhalb ihrer eigenen Räume mit Handschuhen schützen, sind sensible Instrumente sinnlicher Verknüpfung und Sinnstiftung.

Überleben in der neuen Ökologie

Adam und Eve sind Überlebende, die nicht nur ihre eigene Existenz sichern, sondern durch ihre vampirische Langlebigkeit auch den Fortbestand der Kultur: Neben den aufgebauten und wieder verlassenen Sammlungen zeigt sich dieser Umstand in zahlreichen, in die Dialoge eingestreuten Nebenbemerkungen. Adam hat zahlreiche Musiker inspiriert und gefördert, Marlowe ist eigentlich Shakespeare (◼ Abb. 21.4), Eve, »heroin thin« (Nathan 2014, S. 55), legt als reflektierende Beobachterin die Haltung einer verknüpfenden, verlebendigenden Lektüre an den sprichwörtlichen Tag: »I am a survivor, baby«. Als zurückgezogene, auf ihre eigenen Abhängigkeiten und Vorlieben zurückgeworfene Wesen residieren sie in Jarmuschs raumbetonter Erzählung in Tanger oder eben auch Detroit. Insbesondere die Wahl dieser als verwüstet dargestellten urbanen Landschaft, einer Welt aus »shadow and voice« (Piercy 2015, S. 3), die nun von gänzlich neuen Bewohnern bezogen wird, hat durchaus auch Kritik hervorgerufen, die auf reale wirtschaftspolitische Umstände verweist (Tegtmeyer 2008; Iriwn 2016).

Das vom Raum her entwickelte Erzählen setzt entsprechend auf Kartografie statt auf zeitliche Entfaltung oder gar Progressionslinearität. Jarmuschs Vampire haben dabei notwendigerweise einen kulturellen Blick auf die Natur, einen Blick der Konstruktion, dem aber auch die Option auf Neubeginn eingeschrieben ist:

»Die Werkstättenlandschaft, wie wir sie kennen, beruht im Wesentlichen auf einer bis zum Grunde reichenden Abtragung der alten Formen zugunsten der größeren Dynamik des Arbeitsvorgangs. Die ganze Maschinen-, Verkehrs- und Kriegswelt mit ihren Destruktionen gehört hierher. In Schreckensbildern wie in dem des Städtebrandes erreicht die Abtragung ihre höchste Intensität. Der Schmerz ist ungeheuer, und doch verwirklicht sich inmitten der historischen Vernichtung die Gestalt der Zeit. Ihr Schatten fällt auf die umgepflügte Erde, fällt auf den Opfergrund. Dem folgen die neuen Grundrisse« (Jünger 2008, S. 128).

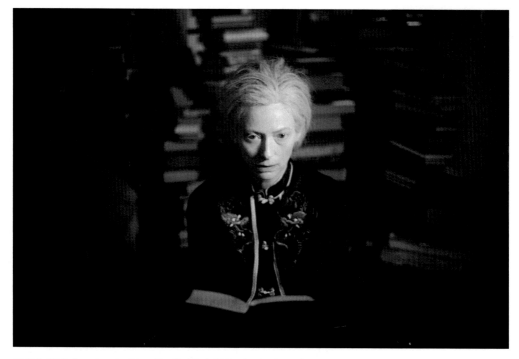

■ **Abb. 21.4** Eve, »heroin thin«. (Quelle: Filmbild Fundus Herbert Klemens. © Pandora Film Verleih. Mit freundlicher Genehmigung)

Im Schritt über das Menschliche hinaus in die Sphäre des Nonhumanen sind Adam und Eve – nicht zuletzt auch in Bezug auf das in ihrem Entwurf bedingte Zusammendenken von Nahrung und Suchtmittel – in der aktuellen philosophischen (und damit auch: politischen) Debatte zwischen subjekterhaltender Epistemologie und subjektkritischem Materialismus zu denken. Insbesondere die reflektierteren Positionen, die sich um eine Ausarbeitung einer neuen Ökologie abseits von Anthropozentrik bemühen, betreiben nicht selten den Rückgriff auf literarisch-künstlerische Positionen, um neue Horizonte fassbar und diskursivierbar zu machen (Grusin 2015; Haraway 2018). Zu bedenken bleibt, neben den ethischen Implikationen einer Schwächung oder Ausklammerung der menschlichen Position auch der Umstand, dass die von Jarmusch dargebotene, an Liebe, Kunst und Rausch ausgerichtete vampirische Ethik der Bewahrung der Notwendigkeit der Ernährung eben nicht enthoben ist – auch wenn, angelehnt an die scholastische Registratur Peter Abaelards (Abaelard 2006), nicht nur die Tat sondern vielmehr auch die jeweilige Intention miteinzurechnen ist. Die Liebenden sind die Überlebenden, die einzig Lebendigen, denen die (metaphysischen) Kosten dafür aber auch klar zufallen: »Wer weiß was unser Morgen unserem Gestern noch antun wird« (Anders 1985, S. 214).

Literatur

Abaelard P (2006) Scito te ipsum [Ethica]. Erkenne dich selbst. Felix Meiner Verlag, Hamburg (Übersetzt und herausgegeben von P Steger)

Anders G (1985) Tagebücher und Gedichte. Beck, München

Attali J (1989) Noise. The political economy of music. University of Minnesota Press, Minneapolis

Auerbach N (1995) Our vampires, ourselves. University of Chicago Press, Chicago

Ballhausen T (2018) Preservation im Zeitalter der Drohnen. Aus den Vorarbeiten zu einer Archivpolitik der Sorge. Medien Zeit Kommunik Vergangenh Gegenw 2(33):41–48

Berger J (1999) Das Sichtbare und das Verborgene. Essays. Fischer, Frankfurt a.M.

Beville M (2009) Gothic-postmodernism. Voicing the terrors of postmodernity. Rodopi, Amsterdam

Blackman L (2008) The body. The key concepts. Berg, Oxford

Blumentrath H (2004) Blutbilder. Mediale Zirkulationen einer Körperflüssigkeit. Aisthesis, Bielefeld

Böhme G (1995) Atmosphäre. Essays zur neuen Ästhetik. Suhrkamp, Frankfurt a.M.

Böhme G (2008) Ethik leiblicher Existenz. Über unseren moralischen Umgang mit der eigenen Natur. Suhrkamp, Frankfurt a.M.

Bohn TM (2016) Der Vampir. Ein europäischer Mythos. Böhlau, Köln

Bohrer KH (2002) Ästhetische Negativität. Carl Hanser, München

Braun J (2017) All-American-Gothic Girl. Das Gerechtigkeit einfordernde Mädchen in US-amerikanischen Erzählungen. Passagen, Wien

Feiten B (2017) Jim Jarmusch: Musik und Narration. Transnationalität und alternative filmische Erzählformen. transcript, Bielefeld

Frankfurt H (2014) Gründe der Liebe. Suhrkamp, Frankfurt a.M.

Gelder K (1994) Reading the vampire. Routledge, London

Gelder K (2012) New vampire cinema. Routledge, London

Grusin R (Hrsg)(2015) The Nonhuman Turn. University of Minnesota Press, Minneapolis

Haraway D J (2018) Unruhig bleiben. Die Verwandtschaft der Arten im Chtuluzän. Campus, Frankfurt a.M.

Irwin MJ (2016) »Your Wilderness:« The white possession of Detroit in Jim Jarmusch's Only Lovers Left Alive. Capitalism nature socialism https://doi.org/10.1080/10455752.2016.1260614

Jünger E, Heidegger M (2008) Briefwechsel. Briefe 1949–1975. Klett-Cotta, Stuttgart (Unter Mitarbeit von S. Maier herausgegeben, kommentiert und mit einem Nachwort versehen von G. Figal)

Jütte R (2000) Geschichte der Sinne. Von Antike bis zum Cyberspace. Beck, München

Klibansky R, Panofsky E, Saxl F (1992) Saturn und Melancholie. Studien zur Geschichte der Naturphilosophie und Medizin, der Religion und der Kunst. Suhrkamp, Frankfurt a.M.

Lepenies W (1981) Melancholie und Gesellschaft. Suhrkamp, Frankfurt a.M.

Nathan I (2014) Only lovers left alive. Dead man and wife. Empire 297:55

Piazza S (2015) Jim Jarmusch. Music, words and noise. Reaktion Books, London

Piercy M (2015) Made in Detroit. Poems. Knopf, New York

Rickels L (2007) Vampirismus Vorlesungen. Brinkmann & Bose, Berlin

Schaub M, Suthor N, Fischer-Lichte E (Hrsg) (2005) Ansteckung. Zur Körperlichkeit eines ästhetischen Prinzips. Fink, München

Stoler AL (Hrsg) (2013) Imperial debris. On ruins and ruination. Duke University Press, Durham

Tegtmeyer LL (2016) Tourism aesthetics in ruinscapes: bargaining cultural and monetary values of Detroit's negative image. Tour Stud 4(16):462–477

Originaltitel	Only Lovers Left Alive
Erscheinungsjahr	2013
Land	USA/UK/D/F/GRC/CYP
Buch	Jim Jarmusch
Regie	Jim Jarmusch
Hauptdarsteller	Tilda Swinton, Tom Hiddleston, Anton Yelchin, Mia Wasikowska, John Hurt, Silmane Dazi
Verfügbarkeit	DVD in deutscher Sprache erhältlich

Martin Poltrum

Ur-Sucht Masturbation, Verzweiflungssex, Erotik der Einsamkeit

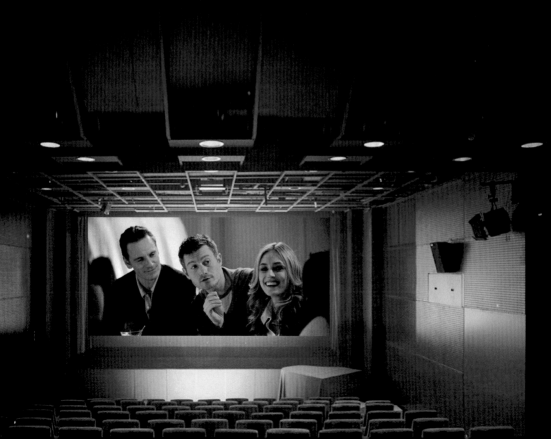

PROKINO

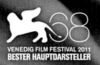

VENEDIG FILM FESTIVAL 2011
BESTER HAUPTDARSTELLER

GOLDEN GLOBE®
NOMINIERUNG 2012
BESTER HAUPTDARSTELLER

Prädikat
besonders
wertvoll

MICHAEL   CAREY
FASSBENDER   MULLIGAN

SHAME

EIN FILM VON STEVE MCQUEEN

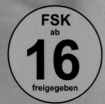

FSK
ab
16
freigegeben

„PROVOKANT"   „EIN MUSS!"
THE TIMES   GQ

„DER PROVOZIERENDSTE UND
ERGREIFENDSTE FILM DES JAHRES"
EMPIRE

DVD
VIDEO

Shame (2011)

>»Es ist mir die Einsicht aufgegangen, dass die Masturbation die einzige große Gewohnheit, die ›Ursucht‹ ist, als deren Ersatz und Ablösung erst die anderen Süchte nach Alkohol, Morphin, Tabak usw. ins Leben treten« (Freud 1897).

>»Sich selbst überlassen, pflegt der Masturbant bei jeder verstimmenden Einwirkung auf die ihm bequeme Befriedigung zurückzugreifen« (Freud 1898).

Handlung

Shame, (◘ Abb. 22.1) der zweite Film des britischen Künstlers, Fotografen, Filmemachers und Turner-Preisträgers Steve McQueen handelt von Brandon, dargestellt von Michael Fassbender und seiner Schwester Sissy, gespielt von Carey Mulligan. Brandon ist ein gutaussehender, schick und lässig angezogener Mann Mitte 30. Er lebt in Manhattan, seine Wohnung ist kühl und stylisch eingerichtet, er hat ein kultiviertes, freundliches und elegantes Auftreten, arbeitet in der Werbebranche, in der er gut verdienen dürfte und alles scheint tadellos zu sein. Wäre da nicht die Besonderheit, dass sich in seinem Leben alles um Sex dreht. Mehrmals am Tag Masturbation, Internet-Pornografie zu Hause und während der Arbeit, live Online-Sex, Geschlechtsverkehr mit Prostituierten und die Jagd nach potenziellen Sexualobjekten in den Bars des nächtlichen New Yorks bestimmen seine Existenz. Brandon hat sich eingerichtet in seinem Leben, er hat einen Riecher dafür entwickelt, welche Frauen zu haben sind und scheut nicht zurück die kühnsten und explizitesten Anmachversuche zu starten und direkt zur Sache zu kommen. Der Film beginnt damit, dass Brandon in eine U-Bahn steigt und sein Blick an den Beinen und Strümpfen einer Frau kleben bleibt, die er lüstern ansieht und die mit verlegen-erregten Gebärden flirtend und Lust versprechend zurückblickt. Als die Frau aufsteht, um auszusteigen, fühlt sich Brandon von den erwidernd verdrehenden Augen der Minirockträgerin ermutigt und folgt ihr. Er stellt sich dicht hinter das Objekt seines Begehrens, hält sich mit einer Hand an der Stange vor den U-Bahntüren fest und berührt damit hauchdünn die Finger und Hand der zuvor mit ihm Flirtenden, die jetzt Angst bekommt und durch die aufspringenden Türen entweicht. Brandon verfolgt sie noch ein Stück weit, bis er sie in der Menschenmenge des U-Bahn-Untergrundes verliert. Diese Flirt- und Anmachszene, in der das Lustversprechen in der Luft liegt, wird szenisch durch ein Kurzporträt der Lebenswelt unseres Protagonisten unterbrochen. Gezeigt wird die ewige Wiederkehr der gleichen leeren Lust des New Yorker Werbemanns. Besuch einer Prostituierten, die sich langsam ausziehen soll, um seine Erregung zu steigern, Masturbation unter der Dusche, der Anrufbeantworter wird eingeschaltet und die Stimme von Sissy, Brandons Schwester ertönt, die erneut wie so oft in den letzten Tagen um einen Rückruf bittet und leicht verzweifelt klingt. Was hier nicht erzählt und wiedergegeben werden kann und dennoch erwähnt werden muss, da der Film entscheidend davon lebt, ist die magische Atmosphäre, die Präzession und Genauigkeit, mit der die winzigsten Details inszeniert und zu einer Erotik der Einsamkeit zusammengestellt sind und die Art und Weise, wie die Filmmusik, die Stille und das Schweigen (Blum 2015) zur Gesamtkomposition der existenziellen Leere und glänzenden Oberfläche der verzweifelten Sexualität beiträgt. Man merkt dem Streifen an, dass ein Meister des Bildes, ein Künstler, ein Turner-Preisträger am Werk war.

Brandons Leben ist stabil, getaktet und von verschiedenen Lustpraktiken gerahmt und irgendwie in beschädigter Ordnung bis zu dem Zeitpunkt, an dem Sissy auftaucht und vorübergehend bei ihm

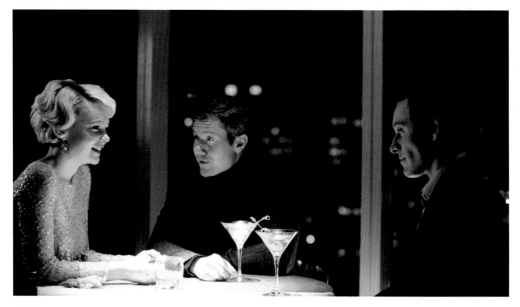

□ Abb. 22.2 Sissy, David (Brandons Chef) und Brandon nach Sissys Auftritt. (Quelle: Filmbild Fundus Herbert Klemens. © Prokino Filmverleih. Mit freundlicher Genehmigung)

einzieht. Da sie unzählige Male versucht hat Brandon telefonisch zu erreichen, der offensichtlich nichts von ihr hören möchte, findet er sie eines Abends in seiner Wohnung, zu der sie einen Schlüssel hat. Sissy ist emotional instabil und eine Dramaqueen. Sie ist eine erfolglose Sängerin, die demnächst in New York ein paar Auftritte hat und eigentlich in Los Angeles lebt. Brandon kommt gerade von einem Barbesuch und anschließendem Sex mit einer zufälligen Eroberung nach Hause, betritt seine Wohnung, als Sissy duscht und laut Musik hört – bezeichnender Weise einen Song mit dem Titel »I Want Your Love« der Band Chic. Sissy will die Liebe ihres Bruders und die nährende Liebe der Männer, denen Sie begegnet. Damit stellt ihr Begehren das genaue Gegenteil von Brandons Verlangen dar. Brandon setzt Sex zum Spannungsabbau und zur Affektmodulation ein. Nachdem er Sissy in der Dusche mit einem Baseballschläger in der Hand erschreckt, da er einen Einbrecher vermutet, sieht man ihn in der nächsten Szene zurückgezogen in seinem Schlafzimmer Internetpornos schauen. Vor zwei Stunden hatte Brandon Sex auf einem Parkplatz mit einer flüchtigen Barbekanntschaft; kaum zuhause, braucht er seinen nächsten sexuellen Stimulus und »Schuss«. Während Sissys Bruder in seinen Laptop starrt und Stöhnen zu hören ist, ist seine Schwester verzweifelt am Telefonieren und kämpft mit den Worten:

> 💬 »Ich will nur dich. Ich will niemand anderen. Es gibt keinen anderen. Ich liebe dich. Ich würde alles für dich tun. Ich tu alles. Sag das bitte nicht. Sag das bitte nicht. Ich liebe dich. Ich liebe dich. Ich würde alles für dich tun. Ich tu alles. Ich muss nicht ausgehen! Wirklich, ich muss nicht ausgehen. Verdammt noch mal, ich will überhaupt nicht ausgehen. Ich kann zuhause bleiben. Es ist mir egal, ganz egal. Ich brauche sonst niemanden. Ich liebe dich. Ich liebe dich. Ich liebe dich so wahnsinnig. Ich liebe dich. Bitte! Ich liebe dich. Ich liebe dich. Bitte! Mir geht es total schlecht. (schluchzend vor Tränen) Mir geht es total schlecht.«

Am nächsten Morgen überredet Sissy ihren Bruder, ein paar Tage bei ihm wohnen zu dürfen und dass er am Abend zu ihrem Auftritt kommt. Gemeinsam mit seinem Chef David, der wie am Vorabend

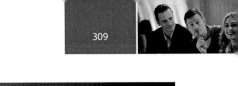

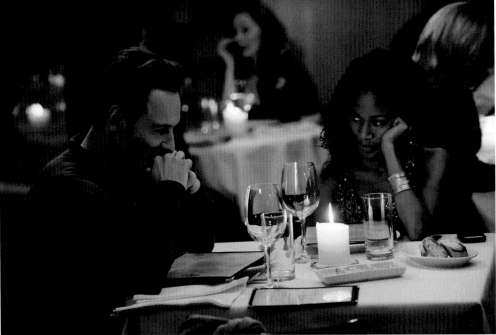

◻ **Abb. 22.3** Brandon und Marianne bei ihrem ersten Date. (Quelle: Filmbild Fundus Herbert Klemens. © Prokino Filmverleih. Mit freundlicher Genehmigung)

eigentlich mit Brandon auf Frauenjagd gehen wollte, besucht er den Gig seiner Schwester. Sissy trägt ein goldenes Glitzerkleid und eine Frisur, die an Marylin Monroe erinnert. Als sie Frank Sinatras »New York, New York« singt, hat ihr Bruder Tränen in den Augen. Er scheint stolz auf seine kleine Schwester zu sein und sentimental in Erinnerungen zu hängen. Nach dem Auftritt setzt sich Sissy zu David und Brandon (◻ Abb. 22.2).

David ist sofort interessiert an Sissy und flirtet auf Teufel komm raus. Als er dabei einmal ihre Hand nimmt wird sichtbar, dass Sissy am linken Unterarm Ritz- oder Schnittwunden hat. Sie ist oder war offensichtlich eine Selbst-Verletzerin oder die Schnittwunden stammen von einem Suizidversuch. Das bleibt unklar. David und Sissy landen in Brandons Wohnung und haben Sex, was Brandon extrem zusetzt und zur Verzweiflung bringt, da er im Nebenzimmer das Gestöhne seiner Schwester und seines Chefs mit anhören muss. Um seine Emotionen halbwegs zu stabilisieren, zieht er sich seine Laufklamotten an, verlässt die Wohnung und rennt durch die Straßen New Yorks. Später in der Nacht schleicht sich Sissy in das Bett von Brandon und kuschelt sich an ihren Bruder an. Ihr sei kalt. Brandon versucht ihr zunächst zweimal bestimmt zu sagen, dass sie sein Zimmer verlassen soll, bis er sie anbrüllt, was schließlich wirkt. Das ist die zweite Szene des Films, in der man den Eindruck bekommt, dass Sissy in Bezug auf ihre Nacktheit gegenüber Brandon distanzlos ist. Als er sie am ersten Abend im Bad überrascht, da er einen Einbrecher vermutet und ihr dann das Handtuch reicht, da sie nackt vor ihm steht, macht sie kein Anzeichen, dass es ihr etwas ausmacht, dass sie ihr Bruder nackt sieht. Und auch jetzt schlüpft sie unter Brandons Decke und schmiegt sich an den nackten Oberkörper ihres Bruders an. Am nächsten Morgen, als Brandon in seinem Büro auftaucht, ist endlich wieder sein Computer zurück, der von der IT-Abteilung eingezogen wurde, da er mit Internet-Viren verseucht war, die von Pornoseiten stammen. David nimmt es locker und meint, dass er besser darauf achten soll, auf welchen Seiten sich sein Praktikant herumtreibt. Am Abend trifft Brandon eine Arbeitskollegin, Marianne, die ihm im Büro schon öfter aufgefallen ist, in einem französischen Restaurant zum Essen (◻ Abb. 22.3).

Er verspätet sich, da er auf dem Weg zu seinem Date ein Paar beim Sex beobachtet, das offensichtlich gesehen werden will, denn die Szene spielt sich an der Fensterwand eines Hotels ab, die sich zur Straße hin öffnet. Nachdem die Arbeitskollegen bestellt und sich warmgeredet haben, entspinnt sich ein für Brandons Einstellung in Bezug auf das Thema Beziehung repräsentativer Dialog:

Brandon: »Also, gibt es momentan jemanden in deinem Leben?«

Marianne: »Nein, gibt es nicht. Wie sieht es bei dir aus?«

Brandon: »Nein.«

Marianne: »Nein, tatsächlich? Wieso nicht?«

Brandon: »Weiß auch nicht. Es ist einfach so.«

Marianne: »Tja, ist einfach so. Ich, ich bin eigentlich getrennt.«

Brandon: »Okay.«

Marianne: »Ja, ist noch ziemlich frisch.«

Brandon: »Warst du lange verheiratet?«

Marianne: »Nein. (der Kellner unterbricht das Gespräch) Lange war ich nicht verheiratet. Ich habe es versucht. Es hat nicht funktioniert.«

Brandon: »Nein.«

Marianne: »Wow.«

Brandon: »Was ist?«

Marianne: »Du wirkst nur so, als wäre dir das sowas von zuwider.«

Brandon: »Naja. Ich meine, ich verstehe einfach nicht, warum Leute unbedingt heiraten wollen. Besonders heutzutage.«

Marianne: »Mhm.«

Brandon: »Ich verstehe einfach den Sinn nicht.«

Marianne: »Von Beziehungen?«

Brandon: »Kommt mir unrealistisch vor.«

Marianne: »Meinst du das ernst?«

Brandon: »Ja, ich meine es ernst.«

Marianne: »Ja, aber wieso sind wir hier, wenn wir einander nichts bedeuten?«

Brandon: »Tja.«

Marianne: »Wieso bist du hier?«

Brandon: »Das Essen soll hervorragend sein, hier. Nein, nein. So wollte ich das nicht sagen. Ich habe nur gemeint: Ein Mensch für den Rest deines Lebens? Ich meine das ist, ich meine, man kommt in Restaurants und sieht dort Paare zusammensitzen und die reden nicht einmal miteinander. Sie haben sich nichts zu sagen. Die haben sich nichts …«

Marianne: »Vielleicht sprechen sie nicht miteinander, weil sie sich auch so verstehen.«

Brandon: »Oder sie langweilen sich miteinander.«

Marianne: »Wie lang war deine längste Beziehung? Wie lange genau?«

Brandon: »Vier Monate.«

Marianne: »Auf eine Beziehung musst du dich einlassen, sonst hat sie keine Chance.«

Brandon: »Das habe ich. Vier Monate lang.«

Marianne: »Vier Monate.«

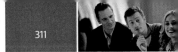

Nach dem Abendessen mit Marianne kehrt Brandon heim, begibt sich in das Bad seiner Wohnung und masturbiert. Sissy kommt ebenfalls nach Hause und platzt ins Bad als Brandon gerade mit Selbstbefriedigung beschäftigt ist. Wütend brüllt er Sissy an, mit einem Handtuch um sein Geschlecht gehüllt beschimpft er Sissy und drückt sie auf das Sofa, was sie eigentlich von ihm wolle. Die ganze Szene wirkt wieder sehr eigenartig, da Brandon fast nackt ist und auf Sissy sitzt und ihre Arme hält und sie anbrüllt. Bruder und Schwerster, das wird in vielen Szenen deutlich, haben keine Schamgrenzen in Bezug auf ihre Nacktheit vor dem jeweiligen anderen. Brandon hat die ganze Szene sichtlich zugesetzt. Er zieht sich in das Bad zurück, wirkt verzweifelt und beschämt. Sissy entschuldigt sich, holt sich ein Bier aus dem Kühlschrank, setzt sich an den Küchentisch und klappt Brandons Computer auf. Eine Online-Sex-Spielgefährtin ist zu sehen und beginnt zu Sissy zu sprechen:

💬 »Hey, wo ist Brandon? Bist du Brandons Freundin? Willst du spielen? Willst du mit meinen Titten spielen? (die Online-Frau hält sich ihre Brüste und bewegt sie in einer lüsternen Geste nach oben) Ich weiß, Brandon würde das sehr gefallen und ich weiß genau, was Brandon gefällt (dann fasst sie sich unter ihren Slip und streichelt sich an der Scham).«

Plötzlich taucht Brandon auf, klappt seinen Laptop zu und verschwindet in sein Zimmer, in dem er sehr nachdenklich sitzt und offensichtlich beschließt, in Bezug auf seine Sexualität neue Wege einzuschlagen. Er packt seine Pornosammlung (Hefte, Dildos …) inklusive seines Laptops, stopft alles in einen Sack und wirft es zum anderen Müll im Hof. Am nächsten Tag im Büro zieht er Marianne in die Küche und versucht sie zärtlich zu küssen, was sie erwidert. Brandon, das wird hier ganz deutlich, möchte sich ändern und die Worte Mariannes am Vorabend, dass man sich auf eine Beziehung einlassen müsse, ernst nehmen. Gemeinsam verlassen sie die Arbeit und landen in einem Hotelzimmer, das sich über eine Glasfensterwand mit einem schönen Ausblick auf einen Fluss öffnet. Im Bad zieht Brandon eine Line Kokain, sodass es Marianne nicht mitbekommt und nimmt sich dann einen Drink aus der Minibar. Zärtlich versuchen sie zur Sache zu kommen und Brandon entwickelt etwas, was im ganzen Streifen nur einmal vorkommt und extrem atypisch für ihn scheint: Erektionsschwierigkeiten. Das ist ihm so unangenehm und peinlich, dass er sich aufsetzt, sich die Haare rauft und sich beschämt von Marianne wegsetzt. Sie meint, dass das schon in Ordnung und okay sei und wirkt sichtlich verstört und unsicher, was sie jetzt tun oder sagen soll. Auf ihre wahrscheinlich nicht wirklich ernst gemeinte Frage, ob sie gehen soll, sagt Brandon »klar« und dann, als sich Marianne zur Tür bewegt: »Ich kann dich runterbringen«, was sie negiert. Brandon scheint zunächst unruhig, enttäuscht und nachdenklich zu wirken und bestellt sich dann eine Frau ins Zimmer. Ob es sich dabei um eine Prostituierte oder um eine seiner »Sex-Gespielinnen« handelt, lässt sich aus der Szene nicht eindeutig erschließen. In jedem Fall vollziehen die beiden dann emotions- und leidenschaftslosen »Sport-Sex«. Brandon ahmt die Fenster-Sex-Szene nach, die er am Vorabend beobachtet hat. Er nimmt seine Gespielin von hinten, drückt sie gegen die Fensterwand, als wollte er der Welt zeigen, dass er alles andere als Erektionsprobleme hat. Nachdenklich verbringt er dann alleine den ganzen Tag im Hotelzimmer und blickt durch das Fenster in die Weite der Abenddämmerung. Zuhause, später am Abend, hat Brandon dann eine Auseinandersetzung mit seiner Schwester. Er wirft ihr vor, dass Sie bei ihm eingedrungen ist und sein Leben durcheinander bringt. Im Streit verlässt er die Wohnung und geht auf die Jagd. Sissy soll ausziehen.

In einer Bar spricht Brandon eine Frau an, die gerade aus dem hinteren Ende des Lokals kommt, sich an die Theke stellt, um etwas zu bestellen. Brandon sieht der Frau tief in die Augen und sagt:

💬 »Willst du von hier verschwinden? Ich könnte dich entführen (die Frau blickt zurück zum Billardtisch im Lokal). Bist du mit jemanden hier? Leckt er dich gut? Ich schon. Das mach ich richtig gern (Brandon greift ihr mit der linken Hand unter den Minirock). Ich mag es wie sich das anfühlt. Ich mag es einfach, mich und das. Ich möchte dich schmecken. Ich möchte meine Zunge in dich hineinstecken. Genau dann, wenn du kommst (dann zieht er seine Hand aus ihrem Rock hervor und lutscht sich seine Finger ab). Soll ich dich dazu bringen, dass du kommst (die Frau sieht ihn hypnotisiert und erregt an)? Möchtest du, dass ich das tue?«

Als der Freund der Frau mit den Worten auftaucht »Was ist hier los?«, hat Brandon nur Spott für ihn übrig und wird, nachdem er das Lokal verlässt, dafür verprügelt, getreten und bespuckt. Da Brandon übel zugerichtet ist und eine Wunde im Gesicht hat, verwehrt man ihm den Eintritt in die Disco, die er danach ansteuert. In einer schmuddeligen Location, die halb Gay-Disco, halb Gay-Sex-Séparée ist, sieht man Brandon durch die Hinterzimmer wandern und Männer beim Sex beobachten, bis er von einem in einen Raum gezogen wird und es zur Fellatio kommt. Ein Close-up zeigt einen lust- und leidverzehrten Brandon.

Nach dem Gay-Club-Besuch hört Brandon seine Mailbox ab. Sissy ist zu hören:

> »Brandon, hier ist Sissy (sie weint). Ich muss dringend mit dir reden. Würdest du bitte einmal an dein scheiß Telefon gehen. Brandon ich brauche dich. Wir sind keine schlechten Menschen. Wir kommen nur von einem schlechten Ort. Danke, dass ich bleiben darf.«

Die schluchzende Tränenstimme von Sissy aus dem Off und die Stimme des von ihr Gesprochenen verbinden sich mit Bildern, die Brandon mit zwei Frauen (Prostituierten oder Sex-Gefährten?) beim Dreier zeigen, deren Wohnung er kurz zuvor aufgesucht hat. Gezeigt werden fragmentierte Körperposen bei verbissen, hartem Leistungssex und in einem erneuten Close-up weiß der Rezipient dieser Bilder nicht genau, ob es Gier, Lust, Leid oder Verzweiflung ist, was aus Brandons Gesicht spricht.

Als Brandon im Morgengrauen mit der U-Bahn nachhause fährt, müssen alle Passagiere aussteigen, da es einen Polizei- und Rettungseinsatz gibt. Vermutlich hat jemand Suizid begonnen. Plötzlich dämmert es Brandon, dass Sissy emotional instabil ist und er versucht sie mit seinem Handy zu erreichen. Er bekommt Angst um seine Schwester und rennt nun nachhause. Sissy sitzt blutüberströmt im Bad seiner Wohnung, sie hat sich die Pulsadern aufgeschnitten. Brandon hält ihr die Wunden zu, ruft die Rettung und die nächste Einstellung am Krankenbett, die Bruder und Schwester zeigen, gibt zu verstehen, dass Sissy überlebt hat. Er streicht mit den Fingern über die alten Schnittwunden an ihrem Unterarm und legt sein Gesicht, das durch eine Wangenverletzung gezeichnet ist, die von den Prügeln am Vorabend stammt, neben ihres auf das Polster. Die nächste Einstellung zeigt Brandon weinend und verzweifelt im Regen. Der Film endet mit einer Szene, die an den Anfang verweist und zieht damit einen Kreis – vielleicht einen Teufelskreis? Brandon sitzt in der U-Bahn und beobachtet Menschen, bis sein Blick fast erschrocken auf der Frau landet, der er einmal kurz gefolgt ist. Die Frau scheint Brandon schon länger zu beobachten und sucht von sich aus erneut das erotische Spiel der Blicke. Brandon scheint von dieser Flirt-Einladung unberührt zu sein – ob nur zunächst oder überhaupt bleibt offen, da der Streifen hier endet.

Bruder und Schwester

Über die Vergangenheit von Brandon und Sissy erfährt man im Film so gut wie nichts. Sie sind in Irland aufgewachsen und irgendwann als Teenager nach New York gezogen. Vermutlich dürften sie eine Broken-Home-Situation erfahren haben, denn die Schwester sagt einmal zum Bruder, dass sie keine schlechten Menschen seien, sondern nur von einem schlechten Ort kämen. Brandon sucht in der Begegnung mit Frauen primär Sex, die Befriedigung seiner Lüste und vermeidet jede Form von emotionaler Bindung. Das ist bei Sissy anders, sie scheint mehr an einer wirklichen Beziehung zu Männern interessiert zu sein. Im weiter oben dargestellten Telefonat mit ihrem Freund wird deutlich, dass Sissy emotional vollkommen von ihrem Partner abhängig ist – »Ich will nur dich ... Ich brauche sonst niemanden ...« – und kein gutes Händchen für die Wahl von Männern zu haben scheint, da sie gleich am ersten Abend mit Brandons Chef, der seine Frau betrügt und nur an schnellem Sex mit Sissy interessiert ist, ins Bett steigt und am nächsten Tag Kontakt zu ihm sucht. »Normalerweise« wissen Menschen, mit wem sie Sex haben sollten und mit wem eher nicht. Typisch für Menschen mit Borderline-Persönlichkeitsstörung ist es, dass sie das gerade nicht zu wissen scheinen bzw. ständig durcheinanderbringen. Bruder und Schwester besprechen das Stelldichein von Sissy und David in einer aufschlussreichen Szene nach:

Sissy (die gerade zur Tür hereinkommt): »Hast du gegessen?«

Brandon: »Nein.«

Sissy: »Hast du Hunger?«

Brandon: »Nein.«

Sissy (setzt sich zu Brandon auf das Sofa, der gerade TV schaut): »Nimmst du mich in den Arm?«

Brandon (umarmt Sissy, die sich an ihn kuschelt): »Der bumst nicht noch mal mit dir. Du hast ihm eine Nachricht hinterlassen, stimmt's? Du kannst nicht anders. Das ist widerlich.«

Sissy: »Warum bist du nur so sauer?«

Brandon: »Du willst wissen, warum ich so sauer bin? (sie schauen sich tief in die Augen) Das ist mein Boss. Du schläfst mit ihm, nachdem du ihn zwanzig Minuten kennst und jetzt rufst du ihn auch noch an. Was ist nur los mit dir? Du weißt, dass er eine Familie hat, oder? Du weißt das mit der Familie?«

Sissy: »Nein.«

Brandon: »Du hast nicht den Ehering an seinem Finger gesehen?«

Sissy: »Nein.«

Brandon: »Du Lügnerin.«

Sissy: »Es tut mir leid.«

Brandon: »Es tut dir immer leid. Das ist immer das einzige, was du zu sagen hast.«

Sissy: »Naja, zumindest tut es mir leid.«

Brandon: »Versuch mal was auf die Beine zu stellen. Taten zählen, nicht Worte.«

Sissy: »Es tut mir leid. Es tut mir leid. Ich habe Mist gebaut. Ich bin nicht perfekt. Ich mache Fehler, aber ich arbeite daran.«

Brandon: »Es gibt Leute, die bauen ständig Mist. Vergiss es einfach. Das hier funktioniert nicht. Offensichtlich. Du musst dir etwas Anderes zum Wohnen suchen.«

Sissy: »Ich weiß nicht, wo ich sonst hin soll. Es geht hier gar nicht um ihn. Ich mache dich ständig wütend, aber ich weiß nicht, wieso.«

Brandon: »Nein. Du hast mich in eine Falle gelockt. Du zwingst mich in eine Ecke und ich sitze in der Falle. ›Ich weiß nicht, wo ich sonst hin soll‹. Ich meine, was hat der Scheiß zu bedeuten?«

Sissy: »Du bist mein Bruder.«

Brandon: »Na und, und ich bin verantwortlich für dich?«

Sissy: »Ja.«

Brandon: »Nein, bin ich nicht.«

Sissy: »Doch, das bist du doch.«

Brandon: »Ich habe dich nicht geboren, ich habe dich nicht auf diese Welt gebracht.«

Sissy: »Du bist mein Bruder, ich bin deine Schwester. Wir sind eine Familie. Wir müssen aufeinander aufpassen.«

Brandon: »Du passt nicht auf mich auf. Ich passe selbst auf mich auf.«

Sissy: »Ich versuch es, ich versuche dir zu helfen.«

Brandon (packt Sissy aggressiv am Kinn): »Wie hilfst du mir denn? Wie hilfst du mir? Sag mir, wie du mir hilfst! Hm, sieh mich an! Sag mir, wie du mir hilfst!«

Sissy: »Du bist mein Bruder.« (Sissy sieht Brandon ernst und irgendwie flehend an).

Brandon: »Wieso ist bei dir immer alles so dramatisch? Alles ist immer gleich das Ende der Welt.«

Sissy: »Das ist nicht dramatisch. Ich versuche, mit dir zu reden.«

Brandon: »Ich will nicht reden. Versuch mal, nicht zu reden. Versuch mal, nur zuzuhören oder zu denken. Bloß so zur Abwechslung.«

Sissy: »Weil es bei dir ja so toll funktioniert. Dir geht es prächtig.«

Brandon: »Ich habe immerhin meine eigene Wohnung.«

Sissy: »Oh, oh, hurra, was für ein Scheiß. Du hast deine eigene Wohnung, wie phantastisch. Du hast einen Job, eine Wohnung. Ich falle vor dir auf die Knie.«

Brandon: »Zumindest übernehme ich dafür die Verantwortung. Und ich bin zumindest nicht abhängig von anderen Menschen. Du bist ständig abhängig. Du bist ein Parasit.«

Sissy: »Du hast absolut niemanden. Du hast niemanden. Du hast mich und deinen perversen Boss.«

Brandon: »Du warst mit diesem perversen Boss im Bett. Zu was macht dich das?«

Sissy: »Rede du nicht mit mir über Sex, Brandon! Nicht ausgerechnet du.«

Brandon: »Wie auch immer (er verlässt das Zimmer). Ich geh raus.«

Sissy: »Na toll. Dann kommst du zurück und wir führen das gleiche Gespräch noch einmal.«

Brandon: »Nein, du ziehst aus.«

Sissy: »Und dann hör' ich nie wieder was von dir?« (man hört, wie sich Brandon die Schuhe anzieht und die Tür ins Schloss fällt).

Interessant ist an diesem Dialog, dass Brandon zunächst seine Schwester als »Opfer« von David wahrnimmt – »der schläft nicht noch mal mit Dir« – und sich gleichzeitig irgendwie für seine Schwester zu schämen scheint, könnte David doch glauben, dass Brandons Schwester ein leichtes Mädchen ist. Der ganze Film lebt von der visuell-dialektischen Montage der Andersartigkeit von Brandon und Sissy. Sie will Nähe, er will Sex. So hört Brandon, um nur ein Beispiel dafür zu geben, kurz bevor er zwei Frauen aufsucht, seine Mailbox ab, auf der Sissy eine Nachricht hinterlassen hat. Danach sieht man Brandon bei einem Dreier. Sein Gesichtsausdruck zeigt eindeutig, dass er hier Verzweiflungssex betreibt. Akustisch überblendet werden diese Bilder aus Gier, Lust und Verzweiflung durch Sissys verweinte Stimme, die Brandon anfleht, dass er abheben und sich melden soll und ihre emotionale Bedürftigkeit und Verzweiflung zum Ausdruck bringen.

Brandon und Marianne

Wenn man sich fragt, warum der Film *Shame* heißt, dann ist die Hotelszene mit Marianne und Brandon aufschlussreich. Um möglichst potent im Bett zu sein, snifft Brandon Kokain, kurz bevor er intim wird. Das ist die einzige Szene im Film, die diesen Konsum zeigt. Warum will er gerade bei Marianne so potent sein, dass er das Aphrodisiakum Kokain (Springer 1989) dazu einsetzt? Zeigt sich darin der ernsthafte Versuch, allerdings mit falschen Mitteln, diesmal eine Beziehung anzubahnen und alles richtig machen zu wollen? Jetzt – übersetzt in Brandons sexualisierte Lebenswelt – ja nicht versagen, jetzt geht es darum besonders potent zu sein, denn es geht ja um Marianne, die seine Freundin werden soll. Warum hat Brandon, der sonst nie Erektionsprobleme hat, gerade in dieser Situation Schwierigkeiten? Brandon versucht Marianne nicht zu gebrauchen, sondern liebevolle Sexualität und Zärtlichkeiten zu haben. Ein Faktum, das ihm offensichtlich Erektionsprobleme bereitet. Das wäre eigentlich nichts Schlimmes oder etwas, für das man sich schämen müsste. Brandon hätte einfach sagen müssen: »Tut mir leid, geht irgendwie nicht. Ich habe das normalerweise nie, aber offensichtlich bin ich zu nervös oder ich weiß gerade nicht was passiert.« Marianne hätte da sicher ähnlich entspannt geantwortet und eine wirkliche Beziehung hätte sich anbahnen können. Doch gerade das kann Brandon nicht. Es ist ihm höchst unangenehm und peinlich. Er schämt sich und kann Marianne nicht einmal in die Augen schauen. Als sie rhetorisch fragt, ob sie gehen soll, sagt er ganz selbstverständlich einfach nur: »Klar.« Um seinen gekränkten Narzissmus zu kompensieren, wird eine Prostituierte oder Sex-Gespielin gerufen und der Welt gezeigt – Glaswand des Hotels – was für ein toller Hengst Brandon ist.

Hypersexualität – ist Brandon sexsüchtig?

Dass man den Begriff Sucht an alle möglichen Phänomene anhängen kann, von denen man dann damit sagt, dass sie moralisch zu verwerfen sind oder sogar krankheitswertigen Charakter haben, zeigt auf wunderbare Weise ein Begriff, der sich beim psychopathologischen Altmeister Karl Jaspers findet. In seiner *Allgemeinen Psychopathologie* liest man den Begriff »Rentensucht« (Jaspers 1948, S. 602), der zum Ausdruck bringen soll, dass es Störungen gibt, bei denen Patienten ihr Unwohlsein oder ihre Krankheit instrumentalisieren, um sich in die Berentung zu flüchten. Das Wort-Anhängsel Sucht hat einerseits deutlich moralisierende Konnotationen; das zeigen Wendungen wie Selbstsucht, Habsucht, Streitsucht, Geltungssucht. Daneben gibt es handfeste körperliche Krankheitssymptome und Krankheiten, die mit dem Terminus Sucht versehen werden oder wurden. Man denke an Gelbsucht, Schwindsucht (Tuberkulose) und Fallsucht (Epilepsie). Sucht (germ. *suhti-*, ahd. *suht, suft,* mhd. *suht*) geht bekanntlich auf siechen (ahd. *siuchen,* mhd. *siuchan*) zurück und zeigt an, dass es um Leiden, Siechtum und seuchenartige Verbreitung geht. Alkohol-, Medikamenten- und Drogenabhängigkeit sind Süchte, daran gibt es keinen Zweifel, und darüber, ob das auch anders sein könnte, gibt es auch keinen Diskurs. Ob allerdings krankhaft überdosierte Verhaltensweisen Süchte sind oder besser als pathologische Verhaltensweisen bezeichnet werden, das ist oft Gegenstand von Kontroversen (Petry 2010; Francis 2013; DGPPN 2013; Heinz und Friedel 2014). Sexsucht oder Hypersexualität? Glücksspielsucht oder pathologisches Spielen? Pathologischer PC-/Internetgebrauch oder Computersucht, Internetsucht, Onlinesucht? Ludwig Wittgenstein (1945, S. 250 f.) hat in seinen *Philosophischen Untersuchungen* die Idee in Umlauf gebracht, dass sich die Bedeutung eines Wortes daraus ergibt, was für einen Zug man mit dem jeweiligen Begriff innerhalb eines bestimmten Sprachspiels macht und machen kann. Übersetzt man diesen Gedanken in den Themenzusammenhang, dann meint Sucht einmal eine Krankheit, das andere Mal ein mehr moralisches Phänomen, und hin und wieder nichts anderes als eine üble Nachrede.

Im Fall von Brandon ist die einzig entscheidende Frage die, ob er an seinem Verhalten leidet oder nicht. Gegen Ende des Films hat man den Eindruck, dass Brandon nicht nur ein Getriebener ist, sondern unter dieser Tatsache auch leidet. Er will die sexuelle Befriedigung, er braucht den Kick des

Orgasmus und leidet dabei. Das wird sehr deutlich durch ein leid- und lustverzehrtes Close-up in Szene gesetzt, in dem man Brandon mit zwei Prostituierten oder Gespielinnen sieht. Brandon kämpft damit zum Orgasmus zu kommen, möglicherweise hat er auch schon Schmerzen beim Vollzug des Aktes, aber sein Gesicht zeigt in jedem Fall eindeutig die Ikonografie seelischen Leidens. Brandons Sexualität ist ab einem gewissen Zeitpunkt Verzweiflungssexualität. Er hat nicht nur die Kontrolle über sein Verhalten verloren, sondern möchte die Kontrolle zurückgewinnen. Darüber hinaus gibt es noch weitere Kriterien und Anzeichen, warum die Diagnose Sexsucht meines Erachtens gut auf Brandon passen würde. Auch wenn es problematisch ist, Diagnosekriterien für Suchterkrankungen an eine Filmfigur anzulegen und diese Kriterien wie z. B. im Falle der ICD-10 (Dilling et al. 2008) eigentlich für substanzgebundene Süchte gedacht sind, kann man dennoch untersuchen, ob die von Brandon gezeigten Verhaltensweisen mit diesen Kriterien zu fassen sind.

Da wäre erstens einmal das Craving zu nennen, der starke Wunsch oder eine Art Zwang nach »Sex« (überall wo in der Folge Sex steht, ist in der ICD-10 natürlich psychotrope Substanz gemeint). Dieses Kriterium erfüllt Brandon eindeutig. Das zeigen sehr viele Szenen. Getrieben von der Gier nach Sex treibt er durch die Nacht und wirkt dabei unfrei. Zweitens der Kontrollverlust – die verminderte Kontrollfähigkeit bezüglich des Beginns, der Beendigung und der Menge des »Sex-Konsums«. Der Kontrollverlust kann sich bei »Verhaltenssüchten« logischerweise nur dann zeigen, wenn ein Versuch unternommen wird, Kontrolle zu erlangen. So eine Szene findet sich im Film ebenfalls eindeutig. Nachdem er von seiner Schwester beim Masturbieren ertappt wird und Sissy danach noch unfreiwillig seine Online-Sexpartnerin kennen lernt, beschließt er wieder Kontrolle über seinen Sex-Konsum zu erlangen und wirft sein Sex-Spielzeug inclusive seines Laptops auf den Müll. Da der damit dokumentierte Vorsatz jedoch scheitert und Brandon bald wieder »Sex-Konsum-rückfällig« wird, ist der Kontrollverlust hier sehr schön dargestellt und zu finden. Drittens führt die ICD-10-Suchtdiagnostik das körperliche Entzugssyndrom und viertens die Substanztoleranz an. Beide Phänomene gibt es natürlich nur bei substanzgebundenen Suchtformen und da auch nicht bei allen Substanzen. Fünftens die Vernachlässigung anderer Vergnügen oder Interessen und sechstens der anhaltende »Sex-Konsum« trotz Nachweises eindeutiger schädlicher Folgen. Kriterium fünf lässt sich ebenfalls sehen, da Brandon bis auf das Laufen in seiner Freizeit nur sexuelle Vergnügen und Interessen verfolgt. Die diagnostische Feststellung des letzten Suchtkriteriums, »Sex-Konsum« trotz des objektiven Nachweises und des subjektiven Erlebens schädlicher Folgen auf der somatischen, psychischen oder sozialen Ebene ließe sich meines Erachtens ebenfalls erbringen – jedoch nicht so eindeutig. Brandon ist sozial isoliert und extrem vereinsamt, er hat niemanden außer seiner Schwester und scheint psychisch immer wieder sehr am Boden zu sein. Ob sich Brandon seines Suchtverhaltens jedoch bewusst ist, ist eher zweifelhaft. Aber auch wenn man das sechste Suchtkriterium als nicht wirklich erfüllt erachtet, blieben immer noch Kriterium eins, zwei und fünf übrig und damit drei von sechs Kriterien, was gemäß der ICD-10-Diagnostik die Kategorie der Abhängigkeit rechtfertigen würde. Wenn »irgendwann während des letzten Jahres drei oder mehr« der beschriebenen Kriterien festzustellen sind, ist laut WHO-Diagnostik Sucht zu diagnostizieren (Dilling et al. 2008, S. 99). Für Brandons Sexsucht spricht darüber hinaus auch die Tatsache, dass er einige Lokale und Szenen kennt, in denen man leicht zu Sex kommt, online und offline Gespielinnen hat und vor allem aber einen treffsicheren Riecher dafür entwickelt hat, wen und wie er wen ansprechen muss, damit er zu seinem Ziel kommt. Wie ein Drogensüchtiger seine Szene kennt, beherrscht Brandon sein Revier (◨ Abb. 22.4).

Wollte man Brandon neben seiner Sexsucht, Hypersexualität oder Satyriasis oder welchen Begriff auch immer man dafür verwenden möchte (Rettenberger et al. 2013), noch eine weitere Diagnose attestieren, müsste man sicher auf die Kategorie des Narzissmus' zurückgreifen. Allerdings handelt es sich bei Brandon nicht um einen erotischen Narzissmus, da das Motiv der Verführung und die Selbstwerterhöhung durch die geglückte Verführung überhaupt keine Rolle spielt (Rieder 2013, 2016), sondern um eine gewöhnliche Form. Die Empathielosigkeit Brandons wird nicht nur im Umgang mit seiner Schwester und mit Marianne deutlich, sondern vor allem auch in der Bar-Szene sichtbar, in der Brandon den Freund der Frau beleidigt, der er gerade unter den Rock gefasst hat.

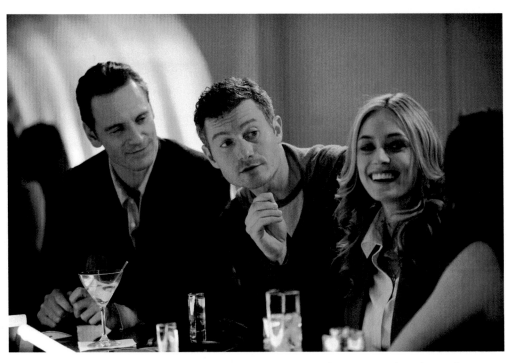

□ **Abb. 22.4** Brandon, David und zwei Frauen. Nach getaner Arbeit in einer Bar. Kurz vor dem After-Work-Sex. (Quelle: Filmfundus Herbert Klemens. © Prokino Filmverleih. Mit freundlicher Genehmigung)

Freund: »Was ist hier los?«

Freundin: »Ich wollte nur was zu trinken holen.«

Freund: »Ach ja.«

Brandon: »Ich sagte deiner hübschen Freundin gerade, dass ich zu gerne ihre enge Muschi ficken würde. Ich meine so richtig, so richtig hart, so lange bis sie mir meinen Rücken zerkratzt.«

Freundin: »Ist ein Scherz.«

Freund: »Lustiger Typ.«

Brandon (schaut dem Mann in die Augen): »Danach fick ich sie so richtig in den Arsch. Schieb ihr meine Eier in den Mund und spritz ab in ihr Gesicht.«

Brandon hält dem Mann dann noch den Finger unter die Nase, mit dem er vorher unter dem Rock die Frau berührte und verhöhnt ihn, indem er ihn auslacht. Warum ein Mensch zum Narzissten wird, darüber ist viel gesagt worden, im Falle Brandons lässt sich darüber nur spekulieren (Lachmann 2016), da man nicht viel aus seiner Kindheit erfährt.

Wollte man Brandon behandeln, müsste er zuerst eine Krankheitseinsicht entwickeln oder so verzweifelt sein, dass er einen Therapeuten aufsucht. Würde er das tun, dann wäre die Frage die, was Brandon helfen könnte. Dazu geben die psychotherapeutischen Schulen unterschiedliche Auskünfte. Wenn Freud von der »Ursucht« Masturbation spricht, soll hier analog dazu von der »Urheilung« durch Liebe gesprochen werden. Brandon müsste die selbstbezügliche Befriedigung, die nur der eigenen Emotionsregulation dient, durch intentionale Liebe und Sexualität ersetzen, die ein wirkliches Interesse an der Lust des anderen hat.

Literatur

Blum A (2015) Each night in rapture: the silent sound of shame. Stud Gender Sex 16(2):123–128

Dilling H, Mombour W, Schmidt HM (Hrsg) (2008) Internationale Klassifikation psychischer Störungen. ICD-10 Kapitel V (F), 6. Aufl. Klinisch-diagnostische Leitlinien. Huber, Bern

DGPPN (2013) Verhaltenssüchte und ihre Folgen – Prävention, Diagnostik und Therapie. Eckpunktpapier Nr. 2, 27. Febr. 2013

Freud S (1897) Aus den Anfängen der Psychoanalyse 1887-1902. Briefe an Wilhelm Fließ. S. Fischer Verlag, Frankfurt am Main 1950, Brief vom 22.12.1897, S 205

Freud S (1898) Die Sexualität in der Ätiologie der Neurosen. Sigmund Freud Studienausgabe. Band V. Sexualleben. S. Fischer Verlag, Frankfurt am Main 1994, S 26

Francis A (2013) Normal. Gegen die Inflation psychiatrischer Diagnosen. DuMont, Köln, S 269–275

Heinz A, Friedel E (2014) DSM-5: Wichtige Änderungen im Bereich der Suchterkrankungen. Nervenarzt 5:571–582

Jaspers K (1948) Allgemeine Psychopathologie. Springer, Berlin, Heidelberg

Lachmann FM (2016) Some reflections on shame, the Film. Psychoanal Psychol 33(2):371–377

Petry J (2010) Das Konstrukt »Verhaltenssucht« – eine wissenschaftstheoretische Kritik. Sucht Aktuell 2:14–18

Rettenberger M, Dekker A, Yoon D, Briken P (2013) Kann Sex süchtig machen? – Zur Historie und aktuellen Diskussion hypersexuellen Verhaltens. Rausch Wien Z Suchtther 1(2):14–22

Rieder S (2013) Don Juan und Casanova. Zwischen Verführungsartistik und Hypersexualität. Rausch Wien Z Suchtther 1(2):6–13

Rieder S (2016) Verführungssucht – das erotische Gesicht des Narzissmus. Rausch Wien Z Suchtther 3(5):215–218

Springer A (1989) Kokain, Mythos und Realität. Eine kritisch dokumentierte Anthologie. Brandstätter, Wien, München

Wittgenstein L (1945) Philosophische Untersuchungen. In: Wittgenstein L (Hrsg) Werkausgabe, Bd. 1. Suhrkamp, Frankfurt a. M.

Originaltitel	Shame
Erscheinungsjahr	2011
Land	Vereinigtes Königreich
Drehbuch	Steve McQueen, Abi Morgan
Regie	Steve McQueen
Hauptdarsteller	Michael Fassbender, Carey Mulligan
Verfügbarkeit	Als DVD und Blu-Ray in deutscher und englischer Sprache erhältlich

Nina Arbesser-Rastburg

„Mea maxima Vulva" (Ver)lust und Ekstase

© Springer-Verlag GmbH Deutschland, ein Teil von Springer Nature 2019
M. Poltrum, B. Rieken, T. Ballhausen (Hrsg.), *Zocker, Drogenfreaks & Trunkenbolde*,
https://doi.org/10.1007/978-3-662-57377-8_23

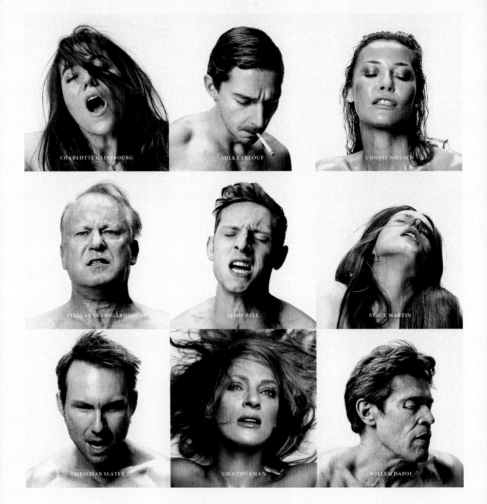

Filmplakat *Nymph()maniac*. (Quelle: Film Fundus Herbert Klemens. © Concorde Filmverleih. Mit freundlicher Genehmigung)

Nymph()maniac Vol. I & II (2013)

Einleitung

Nymph()maniac regt auf und regt an, lässt mitfühlen und stößt vor den Kopf, indem es einen immer wieder mit den Auswirkungen des Fehlens von Liebe konfrontiert. Das Erotikdrama verknüpft sexuelle Lust und Ekstase, Erniedrigung und Einsamkeit mit menschlichen Kulturleistungen wie der Polyphonie Bachs und dem Fliegenfischen. Von Trier gewährt dem Zuschauer in *Nymph()maniac* Einblicke in die Entwicklungsgeschichte einer »nymphomanen« Frau namens Joe. Der hier vorliegende Beitrag versucht aus tiefenpsychologischer Perspektive, die »nymphomane« Joe zu beleuchten, um ihr süchtiges Verhaltens sowie dessen Auswirkungen zu verstehen. Da die Darstellung Joes auch untrennbar mit ihrem Schöpfer, dem Regisseur *Nymph()maniacs*, Lars von Trier, einem »enfant terrible« der Filmszene, verbunden ist, werden auch Überlegungen zu ihm Eingang finden (◘ Abb. 23.1).

Handlung

Ein schwarzer Screen, ein leises Prasseln, einige Sekunden vergehen. Schnitt. Für einen kurzen Moment herrscht Stille; Schneeflocken gleiten langsam in eine dunkle, enge Gasse hinab. Schnitt. Wieder das Prasseln von Regentropfen, nur diesmal ist es nicht nur akustisch, sondern auch visuell vermittelt. Über drei Minuten teilweisen Reizentzuges sind vergangen, ehe die Kameraführung zu den brachialen Klängen Rammsteins »Führe mich« den Blick auf das Wesentliche freigibt: Zusammengeschlagen liegt eine Frau, Joe (Charlotte Gainsbourg), am kalten, verschneiten Boden der kleinen Gasse. Ein Junggeselle älteren Semesters, Seligman (Stellan Skarsgård), entdeckt sie und wendet sich ihr zu. Diese Aufnahmen bilden den Auftakt zu *Nymph()maniac*, und in ihnen offenbart sich ein zentrales Motiv des Films: Leere und Überflutung, das Nichts und der Exzess. Zusätzlich enthüllt sich in ihnen, dass Lars von Trier bereits ab der ersten Sekunde keinen Zweifel daran aufkommen lassen möchte, wer hier »führt«, nämlich er – er bestimmt, was der Zuschauer sieht und hört, ja ob er denn überhaupt etwas sieht oder hört.

Seligman öffnet Joe nicht nur Tür und Tor zu seiner nahegelegenen Wohnung und bietet ihr ein Bett an, sondern er schenkt ihr auch sein offenes Ohr. In acht Kapitel gegliedert, erzählt Joe ihm, wie ihr Lebensweg sie schlussendlich auf den kalten Boden, auf dem er sie gefunden hat, führte; sie erzählt die Geschichte ihrer Nymphomanie (◘ Abb. 23.2).

Als Tochter einer »cold bitch« oder, wie es in der deutschen Fassung weniger poetisch heißt, »kalten Zicke«, lernt Joe früh, sich selbst um angenehme Empfindungen zu kümmern. Seit ihren Kindheitstagen begleiten Joe sexuelle Erregung und Klimax, ihre Freundin B und sie nannten das damals »das Gefühl«. Im Alter von 15 Jahren folgt eine demütigende Entjungferung, bei der der Mann, den sie darum bat, Jerôme, nicht einmal eine ganze Minute seiner Zeit dafür aufbringt. Drei vaginale und fünf anale Stöße zählt sie, ehe ihre Defloration beendet ist und sich diese zwei Zahlen, drei und fünf, als erniedrigend in ihr Gehirn einbrennen – Fibonacci-Zahlen, wie der sexuell völlig unerfahrene, jedoch sehr belesene Seligman anmerkt. Jede Fibonacci-Zahl entspricht der Summe der beiden vorangegangenen Fibonacci-Zahlen, Fibonacci-Zahlen sind also: 0, 1, 1, 2, 3, 5, 8, 13 usw.

Ihre sexuelle Neugier lässt sich dadurch nicht lange eindämmen, und so folgen in den weiteren Kapiteln von Joes Erzählung zahlreiche größtenteils unerotische Aufnahmen von (meist unerigierten) Penissen und Sex. Dass sie ihre Sexualpartner – und nicht nur die – zu ihren eigenen Gunsten manipuliert und weder auf ihre eigene körperliche Unversehrtheit noch auf die Bedürfnisse des anderen wirklich einzugehen vermag, zeigt sich im Laufe ihrer Erzählung immer deutlicher.

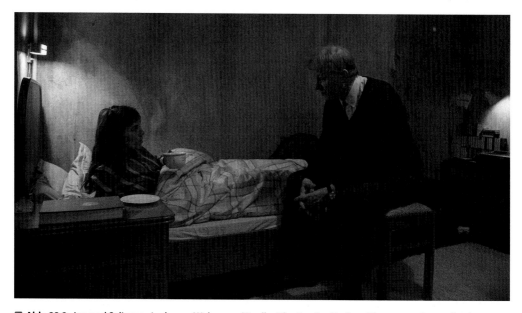

◘ Abb. 23.2 Joe und Seligman in dessen Wohnung. (Quelle: Film Fundus Herbert Klemens. © Concorde Filmverleih. Mit freundlicher Genehmigung)

Man begleitet Joe bei ihren frühen sexuellen Erfahrungen in der »kleinen Herde«, die sie zusammen mit B gründet, um gemeinsam gegen die liebesfixierte Gesellschaft zu kämpfen, ihrem Credo folgend: »Mea maxima Vulva«. Als B die Regel bricht, nur jeweils einmal mit einem Mann zu verkehren, und dadurch erfährt, dass die geheime Zutat beim Sex Liebe ist, ist Joe enttäuscht. Sie reagiert darauf, wie sie immer unangenehmen Gefühlen begegnet, nämlich mit einem erhöhten sexuellen Verlangen. Und Enttäuschungen und Traurigkeit bietet ihr Leben zur Genüge. Über ein Erlebnis aus ihrer Kindheit sagt sie:

> **◗** »Es war, als wäre ich vollkommen allein im Universum, als wäre mein ganzer Körper voller Einsamkeit und Tränen.«

Zudem muss sie mit ansehen, wie ihr geliebter Vater, ein Arzt mit einem Faible für Bäume, lange Zeit todkrank und im Delirium im Spital liegt, ehe er stirbt. Aufgrund ihrer zunehmenden sexuellen Obsession muss sie ihr Studium abbrechen, und schlussendlich verlässt sie sogar Jérôme mit ihrem gemeinsamen Sohn – denn mittlerweile hat sie sich in eben jenen Jérôme, der sie während ihrer Entjungferung gedemütigt hatte, verliebt. Sie ist eine Beziehung mit ihm eingegangen, aus der ungewollter Weise auch Marcel hervorgegangen ist. Joe lässt ihren Sohn unbeaufsichtigt allein, während sie die Nächte bei K verbringt, von dem sie sich auspeitschen und malträtieren lässt (**◘** Abb. 23.3).

Zeitgleich mit dem Verlust ihres Partners und Sohnes erlangt sie während einer sadistischen Behandlung durch K ihre sexuelle Empfindungsfähigkeit wieder, die sie, seit sie mit Jérôme zusammengekommen war, verloren glaubte. Jedoch fordert der jahrelange Missbrauch ihres Körpers seinen Tribut: Klitorale Blutungen und eine große Wunde verunmöglichen ihr selbst die Masturbation. Mittlerweile völlig von der Gesellschaft zurückgezogen, bestreitet sie ihren Lebensunterhalt erfolgreich in der Schattenwelt des Inkassogeschäfts – Joe wird Schuldeneintreiberin, ohne indes die Legitimität der Forderungen ihrer Kunden zu überprüfen. Mittels Brandstiftung, Gewalt, ihres umfangreichen Wissens über menschliche Perversionen und Fellatio gelingt es ihr, ihre Kunden zufriedenzustellen. Um eine Nachfolgerin für ihr illegales Unternehmen aufzubauen, nimmt sie die nichts ahnende junge,

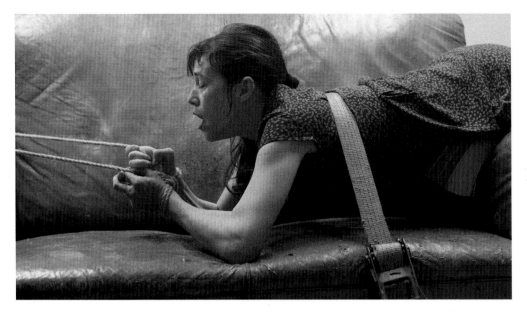

⬛ **Abb. 23.3** Joe während einer »Sitzung« mit K. (Quelle: Film Fundus Herbert Klemens. © Concorde Filmverleih. Mit freundlicher Genehmigung)

emotional bedürftige P bei sich auf, mit der sie nach einiger Zeit auch Intimitäten austauscht. Unglücklicherweise findet aber auch diese Beziehung ein jähes Ende, als Joe entdeckt, dass P und Jerôme eine sexuelle Beziehung miteinander pflegen. Während des verzweifelten Versuchs, ihrer misslichen Lage zu entfliehen, begegnet sie ihrem »Seelenbaum« – ihr Vater war überzeugt davon, dass jeder Mensch einen Seelenbaum habe, den man sofort erkenne, wenn man seiner ansichtig werde: einem einsamen Baum auf dem Gipfel eines kleinen Hügels, der allen Widrigkeiten trotzt. Sie fasst einen Plan. Sie passt Jerôme und P ab, hält ihm eine Pistole an seine Schläfe und drückt ab – dabei verlässt indes keine Patrone die Waffe, wie Seligman ihr aufgrund ihrer Ausführungen erklärt, da sie vergaß sie durchzuladen. Jerôme streckt sie daraufhin zu Boden und schlägt auf sie ein. Vor Joe vereinigt er sich mit P; dreimal dringt er vaginal in P ein und fünfmal anal. Zu guter Letzt hockt sich P über Joe und uriniert – die absolute Demütigung ist komplett, und Joes Geschichte vollendet.

Seligman, der ihrer Erzählung aufmerksam zuhört, steuert immer wieder unter anderem theologische, musiktheoretische und tiefenpsychologische Assoziationen bei, die seiner asexuellen, belesenen Persönlichkeit entsprechen. So vergleicht er z. B. die unterschiedlichen Qualitäten ihrer Liebhaber mit der Polyphonie Bachs. Damit eröffnet er Joe die Möglichkeit, ihr eigenes Handeln und Fühlen in einem anderen Rahmen zu betrachten, ihm eine andere Bedeutung zu verleihen, und relativiert somit ihr eigenes Selbstbild, von Grund auf schlecht zu sein. Joe meint, dass das Erzählen ihrer Geschichte sie beruhigt habe, ihr in diesem Augenblick ihre Sucht vollkommen verständlich sei und sie den Entschluss gefasst habe, allen Widrigkeiten zum Trotz ganz gesund zu werden. Damit meint sie, sich von ihrer Sexualität völlig zu befreien. Sie bedankt sich bei Seligman, ihrem, wie sie meint, »neuen und vielleicht einzigen Freund« (I, 1:51:22). Sie möchte sich ausruhen und Seligman verspricht, dass er dafür sorge, dass sie nicht gestört wird. Als Joe schläft, kehrt er in das Zimmer zurück und versucht, sie mit seinem schlaffen Glied zu penetrieren. Joe wacht geschockt auf. Der Screen wird, wie zu Beginn des Filmes, schwarz. Man hört nur, wie Seligman sich noch damit zu verteidigen versucht, dass sie das doch nicht stören könne, wo sie doch schon mit tausenden Männern geschlafen habe, ehe man das Geräusch des Durchladens hört, dann einen Schuss und wie sie sich anzieht und wegläuft.

Nymphomanie: primäres oder sekundäres Leid?

Kurz und bündig ließe sich nun meinen: *Nymph()maniac*, ein Film über den lust- und leidvollen Lebensweg einer nymphomanen Frau, der – betrachtet man, wie das Erotikdrama in Artikeln und Rezensionen aufgegriffen wird – zwei diametral laufende Quintessenzen offeriert. Erstens, dass die sexistische Gesellschaft Frauen mit ausgeprägter sexueller Lust zu Leid, Zerstörung und Einsamkeit verdammt. Aus dieser Perspektive kann Joes Leiden verstanden werden als Kritik an der patriarchalen Gesellschaft und ihrer Repression der Frau, insbesondere ihrer Sexualität (Huffer 2015). Zweitens kann man auch zu dem gegenteiligem Schluss gelangen und in Joes Leid eine Bestrafung für ihre sexuelle Ungezügeltheit vermuten und damit die häufig getätigte Annahme, Lars von Trier sei einfach ein Misogyn, bestätigt wissen (Ungar-Sargon 2014). Diese gegensätzlichen Betrachtungsweisen spiegeln sich auch in den Einstellungen der Protagonisten *Nymph()maniacs* wider. Während Joe ihre Einsamkeit und ihr Leiden in ihrer Nymphomanie begründet sieht, sie also zunächst zu zweiterem Schluss gelangt, versteht Seligman ihr Unglück als durch ihre Schuldgefühle verursacht, für welche er den Umgang der sexistischen Gesellschaft mit dem sexuellen Appetit der Frau als verantwortlich betrachtet. Beiden Schlussfolgerungen ist gemein, dass sie darauf basieren, dass Joes Leiden nicht ohne ihre Nymphomanie bestehen würde – denn selbst, wenn in Wahrheit nicht Joe selbst, sondern der Umgang der Gesellschaft mit ihrem unstillbaren Verlangen nach der sexuellen Vereinigung für ihr Leiden verantwortlich wäre, würde auch daraus resultieren, dass sie nicht leiden würde, hätte sie keinen gesteigerten sexuellen Antrieb. Wenn es sich bei Nymphomanie wirklich um eine derart lebensbestimmende Diagnose handelt, stellt sich die Frage, was genau denn Nymphomanie ist? Und vermag diese »Diagnose« denn wirklich Joes Lebensweg, der einer Abwärtsspirale gleicht, zu erklären?

Heute, im Jahr 2018, findet sich Nymphomanie als eigenständige Diagnose in keinem seriösen Klassifizierungssystem von psychischen Erkrankungen (zu diesen zählen vorrangig der ICD-10 und der DSM-V) wieder, auch die oftmals synonym verwendete »Sexsucht« fehlt darin. Nymphomanie und Satyriasis sind lediglich im ICD-10 zu der Diagnose F52.7 »gesteigertes sexuelles Verlangen« als dazugehörige Begriffe gelistet. Mehr Klarheit und Verständnis lässt sich indes ebenso nicht durch diese Diagnose gewinnen, da keine Kriterien für F52.7 genannt werden und es dem Diagnosestellenden selbst überlassen wird, solche hierfür zu entwerfen (WHO 2006, S. 211).

Dass sich Lars von Trier dennoch für den Titel *Nymph()maniac* und die Darstellung der Lebensgeschichte einer selbstdiagnostizierten Nymphomanin entschieden hat, mag zum einen vermutlich daher rühren, dass *Nymph()maniac* weitaus poetischer anmutet als z. B. »eine Frau mit gesteigertem sexuellen Verlangen«. Zum anderen dürften die Geschichte und die Bedeutung des Begriffs Nymphomanie relevant gewesen sein.

Seinen etymologischen Ursprung findet Nymphomanie in den griechischen Begriffen »nymphe«, was so viel bedeutet wie »Braut«, und »mania«, welches sich mit »Wahnsinn« und »Raserei« übersetzen lässt (Groneman 2001, S. 193). Meist werden darunter sexbesessene, mannstolle Frauen verstanden, Sexsüchtige sozusagen (a. a. O., S. 12). Nur weil Nymphomanie heute nicht mehr verwendet wird, um etwas Krankhaftes zu bezeichnen, heißt dies nicht, dass dem nie der Fall war. In der Neuzeit ging man dazu über, Nymphomanie als etwas Pathologisches zu betrachten; dies nicht mehr zu tun, ist eine Entwicklung der letzten Jahrzehnte. Wer nun annimmt, dass zuvor ein moderneres Bild vorherrschte und weibliche Sexualität als der männlichen ebenbürtig angesehen wurde, irrt, denn es existieren Aufzeichnungen, die sich bis ins zweite Jahrhundert nach Christus zurückdatieren lassen, welche besagen, dass die Frau aufgrund ihrer anatomischen Beschaffenheit den männlichen Samen benötige und ihre sexuelle Lust deshalb sehr viel stärker ausgeprägt sei als bei Männern (a. a. O., S. 14 f.). Diese Auffassung änderte sich im 18. Jahrhundert, als man aufgrund von sich wandelnden gesellschaftlichen Verhältnissen Frauen Leidenschaftslosigkeit andichtete, was wiederum bedeutete, dass Frauen, die sich nicht dementsprechend verhielten, als krank und behandlungsbedürftig angesehen wurden (a. a. O., S. 17). Das männliche Pendant zur Nymphomanie stellt die Satyriasis dar, obgleich dieser Begriff weitaus unbekannter ist als Ersterer und selten zu einem derartigen Stigma und/oder zu so drastischen Heilbehandlungen führte, wie es bei der Nymphomanie der Fall war, welche u. a. durch Eierstockentfernungen zu kurieren versucht wurde (ebd.). Wie die Historikerin Carol Groneman (2001), die sich ausgiebig mit der Geschichte der Nymphomanie beschäftigt hat, eindrucksvoll aufzuzeigen vermag, diente Nymphomanie als Diagnose in den letzten Jahrhunderten nicht nur dazu, deviante Verhaltensweisen aufzuzeigen und die Gesellschaft vor eben jenen zu bewahren, sondern sie erfüllte oftmals auch den Zweck, chauvinistische Gedankengebäude zu unterstützen und die Frau zu unterdrücken.

Dass von Trier diesen Titel wählte, kann daher so verstanden werden, dass er sich für diesen bedeutungsträchtigen Begriff entschied, um damit das Spannungsverhältnis zwischen pathologisierter weiblicher Lust und »echter« Pathologie anzudeuten. Denn zu meinen, dass der Film das Schicksal einer Nymphomanin, einer Sexsüchtigen, zeige und dass all das Leid direkt und indirekt nur Joes sexueller Triebhaftigkeit anzulasten sei, wäre weit verfehlt. In etlichen Szenen deutet von Trier an, dass Joes Leid nicht einzig und allein in ihrer Triebhaftigkeit begründet ist. Wieso wäre Joe denn selbst in einer Lebensphase, in der ihre sexuellen Empfindungen sie verließen, sexuell so unersättlich gewesen, dass sie dafür sogar ihre Familie aufs Spiel setzte – die sie ja schlussendlich auch verlor, weil sie aufgrund ihrer Obsession, von K ausgepeitscht zu werden, nicht das körperliche Wohlergehen Marcels sicherstellen konnte. Weshalb hätte sie sich dann bereits als Siebenjährige des Eindrucks nicht erwehren können, dass ihr Körper voll mit Einsamkeit und Tränen ist und ganz allein im Universum zu sein? Dass auch Joe bewusst war oder zumindest während des Gesprächs mit Seligman bewusst wurde, dass ihr großes Leid nicht nur aus ihrem Sexualtrieb stammt, sondern mehr dahintersteckt, zeigt sich auch in folgendem Dialog:

> Joe: »Aber ich war aus der Lust heraus süchtig, nicht aus der Not.«
> Seligman: »Dass Sie das sagen, wundert mich nicht.«
> Joe: »Eine Lust, die zu Zerstörung führte um mich herum, überall wohin ich ging.«
> Seligman: »Tja, Sucht führt manchmal zu einem Fehlen, einem Fehlen von Empathie. Man kann nicht gleichzeitig gegen Löwen kämpfen und Kindern die Nase putzen.«
> Joe: »Für mich war Nymphomanie Gefühlskälte« (I, 1:17:32).

Der suchtartige Charakter ihres Verhaltes ist ihr somit vertraut. Bemerkenswert ist auch, dass sie die Gefühlskälte hervorstreicht. Seligman führt ihr in diesen Zeilen vor Augen, dass die Destruktivität, die mit ihrem Verhalten einhergeht, aus einem Mangel an Einfühlungsvermögen und Mitgefühl resultiert. Joe erscheint diese Überlegung stimmig, und so merkt sie an, dass es für sie Gefühlskälte ist, und deutet damit auf ein zugrunde liegendes Problem hin. Nun wird auch verständlich, weshalb Joe ihr Leid durch ihre Nymphomanie begründet sieht, da die Bedeutung, die diese Zuschreibung für sie hat, mehr ist als ein rein erhöhter heterosexueller Sexualtrieb. Sie sieht darin auch ihre Unfähigkeit zur Empathie begründet.

Diagnosen sind immer auch Etikettierungen und Bedeutungszuschreibungen; sie vermögen einen ersten Anhaltspunkt zu bieten und erleichtern es, sich zu orientieren. Jedoch ist ihnen auch die Gefahr immanent, zu verschleiern. Durch das Fokussieren und Beleuchten gewisser Aspekte verschwinden andere zwangsläufig in der Dunkelheit. Genau darin besteht auch mit ein Grund, weshalb sich derzeit noch keine »Sexsucht« in Klassifikationssystemen wie dem ICD-10 und dem DSM-V finden lässt. Denn damit soll nicht ausgedrückt werden, dass exzessives Sexualverhalten nicht auch pathologischer Natur sein kann. Jedoch gilt es als allgemein anerkannt, dass insbesondere die Ursachen von substanzungebundenen Süchten, wie der Sexsucht, komplexer Natur sind und nicht das jeweilige substanzungebundene Suchtmittel allein für die Entstehung einer Sucht verantwortlich gemacht werden kann. Daraus folgt, dass nicht allein der Entzug dieses Suchtmittels hilft, denn es gilt die dahinter liegende Problematik zu verstehen und zu mildern. Diese kann unterschiedlicher Natur sein, und daher wird es derzeit als sinnvoller erachtet, das Individuum in den Blickpunkt zu nehmen, als Einheitsdiagnosen in diesen Fällen zu vergeben (Springer 2009, S. 37–40). Zudem herrscht in der wissenschaftlichen Community keine

Einigkeit darüber, ob es sich bei der Sexsucht wirklich primär um eine Sucht handelt oder nicht um eine der Paraphilie verwandte Störung, kurz PRD genannt (Briken et al. 2009; Roth 2009, S. 254).

Diese Überlegungen erhärten den Verdacht, dass es sich bei der Nymphomanie nicht um die primäre Ursache handelt, sondern andere Faktoren daran beteiligt gewesen sein müssen, dass Joe einen Pfad der (Selbst-)Zerstörung einschlug.

Joe: eine Betrachtung ihrer Lebensäußerungen

Wie nun lässt sich Joes Odyssee aus tiefenpsychologischer Perspektive verstehen, wenn nicht als durch ihre unersättliche sexuelle Lust allein verursacht? Der sexuelle Akt sowie jede Lebensbewegung lassen sich nicht völlig isoliert von Zeit und Raum betrachten, deshalb lassen sich auch Ungereimtheiten mittels der Diagnose »Nymphomanie« nicht völlig beseitigen. Folglich bedarf es des Einbezugs sämtlicher Lebensbewegungen sowie auch ihrer Lebensumgebung, um zu einem differenzierten Verständnis zu gelangen. Ein Blick auf die Figur ist daher vonnöten.

Aus tiefenpsychologischer Perspektive gilt den ersten fünf Lebensjahren sowie den Beziehungen zu wichtigen Bezugspersonen stets ein besonderes Interesse, möchte man versuchen, ein Individuum zu verstehen. *Nymph()maniac* erzählt nichts über diesen bedeutenden Lebensabschnitt in Joes Leben. Auffällig ist auch, dass Joe nur ein einziges Mal auf die Persönlichkeit ihrer Mutter Bezug nimmt und sie darin lediglich als »cold bitch« beschreibt (I, 11:04). Wärmer gestaltet sich ihr Verhältnis zu ihrem baumaffinen geliebten Vater, auf den Joe in ihren Erzählungen immer wieder Bezug nimmt. Hinweise auf Geschwister oder andere bedeutsame nahe Verwandte finden sich keine. Auch Freundinnen oder Freunde nach ihrer Zeit mit B in der »kleinen Herde« und der damit verbundenen Enttäuschung bleiben unerwähnt. In *Nymph()maniac* lernt man Joe kennen als eine Frau, die seit ihren Kindheitstagen von tiefer Einsamkeit, Leere, Traurigkeit und Sinnlosigkeit begleitet wird; darüber hinaus als eine Frau, die außer für manch ausgestoßene, an den Rand gedrängte Personen (wie z. B. einen unterdrückt Pädophilen) keine Empathie an den Tag zu legen scheint; die mit anderen Menschen, insbesondere Männern, spielt, sie wie Objekte verwendet, austauscht und zu ihren eigenen Gunsten manipuliert. Weiter erzählt *Nymph()maniac* von Joes sukzessivem Rückzug aus der Gesellschaft, ja ihrem regelrechten Kampf gegen diese, welcher sich spätestens im zweiten Teil von *Nymph()maniac* in ihrer delinquenten und gewaltvollen beruflichen Tätigkeit als Schuldeneintreiberin zeigt und in Sätzen wie dem folgendem offenbart:

 »Ich hatte erkannt, dass die Gesellschaft keinen Platz für mich hat und ich keinen für die Gesellschaft habe, nie einen hatte« (II, 1:08:28).

Zudem erzählt das Drama von ihrer in Wahrheit großen inneren Bedürftigkeit, die eindrucksvoll im Umgang mit ihrem eigenen Sohn sichtbar wird. Sie meint:

 »Jedes Mal, wenn ich dem Kind in die Augen sah, hatte ich so ein beunruhigendes Gefühl, durchschaut worden zu sein« (II, 15:35).

In dieser Aussage zeigt sich, dass sie das Kind als Spiegel ihrer selbst verwendet und nicht auf die Bedürfnisse ihres Säuglings einzugehen vermag, denn in diesem Fall hätte sie ihn gespiegelt, das heißt, sie hätte versucht, die Gefühlslage ihre Kindes zu erspüren und auf diese einzugehen. Zudem erzählt sie, dass sie das Gefühl hatte, dass er ihre Liebe nicht erwidert. Gerade dieses Gefühl der unerwiderten Liebe verweist auf ihren eigenen Mangel an Liebesfähigkeit und ihre eigene Bedürftigkeit.

Es ist die frühe Mutter-Kind-Interaktion, die maßgeblich darüber entscheidet, wie im späteren Leben Beziehungen geführt werden. Stellt man sich eine kalte, abweisende Mutter, wie Joe sie hatte und zu der sie auch selbst wurde, in dieser Zeit als Gegenüber vor, so kann es nicht überraschen, dass Joes Zärtlichkeitsbedürfnis nicht ausreichend befriedigt wurde und sie mit Gefühlen tiefer Einsamkeit, Leere und

Traurigkeit ins Leben startete. Denn es lässt sich als unwahrscheinlich erachten, dass eine »cold bitch« es ihrem Säugling ermöglichen kann, eine »sichere Bindung« zu entwickeln, das heißt einen Bindungsstil, der es ihm ermöglicht, sich autonom und dennoch geliebt zu fühlen, und ihn dazu befähigt, sozialkompetent und mutig mit anderen Menschen in Kontakt zu treten (Bowlby 2010). Fehlt eine sichere Bindung, erschwert dies folglich den Weg des Kindes in die Gemeinschaft erheblich. Dadurch erklärt sich auch Joes mangelnde Fähigkeit, Freundschaften einzugehen, welche sich u. a. an jener Stelle zeigt, als sie von ihrem Spontanorgasmus im Alter von 12 Jahren während eines Schulausflugs berichtet. Zu diesen kommt es, während sie allein im Gras liegt und gen Himmel starrt, abseits der anderen Mädchen, die in einem Kreis miteinander sitzen und sich amüsieren. Wohl vermag Joe mit anderen Menschen zu interagieren, unter einer Sozialphobie leidet sie nicht, und dennoch mangelt es diesen Beziehungen an Tiefe, Liebe und Stabilität. Resümierend lässt sich sagen, es handelt sich bei Joe um eine Frau mit einer massiven Bindungsstörung. Es ist daher anzunehmen, dass die schwermütigen, traurigen und einsamen Gefühle ihrer Sexualität vorgelagert sind und nicht erst aus ebenjener resultieren.

Wozu der ganze Sex?

Nun bleibt noch eine essenzielle Frage offen: Weshalb und wozu der viele Sex?

Die Beantwortung dieser Frage berührt eine allgemeinmenschliche Problematik und deren Lösungsmöglichkeiten. Bei dem tief empfundenen Gefühl des Abgeschnitten-Seins und der damit einhergehenden Traurigkeit, die in Aussagen Joes wie: »Ich sah einen Mann, der dasselbe Kreuz trug wie ich, die Einsamkeit«, sichtbar werden, handelt es sich nicht um ein Unikum, welchem sich ausschließlich bei Joe begegnen lässt, sondern, folgt man Erich Frieds Gedanken, um eine Conditio humana. Der Mensch ist sich seiner selbst bewusst, er ist aus dem »Paradies – dem Zustand des ursprünglichen Einsseins mit der Natur – vertrieben«, und da er sich seiner Existenz bewusst ist, ist er sich auch seiner Abgeschnittenheit bewusst (Fromm 2007, S. 17). Gäbe es nicht Mittel und Wege, die Abgeschnittenheit zu überbrücken, so meint Fromm, blieben nur noch die völlige Verzweiflung und der Suizid. Orgiastische Zustände, wie sie unter anderem durch Drogen und die sexuelle Vereinigung erlangt werden können, eignen sich dazu, kurzfristig das Gefängnis der eigenen Isolation zu verlassen.

> »Denn Rausch kann Auflösung, Ichverlust, Selbstverlust und Ohnmacht bedeuten. Dahinter steckt die Sehnsucht nach einem Zustand, in dem Subjekt und Objekt, Ich und Welt nicht geschieden sind, sondern zu einer All-Einheit sich fügen« (Wegmann 2001, S. 364).

Eine langfristige Lösung bietet er indes nicht.

> »Es scheint, daß der Mensch nach dem orgiastischen Erlebnis eine Zeitlang weiterleben kann, ohne allzu sehr unter seinem Abgetrenntsein zu leiden. Langsam nimmt dann die Spannung wieder zu, so daß sie durch die Wiederholung des Rituals wieder gemildert werden muß« (Fromm 2007, S. 21).

Daher bedarf auch Joe immer wieder des sexuellen Verkehrs, um für den Moment ihrer Einsamkeit zu entrinnen. Joe ist bewusst, dass diese Art der Lösung immer nur momentaner Natur ist und sie ihre zugrundeliegende Problematik dadurch nicht zufriedenstellend zu bewältigen vermag, wenn sie meint: »So neigte ich dennoch zu Traurigkeit« (I, 1:43:30). Deshalb unternimmt sie Spaziergänge.

💬 »Diese wiederholten Spaziergänge wurden zu einer Art Metapher für mein Leben, eintönig und sinnlos. Ja, genau wie die Bewegungen eines Tieres im Käfig. Im Grunde warten wir alle auf die Erlaubnis zu sterben« (I, 1:43:40).

Die »geheime Zutat« beim Sex, über die B sie schon in jungen Jahren aufklärt und die Joe fehlt, ist die Liebe.

»Die sexuelle Anziehung erzeugt für den Augenblick die Illusion der Einheit, aber ohne Liebe läßt diese ›Vereinigung‹ Fremde einander ebenso fremd bleiben, wie sie es vorher waren« (Fromm 2007, S. 68).

Der einzige Weg, der dazu geeignet ist, eine langfristige Erleichterung zu ermöglichen, ist Joe verwehrt, nämlich die Liebe, damit ist aber keine exklusive Zweierliebe gemeint, sondern das, was die Individualpsychologie unter dem »Gemeinschaftsgefühl« versteht. Es handelt sich dabei um ein Gefühl von und für Gemeinschaft, eine Verbundenheit, deren Samen uns bereits in die Wiege gelegt wird, welche jedoch eines wertschätzenden Gegenübers bedarf, um aufzukeimen und zu voller Blüte zu gelangen (Eife 2011, S. 168.). Damit stellt die Individualpsychologie der Abgeschnittenheit, die mit der menschlichen Existenz verbunden ist, ein ebenfalls von Anbeginn vorhandenes Antidot gegenüber. Weiterhin bedarf es des Gemeinschaftsgefühls, um die Lebensaufgaben für den Moment zu lösen, die der Begründer der Individualpsychologie, Alfred Adler, in der Liebes-, Arbeits- und Gemeinschaftsfähigkeit verortet (Adler 2010, S. 536 f.).

Nach diesen Überlegungen lässt sich Joes (auto-)aggressiver Werdegang besser verstehen. Ihre frühkindlichen Mängelerlebnisse, die zwar durch die liebevolle Fürsorge ihres Vaters etwas abgefedert werden konnten – wie sich zeigte, jedoch indes nicht völlig –, führten dazu, dass sie nie ein ausgeprägtes Gemeinschaftsgefühl entwickelt hat und im Laufe ihres Lebens zu eben jener »cold bitch« geworden ist, wie ihre Mutter eine war. Eindrucksvoll zeigt sich dies gegen Ende des Films. Während sie auf Ps Rückkehr von einem geschäftlichen Besuch bei Jerôme wartet, beginnt sie Patiencen zu legen – ein Kartenspiel, das ihre Mutter immer spielte und welches Joe deshalb immer verhasst war. Ihre Bindungsprobleme führten dazu, dass sie von den Menschen enttäuscht wurde, denen sie ein Stück weit Beziehungen anbot, wie zum Beispiel B und der »kleinen Herde« sowie Jerôme. Aufgrund ihrer frühkindlichen Erfahrungen und des daraus erwachsenen Mangels an Gemeinschaftsgefühl bedarf sie äußerer Stimuli, um mit diesen Unlustgefühlen umzugehen, da ihr Selbstwert und ihr Vertrauen in die Gemeinschaft nur in geringer Ausprägung vorhanden sind.

Sie beginnt, sich ganz auf ihre sexuellen Erlebnisse zu fokussieren, über die sie als junge Frau weiß, dass eben jene sich nicht nur gut als kurzzeitiger Bewältigungsmechanismus für unangenehme Gefühle eignen – eine Erfahrung, die sie bereits als Kind gemacht hat – sondern auch, dass Sex sich gut dazu eignet, um Macht und Ohnmachtsgefühle zu erzeugen. Ihr Bewusstsein über diesen Zusammenhang zeigt sich auch in dem Credo der kleinen Herde »Mea maxima vulva«, in Anlehnung an das Confiteor, das Schuldbekenntnis der römisch-katholischen Kirche, in dem es heißt: »Mea maxima culpa«, was übersetzt »durch meine große Schuld« bedeutet und womit auch der Zusammenhang zwischen Macht und Schuld angedeutet wird. Denn durch das Schuldbekenntnis bekennt sich der gläubige Christ unter anderem zu seiner Verantwortung und damit zu seiner Macht. Ihre Macht und damit auch ihre mögliche Schuld gewinnt Joe daher daraus, ihrer Sexualität zu frönen. So wie sich der römisch-katholischen Kirche eine Schuld-Obsession nachsagen lässt, entsteht bei Joe eine Vulva-Obsession, also eine Obsession danach, Macht (und damit auch Schuld) durch Sexualität zu gewinnen, um dadurch ihren verletzten Selbstwert, ihre erlebte innere Ohnmacht zu kompensieren.

Ihre zunehmende Fixierung auf Sex kann als Fehlleitung, als »Erstarrung« ihrer Lebensbewegungen gesehen werden (Eife 2011, S. 161). Alles andere verliert für sie an Wert, ihr ganzer Wahrnehmungshorizont ist alsbald nur noch auf den nächsten Orgasmus ausgerichtet. Die Sucht nach orgiastischen, flüchtigen Erlebnissen verunmöglichen ihr die Fortführung ihres Medizinstudiums und den Aufbau von Freundschaften oder liebevollen Beziehungen. Ihre Bewältigungsmöglichkeiten werden mit der Zeit aufgrund ihrer Sucht weiter eingeschränkt, sodass ihre Lebensbewegungen immer weiter »erstarren« und ihr nur noch Sex zur Verfügung steht, wodurch auch verstehbar wird, weshalb sie auf das Ableben ihres Vaters in der Art und Weise reagiert, auf die sie es tut. Als sie ihren an Krebs erkrankten,

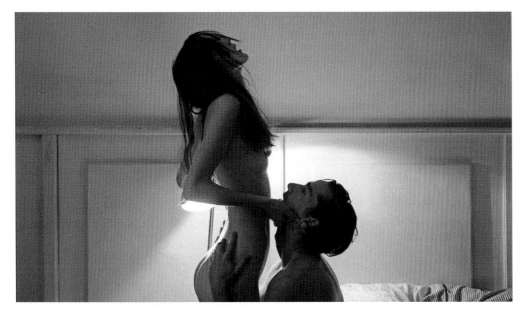

🔲 **Abb. 23.4** Joe und Jerôme: Der missglückte Versuch der Vermischung von sexueller Befriedigung und Liebe. (Quelle: Film Fundus Herbert Klemens. © Concorde Filmverleih. Mit freundlicher Genehmigung)

im Sterben liegenden Vater im Krankenhaus besucht, muss sie immer wieder mit einem Pfleger sexuell verkehren, da ihr keine andere Bewältigungsstrategie zur Verfügung steht, um mit ihrer Angst und Trauer zurechtzukommen. Selbst als ihr Vater im Delirium sich vor ihr einkotet und sie starr vor Schock vor ihm steht, während er stirbt, rinnt ihr ein Tropfen Feuchtigkeit über den inneren Oberschenkel. Ihr Körper reagiert mit sexueller Erregung, um durch die baldige sexuelle Vereinigung mit irgendeinem Mann den enormen Verlust durch den Tod des Vaters ertragen zu können.

In jeder Lebensbewegung zeigt sich, wie Adler meint, indes auch die »doppelte Dynamik« (ebd., S. 163), das heißt, dass auch die positiven Wünsche darin sichtbar werden. In all der Destruktivität, die Joes Sexsucht für sie selbst und ihr Umfeld mit sich bringt, lassen sich auch verzerrt ihre Sehnsüchte erkennen: die Sehnsucht nach Verbundenheit und Sicherung ihres Selbstwerts.

Es ist also nicht ihr angeborener sexueller Trieb für das Entstehen ihrer Sexsucht verantwortlich, sondern ihre starken unbefriedigten inneren Bedürfnisse, für die sie sich eine »Ersatzbefriedigung«, eine »Krücke«, ein »Heilmittel« sucht, welches für sie verfügbar ist (Bergmann und Hüther 2010, S. 127).

Dass sie sich gerade promiskuitiven, »lieblosen« Sex als ein solches »Heilmittel« erwählt, könnte ebenso durch ihre frühen negativen Bindungserfahrungen mitverschuldet sein. Diese können »zu einem Vermeiden von Intimität in Beziehungen beitragen und zu einer Entkopplung von sexueller Lust und Beziehungsbedürfnis führen« (Briken et al. 2009, S. 226). Der Preis, den diese »Entkoppelung« von ihr fordert, ist ein hoher: wo sexuelle Empfindungen, da keine Liebe, wo Liebe, da keine sexuelle Empfindung. Deshalb verliert sie ihre sexuelle Empfindungsfähigkeit genau in dem Moment, als sich Liebe und Sex zu vermischen drohen, nämlich als sie sich in Jerôme verliebt und das erste Mal seit ihrer Entjungferung wieder mit ihm verkehrt (🔲 Abb. 23.4).

Somit wird dadurch auch erklärbar, weshalb ihr Verlangen nach sexuellen Kontakten in der darauf-folgenden Zeit einen neuen Höhepunkt erlebt, obwohl sie genau zu diesem nicht mehr in der Lage ist. Aufgrund ihrer Bindungsstörung kann sie sich nicht auf eine erfüllende Beziehung einlassen und muss daher mittels exzessiven, promiskuitiven Sexualverhaltens Distanz in der Beziehung zu Jerôme schaffen. Auch erklärt sich dadurch, weshalb ihr sexuellen Empfindungen erst nach der Trennung von Jerôme wieder möglich sind, die Liebe hat ihr Leben wieder verlassen. Diese zunehmenden Enttäuschungen und neuen Verwundungen bringen sie schlussendlich an einen Punkt, an dem sie die Gesellschaft völlig verlässt, um psychisch überleben zu können.

Bevor nun zu einem Fazit übergegangen werden kann, sollten auch Überlegungen zum Schöpfer Joes, Lars von Trier, mitbedacht werden, um ein tieferes Verständnis ihres Lebensweges und dessen Darstellung zu ermöglichen. Als Sohn dänischer nudistischer Kommunisten, die ihn antiautoritär erzogen haben (Munzinger 2016), spielen Grenzen und deren Überschreitungen sowie Nacktheit immer schon eine große Rolle für ihn, wie sich auch in sämtlichen seiner Werke zeigt. Bereits in jungen Jahren leidet er (und leidet nach wie vor) an Abhängigkeitserkrankungen und Beziehungsproblematiken – wie Joe (Huffer 2015). Auch wird er oftmals als »enfant terrible« und »clichéd« bezeichnet (Honig und Marso 2015); das sind Attribute, die sich sehr einfach auch seiner weiblichen Protagonistin in *Nymph()maniac* zuschreiben lassen. Auch sie provoziert durch ihr Verhalten, und ihre Darstellung einer Nymphomanin wirkt fast schon klischeehaft. Diese Parallelen dürfen nicht überraschen, meint doch Lars von Trier selbst, dass Filme zu drehen für ihn eine therapeutische Funktion erfülle, um besser mit all seinen Ängsten, Abhängigkeiten und Depressionen zu Rande zu kommen (Badley 2010, S. 175–161; Cheung 2015). All dieses Leiden Joes ist also nicht grundlos, sondern erfüllt für von Trier den Zweck der Selbsttherapie. Dass sein Protagonist, wie meistens in seinen Filmen, weiblichen und nicht männlichen Geschlechts ist, erklärt er dadurch, dass er sich mit Frauen immer schon leichter getan habe und er Männer am Set eher als Herausforderung und Konkurrenz erlebt habe (Björkman 2009). Dies gibt auch einen Hinweis darauf, weshalb Männer in *Nymph()maniac* nicht gut wegkommen: Sie sind entweder demütigend oder werden gedemütigt und sind triebgesteuert, ja, sie sind fast schon ohnmächtig den weiblichen Reizen ausgeliefert. Weshalb Joe so oft nackt sein muss, weshalb es all dieser Aufnahmen von Penissen, Enten, Fischen und Bäumen bedarf, wird verständlich, wenn man bedenkt, dass Andrei Tarkovsky – ein Regisseur, dessen Filme durch häufig wiederkehrende, ruhige und eindrucksstarke Bilder und Motive gekennzeichnet sind, die in dem Zuschauer viel mehr Emotionen erwecken als die Handlung vermitteln sollen – und dieser auch als erster im Dank des Regisseurs in den Closing Credits gelistet wird (Huffer 2015). Von Trier versucht, seinem Idol folgend, vor allem durch die Komposition von Bildern Emotionen hervorzurufen, für ihn ist die Narration eine Nebensache und das Spiel auf der emotionalen Orgel der Zuschauer sein primärer Fokus.

Ein wesentlicher Punkt von Joes Lebensgeschichte, nämlich ihr Endpunkt, erklärt sich ausschließlich nur durch den Miteinbezug Triers.

Seligman, der in *Nymph()maniac* die Rolle eines humanistischen, säkularen Juden mit psychotherapeutischer Funktion bekleidet, wirkt bis zur letzten Minute (aber eben auch nur bis zu eben jener) als Joe wohlwollend und freundlich gegenüber, mutiert aber im letzten Moment zum hinterlistigen, verständnislosen Vergewaltiger oder zumindest versucht es. Wieso nun, stellt sich die Frage, muss genau an eben jener Stelle, an der Joes Leben sich zum ersten Mal beruhigt, sie etwas Sicherheit findet, der Mann, der ihr Therapeut sein hätte können, sich gegen sie wenden und ihrem Unglück die Krone aufsetzen? Eine mögliche Antwort findet sich unter Umständen in den eigenen psychotherapeutischen Erfahrungen des Regisseurs. Trier, auch wenn er eine Faszination für die Psychoanalyse besitzt, hat bereits zahlreiche bislang nicht erfolgreiche Psychotherapien hinter sich, und vielleicht kann er Joe deshalb nicht das Stück Sicherheit gewähren, dass sie auf diesem Wege gewonnen hat.

Fazit

Nymph()maniac bedient sich nicht nur der Aufnahmen zahlreicher Genitalien, um den Lebensweg einer selbstdiagnostizierten nymphomanen Frau zu veranschaulichen, auch zeigt er das zunehmende Leid, Unglück und die Zerstörung, welches der Suchtprozess als Abwärtsspirale mit sich bringt; weiter deutet der Film auch auf dessen mögliche Ursachen hin. Sex ist nie einfach nur Sex. So wie jede Lebensbewegung verfolgt auch der Koitus einen Zweck. Sex, wie er in *Nymph()maniac* portraitiert wird, dient

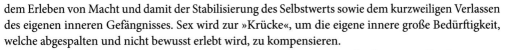

dem Erleben von Macht und damit der Stabilisierung des Selbstwerts sowie dem kurzweiligen Verlassen des eigenen inneren Gefängnisses. Sex wird zur »Krücke«, um die eigene innere große Bedürftigkeit, welche abgespalten und nicht bewusst erlebt wird, zu kompensieren.

Joes Leidensdruck entsteht nicht primär durch den Chauvinismus, der ihren sexuellen Drang einzudämmen versucht, sondern durch ihren Mangel an Gemeinschaftsgefühl und positiven Selbstwert, dessen Entstehung in ihren negativen frühkindlichen Beziehungserfahrungen ihren Anfang nimmt. Ihre Sucht führt zu einer kontinuierlich zunehmenden Verschlimmerung ihrer Probleme und zu immer größerer Einsamkeit, Leere, Scham und Schuldgefühl.

Nymph()maniacs wirkliche Leistung besteht nicht darin, aufzuzeigen, dass es möglich ist, unangenehme Gefühle mittels Sex zu kompensieren, auch nicht in seiner kreativen Verbindung von menschlichen Kulturleistungen mit sexuellen Handlungen, sondern darin, die Komplexität des Suchtgeschehens in eindrucksvollen Bildern erlebbar zu machen und einen zumindest filmischen Beweis dafür zu liefern, dass auch substanzungebundene Süchte eben Süchte sind.

Literatur

Adler A (2010) Persönlichkeitstheorie, Psychopathologie, Psychotherapie. (1913–1937). Eife G (Hrsg) Vandenhoeck & Ruprecht, Göttingen

Badley L (2010) Lars von Trier. University of Illinois Press, Urbana, Chicago, Springfield

Bergmann W, Hüther G (2010) Computersüchtig. Kinder im Sog der modernen Medien. Beltz, Weinheim, Basel

Björkman S (2009) Making the waves. Sight Sound 19:16–19

Bowlby J (2010) Frühe Bindung und kindliche Entwicklung, 6. Aufl. Reinhard, München

Briken P, Hill A, Berner W (2009) Syndrome sexueller Sucht. In: Batthyány D, Pritz A (Hrsg) Rausch ohne Drogen. Substanzungebundene Süchte. Springer, Wien, S 219–238

Cheung L (2015) Lars von Trier: »I've started drinking again, so I can work« Interview. https://www.theguardian.com/film/2015/apr/20/lars-von-trier-interview. Zugegriffen: 11. Mai 2018

Eife G (2011) Die Aktualität von Adlers Konzept der »doppelten Dynamik«. In: Rieken B (Hrsg) Alfred Adler heute. Zur Aktualität der Individualpsychologie. Waxmann, Münster, S 159–170

Fromm E (2007) Die Kunst des Liebens, 65. Aufl. Ullstein, München

Gronemann C (2001) Nymphomanie. Die Geschichte einer Obsession. Campus, Frankfurt aM

Honig B, Marso L (2015) Introduction: Lars von Trier and the »Clichés of Our Times«. Theory Event 18: https://muse.jhu.edu/article/578623

Huffer L (2015) The nymph shoots back: agamben, nymph()maniac, and the feel of agon. Theory Event 18: https://muse.jhu.edu/article/578638/summary

Munzinger (Hrsg) (2016) Trier, Lars von. http://www.munzinger.de/document/00000022086. Zugegriffen: 11. Mai 2018

Roth K (2009) Sexsucht – Störung im Spannungsfeld von Sex, Sucht und Trauma. In: Batthyány D, Pritz A (Hrsg) Rausch ohne Drogen. Substanzungebundene Süchte. Springer, Wien, S 239–256

Springer A (2009) Sollen »stoffungebundene Süchte« als eigenständige Krankheitskategorie gelten? In: Batthyány D, Pritz A (Hrsg) Rausch ohne Drogen. Substanzungebundene Süchte. Springer, Wien, S 19–43

Ungar-Sargon B (2014) Sometimes a Misogynist is just a Misogynist. Don't excuse Lars von Trier. http://www.tabletmag.com/scroll/167949/sometimes-a-misogynist-is-just-a-misogynist. Zugegriffen: 11. Mai 2018

Wegmann T (2001) Rausch und Normalität. Auf dem Weg in ein neues Zeitalter der Ekstasen? In: Kemper P, Sonnenschein U (Hrsg) Die Kick-Kultur. Zur Konjunktur der Süchte. Reclam, Leipzig, S 352–368

WHO (2006) Taschenführer zur ICD-10-Klassifikation psychischer Störungen, 3. Aufl. Huber, Bern

Originaltitel	Nymph()maniac. Vergiss die Liebe
Erscheinungsjahr	2013
Land	Dänemark, Deutschland, Frankreich, Belgien, Großbritannien
Drehbuch	Lars von Trier
Regie	Lars von Trier
Hauptdarsteller	Charlotte Gainsbourg, Stellan Skarsgård, Stacy Martin, Shia Labeouf
Verfügbarkeit	Als DVD in deutscher Sprache erhältlich

Roland Mader

Der moderne Don Juan: „Ist wichsen besser als ficken?"

© Springer-Verlag GmbH Deutschland, ein Teil von Springer Nature 2019
M. Poltrum, B. Rieken, T. Ballhausen (Hrsg.), *Zocker, Drogenfreaks & Trunkenbolde*,
https://doi.org/10.1007/978-3-662-57377-8_24

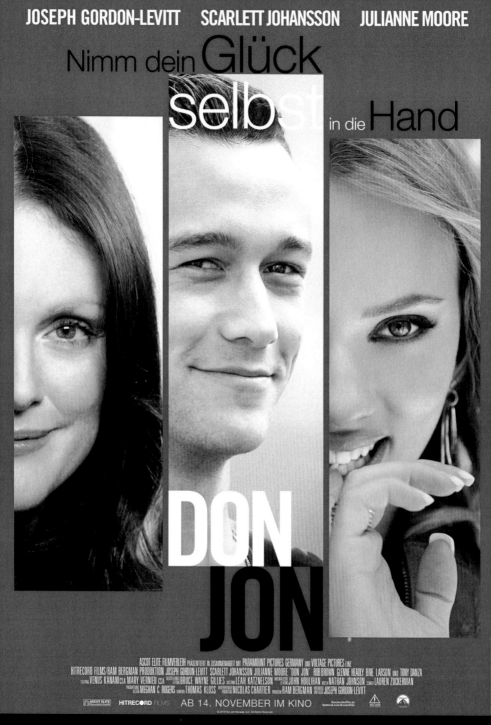

JOSEPH GORDON-LEVITT   SCARLETT JOHANSSON   JULIANNE MOORE

Nimm dein Glück selbst in die Hand

DON
JON

ASCOT ELITE FILMVERLEIH PRÄSENTIERT IN ZUSAMMENARBEIT MIT PARAMOUNT PICTURES GERMANY UND VOLTAGE PICTURES EINE
HITRECORD FILMS/RAM BERGMAN PRODUKTION JOSEPH GORDON-LEVITT SCARLETT JOHANSSON JULIANNE MOORE "DON JON" ROB BROWN GLENNE HEADLY BRIE LARSON UND TONY DANZA
CASTING VENUS KANANI C.S.A. UND MARY VERNIEU C.S.A. SZENENBILD BRUCE WAYNE GILLIES KOSTÜME LEAH KATZNELSON MUSIK JOHN HOULIHAN MUSIK NATHAN JOHNSON SCHNITT LAUREN ZUCKERMAN
PRODUKTIONS DESIGN MEGHAN C. ROGERS KAMERA THOMAS KLOSS AUSFÜHRENDER PRODUZENT NICOLAS CHARTIER PRODUZENT RAM BERGMAN GESCHRIEBEN UND REGIE JOSEPH GORDON-LEVITT

AB 14. NOVEMBER IM KINO

Don Jon (2013)

Handlung des Spielfilms Don Jon

Im Vorspann gibt der Film schon die Richtung vor, um die es hier geht, nämlich um Frauen, besonders heiße Frauen … und Sex (◘ Abb. 24.1)!

Der Film beginnt mit dem Hauptdarsteller Jon, der gerade seinen Laptop hochfährt, um sich Pornos anzusehen und dabei zu masturbieren.

»Das Geräusch den Computer hochzufahren, lässt mich einen Steifen kriegen!« denkt er und beginnt erotische Fotos von Frauen anzusehen, um sich dann, richtig aufgeheizt, Pornovideos reinzuziehen und zu kommen. Ein Griff zum Kleenex beendet die Szene.

Jon stammt aus einer einfacheren italienischen Einwandererfamilie. Wichtig sind ihm sein aufgemotztes Auto, sein durchtrainierter Körper, seine Familie, seine Freunde und die Kirche, wo Jon jede Woche seine sexuellen Eskapaden beichtet, um dann, ebenso regelmäßig, im Fitnesscenter die vom Beichtvater aufgebürdeten zehn Vaterunser zu beten.

Mit seinen Jungs, Danny und Benny, treibt sich Jon in den Clubs der Stadt herum, wo sie alle nur ein Ziel haben, die tollste Frau des Abends abzuschleppen, um sie zu vögeln, was Jon auch meist gelingt. Nach dem Sex verzieht sich Jon aber regelmäßig in sein Wohnzimmer, um sich bei Pornos noch einen runterzuholen.

💬 »Nur bei Pornos geht mir so richtig einer ab, da reichen mir keine echten Muschis.«

Die Jungs bewerten in der Disco Frauen von Eins bis Zehn. Eine Zehn haben sie noch nie erlebt, meinen sie, bis an der Bar plötzlich eine Traumfrau im roten Minikleid steht, blond, wunderschön und sexy, eine glatte Zehn (◘ Abb. 24.2).

Da diese Jon, nach ein bisschen Herumturteln, dann doch abblitzen lässt, schleppt er dann frustriert die nächste Frau ab, um nach dem Sex gleich wieder vor dem Computer zu onanieren.

Beim obligaten sonntäglichen Kirchenbesuch sitzt Jon immer in einer Reihe mit seinem impulsiven Vater, seiner etwas hysterischen Mutter und seiner kleinen Schwester, die ständig in ihr Handy starrt und nie ein Wort spricht, auch nicht bei dem gemeinsamen Essen nach der Kirche.

Die Superfrau im roten Mini lässt Jon nicht los – er geht auf die Suche nach ihr.

»Barbara Sugarman«, das ist der Name des blonden Vamps, den Jon mithilfe seiner Freunde auf Facebook herausfindet. Er kontaktiert sie und es kommt zum ersten gemeinsamen Treffen. Dort gesteht Jon Barbara seine außergewöhnliche Zuneigung für sie, wobei Barbara ihn aber weiterhin auf Distanz hält. Barbara überredet Jon, mit ihm ins Kino zu gehen, um sich einen romantischen Film anzusehen. Jon fügt sich, und so kommt es endlich nach dem Kinobesuch zum lange erhofften ersten Kuss. Jon will mehr, doch dafür fordert Barbara mehr Zeit und darüber hinaus noch einen Besuch bei Jons Familie.

Zum Wichsen benützt Jon jetzt Barbaras gepostete Fotos. In der Folge besucht Jon sogar einen Abendkurs, um Barbara zu gefallen, da sie von ihm mehr Bildung erwartet. Nachdem sich Jon immer weiter gefügt hat, willigt Barbara schließlich in den ersten Sex mit ihm ein. Danach holt er sich trotzdem vor dem Laptop noch einen runter. Er wird dabei von Barbara erwischt. Sie macht ihm eine ziemliche Szene und ringt ihm das Versprechen ab, sich nie wieder so etwas anzusehen. Jon sieht sich Pornos fortan heimlich an, auch im Abendkurs am Smartphone, wo er von Esther, einer schon etwas älteren Studienkollegin, beim Pornoschauen ertappt wird. Esther entpuppt sich als anstrengende, distanzlose Plaudertasche, der Jon versucht, möglichst aus dem Weg zu gehen.

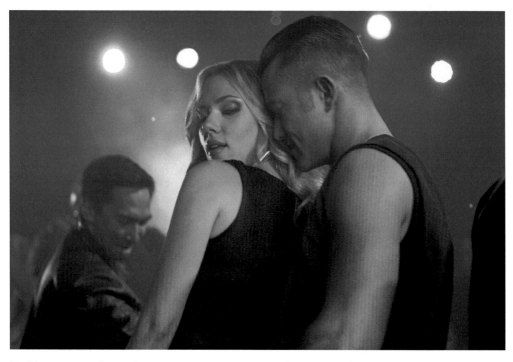

Nun kommt es zur Einladung von Barbara bei Jons Eltern, wo Barbara aufgrund ihrer familiären Herzlichkeit (von Jons Mutter) und ihres sexy Aussehens (von Jons Vater) begeistert aufgenommen wird (◻ Abb. 24.3).

Eines Abends, nach dem Besuch der Schule, schenkt Esther Jon eine Sex-DVD, was Jon als lästige Anmache sieht und abwehrt.

Jon versucht weiter, sich Barbara anzupassen, um ihr zu gefallen, hört sich langweilige Geschichten über Beziehungsprobleme der Freundinnen an und nimmt sich auch eine Haushaltshilfe, da Barbara meint, selbst zu putzen sei unmännlich.

Dann kommt es neuerlich zur Auseinandersetzung, nachdem Barbara in Jons Computer entdeckt, dass er nur an diesem einen Tag sechsundvierzig Pornoseiten besucht hat. Er versucht, dies mit dem Argument zu erklären, dass alle Jungs Pornos schauen; er habe ja auch mit ihr Sex, wann immer sie will und außerdem schaue sie sich ja auch diese langweiligen Liebesfilme an und er akzeptiere dies. Die Lage eskaliert, auch Jons Entschuldigungsversuch wirkt nicht und Barbara beendet die Beziehung.

Mit »Bisher war mein Rekord bei zehnmal am Tag« beginnt die nächste Szene, in der Jon mit seinen Kleenex-Tüchern wieder vor dem Computer sitzt – »Aber heute bin ich bei elf!« – und das nächste Kleenex landet im Papierkorb.

Er zieht mit seinen Freunden neuerlich durch die Discos und bringt eine Frau nach der anderen wieder dazu, mit ihm nach Hause zu gehen.

Eines Abends, nach der Schule, geht Jon mit Esther, der er bisher immer aus dem Weg gegangen ist, mit zu ihrem Auto. Nachdem die beiden dann in ihrem Auto spontanen Sex hatten, erzählt Jon Esther den Grund, warum Barbara mit ihm Schluss gemacht hat.

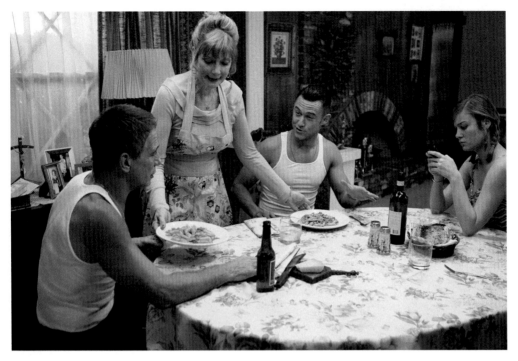

◻ Abb. 24.3 Jon beim Familienessen. (Quelle: Filmbild Fundus Herbert Klemens. © Relativity Media. Mit freundlicher Genehmigung)

> »Ich verstehe, du bist ein Junkie und kannst nicht aufhören Pornos zu schauen!« analysiert Esther und fragt:
> »Wann bist du denn das letzte Mal ohne Pornos ausgekommen?«
> Diese Frage stimmt Jon dann doch nachdenklich und er versucht seinen Pornokonsum zu beenden.
> »Warum gibst du dich mit Pornos ab, wenn du's anders haben kannst?« fragt Esther.
> »Da lass' ich mich voll gehen und das passiert nicht beim Sex, ich wünschte, es wäre so!« antwortet Jon. Schließlich stellt Esther die entscheidende Frage:
> »Brauchst du die Pornos zum Wichsen?«

Jon zweifelt nun wirklich an seinem Tun und probiert neuerlich, auf den Pornokonsum zu verzichten, was ihm immer wieder schwerfällt. Auch das Onanieren unter der Dusche, ohne Pornostimulans, bringt für ihn keine Erfüllung.

»Ich bin doch kein Junkie!« denkt er sich, um dann doch den Laptop wieder hochzufahren, »ich könnte ja jederzeit aufhören!«, schafft es aber doch nur mit Mühe, den Computer wieder herunterzufahren. Um diesen Gefühlen zu entfliehen, irrt Jon abends durch die Stadt, bis er schließlich vor der Schule Esther abfängt und sie überredet, zu ihr nach Hause zu gehen, da er gerne mit ihr reden möchte (◻ Abb. 24.4).

Er schildert ihr, dass er sich ihre Worte zu Herzen genommen hatte. Er versucht nun seit einer Woche sich selbst zu befriedigen, ohne dabei Pornos anzusehen, aber es gelingt ihm nicht, auf diese Weise zu kommen. Es folgt ein einfühlsames Gespräch, in dem Esther versucht, Jon zu erklären, dass seine Pornos nichts mit der Wirklichkeit und mit echtem Sex zu tun haben.

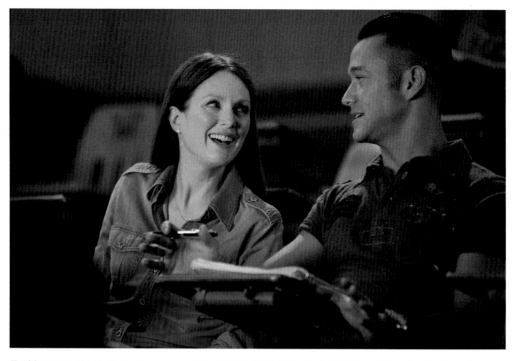

 »Wenn du dich gehen lässt, musst du dich in der anderen Person verlieren und sie muss sich in dir verlieren!«

Mit diesen Worten versucht sie, Jon wahre Sinnlichkeit zu erklären. Nachdem die beiden bei ihr ein Bad nehmen wollen, verschwindet Esther weinend und erzählt Jon ihre persönliche Geschichte, dass sie ihren Mann und ihren Sohn vor einem Jahr bei einem Autounfall verloren hat. Nach liebevoller Umarmung haben die beiden jetzt sinnlichen und innigen Sex, der für Jon offenbar etwas Neues darstellt.

Beim obligatorischen Kirchenbesuch am nächsten Tag berichtet Jon seinem Beichtvater über seine gestrige besondere Erfahrung, wobei dieser ihm dieselbe Buße »aufbrummt« wie bisher, was Jon an der Sinnhaftigkeit der Kirche zweifeln lässt. Beim anschließenden Familienessen erzählt er endlich seiner Familie von der Trennung von Barbara, was bei den Eltern auf totales Unverständnis stößt. Nach einem hysterischen Anfall der Mutter und aggressiven Vorhaltungen des Vaters meldet sich erstmals im Film die sonst nur in ihr Handy starrende Schwester zu Wort:

 »Sie kannte Jon überhaupt nicht und wollte nur ihr eigenes Ding durchziehen! Es ist wirklich gut, dass er mit ihr Schluss gemacht hat!«

Dieses Verständnis überrascht alle Anwesenden und führt bei Jon offenbar zu deutlicher Erleichterung. In der Folge trifft er sich noch einmal mit Barbara, um sich bei ihr für seine Lügen zu entschuldigen, aber auch, um ihr zu sagen, dass sie einfach alles von ihm gewollt und nur gefordert habe. Barbara meint:

»Wenn ein Mann seine Frau richtig liebt, würde er alles für sie tun!« »Ja … aber, glaubst du nicht, dass das ein wenig einseitig ist?« »Nein, gar nicht! Und das ist der Grund, warum du dir solche Videos ansiehst, weil die dich nämlich um gar nichts bitten!«

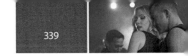
Mit »Ruf' mich nie wieder an!« verlässt Barbara den Ort. Jon trifft seine Freunde und feiert seine »innerliche Befreiung«.

Das Ende des Films zeigt romantische Szenen zwischen Esther und Jon.

 »Wenn wir gemeinsam Liebe machen, gibt es nur sie und mich! – Dann verliere ich mich – und ich weiß, sie verliert sich in mir. Dann ficken wir und sind gemeinsam verloren!«

Sexsucht – Geschichte, Symptomatik, Therapie

2011 schrieb die bekannte israelische Soziologin Eva Illouz:

> »Die Bedingungen für Promiskuität und casual sex waren in westlichen Kulturen vermutlich noch nie so günstig: Kaum moralische Einschränkungen, die gesamte Gesellschaft weist narzisstische Züge auf und durch das Internet sind Märkte erwachsen, die Menschen zeitgleich mit hunderten von potenziellen LiebespartnerInnen konfrontieren und so zu einem sexuellen Konsumverhalten förmlich einladen« (Illouz 2011, S. 59).

Eva Illouz wurde im Jahre 2009 von der Zeitung *Die Zeit* in eine Reihe von zwölf Intellektuellen gewählt, die wahrscheinlich das Denken der Zukunft verändern werden.

Eine narzisstische Persönlichkeitsstruktur scheint wirklich eine häufige Grundlage bei der Entwicklung einer Sexsucht zu sein. Fehlende Selbstliebe und der endlose Zwang, dieses Manko durch immer neue Bestätigung von außen auszugleichen, sind eine zutiefst narzisstische Problematik. Narzisstische Persönlichkeiten zeichnen sich oft durch ihre besondere Verführungskraft und ihren Charme aus, wobei romantische Beziehungen und Sexualität jedoch nur wenig Befriedigung bringen.

> »Bei narzisstischen Persönlichkeiten finden wir oft Ehekrisen, außereheliche Beziehungen, und ein ungehemmtes Sexualleben« (Akhtar 2010, S. 631).

Historische Entwicklung des Begriffes Sexsucht

Heute wird meist der Begriff »Hypersexualität« verwendet. Doch schon im alten Griechenland hatte das Phänomen einen Namen: »Satyriasis«, benannt nach dem Satyr der griechischen Mythologie, einem Mischwesen, halb Mensch, halb Pferd. Sie bedeutet in der Sprache des alten Peloponnes »die Vollen«, was sich sowohl auf ihren Körperbau als auch auf den erotisch erregten Zustand bezog. Lange gebräuchlich war auch der Begriff »Donjuanismus«, nach der Figur des Frauenhelden Don Juan, auf die sich ja auch der Film Don Jon bezieht.

Außerdem wurde und wird bei Frauen der Begriff »Nymphomanie« verwendet, etwas skurril erscheinen »Klitoromanie«, »Erotomanie« oder »Mannstollheit«. In den medizinischen Nomenklaturen fand schließlich »gesteigertes sexuelles Verlangen«, »Sexsucht« und »Hypersexualität« Verbreitung.

Noch Mitte des 19. Jahrhunderts ging man davon aus, dass die sexuelle Übersteigerung sowohl durch eine erbliche Veranlagung als auch unter anderem durch Müßiggang, Masturbation und eine sitzende Lebensweise verursacht werde. Behandlungsvorschläge umfassten neben kalten Bädern, säuerlichen Getränken, schwerer körperlicher Arbeit und die Besinnung auf moralische Werte, in schweren Fällen auch die Kastration.

In der in Europa geläufigen Nomenklatur ICD-10 findet man unter F52.7:
»Gesteigertes sexuelles Verlangen, das definiert wird als gelegentliches gesteigertes sexuelles Verlangen, meist bei Teenagern oder jungen Erwachsenen« (Dilling et al. 1991, S. 218), was bei vielen Experten als wenig befriedigende Zuordnung angesehen wird.

Der amerikanische Psychologe Patrick Carnes popularisierte 1983 das Problem exzessiven Sexualverhaltens mit dem Begriff »Sexsucht« (»sexual addiction«), doch eigentlich war dies lediglich eine Wiederentdeckung dieses Themas, da bereits 1886 der österreichisch-deutsche Psychiater Richard von Krafft-Ebing in seiner »Psychopathia sexualis« geschrieben hatte:

> »Sexuelle Hyperästhesie ist ein Geschlechtstrieb, der das ganze Denken und Fühlen in Beschlag nimmt, nichts Anderes neben sich aufkommen lässt, der brunstartig nach Befriedigung verlangt, sich mehr oder weniger impulsiv entäußert, aber dennoch nach vollzogenem Akt nicht oder nur für kurze Zeit befriedigt« (Krafft-Ebing 1886, zit. nach Mann 2014, S. 71).

Der deutsche Mediziner und Philosoph Max Giese schrieb dann 1962:

> »Sexuelle Süchtigkeit ist eines der Leitsymptome krankheitswertiger sexueller Perversionen, dazu gehören auch Verfall an die Sinnlichkeit, zunehmende sexuelle Frequenz bei abnehmender Satisfaktion, eine Tendenz zur Promiskuität und Anonymität und fortschreitender Ausbau von sexueller Fantasie, Praktik und Raffinement« (Giese 1962, zit. nach Mann 2014, S. 71).

Im amerikanischen Klassifikationssystem DSM-III erschien 1987 erstmals »Nichtparaphile Sexsucht« unter der Kategorie der »nicht näher bezeichneten Sexualstörungen«, um in der nächsten Auflage im Jahre 2000, aufgrund mangelnder empirischer Evidenz sowie unzureichendem Konsens wieder fallen gelassen zu werden. Auch in der aktuellen Neuauflage DSM-5 im Jahre 2013, wurde dieses Thema aufgrund fehlender wissenschaftlicher Belege nicht weiter berücksichtigt.

Sexualität und auch gesteigerte Sexualität wurde immer schon und in unterschiedlichster Form beschrieben, vermutlich seit es Menschen gibt. Bereits in der Steinzeit gab es Dildos aus geschliffenem Stein und diverse andere »Sextoys«. Angeblich hatte ja Cleopatra den ersten Vibrator, ein hohler Kürbis, der mit einem lebenden Bienenschwarm gefüllt war. Berühmt sind auch die Trinkschalen der alten Griechen, die an ihrer Unterseite erotische bzw. pornographische Motive hatten. Beim Trinken und Anheben der Schale konnte das Gegenüber die Motive sehen und sollte so erotisch animiert werden.

In den 1970er-Jahren wurde »Caligula« als Skandalfilm bekannt, der das ausschweifende Sexualleben des römischen Kaisers Gaius Julius Cäsar, genannt Caligula, eindrucksvoll thematisierte. Viermal war der Kaiser verheiratet. Darüber hinaus soll er es mit seinen drei Schwestern getrieben haben. Aber auch Wagenlenker oder Tänzer landeten in seinem Bett.

Der berühmteste Vertreter des sexsüchtigen Liebhabers, mehrfach und unterschiedlich in Filmen und in der Literatur dargestellt, ist sicher die Figur des Don Juan. Mozart-Librettist Lorenzo da Ponte, ein Jugendfreund Casanovas, der durch seine Biografie selbst in den Ruf eines Frauenhelden kam, schrieb in der Mozart-Oper Don Giovanni in der Arie des Leporello eindrucksvoll über das offenbar ausschweifende Liebesleben seines Helden:

> »In Italien sechshundertvierzig, in Deutschland zweihundertunddreißig, hundert in Frankreich, in der Türkei einundneunzig, jedoch in Spanien sind es schon tausenddrei«
> (Da Ponte [1]1771, 1986, S. 15 f.).

Wenn Don Juan so etwas wie den sexsüchtigen Liebhaber darstellt, so ist demgegenüber Casanova das Sinnbild des charmanten, verwöhnenden Liebhabers. Giacomo Girolamo Casanova lebte im Gegensatz zur Phantasiefigur des Don Juans wirklich, von1725 bis 1798.

Casanova unterhielt Liebschaften mit Adeligen und Prostituierten, einfachen Näherinnen, Nonnen und feinen Damen der Gesellschaft. Während seiner Lebensphase in Paris ging sogar eine von ihm geführte Fabrik bankrott, weil er mit allen zwanzig weiblichen Angestellten ein Verhältnis begann und jede von ihnen mit großzügigen Geschenken bedachte. In seinem Werk »Die Lust des Lebens und der Liebe« schrieb Casanova:

> »Den Freuden meiner Sinne galt mein Leben lang mein Hauptstreben; etwas Wichtigeres gab es für mich niemals. Da ich mich für das andere Geschlecht geboren fühlte, habe ich es stets geliebt und habe alles darangesetzt, seine Liebe zu gewinnen«
> (Casanova, zit. nach Hübner 1981).

Auch in der jüngeren Vergangenheit wurde über etliche Persönlichkeiten berichtet, die angeblich ein gesteigertes Sexleben hatten, wie zum Beispiel Dominique Strauss-Kahn, einst gefeierter Direktor des Internationalen Währungsfonds und Favorit im französischen Präsidentschaftsrennen, bis ihn eine Sexaffäre in einem New Yorker Hotel um seine Chancen brachte. Auch der ehemalige italienische Ministerpräsident Silvio Berlusconi füllte mit seinen »BungaBunga-Partys« die Klatschseiten in diversen Gazetten und war mit schwerwiegenden Anschuldigungen konfrontiert. Promis wie der Golfer Tiger Woods oder Hollywoodschauspieler Michael Douglas outeten sich ja angeblich selbst, sexsüchtig zu sein und nahmen therapeutische Hilfe in Anspruch.

Symptomatik der Sexsucht im Zeitalter des Internet

Eine rezente Studie aus Schweden zeigt, dass 12 % der Männer und 7 % der Frauen als hochgradig hypersexuell einzustufen sind, wobei eine »high end sexual frequency«, also eine hohe Sexfrequenz alleine kein Hinweis auf irgendeine Pathologie darstellt. Krankhaft wird es dann, wenn Sexualität keine Befriedigung mit darauffolgender Entspannung und Wohlgefühl mehr erreicht. Auf der Suche nach diesem Wohlgefühl kommt es dann häufig zur Frequenzerhöhung, aber mit weiterem Ausbleiben positiver, befriedigender Gefühle. Die Studie zeigt auch, dass eine hohe partnerschaftliche sexuelle Frequenz eher mit positiven psychischen und körperlichen Funktionsparametern einhergeht, während eine hohe Masturbationsfrequenz eher mit negativen Parametern zusammenhängt.

Heute wird eine Sexsucht zunehmend im Internet ausgelebt. Die nie zuvor gegebene Verfügbarkeit von Pornografie hat diese zu einem »supernormalen Stimulus« gemacht, dessen Regulation erhöhte Anforderungen für alle Nutzer stellt. Die »gelegenheitsinduzierte Sexsucht« (»opportunity-induced addiction«) ist daher zu einer neuen Variante der Sexsucht geworden (Hall 2013). Es gibt Hinweise, dass erhöhter Pornokonsum zu einer Down-Regulation bzw. zu einem »Ausleiern« des Belohnungssystems führen kann, mit gegebenenfalls stärkeren Effekten bei Adoleszenten. Abzuwarten bleibt, ob die Internetpornografie zu einem weiteren Anstieg von Sexsucht führen wird. Grundsätzlich gilt aber, ein leichter bis moderater Pornokonsum dürfte keinerlei negative Folgen haben.

Masturbation ist die vorherrschende sexuelle Verhaltensweise bei der Online-Sexsucht. Masturbation wird oft als zwanghaft erlebt und ist meist verbunden mit Pornografiekonsum. Masturbationsfrequenzen von mehr als fünf Mal täglich sind nicht selten, wobei diese meist nicht mit sexueller Befriedigung, sondern mit körperlicher Erschöpfung beendet wird (Mann 2014). Ein exzessiver Pornografiekonsum findet sich bei einem hohen Prozentsatz der Betroffenen (Kafka und Hennen 2000) und zeigt hier die Schnittflächen bzw. Komorbidität zur Internetsucht.

Vom Verhaltensmuster der Pornokonsumenten her lassen sich »Jäger« und »Sammler« unterscheiden. Es gibt die, die ständig auf der Suche nach Neuem sind und von einer Seite auf die nächste switchen, und es gibt andere, die ganz bestimmte erotische Darstellungen präferieren und diese dann auf ihrer Festplatte speichern und so »festhalten«.

Wenn die Sexsucht nicht im Internet ausgelebt wird, zeigt sich in aller Regel ein promiskuitives Verhalten mit notorischem Fremdgehen und mit multiplen Sexualpartnern. Die Umgebung wird praktisch permanent auf mögliche Sexualpartner »gescannt« (Coleman 1992) und es besteht oft ein großes Geschick, potenzielle Partner »herumzukriegen«. Häufig werden erste Anbahnungen auch in Chatrooms getätigt und häufig entstehen dann auch Cybersex-Kontakte.

Cybersex als »moderne« Ausprägung von Sexsucht

Pornografie gehört heute zu den am schnellsten wachsenden Bereichen im Internet und bietet ein schier grenzenloses Angebot für alle sexuellen Vorlieben. So kann hier jeder, unbemerkt im stillen Kämmerlein, seinen sexuellen Fantasien nachgehen und auch in neuen Bereichen experimentieren. Hier verschwimmen die Grenzen zwischen Konsument, Produzent und Anbieter. In der Cybersex-Welt findet man:

- getrenntlebende Paare, die über einen längeren Zeitraum eine sexuelle Online-Beziehung leben, und
- einmalige bis kurzfristige Cyberaffären sowie
- Online-Beziehungen, die dann auch in Offline-Beziehungen übergehen.

Grundlegend für alle Formen dieser Verbindungen, ist das Verbalisieren sexuellen Begehrens, in einem für Face-to-Face-Begegnungen untypisch intensiven Ausmaß.

Das Internet stellt somit einen enthemmten Handlungsraum dar, in dem die physischen, psychischen und sozialen Risiken ganz oder teilweise wegfallen.

»Darüber hinaus lässt sich die Virtualität als Vermöglichung begreifen, wodurch bestimmte Selbstaspekte und Facetten der Sexualität exploriert werden können, die in vielen Alltagskontexten aufgrund von Stigmatisierung häufig verborgen bleiben. Einen besonderen Reiz stellt die oftmals gesteigerte Intimität der Begegnung und Emotionalität des Ausdrucks im Cyberspace dar« (Suler 2004 zit. nach Döring 2008, S. 291–318).

Cybersex kann schließlich auch zum »Cybersexzess« führen, der eigentlichen Sexsucht im Internet. Den Kern bilden hier die Rauschhaftigkeit des Verhaltens und eine extrem destruktive Suchtdynamik. Das Internet dient lediglich dazu, erotische und pornografische Inhalte zur Selbstbefriedigung zu liefern oder rasche Kontakte mit häufig wechselnden Sexpartnern herzustellen.

Während man früher in Chatrooms lediglich Nachrichten an andere schreiben konnte, lässt sich heute das erotische Gefühl online verstärken, indem man einander mit Webcams beobachtet.

Neuerdings kann man sogar Berührungen und mechanische Manipulationen mittels Ganzkörperanzügen (»datasuit«) durch die Datenleitung schicken. Der letzte Schrei sind so genannte »Teledildonics«, mechanische Geschlechtsorgane beider Geschlechter, die an der richtigen Stelle angelegt werden und so sexuelle Bewegungen direkt übertragen. Somit ist die Menschheit in der Virtual Reality angelangt, wo Virtual Sex ermöglicht wird.

Therapeutisches Vorgehen

Bei Vorliegen einer Sexsucht muss zu Beginn der Behandlung der in aller Regel vorhandene Selbsthass und das ausgeprägte Schamgefühl modifiziert werden. Sexsüchtige fühlen sich durch ihr Verhalten massiv schuldig. So muss erst erlernt werden, dieses Verhalten zu akzeptieren, um es dann später kontrollieren zu können.

Mit verhaltenstherapeutischen Maßnahmen (Masturbationstagebuch) kann dann das zwanghafte Masturbieren reguliert werden. Für den Therapeuten ungemein wichtig ist zu wissen: »Sex addiction patients are not good at sex« (Rosenberg et al. 2014, S. 77–91). Das heißt, hinter jeder Sexsucht steckt meist ein anderes Problem, meist eine Bindungsstörung oder eine sexuelle Funktionsstörung. Deshalb müssen sexuelle Dysfunktionen und Störungen der Beziehungsfähigkeit, der Bindung, der Intimität bearbeitet werden.

Sozialängste und Kontaktstörungen sind häufig ein auslösender und auch erhaltender Faktor einer Sexsucht. Eine Bindung überfordert, macht Angst. Sexualität ersetzt die fehlende Bindung und bleibt aber auch oberflächlich und unverbindlich. Die Ursachen hierfür liegen in aller Regel in den Herkunftsfamilien. Fehlendes Urvertrauen, fehlende Geborgenheit und mangelnder, ehrlicher emotionaler Umgang, behindern eine emotional offene Kontaktfähigkeit. Hier bedarf es, neben dem therapeutischen Aufarbeiten familiärer Strukturen, auch das Erlernen sozialer Kompetenzen und einer offenen, emotionalen Bindungsfähigkeit.

Wie bei jeder Suchterkrankung müssen eventuelle Komorbiditäten, d. h. andere psychische Erkrankungen wie Depression oder Angsterkrankung, unbedingt mitbehandelt werden. Eventuell kann auch eine pharmakologische Behandlung hilfreich sein. Zum Beispiel kann man sich die Nebenwirkungen mancher Antidepressiva (SSRI), nämlich den Libidoverlust, vorübergehend zu Nutze machen. Aufgrund des dann geringeren sexuellen Verlangens kann die Masturbationsfrequenz deutlich reduziert werden. Nur in schweren Fällen sollten Antiandrogene, also eine »chemischen Kastration«, in Erwägung gezogen werden.

Entscheidend ist im Laufe der Therapie der Fokus auf die Selbstfürsorge. Hier geht es darum, eine gesunde Beziehung zum eigenen Selbst und zum eigenen Körper wiederherzustellen. Hier sollen zum Beispiel bewusste Ernährung und Sport, Erholung, aber auch soziale Kontakte im realen Leben gefördert und wieder aktiviert werden, um schließlich wieder eine positive Selbstzuwendung zu etablieren.

Interpretation des Films *Don Jon*

Der Film behandelt das »Don-Juan-Thema« in einer sehr aktuellen Form, nämlich wie sich in der heutigen Gesellschaft Sexsucht primär zeigt, im Konsum von Internetpornografie. Der Film hieß ursprünglich *Jon's Addiction*, wurde aber aus Angst einer Negativbesetzung durch das Wort »Sucht«, umbenannt.

Jon verkörpert den typischen »New Jersey Guy«, körperbewusst, ein wenig arrogant und mit einer Vorliebe für schnelle Autos. Seine Herkunft aus einer einfachen italienischen Einwandererfamilie und sein wahrscheinlich schlechtes soziales Standing (Jon arbeitet als Kellner; das wird im Film aber nie gezeigt), versucht er über regelmäßiges Body-Work-Out und vor allem über konsequentes »Mädels-ins-Bett-Bringen« zu kompensieren. Jon ist auf der Suche nach der perfekten Befriedigung. Im perfekt trainierten Body, im perfekt supercoolen Auto und vor allem im perfekten Sex mit der perfekten Frau. Und hier erlebt Jon dann seine Grenzen. Er findet zwar die »perfekte« Frau, eine glatte Zehn auf der »Don-Jon-Skala«, nämlich Barbara, aber der Sex wird dann doch nicht so perfekt wie von ihm erwartet. Zuerst lässt sie ihn ordentlich zappeln, was für ihn, den erfolgsverwöhnten Aufreißer, völlig neu ist, dann darf er sich mal ein bisschen an ihr reiben. Schließlich muss er noch einen Abendkurs besuchen, um Barbaras Wertevorstellung zu entsprechen, um dann doch endlich mit ihr ins Bett gehen zu dürfen. Und dies wird dann doch nicht so super, sodass sich Jon gleich nach erfolgtem Koitus vor dem PC noch schnell selbst befriedigt, erst dann setzt für ihn die so gesuchte perfekte Befriedigung ein. Bei Barbara wird der leidenschaftliche Beobachter und Jäger selbst zum Beobachteten und Gejagten. So wie Jon den perfekten Sex sucht, sucht Barbara die perfekte Beziehung, die sie scheinbar nur aus romantischen Hollywood-Filmen kennt, so wie Jon den perfekten Sex auch nur aus Internetpornos kennt. So sind eigentlich beide süchtig, Jon nach perfektem Sex und Barbara nach perfekter Beziehung. Beide bemerken jedoch nicht, dass beides nur gemeinsam, in gemeinsamer Hingabe und gegenseitigem Vertrauen erreicht werden kann und laufen so ihrem Idealbild ständig hinterher. Dieses Idealbild wird in der Gesellschaft durch Medien wie Film, Fernsehen und Internet natürlich gestaltet und gefördert. Welche Frau (oder auch Mann?) schmolz nicht schon dahin, wenn in diversen Romantikfilmen oder Nachmittagsserien die heile, romantische Welt vorgespielt wird und wünschte sich diese auch im eigenen Leben. Welcher Mann (oder auch Frau?) hat nicht schon mal im Internet einen Porno gesehen, mit wunderschönen Körpern, die scheinbar lustvoll jegliche Spielart der Sexualität genießen und würde dies nicht auch gerne im eigenen Schlafzimmer (oder auf dem Küchentisch …) erleben? Vorgegaukelte perfekte Welten führen in aller Regel zu Unzufriedenheit und zur Suche nach mehr, nach mehr »perfekter Befriedigung«.

Barbara, die »Super-Barbie« verkörpert die etwas naive, aber sehr zielgerichtete und egoistische Frau, die meint, sich auf ihre körperlichen Attribute verlassend, alles vom Anderen fordern zu dürfen, um ihr Idealbild zu erreichen, nämlich das, was sie aus den Filmen kennt, die Hollywood Romanze, wo die eroberte Frau vom Supermann auf Händen getragen wird. Sex setzt sie bewusst als Belohnung ein, als Mittel zum Zweck, nur um ihr Ziel zu erreichen, nie um erfüllten, sinnlichen Sex zu erleben. Somit kann Jon ja auch gar nicht sein Idealbild, nämlich den perfekten Sex, finden; hier geraten lediglich zwei »Suchende« aneinander, die aber leider nicht dasselbe suchen.

Esther erfüllt auch lange nicht die Zielvorstellungen von Jon. Obwohl sie sicherlich eine attraktive Frau ist, verkörpert sie nie die »Sexbombe«, verhält sich nie besonders sexuell animierend. Eigentlich liefert sie den Gegensatz zu Barbara, verständnisvoll, auf den Anderen eingehend, wertschätzend und in ihrer Art, wenn auch etwas schrullig, auch amüsant und unterhaltend. Sie ist »anders« und nicht perfekt. Dass diese Werte sehr wohl wertvoll sind, entdeckt Jon erst gegen Ende des Films.

Da Jons Idealvorstellungen einer Frau dermaßen eingeschränkt auf äußere Werte sind, hat Esther hier lange überhaupt keine Chance. Jon empfindet sie einfach nur nervend, wenn sie sich im Hörsaal neben ihn setzt oder sie ihn nach dem Abendkurs um seine Unterlagen bittet. Obwohl Jon sie eigentlich eher unfreundlich abwehrt, bleibt sie weiter freundlich und interessiert. Erst als Jon seine Enttäuschung mit Barbara erlebt, ändert sich das Verhältnis. Esther zeigt ihm, dass ein Mensch etwas geben kann, ohne etwas zu erwarten. Sie schenkt ihm Wertschätzung und hört ihm zu, wie dies anscheinend noch nie jemand gemacht hat. Dies findet Jon so interessant, dass er, davon sichtlich angeturnt, mit Esther schläft. Obwohl beide behaupten, eigentlich keine Beziehung zu wollen, ist hier doch etwas entstanden, was Jon schließlich verändert, – nämlich Vertrauen zu lernen. Auf dieser Basis schafft es Jon auch, sich für Esthers Gespräche zu interessieren, bis er sich selbst öffnet und Esther von seinen Masturbationseskapaden vor dem PC berichtet. Dies wäre für einen Macho wie Jon bisher nie vorstellbar gewesen, da »sich öffnen« doch auch verletzbar macht. Erst durch dieses »sich öffnen« erhält Jon die Chance, etwas in seinem Leben und in seinen Wertevorstellungen zu verändern. Esthers offene Frage, ob er eigentlich auch ohne Pornos kommen kann, wehrt er nicht wie gewohnt ab, sondern es stimmt ihn nachdenklich und er schafft es in der Folge auch wirklich, hier etwas zu verändern. Natürlich nicht nur durch den einfachen Verzicht von Internetpornos, sondern auch, weil er in der Zwischenzeit etwas anderes, Neues erhält und erlebt. Wie ein hilfloser Junge wirkt Jon, wenn er mit Esther romantische Gespräche führt, auf dem Sofa kuschelt oder beim Spazierengehen herumtollt. Trotzdem erlebt er positive Gefühle, die er in dieser Form vorher nicht kannte. Auch wenn er scheinbar nicht weiß, wo diese Reise hinführt, scheint er bereit zu sein, das Begonnene weiterzuführen. Somit hat Jon wirklich die Möglichkeit, eine neue, vielleicht wertvollere Befriedigung zu entdecken.

Warum Jons Werte und Ideale in Sex, Frauen und Autos liegen, könnte man vielleicht herausfinden, wenn man Jons Herkunft durchleuchtet. Seine Eltern sind italienische Migranten, die sich nur mühsam ein halbwegs gutes soziales Leben aufbauen konnten. Die Sprache innerhalb der Familie ist derb, Wertschätzung, Empathie oder Geborgenheit scheinen hier keinen Platz zu haben. Jons Vater, ein muskelgestählter Macho wie Jon selbst, schaut den anderen Familienmitgliedern beim sonntäglichen Essen ja nicht mal ins Gesicht, da seine gesamte Aufmerksamkeit das ständige Football-Match im Fernsehen erhält. Auch Jon gegenüber benimmt er sich abwertend und herrisch. Hier bemerkt man, wie gerne sich Jon, auch körperlich, gegen seinen Vater wehren würde, was letztlich nur durch die überfürsorgliche Mutter verhindert werden kann. Diese ist letztlich genauso oberflächlich wie Jons Vater. Sie versucht, die »heile Familie« zu spielen und wünscht sich nichts mehr als endlich Großmutter zu werden, da dann ihr romantischer Traum erfüllt scheint. Vielleicht spiegeln Jons Eltern ja auch die Figuren von Barbara und Jon, da diese genau so unterschiedlichen und vielleicht auch unerfüllbaren Idealen folgen und so nicht mehr als zu einem »halbwegs geduldigen Nebeneinander« fähig sind. Jon liebt seine Eltern. Seine Eltern lieben wahrscheinlich auch ihn, allerdings auf eine nicht sehr unterstützende Art. Sein Vater ist erst stolz auf ihn, als er die Traumfrau nach Hause bringt, die der Vater wahrscheinlich liebend gerne für sich selbst beansprucht hätte. Seine Mutter überfordert ihn mit ihrer Liebe und ihren Erwartungen an Freundin, Familie und Kinder. Sie würde er gerne glücklicher sehen, seinen Vater mag er bewundern. Wirklichen Support in seiner persönlichen Entwicklung dürfte er nicht erhalten haben. Jon ist ständig auf der Suche »etwas zu gelten«, findet seine Anerkennung bei seinen Freunden durch sein »Aufreißergeschick«, fühlt sich stark, wenn er aus seinem aufgemotzten Auto heraus andere Verkehrsteilnehmer beschimpfen kann und geht bei jeder Gelegenheit ins Fitnesscenter, um sein für ihn stärkstes Attribut, seinen Körper, in Perfektion zu bringen. Der wöchentliche Kirchengang im Kreise der Familie mit anschließender Beichte und dem danach folgenden Familienessen zeigen die (oberflächlichen) Werte der Familie, die familiären Zusammenhalt suggerieren, aber letztlich nie die Sicherheit und Unterstützung bieten, die ein heranwachsender Mensch in seiner Entwicklung benötigen würde.

Die Familie von Jon versucht im Kirchenbesuch, zumindest den von der Kirche erwarteten Zusammenhalt zu finden. Wie man es aus vielen Untersuchungen bereits kennt, können gemeinsame Rituale und vorgegebene Strukturen und Regeln sehr wohl (scheinbare) Sicherheit und Halt geben. Die diesbezügliche Einstellung Jons wird erst aufgeweicht, als er, trotz intensiven Bemühens und persönlicher Erfolge, vom Beichtvater dieselbe Strafe wie eh und je aufgebrummt bekommt. Dies lässt ihn auch an dieser »Sicherheit« zweifeln.

Eine besondere Rolle nimmt die Schwester von Jon ein. Scheinbar stets teilnahmslos, desinteressiert in ihr Handy starrend, ob am Mittagstisch oder in der Kirche. Letztlich ist sie aber diejenige, die Jon in der Familie erstmals Verständnis und Unterstützung entgegenbringt, mit dem einzigen Satz, den sie im gesamten Film spricht und Jon damit vom schlechten Gewissen mit Barbara gescheitert zu sein, befreit:

> 💬 »Sie kannte Jon überhaupt nicht und wollte nur ihr eigenes Ding durchziehen!«

Letztlich war dieser kleine verständnisvolle Satz notwendig, damit Jon sich aus den für ihn belastenden Vorstellungen seiner Familie und der selbst geschaffenen Werte befreien kann.

Fazit

Das vielseitige Angebot von neuen Medien führt oft zur intensiven Internetnutzung. Die leichte Verfügbarkeit, das »Nie-genug-kriegen-Können«, auch weil hier ein schier unbegrenztes Angebot vorliegt, verführt zur Suche nach dem idealen (virtuellen) Sexualpartner und oft zur Suche nach schneller Befriedigung. Das ideale Projektionsbild wird als Sexbombe in Pornos dargestellt, die jeglichen Sex in jeglicher Spielart scheinbar genießt und nach mehr fordert. Da diese Ideale nur vorgegaukelt werden, erlebt der Betroffene in der realen, echten Welt jedoch nur Leere und Unzufriedenheit. Um diesen negativen Gefühlen entgegenzuwirken, wird wieder und immer wieder die Suche im virtuellen Raum weitergeführt, womit der Betroffene in einem Suchtkreislauf landet, aus dem nur schwer zu entkommen ist.

Das Internet schafft der immer schon existenten Sexsucht eine neuartige Dimension. Hier bedarf es neuer Therapieansätze, die einen kompetenten, verantwortungsvollen Umgang mit den neuen Medien fördern. Außerdem sind weitere Untersuchungen nötig, die zu einer klaren Diagnostik und zu einem besseren Verständnis für weitere Therapieansätze führen könnten.

Literatur

Akhtar S (2010) Narzissmus und Liebesbeziehungen. In: Kernberg OF (Hrsg) Narzissmus: Grundlagen – Störungsbilder – Therapie, 1. Aufl. Schattauer, Stuttgart, S 631 (3. Nachdruck 2015 der Sonderausgabe 2009 (30. Juni 2010))

APA (1987) American Psychiatric Association. Diagnostic and statistical manual of mental disorders. Revision III-R. APA, Washington DC

APA (2013) American Psychiatric Association. Diagnostic and statistical manual of mental disorders, 5. Aufl. APA, Washington DC

Batthyany D, Pritz A (2009) Rausch ohne Drogen, Substanzungebundene Süchte. Springer, Wien New York

Carnes P (1983) Out of the shadows. Compcare, Minneapolis

Coleman E (1992) Is your patient suffering from compulsive sexual behaviour? Psychiatr Ann 22:320–325

Coleman E (1995) Treatment of compulsive sexual behavior. In: Rosen RC, Leiblum SR (Hrsg) Case studies in sex therapy (pp 333–349). Guilford, New York

Da Ponte L (1986) Libretto zu »Don Giovanni« von Wolfgang Amadeus Mozart. Reclam, Stuttgart (Übersetzung: T. Flasch)

Dilling H, Mombour W, Schmidt MH (1991) Internationale Klassifikation psychischer Störungen: ICD-10 Kapitel V, 2. Aufl. Huber, Bern

Döring N (2008) Sexualität im Internet. Ein aktueller Forschungsüberblick. Z Sex 21(4):291–318. https://doi.org/10.1055/s-0028-1098728

Giese H (1962) Leitsymptome sexueller Perversionen. In: Psychopathologie der Sexualität. Enke, Stuttgart

Hall P (2013) A new classification model for sex addiction. Sex Add Compuls 20(4):279–291

Hartmann U (2017) Sexualtherapie. Springer, Berlin

Hill A, Briken P, Kraus C, Strohm K, Berner W (2003) Differential pharmacological treatment of paraphilias and sex offenders. Int J Offender Ther Comp Criminol 47(4):407–421

Hübner B (1981) Casanovas Gaumenfreuden, Hädecke. https://buchgourmet.com/buch/casanovas-rezeptbuch-casanovas-gaumenfreuden/. Zugegriffen: 7. Mai 2018

Illouz E (2011) Warum Liebe weh tut. Eine soziologische Erklärung. Suhrkamp, Frankfurt aM

Kafka MP, Hennen J (2000) Psychostimulant augmentation during treatment with selective serotonin reuptake inhibitors in men with paraphilias and paraphilia-related disorders: a case-series. J Clin Psychiatry 61:664–670

Kraft-Ebbing R (1886) Psychopathia sexualis. Paperback Library, New York

Langström N, Hanson RK (2006) High rates of sexual behavior in the general population: correlates and predictors. Arch Sex Behav 35:37–52

Mann K (2014) Verhaltenssüchte. Springer, Berlin Heidelberg

Rosenberg KP, Carnes P, O'Connor S (2014) Evaluation and treatment of sex addiction. J Sex Marital Ther 40(2):77–91

Roth K (2012) Sexsucht. Ch. Links, Berlin

Suler J (2004) Computer and cyberspace »addiction«. Intern J Appl Psychoanal Stud 1(4): 359–362

Originaltitel	Don Jon
Erscheinungsjahr	2013
Land	USA
Drehbuch	Joseph Gordon-Levitt
Regie	Joseph Gordon-Levitt
Hauptdarsteller	Joseph Gordon-Levitt, Scarlett Johansson, Julianne Moore
Verfügbarkeit	Als DVD und Blu-Ray in deutscher und englischer Sprache erhältlich

Paolo Raile

Die Suche nach dem Glück – im Spiel?

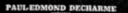

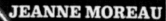

PAUL·EDMOND DECHARME présente

JEANNE MOREAU

la baie des anges

Un film de **JACQUES DEMY**

CLAUDE MANN
HENRI NASSIET

NICOLE CHOLLET   JACQUES MOREAU   scénario et dialogues de
ANDRE CERTES   GEORGES ALBAN   **JACQUES DEMY**
ANDRE CANTOR   JEAN PIERRE LORRAIN   Ia version de la photographie de
CONCHITA PARODI   **JEAN RABIER**
avec la participation de   Musique de
                                MICHEL LEGRAND

PAUL GUERS

UNE PRODUCTION SUD-PACIFIQUE FILM   DISTRIBUÉE PAR CONSORTIUM PATHÉ   VENTE A L'ETRANGER : "FIDES"

Filmplakat *Die blonde Sünderin*. (Quelle: Filmbild Fundus Herbert Klemens. © Kinowelt Home Entertainment. Mit freundlicher Genehmigung)

Die blonde Sünderin (1963)

Der erste Eindruck eines Films (■ Abb. 25.1) wird in der Regel über den Filmtitel vermittelt (Lindemeir und Namestorm.de 2017). Umso interessanter ist der nachfolgend vorgestellte französische Film, der unter dem Titel *La Baie des Anges* veröffentlicht wurde – der Name leitet sich von der französischen Region an der Côte d'Azur bei Nizza ab. Der englische Filmtitel ist eine relativ genaue Übersetzung – es wird lediglich der Artikel *La* (*The*) ausgespart – und lautet *Bay of Angels*. Die deutsche Übersetzung wäre demnach *Bucht der Engel* – oder mit Artikel: *Die Bucht der Engel*. Doch der deutsche Filmtitel lautet stattdessen: *Die blonde Sünderin*. Interessant ist überdies, dass der italienische Titel, obgleich eine sprachliche Verwandtschaft zum Französischen besteht, Ähnlichkeiten mit dem deutschen Titel hat. Der Film wurde in Italien *La Grande Peccatrice* genannt – *Die große Sünderin*. Der niederländische Titel lautet ebenfalls so: *De Grote Zondares*.

Neben dem Titel kommt auch dem Filmplakat, respektive nunmehr der DVD-Hülle, eine größere Bedeutung für den ersten Eindruck zu. Diese weisen beim nachfolgenden Film ebenso deutliche länderspezifische Unterschiede auf: Im französischen Original wird die Hauptdarstellerin mit einer Zigarette und leicht verträumtem Blick abgebildet sowie beide Hauptdarsteller gemeinsam am Roulette-Tisch, wobei sie ihm zugewandt ist und beide mit ernster Miene auf das Spielfeld blicken. Auf dem Filmplakat der restaurierten Edition von 2013 wird die Hauptdarstellerin lächelnd-fröhlich dargestellt; der Hauptdarsteller befindet sich zwar im Hintergrund, ist dennoch erkennbar präsent. In der englischen DVD-Version werden beide Hauptdarsteller gezeigt, wobei sowohl ihre Hand als auch ihr Blick beim Mann ist – beide wirken glücklich. In der deutschsprachigen Ausgabe des Filmplakats von 1964 wird hingegen nur die Hauptdarstellerin gezeigt – ihr Haar befindet sich im Mittelpunkt des Filmplakats, und ihr Blick ist nur wenig ansprechend. Auf der deutschsprachigen DVD-Hülle wird ebenfalls nur die Frau mit einer Zigarette dargestellt; ihr Blick wirkt gelangweilt, eher desillusioniert und keinesfalls glücklich. Lediglich ein deutschsprachiges Filmplakat von 1964 zeigt beide Schauspieler; dies ist jedoch lediglich die zuvor erschienene englische Version – mit deutschem Titel. Das italienische Plakat von 1963 zeigt die Hauptdarstellerin, ebenfalls mit einer Zigarette und ebenfalls mit einem gelangweilten und desillusionierten Blick. Das niederländische Plakat ist eine Variante des englischen Plakats mit der Côte d'Azur im Hintergrund.

Während der Film im Französischen und im Englischen als eine Art Liebesfilm in malerischer Umgebung mit Aufregungen und Schwierigkeiten durch übermäßiges Roulette-Spielen präsentiert wird, hat die deutschsprachige und italienische Variante etwas Verruchtes, gar Destruktives an sich. Der Fokus wird vielmehr auf das Problem gesetzt, das die Hauptdarstellerin hat – der Mann wird hingegen nicht dargestellt. Die Niederländer übernahmen zwar den »Sünder-Titel«, verwendeten jedoch ein Plakat, auf dem das Liebespaar in der schönen Bucht dargestellt wird und kein Bezug auf Probleme genommen wird. Dieses Filmplakat lässt eher Fantasien von Ehebruch und eine Affäre entstehen; es wird beinahe der Eindruck erweckt, dass es sich um einen Film handelt, der nicht jugendfrei ist.

Nun stellt sich die Frage, weshalb die Darstellung des Films in den unterschiedlichen Ländern relevant ist. In diesem Kapitel geht es um die Spielsucht – »pathologisches Spielen« lautet die aktuelle offizielle Bezeichnung für diese Krankheit, die erstmals 1980 in das diagnostische Manual DSM-III aufgenommen wurde. Mit der Einführung des ICD-10 im Jahr 1991 galt das pathologische Spielen auch im deutschsprachigen Raum offiziell als Krankheit. Der Film wurde jedoch bereits im Jahr 1963 veröffentlicht, also zwanzig Jahre vor der ersten Klassifikation der Spielsucht als psychischer Krankheit und dreißig Jahre vor der Übernahme dieser Diagnose in Frankreich oder im deutschsprachigen Raum (Bachmann und El-Akhras 2014, S. 6; Meyer und Bachmann 2011, S. 3). Wenn also im historischen

Kontext dieses Films die Spielsucht behandelt wird, dann ist damit nicht zwangsläufig eine psychische Krankheit gemeint, sondern möglicherweise bloß eine Art destruktiver Lebensstil, der kulturell unterschiedlich bewertet wurde. Die Unterschiede in der grundlegenden länderspezifischen Bewertung des Filminhaltes resultieren aus den gesellschaftlichen Einstellungen der jeweiligen Regionen zum Glücksspiel. In Ländern wie Österreich, in dem die Bevölkerung das Glücksspiel lange Zeit als moralisch verwerflich betrachtete, lag der Fokus auf dem übermäßigen und destruktiven Spielen, was zur moralisch bewertenden Bezeichnung »Sünde« führte. In anderen Ländern wie den Vereinigten Staaten von Amerika, Südfrankreich und vor allem Monaco – dem einstigen Glücksspielzentrum Europas – standen mehr die Liebesbeziehung zwischen den Protagonisten und die malerische Landschaft im Vordergrund und prägten Titel wie Filmplakate (Gebhardt und Grüsser-Sinopoli 2008, S. 18–23).

Die Gewinnphase

Der monochromatische Film beginnt in einer Bank, in der sich zwei kleine Angestellte miteinander unterhalten: der Protagonist Jean Furnier und sein Freund Caron. Caron erzählt Jean, dass er seit dem Vortag einen DS hat – ein weltberühmtes Auto von Citroën, das bis heute *La Déesse – die Königin* genannt wird. Jean ist verwundert und fragt Caron, wie er sich das leisten kann – als kleiner Beamter verdient man keinesfalls ausreichend dafür. Caron erzählt ihm, dass er beim Roulette 1,8 Mio. Franc gewonnen hat und ihn das nächste Mal in das Casino mitnehmen möchte, damit auch er dort sein Glück machen kann.

Zwischenbemerkung zum Wert des Franc
Am 01.01.1960 wurde in Frankreich der *Nouveau Franc (neue Franc)* eingeführt, der 100 alte Franc wert war. Ab dem Jahr 1963 hieß der neue Franc offiziell nur noch *Franc*, was einen Außenstehenden durchaus verwirren kann. Im Film werden die Preise jedenfalls in der alten Franc-Währung angegeben. Das erkennt man vor allem am Preis eines Fiat 1500 Spider, der im Film 1.200.000 Franc kostet. Ein Fiat 1500 Spider kostete im Jahr 1962 etwas weniger als 10.000 deutsche Mark (Rotz 2012). Der damalige Umrechnungskurs von D-Mark zu Franc war 1:1,2 (Historische Wechselkurse 20.05.2017); der Wagen kostete also knapp unter 12.200 neue Franc, was somit in etwa dem im Film angeschriebenen Preis von etwas über 1,2 Mio. alten Franc entspricht. Wenn Caron also 1 Mio. Franc gewonnen hat, so gewann er etwa 18.000 neue Franc, also ungefähr 15.000 D-Mark – der Betrag, den man für den Kauf einer DS ausgeben musste.

Jean lehnt zunächst ab; Caron versucht ihm die Bedenken auszureden.

🔊 Jean: »Ich glaube, dass es ähnlich wie mit Rauschgift ist. Wenn man einmal damit angefangen hat, kann man es nicht wieder aufgeben.«
Caron: »Zwischen Spielen und Rauschgift besteht überhaupt kein Zusammenhang. Nicht der geringste. Man zerstört sich nicht beim Spiel. Im Gegenteil – es wirkt nur anregend, und der Geist bleibt vollkommen klar« (03:20–03:33).

Jean spricht mit seinem Vater darüber, der sehr ablehnend reagiert. Alle Spieler, die er kennt, haben durch das Spiel ihre Existenz ruiniert. Er droht Jean hinauszuwerfen, sollte er erfahren, dass er spielt.
Am nächsten Tag gesteht Caron Jean, dass er am Vortag Kopf und Kragen verloren habe, und bittet Jean, ihn auf jeden Fall zu begleiten, sonst wäre er verloren. Jean möchte wissen, weshalb dies so wichtig

sei, woraufhin Caron ihm entgegnet, dass er es im Gefühl habe. Jean bringe ihm Glück. Auf dem Weg ins Casino sagt Caron, dass er groß denken müsse. Alles oder Nichts!

Im Casino muss Jean seinen Ausweis zeigen und eine Eintrittskarte kaufen. Währenddessen beobachten Jean und Caron, wie eine Frau in einem weißen Kleid hinausgeworfen wird und dabei die Angestellten beschimpft und bedroht. Sie erfahren, dass sie die Frau eines Waffenfabrikanten ist und zweimal etwas stehlen wollte, weshalb sie nun Hausverbot erhalten habe. Danach betreten sie das Casino, wechseln ihr Bargeld in Jetons und gehen zu den Roulette-Tischen. Caron beginnt sich Zahlen zu notieren und erklärt Jean die Regeln.

Zwischenbemerkung zu den Spielregeln und Wahrscheinlichkeiten des Roulettes

Der Croupier lässt die Spieler die Einsätze machen, danach wirft er eine Kugel in eine drehende Scheibe mit 37 Zahlen (0–36), die abwechselnd rot oder schwarz sind; nur die 0 ist grün. Die Zahl, bei der die Kugel am Ende liegen bleibt, gewinnt. Man kann wie folgt setzen:

- eine Zahl (Plein) – Chance = 2,7 % + Gewinnfaktor = 35fach;
- zwei nebeneinanderliegende Zahlen (Cheval) – Chance = 5,4 % + Gewinnfaktor = 17fach;
- eine Reihe von drei Zahlen (Transversale Plein) – Chance = 8,1 % + Gewinnfaktor = 11fach;
- vier einander berührende Zahlen (Carré) – Chance = 10,8 % + Gewinnfaktor = 7fach;
- zwei nebeneinanderliegende Reihen mit insgesamt sechs Zahlen (Transversale Simple) – Chance = 16,2 % + Gewinnfaktor = 5fach;
- eine Reihe oder ein Zahlenblock von zwölf Zahlen (Douzaine) – Chance = 32,4 % + Gewinnfaktor = 2fach;
- auf alle roten (rouge), schwarzen (noir), geraden (pair) oder ungeraden (unpair) Zahlen sowie 1–18 (manque) oder 19–36 (passe) – Chance = 48,6 % + Gewinnfaktor = 1fach.

Den Einsatz erhält man beim Gewinn zusätzlich zum Gewinnfaktor zurück; wenn man verliert, geht er an die Bank. Man kann solange setzen, bis der Croupier sagt: Rien ne va plus (Nichts geht mehr). Das Notieren von Zahlen und das Analysieren von Häufigkeiten sind nur dann relevant, wenn das konsequent über eine lange Zeit geschieht und sich daraus eine Tendenz ableiten lässt, beispielsweise wenn das Rad beschädigt oder manipuliert ist. Ansonsten ist die Wahrscheinlichkeit bei jedem Spiel für eine Zahl immer 2,7 % und für Rot oder Schwarz immer 48,65 %.

Jean setzt auf eine Zahl (Plein) und verliert. Er setzt erneut auf die Zahl, gewinnt aber dieses Mal. Er spielt dann eine andere Zahl; Caron setzt auf dieselbe Zahl und beide gewinnen. Weitere Einsätze und Gewinne folgen, bis Jean plötzlich meint, dass er genug gewonnen habe. Er fühle es – würde er weiter spielen, so verlöre er. Jean wechselt die Jetons und besitzt nun 485.000 Franc. Die zeigt er seinem Vater und möchte eine Reise an die Côte d'Azur machen. Der Vater ist jedoch verärgert und wirft Jean raus. Dieser fährt dann mit dem Zug nach Nizza, nimmt sich dort ein Hotelzimmer und geht am Abend in das dortige Casino.

Er kauft sich erneut eine Eintrittskarte für das Casino, wechselt sein Geld in Jetons und geht um die Tische herum. Er setzt einmal Plein und verliert. Er geht zum nächsten Tisch, setzt wieder auf eine einzelne Zahl und gewinnt. Er spielt weiter; eine Dame im weißen Kleid setzt ebenfalls auf die Zahlen, auf die er setzt: Beide gewinnen. Sie blickt zu ihm und lächelt kurz. Er geht zu ihr, sie bedankt sich bei ihm und fragt, auf welche Zahl sie nun setzen solle. Er erwidert: auf die 17; beide setzen auf die Zahl und gewinnen. Danach setzt er sich zu ihr, und erneut beginnt eine Serie von Gewinnen mit immer höheren Einsätzen, bis er irgendwann sagt, dass sie nun aufhören müssen. Am Ende besitzt er 900.000 Franc.

Sie verlassen das Casino gemeinsam und gehen an den Strand (◘ Abb. 25.2). Sie wirkt etwas überdreht, redet schnell und enthusiastisch. Sie berichtet ihm, dass sie alles verloren hätte und den letzten

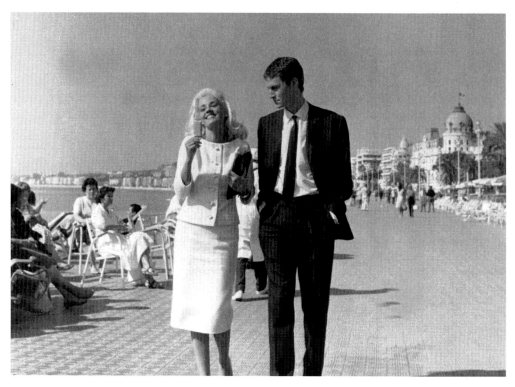

◪ **Abb. 25.2** Jean und Jackie am Strand. (Quelle: Filmbild Fundus Herbert Klemens. © Kinowelt Home Entertainment. Mit freundlicher Genehmigung)

Jeton setzen hätte wollen, als er gekommen sei. Durch ihn habe sie wieder viel Geld gewonnen. Dann stellt sie sich vor: Sie heißt Jackie Demaistre und hat durch das Spielen alles verloren: ihren Mann, ihren Sohn, ihr gesamtes Leben. In den Erzählungen stellt sie sich allerdings als das Opfer dar. Der Mann sei eifersüchtig auf ihre Beziehung zum Spiel, sie könnte jederzeit von ihm oder einer Freundin Geld erhalten, würde es aber nicht annehmen wollen. Jean spricht sie auf den Vorfall im anderen Casino an, doch sie leugnet, jemals dort gewesen zu sein. Dann gehen sie gemeinsam etwas essen. Nach dem Essen meint sie plötzlich, dass sie das Gefühl habe, jetzt alles zu gewinnen. Sie müsse sofort in das Casino. Jean möchte zunächst nicht mitkommen, geht aber schließlich – ihretwegen – doch hin.

Die Verlustphase

Jackie und Jean betreten erneut das Casino und wechseln jeweils 500.000 Franc in Jetons. Er fragt sie nach ihrem Gefühl. Sie setzt auf die 3, er auf die 5. Sie setzt ebenfalls auf die 5 und er auf die 3. Keine der beiden Zahlen kommt, und sie verlieren alles Gesetzte. Er verlässt sich auf ihr Gefühl, und so setzen sie beide relativ hohe Beträge und verlieren erneut. Er meint, dass sie auf das dritte Drittel setzen solle, er habe keine Jetons mehr. Sie verliert, und beide wechseln weiteres Geld in Jetons. Sie setzen auf Zahlen, auf Schwarz, verlieren aber jedes Mal. Am Ende haben beide ihr Geld verspielt. Jean meint, dass er noch 30.000 Franc habe, woraufhin Jackie ihn sofort fragt, ob er ihr das Geld leihen würde. Er lehnt ab und meint, dass sie sich einen Kredit aufnehmen solle, was sie jedoch mangels Kreditwürdigkeit nicht kann. Sie insistiert darauf, dass er ihr das Geld gibt, weil sie unbedingt wieder gewinnen müsse. Sie würde sofort auf die 23 setzen. Jean lehnt ab, und die 23 kommt im nächsten Spiel. Er leiht ihr nun doch das Geld; sie setzt – und verliert.

Die blonde Sünderin (1963)

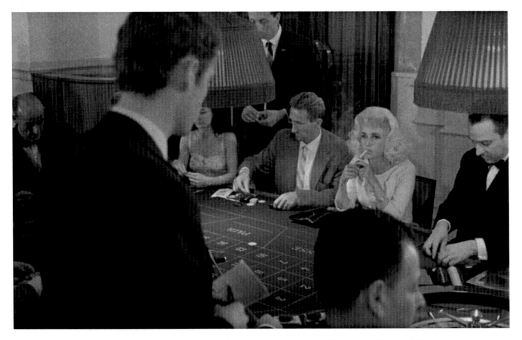

■ **Abb. 25.3** Jackie am Roulette-Tisch. (Quelle: Filmbild Fundus Herbert Klemens. © Kinowelt Home Entertainment. Mit freundlicher Genehmigung)

Auf dem Rückweg sagt Jackie, dass sie sich ohrfeigen könnte, weil sie wieder nicht widerstehen habe können. Spielen sei idiotisch und sie eine Irre. Jean bietet Jackie an, dass sie bei ihm übernachten könne, da sie kein Geld für ein Hotelzimmer hat. Sie nimmt an. Im Hotelzimmer packt sie ein Mini-Roulette aus, das sie immer in ihrem Koffer dabei hat. Sie würde mit sich selbst spielen, wenn sie kein Geld habe. Dann gibt sie zu, dass sie gelogen habe. Sie sei doch die Dame gewesen, die aus dem Casino geworfen worden sei. Plötzlich umarmt sie ihn und fleht ihn an, ihr zu helfen. Sie müsse dringend weg, zurück nach Paris. Am nächsten Tag fasst sie den Plan, zu einer Freundin zu gehen, um sich Geld für ein Zugticket nach Paris zu holen. Die Freundin würde das verstehen. Sie sei auch spielsüchtig gewesen, habe sich allerdings Hausverbot in allen Casinos erteilen lassen, um nicht wieder in Versuchung zu kommen. Jean bietet ihr an, dass sie ihn noch am Strand besuchen könne, falls sie noch Zeit vor der Abfahrt habe.

Sie kommt tatsächlich zu ihm an den Strand. Die Freundin hat ihr 20.000 Franc gegeben, aber Jackie hat Zweifel. In Paris gibt es niemanden, der auf sie wartet. Stattdessen fragt sie Jean, ob er mit in das Casino kommt. Er lehnt ab, und sie geht. Kurz darauf folgt er ihr doch.

Im Casino sieht er sie am Roulette-Tisch (■ Abb. 25.3). Sie hat gerade ihre Bahnkarte verspielt. Ein anderer Mann setzt sich zu ihr und flirtet mit ihr. Sie steigt darauf ein und lässt sich einladen. Jean sieht das und wechselt sein Geld in Jetons. Als er sich zu Jackie setzt, geht der andere Mann weg. Jean ist etwas beleidigt, rät Jackie aber doch, auf eine andere Zahl zu setzen, und sie gewinnt. Eine neuerliche Glückssträhne beginnt, und am Ende haben sie gemeinsam 4,2 Mio. Franc gewonnen und umarmen sich vor Glück.

Jackie ist wieder überdreht und schlägt vor, sofort ein Kleid, einen Frack und ein Auto zu kaufen und damit nach Monte Carlo zu fahren. Jean stimmt zu, und so fahren sie mit einem neuen Auto im Wert von 1,2 Mio. Franc nach Monte Carlo. Jackie erzählt im Hotel de Paris, dass ihr Geld nichts bedeutet. Wenn ihr Geld etwas bedeuten würde, so würde sie es nicht verschwenden. Das, was sie am Spiel reize, sei das ständige Auf und Ab zwischen Luxus und Armut. Als sie das erste Mal ein Casino betreten habe, habe sich Jackie wie in einer Kirche gefühlt. Das Glücksspiel sei zu ihrer Religion geworden, ein Jeton sei ihr Seelenheil. Jean fragt sie, ob ihr Sohn nicht wichtiger sei. Jackie ist verwundert; Spielen sei ihr Leben, und sie würde es für niemanden und keine Moral aufgeben. Jean ist geknickt und fragt, was er ihr denn bedeute. Sie meint, dass er ihr Komplize im Spiel sei – nicht mehr und nicht weniger.

Jean fragt, warum dann beide im selben Zimmer wohnen würden. Jackie meint, dass sie ihn deshalb wie ein Hündchen hinter sich herziehe, weil er ihr Glück bringe. Jean wird aggressiv und schlägt sie sogar, entschuldigt sich aber gleich darauf bei ihr.

Am Abend gehen sie in das Casino. Sie spielen wieder Roulette, setzen hohe Beträge und verlieren erneut alles. Jackie möchte noch einen Whiskey trinken, hat jedoch zu wenig Geld. In der Bar steht ein einarmiger Bandit; sie spielt und gewinnt genug, dass sie sich einen Whiskey leisten kann. Jean schlägt vor, wieder nach Nizza zu fahren – dort habe ihr Glück schließlich begonnen. Jackie umarmt ihn, und sie fahren nach Nizza.

Die Verzweiflungsphase

Sie mussten das Auto verkaufen, so hat Jean noch 360.000 Franc. Jackie meint, dass sie damit viel gewinnen könnten – und falls nicht, mogelten sie einfach. Sie habe das schon versucht, sei aber aufgeflogen. Sie fragt, ob er Angst habe, was er bejaht. Er hat Angst, wie sie zu werden. Sie betreten das Casino und spielen. Jackie versucht erfolglos mit dem Croupier zu flirten, und sie verlieren erneut alles. Gemeinsam gehen sie in das Hotel und haben kein Geld mehr. Jean möchte Caron um Hilfe bitten, kann ihn jedoch nicht erreichen. Jackie gesteht, dass sie von niemandem mehr Geld bekommen würde. Jean fragt sie, warum sie ihn belogen habe, worauf sie in Tränen ausbricht. Sie meint, dass sie es nicht wisse. Sie ekele sich manchmal vor sich selbst. Sie fühle sich innerlich wie verfault. Es sei wie eine Krankheit. Sie möchte sie bekämpfen, aber sie breite sich aus. Sie lüge und verrate alle; sie beschmutze alle, die in ihrer Nähe seien. Er umarmt und tröstet sie. Dann meint er, dass er seinem Vater schreiben und um Geld bitten werde. Dann küssen sie sich.

Jean erhält von seinem Vater tatsächlich etwas Geld, und er bietet ihr an, dass sie beide nach Paris fahren können. Sie lehnt ab und meint, dass sie zwar zusammenleben könnten und eine Zeit lang glücklich wären, doch würde ihr Glück nicht lange halten, weil sie nicht aufhören könne zu spielen. Jetzt liebten sie einander, jedoch würden sie einander bald nur noch hassen. Sie kenne sich, es sei zu spät. Sie möchte sich deshalb in Freundschaft trennen. Er bittet sie, es sich noch einmal zu überlegen, und holt inzwischen das Geld seines Vaters von der Post.

Als er in das Hotel zurückkommt, ist sie bereits weg. Er folgt ihr in das Casino. Er bittet sie, mit ihm mitzukommen, ansonsten würde sie nie davon loskommen. Sie ist etwas ungehalten und meint, dass er sie in Ruhe lassen solle; seinetwegen habe sie verloren, er solle gehen. Er geht tatsächlich. Sie steht auf und läuft ihm nach. Vor dem Casino umarmen sich beide und gehen gemeinsam weiter.

Die Spielsucht – eine diagnostische Einführung

Das pathologische Spielen wird in den verschiedenen Diagnoseklassifikationssystemen unterschiedlich detailliert beschrieben. Die ausführlichste Beschreibung enthält das aktuelle DSM-5. Zumindest vier der neun nachfolgenden Kriterien müssen über zwölf Monate bestehen, um die Diagnose zu stellen (American Psychiatric Association 2013, S. 585 f.):

- Notwendigkeit des Spielens mit höheren Summen, um eine Erregung zu erreichen;
- Unruhe und Reizbarkeit beim Versuch, aufzuhören oder das Spielen einzuschränken;
- erfolglose Versuche, das Spielen einzuschränken, zu kontrollieren oder zu beenden;
- ständiges Denken an das Glücksspiel, an neue Strategien und an die Geldbeschaffung;
- häufiges Spielen bei belastenden Gefühlen und Stresssituationen;
- Glücksspiel, um Verluste auszugleichen;

- Belügen Anderer, um das Ausmaß zu verstecken;
- Gefährdung oder Verlust von Beziehungen, Arbeitsplatz oder Ausbildungsplatz;
- Verlassen auf die Unterstützung anderer in finanziellen Notlagen.

Die Glücksspielsucht wird zumeist in drei Phasen unterteilt:
- Gewinnphase (positiver Anfang),
- Verlustphase (kritische Gewöhnung) und
- Verzweiflungsphase (Sucht).

Der erste Kontakt findet in der Regel im Familienkreis oder in Peergroups statt. Hinzu kommen häufig Schilderungen von Gewinnerfahrungen. Dann wird das Spiel selbst erprobt. Gewinne lösen anregende und euphorische Gefühle aus; ein Optimismus breitet sich aus, und die Risikobereitschaft wächst (Meyer und Bachmann 2011, S. 41 f.).

Jean hat von Caron (Peer) erfahren, dass er sehr schnell an viel Geld kommen und sich Wünsche erfüllen kann, wie den Kauf eines teuren Autos (Bericht von Gewinnerfahrungen). Danach hat Jean selbst erfahren, wie es ist, viel Geld zu gewinnen, und er kann aus seinem tristen Leben ausbrechen und fährt gleich in den Urlaub (euphorische Gefühle). Dort gewinnt er, wegen der höheren Einsätze, eine größere Summe und lernte ein interessante Frau kennen (Optimismus und erhöhte Risikobereitschaft).

Der Übergang zur Gewöhnung respektive zur Verlustphase ist fließend. Spieldauer, Häufigkeit und die Höhe der Einsätze nehmen zu. Der Spieler wählt eher risikoreiche Varianten, um den potenziellen Gewinn zu steigern. Mit vermehrtem Spiel steigern sich die Verluste, Geld wird ausgeborgt und Kredite aufgenommen. Das Geld wird zum Spielkapital reduziert, und der reale Wert geht verloren. Gleichzeitig wird ein Lügensystem aufgebaut, um die Spielsucht zu verbergen. Es entstehen Probleme in der Partnerschaft, Ausbildung und Arbeitsplatz (Meyer und Bachmann 2011, S. 42).

Jean geht öfters in das Casino (Häufigkeit nimmt zu); gemeinsam mit Jackie spielt er um immer höhere Beträge (Höhe der Einsätze und des Risikos nimmt zu). Sie verlieren beinahe alles, gewinnen jedoch auch wieder viel (Verluste steigern sich). Geld hat für Jackie kaum einen Wert, es ist lediglich das Mittel zum Spielen (Geld wird zum Spielkapital). Jackie belügt Jean außerdem hinsichtlich ihres Aufenthaltes im anderen Casino (Lügensystem wird aufgebaut).

Die letzte Phase ist dann erreicht, wenn die Vernunft völlig versagt und das Spiel nicht mehr beendet werden kann. Gewinne werden sofort wieder eingesetzt, und das Ende tritt erst dann ein, wenn das gesamte Geld verspielt wurde. Der Alltag wird von der Geldbeschaffung dominiert – zur Not auch mit Straftaten. Arbeitsplatz und Beziehung gehen in dieser Phase zumeist schon verloren. Schuldgefühle und Panikgefühle treten häufiger nach großen Verlusten auf; Vorsätze, nicht mehr zu spielen, können jedoch nicht eingehalten werden. Nach einigen Jahren setzt sich zumeist der ehrliche Wunsch nach Hilfe durch (ebd., S. 42 f.).

Jean und Jackie wollen unbedingt gewinnen – notfalls mit Mogeln (Straftaten), verspielen jedoch ihr Geld, verkaufen das neue Auto und verlieren auch dieses Geld (Vernunft versagt; Spielen bis zum bitteren Ende). Sie überlegen sich, woher sie Geld bekommen (Gedanken an Geldbeschaffung). Jackie und Jean fühlen sich schlecht, bereuen das Spielen (Schuldgefühle) und gestehen sich ein, dass sie Hilfe benötigen, wobei Jackie viel stärker in der Spielsucht steckt als Jean, aber dennoch mit ihm mitkommt (der ehrliche Wunsch nach Hilfe).

Historische und kulturelle Aspekte der Spielsucht im Kontext des Films

Das Glücksspiel ist kein modernes Phänomen, sondern wird seit Jahrtausenden in verschiedensten Kulturen praktiziert (Arnold 1977, S. 8–20; Cheng 2011). Im 19. Jahrhundert entstanden mehrere Glücksspielzentren; vor allem im deutschen Baden-Baden und an der französischen Côte d'Azur, wobei in Frankreich vor allem die Städte Nizza, Cannes und Monte Carlo in Monaco von den Franzosen als Welt des Fleisches und des Teufels bezeichnet wurden (Reith 2006, S. 126). In den 1870er-Jahren wurde das Glücksspiel in Frankreich und im deutschen Kaiserreich verboten, wodurch vor allem Monte Carlo enorm an Bedeutung gewann und zu einem der größten und berühmtesten Casinos der Welt wurde. Erst in der Zeit des Nationalsozialismus wurde das Glücksspiel wieder in begrenztem Umfang erlaubt (Meyer und Bachmann 2011, S. 8 f.). Nach der NS-Zeit wurden in Österreich die Gesetze des deutschen Reichs abgeschafft und die alten Gesetze wieder aktiviert; das Glücksspiel wurde in Österreich damit im Grunde wieder verboten. In den darauffolgenden 15 Jahren änderte sich jedoch die politische Einstellung zum Glücksspielwesen. Eine neue gesetzliche Regelung wurde geschaffen, die eine Freiheit zu spielen über die gesellschaftliche Moralität stellte. Während der Erstaufführung des Films galt in Österreich das Glücksspielgesetz, das kurz davor in der Gesetzesnovelle von 1962 veröffentlicht wurde. Es wurde darin festgelegt, welche Einrichtungen welche Arten von Glücksspiel anbieten dürfen und wer daran teilnehmen darf (Winkler 2011, S. 40). Hinsichtlich der Spielsucht ist folgender Absatz relevant:

§ 24, Abs. 2

»Personen, die am Sitz des Spielbankbetriebes ihren ordentlichen Wohnsitz haben, dürfen zum Spiel in den Spielsälen der Spielbank nicht zugelassen werden, sofern sie nicht der Leitung des Spielbankbetriebes glaubhaft machen, dass durch die Beteiligung am Spiel eine wirtschaftliche oder soziale Gefährdung ihrer Angehörigen oder der von ihnen in wirtschaftlicher Abhängigkeit stehenden Personen oder eine Schädigung ihrer Arbeitgeber nicht zu erwarten ist. Sonstige Inländer unterliegen dieser Kontrolle bei wiederholtem Besuch der Spielsäle einer Spielbank« (Glücksspielgesetz 1962).

Obwohl der Absatz das Wort Spielsucht nicht erwähnt – zumal es die Krankheit offiziell noch nicht gab – ist der Inhalt des Absatzes eindeutig an pathologische Spieler gerichtet. Personen, die anderen Menschen mit übermäßigem Spielen finanziell schaden, dürfen nicht spielen. Das bedeutet, dass Österreicher, die regelmäßig ein Casino aufsuchten, somit per Gesetz das Casino über ihre private und finanzielle Situation informieren mussten. Damit sollte vermieden werden, dass Menschen, die zum problematischen oder pathologischen Spielen neigten, sich und vor allem Andere, wie ihre Kinder, in erhebliche finanzielle Schwierigkeiten bringen konnten. Trotz der Gesetzgebung und des (eher kleinen) Schutzes vor Spielsucht blieb die gesellschaftlich-moralische Verurteilung des Glücksspiels bestehen (Winkler 2011, S. 41), was vor allem am deutschsprachigen Titel des Films erkennbar ist, der unverkennbar von einer »Sünderin« spricht – ein moralisch-wertender Begriff, kein gesetzlicher.

Wenige Jahre vor der Veröffentlichung des hier dargestellten Films gab es eine wesentliche Änderung im Bereich der Akzeptanz der Spielsucht als Krankheit. Edmund Bergler veröffentlichte 1957 sein Werk *The Psychology of Gambling*. In den USA wurden unmittelbar darauf die *Gambling Anonymous* gegründet, die Berglers psychoanalytische Thesen des psychischen Masochismus anfangs übernahmen und häufig rezipierten (Schmidt 1999, S. 101). Ebenfalls zu dieser Zeit wurde Fjodor Michailowitsch Dostojewskis autobiografischer Roman *Der Spieler* zweimal in Frankreich verfilmt (1958 und 1962) – das gesellschaftliche Interesse am Glücksspiel und der Spielsucht war in Frankreich jedenfalls vorhanden. Dies bestätigt auch ein Artikel über die Spielsuchtforschung des französischen Instituts für Gesundheit und medizinische Forschung, in der die Geschichte der gesellschaftlichen Anerkennung des Glücksspiels in Frankreich angeführt wird. Französische Moralisten verurteilten im 17. und 18. Jahrhundert das Glücksspiel als gesellschaftsschädigend. Literaten griffen das Thema in weiterer Folge häufiger auf und beschrieben tragische Figuren, die durch diese verzehrende Leidenschaft zugrunde gingen – eine teilweise ambivalente Darstellung. Im 20. Jahrhundert wurde das Glücksspiel in Frankreich aus philosophischer und anthropologischer Sicht behandelt und in der Gesellschaft zunehmend als Freizeitaktivität und Quelle für Kraft und Freude betrachtet. Der französische Staat hatte überdies auch Interesse an einem florierenden Glücksspiel und vor allem an den hohen Steuereinnahmen aus

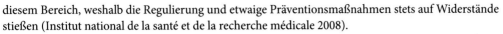

diesem Bereich, weshalb die Regulierung und etwaige Präventionsmaßnahmen stets auf Widerstände stießen (Institut national de la santé et de la recherche médicale 2008).

Der Widerspruch zwischen jenen Personen, die im Glücksspiel einen anregenden Zeitvertreib sehen, und jenen, die darin eine Gefahr sehen, wird nicht nur in den Titeln, sondern auch in der zitierten Unterhaltung zwischen Jean und Caron am Anfang des Films deutlich: Jean vergleicht das Glücksspiel mit einem Rauschgift (*Die blonde Sünderin*); Caron lehnt diesen Vergleich ab und beschreibt es hingegen als anregend und belebend (*La Baie des Anges*).

Die aktuelle Situation in Österreich: In einer Studie zur Prävention der Glücksspielsucht (Kalke et al. 2011) wurde erhoben, dass 42 % der österreichischen Bevölkerung in den Jahren 2009–2011 an Glücksspielen teilgenommen haben. 1,6 % davon erfüllen die Kriterien eines pathologischen Spielverhaltens – das sind etwa 0,7 % der Bevölkerung Österreichs. Das größte Gefährdungspotenzial besitzen einerseits 18- bis 35-jährige Personen mit Pflichtschulabschluss, die arbeitslos sind oder wenig verdienen (Jean – obwohl er vermutlich einen höheren Schulabschluss besitzen dürfte); andererseits Personen mit häufiger Teilnahme an Glücksspielen, die höhere Summen einsetzen (Jackie).

Tiefenpsychologische Aspekte der Spielsucht im Kontext des Films

Mehrere Faktoren begünstigen die Entstehung einer Spielsucht: eine biologische Disposition, eine psychische Anfälligkeit inkl. Impulsivität (jedes Mal, wenn Jackie unbedingt wieder ins Casino will) sowie normale Glücksspielerfahrungen (Jeans erster Casinobesuch) führen zu gewinnbedingten Erregungszuständen (Jackies »Überdreht-Sein« nach einem Gewinn) und irrationalen Überzeugungen (Jackies Überzeugung, alles zu gewinnen, wenn sie jetzt spielen würde). Diese verstärken das Verlangen nach dem Glücksspiel, wobei Casinospieler zumeist Langeweile nur schlecht aushalten und eine gewisse Sensationslust verspüren (Meyer und Bachmann 2011, S. 145). Erfahrungen, die nicht mit dem Gelernten oder Erwünschten übereinstimmen, werden ignoriert oder umgestaltet (ebd., S. 142). Darüber hinaus »verfestigt sich ein Lebensstil, der sich durch Scheinverantwortlichkeit, vorübergehenden Realitätsausstieg, übersteigerte Wettbewerbsorientierung und zunehmende Missachtung sozialer Regeln auszeichnet« (ebd., S. 142).

Der Lebensstil ist ein Konzept, das vom Individualpsychologen Alfred Adler beschrieben wurde. Die Individualpsychologie ist, ebenso wie die Psychoanalyse, eine tiefenpsychologische Theorie, die zu Beginn des 20. Jahrhunderts entwickelt wurde (Ellenberger 2005). Im Rahmen tiefenpsychologischer Erklärungsmodelle der Spielsucht finden sich mehrere Ansätze, die unbewusste Motive des pathologischen Glücksspiels infolge frühkindlicher Entwicklungsstörungen beschreiben. Freud selbst nennt eine gestörte Entwicklung der Libido und einen nicht aufgelösten Ödipuskomplex als primäre Ursachen der Spielsucht. Die Schuldgefühle dem Vater gegenüber werden dann, so Freud, in die Spielschulden externalisiert (passt eventuell zu Jeans Beziehung zum eher strengen Vater). Freud sieht überdies Parallelen zwischen Onanier-Zwang und Spiel-Zwang (Meyer und Bachmann 2011, S. 125 f.). Nach Freud befasste sich vor allem der Psychoanalytiker Edmund Bergler mit der Spielsucht und entwickelte die Theorie, dass die Spielsucht ein Weg zur infantilen Allmachtsfiktion darstellt. Das Lustprinzip beim Spielen geht dabei mit der Wunsch-Allmacht einher. Ursache, so Bergler, sei eine Aggression gegen die Autoritätsperson, die dem Kind das Realitätsprinzip eingebläut habe. Lust und Strafe wechselten beim Spiel einander ab und stellten damit eine Reinszenierung dar (vor allem bei Jackies ständigem Auf und Ab zwischen ihrer Spiellust und ihrer Selbstgeißelung nach dem Verlieren). Das masochistische Element ist hierbei wesentlich, das unbewusst stets zum bitteren Ende strebt, dem ultimativen Verlust (ebd., S. 126 f.). Psychoanalytische Beschreibungen der Spielsucht enthalten oftmals den Narzissmus. So werden bei pathologischen Spielern häufig infolge frühkindlicher Deprivation narzisstische Persönlichkeitsstörungen oder zumindest Persönlichkeitsanteile diagnostiziert (Jackie hat durchaus narzisstische Persönlichkeitsanteile; diese sind im Umgang mit anderen Menschen erkennbar – vor allem bei Jean,

bei dem sie zunächst nur deshalb bleibt, weil er ihr Glück bringt). Das Spielen stärkt das Selbstwertgefühl und wird als Ersatz für die mangelnde Liebe und Sicherheit betrachtet (ebd., S. 127 f.).

Auch in der Individualpsychologie steht die Erhöhung des Selbstwerts im Mittelpunkt. Diese sucht
das Minderwertigkeitsgefühl – ein von Geburt an innewohnendes Gefühl der Unvollkommenheit
und geringeren Wertigkeit – zu kompensieren (Adler 2008). Die Richtung, in der die Kompensation
strebt, wird vom fiktiven Endziel bestimmt, das eine gewisse Nähe zu Berglers Beschreibung der Allmachtsfiktion hat. Dieses fiktive Endziel wird bei Adler in der Kindheit durch die ersten Erfahrungen
im Umgang mit anderen Menschen geprägt und beeinflusst sowohl Wahrnehmung als auch Handlungen der jeweiligen Person. Dabei ist vor allem die Motivation eine treibende Kraft, die dazu verleitet,
Handlungen zu setzen, die – wenngleich über Umwege – auf das fiktive Endziel final ausgerichtet sind
(Sindelar 2014, S. 104).

Das pathologische Spielen erfüllt hierbei gleich mehrere Aspekte. Der (potenzielle) Gewinn hoher
Geldbeträge ist zunächst ein Anreiz sowohl für das Sicherheitsstreben als auch für das Machtstreben.
Jean und Jackie hätten durch ihre relativ hohen Gewinne in der Mitte des Films relativ gut leben können. Das Gefühl von Sicherheit und Macht stellt sich jedoch – aufgrund der neurotischen Verarbeitung
– nicht ein. Stattdessen erhält Jackie nach den Gewinnen das Gefühl, dass sie auf dem richtigen Weg
wäre. Sie müsse nur weitermachen und noch mehr gewinnen, dann würde sie sich sicher und mächtig
fühlen und wäre nicht mehr unvollkommen und wertlos. Doch das weitere Spielen erhöht die Verluste
und entfernt die Person weiter von der Sicherheit, weshalb die tendenziöse Apperzeption – die vom
fiktiven Endziel beeinflusste Wahrnehmung – es so erscheinen lässt, als ob das nur ein unbedeutender
Rückschlag wäre. Jackie muss sich einfach mehr anstrengen! Sobald sie wieder etwas Geld hat, wird
sie wieder gewinnen und ihrem fiktiven Endziel (Sicherheit und Macht durch hohe Gewinne) viel
näher sein.

Ähnlich wie in Dostojewskis Roman *Der Spieler* wird das Gemeinschaftsgefühl in der Sehnsucht
der beiden Hauptprotagonisten nach Liebe deutlich (Rieser 2012, S. 143). Jean und vor allem Jackie
können durch die Abwendung vom Machtstreben hin zum Gemeinschaftsgefühl ihre Spielsucht – zumindest teilweise – überwinden. Da das Ende offen bleibt, darf hier einfach gemutmaßt werden, dass
es ein Happy End gibt und das Gemeinschaftsgefühl siegt. So hätte Alfred Adler gerne die Welt gesehen
– dem schließt sich der Autor an.

Literatur

Adler A (2008) Der Sinn des Lebens. In: Brunner R, Wiegand R (Hrsg) Der Sinn des Lebens (1933). Religion und Individu-
alpsychologie (1933). Alfred Adler Studienausgabe, Bd. 6. Vandenhoeck & Ruprecht, Göttingen, S 7–176
American Psychiatric Association (2013) Diagnostic and statistical manual of mental disorders, 5. Aufl. DSM-5. American
Psychiatric Publishing, Washington, London
Arnold P (1977) The encyclopedia of gambling. The game, the odds, the techniques, the people and places, the myths and
history. Chartwell Books, Secaucus
Bachmann M, El-Akhras A (2014) Glücksspielfrei. Ein Therapiemanual bei Spielsucht, 2. Aufl. Springer, Berlin Heidelberg
Cheng T (2011) The sociology of gambling in China. Social Sciences Academic Press, Beijing
Ellenberger H (2005) Die Entdeckung des Unbewußten – Geschichte und Entwicklung der dynamischen Psychiatrie von
den Anfängen bis zu Janet, Freud, Adler und Jung. Diogenes, Zürich
Gebhardt I, Grüsser-Sinopoli SM (Hrsg) (2008) Glücksspiel in Deutschland. Ökonomie, Recht, Sucht. De Gruyter, Berlin
Glücksspielgesetz (1962) Bundesgesetzblatt für die Republik Österreich. Ausgegeben am 13. Juli 1962. https://www.ris.
bka.gv.at/Dokumente/BgblPdf/1962_169_0/1962_169_0.pdf. Zugegriffen: 23. Juni 2017
Historische Wechselkurse (2017) FRF zu USD am 19.05.1962. http://fxtop.com/de/historische-wechselkurse.
php?A=1&C1=FRF&C2=DEM&YA=1&DD1=&MM1=&YYYY1=&B=1&P=&I=1&DD2=19&MM2=05&YYYY2=1962&btnOK=Ge-
hen. Zugegriffen: 20. Mai 2017
Institut national de la santé et de la recherche médicale (2008) Jeux de hasard et d'argent. Contexte et addictions.
http://www.lexpress.fr/actualite/sciences/jeux-de-hasard-et-d-argent-contexte-et-addictions_535240.html. Zugegriffen:
20. Aug. 2017

Kalke J, Buth S, Rosenkranz M et al (2011) Glücksspiel und Spielerschutz in Österreich. Empirische Erkenntnisse zum Spielverhalten der Bevölkerung und zur Prävention der Glücksspielsucht. Lambertus Verlag, Freiburg im Breisgau

Lindemeir U, de Namestorm (2017) Wirkung und Einfluss von Filmtiteln auf Filmerfolg. https://www.namestorm.de/namensfindung/titelfindung-filmtitel-buchtitel/studie. Zugegriffen: 12. Aug. 2017

Meyer G, Bachmann M (2011) Spielsucht. Ursachen, Therapie und Prävention von glücksspielbezogenem Suchtverhalten, 3. Aufl. Springer, Berlin Heidelberg

Reith G (2006) The pursuit of chance. In: Cosgrave JF (Hrsg) The sociology of risk and gambling reader. Routledge, Oxon, New York, S 125–142

Rieser J (2012) Die Menschen Dostojewskis. Tiefenpsychologische und anthropologische Aspekte. Vandenhoeck & Ruprecht, Göttingen

von Rotz B (2012) Fiat 1600 S Spider – italienische Bellezza mit starkem Herzen. https://www.zwischengas.com/de/FT/fahrzeugberichte/Fiat-1600-S-Spider-italienische-Bellezza-mit-starkem-Herzen.html. Zugegriffen: 19. Juli 2017

Schmidt L (1999) Psychische Krankheit als soziales Problem. Die Konstruktion des »Pathologischen Glücksspiels«. Leske & Budrich, Opladen

Sindelar B (2014) Kinder und Jugendliche, gefangen im weltweiten Netz. Individualpsychologische Gedanken zur Online-Computerspielsucht von Kindern und Jugendlichen. Z Freie Psychoanal Forsch Individualpsych 1(1):97–116

Winkler G (2011) Poker und Pokerspielsalons in der Glücksspielgesetzgebung. Dokumentation und Analyse der Glücksspielgesetzgebung mit kritischen Anmerkungen aus verfassungsrechtlicher Sicht. Springer, Wien New York

Originaltitel	La Baie des anges
Erscheinungsjahr	1963
Land	Frankreich
Drehbuch	Jacques Demy
Regie	Jacques Demy
Hauptdarsteller	Jeanne Moreau, Claude Mann, Paul Guers, Henry Nassiet
Verfügbarkeit	DVD in deutscher Sprache erhältlich

Katharina Müller

Spielzeug Handlungsfreiheit: Glücksspielsucht als Dramaturgie und Ästhetik

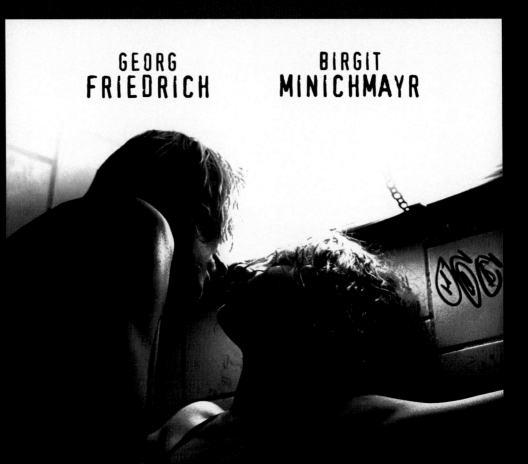

GEORG
FRIEDRICH

BIRGIT
MINICHMAYR

SPIELE LEBEN
VON ANTONIN SVOBODA

Spiele Leben (2005)

Jenseits von Freud und Leid: Der Spieler als Rebell

»Spieler sind Rebellen, ohnmächtige und auch bewußtlose Rebellen. Aber doch *Rebellen*: mit einer großen Wut auf das falsche Ganze« (Macho 1993, S. 149).

Das Spiel ist Grundkategorie menschlichen Verhaltens, es ist zugleich kulturbildender Faktor: Mit dem *Homo ludens*, dem spielenden Menschen, liefert der Kulturhistoriker Johan Huizinga 1938 ein anthropologisches Erklärungsmodell, wonach der Mensch seine Fähigkeiten maßgeblich über das Spielen entwickelt (Huizinga 1956). Das Spiel ist dabei entscheidende Konstante, persönlichkeitsbildend, in ihm und durch seine Erfahrung entdeckt der Mensch seine Eigenschaften. Und auch das, was ihn umgibt, nämlich sämtliche kulturelle Systeme – von der Politik und dem Recht über die Wissenschaft bis hin zu Religion – lassen sich in ihrer Entwicklung auf spielerische Verhaltensweisen zurückführen, die sich mit der Zeit mittels Ritualisierung als Institutionen verfestigt haben. Das Spiel, an sich zweckfrei und bisweilen gemeinschaftsstiftend, »gehört zu den Grundelementen der individuellen und sozialen Reifung« (Meyer und Bachmann 2000, S. 1). Das Spielen, in dieser Konzeption, wird mit Handlungsfreiheit gleichgesetzt. Und derer bedarf Antonin Svobodas Protagonist Kurt angesichts seiner problematischen Nahverhältnisse in hohem Maße: Als Befreiung vom alternativen Sinnfindungsmodell seines Vaters, der ideologisch ganz bei den Zeugen Jehovas beheimatet ist – und den Sohn offensichtlich nicht für die Glaubensgemeinschaft gewinnen konnte. Dann auch als Beziehungserleichterung, denn seine erste Partnerin, die Krankenschwester Manu, behandelt ihn »wie ein Kind«. Tanja, die zweite Partnerin, zumindest ist umstandserleichternd dauernd auf Tabletten, der Kumpel indes erweist sich als wenig vertrauenswürdig und die Frau vom Arbeitsamt hat nur Jobs im Angebot, die ihn nicht interessieren. Und das ist freilich Kurts Wahrnehmung der Situation. Man teilt sie mitunter (◻ Abb. 26.1).

Spiele Leben hält das Publikum dramaturgisch versiert auf Kurts Seite, der Film konstruiert seinen Protagonisten jedenfalls nicht in erster Linie als Repräsentanten jener »schwer zu behandelnden Patientengruppe« (Vent 1999, S. 11) wie man ihr in psychoanalytischen Narrativen und Erfahrungsberichten zuweilen begegnet. Die als Verhaltenssucht geltende, naturgemäß außerhalb der stoff- bzw. substanzgebundenen Süchte zu verortende »Glücksspielsucht« lässt sich spätestens seit der psychoanalytischen Auseinandersetzung zu Beginn des 20. Jahrhunderts mit Freud, Simmel und Co. als Teil jener »Tätigkeitssüchte« klassifizieren, der auch Spielarten von »Freßsucht« und »Liebessucht« angehören. Konstruierbar sind diese Süchte – wie auch die stoffgebundenen Abhängigkeiten – als der »erfolglose Versuch, aktiv mit Schuld, Depressionen oder Angst fertigzuwerden« (Fenichel 1975, S. 267; Vent 1999, S. 17). Populärwissenschaftliche Bezugnahmen sehen in der »Spielsucht« ein gesellschaftlich gestütztes, auch sozialverträglichkeitsbedingtes Phänomen, das sich in den Kanon der so genannten »Neuen Süchte« einreihen lässt: wie etwa die Fitnesssucht oder der Workaholism (Vent 1999, S. 14). Medientheoretisch sind hier auch jene moralisch und dystopisch belegten Verhaltensweisen anzuführen, die, wie einst das Fernsehen, den Konsum der jeweils neu aufkommenden und aktuellen Medien betreffen: Gaming-Sucht, Internetsucht, Handy- und Social-Media-Sucht. Nicht zuletzt auch hat eine Verschiebung des Spiel- und Zockerangebots ins Internet stattgefunden, das die Effektivität diverser staatlicher Regulierungsmaßnahmen (wie etwa das rezente Glücksspielautomatenverbot) tendenziell infrage stellt. Die Glücksspielsucht kann sodann auch im Verhältnis von Individuum und Staat betrachtet werden – historisch hat sich das Glücksspiel stets als eine lukrative Geldquelle für diverse Staatsapparate bewährt.

Antonin Svobodas Film jedenfalls bewertet das Verhalten seines Protagonisten nicht, wobei Kurts Leidensdruck maßgebliche Treibkraft der Handlung und der ästhetischen Dynamik des Streifens ist. Folglich unterlässt der Film ein therapeutisches Setting – mit Ausnahme der Sequenz einer vergeblichen Gruppensitzung anonymer Glücksspielsüchtiger, in der man nicht Kurts Vorstellung, sondern die einer Frau erlebt, die knapp vor ihrer Pensionierung und eigenen Angaben zufolge auf 170.000 Euro schulden sitzt. Hier, im Gruppensetting, trifft Kurt im ersten Drittel des Films auf seinen alten Kumpel Franz und legt das Maß seiner Behandlungsresistenz in einem Vergleich offen, der eine Form von abgeklärtem Krankheitsbewusstsein artikuliert: »Dass wir uns hier treffen«, so Kurt im Foyer des Sitzungsraums nüchtern, »… wie zwei Pensionisten mit Prostatabeschwerden.« Er sei bald ein Jahr lang »spielfrei«, meint Franz, der inzwischen einen Job in der Bank (!) gefunden hat. Wenige Filmminuten später konkretisiert sich Kurts Verhältnis zu Krankheit und Schicksal: Er nimmt es mit Gott auf. Als er Manu im Spital aufsucht, spricht er einen eben anästhesierten Alten unmittelbar vor dessen Operation an und hält dem wehrlos ans Bett gebundenen Mann einen kleinen Monolog:

> »Ich würd' gern mit Ihnen über Gott sprechen. Ich hab' nämlich gehört, Gott würfelt nicht. Aber sind wir uns ehrlich: schaut's nicht genau danach aus? Was haben wir denn? Geriatrose? Toxische Hühneraugen? Oder Krebs? Krebs ist immer gut. Das geht schnell. Macht keinen Dreck und man kann sich noch von seinem Leben verabschieden. Sie sind sicher der Mann von irgendeiner bissigen Alten. Oder haben sich einen Lebtag abgerackert für Kind und Kegel oder vielleicht waren's auch nur ein armes Würschtl im Treibsand. Es spielt aber auch keine Rolle. Es kümmert nicht, was für ein guter Mensch Sie waren. Nicht einmal den lieben Gott. Ist das nicht gruselig? Ich hab immer geglaubt, Gott ist bösartig. Aber seitdem ich weiß, dass er würfelt, ist er mir viel sympathischer.«

Dass Gott nicht würfele, genau dagegen halte der Film, wie Filmjournalist Bert Rebhandl betont, in Form einer »kompromisslosen Bewegung in das dunkle Geheimnis des Glücks« (Rebhandl 2010). Bei eben diesem Glück setzt auch Kulturwissenschaftler Thomas Macho in seinen Überlegungen zur Glücksspielsucht an. Die letztere sei nämlich – ob der merkwürdigen Kombination dreier vermeintlich nicht zueinanderpassender Begriffe (Glück, Spiel und Sucht) – zur tautologischen Definition prädestiniert. Dem entgegen fächert er alle drei Begriffe in ihrer kulturellen Diversität und Konstruiertheit auf, um schließlich zu fragen, ob nicht »Sucht ein integrales Element des zivilisatorischen Prozesses« sei – bedingt womöglich durch »die radikale Abspaltung des Heilungswunsches von seiner kultisch-rituellen Bindung« (Macho 1993, S. 157). So sind Gewinn und Verlust im modernen Glück intrinsisch miteinander verbunden; mit Einsetzen der Romantik, in der Glück stets der Vorbote des Unglücks ist, hat sich die antike Idee der Eudaimonia – als dauerhafte Zufriedenheit mit dem Leben – zugunsten der glücklichen Erfahrung als kurzfristiges Glück verfestigt. Zurück reicht diese Glückskonzeption bis in die Minnelyrik der Provence – in der bekanntlich nur das unerreichte und unerreichbare Glück das »wahre Glück« darstellt. Macho gräbt historisch noch tiefer und führt das abendländische Glücks-Script mit Denis de Rougemont auf die katharische Häresie – und damit auf eine späte Form der Gnosis zurück. Das Glück des Gnostikers liege schließlich in seiner Verfehlung. Mit dem »Rebellen« ist eine Typologisierung des Spielers gegeben, die ihn – wie seine Vorfahren, die Trouvères – als »Glücksritter« zeichnet, in oppositioneller Haltung zu Gesellschaft und Religion. Wo man den Umständen gemäß kein Glück haben kann, dort werde der stetige Enttäuschungsprozess wirklicher als alle Täuschungen und Verstellungen des Alltags selbst: »Nein«, folgert Macho, »die Spieler sind nicht krank, eher schon sind sie schwarze Kabbalisten, erfahren und geübt im Umgang mit Zahlen und Symbolen. Und vielleicht ist es nützlich, daran zu erinnern, daß schon die Fürsten des 18. Jahrhunderts die Spielcasino-Monopole horteten, daß die modernen Nationalstaaten vielfach diese Funktion übernommen haben und daß etwa die USA für lange Zeit den Wege-, Brücken-, Kanal- und Schulbau mit Hilfe von Lotterien finanzierten« (Macho 1993, S. 149). Die Typologisierung des Rebellen kommt Svobodas Konzept einer »Gegenwelt …, in der Antihelden sich nicht mehr um das ›Mitmachen‹ bemühen«, sehr nahe. Der Regisseur räumt sinngemäß ein: »Nicht die Integration in ein scheinbarfunktionierendes Korsett ist das Ziel, sondern die Frage nach den eigentlichen Bedürfnissen« (Svoboda 2005).

In ähnlich vielschichtiger Ambivalenz und im Spannungsfeld von Schicksal und Gesetz wird auch das »Spiel« selbst erfahrbar, das – ähnlich komplex in der Charakterisierung wie das Glück – schon seiner Vorgeschichte gemäß eine Einheit mit dem Opfer bildet. Im ursprünglichen Zusammenhang von Spiel und Opfer nämlich, so Macho, verschärfe sich die Frage nach den Motivationshorizonten des Glücksspiels. Zumal seine Bedingung, das Geld, welches auch seinerseits der Institution des Opfers entsprungen ist (Münzprägung), als Medium individuellen und kollektiven Schuldtransfers gilt (Macho 1993, S. 152).

Was die Sucht anbelangt, so sind die Erklärungsmodelle zu ihren Ursachen vielfältig – sie reichen von phänomenologischen und neurobiologischen, über lerntheoretische und forensisch-psychiatrische bis hin zu empirischen, genetischen und geschlechterbinären Ansätzen (Wurst et al. 2012). *Spiele Leben* verhandelt die Ambivalenz aller drei Begriffe; jener der Sucht interessiert hier aber vor allem in einem soziokulturellen Zusammenhang. Im Zentrum steht, wie auch Antonin Svoboda immer wieder betont, die Sucht nach Leben, wobei am stärksten das spielerische Moment den Angelpunkt des Films bildet.

Rien ne va plus: Einer (ver-)spielt alles

Beginnen wir – dem vollen Wirkungspotenzial von Sucht entsprechend – am Ende: Dieses bleibt, im Sinne eines Angebots mehrerer Handlungsvarianten, offen – inhaltlich und formal.

Der Protagonist des Films agiert bis dahin eine ganze Reihe von finanzgebundenen Varianten des Glücksspiels aus, er durchspielt dabei sämtliche damit verbundene Apparaturen und Kulturtechniken, vom Spielautomaten über die Lotterie (»Brieflos«) bis zum Casino, vom privaten Pokertisch zur Pferdewette. Mit Einsetzen des thematisch sehr dicht gewobenen Films ist Kurt bereits in einer späten Phase seiner Spielerkarriere angelangt. Unter fräsendem Sound aus dem Off verscherbelt er seinen Wagen, um am Spieltisch abermals zu versagen. Er bleibt dort nicht lange, wenige Einstellungen später schlägt er seinen Kopf an den metallenen Rollladen eines Geschäfts. »Ich hab der Frau gerade noch ausweichen können«, so Kurt zur Krankenschwester, die daraufhin seine Wunde versorgt. Ein wucherndes Geflecht aus Lügen nimmt hier seinen Ausgangspunkt: Sein Auto sei kaputt, Totalschaden. Er küsst die Schwester innig, erst hier stellt sich heraus, dass sie seine Partnerin ist: Manu. Der Film zeigt nicht den Weg in die Sucht, die Erzählung beginnt mittendrin und macht die Sucht in ausgewachsener Form sinnlich erfahrbar: Die rasende Schnittfrequenz, der Stress, das Nicht-Verweilen einer überdies selten statischen Kamera bauen Druck auf. Das Publikum sieht Kurt nirgendwo lange; es springt mit ihm von einer Szene in die nächste und sieht sich mit den Vorwürfen seines Umfeldes konfrontiert. So trennt nur ein Schnitt die Krankenhausszene vom Privatraum, in den der Vertuschungsversuch direkt übergreift: Er möchte ihr »etwas anvertrauen«, so Kurt zu Manu in deren Wohnung. Eine »alte Spielschuld« habe er vergessen und »der Typ sei gestern aufgetaucht«. Er »brauch(t) jetzt 2000 Euro«. Man ist erst in der vierten Minute des 90-Minüters, als das Ausmaß seiner Verstrickungen durch die resignierte Verdächtigung seiner Partnerin deutlich wird:

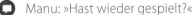 Manu: »Hast wieder gespielt?«

Er sei heute auf dem »Arbeitsamt« gewesen, erwidert Kurt, es sehe gut aus. »Dann regelst das aber nicht mit meinem Geld«, so die in Grenzziehung vorerst nur vermeintlich erfolgreiche Manu. In der nächsten Sequenz besichtigen sie eine Wohnung. Am nächsten Morgen, zurück in der eigenen, setzt eine formale Strategie ein, die der Film immer wieder bedienen wird: Die vielen Szenen exzessiven Spiels, das *Chasing* des an seiner Verzweiflung zunehmend wahnsinnig werdenden Protagonisten, changieren mit Pausen, die das Publikum aus seiner Perspektive erlebt. Durch die akzentweise Gleichsetzung von Handlungs- und Wahrnehmungsachse verstärkt sich die Verstrickung: Man sieht die Welt immer wieder mit Kurts Augen.

Als Manu sich zur Arbeit aufmacht und die Wohnung verlässt, steuert er zielsicher auf ein kleines Andachtsbild an der Wand zu, das er sogleich im Copyshop dupliziert, um es bei einem Antiquitätenhändler versetzen zu lassen. Gerade einmal sieben Minuten sind vergangen, als der Protagonist sich auf der Verlaufsskala der »pathologischen Gambling-Karriere« (Custer 1987) ganz unten, im Feld der »illegalen Handlungen«, verorten lässt.

Man steckt mit Kurt schon tief im Oszillationsprozess zwischen manischem Spiel, dem entsprechend vergeblichen Versuch des Verlustausgleichs und der Erfahrung von Schuldzuweisung. Karten fliegen wieder über den Spieltisch, man sieht in die ausdruckslosen Gesichter von Spielgegnern, Tag und Nacht werden ununterscheidbar – bis einer den Vorhang aufzieht und natürliches Licht einfällt in eine fremde, rauchgeschwängerte Küche, die Kurt als Verlierer in seiner Isolation rahmt. Bei Manu hat er hinsichtlich Geldbeschaffung kein »Leiberl« mehr, auf der Straße stiehlt er einen Blumenstrauß, schläft kurz auf einer Bank, nimmt den Zug, schläft wieder für ein paar Sekunden, es geht alles ganz schnell, die Kamera lässt ihm und dem Publikum kaum Zeit. Der Besuch beim Vater konfrontiert mit einem wiederholten Muster der Ablehnung und Verleugnung:

💬 Vater: »Da war ein Mann vom Inkassobüro da, vorgestern. Hast wieder Schulden?«
Kurt: »Na, des muss a alte G'schicht sein.«

Während der Vater das Essen zubereitet, sucht Kurt in der Wohnung nach Geld. Im Tischgespräch setzt sich das Dialogmuster fort. Er wolle sich eine »Existenz aufbauen und so«. »Hast wieder Spielschulden?«, insistiert der Vater und beschließt, nach abermaligem Versuch Kurts, ihm Geld abzunötigen, das Gespräch: »Ich hab kein Geld.« Die Glaubhaftigkeit des gegenüber dem Vater geäußerten Wunsches, einen »Elektrotechnikkurs« zu absolvieren, besiegelt seine Betreuerin vom AMS in der Folgesequenz: »Ich kann bei Ihnen«, so die Frau, »absolut keinen guten Willen erkennen.« Kurts in der ersten Viertelstunde des Films mehrfach artikuliertes Ansinnen nach »Entwicklungsmöglichkeiten« bleibt von seinem Umfeld sehend stets unbeantwortet. Die AMS-Beraterin händigt ihm eine Liste mit sechs Jobs aus:

💬 AMS-Beraterin: »Das ist wirklich Ihre letzte Chance.«

Die Bilder, im Gegensatz zu Kurt, schreiten mit hohem Tempo voran. »Kurt ist eine Figur«, so Regisseur Svoboda, »die auf der Stelle tritt. Er rennt im Prinzip im Kreis, borgt Geld aus, verspielt es wieder und hat wieder nichts. Das wollte ich konterkarieren, was die Dynamik angeht. Das Ganze ist auch enervierend und sollte diesen Druck einer Sucht oder Manie vermitteln, sodass sich nach fünfzehn Minuten schon eine Erschöpfung einstellt. Ich habe absichtlich die epischen Momente nicht ausgewalzt und nicht viel Raum für Atempausen gelassen« (Svoboda zit. nach Schiefer 2005).

»Du hast nämlich heute so ein Gewinnerstrahlen.« Es ist exakt in Minute fünfzehn, als Kurt eine Frau bürgerlichen Stils, Elvira, mitten auf der nächtlichen Straße mit dieser Begründung zu einem Casino-Besuch überredet. Sie hatte in der Sequenz davor eilig ein Lokal betreten, nach einem Whiskey und Münzen »für den Apparat« verlangt. Kurt wiederum hatte sie dabei unterstützt. Der Spielautomat sollte die Verheißung eines (freilich nicht anhaltenden) Glücks bedeuten, das sich im warmen Licht des Casinos fortsetzt. Sie spielen Roulette. »Nach dem Gesetz der Wahrscheinlichkeit lässt sich nämlich

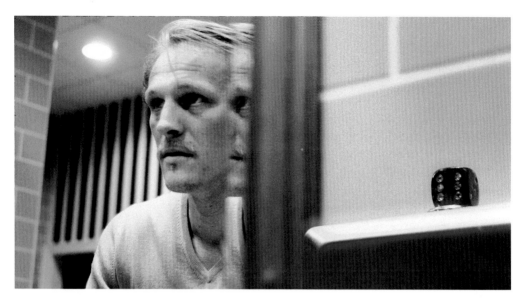

🔲 **Abb. 26.2** Stummer Dialog. (Quelle: Filmbild Fundus Herbert Klemens. © Polyfilm Verleih. Mit freundlicher Genehmigung)

mit ein bisschen Intuition eine Zahlenfolge herauslesen«, so Kurt, der Buch führt über sein »System«, jedoch sein Notizheft nicht findet. »Wenn schon System, dann damit«, kontert Elvira, und schraubt einen strassbesetzten Würfel von ihrem Ohrring. Das sei »kein System, sondern Selbstmord«, weiß Kurt, der ihren ersten Gewinn bei Tisch zunächst als »typisches Anfängerglück« herunterspielt. Die beiden fahren mit der Taktik des Zufalls fort, er verhalten, sie inzwischen im Freudentaumel – Bilder, wie man sie aus der Werbung von Casinos Austria zu kennen vermeint. Dann nimmt Elvira maximales Risiko, setzt aufs Ganze – und gewinnt. Kurt nimmt ihr den Würfel ab und geht auf die Toilette. Eine der längeren Einstellungen des Films zeigt sowohl Kurt in Nahaufnahme als auch den Würfel im Detail – gebannt in einem einzigen Bild. Die Untersichtperspektive valorisiert und erhebt beide, zwischen Kurts Spiegelbild und dem Spielzeug entspinnt sich eine Art stummer Dialog (🔲 Abb. 26.2). Als er vom Klo zurückkehrt, hat Elvira 7500 Euro in drei Spielen verbraten. Kurt ist wütend, beschimpft sie im Auto wüst. Sie wird alleine weiterfahren. Die beiden sehen einander nicht wieder. Er behält den Würfel.

Spielzeug Handlung: Kombinationen von Erzählmöglichkeiten

Fortan gerät der Würfel zum Akteur und Handlungsträger; er fungiert durchgehend und ausnahmslos als Entscheidungsinstanz, als Medium der Steuerung des Zufalls. Man wird ihn immer wieder im Zentrum des Bildes sehen, zärtlich umspielt von Kurts Hand. Über alles wird ab nun gewürfelt. Der Würfel ist dabei materieller Ausdruck eines Potenzials, das Kurt schon bis dahin inkarniert: den ultimativen Spieltrieb, der sich hier physisch permanent ausagiert. Beim Luftkicken auf dem Weg von A nach B zum Beispiel – etwa am Weg zur neuen Arbeit für die Fernwärme, die ihm der Kubus beschert hat. Denn auf die Streitszene mit Elvira im Wagen hin geht er zum Würstelstand und eine Detailaufnahme der von der AMS-Beraterin ausgehändigten Liste mit den sechs Jobs zeigt darüber Kurts Hand mit dem Würfel. »Manche Leute sind einsam, da muss man auf einen Kaffee bleiben«, instruiert der erwürfelte Arbeitskollege. Zur neuen Aufgabe der Zählerstandablesung sei nämlich angemerkt, dass es als Strafdelikt gilt, jenes Geld anzunehmen, das manche Kunden eben anbieten. »Wenn Sie Ihr Leben selbst in die Hand nehmen wollen, dann sind Sie bei mir genau richtig«, tönt ein Zuspieler von Barbara Karlich

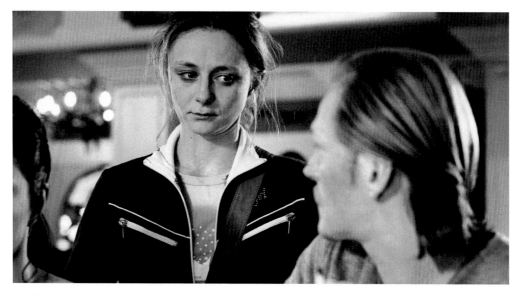

■ **Abb. 26.3** Manu ertappt Kurt beim Spielen. (Quelle: Filmbild Fundus Herbert Klemens. © Polyfilm Verleih. Mit freundlicher Genehmigung)

aus dem Fernsehgerät im Hintergrund der Wohnung seines ersten Kunden. Eine Ironie des filmisch konstruierten Zufalls, wirkungsmächtig wie die beschriebene Gruppensitzung. Eben gar nicht. *Spiele Leben* interessiert sich nicht ausschließlich für die pathologisierte »Glücksspielsucht«, denn eine klinische Relevanz betrifft aufgrund des hohen Spielanreizes und der psychotropen Wirkung nur jenen Gegenstandsbereich des Spielens mit und um Geld (Mayer und Bachmann 2000, S. 1) sondern vielmehr für die im allgemeinen Sprachgebrauch verfestigte »Spielsucht« als »Spiel mit Leib und Seele« (Mayer und Bachmann 2000, S. 28). Es geht hier also nicht nur um einen Mann in finalem Suchtstadium mit den entsprechenden Folgen (d. h. negative soziale Konsequenzen durch illegale Handlungen/Straftaten, von Betrug über Diebstahl bis hin zur Körperverletzung reichend). *Spiele Leben* begreift den Spieltrieb titelgemäß in wesentlich umfassenderer Form: Bald sind nämlich sämtliche Formen des Handelns und der sinnlichen Erfahrung dem Spiel untergeordnet. Das Schicksal zu erwürfeln gerät zum Wahn, es gibt kein Außerhalb des Spiels mehr. Die noch nicht, aber bald verspielte Arbeit führt Kurt in eine Wohngemeinschaft, in den ganzen Tag lang durchgekifft wird. Kurt schließt sich der eingerauchten Runde gleich an, wieder flimmert ein Fernsehgerät im Hintergrund: eine Doku-Installation thematisiert Mozarts Würfelsymphonie – ein umstrittenes Kuriosum der Musikgeschichte, das von Harmonie als Konsequenz zufälliger Notenzusammensetzung ausgeht. In der WG trifft er sodann auf Tanja, die wild ist, heiß und ständig auf Tabletten. Sie werden sich verlieben. Manu, bei der unterdessen im Krankenhaus ein Mann vom Inkasso vorstellig wird, ertappt ihn abermals beim Spiel (■ Abb. 26.3) und versucht noch ein letztes Mal zu drehen (»Kurt, das ist kein Spiel.«) und zu begreifen (»Hast was mit anderen Frauen?«; »Was willst du eigentlich von mir?«).

💬 Kurt: »Ich weiß es nicht, weil ich selber nicht weiß, was ich vom Leben will oder was das Leben von mir will eigentlich.«

Bei einem nächtlichen Ausflug zuvor mit den WG-Leuten gräbt Kurt Tanja an und fliegt aus dem Wagen. Es folgt eine weitere, verhältnismäßig lange, ausnahmsweise statische Einstellung auf den alleine zurückbleibenden Protagonisten, der – in Totalaufnahme naturgemäß klein – die Fahrbahn nach dem Würfel absucht. Im Ärger holt er mit dem Bein aus wie ein Fußballer zum Kick, zieht ab – und fällt.

Ein Bild, emblematisch für das Unabwendbare: Es »legt ihn auf.« Und das sehr slapstickhaft. Er findet den Würfel und wirft ihn sofort, noch auf der Fahrbahn. Eine halbe Filmstunde ist um.

Des Würfels Kraft zwingt nicht unbedingt zur physischen Präsenz beim Spiel. Kurt, der im Casino mittlerweile Spielverbot hat (Manu hat ihn sperren lassen und sich damit endgültig als Partnerin disqualifiziert), würfelt draußen, auf dem Autodach (◘ Abb. 26.4) und kommuniziert die Ergebnisse an den schon nicht mehr »spielfreien« Franz, der die Anweisungen befolgt. Fortan wird es immer romantischer – nach der Formel »Pech in der Liebe, Glück im Spiel« zumindest. Die Arbeit ist ohnehin im Weg: Die Unterstützung wird ihm gestrichen, er habe seine Chance »mutwillig vergeigt«, so die Betreuerin vom AMS – eine Anzeige wegen Bestechung hat er nun auch am Hals. Kurt ist auf der Flucht. Beim existenziellen Versteckspiel trifft er auf ein kleines Mädchen, das einen maßgeblichen Befund verkündet: »Spielen ist scheiße. Ich find spielen scheiße, weil nachher alles so ist wie vorher.« Die Identifikation mit dem Kindlichen ist damit auch keine Option mehr (es ist der zweite Versuch in diesem Film) – das Narrativ geht in eine Art sinnliches Roadmovie über. Kurt erpresst Franz, sich ihm anzuschließen und das nötige Startkapital für ein nächstes Spiel zu besorgen. Tanja wiederum soll Kurts Vater gegenüber vorgeben, schwanger zu sein (»Ein Kind kommt für mich nicht infrage, weil ich bin drogensüchtig.«). Der Vater »drückt« um Mitternacht herum acht Hunderter aus dem Bankomaten. Die Abtreibung ist Vorwand für die Reise nach Znaim, im dortigen Casino soll – dem heimischen Spielverbot zum Trotz – weitergespielt werden. Ein Therapie- oder Rehabilitationsangebot macht *Spiele Leben* nicht, noch weniger aber lässt der Film seinen Protagonisten fallen. Denn der Preis, den Kurt bezahlt, ist nicht die (offensichtliche) Isolation, im Gegenteil: Die Pflichten des Alltags werden zugunsten eines Wahns zurückgelassen, der Kurt tanzen und ausgiebig Sex haben lässt. Ein bisschen Geld wird in Tschechien mittels Hütchenspiel auf der Straße eingespielt. Alles soweit passabel. Bis Franz die Logik der Würfelmanie zu viel wird. Er haut mit dem erspielten Geld ab. Kurt und Tanja können das in einer Pension angemietete Zimmer nicht mehr bezahlen, dessen Mobiliar sie überdies in Wut und Raserei über Franz' Illoyalität zerstören. Auf dem Nullpunkt setzt die Liebesgeschichte von Kurt und Tanja ein, mit der Unverbindlichkeit einer Würfelbeziehung und der Attraktion des ungewissen Ausgangs. Der Würfel entscheidet weiterhin, mittlerweile despotisch, doch die Varianten des Spielens weiten sich aus: Das Publikum erlebt zwei Menschen beim Versteckspiel, beim Liebesspiel und beim Rollenspiel, das den Film auch als gendermäßig reflexiv ausweist. (Was mitunter auch daran liegen mag, dass mit Barbara Albert und Jessica Hausner zwei prominente Filmemacherinnen als Produzentinnen mitverantwortlich zeichnen!) In einer vergnüglich aufbereiteten Bettszene führt Tanja beim Sex die Heteronorm vor. Die emotionale Vielschichtigkeit einer Langzeitbeziehung spult sich daraufhin in wenigen Minuten bis hin zur Infragestellung der Partnerschaft ab – zumal beschleunigt durch das Substanzverlangen Tanjas. Und vielleicht auch durch Kurt, der einmal in aller Heftigkeit gegen seine Situation revoltiert. Er wolle nicht mehr lügen, platzt es aus ihm heraus.

Zwar birgt das Würfeln in pragmatischeren Fragen die reizvolle Verheißung von Gleichberechtigung – etwa wenn es darum geht, wer von beiden arbeiten gehen soll – doch dass die Gefühle mit der Willkür des Würfels nur schwerlich kompatibel sind, wird spätestens dann klar, als sie ihn darüber entscheiden lassen wollen, ob sie einander brauchen oder nicht. Tanja indes spielt weniger Leben als *mit* dem Leben, und das in hohen Dosen. Die Ungewissheit hat sich längst auf das Publikum übertragen, es ist nicht mehr auszumachen, was hier noch wahr und was Schein ist. Man könne es sich aussuchen, weiß das Publikum von Tanja – denn die Ununterscheidbarkeit von richtig und falsch wird hier direkt besprochen. Fortan entzieht sich das Narrativ einer verlässlichen Beschreibung. Die beinahe unendliche Kombination an Möglichkeiten, die der Würfel bereithält, wendet Svoboda nämlich schließlich und nicht zuletzt auf sein Drehbuch an: »*Spiele Leben* ist eine Geschichte über einen Spieler, aber es ist zugleich ein Versuch über die Freiheit des Erzählens, über die Unbedingtheit, mit der an die Stelle einer konventionellen Dramaturgie mit Anfang, Höhepunkt und Ende eine andere Logik treten könnte – eine Logik des offenen Endes, in dem alle Möglichkeiten gleichzeitig präsent sind und die Figuren aus ihrem eigenen Spiel heraustreten können oder sich endgültig darin verlieren« (Rebhandl 2010).

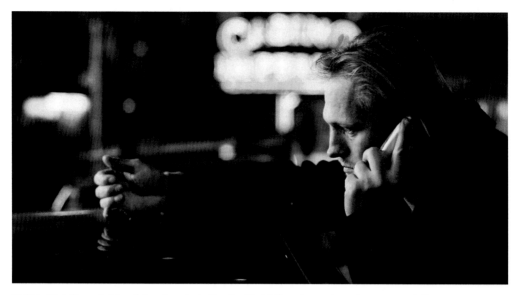

◻ Abb. 26.4 Kurt würfelt auf dem Autodach. (Quelle: Filmbild Fundus Herbert Klemens. © Polyfilm Verleih. Mit freundlicher Genehmigung)

Wider die Pathologisierung: Poesie und Empathie

Therapeutische Lösungsansätze hat *Spiele Leben* folglich nicht im Angebot, im Dienste der Wahrung und Anwendung von ästhetischen und erzählerischen Möglichkeiten wird hier auch nicht diagnostiziert oder bewertet. Zwar wird man in die Konsequenzen von Spielsucht eingeführt, der Handlungsmotor aber ist eher der Spiel*rausch*, die pervertierte Lust am Risiko. Die Erfahrung von Rausch und vergleichbaren exzesserleichternden neurobiologischen Zuständen hat sich durch die Kulturgeschichte hindurch hinsichtlich ästhetischer und erzählerischer Gestaltung durchaus als vorteilhaft erwiesen: als probates Mittel des Poetischen vor allem. Dass *Spiele Leben* zunächst nach der gewöhnlichen Logik des Erzählfilms verfährt, scheint auch in einer dramaturgischen Notwendigkeit begründet – schließlich sucht und vermag der Film Empathie für den Protagonisten zu erwirken. Zudem verfährt er in der Figurenzeichnung weniger psychologisch als durch seinen rhythmischen Grundansatz viel eher poetisch. Und referenziell.

Von Dostojewski über eine Strandromanze zu Mozart: Referenz und Werbeästhetik

Literatur- und Filmgeschichte sind voll von Stoffen, die sich der Glücksspielsucht als Motiv oder Handlungselement verschrieben haben. Sie reichen von Dostojewskis prominentem Roman *Der Spieler* (1866) über Zeugnisse des europäischen Autorenkinos (etwa Jacques Demys *Die blonde Sünderin* [1962]), des US-Independentfilms (John Dahls *Rounders* [1998]) bis hinein in die US-Blockbusterwelt (Steven Soderberghs *Ocean's*- Reihe [2001–2007]). Schon die Listen jener Filme, die das Glücksspiel zum zentralen Thema haben, sind lang (darunter Robert Siodmaks Dostojewski-Verfilmung *Der Spieler* [1949], Michael Gordons *The Lady Gambles* [1949], Robert Rossens *Haie der Großstadt* [1961], Robert Altmans *California Split* [1974], Joe Pytkas *Let It Ride* [1989], Mike Hodges *Croupier – Das tödliche Spiel mit dem Glück* [1998], Richard Kwietniowskis *Owning Mahowny* [2003] oder Austin Starks *The Runner* [2015]). Rechnet man jene Filme dazu, die die Spielsucht zumindest als Teil der Handlung aufweisen (wie etwa Abel Ferraras [1999] bzw. Werner Herzogs [2009] *Bad Lieutenant* oder Tony Gilroys *Michael Clayton* [2007] oder Martin Campbells *James Bond 007 – Casino Royale* [2006]) und inkludiert noch jene, die das Spiel mit der Existenz im Weiteren behandeln (etwa David Cronenbergs *eXistenZ* [1999]), so wächst die Anzahl an Werken ins schier Unermessliche. Neben thematischen Möglichkeiten der Gesellschafts-, Medien- und Kapitalismuskritik bietet der Komplex Glücksspielsucht neben moralischen Dilemmata vor allem dramaturgische und ästhetische Möglichkeiten. Aus ihm lassen sich formale Konsequenzen ziehen, mittels derer in die narrativen Strukturen von Gattung und Genre eingegriffen werden kann. Das Moment der Unvorhersagbarkeit und jenes der Überraschung sind dabei zwei zentrale Spannungsgeneratoren. In *Spiele Leben* lassen sich mindestens drei direkte Referenzen zu anderen Kunstwerken ausmachen – einmal zur Literatur, einmal zum Autorenfilm und einmal zur Musik.

»Noch das kleinste Ereignis, wenn es nur wirklich unvorhergesehen eintritt, entfacht einen Wind, der davon trägt.« Mit diesem Zitat aus André Bretons vielfach als Anti-Roman beschriebenen Werk *Nadja* (1928) setzt *Spiele Leben* ein. »Glücklicherweise«, schreibt der Autor, »sind die Tage der auf einer Romanfabel begründeten psychologischen Literatur gezählt« (Breton [1]1928, 2002, S. 15). Breton interessiert die Frage nach den Wiedergabemöglichkeiten des Lebens »in dem Maße, wie es den Zufällen, dem kleinsten wie dem größten, ausgeliefert ist« (ebd, S. 16). Es ist ein diskursives Werk, zumindest hat das Literarische hier einen stark theoretischen Einschlag. Und dieser ist so poetisch wie existenziell: »Wer bin ich?«, fragt das literarische Ich zu Beginn des Werks, um letztlich woanders als bei sich zu enden: »Die Schönheit wird KONVULSIV sein oder nicht sein« (ebd., S. 137).

Wie auch *Spiele Leben* erzählt *Nadja* die Geschichte einer zufälligen Begegnung und Seelenverbundenheit, getragen vom »Extrem surrealistischen Ehrgeizes«, das ins Spiel mündet: »Eine Weile verharren wir schweigsam, auf einmal duzt sie mich: Ein Spiel: sag etwas. Mach die Augen zu und sag irgendetwas. Irgendwas, eine Zahl, einen Vornamen« (Breton [1]1928, 2002, S. 63). Bretons *Nadja* ist gleichsam als Geschichte der Ablehnung bürgerlicher Werte und Ordnungssysteme wie Arbeit, Moral oder Glauben lesbar – besonders hinsichtlich der materiellen Konkretion »diese[r] angeblich der Erhaltung der Gesellschaft dienenden Apparate, die einen beliebigen Menschen wegen eines geringfügigen Fehlers, eines erstmaligen Vergehens gegen die sittliche Norm oder den gesunden Menschenverstand unter Menschen wirft, mit denen zu verkehren nur schädlich sein kann für ihn« (ebd., S. 117 f.; Ergänzung der Autorin). Die antipsychologische Haltung Bretons kulminiert in einer gnadenlosen Auseinandersetzung mit dem Wesen der Psychiatrie. Über Nadja, von der man vor allem weiß, dass sie dem Autor vertraut ist, und in der Lage, sich seinem Leben intuitiv zu nähern, erfährt man schließlich, dass sie genau dort eingeliefert wird. »Die Verachtung, die ich generell der Psychiatrie entgegenbringe, ihrem Pomp und ihrem Wirken, ist so groß, daß ich bislang nicht gewagt habe, mich zu erkundigen, was aus Nadja geworden ist« (ebd., S. 121). Breton betont mehrfach, dass er seine Figuren und deren Gedankenwelt nicht zu bewerten bereit ist: »Da es, wie nur allzu bekannt, keine feste Grenze zwischen Nicht-Wahn und Wahn gibt, bin ich auch nicht bereit, den Wahrnehmungen und Vorstellungen, die dem einen oder dem anderen zugehören, unterschiedlichen Wert beizumessen« (ebd., S. 124). Nicht nur verzichtet auch Svoboda auf die moralische Bewertung seiner Figuren; ähnlich flüssig wie in *Nadja* ist auch in *Spiele Leben* die Grenze zwischen Imagination und dem, was tatsächlich zu sehen ist, zwischen dem Wiedererkennbaren und dem zu Sehenden: Was ist im Bildkader und was davon ist »nur« unsere Interpretation? Spätestens wenn Tanja, nachdem man sie im Badezimmer schon tot oder zumindest durch Überdosis gelähmt wähnen kann, wieder über die Bettkante balanciert, beginnt diese Unsicherheit. Nicht minder verwirrend: Sie trällert dabei – die zweite direkte Referenz des Films – Francis Lais berühmten Filmscore aus Claude Lelouchs zweifachem Oscarpreisträger und Gewinner der *Goldenen Palme* von Cannes *Ein Mann und eine Frau* (1966).

Das beliebte Ritornell evoziert einen Klassiker und Meilenstein des französischen Kinos der 1960er-Jahre. Mit Anouk Aimée und Jean-Louis Trintignant in den Hauptrollen ist *Ein Mann und eine Frau* seinerzeit ein Riesenerfolg sowohl in Frankreich als auch international. Die schwierige Romanze zweier vom Leben bereits gezeichneter Figuren, die trotz ihrer Wunden einen Weg finden sich zu lieben, bleibt dabei – in ihrer Banalität und jenseits einer tiefergehenden psychologischen Ausdifferenzierung ihrer Figuren – vor allem aufgrund der Opulenz ihrer werbeästhetischen Bilder im Gedächtnis. Will man Parallelen zu *Spiele Leben* ziehen, dann böte sich – außer dem von Tanja kurz getragenen Rekurs auf die Leichtigkeit – die poetische Kraft der Kamera Lelouchs an, die in der Aufmachung zwischen Lifestyle-Magazinglanz und Fernsehwerbung changiert und der Inszenierung gegenwärtiger Konventionen von Glück sehr entgegenkommt. Die beschriebene Casino-Sequenz ist ein solcher Moment, und auch der Roadtrip – wenngleich er in *Spiele Leben* Zwangscharakter hat – erinnert durch Martin Gschlachts grandiose Kamera ein wenig an die sirup-sepiafarbene, »als Kunst getarnte Hollywood-Fantasie« (Polt 1967, S. 42). Wenngleich *Ein Mann und eine Frau* deutlich handlungsärmer verläuft als *Spiele Leben*, so bildet auch hier wieder die zufällige Begegnung und anschließende Seelenverbundenheit den Angelpunkt. Die Figurenpaare der beiden Filme indes haben freilich kaum etwas gemein. Birgit Minichmayr tritt hier viel eher und doch gänzlich anders das Femme-Fatale-Erbe Jeanne Moreaus aus *Die blonde Sünderin* (1962) an; *Spiele Leben*, so einer der Kritiker anlässlich der Projektion am Toronto International Filmfestival, sei der »wahrscheinlich beste Film über die Psychologie des *Gambling* seit Jacques Demys Nouvelle-Vague-Klassiker« (Knelman 2005).

Als deklarierter Zu- und Glücksfall hat sich für Svoboda nicht zuletzt auch die Episode um Mozarts Würfelsymphonie ergeben – als »Link durch Zeit und Raum« sowie als Gegenüberstellung von Genie und Taugenichts, beide möglicherweise von derselben Idee getrieben (Svoboda 2005). Auch wenn die tatsächliche Autorschaft Mozarts zweier ihm posthum zugeschriebener Würfelwerke wissenschaftlich als unwahrscheinlich gilt, ist die so genannte Würfelmusik – eine Form des musikalischen Kombinationsspiels zur Anfertigung »verschiedener« Werke aus einem heraus – in der zweiten Hälfte des 18. Jahrhunderts eine durchaus populäre Angelegenheit. Zwar gilt die Würfelmusik gemeinhin als Kuriosum, sie offenbare gleichzeitig aber auch »den rational-mechanischen Aspekt von Kompositionstechnik« und ist vor allem als Teil des Rationalismus' und der Aufklärung zu begreifen (Jena 2001). »Wer über gewisse Dinge nicht den Verstand verliert«, so der geflügelte Spruch Lessings, »der hat keinen zu verlieren«. Wen also schert da noch das Geld?

Literatur

Breton A (2002) Nadja. Suhrkamp, Frankfurt aM (Übers.: Bernd Schwibs)

Custer RL (1987) The diagnosis and scope of pathological gambling. In: Galski T (Hrsg) The handbook of pathological gambling. Thomas, Springfield, S 3–7

Fenichel O (1975) Psychoanalytische Neurosenlehre Bd. 2. Walter, Olten

Huizinga J (1956) Homo ludens. Vom Ursprung der Kultur im Spiel. Rowohlt, Reinbek/Hamburg

Jena S (2001) Würfelmusik. In: Österreichisches Musiklexikon. http://www.musiklexikon.ac.at/ml/musik_W/Wuerfelmusik.xml. Zugegriffen: 4. Nov. 2017

Knelman M (2005) Festival time, get out the dice. Toronto Star, 7.9.2005. http://www.coop99.at/spieleleben/press/torontostar.htm. Zugegriffen: 4. Nov. 2017

Macho T (1993) Überlegungen zur Glücksspielsucht. In: Baatz U, Müller-Funk W (Hrsg) Vom Ernst des Spiels: Über Spiel und Spieltheorie. Reimer, Berlin, S 146–160

Meyer G, Bachmann M (2000) Spielsucht: Ursachen und Therapie. Springer, Berlin Heidelberg

Polt H (1967) Reviewed work(s): A man and a woman by Claude Lelouch, Jean-Louis Trintignant and Anouk Aimée. Film Q 20(3)

Rebhandl B (2010) Durchs Leben gewürfelt. Ultimativer Spieltrieb: Antonin Svobodas »Spiele Leben«. Edition Hoanzl, Wien (DVD-Begleittext)

Schiefer K (2005) Antonin Svoboda im Gespräch über Spiele Leben. http://www.austrianfilms.com/jart/prj3/afc-new/main.jart?reserve-mode=reserve&rel=de&content-id=1422972471829&j-cc-id=13730&j-cc-node=artikel. Zugegriffen: 3. Okt. 2017

Svoboda A (2005) Spiele Leben / You bet your life. Presseheft zum Film. http://www.coop99.at/spieleleben/press/Pressbook.pdf. Zugegriffen: 10. Nov. 2017

Vent P (1999) Spielsucht als Affektregulation. Klett-Cotta, Stuttgart

Wurst F, Thon N, Mann K (2012) Glücksspielsucht: Ursachen – Prävention – Therapie. Huber, Bern

Originaltitel	Spiele Leben
Erscheinungsjahr	2005
Land	Österreich
Drehbuch	Antonin Svoboda, Katharina Held
Regie	Antonin Svoboda
Hauptdarsteller	Georg Friedrich, Birgit Minichmayr, Gerti Drassl
Verfügbarkeit	Als DVD verfügbar

Günter Krenn

»Keine Probleme mit Drogen – nur ohne«

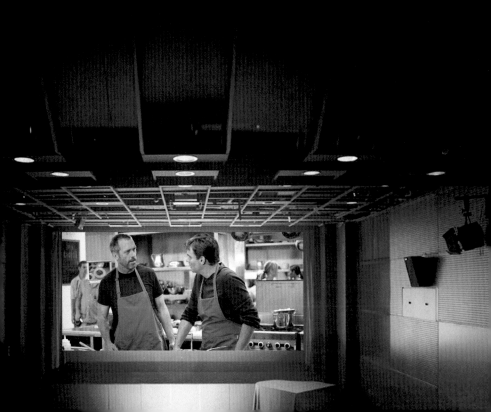

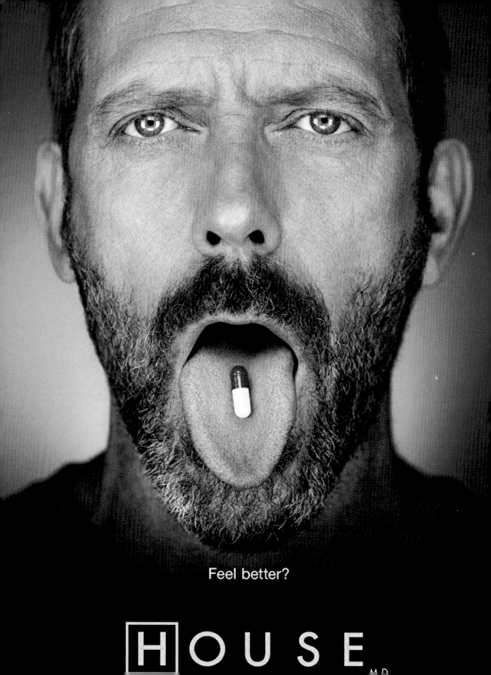

Feel better?

HOUSE M.D.

Dr. House (2004–2012)

Einleitung

Dr. House (■ Abb. 27.1) ist der deutsche Titel einer achtstaffeligen US-amerikanischen TV-Serie (im Original *House, M.D.*), in deren Mittelpunkt der diagnostische Spezialist Dr. Gregory House steht. Die mehrfach ausgezeichnete Produktion startete in den USA am 16. November 2004 und lief im Network der Fox Broadcasting Company in 177 Folgen bis zum 21. Mai 2012. In ihrer Grundstruktur geht es in den meisten Episoden um die Behandlung mysteriöser Erkrankungen, die House und sein Ärzteteam zunächst identifizieren müssen, um sie danach kurieren zu können. Im Gegensatz zu den überwiegend positiv gezeichneten Medizinern anderer TV-Serien wie etwa *Emergency Room – Die Notaufnahme* oder *Grey's Anatomy*, ist Dr. House ein Misanthrop, der in der Regel nur an der Erstellung von Diagnosen, nicht aber am Schicksal der Erkrankten interessiert scheint. Der notorische Einzelgänger missachtet Regeln und Gebote innerhalb und außerhalb seiner Arbeitshemisphäre und kann seinen schwierigen Job nur durch regelmäßigen Medikamentenmissbrauch ausüben. Nachdem ihm Teile seiner Oberschenkelmuskulatur entfernt werden mussten, benötigt er zum Gehen einen Stock und betäubt seine chronischen Schmerzen durch die unverhältnismäßig hohe Einnahme rezeptpflichtiger Substanzen. Diese besorgt er sich entweder illegal selbst oder erhält sie legal über Rezepte aus dem Kollegenkreis.

Zu den wichtigsten Protagonisten der Serie gehören neben House seine Chefin Dr. Lisa Cuddy sowie sein bester Freund, der Onkologe Dr. James Wilson. Cuddy kennt House seit ihrer gemeinsamen Zeit an der Universität, wo die beiden eine kurze Affäre hatten. Trotz aller auftretenden Probleme versucht sie das ungebührliche Verhalten von House immer wieder zu tolerieren, da sie fest an seine Fähigkeiten glaubt und seine Erfolge ihr Recht geben. Eine wesentliche Komponente im Wirkungsbereich von Dr. House ist sein diagnostisches Team, das im Laufe der Staffeln immer wieder personelle Änderungen erfährt. Die jungen Ärztinnen und Ärzte werden von ihrem Chef zwar regelmäßig geschulmeistert und manipuliert, liefern jedoch in vielen Fällen die richtigen Diagnoseansätze, weshalb House nicht auf seine Fachgruppe verzichten möchte.

Abhängigkeiten

»Siehst du das? Die halten mich wegen der Krücke für einen Patienten.« – Bereits mit seinen ersten Worten weist House im Pilotfilm *Schmerzgrenzen* das Publikum auf den Umstand seiner Gehbehinderung hin. Den Einwand Wilsons, er solle sich einen weißen Mantel anziehen wie die anderen Kollegen, entkräftet er mit: »Die sollen nicht denken, ich wäre ein Arzt … Die Leute wollen keinen kranken Arzt haben!« Das physische Markenzeichen von House ist sein hinkender Gang. Nach einer arteriellen Verschlusskrankheit im rechten Oberschenkel musste ihm ein abgestorbener Muskel entfernt werden, die Folgen davon sind chronisch auftretende Schmerzen. Sich das Bein abnehmen zu lassen, wie es die behandelnden Ärzte empfahlen, lehnte House kategorisch ab, auch die Muskelentfernung bestimmte seine damalige Lebensgefährtin Stacy, nachdem er sich zuvor in ein künstliches Koma hatte versetzen lassen. Um die starken Schmerzen unter Kontrolle zu halten und somit arbeitsfähig zu sein, schluckt House seither regelmäßig Schmerzmittel, vor allem Vicodin. Dieses in den USA verbreitete Arzneimittel hat sowohl husten-, als auch schmerzstillende Wirkung und basiert auf dem nichtopioiden Paracetamol sowie auf Hydrocodon, einem Opiat, das wie Codein zu den Derivaten von Morphin gehört.

Mit seinem Drogenkonsum geht House sehr offensiv um. Gleich im Pilotfilm erklärt er seinen Ambulanzpatienten, dass er Vicodin nehme:

💬 »Hallo <u>liebe</u> Kranke und Ihre Liebsten … Ich bin ein gelangweilter, zertifizierter Diagnostiker mit der Spezialisierung Infektionskrankheiten und Nephrologie. Außerdem bin ich der einzige Arzt dieser Klinik, der gegen seinen Willen hier arbeiten muss … Aber keine Angst, in Ihrem Fall könnte die Behandlung auch ein Affe übernehmen mit einem Fläschchen Mutrin. Und sollten Sie mir besonders auf die Nerven gehen, habe ich das hier. Das ist Vicodin. Das ist meins, Sie kriegen nichts davon! Nein, ich hab' kein Schmerzbewältigungsproblem, ich hab' ein Schmerzproblem. Aber wer weiß, vielleicht lieg' ich auch falsch, ich bin nämlich zu stoned, um den Unterschied zu erkennen. … Also, wer will mich?«

Von den Arzneimitteln abhängig zu sein, bestreitet House zunächst, wobei seine Argumentation weniger auf Logik, sondern eher auf dialektischer Spitzfindigkeit beruht. Für ihn symbolisieren die Medikamente ebenso eine Gehhilfe wie sein Stock. Sein Team dagegen interpretiert seinen Vicodinkonsum um einiges deutlicher: »House ist ein Junkie.«. Als ihn seine Vorgesetzte Dr. Cuddy in *Tod aus der Wand* im Verlauf einer Wette auffordert, eine Woche auf seine Medikamente zu verzichten, um sich dadurch als Preis die ihm verhasste Ambulanztätigkeit zu ersparen, gelingt es House, die Wette zu gewinnen. Dies allerdings dank diverser körperlicher Extremsituationen, denn um sich von den Beinschmerzen abzulenken, verletzt er sich mit einem Mörserstößel absichtlich schwer an der Hand. Die Erfahrungen der Woche münden in der Erkenntnis: »Ich bin süchtig«, der er postwendend ein »… aber ich höre nicht auf« folgen lässt.

💬 House: »Ich sagte, ich wär' süchtig. Nicht, ich hätte ein Problem. Ich bezahle meine Rechnungen, ich bekoche mich selbst. Ich funktioniere.«
Wilson: »Ist das alles, was du willst? Du hast keine Beziehungen.«
House: »Ich will auch keine Beziehungen haben.«

Dass er sich im Laufe der letzten Jahre verändert hat, er dadurch immer beziehungsunfähiger wurde, ist ihm bewusst, er schiebt es jedoch auf das Alter und andere Umstände. Wilsons Hinweis auf den Einfluss der Pillen versucht er zu entkräften: »Sie lassen mich meine Arbeit machen. Und sie nehmen mir meine Schmerzen.«

Nachdem Houses Standpunkt in der ersten Staffel der Serie mehrfach in dieser Form dargelegt wurde, ließ man sich im Laufe der folgenden Jahre dramaturgische Wendungen einfallen, um das Thema weiter zu vertiefen. Als sich seine Schmerzen so verstärken, dass er sogar zu Morphium greifen muss, wird House am Ende der zweiten Staffel in *Widerspiel* von einem Patienten angeschossen und muss sich danach einer Operation unterziehen. Nach der darauffolgenden Behandlung verliert er seine Beinschmerzen, kann sich ohne Gehhilfe bewegen und muss keine verbotenen Substanzen mehr einnehmen. Auch sein Umgang mit den Mitmenschen gestaltet sich danach weniger sarkastisch. Wie bei seiner Muskelamputation hat eine Frau – in dem Fall Lisa Cuddy – eine Therapieentscheidung für ihn getroffen, allerdings ohne ihm von den Maßnahmen zu erzählen. Bald jedoch kommen die Schmerzen zurück und House verschafft sich mit gefälschten Rezepten wieder Zugang zu Vicodin. Obwohl er zuvor beteuert hat, er wolle nicht mehr von Schmerzmitteln abhängig sein, kehrt er sofort zu seinem Stock und seinen Medikamenten zurück.

Im Laufe der dritten Staffel wird House erstmals von offizieller Seite wegen seines Drogenkonsums angegriffen. In *Konsequenzen* führt man die Figur des Polizisten Michael Tritter ein, der sich House gegenüber rüde benimmt. House lässt ihn als Revanche mit einem Thermometer im Rektum bei einer

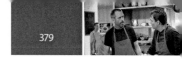

Untersuchung schmoren und geht währenddessen nach Hause. Der Polizist fordert daraufhin eine Entschuldigung. Als House diese ablehnt, weist Tritter ihn auf die Tabletten hin, die er ihn während der Untersuchung schlucken sah und wirft ihm Suchtverhalten vor.

 Tritter: »Die Pillen verzerren die Realität. Er ist ein Junkie! … er behandelt Patienten, und gerade deshalb sollte er sein Betätigungsfeld ändern, und zwar bevor er jemanden umbringt! Wenn er das nicht schon getan hat.«

Die Sache eskaliert, als House wegen Drogenbesitzes festgenommen wird und der Arzt daraufhin vor Gericht muss. Zuvor versucht Tritter, jemanden aus dem Team von House dazu zu bringen, gegen ihn auszusagen. Alle weigern sich, bis Wilson schließlich einen Deal anbietet: Er belastet seinen Freund, wenn House statt ins Gefängnis in eine Reha-Klinik kommt. Da House jedoch eine Entschuldigung weiterhin verweigert, kommt es zur Voruntersuchung. Erst als seine Chefin in *Dr. Cuddys große Lüge* seinetwegen einen Meineid schwört, darf House seine Zulassung behalten. Es ist auch Cuddy, die ihm wieder Vicodin verschafft, mit der Begründung: »Sie funktionieren besser damit!«

Um Tritter zu beeinflussen und guten Willen zu heucheln, meldet sich House während der Zeit vor Gericht freiwillig zu einer Reha an, die er jedoch ohne echte Überzeugung antritt und demnach erfolglos beendet. House bleibt süchtig, sein Fazit lautet: »Nichts hat sich verändert.«

 Cuddy: »Ist das Vicodin?«
House: »Pfefferminz. Ich dachte, Sie wollten mich küssen.«

In den letzten Staffeln wird die Medikamentenabhängigkeit wieder stark thematisiert. House versucht sich an Methadon, scheint danach mit sich und der Welt zufrieden und kündigt in *Schritt für Schritt* seinen Job. Das hält er freilich nicht lange durch, denn rasch fehlt ihm der Nervenkitzel, die Rätsel unbekannter Krankheiten lösen zu können. Er ist bald wieder zurück im Krankenhaus und seiner routinemäßigen Abhängigkeit, bis ein Mitglied seines Teams, der junge Arzt Kutner, Selbstmord begeht. House macht sich deswegen Vorwürfe, zudem beginnt er zu halluzinieren: Eine verstorbene Partnerin von Wilson erscheint ihm regelmäßig und mischt sich in seine Diagnoseprozesse ein. Nach mehreren Zwischenfällen – darunter eine versehentlich flambierte Leiche in der Prosektur in *Aus der Wand* – lässt sich House freiwillig in die Mayfield Klinik einliefern, um dort einen Medikamentenentzug zu schaffen. Als er entlassen wird, ist er clean und arbeitslos, es fehlt ihm ohne seinen Job jedoch auch jegliche Antriebskraft. Nachdem er in *Einer flog in das Kuckucksnest* außerdienstlich einen Fall löst, erkennt der ihn behandelnde Therapeut Nolan, dass die Drogen und seine Diagostikrätsel im selben Teil seines Gehirns ihre Wirkung tun, denn während der analytischen Tätigkeit im Dienste anderer reduzieren sich auch die Beinschmerzen.

Dr. Holmes

Kreiert wurde *Dr. House* von dem versierten Produzenten und Autor David Shore, der 2003 mit dem Konzept für eine neue TV-Serie beauftragt wurde. Zur Auswahl standen ihm die obligaten Sujets wie Familien-, Gerichts-, Arzt-, oder Polizeiserien. Während des Entstehungsprozesses las Shore in der Zeitung von einem diagnostischen Zentrum, in dem Menschen mit ungewöhnlichen Symptomen behandelt werden. Ein solches wählte er schließlich als Schauplatz für seine in vielerlei Hinsicht ungewöhnliche Arztserie, die in seiner Version auch zu einer Detektivgeschichte wurde. Da dem auftraggebenden Network ursprünglich eine Cop-Serie vorschwebte, überlegte Shore, vermutlich auch unter dem Eindruck der zu jener Zeit sehr erfolgreichen *CSI*-Reihen, in denen die Forensik zum Haupthandlungselement wurde, ob man die kriminalistische Spannung nicht in die Kryptik von Diagnosefindun-

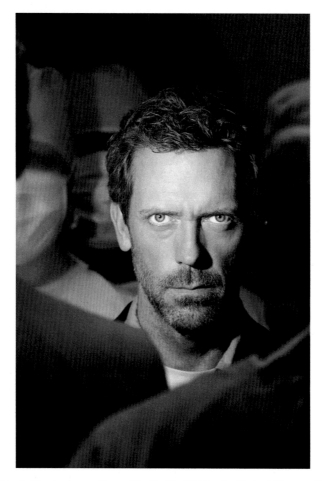

◙ **Abb. 27.2** Hugh Laurie: Der »Look« von House. (Quelle: Filmbild Fundus Herbert Klemens. © Universal Pictures. Mit freundlicher Genehmigung)

gen verlegen könnte. Shore schwebte von Anfang an vor, eine markante Persönlichkeit ins Zentrum seiner Geschichte zu stellen, deren Wesen mindestens ebenso interessant sein sollte, wie die von ihm zu lösenden Fälle.

Gregory House wurde, seinem Autor gemäß, in Illinois geboren und von der John Hopkins School of Medicine verwiesen, weil er dort eine Prüfung mit unerlaubten Mitteln ablegen wollte. Zu Beginn der Serie wird er als Nephrologe (also Nierenfacharzt) und Leiter des diagnostischen Teams im (fiktiven) Princeton-Plainsboro Teaching Hospital in New Jersey eingeführt, dessen Schwerpunkt auf Infektionskrankheiten liegt. Für sein Aussehen hat man sich ein unverkennbares, über die Jahre nur wenig verändertes Erscheinungsbild überlegt: Ungekämmt, Dreitagebart, ungebügeltes Hemd oder T-Shirt, Jeans, Sakko oder Lederjacke, Sneakers und ein Gehstock (◙ Abb. 27.2). Verkörpert wird er von dem britischen Schauspieler Hugh Laurie, der sowohl Erfahrungen im dramatischen wie komödiantischen Fach hat, wirkte er doch an der Seite von Rowan Atkinson in der BBC-Sitcom *Blackadder* (1986–1989) ebenso wie mit Stephen Fry in der Comedy-Serie *A Bit of Fry And Laurie* (1989–1995).

Die etwa 40 Minuten dauernden Episoden von *Dr. House* verlaufen sehr aktionsreich, die Dialoge werden schnell und pointiert absolviert. Es gibt stets einen A-Plot, zumeist der aktuelle Fall, sowie einen B-Plot, in dem die Beziehung der Figuren untereinander abgehandelt wird. Zu den zahlreichen

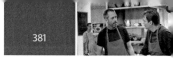
verbalen Pointen, die bald mit dem Idiom »House-isms« bedacht wurden, da sie zumeist House liefert, haben sich die Gestalter der Serie noch eine Besonderheit einfallen lassen, die sich als sehr erfolgreich erwies. Während das Meiste in der Handlung erklärt und aufgelöst wird, nutzt man regelmäßig ein paar Momente für Nonverbales. Zumeist ist House der Protagonist in solchen Szenen, kommentiert dabei eine Situation nur mit Blicken, ohne sich dazu zu äußern. Somit bleibt trotz der hohen Dialogdichte einiges ungesagt und das räumt den Zuschauern die Möglichkeit zur Eigeninterpretation ein, wodurch die Figur von House stärker zu einem Produkt der Phantasie seines Publikums wird, als dies bei anderen Serienhelden der Fall ist. David Shore erläutert: »… es wäre leicht, ihn als Automaten zu spielen, aber bei Hugh merkt man, diese Augen verraten Menschlichkeit. Ich denke, das ist der einzige Grund, dass ihm die Zuseher vertrauen« (Jackman 2011, S. 410).

Es ist wohl auch Lauries Erfahrung im komischen Bereich geschuldet, dass er, sogar bis zum gelegentlichen Outrieren, vor keiner Pointe zurückschreckt, ohne dabei jedoch die Spannung in der Handlung gänzlich abzubauen. Um aufseiten der Engel zu stehen, meint der britische Schauspieler über *Dr. House*, müsse man selbst kein Engel sein. Da er nicht als liebenswerter Charakter kreiert wurde, hatten die Autoren bei House mehr Freiheit in der Gestaltung, als dies üblicherweise der Fall ist. House spricht aus, was er denkt und oftmals, was alle denken, denen der gesellschaftliche Kodex jedoch untersagt, es zu äußern. Im Gegensatz zu anderen TV-Charakteren, vor allem jener im medizinischen Bereich, kümmert er sich nicht um Sym- oder Antipathie. Diese Autarkie macht ihn zu einer starken Persönlichkeit, die dem Publikum imponiert. Die Person des Polizisten Tritter wird als Gegenspieler von House fast nur negativ wahrgenommen, obwohl sie in vielen Punkten, die sie vertritt, durchaus im Recht ist. Houses regelmäßiger Drogenkonsum wird somit als reguläres Handlungselement toleriert und manchmal sogar bagatellisiert. Selbst wenn House als Diagnostiker oder Mitmensch fallweise versagt, gehört die Sympathie weiterhin seiner Figur. Dass er Drogen braucht, um seine Tätigkeit auszuüben, akzeptiert das Publikum rasch; wie für Cuddy und die Patientenschaft von House heiligt der Zweck – und der durch den dramaturgischen Umstand unleugbar erhöhte Unterhaltungswert der Serie – die (Schmerz-)Mittel.

David Shore machte ein persönliches Erlebnis entscheidend für die Idee zu *House*. Er hatte, nachdem er Hüftschmerzen bekam, einen Untersuchungstermin in einem Krankenhaus vereinbart. Als er diesen wahrnahm, war er bereits wieder schmerzfrei. Trotzdem schilderte er den Ärzten dort seine Symptome, die ihn höflich behandelten, obwohl er ihnen und den anderen wartenden Patienten ihre Zeit stahl. Shore war sicher, dass sich die Mediziner nach seiner Abreise wenig freundlich über ihn äußern würden und begann sich eine Person vorzustellen, die nicht so lange damit warten würde. So spielt House mitunter an seiner Konsole, während seine Patienten leiden, oder hält sich im Zimmer von Komapatienten auf, um dort in Ruhe fernsehen zu können. Im entscheidenden Moment freilich löst er (fast) immer den aktuellen Fall.

> House: »Was wär' Ihnen lieber: Ein Arzt, der Ihnen die Hand hält, während Sie sterben, oder einer, der Sie ignoriert, während Sie gesund werden? Ganz besonders ätzend wäre natürlich ein Arzt, der Sie ignoriert, während Sie sterben!«

»Wie können Sie jemanden behandeln, ohne ihn zu besuchen?«, wird House zu Beginn der ersten Staffel gefragt. Die Antwort: »Das ist ganz leicht, wenn er einem scheißegal ist.« Auch bestreitet die Hauptfigur vehement, sie wäre Arzt geworden, nicht um Patienten, sondern »um Krankheiten zu behandeln. Das Behandeln von Patienten vermiest den meisten Ärzten auf der Welt das Leben.« Schöner formuliert findet man das – über 100 Jahre früher – bei Sherlock Holmes: »Ein Klient ist für mich nicht mehr als ein Faktor in der Rechnung. Gefühle stehen im Widerspruch zu klarer Überzeugung« (Doyle 1983, S. 22). Dieses Zitat gilt auch für David Shores Helden und tatsächlich finden sich in der Serie zahlreiche Anspielungen auf Sir Arthur Conan Doyles legendäre Detektivfigur. Schon der Gleichklang von House und Holmes ist ebenso beabsichtigt wie der seines engsten Freundes Wilson mit dem obligaten Pendant Dr. Watson. Als House in *Widerspiel* angeschossen wird, fantasiert er sich folgerichtig einen Mann namens Moriarty als seinen Attentäter. Allerdings praktiziert House nicht das Spiel auf der klassischen Violine, sondern übt auf dem Piano oder zeitgemäßeren Instrumenten wie E-Gitarren, etwa einer 67.000 Dollar teuren Gibson Flying V.

2010, sechs Jahre nach dem Start von *House*, besann sich auch die BBC auf Doyles Werke und kreierte mit *Sherlock* eine zeitgenössische Version des Meisterdetektivs aus dem 19. Jahrhundert. Benedict Cumberbatch porträtiert Holmes darin ähnlich soziopathisch wie Hugh Laurie seinen Dr. House anlegt. Beide folgen letztlich dem von Holmes geäußerten Credo: »Die Entdeckung eines Verbrechens ist eine exakte Wissenschaft, oder sollte es zumindest sein, und will daher in derselben kalten, von keinem Gefühl beeinträchtigten Weise behandelt werden« (Doyle 1983, S. 8).

Wie House ist auch Holmes von der Einnahme von Drogen abhängig. Von dem Arzt und Schriftsteller Doyle werden Kokain oder Morphium als gelegentliche Handlungselemente eingeführt, um Holmes als Überbrückung der ereignislosen Zeit, die er ohne kriminalistische Aufgaben verbringen muss, zu dienen. In seinem Falle handelte es sich noch um legal erwerbbare Substanzen. Über mögliche negative Folgen schwieg man lange Zeit, wenngleich bereits Baudelaire 1860 über die »geheimnisvollen Wirkungen und tödlichen Freuden« diverser Opiate schrieb und dabei warnte vor den »unvermeidlichen Strafen, die aus ihrem langen Gebrauch erwachsen, und endlich [der] Unendlichkeit selbst, die in dieser Suche nach einem falschen Ideal liegt« (Baudelaire 2011, S. 12 f.; Ergänzung des Autors).

Obwohl Dr. Watson gegenüber Holmes seine Bedenken gegen Rauschmittel äußert und es ablehnt, sie selbst auszuprobieren, war die medizinische Anwendung von Kokain Ende des 19. Jahrhunderts durchaus nicht unüblich und es wurde, nachdem es sich als probates Betäubungsmittel für Schleimhäute erwiesen hatte, bei Augenoperationen sowie im Dentalbereich verwendet. Freuds *Schriften zu Kokain* dokumentieren seine 1884 begonnenen Versuche an sich selbst sowie an Patienten, und wirken keineswegs abschreckend. Er schildert darin die Wirkung auf die Psyche als aufheiternd und permanent euphorisch:

»Es fehlt gänzlich das Alterationsgefühl, das die Aufheiterung durch Alkohol begleitet, es fehlt auch der für die Alkoholwirkung charakteristische Drang zur sofortigen Betätigung. Man fühlt eine Zunahme der Selbstbeherrschung, fühlt sich lebenskräftiger und arbeitsfähiger; aber wenn man arbeitet, vermisst man auch die durch Alkohol, Tee oder Kaffee hervorgerufene edle Excitation und Steigerung der geistigen Kräfte. Man ist eben einfach normal und hat bald Mühe, sich zu glauben, dass man unter irgend welcher Einwirkung steht« (Freud 2013, S. 62).

Amerikanische Studien machten Freud auf die Behauptung aufmerksam, es sei gelungen, Morphiumabhängigen mithilfe von Kokain den Entzug zu ermöglichen. In den Briefen an seine Verlobte Martha Bernays berichtet er 1884 vom Leiden seines morphiumsüchtigen Freundes, dem Arzt Ernst Fleischl von Marxow. Der Versuch, Fleischl mithilfe von Kokain zu heilen, misslingt jedoch, weshalb Freud sich später von seiner positiven Haltung dem Kokain gegenüber distanziert. Die Selbstversuche waren primär pekuniären Überlegungen und dem Umstand geschuldet, dass Freud um Aufmerksamkeit auf seine Person innerhalb des Facharztekreises bestrebt war.

Bezeichnenderweise hat sich das Interesse an Sherlock Holmes' Drogenkonsum erst im Laufe des 20. Jahrhunderts gesteigert, wo er bei diversen Verfilmungen zu einem zentralen Handlungselement wird. Beispiele dafür sind *The Private Life of Sherlock Holmes/Das Privatleben von Sherlock Holmes* (USA 1970) oder *The Seven Percent Solution* (USA 1976). Letzterer hieß im Deutschen bezeichnenderweise *Kein Koks für Sherlock Holmes* und führte den britischen Detektiv nach Wien, wo ihn – ausgerechnet – Sigmund Freud von seiner Sucht heilen sollte.

Da *Dr. House* in vieler Hinsicht nach dem Vorbild von Sherlock Holmes gestaltet ist, und hier vor allem jenem, das die Öffentlichkeit aus den Filmen kennt, war es fast unerlässlich, ihn als Drogenkonsumenten zu konzipieren. Während Holmes das Stimulanz aber eher in seinen depressiven Zeiten benötigt, ist es für House unverzichtbar. Um das Mittel auszuprobieren, schluckte Hugh Laurie tatsächlich ein Vicodin und meinte danach, dass es wohl wirke, wenn man Schmerzen habe – und auch wenn man keine hätte.

House »funktioniert« also aufgrund seiner Drogen in seinem Beruf zum Wohle seiner Patienten und David Shore meint dazu: »Im Grunde, finde ich, war seine Haltung richtig. Bis er anfing zu halluzinieren« (Jackman 2011, S. 390). Tatsächlich verschiebt sich ab jenem Zeitpunkt das dramaturgische Gleichgewicht. Dr. Amber Volakis, die seit der zweiten Folge der vierten Staffel Teil des Teams ist und im Staffelfinale derselben Saison stirbt, erscheint House im Laufe der fünften Staffel als ein sehr real wirkender Teil seines Unbewussten. Er erträgt ihre Anwesenheit zunächst mit Gelassenheit und Humor, bis er bemerkt, dass sie – also bis zu einem gewissen Grad er selbst – versucht, seinen jungen Kollegen Chase bei dessen Junggesellenparty zu töten. Dieser Blick in einen (Zerr?)Spiegel löst ein Umdenken bei House aus und führt zu seinem ersten ernst gemeinten Entziehungsversuch.

Verdoppelungen

Was House in jenem Moment der Selbsterkenntnis genau erfahren hat, wird nie restlos geklärt. Zu Beginn der ersten Staffel hat ihn sein Freund Wilson auf seine Beziehungsunfähigkeit, die letztlich auch seinem regelmäßigen Drogenkonsum geschuldet ist, angesprochen. Tatsächlich gelingt es House nie, eine längere Beziehung aufrecht zu erhalten. Bei diversen Affären, etwa mit der verheirateten Lydia während seines Aufenthaltes in Mayfield, erkennt House, dass er sich eigentlich nicht binden möchte. Die Ehe mit der Ukrainerin Dominika in der achten Staffel geht er nur ein, um der Immigrantin die Aufenthaltsgenehmigung zu sichern, versucht dann jedoch das Ende der Farce so lange hinauszuzögern wie möglich. Nachdem er und Cuddy einander am Ende der sechsten Staffel in *Hilf mir!* ihre Liebe gestehen, endet die Affäre in einem Desaster und einem Jahr Gefängnis für House: Nach der Trennung fährt er in *Entzwei* aus Wut sein Auto direkt in Cuddys Wohnzimmer. In der achten und letzten Staffel kehrt House in das von Cuddy verlassene Krankenhaus und zu seinem Vicodinkonsum zurück, um ein neues Team zu formen. Darin vermögen immer wieder neue Leute seine Phantasie und seinen Sarkasmus zu wecken; die für House wichtigste Person ändert sich dagegen über all die Jahre nicht.

James Wilson scheint der einzige Mensch zu sein, der mit House über längere Zeit befreundet sein kann. Nach der Scheidung von Wilsons dritter Frau wohnen die beiden sogar eine Zeitlang zusammen – im Stile von Neil Simons *The Odd Couple/Ein seltsames Paar* – bis Wilson wieder zu seiner Ex-Frau zurückkehrt. Es ist auch jene Zeit, in der Wilson sich dazu verpflichtet hat, sich persönlich um House zu kümmern. Das beruht jedoch auf Gegenseitigkeit. Als Wilson in *Unbekannte Größen* bei einer Konferenz öffentlich eine von ihm begangene Euthanasie gestehen will, setzt House, um das zu verhindern, seinen Freund unter Drogen und hält an Wilsons Stelle den Vortrag, bei dem er – unter falschem Namen – die Verantwortung übernimmt. In *Vom Werte der Freundschaft* möchte Wilson einem alten Freund einen Teil seiner Leber spenden, wogegen House heftig protestiert (◘ Abb. 27.3).

Wilson: »Du kannst sagen was du willst, ich werde Tucker einen Teil meiner Leber geben.«
House: »Wieso?«
Wilson: »Er ist mein Freund.«
House: »Das bin ich auch. Denk an all die Schmerzmittel, die ich genommen hab'. Was, wenn ich sie brauche?«

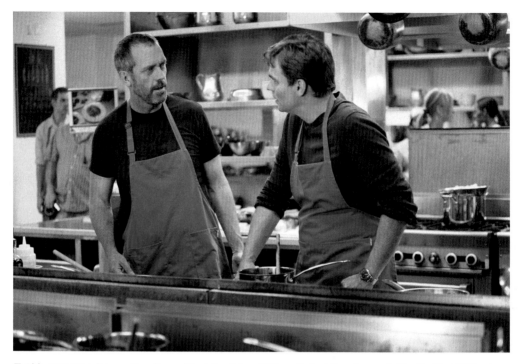

◘ Abb. 27.3 Ein seltsames Paar: House (Hugh Laurie) und Wilson (Robert Sean Leonard). (Quelle: Filmbild Fundus Herbert Klemens. © Universal Pictures. Mit freundlicher Genehmigung)

Die Operation beobachten möchte House ebenfalls nicht: »Wenn du stirbst, dann bin ich allein.« Genau das zeichnet sich am Ende der Serie ab. In der achten Staffel erhält Wilson eine Krebsdiagnose. Nachdem eine Chemotherapie keine Wirkung zeigt, lehnt er jede weitere Behandlung ab und hat nur noch wenige Monate Lebenszeit übrig. Als House davon erfährt, weigert er sich mit legalen und illegalen Mitteln dagegen, die Tatsache zu akzeptieren. In der Dernière der Serie behandelt er in *Letzter Akt: Reichenbachfall* einen Drogenabhängigen und muss sich dabei auch wieder mit seiner eigenen Sucht konfrontieren. Zudem droht ihm neuerlich ein Gefängnisaufenthalt, der jedoch bedeuten würde, dass er Wilsons letzte Monate nicht bei ihm sein kann. Nachdem House in einem brennenden Gebäude eingeschlossen ist, inszeniert er seinen eigenen Tod, um danach mit Wilson auf Motorrädern durch das Land zu ziehen. Als die Kamera die beiden Davonfahrenden unter Bäumen verliert, endet die Serie. Die Bilder sind dabei einladend sentimental, die Texte nicht:

💬 Wilson: »Wenn der Krebs anfängt wirklich schlimm zu werden …«
House: »Krebs ist langweilig.«

Im Grunde ist die einzig stabile Beziehung im Leben von House jene zu James Wilson, dessen Liebesleben er eifersüchtig überwacht und teilweise torpediert. Robert Sean Leonard, der Darsteller Wilsons, bemerkte, dass House und Wilson die einzigen Personen in der Serie wären, die eine echte, frei gewählte Beziehung zueinander hätten. In *Drei Beine* bemerkt House, dass sich die Menschen im Angesicht des Todes auf das Wesentliche in ihrem Leben beschränken würden. Als sein Freund die Krebsdiagnose erhält und sein letztes halbes Jahr ansteuert, bricht House völlig mit seinem Leben und begleitet Wilson auf seiner letzten Reise. Woher er in Zukunft sein Vicodin beziehen wird, lässt das Ende ebenso offen wie die Frage, wo House künftig ordinieren wird. Dass er süchtig bleibt, teils aus Schmerz-, teils aus anderen Gründen, darf angenommen werden. Hugh Laurie sieht es ohne Sentimentalität: »… ein Abhängiger bleibt abhängig, egal, von welcher Droge – Schmerzmittel, Depressionen oder Rätsel, was auch immer –, und quält die Leute um sich herum. Die Abhängigkeit ruht nur, sie verschwindet nie ganz. Alkoholiker gehen bis an ihr Lebensende zu den Anonymen Alkoholikern« (Jackman 2011, S. 408).

Abhängiger als von Drogen ist House von seiner Freundschaft zu Wilson. Faktum ist, dass den Schöpfern der Serie ein Weitermachen ohne Wilson nicht sinnvoll erschien. Mit Wilson stirbt in gewisser Weise auch House, zumindest die Figur, über die acht Staffeln lang unterhaltsam erzählt werden konnte. Worin die Abhängigkeit von House gegenüber Wilson genau besteht, wird nie definiert. »Von der Ambivalenz der Gefühlsregungen« erzählt Freud in einem Kapitel von *Totem und Tabu* (Freud 2011). Muss man sich House und Wilson als zwei Symbionten vorstellen, ergeben sie (nur?) gemeinsam einen hervorragenden Menschen und einen ebensolchen Arzt? Ergänzen sich der Onkologe, dessen Patienten zumeist sterben und der Diagnostiker, der die seinen fast immer retten kann? Das wäre – der doppelbödigen Logik der Serie folgend – zu einfach. In der Beziehung zwischen House und Wilson symbolisiert der Freund nicht die Ergänzung, sondern, ganz nach der Definition Montaines, vielmehr eine »Verdoppelung« (Montaine 2012).

Literatur

Baudelaire C (2011) Die künstlichen Paradiese: Von Haschisch und Wein. Tradition Classics, Bremen
Doyle A (1983) Im Zeichen der Vier. Ullstein, Frankfurt aM, Berlin, Wien
Freud S (2011) Totem und Tabu. Fischer, Frankfurt aM
Freud S (2013) Schriften über Kokain. Fischer, Frankfurt aM
Jackman I (2011) Dr. House. Das offizielle Handbuch zur Serie. Heyne, München
Montaine M (2012) Von der Freundschaft. dtv, Beck, München

Originaltitel	House M.D.
Erscheinungsjahr	2004–2012
Land	USA
Drehbuch	David Shore, Pam Davis, Peter Blake, u. a.
Regisseur	Bryan Singer, Greg Yaitanes, Deran Sarafian, u. a.
Hauptdarsteller	Hugh Laurie, Robert Sean Leonard, Lisa Edelstein
Verfügbarkeit	Als DVD und Blue-ray in englischer und deutscher Sprache erhältlich

Stefan Hampl

Im faustischen Rausch der Gewalt

© Springer-Verlag GmbH Deutschland, ein Teil von Springer Nature 2019
M. Poltrum, B. Rieken, T. Ballhausen (Hrsg.), *Zocker, Drogenfreaks & Trunkenbolde*,
https://doi.org/10.1007/978-3-662-57377-8_28

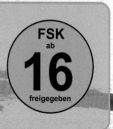

Die Komplette Erste Season

3-DISC
SET

35
Breaking

56
Bad

EMMY®
Award Gewinner als bester
Hauptdarsteller in einer
TV-Serie / Drama –
BRYAN CRANSTON

FSK
ab
16
freigegeben

DVD
VIDEO

SONY
PICTURES
HOME
ENTERTAINMENT

72333

D
VIDEO

DVD-Cover *Breaking Bad*. (Quelle: Filmbild Fundus Herbert Klemens. © Sony Pictures Home Entertainment. Mit freundlicher Genehmigung)

Breaking Bad (2008–2013)

Zehn Jahre nach Ausstrahlung der ersten Folge von *Breaking Bad* (◨ Abb. 28.1) rangiert die populäre TV-Serie des US-amerikanischen Kabelsenders AMC noch immer im Spitzenfeld der beliebtesten Fernsehserien aller Zeiten (Filmstarts.de 2018; Moviepilot.de 2018; IMDb 2018). Die Serie erhielt zahlreiche Auszeichnungen, darunter 16 Emmys (bei 58 Nominierungen). Zweimal war *Breaking Bad* die beste Serie des Jahres (2013 und 2014). Zudem gelang es ihr im Verlauf der Ausstrahlung, fortlaufend die Reichweite zu steigern. Sahen laut Hibbert (2013) Ende 2011 schon beachtliche 2 Mio. Amerikaner das Finale der vierten Staffel, waren es laut Dibdin (2018) zum Finale der fünften und letzten Staffel Ende 2013 bereits mehr als fünfmal so viele (10,1 Mio. Zuschauer). Bei diesen Zahlen handelt es sich rein um die Fernseheinschaltquoten pro Folge. Legale und illegale Downloads bzw. Streaming sind noch gar nicht mit eingerechnet. Alleine am Tage der Emmy-Preisverleihung 2014 vervierfachten sich die illegalen Downloads der Serie von 27.500/Tag auf 141.000/Tag (Woollacott 2014). Auch die DVD- und Blu-ray-Verkäufe waren höchst erfolgreich. Im Bereich der sozialen Medien erzielte die Serie »die größte Reichweite aller fernsehbezogenen Tweets auf Twitter« (Schlütz 2015). Laut Marktforschungsunternehmen Nielsen (2014) wurden bei der letzten Episode 9,1 Mio. Twitternutzer erreicht.

»Quality TV« und Mainstream

Aus medien- und kommunikationswissenschaftlicher Perspektive zählt *Breaking Bad* zum so genannten »Quality TV« (Schlütz 2015). Wie der Name sagt, ist damit ein besonders hochwertiges Genre von TV-Serien gemeint, die sich durch ihre aufwändige Gestaltung, die schauspielerische Leistung, den künstlerischen Anspruch sowie eine interessante Handlung auszeichnen. Thompson (1997) hat sich in seinem vielzitierten Werk *Television's Second Golden Age* bemüht, zwölf Kriterien für »Quality-TV-Serien« zu formulieren. Tatsächlich »harte« Kategorien definieren aber weder er noch andere Autoren. Ein zentraler Aspekt von »Quality TV« scheint vor allem die Abgrenzung von der breiten Masse an Fernsehsendungen zu sein: »»Quality TV‹ is best defined by what it is not. It is not ›regular‹ TV« (Thompson 1997). Vince Gilligan, die treibende Kraft hinter *Breaking Bad*, sieht das Alleinstellungsmerkmal seiner Serie in der fortlaufenden Entwicklung der Charaktere begründet:

> »Dies ist eine Serie über Veränderung, über Prozesse und Transformationen, und das ist der Unterschied zu anderen Fernsehserien. Denn Fernsehen ist traditionell statisch, eine selbst auferlegte Form von Unveränderlichkeit der Figuren« (Lang und Dreher 2013).

Ein ursprünglicher Gedanke Thompsons war, dass »Quality TV« sich jedenfalls gegen den Widerstand des Mainstream-Publikums durchsetzen müsse. Dieser Anspruch kann laut Blanchet (2011) aber heute kaum noch aufrechterhalten werden. Gerade Serien wie *Breaking Bad* stellen unter Beweis, wie mainstreamtauglich ihre Inhalte sind. Im täglichen Kampf um Einschaltquoten, Download- und Streamingzahlen müssen knallhart Umsätze erwirtschaftet werden – und zwar fortlaufend. Serien, die nicht in kurzer Zeit ein Mindestmaß an Reichweite erzielen und nachhaltig den Mainstream der Zielgruppen erreichen, werden von den Produktionsfirmen und Sendern abgesetzt; sogar dann, wenn sie über mehrere Staffeln hinweg erfolgreich gelaufen sind. Ein aktuelles Beispiel ist etwa *2 Broke Girls* vom amerikanischen Fernsehsender CBS. Die Serie lief von 2011 bis 2017 und wurde nach 138 Folgen mit der 6. Staffel abgesetzt. Die Wahrscheinlichkeit, dass ein gutes Drehbuch verfilmt wird und die erste Staffel übersteht, liegt laut Nathanson (2013) bei gerade einmal zwei Prozent.

Dass Fernsehserien einer harten Selektion unterliegen, um am Markt bestehen zu können, erweist sich aus methodologischer Sicht wiederum als Vorteil. Denn sowohl im kommerziellen Erfolg als auch in den hohen Zuschauerzahlen von *Breaking Bad* dokumentiert sich letztlich, dass die Inhalte der Serie nicht nur für die Produzenten sondern auch die Zuschauer von Bedeutung sind. Jede erfolgreiche TV-Serie ist daher zwangsläufig durch die Zuschauer mitautorisiert. Aufgrund der oft mehrjährigen Produktionszyklen haben die Rückmeldungen und Reaktionen des Publikums häufig sogar Einfluss auf den weiteren Verlauf der Handlung. So gab es im Falle von *Breaking Bad* beispielsweise vehemente Kritik von Zuschauern am weiblichen Charakter Skyler White, der Ehefrau des Protagonisten. Einem Teil des Publikums missfiel, dass Skyler aus moralischen Gründen nicht bereit war, die lukrative Drogenkarriere ihres Mannes Walter White mitzutragen. Die Anfeindungen gingen am Ende so weit, dass die Darstellerin Anna Gunn über die sozialen Medien sogar Morddrohungen erhielt (Gunn 2013). Ob Hasspostings wie diese Auswirkungen auf den weiteren Verlauf der Serie hatten, wurde von Seiten der Produzenten nie kommentiert. Spätestens ab der vierten Staffel von *Breaking Bad* ist aber eine deutliche Veränderung von Skylers Charakter erkennbar: Sie wird kompromissbereiter und lässt sich nun doch auf die kriminellen Aktivitäten ihres Mannes ein. Zufall oder nicht – wie der konkrete Fall zeigt, sind Seriendrehbücher nicht von Beginn an in Stein gemeißelt. Im Gegensatz zu Spielfilmen, die zum Kinostart »fertig« sein müssen, lässt sich die Handlung von Serien (wie bei einem Fortsetzungsroman) entsprechend der Publikumsreaktionen im Verlauf der Produktion »nachjustieren«. TV-Serien können damit als besonders aufschlussreiche Artefakte lebendiger Medienpraxiskulturen verstanden werden. Sie entwickeln ihre vollendete Form in Interaktion mit dem Publikum. In diesem dynamischen Aushandlungsprozess zeichnen sich besonders erfolgreiche Serien wie *Breaking Bad* durch Erzähl- und Handlungsmotive aus, die sich auf tief verwurzelte Narrative unserer Kulturgeschichte zurückzuführen lassen. Die Aufgabe rekonstruktiver Sozialforschung ist es, diese überlieferten Motive hinter dem modernen Aufputz aktueller Medienproduktionen aufzuspüren. Damit liefert sie wertvolle Beiträge zur Diagnose bzw. Erörterung zentraler Themen unserer Zeit und Kultur (◘ Abb. 28.2).

»Im Anfang war die Tat!«

Lassen sie uns zur Analyse der Motive der Fernsehserie *Breaking Bad* gleich zum Beginn der ersten Folge springen. Es handelt sich dabei um den ursprünglichen Piloten der Serie, von dessen Publikumserfolg die Produktion der weiteren Folgen abhängig war. Auf Deutsch trägt die Pilotfolge den bezeichnenden Namen *Der Einstieg*. Die ersten Minuten jeder neuen Serie (sowie jedes neuen Spielfilms) sind zwingend durch ein hohes Maß an Sinnverdichtung bzw. Fokussierung charakterisiert. In kurzer Zeit müssen die wesentlichsten Charaktere und Orte eingeführt werden, damit die Zuschauer dem Handlungsverlauf folgen können (Mikunda 2002). Zugleich muss ein möglichst lückenloser Spannungsbogen entwickelt werden, um zu verhindern, dass die Zuschauer zum nächsten TV-Kanal weiterschalten. Im Falle von *Breaking Bad* wird diese komplexe Leistung in knapp vier Minuten vollbracht. Der Einstieg in die Handlung der Serie erfolgt unmittelbar. Noch bevor der Titel oder gar der Vorspann der Serie erscheint, sind die Zuschauer schon mittendrin und einem fesselnden Reizgeschehen ausgesetzt.

Beschreibung der Einstiegssequenz

Zur besseren Übersicht hat der Autor in der Folge die vierminütige Einstiegssequenz in Blöcke zu 30 bzw. 60 Sekunden unterteilt. Des Weiteren wurden diese Blöcke im Sinne einer so genannten formulierenden Interpretation (Bohnsack 2007) mit paraphrasierenden Überschriften versehen, um die thematische Abfolge der Themen zu verstehen.

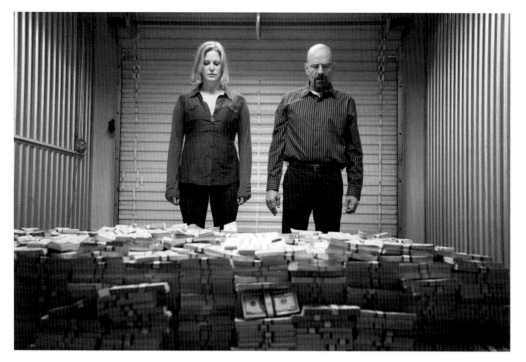

■ **Abb. 28.2** Skyler und Walter White nach unzähligen Auseinandersetzungen endlich »partners in crime« (5. Staffel, Episode 8, 32:00–34:40). (Quelle: Filmbild Fundus Herbert Klemens. © Sony Pictures Home Entertainment. Mit freundlicher Genehmigung)

0:00–0:30 Der Ort des Geschehens: Wüste

In der ersten Kameraeinstellung der Serie *Breaking Bad* bekommen die Zuschauer eine rot-braune Felslandschaft mit stacheligen Kakteen im Vordergrund zu Gesicht. Das Licht fällt seitlich von rechts in gelblicher Farbe ein, als ob die Sonne gerade aufgegangen wäre oder untergehen würde. In der oberen Bildhälfte hinter den Kakteen und über den Felsen befindet sich ein strahlendblauer Himmel mit leichter Bewölkung. Beinahe absolute Stille, nur der Wind weht ganz leise im Hintergrund. Zweimal vollzieht sich ein Einstellungswechsel: Weitere Felsen werden gezeigt, deren Schichtung und rötlicher Farbton an den Grand Canyon erinnern. Vereinzelt hört man jetzt das Krähen von Vögeln. Wolken ziehen vorbei. In der vierten Einstellung ist bildfüllend der tiefblaue Himmel zu sehen. Alle Wolken haben sich verzogen. Doch dieser Augenblick währt nur kurz. Ein Flattern wird hörbar, und mit lauter werdendem Synthesizerton fällt eine beige Hose mit braunem Gürtel vom Himmel. Wie eine aufgeblasene Windfahne landet sie kopfüber auf der staubigen Straße. Im Moment ihres Aufpralls fällt sie in sich zusammen und wird mit lautem Getöse von einem mächtigen Wohnmobil überrollt. Während dieses in rasantem Tempo an der Kamera vorbeirauscht, ist am Außenspiegel hängend ein grünes Hemd zu sehen. Die friedliche Anfangsatmosphäre ist nach nur 25–30 Sekunden einer hektischen und unübersichtlichen Lage gewichen.

0:30–1:00 Einführung des Protagonisten in schwieriger Lage

Einstellungswechsel. Rhythmisches Trommeln setzt ein. Das Publikum blickt ins Innere des Wohnmobils, wo offensichtlich Panik und Chaos herrschen. Am Steuer des Wohnmobils sitzt ein Mann mit Atemschutzmaske, der mit überhöhter Geschwindigkeit über eine Schotterstraße rast. Kurz eingeschobene Aufnahmen des Fahrzeuginneren verraten, dass hier etwas dramatisch schiefgegangen sein muss. Der Beifahrer hängt schlaff in seinem Gurt, Glas klirrt. Im hinteren Teil des Wohnmobils rutschen zwei reglose Männerkörper auf ausgelaufenen Flüssigkeiten am Boden hin und her. Infolge der überhöhten Geschwindigkeit droht das Fahrzeug laufend auszubrechen. Der Fahrer steuert es mit großer Mühe und nach Luft ringend auf einem halsbrecherischen Schlingerkurs. Die Gesichtsmaske vernebelt ihm zunehmend den Blick. Schließlich verliert er die Kontrolle über das Vehikel und prallt über die Böschung gegen einen Sandhügel.

1:00–2:00 Auftritt des Protagonisten
Nachdem sich der Staub verzogen hat, ist das liegengebliebene Wohnmobil von außen zu sehen. Die Tür springt auf, ein Schwall brauner Flüssigkeit entlädt sich durch die entstandene Öffnung, der Fahrer stürzt würgend und hustend ins Freie. Der Mann ist beinahe nackt, trägt nur Schuhe, Socken, eine weiße Unterhose, eine schwarze Armbanduhr und die erwähnte Gesichtsmaske. Diese zieht er sich vom Kopf und setzt sich zitternd seine Brille auf. Nun ist das erste Mal sein Gesicht zu sehen. »Oh my god!« flüstert der Mann, dann schreit er wütend »Christ!« und wirft die Atemschutzmaske im hohen Boden von sich (Der Autor bezieht sich auf die englische Originalfassung der Serie, um die Äußerungen im Film möglichst unmittelbar wiederzugeben. Bei der deutschen Synchronfassung gibt es zum Teil inhaltliche Abweichungen.). Dann brüllt er »Shit!« und beginnt verzweifelt zu winseln. Im Hintergrund werden die Sirenen sich nähernder Einsatzfahrzeuge hörbar. Nun heißt es offensichtlich schnell reagieren! Der Fahrer springt zum grünen Hemd, das nach wie vor am Außenspiegel hängt. Er zieht es hektisch an und knöpft es zu. Dann noch einmal hinein ins Wohnmobil, Luft anhalten! Drinnen schnappt sich der Mann in Windeseile Pistole, Geldtasche, Videokamera. Dann steigt er spuckend und hustend wieder aus. Durchatmen, sich fassen.

2:00–2:30 »Mein Name ist Walter White«
Schließlich schaltet der Mann im grünen Hemd die Videokamera ein, richtet sie auf sich und spricht:

> 💬 »My name is Walter Hartwell White. I live in 308 Negra Arroyo Lane, Albuquerque, New Mexico, 87104. To all law-enforcement entities: this is not an admission of guilt. I am speaking to my family now.«

2:30–3:30 Abschied von der Familie
Walter deckt die Kameralinse abrupt mit seiner Hand ab, weil ihm die Tränen kommen. Dann fasst er sich wieder und setzt fort:

> 💬 »Skyler, you are the love of my life! I hope you know that. Walter junior, you're my big man! There are – there are going to be some things – thing's that you'll come to learn about me in the next few days. I just want you to know that no matter how it may look, I only had you in my heart. Goodbye.«

Im Anschluss daran legt Walter White die Videokamera und seine geöffnete Brieftasche (mit sichtbaren Identitätsausweisen) auf den staubigen Sandboden.

3:30–4:00 Konfrontation
Nach kurzer Verschnaufpause reißt sich Walter White zusammen und greift nach der Pistole, die er sich hinten in die Unterhose gesteckt hat. Dann stellt er sich – breitbeinig wie ein Cowboy ohne Hose – auf die Schotterstraße (◘ Abb. 28.1). Die lauter werdenden Sirenen kündigen an, dass die Einsatzfahrzeuge schon ganz nahe sein müssen. Walter legt mit seiner Waffe in die Richtung der Sirenen an. Schnitt. Die abrupte Unterbrechung am Kulminationspunkt der Handlung ist für die Zuschauer ein klassischer Cliffhanger. Wie wird die Geschichte wohl weitergehen? Es folgt zuerst der Vorspann mit Serientitel und Autor: »*Breaking Bad* … created by Vince Gilligan«, dann eine Rückblende mit dem Text: »Drei Wochen zuvor«.

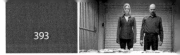

Zur Methode: »Dass ich erkenne, was die Welt im Innersten zusammenhält.«

Ziel der Interpretation der Videosequenz ist es, im systematischen Vergleich ihrer Bestandteile (Bild, Text, Ton, Montage etc.) den so genannten Dokumentsinn (Bohnsack 2009) herauszuarbeiten. Der Autor möchte das Vorgehen hier in kurzen Worten skizzieren, nachdem er an anderer Stelle (Eichenberg und Hampl 2017; Hampl 2017a, b) bereits eine ausführlichere Erläuterung der Methodik vorgenommen hat. In einem ersten Schritt geht es darum, die Sinnbezüge aufzuzeigen, die in den ersten Filmminuten von *Breaking Bad* auf der Bild- und Textebene hergestellt werden. Sobald darüber Klarheit erlangt ist, lässt sich fragen, auf welche Bedeutungszusammenhänge diese Sinnbezüge verweisen (Garfinkel [2004] bezeichnet diesen Verweisungscharakter als »Indexikalität«). Um sich möglichst unvoreingenommen dem Videomaterial zu nähern, empfiehlt sich grundsätzlich die Einnahme einer Perspektive der Fremdheit; d. h. man versucht in einer ersten Annäherung das filmische Material so zu verstehen, als ob man keine Ahnung hätte, was sich eigentlich abspielt. Dieses Vorgehen steht in der Tradition der strukturalistischen Ethnographie (Lévi-Strauss 1971), der Ethnomethodologie (Garfinkel 2004) sowie der dokumentarischen Methode (Bohnsack 2007; Przyborski und Wohlrab-Sahr 2013). Die Bielefelder Soziologen um Fritz Schütze (Schütze et al. 1973) haben das Vorgehen als »methodisch kontrolliertes Fremdverstehen« bezeichnet. Mit der kontrollierten Herstellung von Fremdheit wird ein doppelter Erkenntnissinn verfolgt: Einerseits geht es darum, die beobachteten Phänomene in ihrer eigenen Regelhaftigkeit (in der Sprache der Systemtheorie: in ihrer »Selbstreferentialität«; Luhmann 1987) zu begreifen, und andererseits, das milieu- und kulturbedingtes Vorverständnis durch die Forscher systematisch aufzudecken.

Interpretation der Einstiegssequenz

Bereits ein kurzer Blick auf Inhalt und zeitliche Abfolge der einzelnen Teilsequenzen erlaubt eine grobe Bestandsaufnahme: Ort der Handlung ist die Wüste. Der Protagonist Walter White verliert nach halsbrecherischer Fahrt mit Atemschutzmaske die Kontrolle über sein Wohnmobil und fährt gegen einen Sandhügel. Im Wohnmobil liegen drei regungslose Männer und eine Pistole. Angesichts der herannahenden Sirenen schnappt Walter sich die Waffe. Er verabschiedet sich via Videobotschaft von seiner Familie und stellt sich dann mit der Pistole auf die Straße. Die Szene wirkt existenziell bedrohlich. Aus Sicht der Zuschauer lässt sich annehmen, dass hier wohl etwas nicht nach Plan verlaufen sein dürfte. Die anfängliche Ruhe und Übersichtlichkeit der Wüstenidylle wird durch schrille, chaotische Reizgewitter durchbrochen: Hektik, Unordnung, Tod. Der Protagonist Walter White, der sich als erste Person der Serie vorstellt, dürfte offenbar an kriminellen Handlungen beteiligt gewesen sein. Denn er betont in seiner Videobotschaft: »Dies ist kein Schuldeingeständnis«, und beteuert, nur aus Liebe zu Skyler (vermutlich seine Frau) und Walter Junior (aufgrund desselben Vornamens vermutlich sein Sohn) gehandelt zu haben. Das Ende der Sequenz lässt eine gefährliche Konfrontation mit der Polizei erwarten – angekündigt durch die immer lauter werdenden Sirenen. Walter muss annehmen, aufgeflogen zu sein. Sonst würde er vermutlich eher in Deckung gehen und sich verstecken. Doch er stellt sich mitten auf die Straße, als ob es kein Entkommen mehr gäbe. Mit der Pistole im Anschlag macht er sich für einen Schusswechsel bereit. So handelt nur jemand, der völlig auf sich allein gestellt vor einer ausweglosen Situation steht und nichts mehr zu verlieren hat. Doch wie kam Walter in diese hoffnungslose Lage? Offensichtlich ist er sogar bereit zu sterben. Die Antwort darauf wird gleich im Anschluss durch den eingeblendeten Serientitel geliefert: »*Breaking Bad*« heißt auf Deutsch »vom rechten Weg abkommen«, »auf die schiefe Bahn geraten«, »eine kriminelle Laufbahn einschlagen«. Wie die Sequenz nahelegt, dürfte Walter aber nicht nur mit dem Gesetz, sondern auch mit seiner eigenen Moral in Konflikt geraten sein. Nur so erklärt sich sein an Polizei und Familie gerichtetes Videogeständnis. Gegenüber den Exekutivorganen identifiziert sich Walter White zuerst mit Namen und Adresse. Danach wendet er sich tränenringend an seine Familie, konkret Skyler (die »Liebe seines Lebens«; seine Ehefrau) und Walter Junior (sein »großer Mann«; sein Sohn). Sinngemäß teilt er ihnen mit: »Ihr werdet in den nächsten

Tagen einiges über mich herausfinden, was nicht gut aussieht«. Dies bedeutet, dass Walter vermutlich nicht nur kriminelle Handlungen verübt, sondern diese auch vor seiner Familie verheimlicht haben dürfte.

Sucht und ihre Symptome

Der weitere Verlauf der Serie macht klar, dass Walter White ins Drogenbusiness eingestiegen ist – genauer gesagt in die Produktion von Methamphetamin bzw. Crystal Meth. Zu seinem fünfzigsten Geburtstag hatte Walter aus heiterem Himmel die Todesdiagnose Lungenkrebs ereilt. Aus Wut über diese Ungerechtigkeit (Walter hatte nie geraucht) und aus Sorge um die finanzielle Zukunft seiner Familie entwickelt er sich vom einfachen Chemielehrer zum Drogenproduzenten. Trotz florierender Geschäfte gelingt es Walter, clean zu bleiben, was den Konsum seiner eigenen Suchtmittel angeht. In der Serie verbindet sich die Abstinenz gegenüber dem eigenen Produkt mit dem Idealbild des rationalen Wissenschaftlers und Geschäftsmanns. Walters Selbstdisziplin und seine (protestantische) Ethik von Sauberkeit, Ordnung und Perfektion stellen den positiven Orientierungshorizont der Serie dar. Diese Idealwelt wird immer wieder von denjenigen gestört, die Drogenproduktion mit Drogenkonsum verwechseln – allen voran Walters Partner Jesse Pinkman, der in wiederkehrenden Exzessen Walters superreines Crystal Meth konsumiert und das verdiente Drogengeld verjubelt.

Je weiter sich Walter White aber auf das Drogengeschäft einlässt, desto mehr entwickelt auch er Formen der Abhängigkeit: insbesondere die Sucht nach Geld und Macht. Diese Sucht ist gesellschaftlich verträglicher und fällt damit gemeinhin weniger auf. Bereits zu einem ungewöhnlich frühen Zeitpunkt der Serie (Staffel 1, Episode 1) zeigen sich in Walters Familienumfeld erste Suchtsymptome: Ehefrau Skyler spürt, dass Walter etwas verheimlicht (Skyler zu Walter: »I don't like it, when you don't talk to me. The worst thing you can do is shut me out.«). Die anfänglichen Verheimlichungen verfestigen sich bald zu chronischem Lügen und Betrügen. Außerhalb der Familie wird Walters Verhalten immer rücksichtsloser und gewalttätiger. Auch vor Morden schreckt er nicht zurück. Bis zum Ende der Serie gehen rund 200 Menschenleben auf Walter Whites Konto (Breaking Bad Wiki 2018). Dass Walter White für das Publikum dennoch zu einer Art Held des Alltags werden konnte, dürfte mit der Art und Weise zusammenhängen, wie das Fernsehen diese Suchtgeschichte erzählt: Die Zuschauer lernen hauptsächlich die Perspektive des »Süchtigen« (Walter White) kennen und haben dadurch viel Zeit und Gelegenheit, sich in seine Lebenssituation einzufühlen. So werden Walter Whites kleine Flunkereien zu Beginn der Serie von den Zuschauern problemlos hingenommen und akzeptiert – nicht zuletzt in Anbetracht seiner ungerechten Krebsdiagnose.

Irgendwann kommt für jeden Zuschauer freilich der Zeitpunkt, an dem hinter der Fassade des Alltagshelden von *Breaking Bad* das Gesicht des perfiden Bösewichts sichtbar wird. Für Decker et al. (2016) stellt dieser Moment der charakterlichen Transformation des Protagonisten einen heiklen Punkt der Serie dar, bei dem potenziell ein Gutteil des Publikums abspringen könnte:

> »What is more challenging to the audience is that we are meant to identify with this central character even as he becomes, essentially, a villain« (Decker et al. 2016).

Verblüffenderweise wird das deviante Verhalten des Protagonisten vom Publikum weitgehend hingenommen. Decker et al. (2016) führen dies darauf zurück, dass sich Walter Whites Übergang vom Biedermann zum Verbrecher auch als Motiv der klassischen *Heldenreise* nach Campbell (1999) verstehen ließe. Es erscheint demnach lohnenswert, sich genauer theoretisch mit den Motiven der Fernsehserie auseinanderzusetzen.

Literarische Motive

Heldenreise

Auf inhaltlicher Ebene lassen sich in der Fernsehserie *Breaking Bad* zahlreiche kulturgeschichtlich relevante Motive identifizieren. Am augenscheinlichsten ist das erwähnte Motiv der Heldenreise. Campbell (1999) hat sich eingehend mit diesem Muster auseinandergesetzt und beschreibt insgesamt 17 Stationen bzw. Stufen, die der klassische Held bewältigen muss, um am Ende die Welt und sich selbst zu retten. Die wohl bekanntesten Beispiele von Heldenreisen stammen aus der griechischen Mythologie (z. B. Homers *Odyssee* oder die *Ilias*). Aber auch bei William Shakespeare, James Joyce, Goethe und Schiller sowie in der Bibel (und zwar nicht nur in der Jesusgeschichte, sondern schon im Alten Testament) wird dieses Erzählmotiv aufgegriffen. Im Falle von *Breaking Bad* hat man es beim Protagonisten Walter White auf den ersten Blick nicht mit dem Stereotyp eines strahlenden Helden zu tun. Walter erscheint eher als Antiheld, als ein vom Leben Gebeutelter. Wie eingangs beschrieben, wird seine Charakterisierung gleich in den ersten Filmminuten der Serie (in der Einstiegssequenz) vorgenommen. Walter White agiert hektisch in einer chaotischen und unübersichtlichen Situation. Dass er in dieser gefährlichen Lage wieder auf die Beine kommt, kann im Sinne Campbells (1999) als erste Bewährungsprobe des Helden verstanden werden. Auch Odysseus ist kein glatter Held und zu Beginn der *Odyssee* ein »Gestrandeter« (Odysseus strandet – nackt, was als weitere Parallele zu *Breaking Bad* verstanden werden kann – auf der Insel Scheria und erzählt dann im Haus des Königs Alkinoos die Geschichte seiner Irrfahrten.). Ebenso wie *Breaking Bad* wird auch die *Odyssee* in Form von Rückblenden und Erinnerungen des Helden erzählt. In diesen Rückblenden wird zunächst das gewöhnliche Alltagsleben (»ordinary life«) des Helden gezeigt. Dieses stellt für Vogler (2018) den eigentlichen Ausgangspunkt jeder Heldenreise dar. Das Abenteuer beginnt im Moment des Bruchs mit dem Alltag. Denn genau hier folgt der Held seinem »Ruf« (Campbell 1999). In *Breaking Bad* passiert das gegen Mitte von Episode 1, als sich Walter White seinem ehemaligen Schüler Jesse Pinkman als Geschäftspartner anbietet:

 »You know the business and I know the chemistry. I'm thinking maybe you and I could partner up.«

Doppelgänger

Heisenberg

Ein weiteres Motiv, das in *Breaking Bad* mit Ende der ersten Staffel erkennbar und im weiteren Verlauf der Serie fortentwickelt wird, ist das des Doppelgängers. Gegen Ende der ersten Staffel erfindet Walter White sein Alter Ego »Heisenberg«. Der Name »Heisenberg« bezieht sich auf den deutschen Physiker und Nobelpreisträger Werner Heisenberg (1901–1976), auf den die so genannte Heisenberg'sche Unschärferelation zurückzuführen ist. In den 1930er-Jahren handelte es sich dabei um die für die Naturwissenschaften bahnbrechende Entdeckung, dass die Wirklichkeit durch ihre Beobachtung verändert wird. Wie Serienschöpfer Vince Gilligan (2013) erklärt, ist der Gedanke der Transformation für die Serie *Breaking Bad* von zentraler Bedeutung. Der Name »Heisenberg« suggeriert, dass bei so viel Genie etwas nicht mit rechten Dingen zugehen kann. In Hinblick auf die Handlung von *Breaking Bad* klingt bei der Transformation des einfachen Chemielehrers zum genialen Alchemisten etwas Diabolisches an: Wer plötzlich Drogen höchster Reinheit produziert, muss einen Pakt mit dem Teufel geschlossen haben. Im Falle des realen Werner Heisenberg ist dieser Gedanke gar nicht weit hergeholt: Als einer der Chefentwickler im Uranprogramm forschte er für Hitler an der deutschen Atombombe. Im Sinne des Doppelgängermotivs relevant erscheint, dass die Figur des »Heisenberg« in *Breaking Bad* als die unerschrockene und kaltblütige Nemesis von Walter White gezeichnet wird. Die charakterliche Transformation macht sich auch äußerlich bemerkbar: Der Weichling Walter White tauscht biederen Schnurrbart und Haarscheitel gegen »Heisenbergs« kahl rasierte Glatze und aggressiven Henriquatre-Bart (engl. Goatee). Sein zusätzliches Erkennungsmerkmal wird ein flacher, schwarzer Porkpie-Hut. Dieses Accessoire hat auch schon dem Drogenermittler Jimmy »Popeye« Doyle im Kriminalfilmklassiker *French Connection* (1971) ein markantes Äußeres verliehen.

Von Narziss zu Jekyll und Hyde

Der charakterliche Verwandlungsprozess des Protagonisten von *Breaking Bad* verläuft zunächst in Form narzisstischer Selbstvergewisserung: Die mythologische Gestalt des Narziss – so lässt es sich Ovids Metamorphosen (Ovid 1986) entnehmen – verliebt sich unsterblich in sein Spiegelbild. Während die Doppelung des Narziss aber in der bloßen Reflexion seiner selbst besteht, entwickelt der zweite Charakter von Walter White eine zunehmende Eigensinnigkeit. Die Ausformung des Doppelgängermotivs zu einem bedrohlichen Gegensatz von Gut und Böse kam laut Frenzel (2015) historisch gesehen relativ spät mit der Romantik auf. Ab 1850 seien in der Literatur die Grenzen zwischen rein imaginierten und realen Doppelgängern sowie die zwischen physischen und psychischen Doppelgängern (z. B. durch Persönlichkeitsspaltung ein und derselben Person) fließender geworden. Eine ihrer deutlichsten Ausprägungen fand diese Idee 1886 mit dem Roman *Der seltsame Fall des Dr. Jekyll und Mr. Hyde* von Robert Louis Stevenson (2005). Dieser lässt sich zweifellos als eine der Vorlagen für *Breaking Bad* verstehen. Denn auch im Falle des Mr. Hyde handelt es sich um einen »inneren Bösewicht …, der nun alle Verbrechen ausübt, gegen die sich Jekyll gesträubt hat, auf Kosten Jekylls immer größer und kräftiger wird, aber dennoch nicht von seiner Bindung an ihn frei werden kann, bis er sich selbst und damit auch Jekyll tötet« (Frenzel 2015). Worin sich *Breaking Bad* vom Jekyll-Hyde-Motiv unterscheidet, ist, dass die beiden Persönlichkeiten Walter White und Heisenberg nicht diametreal voneinander getrennt sind, sondern zueinander in einer sich ständig verschiebenden Austauschbeziehung stehen. Es handelt sich demnach nicht nur um ein plattes Gegensatzpaar von Gut und Böse, sondern um ein intrapsychisches Kontinuum, bei dem bisweilen die eine und dann wieder die andere Seite die Oberhand gewinnt. Am Ende hat es – im Gegensatz zu Jekyll und Hyde – zudem eher den Anschein, als erlöste der psychisch gereifte Walter die Welt von seinem Alter Ego Heisenberg. Gerade hier wird mit Benetka (2017) aus psychoanalytischer Perspektive noch ein letzter Aspekt der Doppelgängerfigur in *Breaking Bad* deutlich, auf die Otto Rank (2015) schon hingewiesen hat: nämlich die Rolle des Doppelgängers zur Überwindung des Todes bzw. der Furcht davor (◨ Abb. 28.3).

Den Faust im Nacken

»Allwissend bin ich nicht; doch viel ist mir bewusst!«

Sowohl die Motive der Heldenreise als auch des Doppelgängers können als bestimmende Elemente der Serie *Breaking Bad* aufgefasst werden. Sie verweisen auf kulturhistorisch bis ins griechische Altertum zurückweisende und damit tief verwurzelte europäisch-westliche Narrative. Im Rahmen der Analyse der Serie *Breaking Bad* soll abschließend aber noch einen Schritt weitergegangen und erörtert werden, ob es neben den bisher beschriebenen Motiven auch eine konkrete Literaturvorlage für *Breaking Bad* gegeben haben kann. Schöpfer Vince Gilligan hat sich dazu nie explizit geäußert, in der Serie selbst darauf jedoch sogar ein paar Hinweise versteckt. Die Medien feierten Gilligan als kreativen Mastermind, der eine »neue Art des Antihelden« (Raftery 2018) erdacht habe. – Wie so oft verbirgt sich hinter dem, was in der Form des »Neuen« und »Revolutionären« weite Bevölkerungsschichten zu erreichen vermag, jedoch ein altbekannter Kern. Im Falle von *Breaking Bad* lässt sich die Geschichte über 500 Jahre bis in die frühe Neuzeit zurückverfolgen und verweist auf einen der ältesten und weitverbreitetsten Stoffe europäischer Literatur: die Fausterzählung.

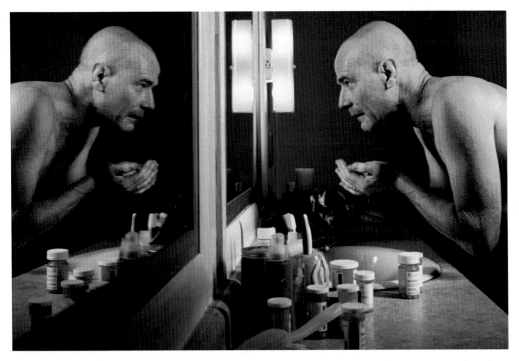

Abb. 28.3 Psychische Begleiterscheinung der Chemotherapie: Die narzisstische Transformation von Walter White zu Heisenberg. (Quelle: Filmbild Fundus Herbert Klemens. © Sony Pictures Home Entertainment. Mit freundlicher Genehmigung)

Exkurs: »Nun sag, wie hast du's mit der Intention?«

Die Frage nach den kulturhistorischen Wurzeln moderner Fernsehserien berührt auch die Frage nach dem effektiven Einfluss der Autoren auf den Gestaltungsprozess. Was von dem, was man am Ende auf den Bildschirmen zu sehen bekommt, wurde von ihnen bewusst intendiert, was ist das Ergebnis kultureller Einflüsse und was ist schlichtweg Zufall? Die kurze Antwort aus Sicht der *rekonstruktiven Sozialforschung* lautet, dass diese Einteilung für die wissenschaftliche Analyse an sich unerheblich ist. Von zentraler Bedeutung ist es hingegen laut Bohnsack (2007), welche Handlungen bzw. Entscheidungen sich systematisch im gestalteten Endprodukt (z. B. einer TV-Serie) dokumentieren. Jede Aussage über etwaige Handlungs*motive* bzw. *-intentionen* ist doch nur eine Handlungs*theorie*, die nicht vermag das *praktische* Handeln abschließend zu erklären. Auf diesen Umstand hat schon der bekannte Soziologe Pierre Bourdieu (2008) hingewiesen: Das abstrahierte Wissen *über* das Handeln liefert keine Erklärung *für* das praktische Handeln. Damit rückt auch die Frage in den Hintergrund, ob z. B. Drehbuchautoren wahrheitsgetreu Auskunft über ihre Handlungsmotive geben. Denn selbst wenn dies der Fall wäre (was in der Realität schwer überprüfbar ist), kann niemand (auch sie selbst nicht) kontrollieren, dass in ihren Werken nichts anderes als der intendierte Sinn zum Ausdruck käme. So erklärte etwa Serienschöpfer Vince Gilligan in Interviews recht deutlich seine Intention, mit *Breaking Bad* gegen Gewalt (Gilligan 2013) und Frauenfeindlichkeit (Brown 2013) aufzutreten. Ob die TV-Serie diesem Anspruch tatsächlich gerecht wird, kann auf Basis seiner Äußerungen aber nicht entschieden werden. Vielmehr sind hier sowohl Forscher als auch Zuschauer aufgefordert, selbst nachzuprüfen, welche Handlungsorientierungen sich tatsächlich in die Gesamtkomposition von *Breaking Bad* (Handlung, Montage, Charaktere etc.) eingeschrieben haben. Dieses Vorgehen hat durchaus etwas Detektivisches: Durch Vergleichen und logisches Schlussfolgern wird der praktische Gehalt der TV-Serie – der sogenannte

Dokumentsinn (Bohnsack 2007; Mannheim 2003) – in seiner eigenen Struktur auf den Begriff gebracht. Das Endergebnis deckt sich nicht notwendigerweise mit den Aussagen und Intentionen der Autoren. Der Kontrast zwischen diesen beiden Perspektiven ist jedoch in jedem Falle aufschlussreich und kann eine ergiebige Quelle für weitere Forschungsfragen sein.

»Der Worte sind genug gewechselt; laßt mich auch endlich Taten sehn«

In *Breaking Bad* dokumentieren sich sowohl subtile als auch explizite Anspielungen auf die Fausterzählung, insbesondere zur Version von 1808 nach Goethe (1992). Die Ex-Freundin und ehemalige Geschäftspartnerin des Protagonisten Walter White trägt den Kosenamen von Fausts Geliebter: Gretchen, Gretchen Schwartz. White (zu Deutsch: »Weiß«) und Schwar(t)z ergeben zusammen Grau – das von Walter und Gretchen gegründete Technologieunternehmen heißt demnach »Gray Matter« (zu Deutsch: »Graue Substanz«). Die Graubereiche zwischen Gut und Böse verweisen auf ein zentrales Faustthema, das in *Breaking Bad* entwickelt wird. Dazu passt auch Walter Whites Alter-Ego »Heisenberg«. Schließlich besagt die Heisenberg'sche Unschärferelation, dass es keine objektive Beurteilung der Wirklichkeit geben kann. Diese Unschärfe überträgt sich auch auf die Protagonisten der Handlung: Sowohl Walter White als auch Faust wenden sich als aufgeklärte Wissenschaftler der »schwarzen Küche« (Goethe 1992) zu. Dem Konsum ihrer chemischen Substanzen fallen unzählige Menschen zum Opfer: Im Falle Fausts ist das Mittel die Arznei des Vaters, im Falle Walter Whites die Droge »Methamphetamine«. Auf Englisch ausgesprochen kann »Meph-amphetamin« oder kurz »Crystal Meth« (dem Klang nach) als Anspielung auf Fausts teuflischen Verführer »Meph-istopheles« verstanden werden. Dass in *Breaking Bad* die Droge selbst der Teufel sei, markiert einen Unterschied zu Goethes Faust. »Mephistopheles« erscheint bei Breaking Bad auch noch in anderer Gestalt – etwa in der Figur des ebenso genialen wie heimtückischen Drogenbarons Gustavo Fring. Für Walter White entwickelt sich Fring im Verlauf der Serie vom verehrten Idol (Staffel 2) zur tödlichen Bedrohung (Staffel 4). Im Unterschied zu Faust gelingt es Walter, sich zu Lebzeiten noch von diesem bösen Geist zu befreien. Bis zuletzt unüberwindlich erscheint jedoch der selbstgeschaffene »Mephistopheles« – die Doppelgängerfigur Heisenberg. Erst nachdem die eigene Familie zerstört und verloren ist, schafft es Walter, diesen Teufel im eigenen Leib zu bändigen. Er bezahlt jedoch mit dem Leben dafür.

Gilligans Faust

Zusammenfassend lässt sich Vince Gilligans *Breaking Bad* als originelle Neuinterpretation von Goethes *Faust* verstehen. Die einzelnen Figuren der Serie wurden dabei nur in loser Referenz zur historischen Literaturvorlage entwickelt: Gretchen Schwartz hat außer ihrem Namen nicht viel mit Goethes *Faust*-Vorlage gemein. Der Gretchenfigur entspricht in der TV-Serie eher Walter Whites Ehefrau Skyler. Wie im Faust wird Skyler trotz Walters bester Intentionen von ihm zugrunde gerichtet. Zugleich fehlen Skyler im Vergleich zu Gretchen (im Zeitalter der Genderdiskussion) das stereotyp Irrationale und der geistig beschränkte Horizont des »Ewig-Weiblichen«. Im Rahmen der TV-Serie bringt diese Charaktereigenschaften eher Walters jugendlicher Geschäftspartner Jesse Pinkman mit. Pinkman – wie der Name schon sagt – ist zu »rosa«, d. h. zu soft, um gegenüber »echten Männern« bzw. harten Kriminellen zu bestehen. Durch seine charakterliche Unschuld und Verletzlichkeit stellt er das eigentliche »Gretchen« von *Breaking Bad* dar: Jesse ist undiszipliniert, hat seine Gefühle nicht unter Kontrolle, handelt emotional. Durch seine Eskapaden stört er immer wieder Walters geniale Pläne und hat keinerlei Sinn fürs Materielle: Während Walter jeden Cent des gemeinsam verdienten Drogengeldes auf die hohe Kante legt, verprasst Jesse es entweder impulsiv in rauschhaften Partys (4. Staffel, Episode 3) oder er wirft es buchstäblich zum Fenster hinaus (5. Staffel, Episode 9).

Diese kurzen Ausführungen machen deutlich, worin die kreative Leistung der Drehbuchautoren (allen voran des Schöpfers Vince Gilligan) von *Breaking Bad* besteht. Nicht nur ist es ihnen mit der TV-Serie gelungen, die historische Fausterzählung für das Bildschirmzeitalter zu adaptieren, sondern sie haben sich auch getraut, die von Goethe festgelegten Rollen zu variieren. Bei genauerer Betrachtung bleibt die Neubearbeitung des Fauststoffs nicht nur auf Goethes Version beschränkt, sondern orientiert sich laut Barbour (2013) auch an anderen Interpretation, z. B. jener des französischen Komponisten Hector Berlioz: Bei Goethe kann Faust Gretchen zwar nicht retten, aber zumindest selbst dem teuflischen Mephistopheles entrinnen. In Berlioz' Version *La Damnation de Faust* (Uraufführung 1846) gelingt es Mephistopheles, Faust dazu zu bringen, ihm im Austausch für Margarethes Leben seine Seele zu überlassen. Nachdem Faust den Teufelspakt unterschrieben hat, schafft ihn Mephistopheles aber geradewegs in die Hölle, ohne Margarethe zu retten. Wie Barbour (2013) erläutert, findet sich dieses Motiv Berlioz' auch in der zweitletzten Folge von *Breaking Bad* (Episode 14 der 5. Staffel *Ozymandias*). Darin bietet Walter White Kriminellen 80 Mio. US-Dollar, damit sie seinen Schwager Hank am Leben lassen. Die Banditen nehmen den Großteil des Geldes an sich und töten Hank trotzdem. Im Anschluss daran geht auch Walter »durch die Hölle«: Zuerst muss er sich aus der Wüste bis nach Hause durchschlagen. Dort angekommen, wird er von seiner schockierten Familie verstoßen. Schließlich flüchtet er in eine eisige Hütte im Norden der USA, um einsam und verlassen auf seinen unausweichlichen Krebstod zu warten. Als er von dort aus dann doch noch als geläuterter Rächer zu Gretchen Schwartz und ihrem Ehemann zurückkehrt, ertönt aus deren gediegener Stereoanlage triumphalisch ein letztes Faust-Zitat: das Ballettallegretto der Oper *Faust* von Charles-François Gounod (1859).

Bewertung der Serie aus psychoedukativer Sicht

Aus Sicht der Psychoedukation fällt die Beurteilung der TV-Serie *Breaking Bad* zwiespältig aus. Sicherlich ist es als besondere Leistung der Drehbuchautoren zu würdigen, das Kulturgut der jahrhundertealten Fausterzählung für das heutige Publikum an den Bildschirmen aufbereitet und damit Millionen von Menschen weltweit zugänglich gemacht zu haben. Es verwundert nur, dass die Personen hinter *Breaking Bad* dies nirgends öffentlich deklariert haben. Die charakterlichen Entwicklungen des Protagonisten sowie der Nebendarsteller vollziehen sich auf hohem Niveau. Die inoffizielle Faustgeschichte wird filmisch in eindrucksvollen Bildern und Dialogen erzählt. Die Handlung ist spannend und dramaturgisch gut durchdacht. Wie die Statistiken zeigen, erzielte *Breaking Bad* beim Publikum außerordentlich hohe Beliebtheitswerte (IMDb 2018; Rotten Tomatoes 2018) und Einschaltquoten (Hibbert 2013; Woollacott 2014; Dibdin 2018). Dabei scheint es auch gelungen zu sein, unterschiedliche Generationen anzusprechen: Die Altersspanne der Zuschauer konnte im Verlauf der Serie um über zehn Jahre verbreitert werden. Während beim Beginn der Serie vornehmlich die 20- bis 40-Jährigen zusahen, waren beim Serienfinale sogar die 18- bis 49-Jährigen dabei (Stubbs 2014). Eine größere Schieflage ergibt sich beim Blick auf die Geschlechterverteilung der Zuschauerschaft. Laut Internet Movie Datenbank (IMDb 2018) stammen nur ca. 15 % der Bewertungen von Frauen, was im Vergleich zu anderen TV-Serien ungewöhnlich niedrig ist.

Gender

Rebecca Nicholson (2013) erklärt das geringe weibliche Interesse an *Breaking Bad* mit dem Mangel an positiv konnotierten, glaubhaften weiblichen Charakteren, die für Frauen als Identifikationsfiguren fungieren könnten. Zwar wird Skyler White gegenüber ihrem Serien-Ehemann, dem Protagonisten Walter White, als eine Persönlichkeit mit Ecken und Kanten präsentiert, doch erhalten die Zuschauer und Zuschauerinnen kaum Gelegenheit und Zeit, sich in Skylers Lage in ähnlich ausführlicher Weise wie in die des männlichen Protagonisten hineinzuversetzen. Trotz großartiger schauspielerischer Leistung, bleibt Skylers Charakter dadurch am Ende flach und unzugänglich. Den Produzenten der Serie und auch Schauspielerin Anna Gunn wurde diese Einsicht spätestens nach Staffel 1 und 2 auf drastische Weise zuteil, als wütende Zuschauer in den sozialen Medien zu massiven Hasskampagnen gegen Skyler White aufriefen (z. B. #ihateskylerwhite, #fuckskylerwhite etc.). Aus Sicht zahlreicher Männer und

Frauen war Skyler schlicht »a nag and a bore« (Nicholson 2013), d. h. eine nörglerische und langweilige Person. Darüber hinaus entwickelte sie sich zur idealen Zielscheibe für frauenfeindliche Zuschauer. In den späteren Staffeln der Serie konnte diese Situation von Seiten der Drehbuchautoren zum Teil dadurch entschärft werden, dass Skylers Rolle umgeschrieben wurde: Schließlich lässt sie sich auf Walters kriminelle Aktivitäten zumindest soweit ein, dass sie zu seiner Geschäftspartnerin wird (◼ Abb. 28.2). Trotzdem klebt an Skylers Charakter bis heute das Stigma der missgünstigen, frustrierten Ehefrau. Neben ihr gibt es in *Breaking Bad* nur noch zwei bedeutsame weibliche Figuren, mit denen sich Zuschauerinnen potenziell identifizieren könnten. Leider sind auch diese Charaktere zu wenig entwickelt: Skylers Schwester Marie ist eine Hausfrau mit kleptomanischen Zügen. Lydia Rodarte-Quayle tritt zwar in der fünften und letzten Staffel der Serie als taffe Widersacherin von Walter White in Erscheinung, am Ende unterliegt sie ihm aber. Beim so genannten Bechdel-(Wallace-)Test – einem diagnostischen Instrument zur Beurteilung, wie differenziert weibliche Charaktere in Filmen und Serien dargestellt werden – fällt *Breaking Bad* klar durch.

Bechdel-Wallace-Test
Der Bechdel-Wallace-Test bzw. kurz Bechdel-Test ist kein wissenschaftlicher Test im engeren Sinne, aber ein Verfahren, das sich in der Praxis diagnostisch bewährt hat. Der Test ist nach Alison Bechdel benannt und wurde durch ihren Comic *Dykes to Watch Out For* (1985) populär. Als Koautorin gilt auch ihre Freundin Liz Wallace. Weniger bekannt ist, dass Bechdel und Wallace ihre Beurteilungskriterien aus dem 1929 von Virginia Woolf publizierten Essay *A room of one's own* (Woolf 2012) übernommen haben. Somit kann Virginia Woolf als die eigentliche Urheberin des Bechdel-Wallace-Tests gesehen werden.

Zum Bestehen des Bechdel-Wallace-Tests müssen für Filme (bzw. literarische Werke ganz allgemein) drei einfache Fragen positiv beantwortbar sein: 1.) Gibt es mindestens zwei Frauenrollen? 2.) Sprechen diese Frauen miteinander? 3.) Unterhalten sie sich über etwas anderes als einen Mann? *Breaking Bad* erfüllt zwar die Kriterien 1 und 2, scheitert aber an Frage 3. Nach der These von Flicker und Vogelmann (2018) könnte das schlechte Abschneiden von *Breaking Bad* beim Bechdel-(Wallace-)Test mit der überwiegend männlichen Zusammensetzung des Produktionsteams zusammenhängen (◼ Abb. 28.4): »Filme von Teams mit hohem Frauenanteil stellen sowohl weibliche als auch männliche Figuren differenzierter dar als jene mit hohem Männeranteil« (Flicker und Vogelmann 2018, S. 22).

Sucht und Gewalt

Aus psychoeduaktiver Sicht hochproblematisch erscheint das überbordende Maß an Gewalt, das den Zuschauern von *Breaking Bad* zugemutet wird. Alleine der Protagonist Walter White ist für rund 200 Tote verantwortlich (Breaking Bad Wiki 2018), weitere 70 Menschen kommen durch die Hand seiner Widersacher um. Außerdem sterben die Menschen nicht bloß, sondern kommen in expliziter und drastische Weise zu Tode: Die Opfer werden vergiftet, erwürgt, erdrosselt, erschlagen, erschossen, geköpft, erstickt, überfahren, in die Luft gesprengt – unter ihnen auch zahlreiche prinzipiell schutzbedürftige Personen wie Kinder, Frauen, Menschen mit Behinderung; 167 Passagiere kommen bei einem vom Protagonisten mitverursachten Flugzeugabsturz ums Leben. Wer als Zuschauer so viel Gewalt »überlebt« und auszuhalten lernt, kann bei harmloseren TV-Serien regelrechte Entzugserscheinungen entwickeln.

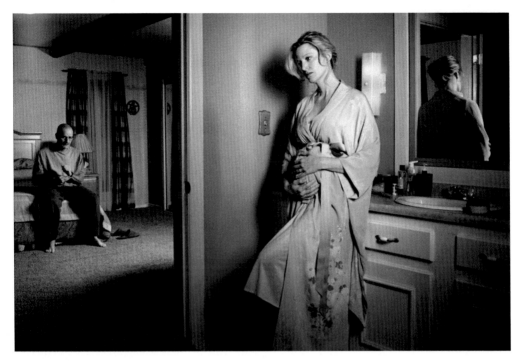

»Das Schaudern ist der Menschheit bestes Teil«

Von Produzenten und Medienvertretern wird gerne das liberale Argument ins Treffen geführt, dass niemand die Zuschauer zwinge, sich der Gewalt der Serie auszusetzen. Es sei schließlich jeder frei, selbst zu entscheiden, was er bzw. sie sich ansehen will. Warum aber sind so viele Zuschauer bereit, sich Grausamkeiten dieser Intensität und Deutlichkeit anzusehen? Aufschlussreich sind die Aussagen von Menschen, welche die Serie gesehen haben (z. B. Anonym 2014): Dabei zeigt sich, dass den meisten die bei *Breaking Bad* erlebte Gewalt im Rückblick gar nicht bewusst ist. Stattdessen erinnern Zuschauer die »spannende Handlung, die reich an Wendungen (plot twists) ist«, die »Charakterentwicklung der Protagonisten« (Walter White zu Heisenberg) und den »Kampf zwischen Protagonisten und Antagonisten« (z. B. Walter White vs. Drogenboss Gustavo Fring). Von der Symptomatik her erinnert das berichtete »Vergessen« (mit)erlebter Gewalteinwirkung an ein bekanntes Phänomen aus dem klinischen Bereich: die retrograde Amnesie. Nach einem traumatischen Ereignis (z. B. Unfall) kann man sich nicht mehr an die genauen Hergänge erinnern.

In diesem Zusammenhang klingen wiederum klassische Texte der Sozialpsychologie an, z. B. das Milgram-Experiment (Milgram 1982) oder der Bystander- bzw. Zuschauer-Effekt (Darley and Latané 1968). Die Wirkungsweise dieser Effekte kann folgendermaßen erläutert werden: Das hohe Gewaltniveau von *Breaking Bad* ist für die Zuschauer zu Beginn der Serie im Vorhinein nicht absehbar. Der erste Totschlag »passiert« dem Protagonisten im Affekt und aus Notwehr. Erst im weiteren Verlauf schaukelt sich die Gewalt in immer höheren Wellen auf. Wirklich brutal wird die Serie erst, wenn die Zuschauer nach einige Folgen schon mittendrin in der Handlung sind. Zu diesem Zeitpunkt ist es aber praktisch zu spät, um auszusteigen: Man hat die Charaktere bereits genauer kennengelernt, Interesse an der Handlung entwickelt und ohnedies schon kleinere Grausamkeiten überstanden. Wie schlimm kann es also noch werden? – Leider noch um einiges schlimmer! Milgram (1982) beschreibt die schleichende

Eskalation von Gewalt als eines der wirksamsten psychologischen Verfahren, um Menschen zu Mittätern bzw. Komplizen von Gewalt zu machen.

Beim Thema Komplizenschaft setzt auch der so genannte Bystander- bzw. Zuschauer-Effekt an. Anstoß für die Überlegungen von Darley und Latané (1968) war der Fall Kitty Genovese. Die junge Frau wurde in New York mehrere Stunden lang im Innenhof eines Hauses vergewaltigt und schließlich ermordet. 38 Personen in der Nachbarschaft bekamen das Verbrechen mit, aber niemand schritt ein. Als Hauptursache dieses Phänomens identifizierten Darley und Latané (1968) damals die so genannte »Verantwortungsdiffusion«. Dadurch, dass alle zusahen, fühlte sich keiner der Nachbarn persönlich veranlasst einzuschreiten; schließlich hätte jeder andere ebenso Hilfe rufen können. Passiert ein Verbrechen vor einer großen Zuschauerschaft, reduziert sich daher in weiterer Folge auch die Angst, dass es sich hier tatsächlich um einen Notfall handeln könnte. Die empfundene Normalisierung der Situation geht so weit, dass am Ende niemand derjenige sein möchte, welcher irrtümlich eingeschritten wäre. Die am Bildschirm ablaufende gewaltsame Handlung – und mag sie auch noch so grausam sein – wirkt unter diesen Bedingungen nachvollziehbar, natürlich und unausweichlich. Mit Milgram (1982) sowie Darley und Latané (1968) lässt sich somit zusammenfassend erklären, wie die Kombination aus schleichender Gewalteskalation und fortlaufender Involvierung der Zuschauer in die Gewalttaten deren Bindung zur Serie *Breaking Bad* sogar noch erhöht – und damit deren Einschaltquote und finanziellen Erfolg steigert! Dieser Effekt ist außerdem ansteckend: Sind einige Zuschauer einmal zu Komplizen der Gewaltexzesse gemacht, bilden sie automatisch einen engeren Kreis von Eingeweihten und »Abgehärteten«. Wer zu diesem Kreis dazugehören und mitreden will, muss die Sendung gesehen haben und ebenso die Gewalt aushalten können. Die TV-Serie selbst wird dadurch zu einem Initiationsmedium. Das Aushalten der Gewaltexzesse am Bildschirm wird zur gesellschaftliche Mutprobe, die das Publikum in Tapfere und Feiglinge trennt.

Diese beiden Gruppen haben auch etwas mit dem psychologischen Konstrukt von »Sensitizern« und »Repressern« (Byrne 1964) zu tun. Represser sind Menschen, die bedrohliche Reize eher vermeiden, Sensitizer hingegen suchen diese Reize. Krohne und Schroder (1972) konnten experimentell nachweisen, dass beide (!) Gruppen durch Gewaltdarbietungen kognitive Beeinträchtigungen erfahren: Laut Vitouch (2007) reduzieren Represser ihre allgemeine Informationsaufnahmeaktivität, Sensitizer hingegen spalten das Gesehene von sonstigen Erfahrungen und Gedanken ab. Krahé et al. (2011) konnten diese Ergebnisse im Wesentlichen bestätigen. Tiefergehende Hinweise darauf, wie das Publikum konkret mit der Gewalt von Serien umgeht, kann man z. B. durch (qualitative) Interviews mit Zuschauern erhalten. Auch hierbei bestätigen sich die experimentellen Befunde, dass das unmittelbare Erleben von Gewalt – selbst wenn dieses durch Medien vermittelt ist – in jedem Fall ein hohes Maß an Stress für die Betroffenen bedeutet. Für gewisse Personen sind Gewaltexzesse wenig angsteinflößend und daher bewusstseinsfähig (z. B. Sensitizer). Bei ihnen kommen häufig Copingstrategien zur Stressbewältigung (Lazarus und Folkman 1984) bzw. klassisch-psychoanalytische Abwehrmechanismen zum Einsatz. Dazu gehört etwa die Rationalisierung (»was zu sehen ist, ist nicht echt, sondern nur Fiktion«). Für andere Menschen wiederum lässt sich das hohe Maß an gewaltinduziertem Stress nur dadurch reduzieren, dass sie stressbeladene bzw. traumatisierende Ereignisse entweder im Vorhinein vermeiden oder im Nachhinein ausblenden bzw. leugnen oder überhaupt vergessen (z. B. Represser). Unabhängig vom generellen Angstniveau und der Art der Bewältigung der Gewalt durch die Zuschauer erfolgt über alle Gruppen hinweg eine psychische Abstumpfung. Dies ist zugleich die abschließende Erklärung dafür, warum die Intensität der Gewalt im Verlauf der Serie *Breaking Bad* stetig gesteigert werden muss: Eine höhere Dosis ist erforderlich, um beim Publikum fortlaufend emotionale Reaktionen hervorzurufen, die diese dann immer wieder brauchen und suchen. Der Mechanismus kommt auch bei anderen Serien- oder Spielfilmproduktionen zur Anwendung, in denen drastische Gewaltszenen vorkommen – beispielsweise *Game of Thrones* (Rosenberg 2016). Offensichtlich sind Gewaltspiralen ein bewährtes Rezept zur Publikumsbindung – und diese wiederum ist eine zentrale Voraussetzung für den wirtschaftlicher Erfolg jeder TV-Serie.

»Realistische« Gewalt als Gewaltprophylaxe?

Schöpfer Vince Gilligan (2013) wehrt sich gegen den Vorwurf exzessiver Gewalt in *Breaking Bad*. Ganz allgemein trete er für eine möglichst realistische Gewaltdarstellung in Film und Serie ein. Denn nur wenn die Zuschauer emotional affiziert seien, könne man ihnen auch die Konsequenzen von Gewalt vor Augen führen (z. B. die nachträglichen Gewissensbisse der Täter). So ermögliche es *Breaking Bad*, »echte Betroffenheit« und ein »echtes Bewusstsein« für Gewalt zu entwickeln. Zur Abstumpfung gegenüber Gewalt führe in Wahrheit die klischeehafte (»cartoony«) Gewaltdarstellung traditioneller Filmproduktionen – »der Held erschießt jemanden, macht eine lustige Bemerkung und setzt seinen Tag fort« (Gilligan 2013). Selbst wenn man Gilligans Argumentation folgen will, bleibt dennoch die Frage, ob Gewalt in derart expliziter Weise wie in *Breaking Bad* gezeigt werden muss. Eine der eindringlichsten Gewaltdarstellungen der Filmgeschichte – die Duschszene aus Hitchcocks *Psycho* (1960) – wurde weltbekannt, obwohl (bzw. gerade weil) im Bild keine einzige Gewalteinwirkung auf das Opfer zu sehen ist.

Aus psychologischer Sicht gibt es aber auch noch zwei weitere problematische Aspekte an den drastischen Gewaltdarstellungen von *Breaking Bad*: Allem voran schränkt der von Gilligan (2013) intendierte Realismus das Publikum massiv in der Möglichkeit ein, Copingstrategien (Lazarus und Folkman 1984) zur psychischen Verarbeitung der Gewalt einzusetzen. Denn wenn die Grenze zwischen Realität und Fiktion in der TV-Serie verschwimmt, kann es den Zuschauern auch nicht mehr ohne Weiteres gelingen, das Gesehene als filmische Inszenierung zu rationalisieren. Die Menschen sind damit dem gewalttätigen Eingriff der TV-Serie *Breaking Bad* in ihre Gefühlswelt weit schutzloser ausgeliefert, als bei klassischen Medienproduktionen. Zugleich werden den Zuschauer in der Serie *Breaking Bad* gerade jene Gewaltdarstellungen vorenthalten, die eine kritische Positionierung gegenüber der »heldenhaften Entwicklung« des Protagonisten als Drogenproduzent ermöglichen würden. Dazu gehören etwa Szenen, in denen die Auswirkungen der Droge Crystal Meth auf die Hunderttausenden von Konsumenten gezeigt würden, die Walter White zu seinem Vermögen verhelfen. Immerhin hat Crystal Meth als eine der populärsten illegalen Partydrogen weltweit auch zahlreiche erwiesene Nebenwirkungen. Laut Fischer (2016) erhöht regelmäßiger Konsum das Arteriosklerose- und Herzinfarktrisiko, aber auch die Wahrscheinlichkeit, an Parkinson zu erkranken. »Ein beträchtlicher Teil« an Konsumenten sei außerdem »von psychischen Störungen und Krankheiten betroffen« (Fischer 2016). Eine Überdosierung kann sogar zum Tod führen: Es drohen akutes Herz- und Nierenversagen sowie Hirnblutungen und Schlaganfall. Das alles wird in *Breaking Bad* nicht gezeigt. Die Gefahren des Drogenkonsums werden nur stereotyp anhand der Einzelbeispiele sozialer Außenseiter abgehandelt, die in der Serie klar als Junkies, Kriminelle oder Prostituierte erkennbar sind. So behaupten die Drehbuchautoren und Produzenten von *Breaking Bad*, auf die negativen Auswirkungen des Crystal-Meth-Konsums »offen« hinzuweisen. Sie enthalten den Zuschauern jedoch über alle 62 Folgen hinweg gerade jene Alltagssituationen vor, in denen im realen Leben der Konsum von Crystal Meth passiert und tagtäglich ganz normale Jugendliche und Erwachsene betrifft. So kann sich die TV-Serie des Vorwurfs nicht erwehren, illegale Drogenproduktion unkritisch zu idealisieren. Gemeinhin steht *Breaking Bad* dadurch im Ruf, den weltweiten Hype um Crystal Meth keineswegs verhindert, sondern sogar noch angefacht zu haben. Unmittelbar zum Nachteil gereicht diese der Serie nicht. Schließlich trägt der geäußerte Verdacht noch weiter zur Mythenbildung, Popularisierung und damit zum ungebrochenen Erfolg von *Breaking Bad* bei.

Schluss: »Ist das ein teuflisch Lügenspiel«

Breaking Bad macht süchtig und diese Sucht zahlt sich für die Produzenten der Serie finanziell aus. Wenn solch klare ökonomische Anreize bestehen, wen kümmern da die Nebenwirkungen! Mit Staunen lässt sich am Ende dieser Analyse erkennen, dass die erfolgreiche TV-Serie tatsächlich ihre eigenen Produktionsbedingungen zum Thema gemacht hat: Während sich Walter White als Protagonist der

Serie vom Highschool-Lehrer an die Spitze eines milliardenschweren Drogenunternehmens katapultiert, ist es Vince Gilligan als Produzenten der TV-Serie gelungen, in der realen Welt einen lukrativen Business Case zu schaffen. Um die Zuschauer, d. h. die Konsumenten, bei der Stange zu halten, wurde auf die schleichende Erhöhung der Gewaltdosis zurückgegriffen, die es den Menschen erschwert, abzuschalten! Dies ist umso mehr der Fall, zumal die Handlung von *Breaking Bad* spannend und die Charaktere durchaus gut entwickelt sind. Die beim Publikum feststellbaren Begeisterungsstürme haben aber – wie die Partydroge Crystal Meth – eine bittere Nebenwirkung. Denn was die Zuschauer an den Bildschirmen verfolgen können, ist eben nicht das reale Leben, sondern eine realistisch anmutende Fantasie, die sich gegen wichtige Korrektive immunisiert: So fehlen etwa alltagsnahe Darstellungen der nachteiligen gesellschaftlichen Konsequenzen bzw. der gesundheitlichen Nebeneffekte von Crystal Meth. Ganz allgemein fehlt aber auch eine kritische Perspektive auf das Doppelleben des Protagonisten. Die Zuschauer erhalten zwar Gelegenheit, ihn in verschiedensten Lebenslagen kennenzulernen, erhalten aber kaum Einblicke in die Welt der anderen Charaktere. So wird Walters Perspektive zunehmend zum unangefochtenen Dogma. Die narrative Schlagseite bewirkt, dass am Ende viele Zuschauer Walter White zu verstehen glauben, seine Gewalttätigkeiten mittragen und keine grundsätzlichen Bedenken gegenüber den Kollateralschäden seines Lebensstils entwickeln können. Fürs Publikum werden damit auch Walters Aggressionen gegenüber seiner Frau Skyler immer nachvollziehbarer. Ihre moralisierende Haltung und Beharrlichkeit, dass ihr Gatte die Wahrheit sagen möge, wird kraft Inszenierung auch von den Zuschauern als belastend erlebt. Um sich von Skyler zu befreien, machten sich einige von ihnen zunächst über die sozialen Medien Luft. Am Ende sah sich Schauspielerin Anna Gunn (2013) sogar mit persönlichen Morddrohungen konfrontiert. Hätte es sich nicht just so zugetragen, grenzte diese Verschiebung von der Fiktion zur Realität an schiere Alchemie: Wie einst Faust sein Gretchen zugrunde richtete, so verfährt Jahrhunderte später Walter White mit seiner Skyler – und die Zuschauer gehen sogar noch real gegen die weibliche Darstellerin vor! Zu schade, dass die Drehbuchautoren von *Breaking Bad* nicht offiziell zur Literaturvorlage der Fausterzählung stehen. (Eine mögliche Erklärung wäre, dass sie schlicht Sorge um die Einschaltquote hatten. Denn was wäre bei einer Serie mit Millionen von Zuschauern und über 60 Fortsetzungsfolgen schlimmer, als den Verlauf und den Ausgang der Geschichte zu spoilern? Für den wirtschaftlichen Erfolg der Serie hätte dies jedenfalls unabsehbare Folgen gehabt.)

Unter den ökonomischen Produktionsprämissen der TV-Serien-Produktion erscheint es wenig verwunderlich, dass sich auch die Handlung von *Breaking Bad* vornehmlich ums Geldverdienen und das Gewinnen von Marktanteilen dreht. Die inhärente Businesslogik der Serie verleiht den dargestellten Morden und Gewalttaten auch eine wirtschaftliche Legitimation. Der Anschein der Unausweichlichkeit von Gewalt birgt für die Zuschauer eine Reihe psychologischer und sozialer Konsequenzen. Sie lernen sich zunehmend an die immer drastischeren Gewaltdarstellungen zu gewöhnen und diese mitunter sogar als erforderlichen Bestandteil der Geschichte zu akzeptieren. In dieser Hinsicht lässt es *Breaking Bad* vermissen, ein pädagogisches Korrektiv anzubieten. Wie eingangs erwähnt, wird die Serie immerhin zum so genannten »Quality-TV« (Thompson 1997) gezählt. Offensichtlich bedarf es dafür aber neuer Kriterien.

Bereits Berthold Brecht (1957) hatte in seinen vielzitierten *Schriften zum Theater* bemerkt, dass ein Grundproblem des klassischen Dramas darin bestehe, dass die Handlung sich selbst genüge und ihr eine kritische Einschätzung bzw. Beurteilung fehle: In klassischer Theatertradition werden auch moderne Serien wie *Breaking Bad* rein durch ihre Dialoge vorangetrieben. Es mangelt an einem Kommentar als Korrektiv. Das unmittelbare Eintauchen in die Handlung hat für die Zuschauer den Preis, dass die Schranken zwischen Fiktion und Realität verschwimmen. Brechts Lösung für dieses Dilemma ist das so genannte »epische Theater« (Brecht 1957, S. 13). Dabei wird die dramatische Handlung in bestimmten Abständen angehalten, kommentiert und diskutiert. Ein gutes Beispiel, wie dies am Bildschirm oder auf der Leinwand funktionieren kann, ist Stefan Rozuwitzky in seinem Film *Das radikal Böse* (2014) gelungen. Die filmische Handlung folgt dabei den Tagebuchaufzeichnungen deutscher Wehrmachtssoldaten im Zweiten Weltkrieg. Für sich alleine stehend vermitteln diese Aussagen einen authentischen Einblick in den Alltag und die »Normalität« des Krieges mit all seinen unsäglichen Grausamkeiten. Erst aber dadurch, dass die filmischen Augenzeugenberichte durch einen Sprecher fortlaufend unterbrochen und kontextualisiert werden, wird man als Zuschauer in die Lage versetzt, die Welt der Soldaten nicht nur miterleben, sondern sich von ihr auch distanzieren zu können. So wird ein tieferes Verstehen der Zusammenhänge möglich. Im fortlaufenden Wechselspiel von immersiver Handlung und distanzierender Erklärung gelingt es Regisseur Rozuwitzky (2014), den Zuschauern schließlich auf die Spur zu helfen, wie Kriegsverbrechen im totalitären NS-Regime unter Einbindung prinzipiell friedliebender Menschen zustande kommen konnten. Damit lässt sich aus der Geschichte etwas lernen, das für die heutige Gesellschaft von Bedeutung ist. TV-Serien wie *Breaking Bad*, die den Anspruch erheben, zum so genannten »Quality TV« zu gehören und laut Gilligan (2013) das Publikum über Gewalt und andere gesellschaftliche Missstände aufklären wollen, könnten sich daran ein Beispiel nehmen. Es bedürfte – neben der realitätsnahen und gewaltsamen Involvierung der Zuschauer – in Zukunft eines höheren Maßes an Erläuterung und Reflexion der Inhalte, um echte Qualität ins »Quality TV« zu bringen.

Literatur

Anonym (2014) Does Breaking Bad stay as violent as it is in the first few episodes? Quora. https://www.quora.com/Does-Breaking-Bad-stay-as-violent-as-it-is-in-the-first-few-episodes. Zugegriffen: 17 Juni 2018
Barbour (2013) Breaking Bad's Faustian Cast. OUPblog. https://blog.oup.com/2013/09/breaking-bad-faust-character-casting/. Zugegriffen: 12. Juni 2018
Benetka G (2017) Die Psychoanalyse der Schüler um Freud: Entwicklungen und Richtungen, 1. Aufl. Springer, Wiesbaden
Blanchet R (2011) »Quality TV«: Eine kurze Einführung in die Geschichte und Ästhetik neuer amerikanischer Fernsehserien. In: Blanchet R, Köhler K, Smid T, Zutavern J (Hrsg) Serielle Formen: Von den frühen Film-Serials zu aktuellen Quality-TV- und Online-Serien. Schüren, Marburg, S 37–70
Bohnsack R (2007) Rekonstruktive Sozialforschung. Einführung in qualitative Methoden, 6. Aufl. Budrich, Opladen Farmington Hills
Bohnsack R (2009) Qualitative Bild- und Videointerpretation. Die dokumentarische Methode. Budrich, Opladen Farmington Hills
Bourdieu P (2008) Die feinen Unterschiede: Kritik der gesellschaftlichen Urteilskraft, 1. Aufl. Suhrkamp, Frankfurt aM
Breaking Bad Wiki (2018) List of deaths on Breaking Bad. Breaking Bad Wiki. http://breakingbad.wikia.com/wiki/List_of_deaths_on_Breaking_Bad. Zugegriffen: 13. Juni 2018
Brecht B (1957) Schriften zum Theater. Über eine nicht-aristotelische Dramatik Bd. 1. Suhrkamp, Frankfurt aM
Brown L (2013) In Conversation: Vince Gilligan on the End of Breaking Bad. Vulture. http://www.vulture.com/2013/05/vince-gilligan-on-breaking-bad.html. Zugegriffen: 22. Juli 2018
Byrne D (1964) Repression-sentsitization as a dimension of personality. In: Maher BA (Hrsg) Progress in experimental personality research. Academic Press, New York
Campbell J (1999) Der Heros in tausend Gestalten, 6. Aufl. Insel, Frankfurt aM
Darley JM, Latané B (1968) Bystander intervention in emergencies: diffusion of responsibility. J Pers Soc Psychol 8:377–383
Decker KS, Koepsell DR, Arp R (Hrsg) (2017) Philosophy and Breaking Bad, 1. Aufl. Palgrave Macmillan, Cham
Dibdin E (2018) It had never been done on television before: The oral history of »Breaking Bad.« Esquire. http://www.esquire.com/entertainment/tv/a15063971/breaking-bad-cast-interview/. Zugegriffen: 30. Jan. 2018
Eichenberg C, Hampl S (2017) Altern auf dem Egotrip. Interpretation des Spielfilms »Giulias Verschwinden« von Christoph Schaub. In: Strauß B, Philipp S (Hrsg) Wilde Erdbeeren auf Wolke 9. Springer, Berlin Heidelberg, S 51–64
Filmstarts.de (2018) Die besten Serien aller Zeiten – FILMSTARTS.de. http://www.filmstarts.de/serien/beste/. Zugegriffen: 31. Jan. 2018
Fischer L (2016) Rauschdrogen: Wie wirkt und schadet Crystal Meth? https://www.spektrum.de/wissen/5-fakten-zu-crystal-meth/1304742. Zugegriffen: 8. Juli 2018
Flicker E, Vogelmann LL (2018) Österreichischer Film Gender Report 2012–2016. Zentrale Ergebnisse. Österreichisches Filminstitut,, Wien
Frenzel E (2015) Motive der Weltliteratur: Ein Lexikon dichtungsgeschichtlicher Längsschnitte, 6. Aufl. Kröner, Stuttgart
Garfinkel H (2004) Studies in Ethnomethodology. Polity Press, Cambridge

Gilligan V (2013) Breaking Bad illustrates the consequences of violence. Variety. https://variety.com/2013/voices/opinion/gilligan-2444/. Zugegriffen: 17. Juni 2018

Goethe JW (1992) Faust 1. Der Tragödie erster Teil. Philipp Reclam jun, Stuttgart

Gunn A (2013) I have a character issue. The New York Times

Hampl S (2017a) F*ck the therapist! Eine komparative Videointerpretation von Basic Instinct I und II. In: Poltrum M, Rieken B, Pritz A (Hrsg) Der Psychotherapeut im Spielfilm. Springer, Berlin Heidelberg, S 243–258

Hampl S (2017b) Videoanalysen von Fernsehshows und Musikvideos. Ausgewählte Fallbeispiele zur dokumentarischen Methode. Budrich, Leverkusen Berlin Toronto

Hibbert J (2013) Breaking Bad series finale ratings smash all records. EW.com. http://ew.com/article/2013/09/30/breaking-bad-series-finale-ratings/. Zugegriffen: 2. Febr. 2018

IMDb (Internet Movie Datenbank) (2018) Breaking Bad Ratings. In: IMDb. http://www.imdb.com/chart/tvmeter. Zugegriffen: 31. Jan. 2018

Krahé B, Möller I, Berger A, Felber J (2011) Repression versus sensitization in response to media violence as predictors of cognitive avoidance and vigilance. J Pers 79:165–189. https://doi.org/10.1111/j.1467-6494.2010.00674.x

Krohne HW, Schroder HM (1972) Anxiety defense and complex information processing. Arch Psychol 124:50–61

Lang C, Dreher C (2013) Breaking Down BREAKING BAD. Dramaturgie und Ästhetik einer Fernsehserie, 1. Aufl. Fink, München

Lazarus RS, Folkman S (1984) Stress, appraisal, and coping. Springer, New York

Lévi-Strauss C (1971) Mythologica. Das Rohe und das Gekochte. Suhrkamp, Frankfurt aM

Luhmann N (1987) Soziale Systeme: Grundriß einer allgemeinen Theorie Bd. 1. Suhrkamp, Frankfurt aM

Mannheim K (2003) Strukturen des Denkens. Suhrkamp, Frankfurt aM

Mikunda C (2002) Kino spüren: Strategien der emotionalen Filmgestaltung. WUV, Wien

Milgram S (1982) Das Milgram-Experiment: Zur Gehorsamsbereitschaft gegenüber Autorität, 19. Aufl. Rowohlt, Reinbek bei Hamburg

Moviepilot.de (2018) Alle Serien in der Übersicht | moviepilot.de. https://www.moviepilot.de/serie. Zugegriffen: 31. Jan. 2018

Nathanson J (2013) The economics of a hit TV show. Priceonomics. http://priceonomics.com/the-economics-of-a-hit-tv-show/. Zugegriffen: 2. Febr. 2018

Nicholson R (2013) Breaking Bad is great TV, but with no real women, it can never be »my« show | Rebecca Nicholson. Guardian. https://www.theguardian.com/tv-and-radio/tvandradioblog/2013/aug/22/breaking-bad-vince-gilligan-charlie-brooker. Zugegriffen: 13. Juni 2018

Nielsen (Marktforschung) (2014) This TV season's biggest moments on twitter. http://www.nielsen.com/us/en/insights/news/2014/this-tv-seasons-biggest-moments-on-twitter.html. Zugegriffen: 1. Febr. 2018

Ovid (1986) Metamorphosen: Epos in 15 Büchern. Reclam, Philipp, jun, Stuttgart

Przyborski A, Wohlrab-Sahr M (2013) Qualitative Sozialforschung: Ein Arbeitsbuch, 4. Aufl. Oldenbourg, München

Raftery L (2018) With Breaking Bad, Vince Gilligan created a new kind of antihero. TVGuide.com. http://www.tvguide.com/news/breaking-bad-walter-white-antihero/. Zugegriffen: 4. Juni 2018

Rank O (2015) Der Doppelgänger: Eine psychoanalytische Studie. Literaricon, Treuchtlingen

Rosenberg A (2016) How much violence is too much on ›Game of Thrones‹? Washington Post

Rotten Tomatoes (2018) Breaking Bad ratings. https://www.rottentomatoes.com/tv/breaking_bad/. Zugegriffen: 13. Juni 2018

Ruzowitzky S (2014) Das radikal Böse

Schlütz D (2016) Quality-TV als Unterhaltungsphänomen: Entwicklung, Charakteristika, Nutzung und Rezeption von Fernsehserien wie The Sopranos, The Wire oder Breaking Bad Bd. 1. Springer, VS, Wiesbaden

Schütze F, Meinefeld W, Weymann A (1973) Grundlagentheoretische Voraussetzungen methodisch kontrollierten Fremdverstehens. In: Arbeitsgruppe Bielefelder Soziologen (Hrsg) Alltagswissen, Interaktion und gesellschaftliche Wirklichkeit. Rowohlt, Reinbek, S 433–495

Stevenson RL (2005) Der seltsame Fall des Dr. Jekyll und Mr. Hyde Bd. 1. Anaconda, Köln

Stubbs D (2014) Target Audience for Breaking Bad. http://danstubbsasmedia.blogspot.com/2014/09/target-audience-for-breaking-bad.html. Zugegriffen: 13. Juni 2018

Thompson RJ (1997) Television's second golden age: From »Hill Street Blues« to »ER.« Television. Syracuse, N.Y

Vitouch P (2007) Fernsehen und Angstbewältigung: zur Typologie des Zuschauerverhaltens, 3. Aufl. VS, Wiesbaden

Vogler C (2018) Die Odyssee der Drehbuchschreiber, Romanautoren und Dramatiker: Mythologische Grundmuster für Schriftsteller. Autorenhaus-Verlag, Berlin

Woolf V (2012) Ein Zimmer für sich allein. Reclam, Philipp, jun, Stuttgart

Woollacott E (2014) Breaking Bad piracy soars after Emmy Wins. Forbes. https://www.forbes.com/sites/emmawoollacott/2014/09/03/breaking-bad-piracy-soars-after-emmy-wins/. Zugegriffen: 31. Jan. 2018

Originaltitel	Breaking Bad
Erscheinungsjahr	2008–2013 (62 Episoden in fünf Staffeln)
Land	USA
Drehbuch	Vince Gilligan, Moira Walley-Beckett, Sam Catlin, Peter Gould, Gennifer Hutchison, Patty Lin, George Mastras, J. Roberts, Thomas Schnauz, John Shiban
Regie	Michelle MacLaren (11 Episoden); Adam Bernstein (8 Episoden); Vince Gilligan (5 Episoden); Colin Bucksey, Michael Slovis (je 4 Episoden); Bryan Cranston, Terry McDonough, Johan Renck, Rian Johnson (je 3 Episoden); Scott Winant, Peter Gould (je 2 Episoden); Phil Abraham, Félix Enríquez Alcalá, Tricia Brock, Sam Catlin, John Dahl, Charles Haid, Bronwen Hughes, Tim Hunter, Jim McKay, George Mastras, Peter Medak, Thomas Schnauz, John Shiban, David Slade (je 1 Episode)
Hauptdarsteller	Bryan Cranston, Anna Gunn, Aaron Paul
Verfügbarkeit	Als DVD, Blu-ray bzw. Video-on-Demand in deutscher Sprache erhältlich

Martina Heichinger

Die Prohibition oder „Der König ist tot, lang lebe der König!"

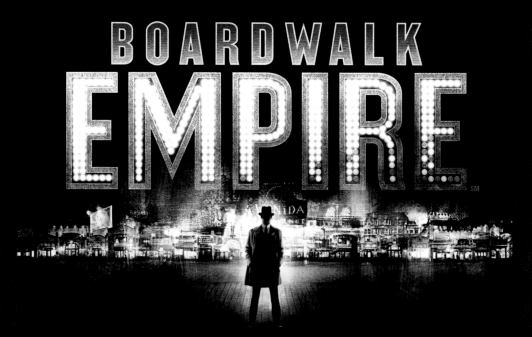

FROM **TERENCE WINTER**, EMMY AWARD-WINNING WRITER OF THE SOPRANOS,
AND ACADEMY AWARD-WINNING DIRECTOR **MARTIN SCORSESE**

ATLANTIC CITY, 1920

When alcohol was outlawed,
outlaws became kings.

BOARDWALK EMPIRE SM

SERIES PREMIERE **SUNDAY, SEPTEMBER 19, 9**PM
HBO®

Filmplakat *Boardwalk Empire*. (Quelle: Filmbild Fundus Herbert Klemens. © HBO. Mit freundlicher Genehmigung)

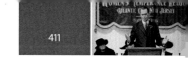

Boardwalk Empire (2010–2014)

Einleitung

Serien haben im Unterschied zu Filmen vor allem eines: Zeit. Zeit, um mehrere, durchaus komplexe Handlungsstränge nebeneinander zu entwickeln und ineinander zu verflechten. Die Haupt- und Nebenfiguren können dabei mit einer Differenziertheit ausgearbeitet werden, wie es in einem Kinofilm niemals möglich wäre (Storck und Taubner 2017). Dies ermöglicht eine narrative Qualität von Serien, die an diejenige der Romane erinnert. Das gleichnamige Buch des amerikanischen Juristen Nelson Johnson aus dem Jahr 2002, in welchem die Gründung und der Aufschwung der amerikanischen Stadt Atlantic City nachgezeichnet werden, liefert die Vorlage für die mehrfach preisgekrönte Serie *Boardwalk Empire* (◘ Abb. 29.1) des amerikanischen Fernsehsenders HBO (Johnson 2013). Insgesamt 56 Episoden, aufgeteilt auf fünf Staffeln mit einer Gesamtspieldauer von ca. 50 Stunden und 25 Minuten bieten reichlich Zeit, einen bedeutsamen Abschnitt der amerikanischen Geschichte, nämlich jenen der Ära der Prohibition, anhand mehrerer Erzählstränge und über mehrere Jahre hinweg darzustellen.

Boardwalk Empire spielt zur Zeit der Prohibition in Atlantic City. Ende des 19. Jahrhunderts auf einer sandigen kleinen Insel an der Südküste von New Jersey gegründet, war Atlantic City zu Beginn der 1920er-Jahre eine Stadt der Vergnügungen und Ausschweifungen, eine Hochburg der korrupten Politiker und eine Bühne des organisierten Verbrechens – eine »Stadt der Sünde«. Und genau hier beginnt die Serie *Boardwalk Empire*, am Abend vor Inkrafttreten der Prohibition Anfang 1920, und sie endet 1931 vor dem absehbaren Ende derselben. Bei dem namensgebenden Boardwalk handelt es sich um die von Luxushotels, diversen Lokalen und Attraktionen gesäumte, als Stahlkonstruktion erbaute Strandpromenade von Atlantic City. Die Serie verknüpft kunstvoll und elegant historische Personen und Begebenheiten mit frei erfundenen, und sie entwickelt dadurch sowie durch eine opulente Detailgenauigkeit eine große Faszination. Im Mittelpunkt der Serie steht der ehemalige Sheriff und derzeitige Schatzmeister von Atlantic City, Enoch »Nucky« Thompson (Steve Buscemi), basierend auf der historischen Person Enoch »Nucky« Johnson. Er ergreift die finanziellen Möglichkeiten, die die Prohibition eröffnet, und wird über fünf Staffeln versuchen, seine Macht auszubauen und zu erhalten.

Boardwalk Empire ist eine Serie über Sucht und Sehnsucht, über Macht und Ungleichheit. Sie skizziert ein Stück amerikanische Geschichte rund um die Ära der Prohibition, die prosperierende Entwicklung der Küstenstadt Atlantic City und den Aufschwung des organisierten Verbrechens. Die Serie schlägt dabei einen großen thematischen Bogen. Beginnend bei Politik, Macht und Korruption, den Frauenrechten und der Rassentrennung über die Rolle von Familie, Religion und Kirche und die Auswirkungen von Krieg und Gewalt bis hin zur Beziehung des Menschen zu seinen Rausch- und Genussmitteln. Es geht um Liebe, Verbundenheit und Einsamkeit, um die unmögliche Trennung von Gut und Böse und die Allgegenwärtigkeit der menschlichen Schwächen. *Boardwalk Empire* handelt auch von Schuld und Vergeltung, von den Folgen von Armut und Ungleichheit und von der Sehnsucht danach, auf der Seite der Gewinner zu stehen. Diese Themen materialisieren sich stellvertretend an dem Rauschmittel Alkohol und dem Umgang damit. Alkohol als Genussmittel, Suchtmittel und illegale Droge – er wird zum Sündenbock und zum Machtinstrument. Davon handelt *Boardwalk Empire*.

Im Folgenden werden Handlung und Hauptfiguren der Serie anhand einer Beschreibung des Serienbeginnes und des Serienendes kurz dargestellt und zusammengeführt. Als Auftakt zu diesen Ausführungen wird der herausragend gut inszenierte Vorspann der Serie vorgestellt. Er ist jeder Episode (mit Ausnahme der letzten!) vorangestellt und kann als bildgewaltige und symbolträchtige Ouvertüre zu *Boardwalk Empire* gesehen werden. Dem schließen sich Gedanken zur Serie aus psychotherapeutischer

Sicht in Bezug auf die Hauptfigur der Serie und das Leitthema des vorliegenden Sammelbandes sowie eine kurze Schlussbemerkung an. Vorab soll das Phänomen der Prohibition Erwähnung finden, das Thomas Welskopp in seinem ausführlichen gleichnamigen Buch als »Amerikas große Ernüchterung« bezeichnet (Welskopp 2010).

Die Prohibition oder »When alcohol was outlawed, outlaws became kings«

Die Serie *Boardwalk Empire* thematisiert auf beeindruckende Weise den Umstand, dass es bei der Prohibition um mehr ging als um das Verbot von Alkohol. »Die thematische Linse der Prohibition eröffnet eine kaleidoskopartige Sicht [auf das] Panorama der amerikanischen Gesellschaft und Kultur in den 1920er- und frühen 1930-er Jahre[n]« (Welskopp 2010, S. 7). *Boardwalk Empire* bedient sich dieser Linse, um ein Stück amerikanische Geschichte darzustellen.

Das historische Phänomen der Prohibition entzieht sich durch seine Komplexität einer kurzen und trotzdem umfassenden Darstellung. Die Verankerung eines nationalen Alkoholverbotes in der Verfassung der Vereinigten Staaten hat eine lange Vorgeschichte, und die Auswirkungen desselben auf die amerikanische Gesellschaft entwickelten eine ungeheure Tragweite. Von ihren Trägern und Akteuren über Rechtsprechung und Ökonomie, Medien und Politik bis zu ihren Profiteuren, der organisierten Kriminalität – die Prohibition erstreckte sich über alle Gesellschaftsbereiche und über das gesamte Land bis in seine letzten Winkel. Der Valstead-Act definierte alles ab einem halben Prozent Alkohol als »berauschendes Getränk«, wodurch »selbst Sauerkraut zur illegalen Droge [wurde]« (Beitext zu Burns und Novick 2011; Ergänzung der Autorin). Mit der Abschaffung der Prohibition wurde zudem zum ersten und bisher einzigen Mal eine Änderung der US-Verfassung wieder rückgängig gemacht (Welskopp 2010). Die Kriminalisierung eines für Millionen Amerikaner zum täglichen Leben gehörenden Genussmittels und eines der wichtigsten Wirtschaftszweige der USA spaltete die amerikanische Bevölkerung in »Abstinenzler, Trinker und Scheinheilige« (Beitext zu Burns und Novick 2011). Millionen von alkoholkranken Menschen waren gar nicht in der Lage, von einem Tag zum anderen auf Alkohol zu verzichten. Außerdem waren Millionen von Menschen, die Alkohol zum Genuss tranken, auch nicht willens, sich denselben nehmen zu lassen. Mit beidem ließ sich ferner viel Geld verdienen.

Boardwalk Empire spielt zur Zeit eines durch die amerikanische Verfassung gesetzlich verankerten Alkoholverbotes in Atlantic City, und der Alkohol ist und bleibt allgegenwärtig. Von früh bis spät wird getrunken, vom Whiskey zu den Besprechungen über den Wein zum Essen bis zu Champagner und Drinks abends in Lokalen. Eine völlig überforderte Prohibitionsbehörde auf der einen Seite und Ignoranz und Korruption der politischen Führung von Atlantic City auf der anderen Seite hatten zur Folge, dass Alkohol nur empfindlich teurer wurde, aber nicht weniger leicht erhältlich war. Die günstige Lage der Stadt an der Küste des Atlantiks machte sie außerdem zur idealen Drehscheibe für den Alkoholschmuggel, da für eine effiziente Küstenüberwachung von Seiten der Regierung kein Geld zur Verfügung stand (Johnson 2013).

Der Vorspann: Der Mann am Meer

Die erste Einstellung zeigt die zentrale Hauptfigur von *Boardwalk Empire*, Enoch »Nucky« Thompson (Steve Buscemi), elegant gekleidet, mit roter Nelke im Knopfloch und makellos glänzenden Schuhen alleine an einem sonnigen Strand stehen, den Blick auf das offene Meer gerichtet. Man sieht ein Stück glatten, unberührten Sandstrands, über den sanft die Gischt rollt. Nucky hinterlässt bei seinem Gang über den Strand Abdrücke im Sand, die von der Meeresbrandung wieder geglättet werden. Wellen rollen in Zeitlupe, während Nucky immer in Echtzeit dargestellt wird. Er nimmt aus einer goldenen Tabatiere langsam eine Zigarette und zündet sie an. Dunkle Wolken tauchen auf, im Zeitraffer, der

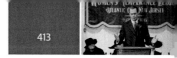

Himmel verdunkelt sich. Ein kurzes Bild der roten Nelke in Nuckys Revers. Sein Blick nachdenklich, seine Stirn leicht gerunzelt, es folgt eine kurze Einstellung, als er die Zigarette zwischen seinen Fingern dreht. Dann erscheint eine im Wasser treibende Flasche Canadian Whiskey. Mehrere Flaschen erfüllen das Bild, sie treiben mit den Wellen unter das Pier und zerschellen an dessen Bolzen. Einzelne Flaschen werden unversehrt an den Strand gespült. Nucky steht regungslos am Strand und blickt aufs Meer, im Hintergrund sieht man den Boardwalk von Atlantic City. Die Wolken verdichten sich, wieder im Zeitraffer, Blitze zucken über den verdunkelten Himmel. Einige Flaschen werden Nucky vor die Füße gespült, sein Blick geht in die Ferne, und man sieht unzählige an den Strand geschwemmte und im Meer treibende Flaschen, bis an den Horizont, das Meer ist voll davon. Die nächste Einstellung zeigt Nucky in voller Größe, von unten bis oben, sein Blick zeigt Genugtuung, und die Andeutung eines zufriedenen Lächelns umspielt seinen Mund. Die Kamera richtet sich nun auf seine Schuhe – diese sind weiterhin makellos sauber und trocken, als ob alles an ihnen abperlte. Nucky dreht sich um und geht entschlossen in Richtung Stadt, auf dem Strand seine Fußabdrücke hinterlassend. Die Kamera schwenkt in den blauen Himmel.

Welche Gedanken tauchen hier auf, noch bevor man die erste Episode der Serie gesehen hat? Hier steht ein Mann, der souverän und beherrscht wirkt, der Unwetter unbeschadet und fast ohne Gemütsregung übersteht – ein Mann, an dem alle Widrigkeiten abperlen. Er scheint etwas zu erwarten, und dieses Warten entlockt ihm einen Hauch von Ungeduld – oder auch Nervosität? Dieser Eindruck währt jedoch nur kurz, denn da taucht das Erwartete – Alkoholflaschen, unzählige davon – im Meer auf. Ein Teil zerschellt im Laufe des Unwetters an einem von Menschen geschaffenen starren Gerüst. Der Mann jedoch behält stets den Überblick. Durch ein paar zerstörte Flaschen lässt er sich nicht aus der Ruhe bringen, er verliert nicht die Nerven, sondern behält immer sein Ziel und das große Ganze im Blick. Die Entwicklung gibt ihm Recht, denn die Möglichkeit zu Reichtum wird ihm direkt vor die Füße gespült. Die Erinnerung an den Weg dieses Mannes bis zu seinem großen Ziel wird von der Brandung rasch getilgt und gerät in Vergessenheit, sein Gang danach Richtung Stadt hinterlässt jedoch Spuren. Dabei wirkt der Mann erfüllt von zufriedener Genugtuung, und er wäre zu beneiden, würde er nicht so alleine und einsam wirken.

Der Staffelauftakt: Am Vorabend der Prohibition

Im Mittelpunkt der Serie steht der ehemalige Sheriff und aktuelle Schatzmeister von Atlantic City, Enoch »Nucky« Thompson (Steve Buscemi). Er ist der unangefochtene Boss der Stadt und hat als korrupter Politiker überall seine Finger im Spiel und alles im Griff. Vom Stadtrat und dem Bürgermeister über Polizei, Müllabfuhr und Feuerwehr bis zu den Bars, Bordellen und Brauereien – Nucky hat alle und alles unter Kontrolle. Er entscheidet über die Vergabe öffentlicher Aufträge und die Postenbesetzungen und hat somit in allen Positionen Personen platziert, die in seiner Schuld stehen und regelmäßige Abgaben an ihn entrichten. Mit den Bossen des organisierten Verbrechens pflegt er gute Beziehungen und regen geschäftlichen Kontakt. Er hat ein seismographisches Gespür für Veränderungen im gesellschaftlichen und politischen Gefüge, und er vermag dies strategisch perfekt zu seinen Gunsten zu nutzen. Nucky hegt keine Vorbehalte gegenüber einem Geschlecht oder einer Hautfarbe. Er unterstützt die Frauenbewegung in ihren Bestrebungen um das Frauenwahlrecht und genießt großes Ansehen bei der afroamerikanischen Bevölkerung. Vordergründig rechtfertigt er das mit dem Argument, dass eben jede Stimme zähle. Im Laufe der Serie wird aber deutlich, dass diese Haltung auch aus seinen eigenen Erfahrungen mit Ungleichbehandlung, die ihn verletzt haben, herrührt, die er sich aber lange nicht eingesteht und durch Rationalismus oder auch Zynismus abwehren muss.

Nucky lebt im Luxus. Er bewohnt die achte Etage des Luxushotels The Ritz Carlton am Boardwalk, ist stets elegant und teuer gekleidet und fährt einen Rolls Royce. Ihm zur Seite steht sein ihm treu ergebener und unterwürfiger Butler Eddie Kessler (Anthony Laciura), ein Deutscher, der rund um die

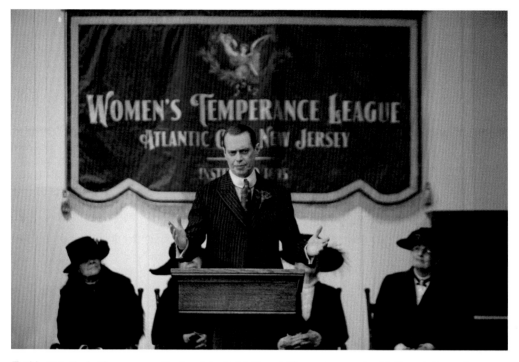

■ **Abb. 29.2** Nucky Thompson am Vorabend der Prohibition als Ehrenredner vor den Abstinenzlerinnen der Women's Temperance League. (Quelle: Filmbild Fundus Herbert Klemens. © HBO. Mit freundlicher Genehmigung)

Uhr für ihn verfügbar ist und den Nucky wie einen Leibeigenen behandelt. Nucky ist verwitwet und hat zu Beginn der Serie eine von Vergnügen und Leidenschaft geprägte Beziehung zu der lasziv-impulsiven Tänzerin Lucy Danziger (Paz de la Huerta).

Er hat stets ein offenes Ohr für die Nöte der Bevölkerung von Atlantic City, er lässt jeden vorsprechen und leistet denjenigen, die Not leiden, großzügig Hilfe. Deren Dankbarkeit wehrt Nucky jedoch stets mit – durchaus liebenswürdigem – Humor und feiner Ironie ab. Er wirkt souverän, ist zuvorkommend und höflich und dabei aalglatt. Er verliert nie die Beherrschung, und auch in seinen intimen Beziehungen gibt er seine Emotionen nicht preis und lässt keine wirkliche Nähe zu. Ab der ersten Folge wird deutlich, dass dies auch mit dem Tod seiner ersten Frau Mabel zu tun hat. Eine Fotographie von Mabel ist in seinem Arbeitsraum sowie in seinem Schlafzimmer immer präsent, ein Gespräch über sie oder ihren Tod lehnt er aber konsequent ab. Das Publikum erfährt nur, dass es die Schwindsucht war, und erst die letzte Staffel gibt Aufschluss über Nuckys erste Ehe und das Schicksal von Mabel.

Boardwalk Empire beginnt am Vorabend des Inkrafttretens der Prohibition am 16. Januar 1920. In der ersten Episode der ersten Staffel, von niemand Geringerem als Martin Scorsese in Szene gesetzt, tritt ein Großteil der für die Serie maßgeblichen Akteure auf. Das Publikum erhält dabei einen Eindruck von Nucky Thompsons Werthaltung und einen Einblick in die Bandbreite seiner politischen Machenschaften. Zuerst erlebt man ihn als Ehrenredner bei der Women's Temperance League, bei der er mit einer pathetischen Rede gegen das Übel Alkohol und für die Notwendigkeit der Prohibition das weibliche Publikum für sich begeistert (■ Abb. 29.2): »Prohibition bedeutet Fortschritt, denn niemals wieder werden Familien ihrer Väter beraubt, als Geisel genommen vom Alkohol«, und er betont, sehr stolz zu sein, »in einer Nation zu leben, die, so Gott will, dieses Jahr endlich ihren Frauen das Wahlrecht gewähren wird« (Staffel 1, Episode 1). Und man glaubt es ihm. Im Publikum sitzt Margaret Schroeder (Kelly Macdonald), die als Mutter von zwei Kindern und Ehefrau eines gewalttätigen Spielers und

Trinkers von Nuckys Rede sehr berührt ist und in weiterer Folge zunächst zur Witwe werden wird und dann zu Nuckys zweiter Frau. Nuckys Ziehsohn Jimmy Darmody (Michael Pitt), eben mit einer Kriegsverletzung aus seinem Einsatz im Ersten Weltkrieg zurückgekehrt, ist auch da und erhält seine erste Lektion von Nucky: »Die erste Regel in der Politik, Kleiner: Die Wahrheit ist nie so wichtig wie eine gute Geschichte« (Staffel 1, Episode 1). Am späteren Abend treffen Nucky und Jimmy im Hinterzimmer des »Babette's 1505 Supper Club« die Stadtratsmitglieder, den Bürgermeister und den Polizeichef und Bruder von Nucky, Eli Thompson (Shea Whigham). Alkohol wird ab Mitternacht per Erlass der Kongressmitglieder der Vereinigten Staaten für illegal erklärt werden, und Nucky erhebt sein Glas »auf diese wunderbaren ignoranten Mistkerle«, und er preist die Möglichkeiten, die das Valstead Gesetz nun eröffnet: »Das wird so, als hätte es die Prohibition nie gegeben. Außer einer Sache: Die Preise steigen um das 20-fache«, denn: »Wir haben ein Produkt, auf das jeder Kerl scharf ist. Sogar noch besser: Unser Produkt ist auch noch illegal« (Staffel 1, E 1).

In dieser ersten Episode treten auch einige Schlüsselfiguren des organisierten Verbrechens auf. Es sind Johnny Torrio (Greg Antonacci) und James »Big Jim« Colosimo (Frank Crudele) aus Chicago sowie Arnold Rothstein (Michael Stuhlbarg) und Charly »Lucky« Luciano (Vincent Piazza) aus New York, die gekommen sind, um mit Nucky die ab nun illegalen Alkohollieferungen auszuhandeln. Atlantic City ist durch seine Lage direkt an der Atlantikküste prädestiniert für den Alkoholschmuggel über das Meer, und in New York und Chicago ist man auf eine gute Zusammenarbeit mit dem hiesigen Boss angewiesen. Draußen bei den Autos warten Jim Darmody und der junge Al Capone (Stephen Graham), John Torrios »Ausputzer«, die beide nicht länger als Handlanger ihrer Bosse dienen, sondern ihrerseits einen eigenen illegalen Alkoholhandel aufziehen wollen. In der Hotellobby beobachtet der leitende Prohibitionsagent der Bundessteuerbehörde, Nelson Van Alden (Michael Shannon), das Geschehen. Er verfolgt seine Aufgabe mit fanatischem Eifer und selbstgerechtem, religiös motiviertem Ingrimm und wird dabei gnadenlos über Leichen gehen, in weiterer Folge jedoch die Seiten wechseln. In einer kurzen Einstellung tritt auch der Anführer und selbsternannte Bürgermeister der afroamerikanischen Gemeinde von Atlantic City, Chulky White (Michael K. Williams), auf. Er wird sich für Nucky als wichtiger Partner und Verbindungsmann für den Zugang zu den Stimmen der afroamerikanischen Bevölkerung Atlantic Citys und den Betrieb illegaler Destillerien herausstellen.

Eine weitere zentrale Figur des Geschehens ist Louis »Commodore« Kaestner (Dabney Coleman). Er ist die graue Eminenz im Hintergrund, und ihm hat Nucky seinen politischen Aufstieg zu verdanken. Er stellt sich in weiterer Folge als der leibliche Vater von Jim Darmody heraus. Die Mutter von Jim, Gillian Darmody (Gretchen Mol), ist eine verführerisch schöne, egozentrische und manipulative Frau, die erst als Tänzerin und später als Leiterin eines Edelbordells und Prostituierte arbeitet. Sie unterhält eine inzestuöse Beziehung zu ihrem Sohn und wird nach dessen Tod mit allen Mitteln um die Vormundschaft ihres einzigen Enkels Tommy Darmody kämpfen.

Im Laufe der weiteren Episoden der ersten bis vierten Staffel wird Nucky als Geschäftspartner der organisierten Kriminalität zu einer zentralen Schlüsselfigur im illegalen Handel mit Alkohol (■ Abb. 29.3). Er übersteht zahlreiche Angriffe von Seiten rivalisierender krimineller Gruppierungen sowie von Politik und Justiz. Viel Raum und (Spiel)Zeit werden dabei auch der Darstellung der Karrieren und Machenschaften namhafter Gangsterbosse, allen voran jener des Al Capone, gewidmet. In der fünften und letzten Staffel geben Rückblenden in die Vergangenheit Aufschluss darüber, wie Nucky zu dem Menschen geworden ist, als der er in *Boardwalk Empire* dargestellt wird.

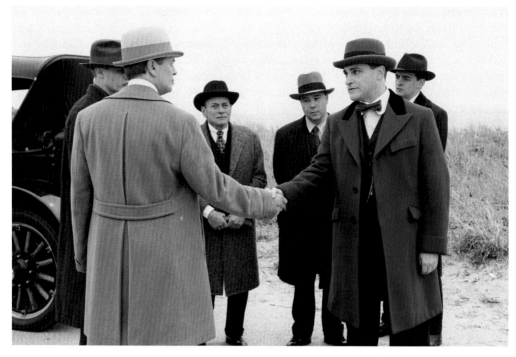

Die letzte Staffel: »Jede Geschichte hat ihren Anfang« – Nucky, Gillian und der Commodore

Die fünfte und letzte Staffel beginnt im Jahre 1931, etwa sechs Jahre nach Ende der vierten Staffel. Die USA erleben eine große Wirtschaftskrise, und das Ende der Prohibition wird immer wahrscheinlicher. Nucky hat empfindliche Niederlagen in der Auseinandersetzung mit seinen Gegnern erlitten und beschließt, die Gunst der Stunde zu nutzen und Vorbereitungen für den Einstieg in das legale Alkoholgeschäft zu treffen:

 »Sobald die Prohibition endet, wird mein Geschäft den Betrieb aufnehmen. Legal. In dem durstigsten Land der Welt« (Staffel 5, Episode 1).

Das Besondere an dieser letzten Staffel sind die Rückblenden, die bis ins Jahr 1884 zurückreichen und Aufschluss über Nuckys Persönlichkeit geben. Nucky wächst in ärmlichen Verhältnissen mit seinem jüngeren Bruder Eli und Schwester Susan auf. Der Vater ist ein von Zorn und Neid erfüllter alkoholkranker Mann, der Frau und Kinder schlägt, das wenige Geld vertrinkt und sich mit den Obrigkeiten anlegt. Die Mutter ist eine gütige und liebevolle Frau, die ihre Kinder vor dem gewalttätigen Vater jedoch nicht schützen kann. Sie ist fromm und ehrlich, und sie möchte ihre Kinder in diesem Sinn erziehen, vermittelt ihnen aber ein hilfloses Ausgeliefertsein. Nucky will aus dieser Welt herauskommen und der Familie finanziell helfen. Er hält sich dort auf, wo für die jungen Burschen Geld zu verdienen ist: beim Hotel des Commodore (John Ellison Conlee). Dort steigen die reichen Leute ab, die für kleine Dienstleistungen ein paar Münzen springen lassen, und dort werden zur Belustigung der Gäste Spiele

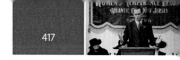

veranstaltet. Zum Beispiel sieht man die Reichen vom Boardwalk aus Münzen ins Wasser werfen, um die die Jungen unter dem Gejohle der Erwachsenen um die Wette tauchen und kämpfen. Nucky lernt hier Entscheidendes für seine Zukunft:

💬 Susan: »Ich seh dich immer bei denen, den reichen Leuten, so als wärst du einer von ihnen«. Nucky: »Die sind nichts Besseres. Sie haben nur viel Geld. Wissen wohl, wie man dazu kommt«. Susan: »Und wie?« Nucky: »Du musst immer der Erste sein« (Staffel 5, Episode 1).

Nucky erkennt rasch, dass der Commodore die einflussreichste Persönlichkeit in Atlantic City ist, und er bietet ihm beharrlich seine Dienste an. Er wird Hotelpage und erträgt dabei so manche Demütigung durch den Commodore. Eine Grundregel, wie man zu Macht kommt und diese behält, gibt dieser an Nucky weiter: »Alles läuft über mich, verstehst du? Im Großen wie im Kleinen« (Staffel 5, Episode 1).

Jahre später hat sich Nucky zum Deputy hochgearbeitet. Er ist dem Commodore loyal ergeben und sehr ehrgeizig, doch dieser verachtet ihn für seine Eifrigkeit und seine Anstrengungen, zu reüssieren. Nucky bekommt auch einiges über die illegalen Machenschaften des Commodore mit und muss ihn bereits in einigen Situationen decken. Außerdem nimmt er Indizien wahr, dass der Commodore pädophile Neigungen hat, was ihn beunruhigt. Nucky möchte nun Mabel heiraten, in die er sich bereits als Junge verliebt hat. Als er um ihre Hand anhält und ihn deren skeptischer Vater fragt, wie man vom einfachen Pagen zum Deputy aufsteigt, erwidert Nucky selbstbewusst: »Jede Geschichte hat ihren Anfang!« (Staffel 5, Episode 5). Mehr sagt er dazu aber nicht.

Nucky und Mabel sind verheiratet, und Mabel ist schwanger. Nucky arbeitet viel, und ganz klar zeigen sich seine Prioritäten: Er liebt Mabel innig, aber er will vorankommen und für sich und seine Familie sozialen Aufstieg erreichen. Dafür arbeitet er mit ganzem Einsatz, und er ist rund um die Uhr für den Commodore erreichbar. Dabei übersieht er, dass Mabel zusehends unruhiger und panischer wird. In dieser Zeit greift Nucky ein Mädchen auf, das auf der Straße lebt und sich mit kleinen Diebstählen über Wasser hält, die 13-jährige Gillian Darmody. Er verspricht ihr zu helfen und sich um sie zu kümmern. Gillian fasst Vertrauen zu ihm, und hier kommt es zu einer entscheidenden Wendung im Leben der beiden: Der Commodore verlangt von Nucky, dass er ihm die 13-jährige Gillian zuführt. Nur dann wird Nucky den Sheriffposten erhalten. Er weiß, dass der Commodore das Mädchen vergewaltigen und dafür entlohnen wird, wie er es schon oft mit jungen Mädchen getan hat – von dessen Anwalt Leander Whitlock (Dominic Chianese) in kaum zu überbietenden Zynismus als »Akt der Wohltätigkeit« und eine »Unterrichtung in der Kunst der häuslichen Wirtschaft« bezeichnet –, und nach kurzem inneren Kampf entscheidet sich Nucky dafür, Gillian dem Commodore auszuliefern, um seine Karriere zu retten. Damit hat Nucky eine Grenze überschritten.

In weiterer Folge erkrankt Mabel an Depression. Der neugeborene Sohn stirbt, und sie verliert den Bezug zur Realität und begeht Suizid. Damit bricht etwas in Nucky, und er legt sich eine unsichtbare Rüstung zu, die ihn vor weiteren Verletzungen schützen soll. Er lässt sein Leben lang kaum jemanden an sich heran, mit Ausnahme Margarets, in einzelnen Momenten, und der selbstbewussten Barbesitzerin Sally Wheet (Patricia Arquette), die er in den 1920er-Jahren in Kuba kennenlernt.

Die letzte Staffel endet 1931 mit Nuckys Tod. Alkohol spielt auch hierbei eine bedeutende Rolle, doch die näheren Umstände dazu sind überraschend. Nicht seine beruflichen Feinde beenden Nuckys Leben, sondern die mitmenschlichen Verfehlungen seiner Vergangenheit holen ihn ein. Ein junger Bursche mit dem Namen Joe Harper (Travis Tope) hat ihm seine Dienste angetragen. Er bemüht sich beharrlich und mit Eifrigkeit, von Nucky gesehen und ernst genommen zu werden, doch dieser weist ihn immer wieder ab, wird sogar verletzend, als der junge Mann nicht aufgibt. Joe lässt nicht locker, er fleht Nucky an und sagt, dass er niemanden habe, an den er sich wenden könne, doch Nucky bleibt hart. Nachdem er Joe mehrmals Geld zu geben versucht hat, welches dieser nicht annimmt – Joe: »Ist

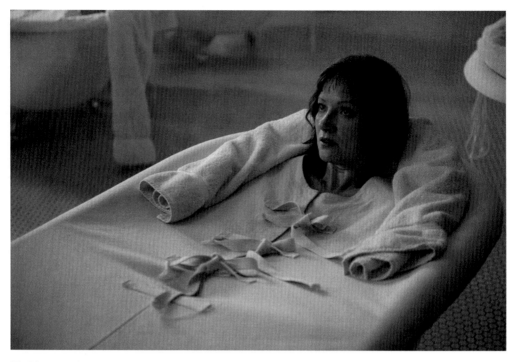

■ **Abb. 29.4** Gillian Darmody in der Nervenheilanstalt. (Quelle: Filmbild Fundus Herbert Klemens. © HBO. Mit freundlicher Genehmigung)

die Antwort auf alles, nicht?« Nucky, seufzend: »Nein, nur die beste, die ich dir geben kann« (Staffel 5, Episode 8) –, schießt der aufgrund seiner tiefen Enttäuschung nun alkoholisierte Joe Harper mehrmals auf Nucky und gibt dabei seinen wahren Namen preis: Er ist Tommy Darmody, der Sohn von Jimmy Darmody, den Nucky vor Jahren wegen illoyalen Verhaltens umgebracht hat, und er ist der Enkelsohn von Gillian Darmody, die seit Jahren in einer Nervenheilanstalt festgehalten wird (■ Abb. 29.4). Tommy kann sich nur erinnern, dass seine Großmutter oft von Nucky gesprochen hat, und er weiß nicht, »ob es Liebe oder Hass war« (Staffel 5, E 8).

Interessant ist hierbei, dass bei der letzten Episode der letzten Staffel der Vorspann fehlt. Das Serienfinale von *Boardwalk Empire* beginnt ebenfalls am Strand. Nur diesmal ist Nucky entkleidet, er hat seine Kleidung, Tabatiere und Feuerzeug am Strand auf einem Haufen liegen lassen, und seine Schuhe sehen aus wie Schuhe, in denen man über einen Strand gegangen ist: nass, leicht sandig und benutzt. Nucky hat sich seiner (Ver)Kleidung entledigt. Es ist ein trüber Morgen, und man sieht Nucky in die Fluten tauchen und weit auf das offene Meer schwimmen. Er ist auch diesmal allein, und das Meer sieht kalt aus. Später erzählt er seinem Bruder Eli, von dem er sich für immer verabschiedet, davon und er sagt:

💬 »Bin bis hinter die Brandung raus, weiter, als ich mich als Kind getraut hab. Schwimm weiter, hab ich gedacht, schwimm weiter bis … du nicht mehr umkehren kannst. So weit, dass du keine Wahl hast. … Du weißt nicht, wie weit du noch hast. Erst wenn du da bist, weißt du's. Und dann ist es zu spät« (Staffel 5, Episode 8).

Nucky beschreibt hier eine Erfahrung, die er sinngemäß vor Jahren gemacht und ab dann sein Leben lang wiederholt hat. Ganz bewusst entschieden und dann Jahre lang verdrängt, geschah dies in der

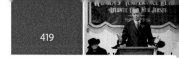

Handlung, die sein Leben verändert hat, als er vor Jahrzehnten der damals 13-jährigen Gillian mit den Worten »Ich versprech dir, dass ich immer auf dich aufpasse« (Staffel 5, Episode 8) seine Hand reicht, um sie dem Commodore auszuliefern und damit den eigenen sozialen Aufstieg zu sichern.

Nucky oder »Du musst immer der Erste sein!«

Aus Sicht der Tiefenpsychologie verfolgen alle menschlichen Bestrebungen das Ziel, unerträgliche Spannungszustände zu lösen, die durch drängende Bedürfnisse entstehen. Für die Individualpsychologie stellt das zentrale Bedürfnis des Menschen die gelingende Regulation des Selbstwertgefühles durch Kompensation der Minderwertigkeitsgefühle dar (Stephenson 2011, S. 67). Zu Beginn von Nuckys Leben stehen die Gefühle von Angst, Hilflosigkeit und Ohnmacht, die er empfindet, wenn er sich selbst sowie seine Mutter und seine Geschwister vor dem gewalttätigen alkoholkranken Vater nicht schützen kann, und das Erleben der Unmöglichkeit, seine Schwester zu retten, die an der Schwindsucht stirbt. Nach Alfred Adler ist das Minderwertigkeitsgefühl die »treibende Kraft, von der alle Bestrebungen des Kindes ausgehen und sich entwickeln, die ein Ziel erfordert, von dem das Kind alle Beruhigung und Sicherstellung seines Lebens für die Zukunft erwartet und die einen Weg einzuschlagen zwingt, der zur Erreichung dieses Zieles geeignet scheint« (Adler 2007, S. 72). Dieser Vorgang wird als Kompensation bzw. als Geltungsstreben mit dem Ziel der Erhöhung des Persönlichkeitsgefühls bezeichnet, der im günstigen Fall zu sozialer Gleichwertigkeit im Gemeinschaftsgefühl führt, bei ungünstigen Bedingungen jedoch über das Streben nach Macht und Überlegenheit in Überkompensation mündet (Rieken 2011, S. 57). Nucky hat erlebt, dass man mit Ehrlichkeit nicht weit kommt. Seine Mutter hat eine anständige Lebensweise gepredigt, und sie konnte sich und ihren Kindern nicht helfen. Nucky erkennt, dass man für sich selbst sorgen muss. Er versucht, seiner Familie auf legale Weise zu helfen, indem er den Sheriff bittet, seinen Vater einzusperren, und er wird abgewiesen. In der Person des Commodore sieht Nucky seine Sehnsucht nach Unabhängigkeit, Ansehen und Sicherheit verwirklicht. Der Commodore besitzt Macht, Einfluss und Reichtum, und Nucky strebt ihm unerbittlich nach. Um dieses Ziel zu erreichen und damit seinen Selbstwert zu schützen, gibt es für den jungen Nucky nur einen Weg: Immer der Erste zu sein. Dafür ist er bereit, alles zu tun, und er lädt im Laufe seines Lebens eine Menge Schuld auf sich. Einen Wendepunkt bildet der schwere Vertrauensmissbrauch an der jungen Gillian, zu dem Nucky sich bewusst entscheidet. Mit dieser Tat hat er eine Grenze überschritten, und für eine Umkehr ist es ab da für ihn zu spät. Das muss er verdrängen und trägt mit Sicherheit dazu bei, dass er im weiteren Verlauf die Bitten seiner Frau nach Unterstützung nicht ernst genug nimmt und ihren psychischen Verfall und den drohenden Suizid nicht sehen kann. Dadurch lädt er immer weiter Schuld auf sich.

Nucky ist auch ein guter Mensch; er will das Richtige tun, und er will helfen. Damit er dazu in der Lage ist, musste er sich jedoch mit dem Falschen arrangieren. Daraus resultiert ein doppeltes Schuldgefühl, dem er nicht entrinnen kann. Er muss sich sichern, dass er das Richtige getan hat, und dessen ist er nur gewiss, wenn er der Erste ist und die Kontrolle behält. Der Preis dafür ist das Abschneiden seiner Gefühle der Verletztheit und der Schuld, die er auf sich lädt, wenn er anderen schadet. Das lässt ihn Zeit seines Lebens Gefühle von Bedürftigkeit und Ohnmacht abwehren und verdrängen. Diese Verdrängung bewirkt aber auch, dass er die Nöte der ihm nahen Menschen nicht mehr wahrnehmen kann. Er bemerkt nicht, wie es um Eddie Kessler steht, und ist überrascht und zutiefst betroffen, als dieser sich das Leben nimmt. Und auch Gillian, die im Laufe ihres Lebens selbst bei anderen Menschen viel Leid verursacht und sogar einen kaltblütigen Mord begangen hat, verweigert er kalt jede Unterstützung, als sie ihn nach Jahren in einer Nervenheilanstalt, unter menschverachtenden Zuständen eingesperrt und der seelischen Auflösung nahe, ein letztes Mal um Hilfe bittet.

Sicher fühlt sich Nucky nur dann, wenn es ihm gelingt, »die Nummer Eins zu sein«, und wenn er anderen helfen kann. Diese Hilfe vermag er jedoch nur in materieller Form zu bieten. Er kann sich dann einerseits durch seine finanzielle Großzügigkeit überlegen fühlen. Dabei ist noch viel wichtiger, dass er sich dadurch versichern kann, doch kein so schlechter Mensch zu sein. Dies tritt sehr eindrucksvoll in den folgenden zwei Szenen zutage:

Nucky trifft Margaret nach langer Zeit wieder, und sie verbringen einen schönen gemeinsamen Abend. Er offenbart ihr, was er damals, 1920, als sie sich schwanger und hilfesuchend an ihn gewandt hatte, gedacht hatte:

 »Wenn ich sie retten kann, bin ich vielleicht selbst gar nicht so schlecht« (Staffel 5, Episode 4).

In der vorletzten Episode will er Joe Harper aus Dankbarkeit für dessen diskrete Hilfe Geld zustecken. Als er es nicht annimmt, sagt Nucky:

»Es ist nicht, um dir zu helfen. Es soll mir helfen« (Staffel 5, Episode 7).

Nucky führt ein Leben als korrupter Politiker und Krimineller, er ist ein hilfsbereiter und spendabler Mensch und ein Auftraggeber von Mord und Verbrechen. Nach außen hin vereint er beide Seiten in sich, doch innerlich ist er zerrissen. Damit ist er ein Abbild einer Zeit, die ein menschliches Bedürfnis kriminalisiert und gleichzeitig diejenigen mit Geld und Macht belohnt, die sich darüber hinwegsetzen.

Alkohol & Co: Durch Verbot wird alles kostbar

Menschen haben schon immer ihre Rauschmittel gesucht und gefunden. Das Entscheidende ist der Umgang damit, und den erlernt man nicht durch Verbote. Dies kommt sehr schön in einer Szene des Serienauftaktes zum Ausdruck: Am Abend vor Beginn der Prohibition wird unter Begleitung eines Orchesters und feucht-fröhlichem Gesang der feiernden Menge eine riesige Flasche Alkohol in einem Sarg über den Boardwalk getragen. Das Etikett der Flasche trägt die Aufschrift »In Memoriam John Barleycorn. We'll miss you, Pal. Born BC (– Etikett –) Died Jan. 16, 1920« (Staffel 1, Episode 1). Eine von Menschen vor weit mehr als zwei Jahrtausenden entdeckte und kultivierte Tradition – der Name »John Barleycorn« ist im angloamerikanischen Raum eine spöttisch-verharmlosende Bezeichnung für Alkohol – wird hier zu Grabe getragen. Diese Szene ist auch deswegen so bedeutsam, weil in ihr vieles von dem enthalten ist, was den Umgang mit Alkohol als einem potenziellen Suchtmittel ausmacht: Die Verführung, mit der es lockt, die Lust, die es auslöst, der Rausch und das schöne Gefühl, die ihn beglei-ten, aber auch Enthemmung und Ausschaltung einer differenzierten Realitätswahrnehmung und -kon-trolle und letzten Endes auch die Verharmlosung ihres Missbrauchspotenzials. Die fröhlich trinkende Menge zeigt zudem, dass sie die chemische Wirkung des Alkohols benötigt, um ihren Schmerz über die Verbannung des Alkohols in die Illegalität und ihren Zorn ob dieser staatlichen Bevormundung erträglicher zu machen. Außerdem birgt diese Szene Zeichen von Trotz und Provokation gegen die Obrigkeit in sich, bei denen es sich um eher unreife Verhaltensweisen handelt.

Wie bei den aktuellen Warn- und Abschreckungskampagnen gegen den Zigarettenkonsum wurden auch zur Durchsetzung der Prohibition Genuss, Gewohnheit und Abhängigkeit gleichgesetzt. Alkohol-konsumierende wurden allesamt zu Trinkern erklärt, die rücksichtslos sich selbst und das Leben ihrer Familien zerstören (Voigtel 2017, S. 7).

Sucht ist ein hochemotionales Thema und ein Thema mit hoher sozialer Relevanz. Wer sich mit Sucht beschäftigt, sieht sich sehr rasch mit den eigenen »süchtigen Schwachstellen« konfrontiert. Dem steht die gesellschaftliche Bewertung gegenüber, die Sucht und Abhängigkeit mit Willensschwäche und persönlichem Versagen gleichsetzt und den Betroffenen unterstellt, dass es dabei um ein »Nicht-Wollen« und nicht um ein »Nicht-Können« geht (ebd.). Daraus resultieren als Abwehrhaltungen einer-seits die Verachtung der suchtkranken Menschen – also eine Form der gesellschaftlichen Ausgrenzung und damit eine der bedrohlichsten Strafen für das soziale Wesen Mensch – und andererseits die Ver-

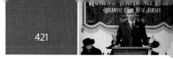

leugnung des Problems. Wie anders wäre es möglich, dass man bei dem Thema »Drogenkrankheit« in unserer Gesellschaft immer noch vor allem die illegalen Drogen im Sinn hat, deren Mortalitätsraten jedoch etwa ein Zehntel jener des Rauchens bzw. ein Siebtel der Folge des Alkoholmissbrauches betragen? Eines ist jedenfalls ganz klar festzuhalten: »Sucht ist eine spezifische Krankheit mit angebbaren Ursachen«, und »auf jeden Fall kann man von der Sucht als einer psychischen Volkskrankheit sprechen« (ebd., S. 8 f.).

Alkohol zählt auf globaler Ebene neben zu niedrigem Geburtsgewicht und unsicheren Sexualpraktiken – und auf europäischer Ebene neben Tabak und Bluthochdruck – zu den drei wichtigsten gesundheitspolitischen Themen. »Obwohl nur die Hälfte der Weltbevölkerung Alkohol trinkt, ist Alkoholkonsum die weltweit dritthäufigste Ursache für Erkrankung und vorzeitigen Tod« (Bundesministerium für Arbeit, Soziales, Gesundheit und Konsumentenschutz 2018). Das rigide Verbot eines Genuss- und potenziellen Suchtmittels, wie es in der Prohibition praktiziert wurde, ist jedoch nicht die geeignete Methode der Wahl. »Nichts bedarf dringender der Verbesserung als die Angewohnheiten anderer Leute. Fanatiker werden es nie lernen, und stünde es in goldenen Lettern am Himmel: Durch Verbot wird alles kostbar« (Mark Twain, zit. nach Burns und Novick 2011, Episode 1). Eine zeitgemäße Drogenpolitik orientiert sich daran.

Schlussbemerkungen

Mit den obigen Ausführungen konnte nur ein kurzer Einblick in diese herausragende Serie eröffnet werden. Jeder Handlungsstrang und jede Figur werfen weitere Themen auf, über die es sich zu schreiben lohnte. Da wäre etwa der Fokus auf die Entwicklung der Leitfiguren des organisierten Verbrechens und die Darstellung der historischen Ereignisse rund um die auf offener Straße ausgetragenen Bandenkriege. Weiterhin die Inszenierung des Al Capone, von Stephen Graham als mörderischer Raufbold mit deutlichen Zügen einer dissozialen Persönlichkeitsstörung (Dilling et al. 2015, S. 279) angelegt und mit einer Lust und Leidenschaft, ja einem Furor gespielt, der seinesgleichen sucht. Oder die Figuren des völlig unberechenbaren, sadomasochistischen Gangsters Gyp Rosetti (Bobby Cannavale) und seines Chefs, des eiskalten brutalen Mafia-Bosses Jo Masseria (Ivo Nandi), und die weiteren Mafia-Granden – sie alle böten ein breites Feld für psychotherapeutisch motivierte Assoziationen. Chulky White und die Darstellung der Situation der afroamerikanischen Gemeinde Atlantic Citys in den 1920er-Jahren wären unbedingt einen eigenen Beitrag wert, denn die »Geschichte von Atlantic City ist auch die seiner afroamerikanischen Gemeinschaft« (Johnson 2013, S. 361). Die hinreißende Darbietung der Sängerin Margot Bingham in der Rolle der Nachtclub-Sängerin Daughter Maitland, die mit Hilfe von Chulky White den Fängen des brandgefährlichen und – nomen est omen – schwer narzisstisch gestörten Anführers (Dilling et al. 2015, S. 283) einer afroamerikanischen Bewegung aus Harlem, Dr. Valentin Narcisse (Jeffrey Wright), entkommt, muss hier einfach erwähnt werden. Eine eingehende Beschäftigung mit der erstaunlichen Entwicklung der Figur des Prohibitionsagenten Nelson Van Alden über fast die gesamte Spieldauer würde sich ebenso lohnen wie mit jener des kriegsversehrten und brillanten Scharfschützen Richard Harrow (Jack Huston). Er ist mit Jimmy Darmody befreundet, wird als Leibwächter und Auftragskiller angeheuert und übernimmt später eine lebenswichtige Rolle für Jimmys Sohn Tommy. Eng verwoben mit der Prohibitionsgeschichte ist die Bedeutung der Frauenbewegung, und *Boardwalk Empire* anhand dieser historischen Grundlage sowie aus einem gendersensiblen Blickwinkel zu analysieren, wäre ebenfalls höchst interessant. Die Darstellung der politischen Entwicklungen und Verwicklungen und ihrer Akteure schließlich gehören zu den spannendsten Verfilmungen dieses Themas und böten Stoff für mehrere Artikel.

Die Serie *Boardwalk Empire* zeichnet ein Stück amerikanische Geschichte nach, und diese Zeichnung ist ein mit Leidenschaft, Sorgsamkeit und Liebe zum Detail geschaffenes Kunstwerk. So bleibt zum Abschluss dieses Beitrages – frei nach Karl Farkas – nur noch Folgendes zu empfehlen: Schauen Sie sich das an!

Literatur

Adler A (2007) Menschenkenntnis. In: Rüedi J (Hrsg) Menschenkenntnis, Bd. 5. Vandenhoeck & Ruprecht, Göttingen
Bundesministerium für Arbeit, Soziales, Gesundheit und Konsumentenschutz (2018) Alkohol. https://www.bmgf.gv.at/home/Gesundheit/Drogen_Sucht/Alkohol/. Zugegriffen: 12. März 2018
Burns K, Novick L (2011) Prohibition. Eine amerikanische Erfahrung (DVD (3 DVDs, 5 Episoden))
Dilling H, Mombour W, Schmidt MH (Hrsg) (2015) Internationale Klassifikation psychischer Störungen. ICD-10 Kapitel V (F). Klinisch-diagnostische Leitlinien. Hogrefe, Bern
Johnson N (2013) Boardwalk Empire. Aufstieg und Fall von Atlantic City. Heyne, München
Rieken B (2011) Das Minderwertigkeitsgefühl und seine Kompensation: Wirk- und Zielursache, Fiktionalismus. In: Rieken B, Sindelar B, Stephenson T (Hrsg) Psychoanalytische Individualpsychologie in Theorie und Praxis. Psychotherapie, Pädagogik, Gesellschaft. Springer, Wien, S 55–64
Stephenson T (2011) Lebensstil, Lebensstilanalyse und tendenziöse Apperzeption. In: Rieken B, Sindelar B, Stephenson T (Hrsg) Psychoanalytische Individualpsychologie in Theorie und Praxis. Psychotherapie, Pädagogik, Gesellschaft. Springer, Wien, S 64–70
Storck T, Taubner S (2017) Einleitung, oder: Previously on TV. In: Storck T, Taubner S (Hrsg) Von Game of Thrones bis The Walking Dead. Interpretation von Kultur in Serie. Springer, Berlin, S 1–9
Voigtel R (2017) Sucht, 2. Aufl. Psychosozial-Verlag, Gießen
Welskopp T (2010) Amerikas große Ernüchterung. Eine Kulturgeschichte der Prohibition. Ferdinand Schöning, Paderborn

Originaltitel	Boardwalk Empire
Erscheinungsjahr	2010–2014 (5 Staffeln, 56 Episoden)
Land	USA
Drehbuch	Terence Winter, basierend auf einem Roman von Nelson Johnson
Regie	Martin Scorsese (Pilotfolge), Tim Van Patten und weitere
Hauptdarsteller	Steve Buscemi, Kelly Macdonald, Michael Pitt, Michael Shannon, Stephen Graham, Gretchen Mol, Shea Whigham
Verfügbarkeit	Als DVD in deutscher Sprache erhältlich

Johanna Lenhart

Die Wahnvorstellung von einer besseren Welt

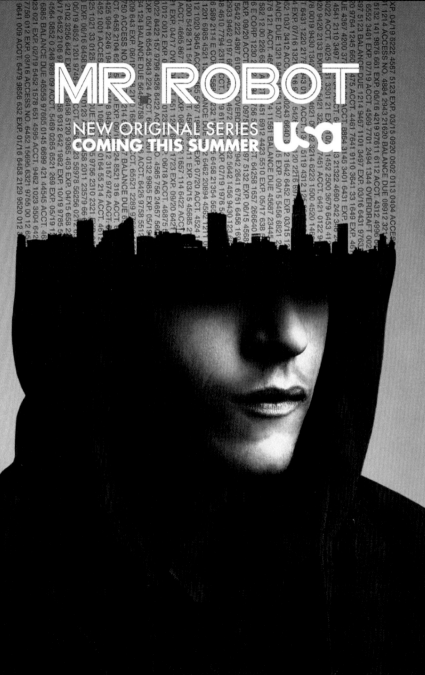

Filmplakat *Mr. Robot*. (Quelle: Filmbild Fundus Herbert Klemens. © Universal Pictures. Mit freundlicher Genehmigung)

Mr. Robot (seit 2015)

Handlung

»Hello Friend« – so beginnt die erste von zehn Folgen der ersten Staffel (■ Abb. 30.1) von *Mr. Robot* (USA, 2015). Der sozial ungelenke und isolierte Protagonist Elliot Alderson spricht den Zuschauer von Beginn an als imaginären Freund direkt an. Elliot ist ein begnadeter Computerexperte, der tagsüber bei der Computersecurity Firma Allsafe in New York arbeitet. Nachts hackt er die Social Media Profile, Bankdaten und E-Mails der Menschen in seiner Umgebung, von seiner Therapeutin Krista über seine Kindheitsfreundin Angela, die ebenfalls bei Allsafe arbeitet, bis hin zum Besitzer eines Coffeeshops mit verdächtig guter Internetverbindung. Seine Probleme mit Sozialkontakten, Paranoia, Depressionen, Angstzuständen und Halluzinationen versucht er mit (von ihm selbst) streng reglementiertem Drogenkonsum – 30 Milligramm Morphium pro Tag und zur Not geringe Dosen Suboxone, einem Medikament zur Behandlung von Entzugserscheinungen – Herr zu werden.

Der wichtigste Kunde von Allsafe ist E Corp, ein riesiges Unternehmenskonglomerat, dessen Produkte und Dienstleistungen in allen Bereichen zu finden sind. Die Server von E Corp sind ständigen Hackerangriffen ausgesetzt, die Elliot und seine Kollegen abwehren sollen. Allerdings hegt Elliot einen tiefsitzenden Groll gegen das Unternehmen, da er es für den Tod seines Vaters und Angelas Mutter durch einen vertuschten Giftmüllskandal in einer Produktionsfirma von E Corp verantwortlich macht. Bei einem der Hackerangriffe wird Elliot von den Urhebern des Hacks – der Gruppe fsociety – über eine versteckte Datei dazu aufgefordert, eine andere Datei auf den Servern zu lassen, was er auch tut, wohlwissend, dass sie ein beträchtliches Sicherheitsrisiko darstellt. Auf dem Weg nach Hause trifft er in der U-Bahn »Mr. Robot«, den Kopf von fsociety, der Elliot für ihren Plan für eine digitale Revolution anwerben will. Durch das Löschen aller digitalen Schuldenaufzeichnungen soll der »kleine Mann« zu seinem Recht kommen. Der Hack wäre

💬 »… the single biggest incident of wealth redistribution in history«
(Staffel 1/Episode 1 46:31–46:50).

Nach einigem Zögern ergibt sich eine enge Zusammenarbeit zwischen Mr. Robot und Elliot, dessen Drogenkonsum ihm aber zusehends entgleitet. Parallel dazu wird der machtbesessene Versuch von Tyrell Wellick, der neue Chief Technology Officer von E Corp zu werden, verfolgt. Bei der Auswahl übergangen, macht er der Frau des neuen CTO zunächst sexuelle Avancen und stranguliert sie dann.

Angela, Elliots Kindheitsfreundin und Arbeitskollegin, versucht währenddessen mithilfe einer Anwältin die Verantwortlichen für die Vertuschung des Giftmüllskandals ihrer Kindheit zur Rechenschaft zu ziehen. Aus Rache an ihrem Freund, der sie betrogen hat, installiert sie auf dessen PC bei Allsafe eine verdächtige CD, die fsociety den Hack auf E Corp ermöglicht. Eines der Mitglieder von fsociety, Darlene, hat inzwischen den Kontakt zur chinesischen Hacker-Söldnertruppe Dark Army und deren Anführerin Whiterose (einer Transgenderperson) hergestellt, die ihnen bei der Durchführung helfen sollen. Eliott verstrickt sich währenddessen immer weiter in Drogenkonsum und -beschaffung, Entzug und Entzugserscheinungen, aber auch in Debatten mit Mr. Robot, der ihm immer mehr zusetzt.

Schließlich realisiert Elliot, dass Darlene seine Schwester und Mr. Robot nur seine Halluzination ihres toten Vaters bzw. eine zweite Persönlichkeit Elliots ist, die manchmal die Kontrolle übernimmt, und dass Elliot selbst das Mastermind hinter dem unmittelbar bevorstehenden Hackerangriff auf E Corp ist. Tyrell Wellick, der von Elliot in seiner Mr. Robot-Persona in den Plan eingeweiht wurde, konfrontiert

Elliot und sie führen – so scheint es – den Hack gemeinsam durch. Später kann sich Elliot jedoch an nichts erinnern und wacht drei Tage später in Tyrells Auto auf, dessen Besitzer verschwunden ist. Die Auswirkungen des Hacks sind enorm und fsociety wird von zahlreichen Anhängern gefeiert.

Der Beginn der zweiten Staffel (12 Folgen) zeigt Elliot in einer strikten Routine im Haus seiner Mutter, die verhindern soll, dass Mr. Robot wieder die Kontrolle übernimmt – Elliot hat inzwischen herausgefunden, dass Mr. Robot immer dann aktiv wird, wenn er schläft. Angela arbeitet mittlerweile für E Corp, um an Insiderinformationen über den Giftmüllskandal zu gelangen. Tyrell, dessen skrupellose Frau Joanna nach ihm sucht, ist immer noch verschwunden. Darlene hat fsociety übernommen und führt weitere Hacks durch. Das FBI, besonders die Agentin Dominique DiPierro, ist ihnen aber auf der Spur.

Angela zählt schließlich zwei und zwei zusammen und erkennt, dass Elliot und Darlene hinter fsociety stecken. Elliot, der bei seiner Mutter weder über Computer noch Internetzugang verfügt, willigt ein, einem Bekannten mit seiner Website zu helfen, verwendet dessen Computer aber vor allem, um das FBI zu hacken und so Beweise gegen fsociety, Darlene, Angela und ihn selbst zu löschen. Der Hack macht die Agentin Dom aber umso misstrauischer, besonders gegenüber Angela. Mr. Robot überzeugt Elliot währenddessen davon, dass Elliot (als Mr. Robot) Tyrell nach dem Hack erschossen hat. Inzwischen wird auch immer deutlicher, dass Whiterose, der/die sich inzwischen als Chinas Minister für Staatssicherheit herausgestellt hat, mit Phillip Price, CEO von E Corp unter einer Decke steckt und dass Dark Army auf Befehl von Whiterose an der Realisierung eines ominösen »Stage 2« des Hacks arbeiten.

Elliot gibt nach einem Drogenintermezzo mit Adderall, um Mr. Robot zu unterdrücken, gegenüber seiner Therapeutin Krista zu (und auch der Zuschauer erfährt zum ersten Mal davon), dass er weiß, dass er sich nicht bei seiner Mutter, sondern im Gefängnis wegen einem seiner kleineren Hacks befindet. Nach seiner Entlassung versucht er seine Gedächtnislücken zu füllen und herauszufinden, worum es sich bei Stage 2 dreht, der – laut Whiterose – Elliots Plan ist, an den er sich aber nicht mehr erinnern kann. Whiterose entführt Angela und versucht sie auf ihre/seine Seite zu ziehen, was offenbar auch gelingt. Elliot verwendet eine Technik zum luziden Träumen, um Mr. Robot beobachten zu können und folgt ihm zu einem Versteck der Dark Army, wo er auf Tyrell trifft. Nicht sicher, ob Tyrell wirklich existiert oder nicht, wird Elliot von ihm in Stage 2, der Vernichtung der physischen Datenaufzeichnungen von E Corp und damit ihre endgültige Zerstörung, eingeweiht. Elliot soll mit ihm gemeinsam den Hack durchführen. Elliot versucht das zu verhindern, da der Plan Arbeiter im Gebäude gefährden würde, wird beim Versuch aber von Tyrell angeschossen.

What's real and who is in control?

»Hello friend … Shit, it's actually happening, I'm talking to an imaginary person« (Staffel 1/E1 3–19). Bereits die ersten Worte, die Elliot an seine Zuschauer richtet, machen deutlich, dass man es hier nicht mit einer zuverlässigen Erzählinstanz zu tun hat. Dass Elliots Sicht der Dinge nicht zu trauen ist, ist von Anfang an offensichtlich und unbestritten – umso mehr, als sich in der ersten Folge herausstellt, dass er versucht seine Paranoia, soziale Isolation, Depressionen und Angstzustände mit Drogen unter Kontrolle zu bekommen:

 »I do morphine. The key to doing morphine without turning into a junkie is to limit oneself to 30 milligrams a day. Anything more just builds up your tolerance. I check every pill I get for purity. I have 8 milligrams suboxone for maintenance in case I go through withdrawal. Shit, I'm out again« (Staffel 1/Episode 1 20:41–21:22).

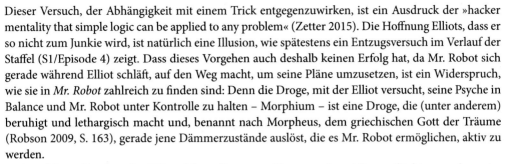

Dieser Versuch, der Abhängigkeit mit einem Trick entgegenzuwirken, ist ein Ausdruck der »hacker mentality that simple logic can be applied to any problem« (Zetter 2015). Die Hoffnung Elliots, dass er so nicht zum Junkie wird, ist natürlich eine Illusion, wie spätestens ein Entzugsversuch im Verlauf der Staffel (S1/Episode 4) zeigt. Dass dieses Vorgehen auch deshalb keinen Erfolg hat, da Mr. Robot sich gerade während Elliot schläft, auf den Weg macht, um seine Pläne umzusetzen, ist ein Widerspruch, wie sie in *Mr. Robot* zahlreich zu finden sind: Denn die Droge, mit der Elliot versucht, seine Psyche in Balance und Mr. Robot unter Kontrolle zu halten – Morphium – ist eine Droge, die (unter anderem) beruhigt und lethargisch macht und, benannt nach Morpheus, dem griechischen Gott der Träume (Robson 2009, S. 163), gerade jene Dämmerzustände auslöst, die es Mr. Robot ermöglichen, aktiv zu werden.

Bezeichnend ist aber, dass Elliot nicht zu Drogen greift, um aus dem Alltag zu flüchten, sondern – im Gegenteil – um alltagstauglich zu sein. Drogen sind sein Versuch, sich selbst in den Griff zu bekommen. Dass auch der Drogenkonsum kontrolliert werden muss, ist so nur konsequent – paradoxerweise erweist sich allerdings gerade das dazu verwendete Suboxone, ein Medikament, das eigentlich beim ärztlich begleiteten Entzug verwendet wird, als schwierig zu beschaffen und nimmt Elliot, da er sich zur Beschaffung der Droge mit zwielichtigen Gestalten einlassen muss, die ohnehin nur illusorische Kontrolle wieder aus der Hand. Sein Dilemma endet schließlich in einem Subplot, der eine Auseinandersetzung mit einem manischen Drogendealer und der Ermordung von Elliots Freundin Shayla, die als Zwischenhändlerin fungierte, zum Inhalt hat und der auch Elliot selbst fast das Leben kostet.

Elliots Versuche, die Kontrolle zu bewahren, gehen so weit, dass er sie auf die Menschen um ihn herum ausweitet. Indem er das Privatleben der Menschen um ihn herum hackt, setzt er sie – genauso wie er selbst von Mr. Robot kontrolliert wird – einer fremden Kontrolle aus. Wie Elliots Verstand »under siege« (Staffel 2/Episode 3 43:13) ist, werden auch die Facebook-Profile, Bankkonten und Laptopkameras von Elliots Freunden und (Zufalls-)Bekanntschaften belagert. Auch wenn einige Schwerverbrecher darunter sind, die Elliot der Polizei ausliefert (etwa den Betreiber einer Kinderpornografie-Homepage (Staffel 1/Episode 1) oder den Drogenhändler Vera (Staffel 1/Episode 2)), haben Elliots Hacks nicht unbedingt das Ziel, sich in eine moralisch überlegene Position zu begeben, sondern seine Umgebung steuern zu können – so findet er etwa heraus, dass Angelas Freund Ollie sie betrügt, erzählt ihr aber nichts davon, weil er fürchtet, dass der nächste auch nicht besser ist: »I thought about telling Angela, but she has shitty taste in men« (Staffel 1/Episode 1 16:39–16:42). In der virtuellen Welt des Computers verfügt Elliot über die Kontrolle, er kennt die Regeln und kann sie sich nach seinen eigenen Vorstellungen zu Nutze machen. Für den sozial unbeholfenen Elliot ist *Code* viel einfacher zu interpretieren und zu verwenden, als die reale Welt, die nach Regeln funktioniert, die für ihn nicht (immer) entzifferbar oder nachvollziehbar sind. Elliot sieht sich selbst als »nicht normal«, als jemand der außerhalb der Gesellschaft steht. Bereits in der ersten Folge fragt er seinen imaginären Freund: »What do normal people do, when they get this sad?« (Staffel 1/Episode 1 20:41–20:43). Die Gesellschaft bietet ihm, so glaubt er, keinen Platz, keine Zugehörigkeit, keine Möglichkeit sich als Teil eines Ganzes zu fühlen. »I'm just anonymous, I'm just alone« (Staffel 1/Episode 1, 20:10–20:14). Dieses Gefühl wird Elliot nur am Computer los, wo er die Kontrolle hat: »hacking is his primary mechanism for controlling a world that he feels powerless to control and for making connections in a world in which he feels disconnected« (Zetter 2015). Das einzige, was Elliot tatsächlich unter Kontrolle hat und dessen Realitätsgehalt er auch nie in Zweifel zieht, ist die virtuelle Realität des Computers.

Aber auch diese letzte Zuflucht wird ihm durch Mr. Robot, der zusehends das Ruder übernimmt, verwehrt: Wenn Elliot schläft, versucht Mr. Robot seine eigenen Agenden voranzutreiben, u. a. durch Hacks – auch am Ende der ersten Staffel wird der fatale Hack nicht von Elliot (dieser kann sich an nichts erinnern) sondern von Mr. Robot ausgeführt. Um sich diesem Einfluss zu entziehen, verweigert sich Elliot konsequenterweise am Anfang der zweiten Staffel jeden Zugang zu Computern – letztlich

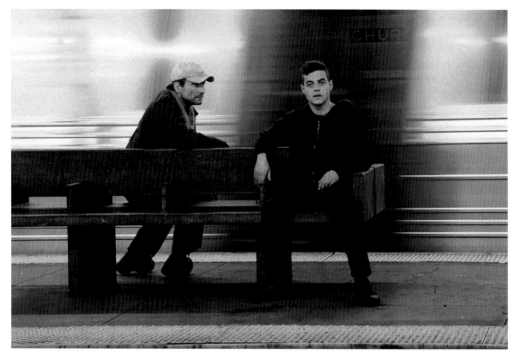

 Abb. 30.2 Mr. Robot redet auf Elliot ein. (Quelle: Filmbild Fundus Herbert Klemens. © Universal Pictures. Mit freundlicher Genehmigung)

dem einzigen Ort, an dem er sich sicher fühlt – und kreiert einen, wie es Mr. Robot ausdrückt »analog nightmare« (Staffel 2/Episode 2 17:24). Ohne Internetzugang ist Mr. Robot unschädlich (Abb. 30.2):

> »Without my weapon of choice, Mr. Robot is unplugged, powerless. He'll try to wear us down, but as long as we stick to the regimen, he can't take control, no matter how much of an illusion he thinks this is« (Staffel 2/Episode 2 17:32–17:45).

Das »burrowing« und »nesting«, auf das im Zusammenhang mit der Übernahme Elliots durch Mr. Robot immer wieder angespielt wird, zeigt auch sprachlich den Prozess der Einnistung einer »alien life form« in Elliot. Elliot begreift seinen Körper und Verstand als Computer, den er mit dem entsprechenden »Hack« – Drogen – unter Kontrolle bekommt. Mr. Robot ist wie ein *Bug* im System, ein Virus, das überhandnimmt und das System zum Stillstand bringt – »kernel panic«. Als Elliot in der zweiten Staffel Adderall nimmt, ein Medikament zur Behandlung von ADHS, das bei nichtindizierter Verabreichung aufputschend wirkt, um Mr. Robot loszuwerden und ihm der übermäßige Drogenkonsum nach ein paar Tagen zusetzt, merkt er, wie die Stimme in seinem Kopf zurückkommt:

> »Shit. There it is again. The overwhelming fear building, the burrowing, the nesting, the scream. … My internal fatal error from which my system cannot safely recover. Kernel panic. Day number six without sleep. I'm crashing«
> (Staffel 2/Episode 3 36:15–38:50).

Das Ausmaß seiner Verwirrung in Bezug auf was real ist und was nicht, wird, trotz zahlreicher Andeutungen, dass Elliot sich ganz und gar nicht unter Kontrolle hat, erst gegen Ende der ersten Staffel mit der Enthüllung von Mr. Robot als Wahnvorstellung deutlich. In der zweiten Staffel wird das Wechselspiel von Realität und Imagination dann zugespitzt: Zum einen durch Elliots hartnäckigen Versuch, durch Selbstdisziplin und schließlich auch Drogen dem Einfluss von Mr. Robot zu entkommen, zum anderen stellt sich gut die Hälfte der Staffel als eine von Elliot zum Selbstschutz bewusst erzeugte Wahnvorstellung heraus. Im Gefängnis –»dem Haus seiner Mutter«– versucht Elliot, den ständig im Hintergrund auf ihn einredenden Mr. Robot, von dem Elliot ja inzwischen weiß, dass er nicht real ist, durch minuziöse Tagebuchaufzeichnungen und einen rigiden Tagesablauf Herr zu werden. Als das nicht funktioniert, greift Elliot wieder auf Drogen, dieses Mal Adderall, zurück. Zunächst ist aber auch dieser Versuch, die Kontrolle über seinen eigenen Verstand zu erlangen, nicht von Erfolg gekrönt. Mr. Robot bzw., da Mr. Robot ein Produkt von Elliots Fantasie ist, Elliot selbst, erzeugt eine Wahnvorstellung, in der Elliot vom FBI entführt und mit flüssigem Beton »gefüttert« wird, sodass er in Wirklichkeit die Adderall-Pillen erbricht. Die Wahnvorstellung in Gestalt von Mr. Robot wird zum Anti-Drogen-Advokat und macht auch sehr deutlich, wer hier über Macht und Kontrolle verfügt:

💬 »That's it. Get the Adderall out of your system. Good boy. That's it, get those shitty pills out of your system. I have burrowed underneath your brain. I am nested there. I am the scream in your mind. You will cooperate, my son. I will make you, because I own you!« (Staffel 2/Episode 3 19:45–20:23).

Elliot, immer noch besessen davon, Mr. Robot loszuwerden, schluckt das Adderall erneut und wird regelrecht euphorisch, als es wirkt:

💬 »Can I tell you a secret? … He's gone. He's gone. You heard me. He's gone. It was so simple. I'm way more aware now. I'm way more focused. And I'm feeling 100 %. He's gone. He's gone. He's gone. The Adderall is working, and fuck if this drug doesn't feel good« (Staffel 2/Episode 3 34:33–35:19).

Paradoxerweise ist dieser euphorische Redeschwall über das Ende der einen Wahnvorstellung aber an seine andere Wahnvorstellung, den Zuschauer, den er als imaginären Freund ständig anspricht, gerichtet.

Durch Drogen versucht Elliot jenen Teil seiner Identität auszulöschen, der gegen ihn arbeitet, den er nicht mehr unter Kontrolle hat, der die Quelle seiner Halluzinationen ist. Für Elliot ist Drogenkonsum die Lösung und nicht die Krankheit, da er so den »kranken« Teil seiner Identität unterdrücken kann. »Süchtig« ist für ihn nicht eine Abweichung, sondern die Wiederherstellung von einem »Normalzustand«. – »We can finally be back to normal. It will just be me and you, my friend« (Staffel 2/Episode 3 36:15–36:19). Dass er diese Hoffnung gegenüber einer anderen imaginären Person zum Ausdruck bringt, scheint ihn dabei nicht zu irritieren. Denn auch dieses direkte Ansprechen des Zuschauers ist, wie der vorsichtig kontrollierte Drogenkonsum, ein für sich selbst entworfenes Sicherheitsnetz Elliots. Das Durchbrechen der 4. Wand ist nicht nur ein cleverer Inszenierungsschachzug, um aus dem Zuschauer einen »co-conspirator« (Giles 2015) zu machen – der Erfinder, Drehbuchautor und Regisseur in Personalunion Samuel Esmail, beruft sich hier auf *Taxi Driver* (1976) als Vorbild (Giles 2015) – sondern stellt auch einen weiteren verzweifelten Versuch Elliots dar, seinen Verstand unter Kontrolle zu bringen:

💬 »I'm crazy, I have to be crazy because that didn't just happen, right? This is a delusion. Is this a delusion? Shit, I'm a schizo. Maybe I have really lost it this time? … I know, I know, I know, I realize I'm saying all this to an imaginary person. But I created you, I didn't create this« (Staffel 1/Episode 1 40:13–40:40).

Durch diese Sicherheitsvorkehrung Elliots entsteht aber eben nicht eine klare Trennung von Wirklichkeit und Wahnvorstellung, sondern das Gegenteil. Die Grenzen lösen sich auf, verschwimmen, gehen ineinander über. Nachdem er etwa realisiert, wer Darlene wirklich ist, versucht Elliot in Panik sich selbst zu hacken – der einzige Weg, um zu Informationen zu kommen, dem er traut. Als er nichts findet – offenbar hat er alle seine digitalen Spuren gelöscht, kann sich aber nicht erinnern – verfällt er in Panik. Denn in Elliots Logik ist, was im Cyberspace nicht existiert, auch außerhalb der virtuellen Welt nicht greifbar. Sich selbst im Spiegel anschauend – quasi als Bestätigung seines eigenen Vorhandenseins – versucht Elliot sich selbst festzumachen:

 »I avoid myself. Why? I'm afraid. Ok. Afraid of what? Finding too much? Too little? Nothing at all? Do I even exist? See me, Elliot Alderson. I'm here. [zerschmettert Spiegel] Now I'm gone« (Staffel 1/Episode 8 41:06–41:30).

Allerdings ist er eben nicht festlegbar, seine Identität flackert, wie sein Gesicht im Spiegel hin und her flackert, einmal die Mr. Monopoly-Maske, dann Angela und auch immer wieder Mr. Robot zeigt. Alles in allem ist Elliots Schlussfolgerung: »No identity. I'm a ghost« (Staffel 1/Episode 8 42:17).

Der Nerd im Rausch der Weltverbesserung: Hacktivism in *Mr. Robot*

Die Hacks von fsociety und Elliot sind im Nimbus des so genannten »Hacktivism« zu verorten, also dem Versuch durch Hacks Einfluss auf politische oder gesellschaftliche Systeme, Zusammenhänge oder Probleme zu nehmen: »It is a combination of grassroots political protest with computer hacking« (Jordan und Taylor 2004, S. 1). Starke Anleihen nimmt *Mr. Robot* in Bezug auf Hacktivism beim Hacker-Kollektiv Anonymous. Das Kollektiv, deren Aktionen zu Beginn vor allem gegen Scientology gerichtet waren, seinen Aktionsradius später aber auf verschiedenste Anlässe ausgeweitet hat, versteht sich als »driving force for reshaping society« (Goode 2015, S. 75) und wurde, unter anderem auch durch den Einsatz von Guy-Fawkes-Masken aus der Graphic Novel *V for Vendetta* (1988–1989) bei offline-Protesten, geradezu ikonografisch für Hacktivism. Auch fsociety verwendet für die Videobotschaften, mit denen sie sich an die Öffentlichkeit wenden, eine Maske, die wie eine Mischung aus Guy Fawkes und dem Monopoly-Man wirkt – in der Serie stammt die Inspiration dafür ebenfalls von einem Film, und zwar dem fiktiven 1980er-Jahre Horrorfilm *The Careful Massacre of the Bourgeoisie*, in dem verwöhnte *Rich Kids* von einem Mann in dieser Maske brutal niedergemetzelt werden. Durch die Maske und die Assoziationen, die sie auslöst, im Zusammenhang mit dem wenig rätselhaften Namen wird schnell klar, in welche Richtung die Aktionen von fsociety gehen: Anti-Establishment, Anti-Kapitalismus, gegen die Kontrolle des Einzelnen durch riesige Unternehmen. Guy Fawkes, der quer durch die politischen Lager (z. B. neben der Occupy-Bewegung auch von den Anhängern des Republikaners Ron Paul) als Symbol für Protest gegen das, was als »Establishment« wahrgenommen wird, gilt, wird genauso aufgerufen, wie das ultimative Symbol des im kleinbürgerlichen Familienspieleabend angekommenen Kapitalismus in Gestalt von Mr. Monopoly.

Besonders Elliot wettert – gegenüber seinem »imaginary friend«, nicht gegenüber realen Menschen – immer wieder gegen die nur auf Konsum ausgerichtete Gesellschaft mit ihren korrupten Regierungen, den Willen der Menschen sich kontrollieren, steuern und ruhig stellen zu lassen. Er konstatiert einen Hang zur Oberflächlichkeit, alles ist »fake«. Auf die Frage seiner Therapeutin, was ihn denn so an der Gesellschaft störe, antwortet er:

 »Oh, I don't know, … maybe it's that it feels like all our heroes are counterfeit, the world itself is just one big hoax. Spamming each other with a running commentary of bullshit, masquerading as insight, social media faking us intimacy. … I'm not saying anything new. We all know why. We do this not because *Hunger Games* books make us happy, but because we wanna be sedated, because it's painful not to pretend, because we're cowards. Fuck society« (Staffel 1/Episode 1 12:19–13:15).

»Fake« sind auch die Leute, die Elliot umgeben; was aussieht wie die Aufsteigergeschichte des Coffee-shop-Ketten-Besitzers Ron, ist eigentlich der Betreiber einer Kinderpornografie-Homepage namens Rohit; was aussieht wie der Beginn einer Romanze, ist ausgeklügelter Betrug. Der Hacker, und besonders Elliot, wird in *Mr. Robot* gezeichnet als jemand, der das System durchschaut: »He or she has X-ray vision in being able to penetrate the intricacies of any system« (Jagodzinski 2016, S. 62).

Elliot nimmt in der Enthüllung dieser »Fakes«, dessen was unter der Oberfläche liegt, die Pose eines Vigilanten ein: Sich außerhalb des Gesetzes bewegend, macht er aufgrund seiner außergewöhnlichen Fähigkeiten die dunklen Seiten sichtbar und straft nach eigenem Gutdünken. Er ist quasi der Batman der Nerds, der seine eigenen Moralvorstellungen hat und dementsprechend handelt. Dabei hat er – davon ist er überzeugt – hehre, wenn auch etwas realitätsferne, Ziele: »I wanted to save the world« (Staffel 2/Episode 1 1:57–2:5).

Natürlich spielt auch hier die Macht und Kontrolle, über die Elliot durch seine Hacks verfügt, eine zentrale Rolle, ein Umstand durch die sich Hacker – und besonders politisch aktive – im Allgemeinen auszeichnen. Politischer/gesellschaftlicher Protest im Cyberspace zeigt den Wunsch der Aktivisten »to affect, even control, the spaces and times they live in« (Jordan und Taylor 2004, S. 2).

Das Gefühl, über Macht und Kontrolle zu verfügen, ist unter anderem auch, was den Kick beim Hacken auslöst, der von Hackern selbst oft in Zusammenhang mit Drogenkonsum und Suchtverhalten gestellt wird; so zitiert etwa Taylor den Hacker Maelstroem: »Computers are the only thing that have ever given me this feeling … the adrenaline rush I get when I'm trying to evade authority, the thrill I get from having written a program that does something that was supposed to be impossible to do, and the ability to have social relations with other hackers are all very addictive. … I consider myself addicted to hacking« (zit. nach Taylor 1999, S. 50).

Tatsächlich nennt Taylor neben Neugier, politischem Engagement und dem Gefühl der Macht an erster Stelle Suchtverhalten als Hauptantrieb für Hacker (Taylor 1999, S. 48). In *Mr. Robot* sind diese Motivationsfaktoren stark verknüpft. Elliot ist zunächst – noch bevor politische Agenden eine Rolle spielen – vor allem von Neugier getrieben. Er probiert aus, wie weit er kommt. Diese Neugier ist aber immer mehr gepaart mit einem »thrill«, den die Macht, die er so über ein System hat, erzeugt:

 »I didn't do anything harmful my first time. Just looked around. But I felt so powerful. … This, the thrill of pawning a system, this is the greatest rush. God access. The feeling never gets old« (Staffel 2/Episode 5 2:43–3:18).

Gleichzeitig ist natürlich auch der Kick des Illegalen ein entscheidender Faktor. Sich an Regeln vorbeizuschleichen, das System und seine Vollstrecker auszutricksen, um die eigenen Agenden durchzusetzen, erzeugt eine Anspannung, die mit einem High vergleichbar ist. Als Elliot etwa den Drogendealer Vera, der ihn erpresst, mittels eines Hacks aus dem Gefängnis befreit, spürt er die körperlichen Auswirkungen:

»Like a hard-drive blasted by excessive voltage, my mind is frayed … I can feel the static running through my brain. Serotonin receptors working overtime« (Staffel 1/Episode 6 27:18–27:53).

High on Capitalism

Elliots antikapitalistischer Aktivismus steht auffällig im Widerspruch zu seiner Drogensucht. Ab der ersten Folge wendet er sich dezidiert gegen die kapitalistische Monopolstellung von E Corp. Elliot ist der Ansicht, dass das Unternehmen ein weltweites Netz gesponnen hat, aus dem sich niemand befreien kann:

 »E Corp: the largest conglomerate in the world. They are so big, they are literally everywhere. A perfect monster of modern society. The E might as well stay for evil« (Staffel 1/Episode 1 17:35–18:02).

Als Drogenabhängiger ist Elliot jedoch selbst der ultimative Konsument und somit mittendrin im zeitgenössischen Kapitalismus, denn es ist der Konsument, der das kapitalistische System am Laufen hält und damit zu einer Art goldenem Kalb wird. Durch Werbung etc. wird ständig versucht, das Bedürfnis nach Konsumgütern zu wecken, »immer mehr wollen« ist keine Charakterschwäche mehr, sondern sozial akzeptierter Lifestyle: »Consumption and enjoyment are no longer vices but rather virtues, and we are constantly bombarded by demands for us to buy, consume and enjoy« (Bjerg 2008, S. 6). Auch hier geht es um Kontrolle, die durch die Droge Konsum ausgeübt wird, wie Philip Price, jener CEO von E Corp, der mit Whiterose unter einer Decke steckt, erklärt:

 »You see? That is the business model for this great nation of ours. Every business day when that market bell rings, we con people into believing in something, the American dream or family values. Could be freedom fries for all I care. It doesn't matter as long as the con works and people buy and sell whatever it is we want them to« (Staffel 2/Episode 2 8:19–8:50).

Drogen sind im Zusammenhang mit Kapitalismus das Produkt aller Produkte – lassen sie dem Abhängigen doch keine Wahl mehr. Gleichzeitig treten alle anderen Wünsche und Ziele in den Hintergrund:

»The drug is not just one product among others. It is a product the consumption of which implodes the desire for other products. The product to end all products« (Bjerg 2008, S. 16 f.).

Obwohl der Süchtige zum Bild für den ultimativen Konsumenten des modernen Kapitalismus wird, wird in dieser Verbindung gleichzeitig die Beziehung von Konsument und Produkt umgedreht: Das Produkt verkauft sich von selbst (Farrell Brodie und Redfield 2002, S. 7 f.), das erzeugen einer Illusion, eines »con«, wie Phillip Price es ausdrückt, ist nicht mehr notwendig. William S. Burroughs bringt in der *Introduction* zu *Naked Lunch* (1959), in dem er seine eigenen Drogenerfahrungen verarbeitet, den Zusammenhang von Kapitalismus und Drogen(-abhängigkeit) auf den Punkt:

»Junk is the ideal product ... the ultimate merchandise. No sales talk necessary. The client will crawl through a sewer and beg to buy ... The junk merchant does not sell his product to the consumer, he sells the consumer to his product. ... The face of evil is always the face of total need. .... Beyond a certain frequency need knows absolutely no limit or control« (Burroughs 1966, xxxix).

Elliot ist sich dieser Mechanik durchaus bewusst. Er weiß um die Produktions- und Verkaufsketten. Er weiß, dass er der Endpunkt eines Geschäfts ist, aus dem er sich nicht lösen kann. Nicht zufällig beschreibt er seinem »imaginary friend« den Weg, den die Drogen von einem Labor in Mexiko in die USA nehmen und über verschiedene Zwischenhändler bei ihm landen. Elliot weiß um die Logik des Drogengeschäfts: »This line has wanted to own me my whole life. … It needs me, just as much as I need it. The moment was destined. Every choice is bringing me closer to this one line. This line. This last line. I promise« (Staffel 1/Episode 4, 4:5–5:5).

Konsum allerdings ist in den Augen von Elliot und fsociety nur eine weitere Droge, die aber, weil sie sich im Gegensatz zu den Drogen, die Elliot nimmt, nicht als solche zu erkennen gibt, umso gefährlicher ist. Dem Konsum ist alles untergeordnet, alles funktioniert nach seinen Regeln, gibt den Konsumenten aber vor, dass sie es sind, die die Zügel in der Hand halten. In diesem Zusammenhang wird ein grundlegendes Anliegen der antikapitalistischen Bemühungen von Elliot und fsociety deutlich, nämlich das Ziel, die Illusion der Selbstbestimmtheit im Spinnennetz des Konsums zu zerstören und den Menschen die Augen über ihre Abhängigkeit zu öffnen. Indem Drogen die Logik von Konsument und Produkt umdrehen, tun sie gerade das:

> »It [the drug] sells itself; and in doing so it reverses the official relation between consumer and product, to reveal a hallucination that is in fact the truth of consumer capitalism. The consumer is not sold the product but is rather sold to the product« (Farrell Brodie und Redfield 2002, S. 7 f.).

Ein Wechselspiel, das Elliot nicht nur im Wirtschaftssystem ortet, sondern in jeder Form von Establishment, etwa auch in der Religion, wie Elliot in seiner religiösen Selbsthilfegruppe im Gefängnis in einem drogeninduzierten, von Marx inspirierten Ausbruch zum Besten gibt:

> »… I'm talking about all organized religion. Exclusive groups created to manage control, a dealer getting people hooked on the drug of hope, his followers nothing but addicts … so it's easier to rule us by the charlatans that want to run us. … If I don't listen to my imaginary friend, why the fuck should I listen to yours? People think their worship's some key to happiness. That's just how he owns you. Even I'm not crazy enough to believe that distortion of reality. So, fuck god. He's not a good enough scapegoat for me« (Staffel 1/Episode 3 45:58–47:3)

Elliot ortet einen Realitätsverlust der Gesellschaft, in ihrer Weigerung, die »wahren« Motive, Zusammenhänge und Agenden anzuerkennen und sich lieber betäuben zu lassen – von einem Drogenabhängigen mit schizophrenen Halluzinationen eine recht gewagte Einstellung. Elliot sieht sich aber als jemand, der sich keine Illusionen macht, der das System durchschaut und dieses Wissen darum, wer wirklich am Hebel sitzt, auch zum Wohle der Gesellschaft einsetzen will:

> »The hacker is presented as someone who, like a con artist, is able to outsmart and outthink the law. … Elliot is a figure of resistance that the ›everyman‹ can secretly relate to and embrace in a capitalist system« (Jagodzinski 2016, S. 62, 63; Hervorhebung im Original).

Damit knüpft *Mr. Robot* an die politischen Agenden vieler Hacktivisten an, die neben Anti-Establishment und Informationsfreiheit (Taylor 1999) auch gegen große Konzerne aktiv wurden, besonders im Versuch der Kommodifizierung der Menschen und deren Lebenswelt gegenzusteuern (Jordan und Taylor 2004, S. 13 f.). Elliots Probleme zu bestimmen, was real ist und was nicht, spiegeln sich so auch in den gesellschaftspolitischen Anliegen von *Mr. Robot*. In einer Welt, die nur auf Konsum ausgerichtet ist, ist nichts real. Alles ist Illusion, erzeugt um die Menschen zum Kaufen zu bewegen. Interessanterweise ist es ausgerechnet Mr. Robot selbst, der Elliot auf diesen Umstand hinweist: Auf Elliots ›You're not real-Mantra‹ hin, erklärt er:

💬 »What? You are? Is any of it real? … A world built on fantasies. Synthetic emotions in the form of pills. Psychological warfare in the form of advertising. Mind altering chemicals in the form of food. Dream washing seminars in the form of media … Real? You wanna talk about reality? We have not lived in anything remotely close to it since the turn of the century. We turned it off. … You have to dig pretty deep, kiddo, before you can find anything real. … So don't tell me about not being real. … As far as you're concerned, Elliot, I am very real«
(Staffel 1/Episode 10 44:50–46:12).

Das aber auch in Bezug auf das gesellschaftspolitische Engagement von Elliot und fsociety nichts so ist, wie es scheint, wird bereits am Ende der ersten Staffel klar. Denn der Angriff auf E Corp – als Stellvertreter für den alles beherrschenden Kapitalismus – stellt sich als von einzelnen Strippenziehern im Hintergrund orchestrierte Aktion heraus, die damit ganz eigene, kapitalistische, Ziele verfolgen. Whiterose und Philip Price arbeiten an ihrer eigenen Weltordnung, während Elliot noch glaubt, er befinde sich im Kampf gegen eine »invisible hand« (Staffel 1/Episode 1 19:48), wie er die Macht des Kapitalismus einmal in Anlehnung an Adam Smith, den Begründer des Liberalismus, nennt. Elliot spielt hier auf eine Denkfigur aus dem 18. Jahrhundert an, deren Idee es ist, dass es eine selbstregulierende Kraft des Marktes gibt, die Schlechtes wie Gier, Betrug etc. in etwas für die Gesellschaft Nützliches verwandelt: Der Konsum von Luxusgütern etwa stärkt die Wirtschaft (Sedláček 2012, S. 234 f.). Für Elliot steht aber weniger dieser gesellschaftlich positive Effekt im Vordergrund, als das Gefühl von jemandem kontrolliert zu werden und nichts dagegen unternehmen zu können. In Elliots Augen wird die Gesellschaft von einer undefinierten Macht kontrolliert, er erklärt seinem imaginären Freund, dem Zuschauer, dass er davon träume, die Welt vor dieser Macht – »The one that brands us with an employee badge. The one that forces us to work for them.« (Staffel 1/Episode 1 19:50–19:57) – zu retten.

In der ersten Folge, noch bevor Elliot weiß, dass Mr. Robot nicht real ist, ist er fasziniert von dessen Plänen und Ideen, wie die Welt aussehen soll – dem Plan, der Kontrolle durch eine im Hintergrund operierenden Macht zu entkommen. Er erklärt Elliot, was es ist, dass er durch den Hack zu zerstören versucht:

💬 »Let me tell you why you're really here. You're here because you sense something wrong with the world. Something you can't explain. But you know it controls you and everyone you care about. … Money. Money hasn't been real since we got off the gold standard. It has become virtual. Software. The operating system of our world. And Elliot we are on the verge of taking down this virtual reality. Think about it« (Staffel 1/Episode 1 45:12–45:53).

Repräsentant dieses skrupellosen Systems ist Tyrell Wellick, der Senior Vice President of Technology von E Corp, der ursprünglich selbst aus dem Hackermilieu kommt und der es mit Elliot in Bezug auf seine Hackerskills beinahe aufnehmen kann. In der ersten Staffel versucht Tyrell, koste es was es wolle, die Karriereleiter hinaufzuklettern und schreckt dabei nicht vor allen möglichen unlauteren Mitteln, bis hin zu Mord, zurück. Dabei verliert er – im Rausch der bereits greifbar scheinenden Macht – zusehends die Kontrolle über sich und die Konsequenzen seiner Handlungen. Auch er ist auf der Suche nach einer Möglichkeit, über Macht und Kontrolle zu verfügen und auch er erkennt nicht, dass er nur

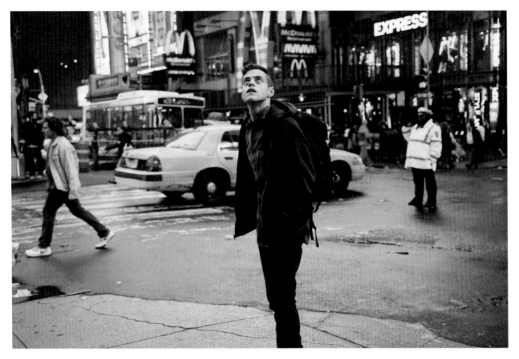

◻ **Abb. 30.3** Elliot am Times Square kurz vor seinem Triumph. (Quelle: Filmbild Fundus Herbert Klemens. © Universal Pictures. Mit freundlicher Genehmigung)

eine Marionette in der Hand der wirklich Mächtigen ist. Im Gegenteil, er versucht die Macht und Kontrolle mit aller Gewalt an sich zu reißen:

💬 »… power belongs to the people that take it. Nothing to do with their hard work, strong ambitions, or rightful qualifications, no. The actual will to take is often the only thing that's necessary« (Staffel 1/Episode 2 1:32–1:44).

Als er bei E Corp nicht zum Zug kommt und aufgrund seines zunehmend erratischen Verhaltens gekündigt wird, hat er bereits herausgefunden, was fsociety plant. Er konfrontiert Elliot und dieser nimmt ihn in das Hauptquartier von fsociety mit, wo Tyrell, regelrecht euphorisiert von den Möglichkeiten der Macht, die sich vor ihm auftun, wie hypnotisiert vor einem Bildschirm niedersinkt.

Durch den Angriff auf E Corp tut sich für Tyrell endlich die Gelegenheit auf, zu den »guys that play God without permission« (Staffel 1/Episode 1 43) zu gehören. Es ist dieser Rausch, der alle Akteure, sei es Tyrell, Elliot, fsociety oder Whiterose in seinen Bann zieht. Der Moment, wenn sie einen Weg gefunden haben, sich »God access« (Staffel 2/Episode 5 3:14), wie Elliot es nennt, zu verschaffen, sei es über die Karriereleiter bei *Evil Corp*, als Strippenzieher im Hintergrund wie Whiterose oder quasi »von unten« durch außergewöhnliche Hackerskills – die Euphorie, die sich einstellt, wenn man erkennt wie weit die eigene Macht geht, was alles der eigenen Kontrolle unterliegt, ist besser als jede Droge – sogar Elliot wird von diesem Moment aus seinem Stupor gerissen und dreht sich in Siegerpose auf dem New Yorker Times Square zwischen den Bildschirmen (◻ Abb. 30.3), die über den Hack berichten, im Kreis: »It's happening, it's happening, it's happening« (Staffel 1/Episode 10 12:11–12:23).

Literatur

Bjerg O (2008) Drug addiction and capitalism: too close to the body. Body Soc 14(2):1–22

Burroughs WS (1966) Naked lunch. Grove, New York

Farrell Brodie J, Redfield M (2002) Introduction. In: Farrell Brodie J, Redfield M (Hrsg) High Anxieties – Cultural studies in addiction. University of California Press, Berkeley, Los Angeles, London, S 1–15

Giles M (2015) Taxi Driver, Girls, and 7 other big influences on Mr. Robot. Vulture, 30. Juli 2015. http://www.vulture.com/2015/07/mr-robot-influences-taxi-driver-girls.html. Zugegriffen: 28. Dez. 2017

Goode L (2015) Anonymous and the Political Ethos of Hacktivism. Pop Commun 13:74–86

Jagodzinski J (2016) Mr. Robot: Schizophrenia, paranoia and corporate greed. Medienpädagogik 26:61–77

Jordan T, Taylor PA (2004) Hacktivism and cyberwars – rebels with a cause? Routledge, London

Robson P (2009) Forbidden drugs, 3. Aufl. OUP, Oxford

Sedláček T (2012) Die Ökonomie von Gut und Böse. Aus dem Amerikanischen von Ingrid Proß-Grill. Hanser, München

Taylor PA (1999) Hackers: crime in the digital sublime. Routledge, London, New York

Zetter K (2015) Mr. Robot is the best hacking show yet – but it's not perfect. Wired, 07.08.2015. https://www.wired.com/2015/07/mr-robot-fact-check/. Zugegriffen: 29. Jan. 2018

Originaltitel	Mr. Robot
Erscheinungsjahr	2015–
Land	USA
Drehbuch	Sam Esmail, Adam Penn, Kyle Bradstreet [u. a.]
Regie	Sam Esmail, Jim McKay, Nisha Ganatra [u. a.]
Hauptdarsteller	Rami Malek, Carly Chaikin, Portia Doubleday, Christian Slater, Martin Wallström
Verfügbarkeit	Staffel 1 ist als DVD und Blue-ray auf Englisch, Deutsch und Portugiesisch, Staffel 2 ist auf Englisch, Deutsch und Spanisch erhältlich.

Ulf Heuner

100 % Gehirn plus/minus 100 % Moral.
Neuroenhancement in *Limitless*

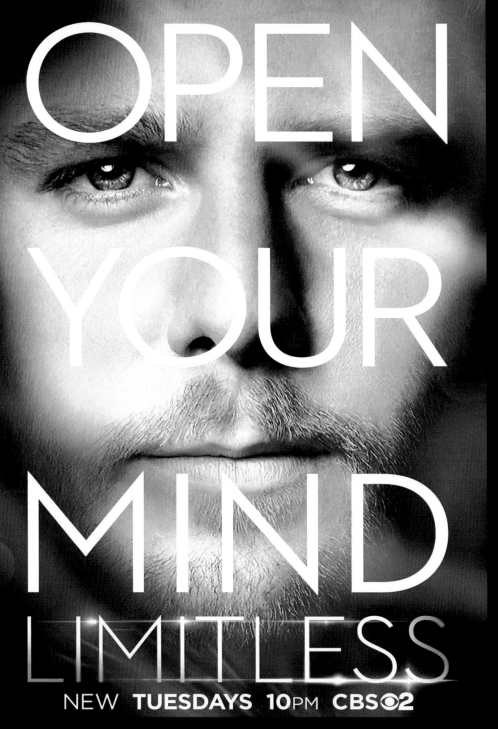

OPEN YOUR MIND

LIMITLESS

NEW **TUESDAYS 10**PM **CBS**◉**2**

Filmplakat *Limitless*. (Quelle: Filmbild Fundus Herbert Klemens. © Paramount Home Entertainment. Mit freundlicher Genehmigung)

Limitless (2011) Kinofilm / *Limitless* (2015–2016) Fernsehserie

»Du bist nicht intelligent, du bist auf Droge.« – »Aber du bist reifer, emotional und moralisch, als alle Menschen, die ich kenne. Du bist ein Held, mit oder ohne Pille.«

Mit diesen beiden Aussagen markiert die FBI-Ermittlerin Rebecca Harris (Jennifer Carpenter) in der Fernsehserie *Limitless* den Wandel in ihrem Verhältnis zum Serienprotagonisten Brian Finch (Jake McDorman), der die Designerdroge NZT-48 konsumiert. Aus dem Mordverdächtigen zum Serienauftakt wird im Verlauf der Serie ein Kollege und Freund, dem sie vertraut und zur Seite steht, auch wenn er ihr Vertrauen oft missbraucht (◨ Abb. 31.1).

Die beiden Aussagen markieren des Weiteren das persönliche Dilemma Brian Finchs, in das ihn der Konsum von NZT stürzt. Denn er ist sehr wohl äußerst intelligent, aber eben nur, wenn er auf Droge ist. Ohne Droge bleibt er ein blässlicher Hipster und erfolgloser Musiker mit durchschnittlicher Intelligenz, ein sympathischer Loser mit dem Herzen auf dem rechten Fleck. Diese moralische Integrität bedingt gleich sein nächstes Dilemma: Unter der Droge gewinnt er zwar an Intelligenz, Selbstbewusstsein, Charme und Esprit, verliert aber nicht seinen moralischen Kompass, was ihn immer wieder in konfliktbeladene Situationen führt zwischen den (Freiheits-)Möglichkeiten, die ihm die Droge eröffnet, und den moralischen Verpflichtungen. Das unterscheidet ihn von Eddie Morra (Bradley Cooper), dem Protagonisten des Kinofilms *Limitless*, an dessen Handlung die gleichlautende Fernsehserie als Sequel anschließt. Morra ist in der Lage, unter NZT sein normales Ich ganz hinter sich zu lassen, mit der durch die Droge induzierten Intelligenz wächst auch seine Skrupellosigkeit.

Die beiden zitierten Aussagen markieren nicht zuletzt das Dilemma der Fernsehserie selbst, die mit Finch einen Anti-Anti-Helden kreiert, der zwar seine gesellschaftliche Außenseiterstellung und normwidrigen Verhaltensweisen wie die Anti-Helden anderer Fernsehserien durch besondere Gaben und Kompetenzen kompensiert, aber diese Fähigkeiten nicht seinem Genius oder harter Arbeit zu verdanken hat, sondern einer Droge.

Der 10-%-Mythos

Der Spielfilm *Limitless* ist eine US-amerikanische Kinoproduktion aus dem Jahre 2011; die an den Film anschließende Fernsehserie wurde in den Jahren 2015–2016 für den amerikanischen Sender CBS produziert. Zentrales Motiv von Spielfilm und Serie ist die neue synthetische Droge NZT-48, die als so genannter Neuroenhancer Intelligenz und Bewusstsein innerhalb weniger Minuten nach Einnahme um ein Vielfaches erweitert. Grundlage der Drehbuchidee ist die bekannte Theorie, dass Menschen nur 10 % ihrer Gehirnkapazität nutzen. Diese Theorie ist allerdings längst als so genannter 10-%-Mythos widerlegt worden: Durch Falschinterpretationen wissenschaftlicher Ergebnisse und Aussagen hat sie sich im Laufe von mehr als 100 Jahren in der Gesellschaft etabliert (Radford 1999). Aber es erwies sich für die Produzenten und Drehbuschreiber von Film und Serie als äußerst reizvoll, die dramaturgischen Möglichkeiten zu nutzen, die der 10-%/100-%-Mythos bietet. Unmittelbar zum Handlungsthema wird der Mythos kaum: Im Kinofilm ist einmal von nur 20 % genutzter Gehirnkapazität die Rede und in einer Folge der Serie quittiert Finch den Hinweis einer NZT-Dealerin auf die Kapazitätserweiterung des Gehirns auf 100 % ironisch damit, das sei doch ein Mythos. Die durch NZT ermöglichte Bewusstseins- und Intelligenzerweiterung auf »100 %« ist ansonsten eine unhinterfragte Voraussetzung von

Film- und Serienhandlung. Als Rebecca Harris in Folge 20 selbst eine Pille einnimmt, beschreibt sie deren Wirkung wie folgt:

> »Alles fühlt sich lebendig an. Offen. Die Luft flirrt vor Informationen. Man saugt sie auf wie Sauerstoff. Als hätte man sein Leben lang Gewichte mit sich herumgetragen, sie auf einmal abgelegt und jetzt seinen wahren Zustand gefunden. Ich wusste jetzt, warum man so abhängig davon wurde.«

Das Setting des Kinofilms

Eddie Morra, der Protagonist des Kinofilms, ist ein in New York lebender erfolgloser Schriftsteller, der zwar einen Verlagsvertrag für einen Roman besitzt, aber auch nach Monaten noch keinen Satz zu Papier gebracht hat. Seine Erfolgs- und Antriebslosigkeit ist auch der Grund, weshalb seine Freundin am Anfang des Films mit ihm Schluss macht. Kurz darauf trifft Morra Vernon Gant (Johnny Whitworth), den Bruder seiner Ex-Frau, die ihn vor Jahren bereits am Tag der Hochzeit wieder verlassen hatte. Gant bietet ihm in Form einer gläsernen Pille eine neue Droge an, die Morra widerstrebend annimmt. Nach Einnahme der Pillen ändert sich Morras Leben schlagartig von einem Moment auf den nächsten. Dass er als Erstes die quengelige Freundin seines Vermieters im Hausflur spontan mit wertvollen Tipps zu ihrer Seminararbeit beschwichtigt und gleich mit ihr im Bett landet, ist nur der unbedeutende Auftakt vieler folgender Höhepunkte. So fließen ihm in dieser Nacht die Worte nur so aus der Feder und er kann am nächsten Morgen die ersten Kapitel seines Romans der ungläubigen Verlagslektorin vorlegen, die von diesen ganz begeistert ist. Die Wirkung von NZT hält jedoch nur 24 Stunden an, Morra macht sich daher zur Wohnung seines Schwagers auf, um mehr Pillen zu besorgen. Dieser zeigt sich in einem derangierten Zustand, nutzt die Lage Morras aus und schickt ihn, ein paar Besorgungen für ihn zu machen. Als Morra zurückkehrt, findet er Gant erschossen auf und die Wohnung durchwühlt. Morra verständigt die Polizei, erzählt ihr aber nichts von der Tüte mit NZT-Pillen, die er in Gants Wohnung gefunden und an sich genommen hat.

Im Folgenden setzt unter der beständigen Drogeneinnahme ein rasanter gesellschaftlicher Aufstieg Morras ein. Er besorgt sich bei dem russischen Gangster Gennady (Andrew Howard) einen Barkredit und spekuliert mit diesem Startkapital erfolgreich an der Börse. Morra stürzt sich in ein Jetsetleben mit den neu gewonnenen Freunden der Wallstreet, von denen einer Morra mit dem Börsenguru und Finanzinvestor Carl van Loon (Robert di Niro) bekannt macht. Dieser zeigt sich Morra gegenüber zunächst skeptisch, ist aber beeindruckt von seinen Analysen und will ihm in seinem Unternehmen eine Chance geben. Zwischen Morra und van Loon deuten sich spannungsgeladene Konflikte an, die der Film allerdings kaum ausspielt. So hat es für Morra keine Folgen, als er bei einem eigentlich entscheidenden Treffen mit van Loon ohne vorherige Einnahme von NZT völlig fahrig auftritt und das Treffen spontan verlässt, als er auf einem Fernsehbildschirm vom Tod einer jungen Frau erfährt, die ermordet aufgefunden wurde, kurz nachdem Morra sie auf einer Party kennengelernt hatte. Morra verdächtigt sich selbst, unter Drogen den Mord begangen zu haben. Ermordet wurde die Frau allerdings von einem Mann, der Morra seit Längerem verfolgt und sich später als Mitarbeiter Henry Atwoods (Richard Bekins) herausstellt, des großen Konkurrenten van Loons, der mit Atwoods Firma gerne fusionieren würde. Morra gerät wegen der getöteten jungen Frau tatsächlich unter Mordverdacht, den er aber mit einem gewieften Anwalt aus der Welt schaffen kann. Der Anwalt erweist sich wiederum auch als der Anwalt Atwoods, der seinen Aufstieg selbst NZT verdankt, das ihm aber inzwischen ausgegangen ist, weshalb er Morra verfolgen lässt, um an neue Pillen heranzukommen. Die Fusion zwischen van Loons und Atwoods Firmen scheitert letztlich, weil Atwood aufgrund der Nebenwirkungen von NZT ins Koma fällt und dann stirbt.

Es wird deutlich, dass die Handlung des Films keinem richtigen roten Faden folgt, sondern in mehreren Seitensträngen verläuft. So wird Morra schließlich ebenso von dem russischen Gangster Gennady verfolgt, nachdem dieser bei Morra eine Pille NZT entdeckt hatte und selbst auf den Geschmack gekommen war. Des Weiteren gewinnt Morra seine Freundin Lindy (Abbie Cornish) zurück, die sich von seinem unter NZT gewonnenen Esprit und Charme stark angezogen fühlt und auch bei ihm bleibt, als er ihr auf Entzug den Drogenkonsum beichtet. Sie selbst kann in einer Szene den sie mit dem Tod bedrohenden Mitarbeiter Atwoods nur nach Einnahme einer NZT-Pille entkommen. In einer weiteren eingestreuten Szene erfährt Morra von seiner Ex-Frau von den gravierenden Nebenwirkungen (geistiger und körperlicher Verfall), hält aber am Dogenkonsum fest.

Den Spannungshöhepunkt erreicht der Film, als Gennady mit zweien seiner Leute in Morras neue Wohnung einbricht, um von diesem weiteres NZT zu erpressen. Morra hat jedoch selbst keines mehr und stellt sich auf die Balkonbrüstung, um der zu erwartenden Folter mit einem Sprung in die Tiefe zu entgehen. Dies ist auch die Anfangseinstellung des Films, in der Morra sein Leben im Off resümiert. Die Filmhandlung zwischen den beiden Balkoneinstellungen erweist sich als eine lange erzählerische Rückblende aus der Perspektive Morras. Es gelingt ihm dann, Gennady ohne NZT zu töten und im Folgenden, nachdem er das aus Gennady Kopf strömende Blut voller NZT getrunken hat, die zwei anderen Gangster zu erschießen. Der Film endet schließlich damit, dass Morra als Senator kandidiert und van Loon in seinem Wahlkampfbüro empfängt. Dieser hat inzwischen von Morras NZT-Konsum erfahren und will Morra unter politischen Druck setzen, weil er die NZT herstellende Firma erworben hat und Morra in seiner Hand wähnt. Morra lässt van Loon jedoch kalt abblitzen, weil er mittlerweile selbst ein eigenes Labor mit der Herstellung beauftragt und die Nebenwirkungen in den Griff bekommen hat. In der letzten Einstellung des Films sitzen Morra und seine Freundin gut gelaunt in einem Edelrestaurant und freuen sich auf die Zukunft.

Das Setting der Fernsehserie

Der Pilotfilm der Fernsehserie nutzt den Kinofilm wie eine Blaupause, das heißt, die grobe Struktur der Spielfilmhandlung wiederholt sich hier mit einem anderen Protagonisten. Brian Finch ist kein erfolgloser Schriftsteller, sondern ein erfolgloser Musiker in New York, der an seinem Traum von der Musikerkarriere noch festhält, als die anderen Bandmitglieder längst die Band verlassen und so genannte bürgerliche Berufe ergriffen haben. Während eines Jobs in einer Bank trifft Finch einen ehemaligen Bandkumpel wieder, der in der Bank als Investmentbanker Karriere gemacht hat. Dieser bietet Finch die Pille einer neuen Wunderdroge an, die Finch nur widerwillig annimmt. Als er die Pille einnimmt, ändert sich Finchs Leben schlagartig von einem Moment zum nächsten. Er ordnet die Personalakten im Nullkommanichts nach einem intelligenten, übersichtlichen System, das er der quengeligen Bankmitarbeiterin, die ihn in den Job eingewiesen hat, als ihre Idee überlässt. Hier zeigt sich der erste Unterschied zu Morra: Hatte dieser unter NZT die quengelige Vermieterfreundin verführt, gibt Finch stattdessen unter NZT der attraktiven Bankangestellten wichtige Beziehungstipps. Ansonsten läuft vieles parallel weiter. Finch genießt wie Morra die neu gewonnenen Fähigkeiten, legt mit einem von einem Straßenmusiker geliehenen Instrument spontan ein fulminantes Solokonzert hin, gewinnt simultan mehrere Spiele im Straßenschach und findet über blitzschnelle, umfassende Recherche die bislang unentdeckte seltene Krankheit seines Vaters heraus. Dann lässt die Wirkung von NZT nach. Da er u. a. noch die Therapiemöglichkeiten für seinen Vater recherchieren möchte, macht er sich auf zu der Wohnung seines Bandkumpels und findet diesen erschossen auf. Finch kann noch schnell ein paar in einer Gitarre versteckte NZT-Pillen an sich nehmen, bevor er die Wohnung fluchtartig verlässt, da mittlerweile das FBI anrückt, das seine Verfolgung durch die Straßen New Yorks aufnimmt. Dabei trifft er in einer U-Bahnstation das erste Mal die FBI-Agentin Rebecca Harris, die nicht in der Lage ist, auf Finch zu schießen, weil sie in seinem Auge ein ähnliches Funkeln wie bei ihrem Vater wahrnimmt, der ebenso auf NZT war und ermordet wurde.

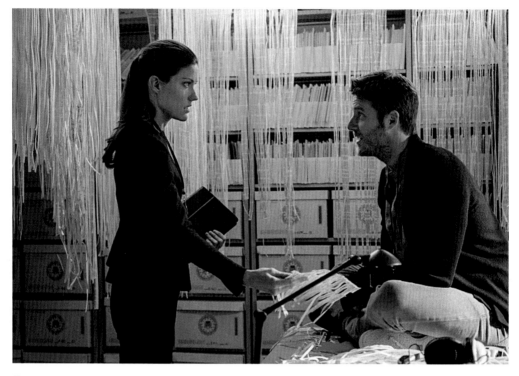

■ **Abb. 31.2** Harris und Finch arbeiten an einem Fall. (Quelle: Filmbild Fundus Herbert Klemens. © Paramount Home Entertainment. Mit freundlicher Genehmigung)

Mit dem FBI kommt gegenüber dem Kinofilm ein gänzlich anderer Akteur ins Spiel. Und mit Morra selbst wird der Serienprotagonist Finch von einer Macht bedroht, die es in dem Kinofilm für Morra nicht gegeben hat. Dieser ist nach der Ermordung des Bandkumpels auf Finch aufmerksam geworden und bietet in einer Szene in einem leeren Loft dem mittlerweile auf Entzug darbenden Finch ein Mittel gegen die Nebenwirkungen an, wenn er im Gegenzug für ihn im FBI spioniert. Gleichzeitig bedroht er Finchs Familie, u. a. in Gestalt einer Krankenschwester, die sich in Finchs Familie als Pflegerin von Finchs Vater eingeschlichen hat. Das FBI hatte Finch in der Zwischenzeit als Mordverdächtigen ausfindig gemacht. Als sich ein Arbeitskollege des Bandkollegen als dessen Mörder herausstellt, bietet die Leiterin der New Yorker FBI-Sektion Nasreen Pouran (Mary Elizabeth Mastrantonio) Finch die Mitarbeit an, denn er ist für das FBI interessant geworden, nachdem festgestellt wurde, dass er offensichtlich gegen die Nebenwirkungen der Droge resistent ist. Um die Resistenz Finchs und damit ein Mittel gegen die Nebenwirkungen von NZT zu erforschen, soll Finch einmal pro Tag vom FBI eine Pille NZT unter Aufsicht einnehmen und mit seinen auf diese Weise gesteigerten Fähigkeiten für das FBI arbeiten. Zu seiner Mentorin beim FBI wird Rebecca Harris (■ Abb. 31.2).

So sieht sich Finch eingespannt zwischen den Mächten des FBI auf der einen und des konspirativen Politikers Morras auf der anderen Seite, die beide auf ihre Weise Finch recht skrupellos zum Spielball ihrer Interessen machen. Diese permanent auf Finch Druck ausübenden Mächte prägen zusammen mit den moralischen Verpflichtungen Finchs gegenüber seiner Familie und Freunden das Grundmuster der an die Pilotfolge anschließenden Serienepisoden. Als ein erstes Resultat dieser Spannungskonstellation trennt sich Finch wieder von seiner Freundin, die er (wie Morra seine Freundin in dem Kinofilm) gerade erst unter NZT zurückgewonnen hatte.

Die Trennung von der Freundin erfolgt, um sie vor Morra bzw. dessen Adlatus Sands zu schützen, der im Auftrag Morras Finch beständig kontrolliert, dirigiert und bedroht. Im Verlauf der Serie stellt sich heraus, dass Sands noch sein eigenes Spiel gegen Morra spielt. Mit seiner Vergangenheit als Agent des britischen Geheimdienstes MI6 und seinen zwischen Brutalität, Sadismus, Empathie und Sensibilität changierenden ambivalenten Charakterzügen ist Sands eine der interessantesten Figuren der Serie. Sein Tod am Ende der ersten und einzigen Staffel von *Limitless* fügt sich in das Schema ein, interessante und wichtige Serienfiguren über die Klinge springen zu lassen, das Anfang des 21. Jahrhunderts bei amerikanischen Serien Mode geworden ist, besonders ausgeprägt in *Game of Thrones* und *Walking Dead*. Aber auch z. B. in *House of Cards* wird die neben Francis Underwood (Kevin Spacey) interessanteste Figur, die Journalistin und zeitweilige Geliebte Underwoods Zoe Barnes (Kate Mara), am Anfang der zweiten Staffel von Underwood persönlich mittels eines Stoßes vor die U-Bahn aus der Serie entfernt.

Den interessantesten Gegenspieler des Protagonisten sterben zu lassen, stellt ebenso einen konzeptionellen Fehler der Serienproduzenten von *Limitless* dar, wie in der Pilotfolge das Handlungsmuster des Kinofilms zu wiederholen. Ein Zuschauer, dem der Kinofilm gefallen hat und der deshalb neugierig auf die Serie ist, hat dauernd Déjà-vu-Erlebnisse, die schnell langweilig werden, zumal Jake McDorman in der Rolle Brian Finchs einfach nicht mit der Ausstrahlung Bradley Coopers als Morra mithalten kann und die Schauspieler der Serie in der Pilotfolge erkennbar noch nicht richtig in ihre Rollen hineingefunden haben. Von CBS wurden zunächst nur drei Folgen in Auftrag gegeben, nach deren Sichtung und Erprobung vor Publikum wurde dann eine ganze Staffel in Auftrag gegeben. Eine zweite Staffel hat CBS allerdings nicht genehmigt.

Dramaturgie und Ästhetik der Serie

Wie viele Serien am Anfang der 21. Jahrhunderts ist *Limitless* flexi-narrative angelegt (Nelson 2013), das heißt, die Episodenkrimihandlungen sind in einen großen Erzählbogen eingebettet, der in *Limitless* durch das skizzierte Grundmuster geprägt ist. Die Episodenhandlungen sind dabei noch mehr Beiwerk als in anderen Krimiserien wie z. B. *Monk* oder *The Mentalist*. Die Tätersuche wird dramaturgisch oft sogar recht beiläufig abgehandelt. So überredet Finch in Folge 9 die Chefin des New Yorker FBI-Büros, die zehn vom FBI meistgesuchten Verbrecher aufzuspüren. Dazu stellt er ein Team in seinem neuen »Hauptquartier« zusammen, das er seiner Chefin als eigenes Büro abgerungen hat. Die Suche nach jedem der zehn meistgesuchten Verbrecher hätte jeweils genug Stoff für eine Folge hergegeben, aber Finch und sein Team spüren in nur einer Folge gleich acht von diesen auf, dann wird das Projekt fallengelassen, d. h., nach den zwei verbliebenen »Most wanted« wird dann einfach nicht mehr weitergesucht. Im Grunde dient die Folge nur dazu, um Finchs veränderte Stellung innerhalb des FBI-Büros zu verdeutlichen. Obwohl offiziell nur als Berater tätig, schwingt er sich hier zum Teamleiter auf, dem sich die fest angestellten FBI-Mitarbeiter mehr oder minder freiwillig unterwerfen. Unter NZT ignoriert Finch nahezu alle Regeln des Polizeiapparats und macht gerne seine Scherze mit den FBI-Kollegen, insbesondere mit seinen beiden persönlichen Aufpassern, die er spaßeshalber Mike und Ike nennt.

Im Kinofilm gibt es bereits einige grafische Spielereien, mit denen insbesondere die Wirkung der Droge NTZ illustriert wird. So wird z. B. die Bewusstseinserweiterung von Morra unmittelbar nach Einnahme von NZT mittels rasanter Speedzooms durch Straßenschluchten in Szene gesetzt. Demzufolge entgeht Morra nichts, was weit entfernt von ihm passiert. Solche Zooms finden sich auch in der Serie, wenn Finch NZT einnimmt. Das unter NZT immens erweiterte Arbeitspensum wird sowohl im Kinofilm als auch in der Serie illustriert durch die parallele Montage mehrerer Morra- bzw. Finch-Figuren in einer Einstellung, in der diese quasi zeitgleich viele verschiedene Arbeiten in einem Raum ausführen. Finch tritt unter NZT öfter in den Dialog mit mehreren Ichs, die für den Zuschauer sichtbar werden. Die Diskussionen mit den Ichs laufen öfter nach dem Engelchen-Teufelchen-Schema ab, Finch wägt

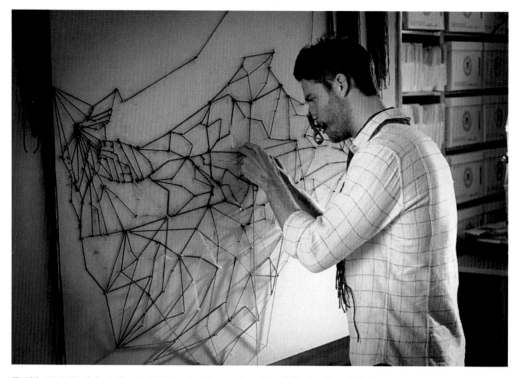

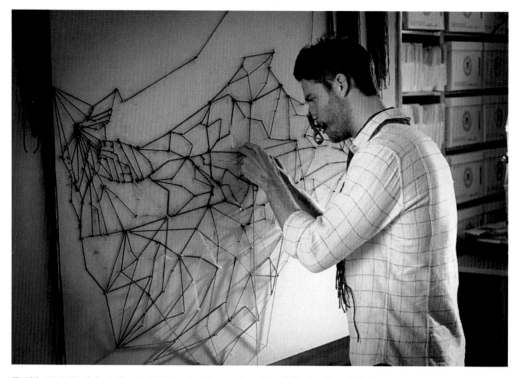 **Abb. 31.3** Finch bastelt unter NZT an der Lösung eines Mordfalls. (Quelle: Filmbild Fundus Herbert Klemens. © Paramount Home Entertainment. Mit freundlicher Genehmigung)

dabei das moralische Für und Wider von Handlungsoptionen ab. Unter NZT kann Finch sich an Informationen erinnern, die er vor vielen Jahren z. B. im Fernsehen nebenbei aufgeschnappt hat. Zugleich ist er in der Lage, unheimlich viele neue Informationen zu verarbeiten. Zu seiner Arbeit beim FBI gehört die schnelle Recherche im Internet; auf diese Weise spürt er des Öfteren Verbrecher auf. Eine Recherche vor dem Computer oder dem Smartphone ist allerdings dramaturgisch und ästhetisch äußerst reizlos, was in der Serie selbst ironisch thematisiert wird, wenn Finch z. B. während einer seiner Recherchen den Zuschauern zur Überbrückung ein Video mit einem Hund präsentiert, der »I love you!« sagen kann (Folge 14, *Fundamentals of Naked Portraiture*). Finch durchbricht öfter die vierte Wand und spricht den Zuschauer nicht nur aus dem Off, sondern auch im Bild direkt an.

Die Set-Designer durften sich in der Serie wild austoben. So nutzt Finch des Öfteren irgendwelche Utensilien, die er gerade findet, wie z. B. Post-its oder Wollfäden, um aus ihnen Dinge zu basteln, mit denen er den Kollegen seine Ideen zu einem Fall veranschaulicht. Die Basteleien sind dabei mehr Ausdruck der Hyperaktivität unter NZT, als dass sie zum Verständnis der Ideen Finchs wirklich notwendig sind. Im Bonusmaterial der DVD-Kollektion erfährt man, dass die Basteleien nicht vom Drehbuch vorgegeben waren, sondern die Set-Designer ihren kreativen Ideen freien Lauf lassen konnten (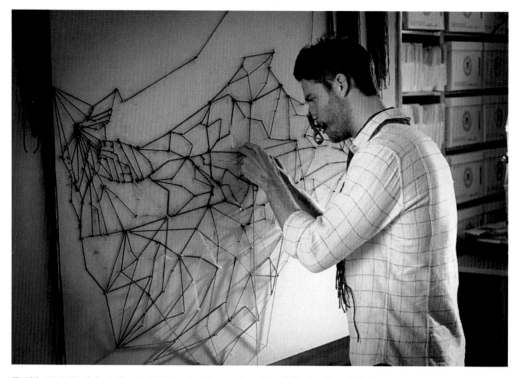 Abb. 31.3).

Im Verlauf der Staffel wird die Serie immer verspielter. Ähnlich wie beim Protagonisten J.D. der Krankenhausserie *Scrubs* werden z. B. Tagträume Finchs (unter NZT) in Szene gesetzt, in denen er und die anderen Figuren beispielsweise als Superhelden oder antike Krieger auftreten. In Folge 13 (*Stop me bevor I hug again*) erträumt sich Finch die Begegnung mit dem Protagonisten einer Kindersendung im Dinosaurierkostüm, mit dem er übereinkommt, dass in der Folge sämtliche Wörter für Gewaltakte wie Ermorden oder Erschießen durch harmlose, kindgerechte Wörter ersetzt werden. So sprechen die Schauspieler in dieser Folge in der Wahrnehmung Finchs, die zur subjektiven Perspektive des Zuschauers wird, dauernd vom Knuddeln oder Kuscheln, wenn sie eigentlich gerade über Mord oder sonstige Gewalttaten sprechen.

100 % Gehirn

Die Konstellation, in der ein Meisterdetektiv mit hoher Intelligenz und kriminalistischem Scharfsinn einem an starren Regeln und Normen festhaltenden, oft einfältig agierenden Polizeiapparat immer wieder seine Grenzen aufzeigt, ist ein altes Sujet des Detektivromans und -films und findet sich z. B. bereits in den Sherlock-Holmes-Erzählungen oder in den Miss-Marple-Romanen und -Filmen. Anfang des 21. Jahrhunderts setzen gleich mehrere US-amerikanische Krimiserien auf dieses Muster, so z. B. *Monk*, *The Mentalist* oder *Psych*. Wie in den drei genannten Serien agiert mit Brian Finch in *Limitless* ein Außenseiter als Berater der Polizei, der sich gerne über Normen und auch Gesetze hinwegsetzt, an die sich die Polizeibeamten gebunden fühlen. Jeder dieser vier Außenseiter verfügt über eine besondere Beobachtungsgabe, sodass ihnen u. a. an Tatorten Dinge auffallen, welche die Polizeibeamten übersehen. Finch unterscheidet sich jedoch von den anderen drei Detektivgenies. Der Privatdetektiv Adrian Monk ist von klein auf mit vielen Phobien, Zwängen und Begabungen gesegnet. Diese kann er in seiner Detektivarbeit sinnvoll einsetzen, wenn ihm etwa kein Detail einer Mordszenerie entgeht (Heuner 2017). Patrick Jane, der Protagonist der Serie *The Mentalist*, hat früher als Hellseher bzw. Medium gearbeitet und macht sich die dabei erworbenen Fähigkeiten, Personen zu durchschauen und zu manipulieren, als Berater des California Bureau of Investigation (CBI) zunutze. Der Protagonist der Serie *Psych*, Shawn Spencer, bietet wiederum als vermeintlicher Hellseher der Polizei seine Dienste an, ist aber eigentlich als Kind von seinem Vater, einem Polizeibeamten, jahrelang darauf gedrillt worden, in Situationen jedes Detail zu registrieren und potenzielle Gefahren aufzuspüren. Finch dagegen verfügt weder von Geburt an noch aufgrund langjähriger Übungspraxis über eine besondere Beobachtungsgabe. Die besondere Gabe, die ihn als Berater des FBI qualifiziert, verdankt er allein der Droge NZT, die ihn quasi auf Knopfdruck zum Genie macht. Das nimmt ihm allerdings zugleich den Geniestatus, den Figuren wie Monk, Jane oder Spencer haben. Diese erfahren von ihrer Umgebung ähnliche Bewunderung wie herausragende Sportler, die man nicht für die harte Trainingsarbeit bewundert, die hinter ihrem besonderen Können steckt, sondern für ihr vermeintlich angeborenes genialisches Talent. Diese Bewunderung schlägt im Sport schnell in Verachtung um, wenn ein erfolgreicher Sportler des Dopings überführt wird. Finch ist von Beginn der Serie an des Dopings überführt, die Abhängigkeit seiner Genialität von einer Droge wird zum dramaturgischen Problem der Serie. Seine hervorgehobene Stellung innerhalb des New Yorker FBI-Teams verdankt er dem Umstand, dass er als Einziger des Teams die Droge NZT konsumiert. Gelangt mal ein anderer Agent an die Droge und erlangt dieser ähnliche kognitive Fähigkeiten wie Finch, desavouiert das sogleich dessen Einmaligkeit, auch als Figur im Blick des Zuschauers. Nachdem er in Folge 20 Rebecca Harris die wahren Hintergründe seiner Immunität offenbart hat und Harris und Finch gemeinsam unter NZT Sands, den Mörder von Harris' Vater, festgenommen haben, ist klar, dass Finch keine weitere Immunisierung von Morra erhalten wird. Finch macht sich keine Illusionen über seine weitere Nützlichkeit für das FBI:

> »Wer weiß, als Hausmeister hätte ich hier vielleicht noch eine Chance. Das ist im Grunde der einzige Job, für den ich hier ohne NZT qualifiziert bin.«

Die einzige Gabe, die Finch auch von anderen NZT-Konsumenten zunächst zu unterscheiden scheint, ist seine scheinbar natürliche Immunität gegen die Nebenwirkungen von NZT, die ihn innerhalb des FBIs auch bei Regelverstößen gegen größere Sanktionen immunisiert. Für den Zuschauer, der von Beginn der Serie an weiß, dass Finch nicht über eine natürliche Immunität verfügt, muss die Figur sich dagegen auf andere Weise abheben, um als Protagonist interessant zu bleiben. Dies ist seine Moralität.

Plus/Minus 100 % Moral

Mit Neuroenhancement verbinden sich vielfältige ethisch-moralische Fragen, z. B., ob die Einnahme leistungsstärkender Mittel generell abzulehnen ist, weil sie zu gesellschaftlichen Ungerechtigkeiten führt, wenn nur manche Zugang zu den Neuroenhancern haben. Die Autoren des Aufsatzes »Das optimierte Gehirn« fordern »einen offenen und liberalen, aber keineswegs unkritischen oder sorglosen Umgang mit pharmazeutischem Neuro-Enhancement« (Galert et al. 2009, S. 11). Dazu müsse Neuroenhancement »aus der gesellschaftlichen ›Schmuddelecke‹ herausgeholt« werden, »in der es sich mit anderen Enhancement-Praktiken befindet, etwa dem fraglos betrügerischen Doping im Leistungssport« (ebd.). Die Autoren berücksichtigen nicht, dass Neuroenhancer ebenfalls als Dopingmittel im Sport angewendet werden können. Dass der Einsatz von chemischer Leistungssteigerung im Sport »fraglos betrügerisch« sein soll, in anderen gesellschaftlichen Sphären wie Arbeit oder Studium aber offen und liberal zu diskutieren sei, ergibt einen Widerspruch und zeigt an, dass die von den Autoren geforderte Enttabuisierung von Neuroenhancement keineswegs so einfach ist. Wer Neuroenhancement enttabuisieren möchte, kommt wohl kaum darum herum, auch die Frage nach der Enttabuisierung von Doping im Sport zu stellen. Neuroenhancement ist eben doch (nicht nur im Sport) oft »Hirndoping«, Galert et al. sperren sich gegen diesen Begriff (ebd., S. 2).

Neben den mit Neuroenhancement verbundenen grundsätzlichen gesellschaftlichen moralischen Fragen, die politisch zu klären wären, ergeben sich für diejenigen, welche die Möglichkeit zum Neuroenhancement haben, jeweils individuelle moralische Fragen nach dem Umgang mit ihren neu gewonnenen Fähigkeiten und Möglichkeiten. Die Vorschläge von Galert et al. zur Lösung dieser individualmoralischen Dilemmata sind erstaunlich:

> »Um keine unerwünschten sozialen Entwicklungen zu fördern, müsste jeder einzelne Bürger verantwortungsvoll mit den Möglichkeiten des pharmazeutischen NEs umgehen. Jeder sollte sich vor der Entscheidung für die Nutzung eines NEPs [Neuroenhancement-Präparats] diese Fragen stellen: Was sind meine Motive? Geht es ausschließlich um Vorteile – und bestehen diese vor allem darin, Konkurrenten auszustechen? Sind die Vorteile es wert, das Risiko unerwünschter Nebenwirkungen einzugehen? …« (ebd., S. 11; Ergänzung des Autors).

Dass es nun mal auch weniger verantwortungsvolle Bürger gibt, die sich allein die (nichtmoralische) Frage stellen, welche Vorteile ihnen Neuroenhancement bringt, lassen Galert et al. einfach unter den Tisch fallen. Was soll der Appell an das Verantwortungsbewusstsein jedes einzelnen Bürgers bringen? Gerade der Sport zeigt ja, dass viele Menschen für Erfolg, Geld und Geltung auch das Risiko von Nebenwirkungen, inklusive eines frühen Todes, gerne eingehen. Anstatt Neuroenhancement aus der gesellschaftlichen Schmuddelecke herauszuholen, erscheint es für eine Betrachtung der ethisch-moralischen Seite des Neuroenhancement eher sinnvoll, sich gerade die Schmuddelecken genau anzuschauen.

Diese Schmuddelecken beleuchten der Spielfilm und die Serie *Limitless*, die weitaus weniger naiv mit dem moralischen Komplex umgehen. Dass nicht nur einzelne Menschen, sondern auch staatliche Institutionen wie das FBI sofort jede Möglichkeit des Neuroenhancement zum eigenen Vorteil nutzen, steht in Film und Serie außer Frage. Auch Finch stellt sich nicht die Frage, ob sein Neuroenhancement mittels NZT vielleicht gesellschaftlich ungerecht sei. Er genießt durchaus seine mit NZT verbundenen Privilegien. Zum großen Thema der Serie wird allerdings die moralische Frage, wie jeder einzelne NZT-Konsument mit seinen neuen Fähigkeiten und seiner neu gewonnenen Macht umgeht. Finch steht vor einer ähnlichen Frage wie Luke Skywalker in *Star Wars*, der sich nach seiner Ausbildung zum Jedi-Ritter entscheiden muss, wie und für wen er seine neuen Kräfte als Jedi-Ritter einsetzen soll. Während sein Vater Darth Vader sich für die dunkle Seite der Macht entschieden hatte, entscheidet sich Luke für die helle Seite und kämpft gegen Darth Vader. Auch Brian Finch entscheidet sich für die helle Seite bzw. verliert nach Einnahme von NZT nicht seinen moralischen Kompass.

Finchs Darth Vader heißt Senator Eddie Morra, der auf dem Weg zur Präsidentschaft ist. Morra erscheint bereits vor dem NZT-Konsum nicht als besonders moralisch, sondern als egozentrische, neurotische Künstlerpersönlichkeit, die sich für die Belange anderer Personen nicht sonderlich interessiert. Mit dem Konsum von NZT entdeckt Morra dann den Machiavellisten in sich, andere Personen interessieren ihn jetzt, allerdings nur so weit, wie sie für seine Ziele nützlich sein können. Abgesehen von seiner Freundin, die im Laufe des Spielfilms ebenfalls zur NZT-Konsumentin wird (und in der Serie als Figur nicht auftritt), gibt es im Film und in der Serie keine Personen, denen sich Morra verbunden fühlt. Das unterscheidet ihn von Finch; im Verlauf der Serie wird nicht nur dessen moralisches Band mit seiner Familie enger geknüpft, sondern er gewinnt auch neue Freunde (z. B. beim FBI), für die er hohe Risiken eingeht, indem er sich z. B. unter NZT in Computersysteme hackt, um Informationen zu beschaffen, die seinen Freunden und Kollegen helfen. Leitend für Finch ist demnach eine Moral der Nähe, die immer im Widerspruch zu gesellschaftlicher Gerechtigkeit und einer allgemeinen Moral steht. Um Schaden von seiner Familie und Rebecca Harris abzuwenden, nimmt Finch u. a. in Kauf, dass ein Mitarbeiter des Polizeiarchivs von Sands getötet wird, der Finch als denjenigen identifizieren könnte, der einen Mantel Morras im Archiv ausgetauscht hatte, um zu verhindern, dass Morra als NZT-Konsument vom FBI enttarnt wird.

Offenbar wirkt sich die Pille NZT ganz unterschiedlich auf Charakter, Moral und Emotionen aus. Während Finchs Charakter konstant bleibt und sich unter NZT nur seine kognitiven Leistungen ändern, ändert sich bei Morra weitaus mehr. Morra realisiert diese unterschiedliche Wirkweise, betrachtet Finchs Charakterkonstanz jedoch als Charakterschwäche, wie der folgende Dialog in Folge 12 (*The Assassination of Eddie Morra*) deutlich macht (◘ Abb. 31.4):

💬 Morra: »Wieso wollen Sie eigentlich unbedingt der bleiben, der Sie vor NZT waren?«
Finch: »Weil das ich bin.«
Morra: »Das ist nicht zwangsläufig. Der frühere Eddie Morra war ein miserabler Autor, ohne jede Selbstdisziplin oder auch nur Einsicht, um das zu verändern. Ich konnte es kaum erwarten, ihn loszuwerden. Aber Sie … Wir sind nicht wie andere Menschen, Brian. Und mit jeder Pille, die wir schlucken, verstärkt sich das weiter. Wieso rennen Sie davor weg? Nehmen Sie es an.«
Finch: »Ich will niemand anderes sein.«
Morra: »Ich denke schon. Sie wollen es sich nur nicht eingestehen. Sie sind auf NZT. Sie stehen längst über den Dingen, von denen Sie sich runterziehen lassen. Lassen Sie sie los. Gehen Sie weiter. Sie werden sich viel leichter fühlen. Das verspreche ich Ihnen.«

Obwohl das Wort Moral in diesem Dialog nicht fällt, ist diese hier stets präsent. Wenn Finch sagt, dass er niemand anderes sein will, heißt das, dass er auch mit seinen Fähigkeiten als NZT-Konsument weiter moralisch bleiben will. Morra sieht NZT-Konsumenten dagegen als Teil einer neuen Elite, die über den anderen Menschen steht und der Moral enthoben ist. Letzteres ist aber offenbar kein Automatismus des NZT-Konsums. Morra sieht Finch zwar schon auf dem Weg zum amoralischen Elitismus, weiß an der Stelle aber nicht, dass Finch gerade die Ermordung Paper Beards, einer früheren Verbündeten und nun Rivalin Morras, zusammen mit Beard nur inszeniert hat, um Morra, der Finch den Mord auftrug, zu täuschen. NZT dient Finch letztlich immer dazu, um seine (persönliche) Moral durchzusetzen.

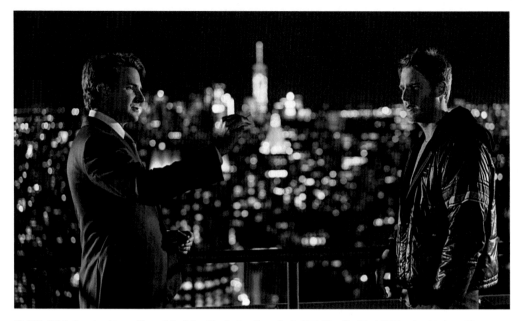

◨ **Abb. 31.4** Senator Morra überreicht Brian Finch eine Extradosis NZT. (Quelle: Filmbild Fundus Herbert Klemens. © Paramount Home Entertainment. Mit freundlicher Genehmigung)

Mehr als 100 % Gehirn und Moral – Exkurs zu Luc Bessons Film *Lucy*

Anderen Menschen in jeder Hinsicht weitaus mehr enthoben als Morra und Finch ist die Figur Lucy in Luc Bessons gleichnamigen Kinofilm (2014), der ebenfalls auf dem 10-%-Mythos aufbaut. Lucy wird von einem Drogenkartell gezwungen, die neuartige Droge CPH4 von Taiwan nach Europa zu schmuggeln, die man ihr per Operation im Magen implantiert. Als sie von einem Gangster misshandelt wird, platzt der Drogenbehälter in Lucys Magen, die Droge gelangt in Lucys Blutkreislauf und sie mutiert von einem naiven Dummchen zu einer hyperintelligenten Frau, die sich nicht nur ähnlich wie Finch und Morra innerhalb kürzester Zeit großes Wissen aneignen kann und extrem an Intelligenz gewinnt, sondern auch telekinetische Macht über Materie und Elektromagnetismus erlangt und sich dabei zugleich selbst zunehmend entmaterialisiert, bis sie sich am Ende des Films ganz auflöst und zu einem gottgleichen ätherischen Wesen wird. Der Film *Lucy* reizt den 10-%-Mythos demnach weitaus stärker aus als *Limitless*. 100 % seines Gehirns zu nutzen bedeutet in *Lucy*, zu einem Gott zu werden. Aber nicht nur die kognitiven Leistungen Lucys gehen weit über das hinaus, was Finch und Morra unter NZT erreichen, auch moralisch erreicht Lucy eine ganz andere Ebene als z. B. Finch. Knüpft sie kurz nach dem unfreiwilligen Drogenkonsum ähnlich wie Finch das familiäre Band, indem sie ihre Mutter anruft, geht es danach im Film nur noch um das moralische große Ganze, um Lucys moralische Verpflichtung als Hyperwesen gegenüber der Menschheit. Lucy macht sich aus diesem Grund nach Paris auf, um den amerikanischen Neurowissenschaftler Samuel Norman (Morgan Freeman) zu treffen, der sich dort gerade zu einer Konferenz aufhält.

Der Kampf gegen das Drogenkartell, das die Verfolgung Lucys aufnimmt, wird von Besson zwar mit viel Action angereichert, ist aufgrund der göttlichen Kräfte Lucys spannungsdramaturgisch jedoch auf einem niedrigen Level angesiedelt, was beweist, dass zu einem spannenden Film mit einem »Superhelden« mindestens ein gleichwertiger Gegner auf demselben Macht- und Intelligenz-Level gehört. Am Ende des Films kreiert Lucy zeitgleich mit ihrer völligen Entmaterialisierung noch für Norman einen

USB-Stick, auf dem nicht nur das Wissen der Menschheit, sondern der ganzen Welt gespeichert ist. Lucys Bewusstseinserweiterung hatte mittlerweile ein Stadium erreicht, auf dem sie mentale Zeitreisen bis zum Ursprung des Universums unternehmen konnte, die von Besson bildgewaltig in Szene gesetzt werden. Der Film wird hier messianisch: Lucy opfert ihre menschliche Existenz, um zum Wohle der Menschheit Norman ihr gewonnenes Wissen zu übergeben. Dafür hatte sie noch den Gangstern die weiteren Drogenpakete abgenommen, um mit dem fortgesetzten Konsum von CPH4 auf die vollen 100 % Gehirnleistung zu kommen, wobei der Ausdruck »100 % Gehirn« nicht mehr passend erscheint angesichts der Apotheose Lucys.

Lucys Selbstaufopferung geht weit über die Opfer hinaus, die Brian Finch in *Limitless* zweifellos bringt. Mit der Apotheose Lucys lösen sich aber nicht nur alle Spannungsknoten in dem Film, sondern auch alle moralischen und zwischenmenschlichen Konflikte, sodass Bessons Film außer einem die Apotheose illustrierenden computergenerierten bunten Bilderreigen keinen bleibenden Eindruck macht. Dass Lucy im Moment ihrer Apotheose Norman das Wissen der Welt in Gestalt eines USB-Sticks übergibt, wirkt wie die unfreiwillige Persiflage einer so genannten technologischen Singularität.

Künstliche Intelligenz vs. Neuroenhancement

Unter einer technologischen Singularität wird gemeinhin der Zeitpunkt verstanden, an dem künstliche Intelligenz (KI) von Maschinen das Niveau menschlicher Intelligenz erreicht und übersteigt. Der amerikanische Autor Ray Kurzweil vertritt in seinen Büchern »The singularity is near« und »How to create a mind« (Kurzweil 2005, 2012) die Position, dass diese technologische Singularität aufgrund des exponenziellen Wachstums der Informationstechnologien bereits nah sei und schon in wenigen Jahren eintrete. Mit dem Gedanken der technologischen Singularität verbunden sind die Ziele der so genannten Transhumanisten, den menschlichen Geist mit künstlicher Intelligenz zu verschmelzen. Eine Idee der Transhumanisten ist, den menschlichen Geist bzw. menschliches Bewusstsein komplett in digitale Dateninformation zu transformieren, sodass ein Mensch in digitaler Form weiterexistieren und somit Unsterblichkeit erlangen könne.

Diese Idee wird in der Folge 14 von *Limitless* aufgegriffen. Eloise Carlisle, geniale Entwicklerin bei der Technologiefirma Craft, ist ermordet worden. Ihr letztes Projekt Mind Vault umfasste das Anlegen so genannter Mindfiles, auf denen das Bewusstsein bedeutender Persönlichkeiten aus Wissenschaft und Kunst gespeichert wird. Von sich selbst hat sie auch einen Mindfile angelegt sowie einen ihrem Äußeren nachgebildeten Roboterkopf erstellen lassen, über den man mit ihrem Mindfile kommunizieren kann. Die mit den Nachforschungen zu dem Mord beauftragten Rebecca Harris und Brian Finch erhoffen sich, in einer Befragung des Roboters wichtige Informationen über den Mordfall zu erlangen. Die Antworten des Roboters zeugen allerdings nicht von großem Reflexionsvermögen. Als Finch ihn darüber aufzuklären versucht, dass Eloise Carlisle ermordet worden sei, widerspricht ihm deren digitale Version: »Ich bin Eloise. … Ich bin Eloise. Ich bin hier. … Eloise und ich arbeiten an wichtigen Projekten.« Dann leitet sie das Gespräch zum Thema Gartenarbeit über. Auch als Harris einen anderen Gesprächsansatz versucht (»so ganz ohne Totschlag«), ergibt sich kein sehr fruchtbarer Dialog:

Harris: »Elo, du hast gestern mit Eloise gearbeitet. War das nicht so? War noch jemand anderes hier?«
Mindfile Carlisle: »Eloise und ich arbeiten an … wichtigen Projekten.«
Harris: »Das ist wie mit meiner Tante Stacey nach ihrer zweiten Schlaftablette.«

Die Szenen stellen offenbar einen ironischen Kommentar zu ganz ähnlichen Roboterköpfen dar, die zur Zeit der Serienproduktion in diversen Fernsehshows als Durchbruch in der künstlichen Intelligenz gefeiert wurden, z. B. präsentierte Martine Rothblatt, u. a. CEO der Biotechnologiefirma United

Therapeutics, den mit dem Mindfile ihrer Frau verknüpften Roboter Bina 48 als Prototyp eines so genannten Mindclones in diversen US-amerikanischen Fernsehshows. Die Antworten, die Bina 48 auf die Fragen der Moderatoren gab, waren ähnlich sinnfrei wie die des Mindfiles von Eloise Carlisle. Künstliche Intelligenzen sind offenbar noch weit entfernt davon, den »Turing-Test« zu bestehen, mit dem durch verdeckte parallele Befragung eines Menschen und einer künstlichen Intelligenz geklärt werden soll, ob eine künstliche Intelligenz bereits das Niveau menschlicher Intelligenz und menschlichen Bewusstseins erreicht hat. (Finch erwähnt in der Folge in einem Off-Monolog einmal Turing.) Um sinnvolle Antworten zu geben, müsste der Mindfile von Eloise Carlisle wohl als Erstes realisieren, dass er nicht Eloise Carlisle, sondern nur eine digitale Kopie von ihr ist, was ein Hinweis darauf ist, dass die mittels des Turing-Tests gestellte Frage, ob eine künstliche Intelligenz nicht mehr von einem Menschen unterschieden werden könne, wohl doch nicht der richtige Maßstab ist, um das Niveau künstlicher Intelligenz zu bestimmen. Denn die Antworten einer künstlichen Intelligenz, die über echtes Selbstbewusstsein verfügt, d. h. über das Bewusstsein, eine künstliche Intelligenz, kein Mensch zu sein, müssten sich in jedem Fall von den Antworten eines Menschen unterscheiden. Es sei denn, die künstliche Intelligenz will die Menschen bewusst täuschen wie die Replikanten im Film *Blade Runner*. Die Replikanten werden daher auch einem umgekehrten Turing-Test unterzogen, um herauszufinden, ob sie Menschen sind oder nicht.

Nachdem die weiteren Nachforschungen zu dem Mordfall in eine Sackgasse geführt haben, möchte es Finch noch einmal mit dem Mindfile von Eloise Carlisle probieren, indem er mithilfe des Neuroenhancement unter NZT die mit dem Mindfile verkoppelte Software optimiert. 100 % Gehirn sollen die künstliche Intelligenz auf dem Weg zur Singularität also einen entscheidenden Schritt voranbringen. Nach seinem Softwaretuning präsentiert Finch Harris stolz »ELO 2.0« zur erneuten Befragung:

Harris: »Eloise? Weißt du, wer dich ermordet hat?«

Mindfile Carlisle: »Um zu sagen, wer mich ermordet hat, brauche ich weitere Informationen.«

Harris: »Aber bedroht dich irgendwer?«

Mindfile Carlisle: »Ja.«

Harris: »Hast Du Angst um deine körperliche Unversehrtheit?«

Mindfile Carlisle: »Ja.«

Harris: »Wer ist die Person, die dich bedroht?«

Mindfile Carlisle: »Mauve … ist meine Lieblingsfarbe. Manchmal träume ich von Blumen. Manchmal träumen die Blumen von mir.«

Auch 100 % Gehirn können künstliche Intelligenz offenbar nicht richtig weiterbringen. Letztlich steht es an dieser Stelle zwischen drogeninduziertem Neuroenhancement und KI 0:0. Zur Ehrenrettung beider soll erwähnt werden, dass der Mindfile Eloise Carlisle plötzlich noch den Namen Gerard ausspuckt und damit den entscheidenden Hinweis auf einen Arbeitskollegen von Eloise Carlisle als Mörder gibt.

Moral schlägt Neuroenhancement

Die erste und einzige Staffel der Serie dreht zum Schluss gewaltig an der Dramaturgieschraube mit der Verschwörung Morras, der sich anschickt, nach der Wahl zum US-Präsidenten die Weltherrschaft an sich zu reißen, dessen Entführung von Paper Beard, die an einem Mittel zur dauerhaften Immunisierung gegen die Nebenwirkungen des NZT arbeitet, das Morra in seine Hände bekommen will, der Gegenverschwörung des abtrünnigen Sands, der mit anderen ehemaligen Getreuen Morras mittels NZT Morra ausspielen und selbst die Macht in den USA an sich reißen möchte etc. Finch und das FBI decken die Verschwörung Sands auf, können aber nicht verhindern, dass die wichtigsten Mitverschwörer Sands bei einem Gefangenentransport von einer Bombe getötet werden. Sands wird in einem Showdown von Harris getötet. Moral, Freundschaft, Solidarität gewinnen gegenüber der geballten künstlich gesteigerten Intelligenz letztlich die Oberhand. Auch Finch agiert zwischenzeitlich ohne NZT nur mit der Moral im Gepäck. Aus dem hipsterigen Loser, der sich treiben lässt, ist ein geradliniger, entscheidungsfreudiger Mann geworden, der sich nicht mehr nur seinen Verwandten und Freunden moralisch verpflichtet fühlt, sondern auch ein Bewusstsein für gesellschaftliche Verantwortung entwickelt hat. Wenn Harris feststellt: »Du bist ein Held, mit oder ohne Pille«, zeigt das an, dass der 10-%-Mythos in der Serie bereits auserzählt ist und eine Absetzung der Serie nach der ersten Staffel logisch erscheint.

Literatur

Galert T, Bublitz C, Heuser I, Merkel R, Repantis D, Schöne-Seifert B, Talbot D (2009) Das optimierte Gehirn. In: Gehirn & Geist 11/2009: 1–12. https://www.spektrum.de/fm/976/Gehirn_und_Geist_Memorandum.pdf. Zugegriffen: 25. Mai 2018

Heuner U (2017) Der traurige Psychotherapeut. Zur Figur des Dr. Charles Kroger in der Fernsehserie Monk. In: Poltrum M, Rieken B (Hrsg) Seelenkenner Psychoschurken. Psychotherapeuten und Psychiater in Film und Serie. Springer, Berlin Heidelberg, S 393–405

Kurzweil R (2005) The singularity is near: When humans transcend biology. Viking Penguin, New York

Kurzweil R (2012) How to create a mind. The secret of human thought revealed. Duckworth Overlook, London

Nelson R (2013) Entwicklung der Geschichte: vom Fernsehspiel zur Hypermedia TV Narrative. Übersetzt von Jamila M. Baluch. In: Eichner E, Mikos L, Winter R (Hrsg) Transnationale Serienkultur. Theorie, Ästhetik, Narration und Rezeption neuer Fernsehserien. Springer VS, Wiesbaden, S 21–43

Radford B (1999) The Ten-Percent Myth. The Skeptical Inquirer 23.2.1999. https://www.cuyamaca.edu/people/jr-jones/intro-psych/10_Percent_Myth_Articles.pdf. Zugegriffen: 25. Mai 2018

Originaltitel (Film)	Limitless
Erscheinungsjahr	2011
Land	USA
Idee	Leslie Dixon
Drehbuch	Leslie Dixon
Regie	Neil Burger
Hauptdarsteller	Bradley Cooper, Robert de Niro, Abbie Cornish, Andrew Howard
Verfügbarkeit	DVD und Blue-ray, Deutsch/Englisch, Vertrieb: Concorde Video, 2011

Originaltitel (Serie)	Limitless
Erscheinungsjahr	2015–2016
Land	USA
Idee	Craig Sweeny
Drehbuch	Craig Sweeny, Sallie Patrick, Matthew Federman [u. a.]
Regie	Douglas Aarniokoski, Marc Webb [u. a.]
Hauptdarsteller	Jake McDorman, Jennifer Carpenter, Mary Elizabeth Mastrantonio, Hill Harper, Bradley Cooper, Colin Salmon
Verfügbarkeit	DVD-Kollektion, Italienisch, Deutsch, Englisch, Französisch, Vertrieb: Paramount/Universal Pictures, 2017

Printed in the United States
By Bookmasters